抗肿瘤药物靭点与毒性研究

［美］金　毅　主编

上海科学技术出版社

图书在版编目（ＣＩＰ）数据

抗肿瘤药物靶点与毒性研究 / （美）金毅主编. --
上海 ： 上海科学技术出版社，2024.1（2024.8 重印）
ISBN 978-7-5478-6404-3

Ⅰ．①抗… Ⅱ．①金… Ⅲ．①抗癌药－研究 Ⅳ.
①R979.1

中国国家版本馆CIP数据核字(2023)第211051号

封面绘图：郑媛媛

抗肿瘤药物靶点与毒性研究

[美]金　毅　主编

上海世纪出版(集团)有限公司
上 海 科 学 技 术 出 版 社 出版、发行
（上海市闵行区号景路 159 弄 A 座 9F - 10F）
邮政编码 201101　www.sstp.cn
浙江新华印刷技术有限公司印刷
开本 787×1092　1/16　印张 45.5
字数 970 千字
2024 年 1 月第 1 版　2024 年 8 月第 3 次印刷
ISBN 978 - 7 - 5478 - 6404 - 3/R·2881
定价：248.00 元

内 容 提 要

  通过特定的靶向药物来治疗肿瘤是近 30 年来创新药研发领域最引人注目的科学成就之一。靶向治疗药物是基于人类对肿瘤发生的细胞和分子学机理研究而成功开发的一类创新药，涉及小分子化药和单克隆抗体生物药等。

  本书是一本关于抗肿瘤靶向药物的靶点、药理机制和毒性研究的专著。全书精选了目前抗肿瘤靶向药物研发领域最常见的 27 个靶点和已上市的近 100 个代表性药物，详细介绍了每个靶点的分子结构和作用机制、该类靶点药物研发的历史，以及目前已获批上市药物的基本信息，继而梳理了每个靶点代表性药物的非临床和临床研究数据，包括药代动力学和毒理学及临床的不良反应等，分析了代表性药物非临床和临床安全性数据的关联性，解析了代表性药物主要毒性发生的机制，最后展望了同类靶点药物研发的前景。

  本书为新药研发人员提供了有关靶向药物的研究信息，也为临床医生提供了各类靶向治疗药物的安全性资料，也是非专业读者的科学兴趣读物。

本书编委会名单

主　编　金　毅

副主编　马秀娟　刘　曲　郭灿辉　赵　晨

编　委（按姓氏拼音排序）

白亦君	蔡文建	操玉平	陈　成	陈静云	陈少茹
陈晓玲	程德平	程少泽	丁　雁	丁姗姗	范艺千
冯　琴	冯　燕	傅紫东	甘啸阳	谷孟晓	顾文怡
郭　玲	郭　雯	郭宁宁	郭新月	胡莎莎	黄　俊
姜玫宇	雷　瑜	李冰纯	李大江	刘小欢	马秀英
彭　程	荣加国	孙婉玉	王　萍	王秋香	王智慧
伍中山	熊　瑛	徐　轶	徐逸凡	喻乾明	张　清
张长青	张培培	张晓琳	章梦琦	赵　晨	赵　乐
郑媛媛	周启航	朱江清	朱晓玲		

前言 | Foreword

　　抗肿瘤药物的研发代表了目前新药研发的前沿和未来,将近一半以上的新药研发项目与肿瘤相关。过去 30 年来,抗肿瘤药物的研发经历了前所未有的蓬勃发展。药物研发人员为人类带来了众多治疗肿瘤的新药,大大地提高了临床治疗肿瘤的有效性和安全性,改善了人类的健康。

　　根据药物的药理学机制不同,抗肿瘤药物的研发历史可分为化药、靶向治疗药物和免疫治疗药物三个主要阶段。化药治疗是在肿瘤的手术切除和放射性治疗基础上的一个新的突破,使得用药物来治疗肿瘤成为可能,而 20 世纪 90 年代以后涌现的靶向治疗和近 10 多年来出现的免疫治疗无疑是抗肿瘤药物研发的又一个新的里程碑。当代分子生物学和细胞学对肿瘤发生发展机制的研究,尤其是对细胞分裂和增殖信号通路的了解,为靶向治疗和免疫治疗药物研发的成功奠定了基础。药物研发人员根据细胞通路中的代表性受体蛋白及其在细胞周期和增殖中所起的作用选择相应的蛋白作为药物的靶点,通过小分子或抗体与这些蛋白竞争性地结合,降低或阻止细胞分裂的信号,由此实现了药物靶向肿瘤细胞的药理作用。在新药研发中,人们常常遇到这样的问题:如何解读某款新药的毒理试验所观察到的毒性? 如何根据非临床毒理试验的结果预测药物在临床的安全性? 毒性是如何产生的?

　　本书汇总了近 30 年来全球批准上市的近 100 款靶向治疗和免疫治疗的抗肿瘤药物,对药物的靶点、非临床研究和临床研究等方面进行了梳理和总结。全书共 27 章,涵盖了目前获批上市的抗肿瘤药物靶向治疗和免疫治疗的主要靶点。每个章节包括靶点的发现和作用机理的介绍、相关上市药物的总结、各靶点代表药物的非临床和临床安全信息的梳理、非临床和临床毒性的对比和分析、药物毒性的分析和探讨,以及该类靶点药物的前景展望。章节的顺序基本按代表药物的获批时间先后排列,如 BCR‐ABL 是第一款获批上市的小分子靶向药物,被列为第 2 章进行讨论。由于部分靶点位于同一细胞信号通路上,有着相同或相似的药理作用,故常常被排在先后探讨。所涉及的药物以小分子化药和单克隆抗体药物为主,但也包含了靶向 CD19 的 CAR - T 的治疗手段。

本书的内容是作者根据公开发表的信息资料,包括各类学术期刊和论文、FDA 网站相关药物药理学和毒理学的综合审阅报告,以及新药使用说明书等分析和编写而成。本书的作者来自药明康德测试事业部项目管理和申报团队。该团队成员为客户成功管理了数百个 IND 项目,涉及了几乎所有抗肿瘤药物的新靶点,对靶点和毒性的研究积累了丰富的经验。

本书汇聚了所有作者和编委的知识和经验。在这本书出版之际,我衷心感谢每一位作者的贡献,同时也特别感谢副主编马秀娟、刘曲、郭灿辉和赵晨在审阅和修改文稿中做出的无私的贡献。最后感谢药明康德联席首席执行官杨青博士长期以来对本书编写的鼓励和指导。

希望本书为新药研发的同仁们提供有价值的信息,同时也为临床医生提供靶向治疗和免疫治疗药物的毒性解读和分析,最后也希望本书成为非专业人士的一本科学兴趣读物。

金 毅

目录 | Contents

第1章

绪 论

癌症是影响人类健康和长寿的主要疾病之一。关于肿瘤的发生、发展和治疗一直是科学界和医学界最为关注的课题之一。本章节将简要地回顾抗肿瘤药物研发的历史,介绍新药研发过程中非临床药物安全评估的基本内容,探讨药物非临床和临床安全性的关联和毒性的解析,最后展望抗肿瘤药物研发的前景。

1.1 抗肿瘤药物研发的历史

关于肿瘤的治疗已有千年历史,但真正从科学意义上来研究如何治疗肿瘤始于19世纪末期。早期治疗的方法主要是手术切除法,即切除肿瘤,但由于有限的诊断技术,当时的癌症治疗局限于一些浅表的肿瘤,且很难根除肿瘤细胞,尤其是已转移的肿瘤细胞。1896年,德国科学家伦琴发现了X射线。X线的放射性能延缓肿瘤细胞的增殖。但放射性治疗与手术切除术有类似的局限性,即无法根除癌细胞,尤其对已扩散的肿瘤细胞无能为力。

肿瘤治疗的转折点发生在20世纪中期第二次世界大战期间。一次偶然的事故引发了用化学物质治疗癌症的研究。1943年12月一艘装载芥子气炸弹的运输船被击中,导致芥子气泄漏。之后这场泄漏引发了数千人的死亡,死因是死者吸入了有毒性的芥子气后导致骨髓细胞耗竭。这个发现启发了抗肿瘤药物的研发,类似化合物可以用来治疗肿瘤。随后,科学家成功对芥子气进行改造合成了芥子气相似化合物氮芥。研究发现,氮芥是一种DNA烷化剂(mechlorethamine,氮芥或二氯甲基二乙胺),其中的氮杂烷丙烷能与DNA的鸟嘌呤结合,妨碍DNA的正常复制功能,继而引起细胞死亡。此毒性在细胞分裂旺盛的组织如骨髓尤为严重。第一款用于治疗肿瘤的DNA烷化剂于1946年前后出现,用于治疗晚期淋巴癌和淋巴性白血病。由于细胞毒性太大和肿瘤细胞的耐药性,目前第一代氮芥类DNA烷化剂在临床上已停止使用。目前仍在使用的DNA烷化剂有环磷酰胺(cyclophosphamide),其他还有亚硝基尿素类化合物,如达卡巴嗪(decarbazine)和顺铂(cisplatin)等。

除了DNA烷化剂外,还有抗代谢的药物。这类药物与有机体内生理代谢产物有相似的化学结构,摄入体内后,能以假乱真与嘌呤合成酶结合,从而阻断嘌呤的合成,抑制细胞的增殖,达到延缓肿瘤生长的治疗目的。这类药物包括氨基蝶呤(aminopterin)和甲氨蝶呤(methotrexate)。还有抗有丝分裂剂包括拓扑异构酶抑制剂,经典的药物如托泊替康(topotecan)和伊立替康(irinotecan)。最早从植物中提取得到的微管稳定分子紫杉醇(taxol)也是这类化合物。上述这些经典的化学治疗药物至今仍在临床上作为一线或二线药物,或与其他药物联用,用于肿瘤的化疗方案。这些药物比早期的化学治疗药物在药效上有很大的提高,但由于其固有的细胞杀伤的药理作用,临床上仍然呈现较大的毒副作用。

20世纪80年代,现代细胞生物学、分子生物学和免疫学的研究开始逐步揭示了肿瘤发生和发展的分子学机理。研究人员发现癌细胞中某些涉及细胞分裂和分化的蛋白呈现高度表达,与之相应的是细胞非正常的分裂和增殖。这些蛋白的高度表达常常与其基因的突变或重组等变异有关。在正常的生理过程中,这些蛋白与细胞内外相应的配体结合,传递分子信号,构成了调节细胞分裂和增生的分子信号通路。一旦基因突变而导致蛋白过度表达,使得正常的细胞增殖过程失去平衡和控制,由于不断地分裂增殖而演变成肿瘤细胞。最经典的例子是KRAS基因的突变及其在肿瘤发生过程中的作用。由KRAS基因指导转录的KRAS蛋白位于细胞膜内侧,在细胞信号传导过程中起着承上启下的作用——通过与鸟嘌呤二核苷酸磷酸/鸟嘌呤三核苷酸磷酸的循环结合,将细胞外信号转导至细胞内,从而激活下游相应的生物信号通路。在KRAS下游信号中,RAF - MEK - ERK途径是典型的KRAS激活下游靶点信号通路之一,该通路主要影响细胞的增殖、分化、迁移等生命活动;还有PI3K - AKT - mTOR通路,在细胞增殖、存活、代谢、蛋白质合成和转录等过程中发挥重要作用。KRAS基因突变会引发KRAS蛋白的高度表达,从而引发细胞的增殖、分化和迁移。肿瘤基因测序的结果表明,KRAS基因突变在多种肿瘤细胞中均有出现,包括胰腺癌、结肠直肠癌和肺癌等。

显然这些位于细胞信号通路上的蛋白扮演了促使细胞增殖及致癌过程的关键角色,药物开发人员设想这些蛋白有可能是开发抗肿瘤药物的靶点。通过特异性地设计一类化合物,能竞争性地与这些蛋白结合,阻止其与配体结合,以达到抑制蛋白的过度表达,遏制肿瘤细胞的增殖过程,最终达到临床上阻止肿瘤恶性发展的治疗目的。这是一种新型的不同于传统的化学治疗的癌症治疗方法,对肿瘤细胞具有一定的选择性和靶向性,对正常细胞的作用和毒性较小,故将这种新型的治疗方式称为靶向治疗。较之传统的放射性治疗和化学治疗,靶向治疗的临床效果更为显著,对癌细胞的杀伤更为精准,从而极大地降低了由放射或化学治疗的大规模的低选择性细胞杀伤带来的毒副作用。

抗肿瘤药物的研发在20世纪90年代以后步入了新的历程,以靶向治疗为主的抗肿瘤药物的研发蓬勃发展。时至今日,已有逾百个以靶向治疗为基础的抗肿瘤新药获批上市。靶向治疗的药物既有小分子化药,也有利用DNA重组技术开发的单克隆抗体药物。靶向药物根据所抑制的细胞信号蛋白的靶点不同可分成两类:酪氨酸激酶抑制剂和丝氨酸/苏氨酸激酶抑制剂。常见靶向蛋白包括细胞生长因子、信号分子、细胞周期蛋白、细胞凋亡蛋白和促血管生长成分等。

2001 年获美国 FDA 批准的伊马替尼(imatinib mesylate，Glivec®)是第一款小分子选择性酪氨酸激酶抑制剂，用于治疗慢性骨髓性白血病(chronic myelogenous leukemia，CML)。这款药物是由诺华制药公司自 20 世纪 90 年代初开始研究，历经了 10 多年的研发过程，最终获得成功。无疑，这款药物在抗肿瘤药物研发历史上具有重要的里程碑意义，它开创了一个抗肿瘤药物研发的新纪元。

伊马替尼的作用靶点是由分别位于 9 号和 22 号染色体的两个基因片段重组所表达的 BCR - ABL 融合蛋白。由于基因异位重组的结果，使 BCR 基因失去了原来的抑制区域，导致其高度表达。伊马替尼的药理机制是靶向 BCR - ABL 融合蛋白与 ATP 结合位点，竞争性地抑制 ATP 与 BCR - ABL 融合蛋白结合，从而阻断 BCR - ABL 融合蛋白的磷酸化。BCR - ABL 融合蛋白磷酸化是 BCR - ABL 介导的白血病发生的关键步骤。伊马替尼在临床上达到了惊人的疗效，曾一度被誉为白血病患者的救星和神药。但后续观察到部分病人服用一段时间后会产生耐药性。目前全球已有 9 款 BCR - ABL 靶向药物上市。这些药物在疗效和抗耐药性方面弥补了伊马替尼的不足。有关 BCR - ABL 小分子抑制剂的更多讨论可见本书的第二章。

于 2001 年获批上市的吉非替尼(gefitinib, Iressa)是第一款同时靶向 EGFR 和 HER - 2 的酪氨酸激酶抑制剂，能抑制肿瘤的生长和转移，并能抑制肿瘤血管的生成。临床上吉非替尼作为非小细胞肺癌患者的一线治疗药物，也用于其他部位的恶性肿瘤的治疗，如头颈部肿瘤、前列腺癌等多个部位的恶性肿瘤。与吉非替尼相似的另一款 EGFR 靶点抑制剂厄洛替尼(erlotinib, Tarceva)也随之上市。关于 EGFR 靶点抑制剂更多的内容见本书第三章。

于 2006 年获批上市的舒尼替尼(Sunitinib)是一类能够选择性地靶向多种受体蛋白的酪氨酸激酶抑制剂。舒尼替尼能抑制 VEGF 受体 1 和 2、KIT 受体、PDGFR - α 和 - β 受体和 FLT3 受体等。舒尼替尼的药理作用是多通路的：一方面通过抑制细胞信号的传导，直接调整肿瘤细胞的增殖；另一方面通过抗血管生成的作用，切断肿瘤细胞周边组织为肿瘤细胞提供血液，而间接地抑制肿瘤细胞的生长。临床上舒尼替尼常被用于多种肿瘤的治疗，包括肾细胞癌和胃肠道间质瘤等。稍早获批的索拉非尼(Sorafenib)也具有相似的药理作用，但主要通过阻断由 RAF - MEK - ERK 介导的细胞信号传导通路而直接抑制肿瘤细胞的增殖，另外通过抑制 VEGFR 和血小板衍生生长因子(PDGF)受体而阻断肿瘤新生血管的形成，间接地抑制肿瘤细胞的生长。

不同于上述酪氨酸激酶抑制剂，另有一类细胞内丝氨酸/苏氨酸激酶抑制剂，mTOR 抑制剂即属于此类。丝氨酸/苏氨酸激酶在细胞内基因表达和细胞周期调节方面起着关键的作用。首个 mTOR 抑制剂是雷帕霉素(rapamycin,中文名又为西罗莫司)，最早是从复活岛土壤样本的链霉菌次级代谢产物分离出来的天然药物，具有强效免疫抑制的作用。

初期开发时,雷帕霉素用于抗器官移植排斥反应;后来发现雷帕霉素的衍生化合物同时具有抗肿瘤的作用。其抗肿瘤的药理作用是通过阻断 mTOR 受体与其配体 mTORC1 的结合,而抑制肿瘤细胞的增殖和细胞周期的循环。已获批的雷帕霉素衍生化合物药物包括 temsirolimus 和依维莫司(everolimus),两款药物临床上用于治疗晚期肾细胞癌等。

单克隆抗体在抗肿瘤靶向药物中也呈现了另一番风景。发展于 20 世纪 70 年代的杂交瘤技术以及后来的重组 DNA 技术使得单克隆抗体药物的发展成为可能。单抗隆抗体的发展经历了最早的鼠源型,到嵌合型、人源化型,最后的完全人源化的抗体型。利妥昔单抗(rituximab)和曲妥珠单抗(trastuzumab)是两款最早研发和获批上市的单克隆抗体抗肿瘤药物。

利妥昔单抗于 1997 年获批上市。利妥昔单抗与 B 淋巴细胞表面的 CD20 靶点结合,介导补体依赖性细胞毒作用(CDC)和抗体依赖性细胞介导的细胞毒作用(ADCC),介导体内正常及恶性 B 细胞溶解,从而实现抗肿瘤治疗效果。临床上用于治疗滤泡性非霍奇金淋巴瘤和弥漫大 B 细胞性非霍奇金淋巴瘤。

曲妥珠单抗于 1998 年获批上市,是一种重组 DNA 人源化单克隆抗体,靶向人类表皮生长因子受体(Her-2)。Her-2 在肿瘤细胞中过度表达,可见于很多常见的恶性肿瘤,特别是乳腺癌、卵巢癌、肺腺癌、胰腺癌、胃癌和大肠癌等。曲妥珠单抗能识别细胞表面的 Her-2 蛋白,并与之结合,由此阻止了表皮生长因子与受体的结合,从而抑制下游信号通路的活性,达到抑制肿瘤细胞生长的疗效。此外曲妥珠单抗能借助抗体依赖性细胞介导的细胞毒作用杀伤肿瘤细胞。曲妥珠单抗在临床上显示了很好的有效性和安全性,单用或与其他药物联用,是治疗晚期转移乳腺癌的金标准药物。后期研发人员通过将曲妥珠单抗与 DM1(一种美坦辛衍生物,微管抑制剂)通过一硫醚连接子(MCC)连接,研发成一款曲妥珠单抗小分子偶联药物(ado trastuzumab-emtansine, Kadcyla),并于 2013 年获批上市,临床上用于治疗 HER-2 阳性晚期转移乳腺癌,显示更优的治疗效果。除了抗体本身的抗肿瘤作用,偶联的小分子微管抑制剂在与抗体裂解后,能直接与微管蛋白结合,而阻止 DNA 的复制。临床上曲妥珠单抗小分子偶联物显著地提高了疗效,使得患者的无恶化存活期由曲妥珠单抗的 9.2 个月延长到 14.2 个月。

于 2004 年获批上市的西妥昔单抗(cetuximab, Erbitux)是小鼠和人的嵌合型单克隆抗体,靶向肿瘤细胞的表皮生长因子受体(EGFR)。西妥昔单抗与 EGFR 结合后,抑制表达 EGFR 的人类肿瘤细胞的增殖,并诱导其凋亡。同时也抑制肿瘤细胞血管生成因子的表达,以减少肿瘤血管的生成和转移。临床上西妥昔单抗用于治疗头颈部鳞状细胞癌和结直肠癌。

曲妥珠单抗和西妥昔单抗主要是靶向位于细胞外膜的与细胞分裂或细胞周期相关蛋白受体,通过竞争性地与相关受体结合,阻断各种细胞的信号通路,降低细胞的增殖或增加细胞的凋亡,最终控制肿瘤细胞的扩展。

于 2004 年获批上市的贝伐珠单抗(bevacizumab, Avastin)是首款抗血管生成的抗体药物。不同于曲妥珠单抗和西妥昔单抗,贝伐珠单抗通过靶向游离的血管内皮生长因子,而不是位于细胞外膜的受体,发挥其药理作用。新血管的生成是肿瘤细胞得以增殖和扩展的必要条件。血管的生成涉及血管内皮细胞的激活、增殖和迁移等过程,而血管内皮细胞生长因子则是这个过程的主要调节因子。贝伐珠单抗高亲和地与游离的血管内皮细胞生长因子结合,阻断了血管生成过程所需的胞外信号。临床上贝伐珠单抗用于治疗转移性直肠癌、晚期转移性或复发性非小细胞肺癌等,显示出优异的疗效和安全性。

自 2010 年以来,一类靶向肿瘤特异性抗原或 T 细胞表面与免疫抑制相关的受体蛋白的新型抗体药物逐渐引起药物研发人员的关注。这类药物的药理机制是通过激发机体自身的免疫系统/细胞,包括解除免疫抑制等机制,来识别和杀伤机体内的肿瘤细胞,以达到临床治疗恶性肿瘤的目的。这种新型的治疗方式被称为肿瘤的免疫治疗。免疫治疗是在靶向治疗的基础上一个新的突破。免疫治疗的药理作用不同于靶向治疗,但在药物与靶点的结合上有着异曲同工的作用。免疫治疗的药物以单抗隆抗体为主,通过抗体结构上特定区域来靶向特定的肿瘤细胞或免疫细胞表面的抗原,故其靶向作用的精准性更高。免疫治疗药物的研发成了近年来抗肿瘤药物研发的一个热门领域。

于 2011 年获批上市的伊匹木单抗(ipilimumab,Yervoy)是首款免疫治疗的抗肿瘤抗体药物。伊匹木单克隆抗体是靶向位于 T 细胞或肿瘤细胞外膜上的细胞毒性 T 淋巴细胞相关的抗原-4(CTLA-4)。肿瘤细胞的微环境能诱导 CTLA-4 的高度表达,通过与抗原提呈细胞的 CD80 和 CD86 结合,使得肿瘤细胞能逃逸 T 细胞的识别。伊匹木单抗能竞争性地与 CTLA-4 结合,从而阻断 CTLA-4 与其配体 CD80 和 CD86 的结合,由此解除 CTLA-4 对 T 细胞的抑制。故阻断 CTLA-4 能增强 T 细胞的活化和增殖,包括肿瘤浸润性效应 T 细胞的活化和增殖。临床上伊匹木单抗用于治疗转移的黑色素瘤、晚期肾细胞癌、结直肠癌、肝细胞癌、转移性非小细胞肺癌等。

近 5 年来最引人关注的抗肿瘤药物莫过于免疫检查点抑制剂的单抗药物。其中,最先获批上市的纳武利尤单抗(nivolumab,Opdivo)和帕博利珠单抗(pembrolizumab,Keytruda)是这类药物的代表。纳武利尤单抗和帕博利珠单抗又分别简称为 O 药和 K 药,于 2014 年先后获批上市。两款单抗药物都是靶向 T 细胞膜表面的免疫检查点 PD-1 受体,阻止 PD-1 受体与其配体 PD-L1 结合,从而解除对 T 细胞的抑制,促进机体自身的免疫系统对肿瘤的识别和杀伤。临床上两款药物用于多个癌症,包括黑色素瘤、非小细胞肺癌、肾细胞癌、经典性霍奇金淋巴瘤、头颈鳞癌、膀胱癌、胃癌、肝细胞癌等,显示出很好的疗效。

1.2 药物的安全性评估

药物的安全性是新药研发的一个重要研究内容。在新药研发过程中,药物需通过系统的全面的安全性评估,包括非临床试验来了解和评估药物在摄入体内后可能对机体产生的毒副作用。充分和相关的非临床安全评估是药物走向临床研究的前提。目前各国的药物监管机构对新药研发的监管基本上是遵循人用药品技术要求国际协调理事会（international conference on harmonization of technical requirements for registration of pharmaceuticals for human use，ICH）的指导原则。具体来说，ICH 指导原则要求药物在进入临床试验之前开展完整的非临床阶段的安全测试，然后通过 IND 的申报来获得监管机构的临床试验的许可。

非临床药物安全评估的目的是揭示药物的毒性，并基于非临床的数据预测药物在临床试验中的安全性。ICH 指导原则要求在非临床药物安全评估阶段，药物需要在动物试验中通过类似于临床试验的给药方式，给药频率或合适的给药周期等，来观察和评估药物在体内产生的系统毒性，即药物对生物体内各种器官组织和主要生理功能可能产生的毒副作用。具体判断药物毒性的考量包括毒性在不同剂量组的发生频率和严重程度，产生毒性的组织器官，毒性的可恢复性，以及毒性是否可在临床试验中被监测等。通过综合评估来判断药物是否具备足够的安全窗进行临床试验。此外，非临床试验的毒理数据对临床试验的首次给药剂量的设置有重要的参考意义。在考虑人体的首次给药剂量时，会应用毒理试验中的无毒性剂量（no observed adverse effect level，NOAEL）或最高无严重毒性剂量（highest non-severe toxicity dos，HNSTD）来推算临床试验的起始剂量。

毒理学试验的给药方式和给药频率取决于药物在临床的给药方式和频率。常见的给药方式有口服、静脉注射或皮下注射。给药的频率从每天给药一次、两次，到每周给药一次或每两周给药一次等。给药的频率一般由药物在体内的半衰期、清除率、药物的药效和动物的耐受性等多个考量因素决定。小分子药物由于其在体内的半衰期短，通常采用每天给药一次或两次。大分子药物如抗体药物则由于其半衰期长，通常会考虑每周给药一次或更长的间隔。毒理试验的给药周期也取决于药物在临床应用的给药周期。ICH 指导原则对非临床毒理试验的给药周期提供了具体的参考意见。一般来说，非临床毒理试验的给药周期需与临床给药周期相同或大于临床给药的周期，以确保非临床试验的结果能充分地评估临床的安全性。

给药以后，药物被机体吸收，分布到不同的组织器官，并在相应的细胞中被代谢酶代谢、转化或降解，最终药物本身或其代谢或降解产物被分泌出细胞外，通过肠道或肾脏排出体外。药物或其代谢产物会在特定的组织中与细胞表面或细胞内的药物靶点或受体蛋白结合，产生预期的药理作用而获得药效。但系统或组织中积聚了过量的药物则会产生有害的作用，这些有害的作用可能是由于药物直接与药物的靶点结合后产生的药理作用所致，过度的药理作用导致的毒性一般称为在靶毒性；也有可能是药物与结构相似的非靶点的受体或蛋白结合引起的非靶点相关的毒性，即通常所谓的脱靶毒性。综合在靶毒性和脱靶毒性构成了毒理试验中观察到的各种有害的变化。

在评估药物的毒性过程中，我们根据毒性在体内发生的部位或类型将毒性分成系统毒性、局部毒性和特殊毒性三大类。系统毒性（又称为一般毒性）是指通过系统给药的方式,如口服、静脉输注等,而在某种组织器官中产生的毒性,诸如常见的肝毒性、肾毒性等。局部毒性是指通过注射、皮肤涂抹或滴眼等方式给药而产生的局部刺激作用,一般主要关注给药部位或周围的毒性反应,如注射或皮肤涂抹给药产生的给药部位的刺激作用。特殊毒性则是指药物产生的具有特殊机理的毒性,如遗传毒性、生殖和发育毒性,以及药物的致癌性等。除此之外,药物的非临床安全评估还包括了安全药理试验。安全药理试验主要是评估候选药物是否会对生物机体重要的生理功能产生有害的作用。常见的安全药理评估包括对神经系统、呼吸系统和心血管系统功能的评估。ICH 指导原则要求在进行临床试验前需对所进行评估的药物的系统毒性、遗传毒性和关键的安全药理毒性进行评估。

　　非临床毒理试验一般会设置至少 3 个剂量组(低、中、高)和对照组。借助这样的设计,以帮助判断试验中所观察到的有害变化是否由药物引起。常见的非临床药物安全评估试验中的观察指标包括动物的存活状态,动物在试验过程中呈现的各种临床症状,动物体重和摄食量变化,临检血液和生化指标变化,当然最重要的是试验终止后对每个动物进行解剖,器官称重和组织病理观察。病理观察的结果为药物在试验中产生的毒性判断提供了最直接的依据。通过这些数据来判断药物在动物试验中的安全性。试验中观察到的各种毒性是药物作用于器官或组织的结果。药物进入机体后会随血液循环分布在各个不同的器官和组织,借助于特殊的分子结构与位于细胞膜上或细胞内的受体蛋白(靶点)结合,而发挥其靶向药理作用。由于药物化学结构的差异性,每种药物与特定蛋白结合的亲和力不尽相同,而导致不同的药理作用。当药物的剂量足够高,导致产生的药理作用变成了一种有害的反应和毒性。我们把药物与靶点结合产生的与药理作用相关的毒性归为靶点相关的毒性,即试验中出现的毒性反应是由于药物的药理作用机制而产生的有害作用。

　　根据非临床试验的毒性结果来预测药物在临床试验的安全性既有其内在科学性,也存在一定的不确定性和对临床安全性评估的风险性。其合理性和科学性是基于动物和人在药物的吸收、代谢和发生药理作用等方面有很多共同性或相似性。但由于种属之间的差异,不同种属对同一药物会产生不同的代谢产物,经过不同的代谢途径或不同的代谢时间,而产生不同的药理作用或毒性反应。更重要的是药物与相应的靶点蛋白结合往往受制于种属之间靶点蛋白的序列同源性的差异,继而导致亲和力的差异,从而产生相同或相似的药理作用,或减弱的药理作用,甚至无药理作用。后者对于大分子药物尤其关键。抗体药物由于其高分子量,一般是与细胞表面或游离的受体蛋白结合,而产生其药理作用,而小分子药物是进入细胞内,作用于细胞内的各类靶点。所以如果根据人的靶点蛋白序列设计的抗体药物不能与动物的受体蛋白结合,那毒理试验本身的结果就缺乏意义或不能反映药物与靶点结合后可能产生的毒性反应。所以用动物的安全数据来预测人的安全存在不确定性或偏差。

　　为了降低由于种属差异导致的动物试验本身的局限性,目前监管机构要求非临床药物安全评估至少需要在两个不同种属的动物中进行平行的毒理试验,以最大限度地降低由种属差异造成的不确定性和偏差。对小分子化药,非临床安全评估会涉及啮齿类(如大鼠和小鼠)和非啮齿类(如犬和非人类灵长类动物)动物。对抗体等大分子生物类药物,则需考虑相关动物种属来展开非临床安全评估。相关动物种属指该动物与人类在药物靶点上有较高的基因序列同源性,药物能与动物的靶点蛋白结合,并产生预期的药效作用或生物学指标的变化。一般不推荐使用非相关种属进行抗体药物的非临床安全评估。使用两个种属毫无疑问地大大降低了利用非临床安全评估的数据外推到临床安全性的不确定性,但仍不能完全排除非临床安全试验中观察到的毒副作用属动物特有的或毒理试验无法检测出药物在人体中可能产生的毒性。

在对部分已上市药物的非临床和临床安全数据对比分析中看到,动物试验的结果能在很大程度上反映可能在临床试验中出现的毒性作用,但也确有相当一小部分临床毒性未能在非临床试验中暴露出来或非临床试验的结果夸大了可能在临床上产生的毒性。

靶向 PD-1 受体的 K 药就是一个例子。这款药物是 PD-1 受体的人源单克隆抗体生物药,由美国默沙东研发,于 2014 年被 FDA 批准用于治疗恶性和转移性的黑色素瘤及其他恶性肿瘤。PD-1 抗体药物的药理作用是阻断 PD-1 受体与其内源性配体的结合,从而阻断 PD-1 信号传递,解除其免疫抑制的生理功能。PD-1 信号的阻断能激发肿瘤患者自身的免疫系统对肿瘤细胞监视和吞噬。K 药在药效试验中只与食蟹猴有交叉反应,与啮齿类无交叉反应,所以食蟹猴是非临床试验的相关性动物。K 药的非临床安全评估包括食蟹猴的单次给药,4 周重复给药和 26 周重复给药的一般毒理试验。给药的方式是静脉输注,给药频率是每周一次或每周两次。一般毒理试验的病理结果显示了单核细胞和淋巴细胞在多个组织中的浸润,这与 K 药解除免疫抑制的药理作用是一致的。但食蟹猴毒理试验结果未能预测在临床试验中出现的自身免疫的毒性。从这个意义上看,非临床安全数据低估了由于 K 药阻断 PD-1 通路所产生的免疫毒性。

产生这种非临床和临床安全性结果不一致的原因涉及多方面,包括药物作用的机制在不同种属中的差异性,动物和人对药物不同的敏感性,以及非临床和临床数据采集的方式不同等。对以上药物的非临床和临床安全数据进行梳理,尤其对作用于同一靶点的不同药物,通过比较和分析可以找出一些规律,为后期药物的研发提供有价值的信息。

美国国际生命科学研究所(international life science institute,ILSI)曾在 1999 年组织了一个由 12 家跨国药企公司参加的调查,旨在评估药物的非临床和临床毒性的一致性。调查涉及 150 个正在研发或已上市的药物的毒理试验和临床试验结果。调查的结果显示在所调查的 221 个临床毒性指标中有 71% 与动物毒理试验(指一般毒理和安全药理试验)的结果是一致的,包括两个动物种属的结果。其中血液系统、肠胃系统和心血管系统的毒性呈现较高的非临床和临床试验的一致性,而皮肤类的毒性则具较少的一致性。

抗肿瘤药物选择的靶点多分布在多个不同的器官和组织,具有多种生物学功能。所以当靶向药物被机体吸收,分布至多个器官和组织,除了药物预期的药理作用之外,往往会抑制或改变这些靶点的其他的生物学功能,从而产生毒性。

这里以表皮生长因子受体(epidermal growth factor receptor，EGFR)为靶点的药物为例来进一步阐述。目前已上市的靶向 EGFR 的小分子酪氨酸激酶抑制剂(如吉非替尼、阿法替尼、奥希替尼)和大分子单克隆抗体能够分别与 EGFR 细胞内和细胞外的结构域结合,抑制 EGFR 自身磷酸化,以阻断 EGFR 下游信号通路的激活,起到抑制肿瘤细胞增殖和发展的作用。尽管这些 EGFR 药物的药代动力学属性不同,也产生了一些药效上的差异,但是在非临床安全性评价和临床上都产生了一些共同的副作用,这些副作用可能是与药物靶点有较强的关系。胃肠道毒性方面,腹泻是这四种 EGFR 药物最常见的不良反应。引起腹泻的主要机制可能是过量氯离子分泌的结果,导致分泌形式的腹泻。除此之外,据报道 EGFR TKI 相关腹泻还可能由其他多种因素引起,包括:肠道动力改变(导致通过肠道的时间缩短和水分吸收减少)、结肠隐窝损伤(损害结肠吸水)、肠道菌群的变化(影响依赖于菌群代谢活性的吸收和其他肠道功能)、结肠中的转运改变。皮肤毒性方面,在接受 EGFR 治疗后会产生较高的皮肤病学不良事件,表现为皮疹、皮肤干燥、甲沟炎、瘙痒等。引起不良反应的相关皮疹机制与 EGFR 在多个组织中的表达有关。EGFR 广泛表达于正常皮肤组织,如表皮、皮脂腺、腺体、小汗腺和树突状细胞,在正常表皮细胞的发育和生理过程中起着重要的作用。表皮主要由角质形成细胞发育而来,这种分化和向皮肤表面的迁移受到 EGFR 信号的调控。阻断 EGFR 信号通路会影响细胞因子的分泌,招募 NEUT、LYMP 和 MONO,刺激炎症和免疫反应的启动,从而对皮肤产生过早分化、诱导炎症与细胞凋亡、皮肤萎缩、毛细血管扩张和光敏性等负面影响。

此外被靶向的蛋白往往在分子结构上属于某个超级蛋白家族的一员,与其他非靶点的蛋白会有结构上的相似性,这些非靶点的蛋白也会因结构上的相似性而被药物结合和作用。如第一代 BTK 抑制剂伊布替尼的特异性不高,除了抑制 BTK,还会抑制 Tec 激酶家族成员(TEC、ITK、BMX 和 RLK)、Janus 激酶-3(JAK3),以及表皮生长因子受体(EGFR)。

综上所述,毒性的产生首先是与药物的药理作用机制相关,其次是与药物的分布或非特异性结合相关。当药物作用在非靶向的组织和器官或非靶向的蛋白时,就可能产生毒性。判断和分析药物在非临床试验中产生的毒性是否与靶点相关有助于更精确地评估药物的安全性,并预测和解读临床试验中可能产生的毒性反应。

1.3　抗肿瘤药物研发展望

展望抗肿瘤药物的研发,除了以靶向治疗和免疫治疗为主题的新药开发之外,各种新分子类型的药物的开发也引起关注。新分子类型包括多特异性抗体、抗体小分子偶联药物、寡核苷酸药物、核酸疫苗/药物、基因治疗和细胞治疗等。

2017 年 8 月 FDA 批准了全球首款靶向 CD19 抗原的 CAR-T 细胞疗法——Kymriah(Tisagenlecleucel)。Kymriah 是由宾夕法尼亚大学和诺华制药公司共同研发的免疫细胞疗法,用于治疗 3～25 岁复发或难治性急性淋巴细胞白血病(ALL)和弥漫性大 B 细胞淋巴瘤(DLBCL)的患者。临床试验的数据显示,接受 Kymriah 治疗的患者,完全缓解率达 66%,总缓解率达 86%。主要的毒性包括细胞因子释放综合征(CRS)和神经系统毒性。2021 年 3 月,第二款由 Kite Pharma 研发成功的抗 CD19 CAR - T 细胞疗法——Yescarta (Axicabtagene ciloleucel)获得 FDA 批准上市,用于治疗经过两次或两次以上全身治疗的成年复发或难治性滤泡性淋巴瘤患者。

基于基因编辑技术(CRISPR/Cas9)的基因治疗用于因遗传缺陷或缺失导致的肿瘤细胞正在临床转化阶段。利用治疗性 DNA 疫苗也崭露头角。已经获批上市的有 Ongophage 疫苗,用于治疗神经胶质瘤、肾癌和转移性黑色素瘤。这个疫苗含直接从肿瘤组织中提取的热休克蛋白 96,临床上用来激发机体对同一肿瘤的免疫反应。众多利用相似原理的 DNA 或 RNA 疫苗正在研发之中,相信抗肿瘤药物的研发会继续多样化地发展。但是新分子类型药物的研发也带来更多的策略和技术上的挑战,尤其在传统的药物研发策略无法应用的场景下,诸如非临床安全评估的动物种属的选择和药代动力学设计,需要更多的探索和突破。

（金毅）

第2章

BCR - ABL 抑制剂的
药理学机制和安全性

BCR - ABL 是由 9 号染色体的 ABL 基因与 22 号染色体的 BCR 基因经基因突变而产生的融合基因。该基因所在的染色体被称为"费城染色体"。BCR - ABL 为一种抗细胞凋亡基因,其表达的 BCR - ABL 融合蛋白具有高度的酪氨酸激酶活性,可引起细胞过度增殖,扰乱细胞调控,从而引起慢性骨髓性白血病(chronic myeloid leukemia, CML)细胞的恶性增殖。BCR - ABL 已经被证实为 CML 的主要发病机制。95%的 CML 患者被检测存在 BCR - ABL 突变。已上市的 BCR - ABL 抑制剂可特异性地靶向 BCR - ABL 融合蛋白,抑制其活性,降低细胞增殖速率,从而达到控制 CML 的目的。本章将概述 BCR - ABL 肿瘤发生机制及三代 BCR - ABL 抑制剂的非临床和临床安全性结果,并对 BCR - ABL 药物的研究趋势进行总结。

2.1　BCR - ABL 靶点的发现和作用机制

慢性骨髓性白血病是一种由骨髓造血干细胞克隆性增殖形成的恶性肿瘤,在所有年龄阶段都有发生,但在 20～50 岁人群中发病率最高,其年发病率为 0.1%～0.2%,男性发病率略高于女性。CML 占成年白血病患者的 15%～20%。中国每年新增 CML 病例高达 30 000 例。中国 CML 患者较西方更为年轻化。流行病学调查结果显示,中国 CML 的中位发病年龄为 45～50 岁,而西方国家 CML 的中位发病年龄为 67 岁[1]。

骨髓是大部分白血病细胞的来源,脾脏和肝脏次之。CML 的发展分为三个阶段,① 慢性期(chronic phase, CP):疾病进展非常缓慢,该阶段可能会持续 5～6 年,主要表现为正常白细胞和血小板(偶见)数目增加;② 加速期(accelerated phase, AP):CML 开始更快速地进展,整体治疗效果较差,且症状恶化,更多的白血病细胞占据骨髓,并进入血液;③ 急变期(blast phase, BP):未成熟的白血病细胞(原始细胞)出现,疾病进一步恶化,并可能出现严重感染以及出血过多等并发症[2]。BCR - ABL 基因融合是 CML 发病的主要(>95%)机制,也是临床上用来治疗 CML 的有效靶标。

BCR - ABL 的发现可追溯至 64 年前。在 1959 年,宾夕法尼亚大学病理系教授 Peter

Nowell 与 Lankenau 医院癌症研究所(后与美国肿瘤医院合并为 Fox Chase 癌症中心)的 David Hungerford 在 CML 患者的血液里发现了一种特殊的异常染色体,并以当时的研究所所在地费城命名为费城染色体。14 年后,芝加哥大学的 Janet Rowley 确定费城染色体是由于 9 号染色体和 22 号染色体的相互异位而产生。随后的研究表明,这种相互异位是 9 号常染色体上包含 ABL 基因的片段移位到 22 号常染色体上,与该染色体上的 BCR 基因并列而导致的[3]。虽然该融合基因被普遍称为费城染色体和 BCR - ABL,但是研究人员发现,根据 BCR 基因的断裂位点不同,产生了不同的 BCR - ABL 异构体。在 CML 患者中最常见的亚型是 BCR 外显子 13 或 14(e13/e14)与 ABL 外显子 2(a2)融合形成的 e13a2(b2a2)及 e14a2(b3a2)的分子量为 210 kDa 的 M 型(major, p210),部分患者具有 BCR 外显子 19 和 ABL 外显子 2 融合亚型 u 型(p230),该亚型通常病程较慢。此外,少数患者也存在 BCR 外显子 1 与 ABL 外显子 2 融合亚型 m 型(minor, p190)[4]。BCR - ABL 染色体融合机制如图 2-1 所示。

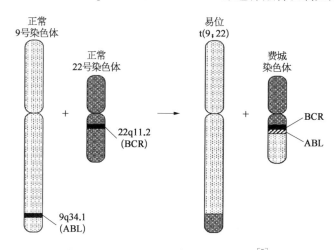

图 2-1　BCR - ABL 染色体融合机制[5]

后续研究表明,由于 9 号和 22 号染色体上基因的重排而产生的 BCR - ABL 融合蛋白,导致原本位于 ABL 蛋白氮端的抑制结构域被 BCR 所代替,引起 ABL 酪氨酸激酶结构域二聚化和自磷酸化激活[3],如图 2-2 所示。例如,BCR - ABL 的二聚化会导致 BCR Tyr177 的磷酸化,并形成 GRB2/GAB2/SOS 复合物,激活包括 PI3K/AKT 和 MAPK 多种信号通路。此外,BCR - ABL 融合基因激酶域的关键残基的自磷酸化也会通过活化 JAK2 和对 STAT 5 磷酸化,从而相应激活 JAK/STAT 通路,导致细胞的异常生长与增殖,或有效阻断重要细胞过程,最终诱发癌症[4]。BCR - ABL 下游的信号通路如图 2-3 所示。

值得注意的是,与其他恶性肿瘤相比,CML 具有其独特性。大部分恶性肿瘤通常是由多个遗传和生化病变引起,而 CML 在该疾病稳定期似乎是由单一的遗传缺陷所致[7]。BCR - ABL 通常是新确诊的 CML 患者中可检测到的唯一的基因异常,尽管其他几个特定的基因突变提示与不良预后相关,但大部分其他共同发生的突变意义不明[8]。因此,CML 被认为是由 BCR - ABL 融合基因单一因素所驱动的。基于这一特点,靶向 BCR -

ABL 的小分子酪氨酸激酶抑制剂(tyrosine kinase inhibitor，TKI)被相继开发用以治疗 CML。本章将就相关药物的发展现状及其非临床和临床安全性进行综合探讨和分析。

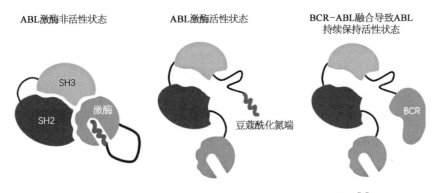

图 2 - 2　ABL 激酶和 BCR - ABL 融合蛋白自抑制或激活[6]

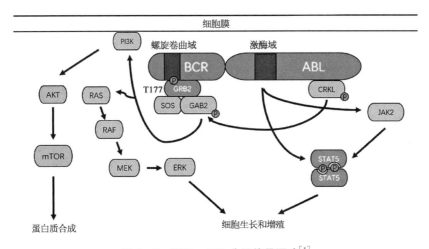

图 2 - 3　BCR - ABL 分子信号通路[4]

2.2　BCR - ABL 抑制剂药物

截至 2022 年 12 月 31 日,全球已上市的 BCR - ABL 靶向药物共有 9 款,包括伊马替尼(Imatinib,商品名为 GLIVEC®/格列卫®)、达沙替尼(Dasatinib,商品名为 SPRYCEL®/施达赛®)、尼洛替尼(Nilotinib,商品名为 TASIGNA®/泰息安®)、Bosutinib(商品名为 BOSULIF®)、Radotinib(商品名为 SUPECT®)、Ponatinib(商品名为 ICLUSIG®)、氟马替尼(Flumatinib,商品名为豪森昕福®)、Asciminib 和奥雷巴替尼(Olverembatinib,商品名为耐力克®),获批时间如图 2 - 4 所示。其中氟马替尼和奥雷巴替尼是中国首个和第二个自主研发的 BCR - ABL 抑制剂,目前尚未在境外获批。Radotinib 由韩国制药企业研发,目前仅在韩国获批上市。在中国大陆地区,Bosutinib 和 Asciminib 目前尚未获批,Ponatinib 仅在中国香港获批,其余几种药物均已在中国获批上市。

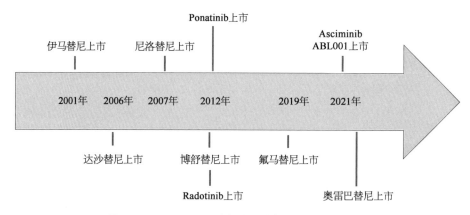

图 2‐4 BCR‐ABL 酪氨酸激酶抑制剂开发时间线

本章以伊马替尼、达沙替尼、尼洛替尼、Bosutinib、Ponatinib 和 Asciminib 6 种已在美国获批上市的第一代至第三代 BCR‐ABL 激酶抑制剂开发进程为例,对药物发展现状进行介绍,并对其非临床药代动力学、非临床和临床安全性进行了总结,同时对非临床和临床安全性的关联性进行简要分析。

伊马替尼是第一个通过药物筛选方法获得的选择性 BCR‐ABL TKI,通过与 ATP 竞争的方式强效抑制 ABL 的酪氨酸激酶活性。伊马替尼具有较好的特异性,但也表现出对干细胞因子受体(stem cell factor receptor,c‐KIT)和血小板衍生生长因子受体活性的抑制作用[9]。伊马替尼于 2001 年获得美国 FDA 和欧盟 CHMP 批准用于治疗晚期费城染色体阳性(Ph+)的 CML;于 2002 年在中国上市;2003 年 3 月,FDA 批准伊马替尼用于 CML 的一线治疗;2003 年 5 月,FDA 批准伊马替尼治疗 Ph+ 的儿童 CML 患者。目前,伊马替尼已成为 CML 的一线治疗药物。尽管伊马替尼延长了患者的总生存期,但耐药性的出现促使科学家们进一步对其结构和作用机制进行探索,以开发针对 BCR‐ABL 靶点的新一代治疗药物。

尼洛替尼是基于伊马替尼结构开发的第二代 BCR‐ABL TKI,与伊马替尼结合方式类似,但亲和力显著高于伊马替尼。效力的提升使尼洛替尼可用于部分伊马替尼耐药突变患者的治疗,但由于存在与伊马替尼相似的结构,尼洛替尼也保留了部分常见的耐药突变,包括 Y253、E255、T315 和 F359[3]。尼洛替尼于 2017 年被美国 FDA 批准用于治疗新确诊的 Ph+CML‐CP 成人患者;2018 年被美国 FDA 批准用于新确诊的 Ph+CML‐CP 的 1 岁或 1 岁以上的患者;尼洛替尼还可用于治疗 1 岁或 1 岁以上对先前已使用过 TKI 不耐受或耐药的 Ph+CML‐CP 儿童患者,以及用于对伊马替尼治疗耐药或不耐受的成人 CP 和 AP CML 患者的治疗。临床数据表明,新确诊的 CML 患者(年龄为 2～18 岁)经过 12 轮的治疗达到了 60% 的主要分子应答率。在对先前疗法产生耐药的患者中,12 轮治疗后的主要分子应答率为 40.9%[10]。

与尼洛替尼同时开发的 SRC/ABL 双重抑制剂达沙替尼可与 ABL 激酶结构域(Ⅰ

型)活性构象的 ATP 位点结合[3]。与伊马替尼或尼洛替尼相比,达沙替尼对激酶的抑制效力更强。达沙替尼于 2006 年首次获得 FDA 批准,用于治疗对先前治疗药物(包括伊马替尼)具有耐药性或不耐受的 Ph＋CML - CP 成人患者。截至目前,该适应证已在全球 60 多个国家获批。此外,达沙替尼也获得 FDA 批准用于新诊断 Ph＋CML - CP 成人患者,该适应证目前已在全球 50 多个国家获批。在 2017 年 11 月和 2018 年 7 月,FDA 和欧盟批准扩大达沙替尼适应证,纳入 Ph＋CML - CP 儿科患者。

随后,SRC/ABL 抑制剂 Bosutinib 也分别于 2012 年 9 月和 2013 年 3 月获得 FDA 和 EMA 批准用于治疗 Ph＋CML 成人患者。2017 年,美国 FDA 批准了 Bosutinib 补充申请,将其适应证扩大到治疗新诊断的 Ph＋CML 的成人患者。第二代疗法的开发,使得 CML 患者在获得更好疗效的同时,解决了相关突变带来的耐药性问题。

然而,在所有出现的耐药性机制中,由位于 ATP 结合口袋入口位置处异亮氨酸改变而导致的 T315 突变出现在所有一、二代 TKI 中,该突变成为在一、二代治疗药物中最难以解决的问题。由此,针对 T315 突变的 Ponatinib 和 Asciminib 作为第三代 BCR - ABL 药物被相继开发。Ponatinib 于 2012 年 12 月 14 日被 FDA 批准用于治疗对 TKI 耐药或不耐受的 CP、AP 或 BP CML 及 Ph＋的急性淋巴细胞白血病(acute lymphocytic leukemia,ALL)。与其他 BCR/ABL 抑制剂不同,Asciminib 作为首个变构 ABL 激酶抑制剂,可与 c - ABL 中负责激酶调控和维持自身抑制状态的豆蔻酰化口袋相结合。该药物在 2021 年 10 月获得 FDA 加速批准,为已接受过两种以上 TKI 治疗的患者以及存在 T315I 突变的 Ph＋CML 患者提供了新的治疗手段[11]。全球获批的 BCR - ABL 抑制剂见表 2 - 1。

2.3　非临床药代动力学和安全性

本节对伊马替尼、尼洛替尼、达沙替尼、Bosutinib、Ponatinib 和 Asciminib 6 个 BCR - ABL 抑制剂非临床药代动力学及安全性结果进行总结。

2.3.1　伊马替尼

伊马替尼非临床药代动力学和一般毒理学研究结果见表 2 - 2 和表 2 - 3。非临床一般毒性反应在大鼠、犬和猴中大体相似,以骨髓抑制和胃肠道、肝、肾、生殖器官毒性为主,与产品分布特性有一定一致性,大多数的毒性反应是可逆的[12]。

除了一般毒理外,还开展了其他毒性研究,包括安全药理、遗传毒性、生殖毒性试验,其结果总结如下。

安全药理试验:心血管系统试验在比格犬上开展,伊马替尼给药后未观察到对心血管系统的明显影响。大鼠和犬呼吸系统试验未见明显异常。神经系统试验未观察到对小鼠中枢神经系统的影响,对大鼠有轻度镇静作用。

表 2-1 全球获批 BCR-ABL 抑制剂

药品名称	靶点	适应证	结构式	分子量	剂型	给药剂量/方式	企业名称	首次获批情况	结合构型	耐药位点[a][3]
第一代 伊马替尼	BCR/ABL1, c-KIT, RET, NTRK1, CSF1R, PDGFRA, PDGFRB, DDR1	Ph+ CML-CP/AP/BP, Ph+ ALL, 胃肠道间质瘤等		493.60/589.70 (甲磺酸盐)	片剂	400 mg/d, 口服	诺华(瑞士)	FDA, 2001年5月 NMPA, 2002年4月	ABL 激酶结构域非活性构型	**Y253, E255, T315,** M244, L248, G250, Q252, F317, M351, M355, F359, H396
尼洛替尼	BCR/ABL1, c-KIT, PDGFRA, PDGFRB, CSF1R, DDR1	Ph+ CML-CP/AP		529.52	胶囊	300 mg/dose(BID) 或 400 mg/dose(BID), 口服	诺华(瑞士)	FDA, 2007年10月 NMPA, 2009年7月	ABL 激酶结构域非活性构型	**T315,** L248, Y253, E255, F369
第二代 达沙替尼	BCR/ABL1, SRC, LCY, YES1, FYN, EPHA2, c-KIT, PDGFRB, STAT5B, ABL2, LYN	Ph+ CML-CP/AP/BP, Ph+ ALL		488.01	片剂	100 mg/d 或 140 mg/d, 口服	百时美施贵宝(美国)	FDA, 2006年6月 NMPA, 2011年9月	ABL 激酶结构域活性构型	**T315, V299,** F317
Bosutinib	BCR/ABL1, HCK, SRC, CDK2, MAP2K1, MAP2K2, MAP3K2, CAMK2G, LYN	Ph+ CML-CP/AP/BP		548.46	片剂	500 mg/d, 口服	辉瑞制药(美国)	FDA, 2012年	ABL 激酶结构域活性和非活性构型	**T315, V299,** L248, G250, E255, F317
第三代 Ponatinib	BCR/ABL1, KIT, RET, FGFR1, FGFR2, FGFR3, FGFR4, FLT3, TEK, VEGFR2, LCK, SRC, LYN, PDGFRA	CML-CP/AP/BP, Ph+ ALL		569.02	片剂	45 mg/d, 口服	Ariad(美国)	FDA, 2012年	ABL 激酶结构域非活性构型	T315, E255
Asciminib	BCR-ABL1	Ph+ CML-CP		486.30	片剂	80 mg/d 或 200 mg/dose(BID), 口服	诺华(瑞士)	FDA, 2021年	豆蔻酰化口袋	**A277, W464, P465, V468, I502**

注: a 粗体: 与突变相关的强抗性残基

表 2－2　伊马替尼药代动力学研究结果总结

试验类型	试验名称和实验设计	主 要 发 现 和 结 论
吸收	体外 Caco－2 细胞渗透性	高渗透性
	大鼠、犬、猴药代动力学	[14C]伊马替尼在大鼠、犬和猴中的口服生物利用度分别为 6%～82%、29%～68%和 19%～55%
	SD 大鼠重复给药 13 周毒代动力学	1. 雌性动物中伊马替尼的暴露量是雄性的 1.3～2.6 倍 2. 血浆暴露量增长比例高于剂量增长比例 3. 重复给药后,第 13 周暴露高于第 1 周
	SD 大鼠重复给药 26 周毒代动力学	1. 雌性动物中伊马替尼的暴露量高于雄性 2. 重复给药后,第 4 周及第 22 周暴露量高于第 1 周
	食蟹猴重复给药 13 周毒代动力学	1. 暴露量未见雌雄差异 2. 无明显的蓄积 3. AUC 增加比例高于剂量增加比例
分布	[14C]伊马替尼在正常和荷瘤 BALB/c 小鼠组织分布	1. 脑组织分布很少(<5%),主要分布于肝脏、肾脏、肺、外分泌腺,以及肠壁 2. 在正常小鼠和荷瘤小鼠中分布相似 3. 在转移性肿瘤分布多于原发肿瘤
代谢	肝 S12 体外代谢	1. 细胞色素 CYP3A4 为主要代谢酶 2. 大鼠、犬和人代谢途径相同
	代谢相关的药物相互作用	氟康唑和红霉素可抑制伊马替尼的代谢
排泄	[14C]伊马替尼在大鼠、犬、猴和人的排泄	1. 在大鼠、犬、猴和人中,主要经粪便排泄,少量通过尿液排泄 2. 在大鼠、犬和猴的粪便中原型药占比分别为 45%、47%和 31%

表 2－3　伊马替尼一般毒理学研究结果总结

试 验 设 计	主 要 毒 性 结 果
大鼠 13 周重复给药及 4 周恢复期毒性试验 口服给药,每天一次,剂量:20、60 mg/kg (GLP)	**临床观察**:脸颊肿胀 **血液学**:RBC↓、HGB↓、HCT↓ **血清生化**:TCHO↑、ALT↑、AST↑ **脏器重量**:肾上腺、心脏、肾脏、肝脏、卵巢相对重量升高;脾脏、前列腺相对重量降低 **解剖大体观察**:高剂量组咬肌增大、泪腺变色、卵巢肿大、卵巢黑褐色病灶 **组织病理**:骨髓中的血细胞增多、红细胞增生和粒细胞增生;肾脏和膀胱增生、矿化;肝脏有丝分裂增加;淋巴结浆细胞或淋巴B细胞增生、出血和含铁血黄素沉着 **结论**:STD₁₀ 为 60 mg/kg
大鼠 26 周重复给药及 4 周恢复期毒性试验 口服给药,每天一次,剂量:0、5、15、50 mg/kg (GLP)	**临床观察**:流涎和口腔红色物质、耳朵发红、眯眼、肢肿胀、脚发红、深黄色尿液、口唇肿胀、有色鼻分泌物、眼睛突出等 **体重**:高剂量组在恢复期体重低于对照组 **血液学**:WBC↑ **血生化**:AST↑、ALT↑ **解剖大体观察**:高剂量组咬肌增大、高剂量组雌性黑色或红色卵巢结节(恢复期末仍然可见) **组织病理**:咬肌增生、黄体出血、囊性黄体、肺泡沫巨噬细胞、肠系膜淋巴结嗜酸性巨噬细胞、哈氏腺泡细胞萎缩、肾盂上皮增生和局灶性矿化 **结论**:NOAEL 为 5 mg/kg

试　验　设　计	主　要　毒　性　结　果
食蟹猴 13 周重复给药及 4 周恢复期毒性试验 口服给药，每天一次，剂量：0、3、15、75 mg/kg（GLP）	**临床观察**：高剂量组呕吐、皮肤苍白、牙龈苍白 **体重**：高剂量组体重和摄食量下降 **血液学**：RBC↓、HGB↓、HCT↓、LYMP↓、MONO↓ **血生化**：P↓、TCHO↓ **结论**：NOAEL 为 15 mg/kg
食蟹猴 39 周重复给药及 4 周恢复期毒性试验 口服给药，一天两次，剂量：0、15、30、80 mg/kg（GLP）	**死亡率**：高剂量组 1 只雌性于试验第 16 天因供试品毒性被安乐死 **临床观察**：中、高剂量组粪便异常、腹泻；高剂量组粪便减少、呕吐 **体重**：高剂量组体重和摄食量下降 **血液学**：中、高剂量组 RBC↓、HGB↓、HCT↓、MCV↑、MCH↑ **血生化**：中、高剂量组 ALB↓，程度轻微 **脏器重量**：高剂量组，肝脏重量升高；高剂量组，睾丸重量降低 **解剖大体观察**：高剂量组甲状腺小；低、中、高剂量组睾丸不成熟/退化 **组织病理**：肝脏、脾脏和骨髓的变化认为与疟疾感染相关；附睾无精症、精囊未成熟 **结论**：所有剂量组均观察到睾丸退化，因此本试验无 NOAEL
比格犬 14 天重复给药毒性试验 口服给药，每天一次，剂量：0、3、30、100 mg/kg（GLP）	**临床观察**：腹泻、流涎、偶见呕吐 **血液学及血凝**：RBC↓、HGB↓、HCT↓、WBC↓、FIB↑ **血清生化**：TCHO↓、TG↓、ALB↓、ALT↑、AST↑、ALP↑ **脏器重量**：肾上腺、肝脏、肾脏、卵巢脏器体重比升高；胸腺、脾脏和前列腺脏器体重比降低 **组织病理学**：骨髓细胞增多；小肠和大肠水肿、纤维蛋白血栓和血管炎；肾移行细胞变性和增生；胆管上皮变性；肝脏增生和肝细胞肥大；肝脏出血、局灶性坏死、有丝分裂增加；胆囊上皮变性、增生；胃上皮空泡变性；脾脏含铁血黄素沉着、脾脏和淋巴结淋巴细胞增多 **结论**：NOAEL 为 3 mg/kg；HNSTD 为 100 mg/kg
比格犬 4 周重复给药毒性试验 静脉给药，每天一次，剂量：0、10、30 mg/kg（GLP）	**临床观察**：皮炎、腹泻、活动减少、流泪、流涎、皮肤变红、呕吐 **体重**：高剂量组体重下降 **血液学及血凝**：RBC↓、HGB↓、HCT↓、WBC↓、NEUT↓、PT↑ **血生化**：高剂量组 TCHO↓、ALT↑、TG↓、TBIL↓、ALB↓ **脏器重量**：高剂量组睾丸重量降低 **解剖大体观察**：高剂量组注射部位血栓形成、血管周围纤维化、坏死和水肿 **结论**：HNSTD 为 30 mg/kg
比格犬 13 周重复给药毒性试验 口服给药，每天一次，剂量：0、3、30、100 降低至 50 mg/kg（GLP）	**死亡率**：高剂量组 1/3 雄性提前安乐死 **临床观察**：共济失调、摇头、流涎、腹泻、呕吐、呕吐物含血、呕吐物含胆汁、尿血等 **体重**：高剂量组体重和摄食量下降 **血液学**：RBC↓、HGB↓、HCT↓、RET↓、WBC↓、NEUT↓ **血生化**：TCHO↓、TG↓、ALB↓、GLB↓、ALT↑、AST↑、ALP↑ **脏器重量**：肾上腺、脾脏、甲状腺和睾丸相对重量降低；卵巢和前列腺相对重量升高 **解剖大体观察**：睾丸灰色变色、卵巢扩张、肝脏黄色灶 **组织病理学**：肺、肾脏、肝脏、胆囊、肾上腺、骨髓色素沉着；胃、回肠、直肠、盲肠、结肠糜烂；胆管增生；肝脏空泡化、血管炎和血管周围炎、胆管周围肝纤维化；胸腺萎缩；肾上腺、甲状腺皮质肥大；骨髓细胞增多或减少；睾丸生精减少、卵巢囊性黄体 **结论**：NOAEL 为 3 mg/kg；HNSTD 为 30 mg/kg

遗传毒性试验：Ames 试验结果表明,中间体 D9 在沙门氏菌(TA1537)中结果呈阳性,大肠杆菌中为阴性;中间体 D6 在沙门氏菌(TA1537、TA98、TA100)中结果呈阳性,大肠杆菌中为阴性;伊马替尼(掺 D6 和 D9)的 Ames 试验结果呈阴性。中间体 D9 体外小鼠淋巴瘤致突变试验结果呈阳性;伊马替尼体外小鼠淋巴瘤致突变试验结果呈阴性;伊马替尼的 CHO 细胞体外染色体畸变试验结果呈阳性。伊马替尼大鼠骨髓微核试验结果呈阴性。

生殖毒性试验：在大鼠生育力与早期胚胎发育毒性试验中,伊马替尼导致雄鼠睾丸和附睾重量减少,活动精子的百分比降低,雌鼠着床后丢失率增加,活胎数减少。在大鼠胚胎-胎仔发育毒性试验中,可见母体毒性和胚胎-胎仔毒性,胎仔肋骨缩短的发生率增加,着床后丢失增加(与吸收胎增加相关),活胎数减少,活胎体重降低,无脑畸形、脑膨出、骨骼畸形和异常的发生率明显升高。在兔胚胎-胎仔发育毒性试验中,仅见母体毒性(体重和摄食量降低)。

2.3.2　尼洛替尼

尼洛替尼非临床药代动力学和一般毒理学研究结果如表 2 - 4 和表 2 - 5 所示。非临床一般毒性以红系造血抑制、多器官炎症、胃肠道反应和肝胆毒性为主,主要毒性靶器官包括消化系统(胃肠道、肝、胆)、肾、肺、脾脏、心脏、甲状腺和胰腺。除眼毒性仅在大鼠中存在(而犬中未见)外,其余毒性反应在不同种属(大鼠、犬、猴)中大致相似[13]。

尼洛替尼的非临床一般毒性以红系造血抑制、多器官炎症、胃肠道反应和肝胆毒性为主,主要毒性靶器官包括消化系统(胃肠道、肝、胆)、肾、肺、脾脏、心脏、甲状腺和胰腺。除眼毒性仅在大鼠中存在(而犬中未见)外,其余毒性反应在不同种属(大鼠、犬、猴)中大体相似。对 hERG 抑制作用的 IC_{50} 为 0.13 μM,提示其具有潜在心血管安全性风险。离体心脏电生理试验结果表明,尼洛替尼可造成体外兔和人心脏冠状动脉收缩和流量下降,兔动作电位持续时间延长,但在犬体内试验中未见明显的心脏毒性。尼洛替尼的呼吸和中枢神经系统安全性良好,未见遗传毒性。存在胚胎和胎仔毒性,但不具有致畸性[13]。

除了一般毒理外,还开展了其他毒性研究,包括安全药理、遗传毒性、生殖毒性、光毒性试验,其结果总结如下。

安全药理试验：hERG 试验结果(IC_{50}=0.13 μM)表明尼洛替尼对钾通道有抑制作用。在离体器官试验研究中,尼洛替尼降低了冠状动脉血流量,可引起冠状动脉收缩。在犬灌胃给药试验中,未见犬心电图的变化。尼洛替尼对大鼠呼吸系统和中枢神经系统没有影响。

遗传毒性试验：Ames 试验、体外染色体畸变试验、大鼠骨髓微核试验结果均呈阴性,表明尼洛替尼没有遗传毒性。

表 2-4　尼洛替尼药代动力学研究结果总结

试验类型	试 验 名 称	主要发现/结论
吸收	小鼠、大鼠、兔和猴单次口服[^{14}C]尼洛替尼后的药代动力学	小鼠、大鼠、兔和猴单次口服[^{14}C]尼洛替尼的生物利用率分别为43%、26%～34%、49%～59%和24%，T_{max}分别为0.5、4.0、1和2.7 h
分布	[^{3}H]尼洛替尼血浆蛋白结合	1. 在大鼠、犬和人血浆中的分布高于在血细胞中的分布，不具有浓度依赖性 2. 在大鼠、犬和人中的血浆蛋白结合率均高于97%，不具有浓度依赖性，未见种属差异 3. 在人血清(99.1%)和血浆(98.4%)中的蛋白结合率相似 4. 与α1-酸性糖蛋白的结合率高于与人血浆白蛋白的结合率，不具有浓度依赖性
分布	LE和Wistar Han大鼠口服[^{14}C]尼洛替尼后的组织分布	1. 放射性分布最多的组织包括小肠、葡萄膜、肝脏、肾上腺、腺胃和胆囊 2. 给药168 h后，放射性在动脉、肝脏、肺、皮肤和葡萄膜中检测到 3. 脑组织和睾丸中的放射性低于血液，提示尼洛替尼较少分布于这些组织中
分布	妊娠大鼠口服[^{14}C]尼洛替尼后的组织分布	1. 放射性分布至母体肝脏、肾脏、心脏、肺、脾脏、乳腺、胎盘、子宫和胚胎血、脑、肝脏中 2. 尼洛替尼较少通过血脑屏障，但可以通过血胎屏障
代谢	大鼠、犬、猴和人肝脏切片和肝细胞体外代谢	代谢产物不具有种属差异
代谢	小鼠、大鼠、兔和猴单次口服[^{14}C]尼洛替尼后的体内代谢	[^{14}C]尼洛替尼的一级代谢途径包括羟基化、氧化(嘧啶基团氧化、甲基咪唑环氧化裂解)、酰胺键水解，二级代谢途径包括氧化咪唑环降解、葡萄糖醛酸结合等。单次给予尼洛替尼后，原型药的暴露量(AUC)分别占小鼠、大鼠、兔和猴血浆循环中药物相关物质暴露量的80%、84%、21%和54%
代谢	代谢酶表型鉴定	CYP3A4是参与尼洛替尼代谢的主要细胞色素酶
排泄	小鼠、整体/胆管插管大鼠、兔和猴单次口服[^{14}C]尼洛替尼后的排泄	主要通过粪便排泄，在小鼠、整体大鼠、兔和猴0～168 h尿液和粪便中的相对丰度(放射性%)分别为5.89%和91.8%(小鼠)、1.67%和84.4%(整体大鼠)、28.8%和70.9%(兔)、1.63%和92.8%(猴)。在胆管插管大鼠0～72 h尿液、胆汁、粪便中的相对丰度分别为2.71%、25.4%和55.2%
排泄	哺乳期大鼠单次口服[^{14}C]尼洛替尼后的乳汁排泄	尼洛替尼及其代谢产物可通过乳汁排泄，血浆/乳汁中的暴露量(AUC)比值为2.1∶1
药代动力学药物相互作用	代谢酶活性抑制和诱导作用	对CYP2D6、2C19、2C9、3A4/5和2C8有抑制作用，IC_{50}分别为～7.5、～5、～3、～1、<1 μM，对非CYP酶尿苷二磷酸葡萄糖醛酸转移酶(UDP-glucuronosyl transferase, UGT)1A1有抑制作用，IC_{50}<1 μM。对CYP2B6、2C8、2C9、3A4、1A2和UGT1A1有诱导作用
药代动力学药物相互作用	转运体抑制研究	对P-gp介导的若丹明123(rhodamine，红色荧光染料)外排具有抑制作用，IC_{50}为1.7 μM

表 2‑5　尼洛替尼一般毒理学研究结果总结

试 验 设 计	主 要 毒 性 结 果
Wistar Han 大鼠 28 天重复给药及 28 天恢复期毒性试验 灌胃给药,每天一次,剂量:0、6、20、60 mg/kg(GLP)	**临床症状:**仅高剂量组雌性动物见流涎 **体重:**高剂量组体重和体重增加下降,停药后可恢复 **血液学:**剂量依赖性的 WBC↑、LYMP↑、MONO↑、LUC↑、RET↑ **脏器重量:**给药期末见心脏、肾脏、肾上腺、肝脏、脾脏重量增加,前列腺重量降低,胸腺或甲状腺重量增加或降低,大部分可在恢复期内恢复 **解剖大体观察:**给药期末见脱毛、肝脏深色/浅色灶、胸腺多灶性红色变化,附睾头部结节,眼透明度下降或变深、变色、扩大,肾扩张、棕色灶、淋巴结变化(支气管淋巴结扩大、胰腺/纵隔腔/肠系膜/下颌淋巴结变色、胰腺淋巴结深色变色),子宫扩张。恢复期末,除高剂量组仍可见淋巴结变色外,其余变化未再见 **组织病理:**给药期变化见于眼(前房渗出、角膜炎、球后炎症及出血)、哈氏腺(炎症、出血)、泪腺(白细胞浸润、腺泡变性)、肺(慢性局部胸膜炎、Ⅱ型细胞增生、局部出血)、十二指肠(杯状细胞减少、白细胞浸润)、回肠(Peyer 斑增生)、盲肠(白细胞浸润)、食道(肌层再生或退化、白细胞浸润)、心脏(心肌炎、白细胞浸润)、肾脏(局部纤维化、透明液滴、囊肿)、淋巴结(淋巴管扩张、白细胞浸润、红细胞积聚、增生、色素沉积)、视神经(巨噬细胞浸润、变性)、胰腺(胰管上皮细胞增生、局部纤维化、管周炎症、囊肿)、脾脏(淋巴样增生、瘀血)、胃(腺体退化、白细胞浸润、糜烂、非腺性角化过度/水肿、腺性碎片)、甲状腺(单核细胞浸润、囊肿)、胸腺(细胞凋亡增加、巨噬细胞聚集)、附睾(精子肉芽肿)、卵巢(黄体囊肿/出血、卵泡闭锁、囊肿)、子宫(宫腔扩张)、阴道(细胞凋亡、扩张)。恢复期末,除眼、哈氏腺、心脏、淋巴结、卵巢、子宫和阴道的变化部分恢复外,其余组织器官中的变化可完全恢复 **结论:**毒性靶器官包括肾脏、淋巴结、心脏、眼和泪腺/哈氏腺。毒性反应多为轻度,且多数可在恢复期内恢复
Wistar Han 大鼠 26 周重复给药及 4 周恢复期毒性试验 灌胃给药,每天一次,剂量:0、6、20、60 mg/kg(GLP 试验)	**临床观察:**中高剂量组观察到流涎,为偶发变化,停药后可恢复 **体重和摄食量:**高剂量组动物体重和摄食量下降 **血液学:**在给药期,中高剂量组观察到剂量依赖性的红系和白细胞系变化,包括:RET↑、RBC↓、HGB↓、HCT↓、MCV↑、MCH↑、MCHC↑、RDW↑、MPV↑、WBC↑、LYMP↑、MONO↑、NEUT↑、BASO↑、EOS↑。恢复期末,高剂量组见 HGB↑、HCT↑、MCV↓ **血清生化:**在给药期,中高剂量组观察到剂量依赖性的血清生化参数变化,包括:BUN↑、TCHO↑、TG↑、GLB↑、TBIL↑、P↑、CRE↓、ALB↓、A/G↓、Cl↓,恢复期末可见大部分变化。由于缺乏支持性的组织病理学结果,以上变化考虑多数为摄食量减少的继发性变化,不是尼洛替尼的直接反应,且未造成肝肾功能损伤 **解剖大体观察:**给药期末,中高剂量组观察到胃肠道(胃和/或食道)溃疡/穿孔、肝脏结节、气管或腋窝淋巴结肿大、子宫体扩张。恢复期末未再观察到 **脏器重量:**中高剂量组观察到剂量依赖性的肾上腺、脑、心脏、肾脏、肝脏、卵巢和垂体重量增加 **组织病理:**主要见于高剂量组,包括心脏(单核细胞浸润、心包多发性肉芽肿)、肾脏(退化/再生、血管周围单核细胞浸润、小管扩张、单核细胞浸润、上皮增生)、泪腺(单核细胞浸润)、肝脏(增生、单核/多核细胞浸润伴血管周围梭形细胞增殖)、淋巴结(浆细胞/红细胞/肥大细胞增多、皮质旁区增生、细胞内色素增加、多发性肉芽肿、滤泡囊肿)、乳腺(多核细胞浸润)、卵巢(囊肿)、唾液腺(单核/多核细胞浸润、矿化)、脾脏(髓外造血增加、棕色色素)、胃(多核细胞浸润、变性)、气管(炎症)和子宫(扩张)的变化 **结论:**主要的毒性靶器官为子宫
比格犬 28 天重复给药及 28 天恢复期毒性试验 灌胃给药,每天一次,剂量:0、5、15、45 mg/kg(GLP)	**临床观察:**主要见于高剂量组,包括消瘦、耳部发红、粪便减少或无粪便、黑色尿液、流涎和食物样呕吐。除粪便减少外,其余变化可在恢复期内恢复 **体重:**高剂量组观察到体重下降,可在恢复期内部分恢复 **摄食量:**高剂量组观察到摄食量下降,可在恢复期内恢复 **血清生化:**低中剂量组观察到 ALP↑,高剂量组观察到 ALT↑、ALP↑、TBIL↑和 TCHO↑,所有变化均可恢复

试 验 设 计	主 要 毒 性 结 果
	尿液分析：所有剂量组雌性动物均观察到胆红素尿，与血清 TBIL↑相关 **脏器重量**：肝脏重量呈剂量依赖性增加 **解剖大体观察**：给药期末观察到肝脏、胆囊、心脏、垂体、肺、肠系膜、甲状腺、脾脏、膀胱和阴道的变化，大部分变化不具有剂量依赖性。肝脏变色，胆囊棕色内容物和黑色灶分别与组织病理学发现中的库普弗细胞增生和胆囊腔内黏膜增加相关，脾脏中的深色凸起与该区域的出血相关。多数变化可在恢复期内恢复，但在恢复期末，1 只高剂量组雌性动物中仍可见肠系膜和淋巴结的变化 **组织病理**：给药期末观察到心脏、肾上腺、垂体、肺、十二指肠、回肠、肠系膜、舌、胆囊、肝脏、肾脏、骨髓、淋巴结、视神经、胰腺、脾脏、甲状腺、副高、卵巢、子宫和阴道的变化。肝脏（特别是库普弗细胞和胆管）、胆囊和肾脏中的变化最显著，且具有剂量依赖性。其中雌性犬的肝脏和胆囊变化更显著。恢复期末，高剂量组雄性动物仍可见肝脏库普弗细胞轻度肥大和胆管增生，但胆囊变化可完全恢复 **结论**：毒性靶器官为肝脏（库普弗细胞和胆管：库普弗细胞增生和肥大；胆汁浓缩、胆管增生）；胆囊（淋巴细胞增生和炎症，胆囊内黏液增多）；肾脏（局灶性纤维化、矿化；肾小球脂质沉着；肾小管色素沉着、嗜碱性粒细胞浸润、扩张、空泡化；淋巴细胞浸润），此外，肺和脾脏内可见微小改变（肺：活动性肺炎、血管周围炎症、动脉肥大、含铁血黄素沉着、巨噬细胞积聚）；脾脏：纤维结节、含铁血黄素沉着、出血、包膜纤维化）
食蟹猴 39 周重复给药及 4 周恢复期毒性试验 灌胃给药，每天一次，剂量：0、30、200、600 mg/kg（GLP）	**临床观察**：主要见于中高剂量组，包括眼睑肿胀、弓背、粪便异常（水样便/软便/干便/血样便/颜色异常）和呕吐。除一只恢复期雌性动物观察到软便和呕吐外，其余变化可在恢复期内恢复 **体重**：中高剂量组观察到体重下降，可在恢复期内部分恢复，雌性动物的恢复速度慢于雄性动物 **摄食量**：高剂量组观察到摄食量下降，停药后可恢复 **血液学**：中高剂量组见血小板升高和红系（RBC、HGB、HCT）下降，变化幅度不大，未见相应的骨髓病理学变化。雄性动物的变化可在恢复内完全恢复，雌性动物 HGB 和 HCT 的变化仅在恢复期内部分恢复。个别动物见 RET、APTT、EOS 增加 **血清生化**：中高剂量组观察到 ALT↑、TCHO↑、TBIL↑、TG↑、ALP↓ **解剖大体观察**：中高剂量组观察到肝脏扩大，小叶分界显著和胆管扩张，停药后可恢复 **组织病理**：所有剂量组观察到剂量依赖性的组织病理学变化，涉及组织/器官包括肾上腺、脑膜（急性出血）、眼、股骨、胸骨、食道、心脏、结肠、直肠、肾、泪腺、肝脏、胆囊、肺、淋巴结、胰腺、前列腺、骨骼肌、脾脏、胃、胸腺、舌、气管，大部分变化可在停药后部分或完全恢复 **结论**：主要的毒性靶器官为肝脏（肝细胞空泡化、多灶性单核细胞浸润、胆管周围纤维化、胆管上皮细胞增生、窦细胞增生/肥大、胆囊单核细胞浸润），其毒性反应未能在恢复期内完全恢复

　　生殖毒性试验：在大鼠生育力与早期胚胎发育毒性试验中，可见妊娠大鼠体重和摄食量下降。此外，尼洛替尼具有剂量依赖性的胚胎毒性，可引起胚胎着床后丢失、吸收，活胎率下降。在大鼠胚胎-胎仔发育毒性试验中，可见胚胎-胎仔毒性，包括吸收增加、活胎数减少、胎仔体重下降、胎仔外观、内脏和骨骼畸形和/或变异。在兔胚胎-胎仔发育毒性试验中，可见母体毒性（死亡、体重增重和摄食量下降）和胚胎-胎仔毒性（流产、胚胎着床后丢失和吸收、胎仔骨骼畸形）。

　　光毒性试验：尼洛替尼显著吸收自然光光谱内的 A 型和 B 型紫外光，体外 3T3 细胞中性红摄取光毒性试验结果呈阳性，小鼠局部淋巴结光敏化潜力的评估结果呈阴性。

2.3.3　达沙替尼

达沙替尼非临床药代动力学和一般毒理学研究结果如表 2-6 和表 2-7 所示。非临床一般毒性反应在大鼠和猴中大体相似,以胃肠道、淋巴系统、肝、肾毒性为主。主要毒性靶器官包括肝、肾、心脏、胃肠道、舌、肾上腺、胰腺、甲状腺、甲状旁腺、骨髓、肺、胆管、生殖器官等[14]。

表 2-6　达沙替尼药代动力学研究结果总结

试验类型	试验名称和实验设计	主要发现和结论
吸收	大鼠口服给药 PK 试验	1. 平均绝对生物利用度为 27% 2. 无明显首过效应
	大鼠口服给药 4 周 TK 试验	1. 系统暴露量大体上与剂量成比例增加 2. 无明显的性别差异 3. 重复给药后,暴露量下降 4. 达峰时间为 2~8 h
	大鼠口服给药 26 周 TK 试验	1. 从低剂量至中剂量,系统暴露量大体上与剂量成比例增加 2. 无明显的性别差异 3. 重复给药后无明显蓄积 4. 中、低剂量组达峰时间为 2~4 h
	食蟹猴口服给药 PK 试验	1. 溶液和胶囊给药的平均绝对生物利用度分别为 15% 和 13% 2. 盐型胶囊给药的平均绝对生物利用度为 10%
	食蟹猴单次口服给药 TK 试验	1. 无明显的性别差异 2. 达峰时间为 1~2 h
	食蟹猴口服给药 4 周 TK 试验	1. 系统暴露量增加比例高于剂量增加比例 2. 无明显的性别差异 3. 重复给药后无明显蓄积 4. 达峰时间为 1~2 h
	食蟹猴口服给药 9 个月 TK 试验	1. 首次给药系统暴露量增加比例高于剂量增加比例 2. 第 15、28、41 周,系统暴露量大体上与剂量成比例增加 3. 无明显性别差异 4. 重复给药后无明显蓄积
分布	[14C]达沙替尼在 Long-Evans (LE)大鼠组织分布研究	1. 从高到低分布于胃肠道、肝脏、肾上腺、肾脏、肺、脾脏、膀胱、甲状腺、股用骨髓、眼、心脏、骨骼肌 2. 在大部分器官中达峰时间为 4 h,胃肠道中达峰时间为 1 h
	血浆蛋白结合	人血浆蛋白结合率>93%;大鼠和猴血浆蛋白结合率分别为 97% 和 96%
代谢	[14C]达沙替尼在大鼠、猴和人体内代谢分析	1. 在人和猴中充分代谢,原型药仅分别占血浆放射性的 26% 和 32%;在大鼠中,原型药占血浆放射性的 53% 2. 在人体中的主要代谢途径涉及氯甲基苯环的羟基化,然后硫酸化,羟乙基部分氧化成羧酸,哌嗪环的 N-氧化,以及上述途径组合形成的产物 3. 在人体中,M20 及其硫酸结合物 M21 占比分别为 13% 和 10%,在大鼠中未检测到 M20,在猴中 M20 仅占总放射性的 2.8%
排泄	[14C]达沙替尼在猴排泄研究	在猴中原型药及代谢产物主要由胆汁分泌经粪便排泄,少量(3%~10%)通过尿液排泄

表 2‑7　达沙替尼一般毒理学研究结果总结

试 验 设 计	主 要 毒 性 结 果
大鼠单次给药毒性试验 口服给药,剂量:0、30、100、300 mg/kg (GLP)	**死亡率**:中剂量组(雄性 4/10;雌性 7/10)、高剂量组(雄性 10/10;雌性 10/10)给药后2～4天发现动物死亡或提前安乐死,死亡或濒死归因于胃肠道病变、骨髓和淋巴耗竭、多灶性心肌坏死和出血 **临床观察**:粪便异常、脱水 **血液学**:RBC↓、RET↑、WBC↑、NEUT↑、MONO↑、PLT↓ **血生化**:AST↑、ALT↑、TG↑、ALB↓ **尿液分析**:RBC↑、尿液体积↑ **脏器重量**:肾上腺、心脏、肝脏、甲状腺重量升高;脾脏、胸腺重量降低 **解剖大体观察**:胸腺小、脾脏小;胃肠道红色或黑色变色、颌下淋巴结及肠系膜淋巴结变色、肝脏褐色变色、卵巢红色变色、附睾红色变色 **组织病理**:胃肠道出血、溃疡、水肿;淋巴耗竭、骨髓细胞耗竭;心室坏死、瓣膜、心室和心房出血、心脏肥大;肝细胞空泡化、坏死;肾小管扩张、空泡化;附睾单个细胞坏死、出血、睾丸出血、多核细胞;胰腺单个细胞坏死
食蟹猴单次给药毒性试验 口服给药,剂量:0、15、25、45 mg/kg (GLP)	**死亡率**:高剂量组全部动物(2 雌、2 雄)给药后第 1 天或第 2 天死亡 **临床观察**:震颤、呕吐、粪便异常、活动减少、体温降低、脱水、多个部位瘀斑 **体重**:体重下降、摄食量下降 **血液学**:WBC↑、MONO↑、NEUT↑、LYMP↓、%RET↓ **血生化**:AST↑、ALT↑、P↓、Ca↓、Na↓、K↓、Cl↓ **解剖大体观察**:皮肤、胃、牙龈出血;胃肠道红色变色、卵巢和子宫红色变色 **组织病理**:胃、十二指肠、空肠、回肠出血;胃单个细胞坏死/水肿/中性粒细胞浸润;回肠绒毛萎缩;骨髓单个细胞坏死、肠相关淋巴组织、颌下淋巴结、脾脏淋巴耗竭;肾小管皮质扩张
大鼠 28 天重复给药及 14 天恢复期毒性试验 口服给药,每周给药 5 天后停药 2 天,剂量:0、1、15、25 mg/kg (GLP)	**死亡率**:共 17 只(高剂量组 10 雄、5 雌;低剂量组 2 雌)非计划死亡,13 例死因为肠病,2例归因于灌胃错误,2 例死因不能确定 **临床观察**:水样便或不成形的粪便,腹部肿胀和被毛粗糙 **体重**:剂量依赖的体重下降,摄食量下降 **血液学**:RBC↓、HGB↓、HCT↓、PLT↑、NEUT↓、LYMP↓、MONO↑、EOS↑ **血生化**:BUN↑、ALP↓、AST↑、ALT↑、P↓、ALB↓、TCHO↑ **脏器重量**:肾上腺、心脏、肾脏重量升高;脾脏重量降低 **解剖大体观察**:中、高剂量组,胃、十二指肠、空肠、回肠、盲肠、结肠扩张和充满液体/气体的管腔与变暗的浆膜和黏膜;高剂量组,黑色肠系膜淋巴结 **组织病理**:胃肠道病变(肠病、充血、出血等);淋巴耗竭;骨髓细胞减少;肝脏和肾脏轻微炎症;精囊小,精囊分泌减少;附睾未成熟精子;子宫扩张;心脏肥大
大鼠 26 周重复给药及 4 周恢复期毒性试验 口服给药,每天一次,剂量:0、1.5、4、15/10/8 mg/kg (GLP)	**死亡率**:共 20 只。第 23 天至第 160 天,高剂量组主试验 9 雄 2 雌及 TK 组 7 只雄性非计划死亡;对照组 1 只雌性和中剂量组 1 只雄性分别于第 86 天和 177 天采集临检样本时死亡 **临床观察**:腹部肿胀,俯卧,消瘦,呼吸异常,粪便异常(粪便少,液体样粪便),红色毛发等 **体重**:高剂量组体重降低 **血液学**:RBC↓、HGB↓、HCT↓、PLT↑、WBC↓、NEUT↑、LYMP↓、MONO↑、APTT↓、FIB↑ **血生化**:BUN↓、CRE↓、TP↓、GLB↓、ALP↓、AST↑、ALT↓、Ca↓、P↓、Na↓、Cl↑、ALB↓、TG↓、TCHO↑ **尿液分析**:高剂量组尿量增加,比重下降,pH 值降低 **脏器重量**:肝脏、心脏、肾上腺、甲状腺/甲状旁腺、卵巢重量升高,垂体重量降低 **解剖大体观察**:胃肠道扩大;黑色肠系膜淋巴结;胃局部灶;雌性卵巢大,子宫积液 **组织病理**:胃肠道(十二指肠、空肠、回肠、盲肠)非腺胃鳞状上皮增生、炎症、角化过度、绒毛改变(钝化、融合、分枝、上皮增生、微乳头突起)、纤维化、隐窝脓肿、水肿;肠系膜淋巴结网状内皮细胞增生;肾上腺皮质肥大/增生;甲状腺胶质增多;卵巢黄体和囊肿增多;子宫内膜腺体鳞状化生;舌变性/坏死、角化过度、出血;胰腺腺泡萎缩;脾脏淋巴细胞耗竭、髓外造血、纤维粘连;心脏纤维化

续　表

试 验 设 计	主 要 毒 性 结 果
食蟹猴 28 天重复给药及 14 天恢复期毒性试验 口服给药,每周给药 5 天后停药 2 天 剂量:0、1、5、15 mg/kg (GLP)	临床观察:高剂量组偶发性呕吐,弓背,消瘦,脱水症状,粪便异常(液体,未成形) 体重:高剂量组体重降低 血液学:PLT↑、WBC↑、NEUT↑、MONO↑ 血生化:P↓、ALB↓、AST↑、ALT↑ 脏器重量:心脏、肝脏/胆囊重量升高,胸腺、甲状腺/甲状旁腺重量降低 解剖大体观察:盲肠、结肠膨胀和管腔充满液体/气体;雄性脱发 组织病理:脾脏、胸腺淋巴耗竭;心脏、肾脏、肝脏慢性炎症;肾上腺矿化;肝脏局灶性坏死;卵巢囊肿;胰腺酶原颗粒减少;脑单核细胞浸润
食蟹猴 41 周重复给药及 4 周恢复期毒性试验 口服,重复间断给药 第 1～8 天:每天一次,0、1、3、10 mg/kg 第 9～15 天:停药 第 16～289 天:每周给药 5 天后停药 2 天,剂量:0、1、3/2.5、6/4.5 mg/kg (第 83～189 天高剂量调整为 4.5 mg/kg;第 150 天高剂量组提前解剖;第 190～289 天,中剂量调整为 2.5 mg/kg) (GLP)	死亡率:共 11 只。中剂量组 6 只(第 150,261,277,279 天各 1 只,第 188 天 2 只),高剂量 5 只(第 14 天 2 只,第 24,73,133 天各 1 只),因胃肠道毒性死亡 临床观察:粪便异常(红色,水样便,黏液便),呕吐 体重:高剂量组体重、摄食量降低 血液学及血凝:PLT↓、WBC↑、NEUT↑、MONO↑、RET↑、APTT↑ 血生化:TG↑、BUN↑ 脏器重量:肾上腺、肝脏/胆囊、睾丸重量升高,垂体和卵巢重量降低 解剖大体观察:大肠红色灶 组织病理学:肺肥大/增生、出血、纤维化、炎症;肾皮质矿化、纤维化、肾小管扩张/蛋白沉着症、管状上皮细胞肿大;肝细胞坏死、胆管增生;心脏血管矿化、中性粒细胞浸润;心脏、舌、脾脏、胃、胰腺、盲肠、结肠血管矿化;肾上腺髓质矿化;胸腺、淋巴结淋巴细胞耗竭;胃、胰腺、盲肠、结肠、直肠炎症;盲肠水肿、结肠黏膜下层色素沉着;直肠糜烂/溃疡、隐窝脓肿;子宫矿化、炎症、前列腺、精囊、睾丸不成熟

非临床一般毒性反应在大鼠和猴中大体相似,以胃肠道、淋巴系统、肝、肾毒性为主。主要毒性靶器官包括肝、肾、心脏、胃肠道、舌、肾上腺、胰腺、甲状腺、甲状旁腺、骨髓、肺、胆管、雌性和雄性生殖器官等。血液学的变化包括红细胞减少,血小板和中性粒细胞增加,后两者可能是内部损伤、出血和炎症的继发反应。电解质紊乱,如低磷血症可能是肾损伤或消化道毒性的继发反应。对 hERG 抑制作用的 IC_{50} 为 14.3 μM,兔浦肯野纤维试验结果表明,达沙替尼可延长动作电位的持续时间,提示其具有潜在的心血管安全性风险。达沙替尼对猴血压有影响,猴心电图监测未见 QT 间期延长,呼吸和中枢神经系统安全性良好。细菌回复突变试验阴性,体外染色体畸变试验阳性,体内骨髓微核试验阴性,未开展致癌性试验。有胚胎-胎仔毒性,且具有致畸性[14]。

除了一般毒理外,还开展了其他毒性研究,包括安全药理、遗传毒性、生殖毒性试验,其结果总结如下。

安全药理试验:达沙替尼抑制 hERG 钾通道电流的 IC_{50} 值为 14.3 μM。在食蟹猴心血管安全药理试验中,未见心电图参数、心率和体温的明显异常,给药后 0.5～2 h 观察到短暂的血压升高。

遗传毒性试验:Ames 试验、大鼠骨髓微核试验结果均呈阴性。CHO - K1 细胞体外染色体畸变试验结果呈阳性。

生殖毒性试验：在大鼠胚胎-胎仔发育毒性试验中，可见母体大鼠体重下降、非计划死亡，以及死胎及胎仔异常。在兔胚胎-胎仔发育毒性试验中，未见母体毒性，但观察到胎仔异常。

2.3.4 Bosutinib

Bosutinib 非临床药代动力学和一般毒理学研究结果如表 2-8 和表 2-9 所示。Bosutinib 的非临床毒性以红系造血抑制、免疫抑制和继发性炎症反应、胃肠道反应为主，主要毒性靶器官包括胃肠道和免疫系统（淋巴结、脾、胸腺）。整体而言，其在啮齿类动物和非啮齿类动物中的毒性具有相似性[15]。

表 2-8 Bosutinib 药代动力学研究结果总结

试验类型	试 验 名 称	主要发现/结论
吸收	小鼠、大鼠和犬单次 PK 试验	1. 小鼠、大鼠和犬单次给药后的口服生物利用度分别为 52.6%（雄性小鼠）、23%（雄性大鼠）、59.5%（雌性大鼠）、49.6%（雌性犬禁食给药）和 64%（雌性犬喂食给药） 2. T_{max} 为 1.3~5.5 h。半衰期为 2.9（小鼠）~17.7（犬）h 3. 与禁食给药相比，喂食条件下给药犬中的药物暴露量（AUC）显著提高。相反，禁食给药时小鼠中药物的暴露量略高。在临床患者中，与禁食服药相比，与食物同服给药将药物的暴露量（AUC）增加了约 1.7 倍
分布	血浆蛋白结合	1. 100、1 000、10 000 ng/mL [^{14}C]Bosutinib 在小鼠、大鼠、兔、犬和人中的血浆蛋白结合率分别为 92.6%~95.0%、93.0%~94.4%、96.7%~97.6%、95.4%~96.1% 和 93.3%~93.9% 2. 与人血浆白蛋白高度结合（95.4%），与 α1-酸性糖蛋白中度结合（71.4%）
	全血/血浆分配比	1. 体外试验表明，1 μM Bosutinib 在大鼠、犬和人全血/血浆分配比分别为 1.6、0.9 和 1.2 2. 体内放射性试验结果表明，小鼠、大鼠和犬中的全血/血浆分配比分别为 0.95~0.26、0.91~1.31 和 0.82~0.97，提示 Bosutinib 不优先分布至血细胞中，在不同种属中无显著差异
	SD 和 LE 大鼠口服 [^{14}C] Bosutinib 后的组织分布	1. [^{14}C] Bosutinib 可分布至眼葡萄膜和色素皮肤等含有黑色素的组织中 2. 除小肠和胃中的 T_{max} 为给药后 1 h，哈德氏腺和睾丸为给药后 24 h 外，其余组织中的 T_{max} 为给药后 4~8 h 3. 在给药后 1 h，胃肠道（尤其是小肠）是放射性分布最强的组织。在给药后第 7 天，除哈德氏腺和睾丸外，其余组织中第 168 h 的药物浓度与峰浓度的比值（C_{168}/C_{max}）均小于 1 4. 在所有检测时间点，脑中的放射性均低于定量下限，提示其不能穿过血脑屏障
	妊娠和哺乳期大鼠胎盘、胎仔和乳汁中的分布	1. [^{14}C] Bosutinib 在妊娠大鼠血浆、胎盘、胎仔和羊水中的 T_{max} 分别为给药后 4、8、8 和 24 h，胎盘、胎仔和羊水中的放射当量（$AUC_{(0\sim72\,h)}$）与血浆中的比值分别为 21、2.2 和 2.9，提示其在胎盘中有一定分布，在羊水和胎仔中分布较少。放射性从胎儿组织中消除的速度比从母体组织中慢

续　表

试验类型	试 验 名 称	主要发现/结论
分布	妊娠和哺乳期大鼠胎盘、胎仔和乳汁中的分布	2. [^{14}C] Bosutinib 在哺乳期大鼠乳汁中的药物浓度是血浆中的 3～8 倍。乳汁和血浆中的放射当量（AUC$_{0\sim24\,h}$）比值为 7.8。在给药后 0.5～8 h,幼仔中的血药浓度比母体中低,但在给药后 24～48 h,幼仔中的血药浓度是母体中的 8 倍以上。给药 48 h 内,幼仔和母体中的放射当量（AUC$_{0\sim48\,h}$）比值为 2.6
代谢	肝微粒体和肝细胞体外代谢	在小鼠、大鼠、犬、人肝微粒体和大鼠、犬、人肝细胞中共鉴定出 7 种 [^{14}C] Bosutinib 代谢产物,未见人特异性代谢产物
	小鼠、大鼠和犬体内代谢	在小鼠、大鼠和犬血液/血浆、尿液和粪便中共鉴定出 14 种 [^{14}C] Bosutinib 代谢产物。M2（氧化脱氯产物）为人血浆中的特异性代谢产物,未在动物血浆中见到。在人中的主要代谢产物为 M2 和 M5（N -脱甲基产物）,其安全性可在大鼠毒理研究中得到证实
	代谢酶表型鉴定	CYP3A4 是参与 Bosutinib 代谢的主要 CYP 酶,其他参与代谢的非 CYP 酶还有黄素单氧化酶 1 和 3（flavin-containing monooxygenase 1/3,FMO1、FMO3）。此外,多种肠道和肝脏中的 UGT 酶参与了 M13（Bosutinib 氧化脱氯和葡萄糖醛酸结合产物）的代谢
排泄	大鼠、犬和人口服 Bosutinib 后的排泄	在大鼠、犬和人中主要通过粪便排泄
药代动力学药物相互作用	转运体研究	1. P - 糖蛋白（P-glycoprotein, P-gp）可能参与了 Bosutinib 的转运。Bosutinib 对 P-gp 介导的地高辛外排表现出剂量依赖性的抑制作用,IC$_{50}$ 为 2 μM。在 600 mg 的临床推荐剂量下,人中 Bosutinib 的 C$_{max}$（为 206 ng/mL,即 0.4 μM）与 IC$_{50}$ 的比值（C$_{max}$/IC$_{50}$）为 0.2 2. 肝脏摄取转运蛋白,例如有机阴离子转运多肽 1B1 和 1B3（organic anion transporting polypeptides 1B1/1B3,OATP1B1、OATP1B3）不太可能在 Bosutinib 的肝细胞摄取中发挥主要作用。肾脏转运蛋白,例如有机阴离子转运蛋白 1 和 3（organic anion transporters 1/3,OAT1、OAT3）以及有机阳离子转运蛋白（organic cation transporter, OCT）,不太可能参与 Bosutinib 的肾脏清除
	代谢酶活性抑制和诱导作用	对 CYP1A2、2A6、2C8、2C9、2C19、2D6、3A4 没有或几乎没有抑制作用。在稳态浓度下,对 CYP3A4、2C19 和 2D6 没有诱导作用

　　Bosutinib 的非临床毒性以红系造血抑制、免疫抑制和继发性炎症反应、胃肠道反应为主,主要毒性靶器官包括胃肠道和免疫系统（淋巴结、脾、胸腺）。整体而言,其在啮齿类动物和非啮齿类动物中的毒性具有相似性。对 hERG 抑制作用的 IC$_{50}$ 为 0.3 μM,提示其具有潜在心血管安全性风险。犬体内试验可见一过性血压上升和继发性心率下降,未见明显 QT 间期延长。呼吸和中枢神经系统安全性良好,未见遗传毒性或致癌性。可损害雄性大鼠生育力,对妊娠兔具有母体毒性,在大鼠和兔中存在胚胎和胎仔毒性。体内 UV - LLNA 试验阴性,提示其光毒性风险较低[15]。

表 2 – 9　Bosutinib 一般毒理学研究结果总结

试 验 设 计	主 要 毒 性 结 果
SD 大鼠 28 天重复给药毒性试验 灌胃给药,每天一次,剂量:0、10、30、70 mg/kg/(GLP)	**血液学、血清生化、血凝**:剂量依赖性的 RET↓、TSH↓ 和 FIB↑、T3↑、T4↑ **眼科检查**:中高剂量组各 1 只雌雄动物观察到血泪、脉络膜血管异常、角膜混浊伴血管化 **脏器重量**:脾脏↑、心脏↑、甲状腺↑;前列腺↓ **解剖大体观察和组织病理**:剂量依赖性的肺水肿、肝脏和脾脏包膜纤维化、肝小叶中心肥大、胆管增生、肠系膜淋巴结窦性红细胞增多、含铁血黄素沉着、肺嗜酸性粒细胞结晶混合细胞炎症
SD 大鼠 6 个月重复给药毒性试验 灌胃给药,每天一次,剂量:0、10、30、100→70(第43 天开始减量)mg/kg(GLP)	**死亡率**:中高剂量组出现供试品相关的计划外死亡,死因为胃肠道毒性。雌性动物中的死亡率高于雄性动物,与雌性动物中更高的药物暴露量相关。100 mg/kg 剂量因不耐受,在给药第 43 天减为 70 mg/kg **临床观察**:在所有剂量组中观察到剂量依赖性的异常临床症状,包括粪便异常(软便/水样便)、流涎、口/鼻周围发红、被毛粗糙、会阴毛发变黄、颈/胸部脱毛 **体重和摄食量**:高剂量组动物体重和摄食量下降 **血液学和血凝**:中高剂量组观察到红系参数下降、血小板和白细胞上升(RBC↓、HGB↓、HCT↓、MCV↓、MCH↓、MCHC↓;RET↑、RDW↑、WBC↑、LYMP↑、NEUT↑、MONO↑、EOS↑、BASO↑、LUC↑、PLT↑、RDW↑、PT↑、FIB↑),可能与严重炎症继发的造血功能抑制和药物所致的骨髓抑制相关 **血清生化**:中高剂量组观察到血清生化参数变化(ALP↓、TP↓、ALB↓、A/G↓、CRE↓、TCHO↓、TG↓、P↓、GLB↑、BUN↑、B/CR↑、Ca↑),与炎症表现相一致 **解剖大体观察**:在所有剂量组,胃肠道和淋巴组织中观察到剂量依赖性的大体病理学变化,包括胃肠道内红色黏膜和弥漫性黏膜变色、小肠和大肠内异常内容物(水样/粘液样)、胃和(或)肠道扩张、结肠臂增厚、肠系膜淋巴结肿大/变色、脾脏和胸腺偏小 **脏器重量**:在所有剂量组,中观察到剂量依赖性的脏器重量变化(↑:肾上腺、心脏、肝脏、卵巢、睾丸;↓或↑:垂体、甲状腺、脑) **组织病理**:在所有剂量组胃肠道、淋巴组织、肾上腺、甲状腺和乳腺中观察到剂量依赖性的组织病理学变化,包括十二指肠/空肠/回肠黏膜增生、肠道扩张、出血、杯状细胞肥大/增生、肠系膜淋巴结窦性红细胞增多、色素沉着、脾脏和胸腺淋巴萎缩、肾上腺皮质空泡形成、肥大,甲状腺胶质增加、乳腺萎缩 **结论**:毒性靶器官包括胃肠道(主要为小肠)和淋巴组织(主要为肠系膜淋巴结、脾脏和胸腺),血液学和血清生化变化与多器官炎症相关联
比格犬 28 天重复给药毒性试验 灌胃给药,每天一次,剂量:0、0.5、1.5、5 mg/kg(GLP)	**临床观察**:仅中剂量组观察到粪便异常(软便、黏液样便、水样便、粪便减少和红色变色) **体重**:所有剂量组观察到体重下降 **结论**:NOAEL 为 5 mg/kg/d
比格犬 9 个月重复给药及 28 天恢复期毒性试验 灌胃给药,每天一次,剂量:0、1、3、10 mg/kg(GLP)	**临床观察**:在所有剂量组中观察到剂量依赖性的呕吐和粪便异常(软便/水样便/黏液样便/红色变色)。以上症状可在恢复期内恢复 **体重**:观察到轻度体重下降,但不具有剂量依赖性。该变化可在恢复期内恢复 **血清生化**:高剂量组观察到血清生化参数变化(TP↓、ALB↓、A/G↓、TCHO↓、Ca↓、P↓;AMS↑),与胃肠道毒性表现相一致 **组织病理**:所有剂量组中观察到十二指肠轻度隐窝脓肿,呈剂量依赖性 **结论**:毒性靶器官为胃肠道(主要为小肠)

除了一般毒理外,还开展了其他毒性研究,包括安全药理、遗传毒性、生殖毒性、光毒性试验,其结果总结如下。

安全药理试验:hERG 试验结果(IC50=0.3 μM)表明 Bosutinib 对钾通道有抑制作

用。犬心血管系统试验中,可见犬延迟性心率增加(约 15%,14 次/min)。未观察到血压或心电图的变化。Bosutinib 对大鼠呼吸系统和中枢神经系统没有影响。

遗传毒性试验:Ames 试验、染色体畸变试验、小鼠骨髓微核试验结果均为阴性,表明 Bosutinib 没有遗传毒性。

生殖毒性试验:在大鼠生育力与早期胚胎发育试验中,可见雄鼠生育指数下降,以及雌鼠妊娠子宫重量降低、胚胎吸收和死胎。在大鼠胚胎-胎仔发育毒性试验中,未观察到明显的母体毒性和胚胎-胎仔毒性。在兔胚胎-胎仔发育毒性试验中,可见母体毒性(胃肠道症状、摄食量和体重增重减少、妊娠子宫重量降低),以及胎仔内脏和骨骼变化(胸骨融合、椎骨变化)。

Bosutinib 未诱导大鼠眼或皮肤的光毒性。

2.3.5　Ponatinib

Ponatinib 非临床药代动力学和一般毒理学研究结果如表 2-10 和表 2-11 所示。非临床一般毒性结果显示,Ponatinib 对造血和淋巴系统具有毒理学作用,以红系指标下降、白细胞相关指标改变,以及免疫器官(胸腺、脾脏、肠系膜和下颌淋巴结)淋巴损耗为主。其主要毒性靶器官包括肝脏、胸腺、股骨、肾脏、胰腺、淋巴组织皮肤及生殖系统,可见相应的血液学、血凝、血清生化和/或组织病理学变化。此外,可引起严重的临床症状,包括收缩期心脏杂音(Ⅲ级)、心肌坏死、肺音较重和/或腹胀或肠气胀,镜下可见胰腺组织异常[16]。

表 2-10　Ponatinib 药代动力学研究结果总结

试验类型	试 验 名 称	试 验 结 果
吸收	大鼠、猴口服给药 PK 试验	1. 大鼠和猴中的 T_{max} 分别为 6 h 和 4 h,生物利用度分别为 54.0% 和 20.6%,$T_{1/2}$ 分别为 9.7 h 和 5.3 h 2. 在大鼠血浆中以中等速率清除,在猴中以慢速清除
分布	血浆蛋白结合	小鼠、大鼠、猴和人中血浆蛋白结合率高(>99.7%)
分布	[^{14}C] AP24524 LE 大鼠和 SD 大鼠组织分布研究	1. 广泛分布,给药后 8 h 在各组织中达到峰值 2. 主要分布组织:小肠、眼葡萄膜道、脑(脑膜)、肺、肝、垂体、肾上腺、脾白髓、脾红髓、哈德氏腺、肾皮质、甲状腺,浓度范围为(10.308～691.179 mcg equiv/g) 3. 雄性 SD 和 LE 大鼠中枢神经系统组织中药物浓度均<1 000 mcg equiv/g,除脑(脑膜)在 LE 大鼠中 48 h 后 C_{max} 值为 71.284 mcg equiv/g 4. LE 大鼠眼葡萄膜中药物分布(96 h 后 C_{max} 为 86.632 mcg equiv/g)显著高于 SD 大鼠(24 h 后 C_{max} 为 2.099 mcg equiv/g),可能和黑色素有关
代谢	大鼠、猴肝微粒体和血浆代谢产物分析	1. 所有人血浆代谢产物均可在大鼠和猴中观察到。代谢产物 AP24600 是人和大鼠血浆中主要代谢产物,而猴中很少。代谢产物 AP24600 对野生型和 T315I 突变型 BCR－ABL 无作用 2. 在大鼠、猴和人中,口服给药后主要通过代谢清除

表 2‑11　Ponatinib 一般毒理学研究结果总结

试 验 设 计	试 验 结 果
大鼠 28 天重复给药及 4 周恢复期毒性试验 口服给药,每天一次,剂量:0、1.5、3、6 mg/kg(GLP)	**死亡率:** 高剂量组主实验和 TK 组 11/46 只动物于第 5~10 天死亡;中剂量组 6/46 只动物于第 12~28 天死亡;低剂量 1/46 只动物于第 28 天死亡。在剖检中,部分非计划死亡动物出现胃肠道扩张,但无组织病理学关联。高剂量组部分非计划死亡动物出现中度肾上腺皮质坏死和/或轻微至明显胸腺坏死。基于组织病理学结果,死亡原因不明确 **临床观察:** 弓背、毛发粗糙、嗜睡、触摸发冷、活动减退、斜视、少便、皮肤干燥、片状皮肤、呼吸困难 **体重和摄食量:** 体重和摄食量下降 **血液学:** NEUT↑、MONO↑、EOS↑、LYMP↓↑、WBC↓↑ **甲状腺激素:** T3↓、T4↓ **尿液分析:** 高剂量组血尿 **脏器重量:** 低中剂量组肝脏、脾脏、胸腺和前列腺重量降低、卵巢重量上升 **组织病理:** 胃内的各种变化(上皮细胞角化过度、黏膜下水肿、腺和非腺黏膜坏死)、胸腺坏死、骨髓和股骨骨骺板增生
大鼠 6 个月重复给药及 2 个月恢复期毒性试验 口服给药,每天一次,剂量:0、0.25、0.75、2 mg/kg(GLP)	**死亡率:** 高剂量组 20/68 和中剂量组 6/68,低剂量组 1/68 只动物出现死亡。死亡原因不明确,但出现胸腺、脾脏及淋巴结淋巴耗损和骨髓细胞缺乏。剂量依赖性临床表现包括呼吸困难、呼吸不规律、触摸发冷、嗜睡、弓背、脱水、毛发粗糙、少便或软便。其他组织病理学发现包括骨骼肌软骨细胞减少,伴有或不伴有股骨小梁骨减少,胸腺、脾脏、肠系膜和下颌淋巴结淋巴样减少 **体重和摄食量:** 中高剂量组体重、体重增量、摄食量均下降 **血液学:** NEUT↑、MONO↑、EOS↑,恢复期恢复 **血凝:** 高剂量组 FIB↑ **血清生化:** 高剂量组 BUN↑、CRE↑、TCHO↑(恢复期未恢复)、ALK↓、TP↓、ALB↓、GLB↓ **尿液分析:** 高剂量组尿液蛋白水平上升,与 TP↓和慢性进行性肾病和肾脏重量上升相关 **解剖大体观察:** 肠道变大、小肠及大肠腔内变色、中高剂量组不可逆皮肤结痂、腹股沟皮肤硬块 **脏器重量:** 中高剂量组胸腺重量下降、卵巢重量上升 **组织病理学:** 股骨(骺板、增生区、肥大区、残余软骨岛软骨细胞数量减少,骨小梁骨减少)和肾脏(肾小管皮层 BASO 增加、小管基底膜增厚、间质中 MONO 可变浸润、间质偶有纤维化、肾小管上皮中透明小滴沉积)。胸腺(淋巴耗损)可逆改变
食蟹猴 28 天重复给药及 4 周恢复期毒性试验 口服给药,每天一次,剂量:0、1、2.5、5 mg/kg(GLP)	**死亡率:** 高剂量组 3/10 只动物出现死亡。死亡动物出现甲状腺激素水平异常,多器官淋巴耗损、甲状腺多灶性滤泡萎缩、胰腺轻微腺泡细胞坏死、皮肤多点角化过度 **临床观察:** 收缩期心脏杂音(Ⅰ/Ⅵ、Ⅱ/Ⅵ、Ⅲ/Ⅵ)刺耳肺音、腹胀或肠胀气、皮肤干燥、皮肤红斑、擦伤、软便 **体重和摄食量:** 体重下降、摄食量下降 **血液学:** 可逆的 HGB↓、HCT↓、MCV↓、MCH↓ **血凝:** 高剂量组 FIB↑、APTT↑ **血清生化:** 中高剂量组 GLB↑、ALB↓,高剂量组 1 只雄性动物脂肪酶升高,与胰腺变化相关 **甲状腺激素:** 中高剂量组 T3↑、T4↑↓ **解剖大体观察:** 胰腺弥漫性增厚、皮肤结痂、胸腺小 **脏器重量:** 胸腺、卵巢、子宫、肾上腺重量下降,恢复期恢复 **组织病理:** 淋巴组织、胰腺、胸腺、皮肤、生殖器官和甲状腺 给药期末:胸腺、脾脏、下颌和肠系膜淋巴结和肠道相关淋巴组织淋巴细胞数量下降,胰腺(弥漫性腺泡细胞坏死伴间质水肿、局灶性/多灶性急性纤维性炎症和弥漫性间质纤维化、弥漫性腺泡细胞萎缩、腺泡细胞再生)、甲状腺(轻度至中度滤泡萎缩)、生殖器官(轻微生殖细胞变性、闭锁增加、卵泡减少)。恢复期末:甲状腺(多灶性轻度滤泡萎缩、间质巨噬细胞色素沉积)、附睾(附睾小管管腔内精子细胞数量的减少和细胞碎片)

续　表

试　验　设　计	试　验　结　果
食蟹猴 6 个月重复给药及 2 个月恢复期毒性试验 口服给药,每天一次,剂量：0、0.25、0.75、2 mg/kg (GLP)	临床观察：高剂量组出现腹泻和毛发脱落 血清生化：ALT↑、AST↑,恢复期恢复,无相关组织病理学变化 组织病理：胸腺轻度淋巴耗损,低中高剂量组 2/8、4/8、1/8 只动物心肌坏死

非临床一般毒性结果显示,Ponatinib 对造血和淋巴系统具有毒理学作用,以红系指标下降、白细胞相关指标改变,以及免疫器官(胸腺、脾脏、肠系膜和下颌淋巴结)淋巴损耗为主。主要毒性靶器官包括肝脏、胸腺、股骨、肾脏、胰腺、淋巴组织皮肤及生殖系统,可见相应的血液学、血凝、血清生化和/或组织病理学变化。此外,可引起严重的临床症状,包括收缩期心脏杂音(Ⅲ级)、心肌坏死、肺音较重和/或腹胀或肠气胀,镜下可见胰腺组织异常。安全药理学结果显示,其对中枢神经系统、心血管系统和呼吸系统没有影响,但出现尿量增加和胃排空减少。不具有遗传毒性,但存在轻度非有害的眼部光毒性。具有母体毒性,且对胎儿具有致死和致畸性[16]。

除了一般毒理外,还开展了其他毒性研究,包括安全药理、遗传毒性、生殖毒性、光毒性试验,其结果总结如下。

安全药理试验：hERG 试验结果($IC_{50} = 2.33\ \mu M$)表明 Ponatinib 对钾通道有抑制作用。Bosutinib 对比格犬心血管系统、大鼠呼吸系统和小鼠中枢神经系统没有影响。Bosutinib 可引起大鼠尿量增加,导致大鼠胃排空减少,对胃肠道运动无影响。

遗传毒性试验：Ames 试验、小鼠骨髓微核试验结果均为阴性。人外周血淋巴细胞染色体畸变试验结果为阳性。

生殖毒性试验：在大鼠胚胎-胎仔发育毒性试验中,Ponatinib 导致着床后丢失率上升,活胎数量下降。平均胎仔体重下降,以及胎仔出现水肿、腹胀、短尾,骨骼和软组织的改变。

大鼠光毒性试验可见轻度眼部光毒性,无皮肤光毒性。

2.3.6　Asciminib

Asciminib 非临床药代动力学和一般毒理学研究结果如表 2 - 12 和表 2 - 13 所示。一般毒理学研究发现,Asciminib 持续治疗对红细胞参数有抑制作用,伴随代偿性网织红细胞上升。同时,脾脏和骨髓的组织病理学结果均表明,其对造血系统存在毒性作用。大鼠、犬和猴毒理学研究中可见肝脏、肾脏和胰腺指标变化及相应的组织病理学改变,结合胃肠道临床症状(粪便改变、呕吐/呕吐物、过度流涎)和肾上腺组织病理学改变(可能为应激),判断 Asciminib 的毒性靶器官包括肝脏、肾脏、肾上腺、胃肠道和胰腺(仅见于犬)。此外,非临床试验结果提示,Asciminib 的胃肠道毒性反应可能引起试验动物脱水,并诱发电解质紊乱[17]。

表 2 - 12　Asciminib 药代动力学研究结果总结

试验类型	试验名称	试　验　结　果
吸收	PK 试验	1. 在相关动物种属中吸收良好,具有较高生物利用度 2. 暴露量具有剂量依赖性,重复给药后未见蓄积,无性别差异
分布	血浆蛋白结合	各种属中血浆蛋白结合率高(>94%)
	组织分布研究	1. 除在中枢神经系统中几乎没有分布外,Asciminib 及其代谢产物在雌雄大鼠各组织中广泛分布,且存在胎盘转运,在生殖系统中表现出中度渗透 2. Asciminib 在除肝脏、皮肤、眼葡萄膜和结肠外的大部分组织器官中消除迅速
代谢	代谢产物分析	1. 相关动物种属中代谢产物可覆盖临床人血浆中的代谢产物。在人类血浆中未观察到主要的代谢产物,主要循环化合物为 Asciminib,占总药物的92.7%。其次是代谢产物 M30.5(4.93%的药物相关物质) 2. 主要代谢途径为通过吡咯烷环氧化开环形成羧酸代谢物
排泄	排泄研究	在各动物种属中均以粪便排泄为主(人:78.5%),少部分可通过肾脏排泄(人:10.7%),肝功能损伤或 Asciminib 代谢酶活性的改变可能会影响其消除

表 2 - 13　Asciminib 一般毒理学研究结果总结

试　验　设　计	试　验　结　果
大鼠 13 周(中期)或 26 周重复给药及 4 周恢复期毒性试验 口服给药,每天一次,剂量:0、15、50、200 mg/kg(GLP)	死亡率:高剂量组 2/20 只雌性动物出现供试品相关死亡,组织病理观察到哈德氏腺变性/萎缩和肝细胞坏死 临床观察:口腔分泌物、明显呼吸音、不规则呼吸音、活动减退、侧卧 体重和摄食量:体重和摄食量下降 血液学:RBC↓、HGB↓、HCT↓、WBC↑、NEUT↑、LYMP↑、MONO↑ 血清生化:高剂量组雌性动物出现 AST↑、ALT↑;中剂量组也出现类似升高。TBIL↑、TG↓、TP↓、GLB↓、ALB↓、CHO↑、Ca↓ 脏器重量:肾上腺、肝脏、脾脏重量上升 组织病理:肾上腺(肥大)、骨髓(细胞增生)、哈德氏腺(变性/萎缩)、肝脏(小叶中心型肝细胞肥大、胆管增生、肝细胞坏死)、脾脏(髓外造血增加、色素增多、淋巴细胞耗竭)
食蟹猴 13 周重复给药及 4 周恢复期毒性试验 口服给药,每天一次,剂量:0、10、30、100 mg/kg(GLP)	临床观察:主要出现在高剂量组,包括腹泻、呕吐和皮肤/皮毛的变化。恢复期恢复 体重和摄食量:体重和摄食量下降,恢复期恢复或部分恢复 血液学和血凝:RBC↓、HGB↓、HCT↓、RET↑、WBC↑、NEUT↑、LYMP↑、MONO↑、EOS↑、BASO↑、LUC↑、APTT↑。红系参数下降有所缓解,淋巴细胞作用仅为短暂改变 血清生化:TBIL↑、BUN↑、CRE↑、TP↑、GLB↑、TCHO↑、GLU↑、P↓。可能与脱水和电解质失衡有关。恢复期均恢复 解剖大体观察:高剂量组肾上腺变色,恢复期未见 脏器重量:肝脏和肾脏改变,恢复期未见 组织病理:肝脏(肝细胞肥大)、肾上腺束状带(空泡化减少)和肾脏皮质(管状上皮肥大)
食蟹猴 39 周重复给药毒性试验 口服给药,每天一次,剂量:0、3、15、50 mg/kg	观察到同 13 周给药中出现的胃肠道相关变化,如过度流涎和红系参数下降并伴随代偿性 RET↑、TBIL↑ 低中高剂量组肾上腺重量增加,高剂量组肝脏重量增加,与肾上腺皮质空泡化减少和肝脏细胞肥大相关联
比格犬 4 周重复给药及 4 周恢复期毒性试验 口服给药,每天一次,剂量:0、3、15、60 mg/kg	临床观察:过度流涎、呕吐和粪便异常 血液学:红系参数下降并伴随代偿性 RET↑、WBC↑、PLT↑ 血清生化:血清脂肪酶↑(36 倍)、ALT↑(3 倍)、TBIL↑(提示 RBC 寿命缩短) 组织病理:胰腺轻微到严重剂量相关的变性和/或腺泡细胞坏死,并伴有纤维化(萎缩) 重要发现:15 mg/kg 剂量组动物耐受良好

Asciminib 对心血管系统、呼吸系统和中枢神经系统没有影响。一般毒理学研究发现，Asciminib 持续治疗对红细胞参数有抑制作用，伴随代偿性网织红细胞上升。同时，脾脏和骨髓的组织病理学结果均表明其对造血系统存在毒性作用。大鼠、犬和猴毒理学研究中可见肝脏、肾脏和胰腺指标变化及相应的组织病理学改变，结合胃肠道临床症状（粪便改变、呕吐/呕吐物、过度流涎）和肾上腺组织病理学改变（可能为应激），判断 Asciminib 的毒性靶器官包括肝脏、肾脏、肾上腺、胃肠道和胰腺（仅见于犬）。此外，非临床试验结果提示，其胃肠道毒性反应可能引起试验动物脱水，并诱发电解质紊乱。虽然在一般毒理学研究中未发现心脏毒性，但在大鼠和兔的胚胎-胎仔发育研究中，可诱导心血管畸形。对胎儿具有致死性及致畸性，不具有遗传毒性，存在潜在光毒性[17]。

安全药理试验：Asciminib 对 hERG 通道的抑制作用 IC_{50} 值为 11.3 μM。比格犬心血管系统试验中，可见心率增加，收缩压、平均动脉压、动脉脉压降低。Asciminib 对呼吸系统和中枢神经系统没有影响。

遗传毒性试验：Ames 试验、体外 TK5 细胞微核试验、体外人淋巴细胞微核试验、大鼠体内微核试验结果均为阴性，表明 Asciminib 无遗传毒性。

生殖毒性试验：在大鼠生育力与早期胚胎发育试验中，Asciminib 对雄性大鼠精子活力和/或精子数量有轻微影响，在 200 mg/kg 时有胚胎致死效应。在大鼠胚胎-胎仔发育毒性试验中，可见母体毒性（胃肠道）及胎仔毒性，包括胎仔体重增加（可能与骨化增加有关，即发育速度加快）、外观畸形（腭裂）、内脏变异和畸形（心脏，肾脏和输尿管）以及骨骼畸形。在兔胚胎-胎仔发育毒性试验中，可见母体毒性（胃肠道）及胎仔毒性，包括早期吸收增加、着床后丢失增加、活胎数量减少、胎仔内脏变异和畸形（心脏异常）。

≥200 mg/kg 剂量下，小鼠体内紫外光局部淋巴结试验显示出潜在光毒性。

综合以上结果，对 BCR－ABL 激酶抑制剂的非临床安全性进行总结。整体而言，其非临床安全性具有一致性，不同代抑制剂的非临床毒性间未见显著差异。主要非临床一般毒性包括骨髓抑制、胃肠道反应、肝肾毒性和生殖器官毒性，多数毒性反应在停药后可恢复。骨髓抑制主要表现为红系细胞和免疫细胞下降、免疫器官淋巴耗竭和多器官炎症等。部分抑制剂可导致免疫细胞和血小板增加，考虑为损伤、出血和炎症的继发反应。此外，部分 BCR－ABL 激酶抑制剂也可见对心脏、内分泌系统、呼吸系统和胰腺的毒性。安全药理学研究显示，BCR－ABL 激酶抑制剂对呼吸和中枢神经系统功能无显著影响，但对心血管系统存在潜在毒性，主要毒性反应包括延长动作电位持续时间、引起冠状动脉收缩、血压和心率变化等，部分抑制剂对 hERG 抑制作用的 IC_{50} 较低，但心电图检测均未见 QT 间期延长。体内遗传毒性试验均为阴性，未开展致癌性研究或不具有致癌性，对生育力和胚胎-胎仔具有毒性，部分抑制剂具有致畸性。

2.4 临床安全性

本节以靶向 BCR - ABL 的 6 个代表性药物伊马替尼、尼洛替尼、达沙替尼、Bosutinib、Ponatinib 和 Asciminib 为例,对 BCR - ABL 抑制剂的临床安全性进行汇总分析。临床安全性数据来源于 FDA 公开的药物研究资料和使用说明书。

2.4.1 伊马替尼

根据 FDA 已公布的临床研究资料,在 Ph+ CML 患者中开展了三项开放标签的伊马替尼单臂临床试验,患者的分期分别为:① 干扰素-α 治疗失败后的慢性期(532 例);② 加速期(235 例);③ 急变期(髓系原始细胞危象,260 例)。由于这些临床试验使用了单臂设计,加上合并用药以及 CML 的并发症的影响,不良反应事件的归因很难评估。

总体而言,伊马替尼的警告和注意事项包括:① 体液潴留和水肿;② 胃肠道刺激;③ 血液学毒性;④ 肝毒性,包括肝功能指标的异常;⑤ 基于非临床和临床研究结果,还应关注长期使用可能导致的肝、肾毒性以及免疫抑制导致的毒性;⑥ 基于药物作用机制和非临床研究结果,提示存在生殖毒性。

最常见的药物相关的不良反应包括恶心、呕吐、水肿和肌肉抽筋,其中,水肿最常见于眶周或下肢,严重水肿的发生率为 1%～5%。此外,体现局部或全身液体潴留的不良反应与剂量相关,包括胸腔积液、腹水、肺水肿和体重快速增加,伴或不伴浅表水肿。液体潴留相关的不良反应可能会很严重并危及生命,一名髓系原始细胞危象患者死于胸腔积液、充血性心力衰竭和肾衰竭。血液学毒性相关的不良反应主要包括中性粒细胞减少症和血小板减少症。在肝毒性方面,1.1%～3.5% 的患者发生明显的转氨酶和胆红素升高,需要降低剂量或者中断用药,少于 0.5% 的患者因肝毒性永久性停止药物治疗。然而,一名因发热定期服用对乙酰氨基酚的患者死于急性肝衰竭[18]。

2.4.2 尼洛替尼

在 279 例新诊断 Ph+CML - CP 患者和 458 例对至少一种继往治疗方法抵抗或不耐受的 Ph+ CML - CP 和 CML - AP 患者中开展的临床试验安全性数据结果显示,尼洛替尼的主要的警告和注意事项包括:① QT 间期延长;② 猝死。在总计 5 661 例接受尼洛替尼治疗的 CML 患者中,有 0.3% 报告了猝死。其中,部分死亡发生在尼洛替尼治疗的早期,提示心室复极化异常可能是导致这些死亡的原因。

此外,还报告了其他 10 项警告和注意事项:① 骨髓抑制,尼洛替尼治疗可导致 3/4 级血小板减少症、中性粒细胞减少症和贫血。该不良反应通常是可逆的,可通过停止治疗或降低剂量进行控制;② 心脏和动脉血管闭塞事件;③ 胰腺炎和血清脂肪酶升高;④ 肝毒性,表现为胆红素、AST、ALT 和 ALP 升高等。儿童患者出现胆红素、AST、ALT 3～4

级升高的频率高于成人患者;⑤ 电解质异常,可引起低磷血症、低钾血症、高钾血症、低钙血症和低钠血症;⑥ 肿瘤溶解综合征,表现为恶性疾病进展,高白细胞计数和/脱水等;⑦ 出血,可引起严重甚至致死性出血事件,在接受尼洛替尼治疗的患者中,有 0.7%～1.8%的患者发生了 3～4 级出血;⑧ 体液潴留,如胸腔积液、心包积液、腹水或肺水肿等;⑨ 儿童生长发育迟缓;⑩ 胚胎-胎仔毒性,药物作用机制和非临床研究结果提示其存在生殖毒性。

尼洛替尼在成人和儿童患者中最常见的非血液学不良反应(≥20%)包括恶心、皮疹、头痛、疲劳、瘙痒、呕吐、腹泻、咳嗽、便秘、关节痛、鼻咽炎、发热和盗汗。血液学不良反应包括骨髓抑制:血小板减少、中性粒细胞减少和贫血[19]。

2.4.3　达沙替尼

根据 FDA 已公布的临床研究资料,在未经治疗的 CML 成人患者(259 例)、伊马替尼耐药或不耐受的 CML 或 Ph+ ALL 成人患者(1 158 例 CML - CP、858 例 CML - AP/BP、130 例 Ph+ ALL 患者)、CML 儿童患者(97 例)中分别开展了达沙替尼临床试验。

临床使用达沙替尼的警告和注意事项包括:① 骨髓抑制和出血事件,包括严重的血小板减少、中性粒细胞减少以及贫血;② 体液潴留;③ 心血管毒性;④ 肺动脉高压;⑤ QT间期延长;⑥ 严重的黏膜皮肤反应;⑦ 肿瘤溶解综合征;⑧ 基于药物作用机制和非临床研究结果,提示存在生殖毒性;⑨ 对儿科患者生长发育的影响;⑩ 肝毒性。

在接受达沙替尼单药治疗的患者中,最常见的不良反应(>15%)包括骨髓抑制、体液潴留事件、腹泻、头痛、皮疹、出血、呼吸困难、疲劳、恶心、肌肉骨骼疼痛。在接受达沙替尼联合化疗的儿童患者中,最常见的不良反应(>30%)包括黏膜炎、发热性中性粒细胞减少症、发热、腹泻、恶心、呕吐、肌肉骨骼疼痛、腹痛、咳嗽、头痛、皮疹、疲劳、便秘、心律失常、高血压、水肿、感染(细菌、病毒和真菌)、低血压、食欲下降、过敏、呼吸困难、鼻出血、周围神经病变、意识状态改变[20,21]。

2.4.4　Bosutinib

在 268 例新诊断 Ph+CML 患者和 546 例对先前治疗方法抵抗或不耐受的 CML 患者中开展的临床试验安全性数据结果显示,Bosutinib 的警告和注意事项包括:① 胃肠道毒性,如腹泻、恶心、呕吐和腹痛;② 骨髓抑制,如血小板减少、贫血和嗜中性粒细胞减少;③ 肝毒性,可造成血清转氨酶(ALT、AST)升高;④ 心血管毒性,如心力衰竭、左心室功能障碍和心脏缺血事件;⑤ 体液潴留,如心包积液、胸腔积液、肺水肿和/或外周水肿;⑥ 肾毒性,在接受 Bosutinib 治疗的患者中,估算的肾小球滤过率(estimated glomerular filtration rate,eGFR)下降;⑦ 胚胎-胎仔毒性,药物作用机制和非临床研究结果提示其存在生殖毒性。

Bosutinib 最常见的不良反应(>20%)包括腹泻、皮疹、恶心、腹痛、呕吐、乏力、肝功能障碍、呼吸道感染、发热和头痛。最常见的实验室异常（≥20%）包括 CRE 升高、HGB 降低、LYMP 降低、PLT 降低、ALT 升高、Ca 降低、WBC 降低、NEUT 降低、AST 升高、GLU 升高、P 降低、尿酸升高、ALP 升高、脂肪酶升高、CK 升高、淀粉酶升高[22]。

2.4.5　Ponatinib

在 94 名对至少 2 种 TKI 耐药/不耐受或伴有 T315I 突变的 CP-CML 患者中开展的剂量优化临床试验（Optimizing Ponatinib Treatment in CP-CML，OPTIC），及 449 名对过往 TKI 疗法不耐受或耐药，包括伴有 T315I 突变的 CML 或 Ph+ALL 患者中开展的临床研究（Ponatinib Ph+ALL and CML Evaluation，PACE）安全性数据结果显示，Ponatinib 的主要的警告和注意事项包括：① 动脉闭塞事件（aterial occlusive events，AOEs），包括致命心肌梗死、中风、脑大动脉狭窄、严重外周血管疾病以及需要紧急血管重建手术；② 严重或重度静脉血栓栓塞事件（venous thromboembolic events，VTEs）；③ 致命，严重或重度心力衰竭。

此外，还报告了 14 项其他的警告和注意事项：① 肝毒性，包括肝衰竭和死亡；② 严重或重度高血压，包括高血压危象；③ 严重或重度胰腺炎；④ 新诊断的 CML-CP 患者中毒性增加，在一项前瞻性随机临床试验中，每天一次给予一线治疗新诊断的 CP-CML 患者 45 mg Ponatinib，与每天一次给予 400 mg 伊马替尼单药相比，增加了 2 倍严重不良反应的风险；⑤ 神经病变；⑥ 眼毒性，导致失明或视线模糊；⑦ 致命或严重出血事件；⑧ 致命或严重体液潴留；⑨ 心律失常；⑩ 骨髓抑制；⑪ 肿瘤溶解综合征；⑫ 可逆后部白质脑病综合征，表现为高血压、癫痫、头痛、警觉性下降、精神功能改变、视力丧失以及其他视觉和神经障碍；⑬ 伤口愈合不良和胃肠道穿孔或瘘管；⑭ 基于药物作用机制和非临床研究结果，提示存在生殖毒性。

Ponatinib 最常见的不良反应（>20%）为皮疹及相关症状、关节痛、腹痛、头痛、便秘、皮肤干燥、高血压、疲劳、液体潴积和水肿、发热、恶心、胰腺炎/脂肪酶升高、出血、贫血、肝功能障碍和 AOEs。最常见的 3 级或 4 级实验室异常（>20%）为 PLT 下降、NEUT 下降、WBC 减少[23]。

2.4.6　Asciminib

Asciminib 说明书中标示的警告和注意事项安全性结果来自"10～200 mg 每天两次（推荐剂量 80 mg 每天一次的 0.25～5 倍，推荐剂量 200 mg 每天两次的 0.05 倍至推荐剂量）口服给予 Asciminib"单一疗法的 356 名 Ph+ CP 期 CML 患者参与的 2 项临床试验［CABL001X2101（ASCEMBL）和 CABL001X2101］，具体表现为：① 骨髓抑制，包括血小板减少、中性粒细胞减少和贫血；② 胰腺毒性，包括胰腺炎、血清脂肪酶和淀粉酶升高；③ 高血压；④ 超敏反应，包括皮疹、水肿和支气管痉挛；⑤ 心血管毒性，包括缺血性心脏和中枢神经系统疾病、动脉血栓形成和栓塞疾病，心力衰竭，甚至死亡；⑥ 基于药物作用机制和非临床研究结果,提示存在生殖毒性。

最常见的不良反应(≥20%)为上呼吸道感染、肌肉骨骼疼痛、头痛、疲劳、恶心、皮疹和腹泻。最常见的实验室异常(≥20%)为 PLT 下降、TG 升高、NEUT 下降、HGB 下降、CK 升高、AST 升高、脂肪酶升高、淀粉酶升高、ALT 升高、尿酸升高、淋巴细胞计数下降[24]。

整体而言,BCR－ABL 激酶抑制剂的临床安全性具有一致性。主要的严重临床不良反应包括骨髓抑制、胃肠道反应、血管栓塞、心力衰竭、肝毒性、胰腺炎、体液潴留、生殖毒性等。常见不良反应包括与严重临床不良反应相关的临床检查参数变化、恶心、脾证、头痛、腹痛等。表 2-14 根据上述临床症状所属的器官系统总结了 BCR－ABL TKI 的临床安全性结果,并以黑框标示药物使用说明书中的警告和注意事项。

2.5　靶点安全性综合分析

2.5.1　非临床和临床安全性关联分析

伊马替尼非临床试验中观察到的骨髓抑制、胃肠道反应、肝毒性与临床不良反应中的血小板减少症、中性粒细胞减少症、胃肠道反应、肝毒性一致。在非临床试验中观察到肾脏的组织病理变化,但在临床试验中未见明确的肾毒性指征。

尼洛替尼非临床试验中观察到的红系抑制、肝毒性和心脏安全药理风险与临床不良反应中的贫血、肝毒性和心脏毒性相一致。在非临床试验中的肾毒性较轻,仅在猴中见眼睑肿胀,而临床试验中体液潴留严重程度较非临床更重。相似地,尼洛替尼对 hERG 抑制的 IC_{50} 为 $0.13\ \mu M$,离体试验表明其可引起兔和人冠状动脉收缩和流量下降,兔动作电位持续时间延长,但在犬体内新血管安全药理试验和犬、猴毒理试验中并未观察到心电图参数的变化。基于临床上观察到的严重的心脏毒性,FDA 就此发出了黑框警告。尼洛替尼可引起猴 PLT 增加(大鼠和犬中无变化),该作用可能是炎症的继发性反应,然而尼洛替尼在临床上表现为 PLT 减少和严重出血事件,但也可见心脏和动脉栓塞。其在大鼠中特异性的眼毒性未在临床中观察到。

达沙替尼非临床试验中观察到的骨髓抑制、胃肠道反应和心脏安全药理风险与临床不良反应中的骨髓抑制、胃肠道反应和心脏毒性相一致。一般毒理学研究中出现的肾毒性、心血管毒性,与临床相比其毒性反应表现和毒性反应程度不同。此外,在大鼠一般毒理试验中报告了血小板减少症,在猴子中出血和瘀伤更加明显,猴子的许多部位观察到瘀斑,临床试验中观察到的出血事件也与血小板减少引起的凝血异常相关。

Bosutinib 非临床试验中观察到的骨髓抑制、胃肠道反应、肝毒性和心脏毒性与临床不良反应中的骨髓抑制、胃肠道反应、肝毒性、体液潴留和心脏毒性具有一致性。然而,在犬体内心血管安全药理学试验中,仅引起动物一过性血压和心率变化,未见 QT 间期延

表 2-14　BCR-ABL 激酶抑制剂临床研究毒性总结

临床安全性		第一代	第二代			第三代	
		伊马替尼	尼洛替尼	达沙替尼	Bosutinib	Ponatinib	Asciminib
警告和注意事项	造血和淋巴系统	骨髓抑制(中性粒细胞减少症、血小板减少症)	骨髓抑制(血小板减少症、中性粒细胞减少症、贫血)	骨髓抑制(严重的血小板减少症、中性粒细胞减少症和贫血)、出血事件	骨髓抑制(血小板减少症、贫血、中性粒细胞减少症)	骨髓抑制、出血事件	骨髓抑制(贫血嗜中性粒细胞减少症、血小板减少症)、超敏反应(皮疹、水肿和支气管痉挛)
	胃肠道	胃肠道刺激	—	腹泻、恶心、呕吐、腹痛、胃肠道出血	腹泻、恶心、呕吐、腹痛	胃肠道穿孔或瘘管	—
	心血管系统	—	**QT 间期延长、猝死[a]**	CNS 出血事件(甚至死亡)、QT 间期延长	心衰、左心室功能障碍、心源性缺血事件	**AOEs(死亡,致命心肌梗死、中风、脑大动脉狭窄、严重外周血管疾病以及需要紧急血管重建手术),VTEs,心力衰竭[a]**	动脉血栓形成和栓塞形成、心力衰竭、缺血性心脏和中枢神经系统疾病(甚至死亡)、高血压
			心脏和动脉栓塞、严重甚至致死性出血事件			高血压(高血压危象)、心率失常	
	肝脏	肝毒性(转氨酶和 TBIL 升高)	肝毒性(转氨酶升高)	—	肝毒性(转氨酶升高)	**肝毒性(肝衰竭和死亡)[a]**	—
	肺	—	—	肺炎	—	—	—
	肾脏	—	电解质紊乱(低磷血症、低/高钾血症、低钙血症、低钠血症)	—	肾小球滤过率下降	—	—
	胰腺	—	胰腺炎(血清脂肪酶↑)	—	—	胰腺炎	胰腺炎(血清脂肪酶↑、淀粉酶↑)

续　表

临床安全性		第一代	第二代			第三代	
		伊马替尼	尼洛替尼	达沙替尼	Bosutinib	Ponatinib	Asciminib
警告和注意事项	生殖器官	胚胎胎仔毒性	胚胎胎仔毒性	胚胎胎仔毒性	胚胎胎仔毒性	胚胎胎仔毒性	胚胎胎仔毒性
	其他脏器官	严重体液潴留(胸腔积液、心包积液、肺水肿、腹水)	体液潴留(心包积液、胸腔积液、腹水、肺水肿)、肿瘤溶解综合征、儿童生长发育迟缓	严重体液潴留(胸膜和心包积液,严重腹水,严重的肺水肿)	体液潴留(心包积液、胸腔积液、肺水肿和/或外周水肿)	新诊断 CML‐CP 患者毒性增加、神经病变、眼毒性(失明或视线模糊)、体液潴留、肿瘤溶解综合征,可逆后部白质脑病综合征、伤口部愈合不良	—
常见临床不良反应	临床检查	NEUT↓、PLT↓、ALT↑、AST↑、TBIL↑	TCHO↑、TG↑、GLU↑、ALT↑、AST↑、TBIL↑、脂肪酶↑	NEUT↓、PLT↓、RBC↓、P↓、Ca↓、ALT↑、AST↑、TBIL↑	ALT↑、AST↑、ALP↑、脂肪酶↑、淀粉酶↑、CRE↑、CK↑、尿酸↑、GLU↑、HGB↓、WBC↓、MONO↓、NEUT↓、PLT↓、Ca↓、P↓	PLT↓、NEUT↓、WBC↓、血清脂肪酶↑	PLT↓、NEUT↓、LYMP↓、HGB↓、TG↓、CK↑、ALT↑、AST↑、脂肪酶↑、淀粉酶↑、尿酸↑
	不良反应	恶心、呕吐、水肿和肌肉抽筋、局部或全身液体潴留(包括胸腔积液、腹水、肺水肿、浅表水肿)	恶心、皮疹、头痛、疲劳、瘙痒、呕吐、腹泻、咳嗽、便秘、关节痛、鼻咽炎、发热和盗汗	体液潴留事件、腹泻、头痛、皮疹、出血、呼吸困难、疲劳、恶心、肌肉骨骼疼痛	腹泻、皮疹、恶心、腹痛、乏力、肝功能障碍、呕吐、发热、呼吸道感染、头痛	皮疹及相关症状、关节痛、腹痛、头痛、高血压、便秘、皮肤干燥、乏力、液体潴留和水肿、发热、恶心、胰腺炎、出血、贫血、肝功能障碍和 AOEs	上呼吸道感染、肌肉骨骼疼痛、头痛、疲劳、恶心、皮疹、腹泻

注:a:黑框警告;—:不适用

长,但在临床上可引起患者 QT 间期延长。此外,血小板减少症是 Bosutinib 的常见临床不良反应,但在非临床试验中未观察到该作用。相反,兔和犬体内试验发现其可引起 PLT 和 FIB 水平上升,该变化可能是胃肠道出血和炎症的继发反应。在非临床试验中的肝毒性较轻,未见转氨酶水平上升,但在临床 CML 患者中的肝毒性较强,可见相关生化参数的变化。

Ponatinib 的严重临床安全问题涉及心血管、肝脏和胰腺系统。与其相关的非临床结果包括食蟹猴重复给药毒性试验中观察到的收缩期心脏杂音。这些发现和心肌细胞坏死可能存在剂量依赖性,且可能与临床观察到的心血管毒性有关;在 28 天食蟹猴长毒高剂量雄性动物中观察到胰腺改变,该组中有 2 只雄性动物的脂肪酶升高。但这些是在毒理学研究中观察到的唯一胰腺变化,它们与临床观察到的胰腺炎病例的相关性尚不清楚;在 6 个月食蟹猴给药期结束时,所有剂量下食蟹猴的 ALT 和 AST 值均较第 6 天升高,ALT 和 AST 值分别为第 6 天的 2~4.5 倍和第 6 天的 2~9.2 倍,但未见组织病理学关联,且在恢复期均恢复。然而,这些结果未显示出剂量依赖关系。

在大鼠、犬和食蟹猴中开展的 Asciminib 非临床一般毒理学研究观察到红细胞参数抑制、胰腺毒性和临床不良反应中骨髓抑制作用和胰腺炎具有一致性,但非临床中表现为 PLT 及 NEUT 增加,该作用可能是炎症的继发性反应。此外,安全药理学心血管系统试验中发现 Asciminib 会导致犬心率增加,收缩压、平均动脉压、动脉脉压降低。胚胎-胎仔发育毒性研究中也观察到其可诱导心血管畸形,尽管在猴长毒试验中未见明显心血管毒性,但临床中观察到相应心血管毒性。

整体而言,BCR-ABL 激酶抑制剂的非临床与临床安全性具有一致性。非临床试验中观察到的骨髓抑制、胃肠道反应、肝毒性、肾毒性、心脏毒性与临床试验中观察到的骨髓抑制、胃肠道反应、肝毒性、体液潴留和心脏毒性相关。但在非临床和临床试验中观察到的不良反应在多个系统中存在程度上的差别,不同药物之间也存在部分差异。以上 6 款 BCR-ABL 激酶抑制剂的非临床和临床安全性关联分析详见表 2-15。

2.5.2　靶点毒性解析

不同 BCR-ABL 激酶抑制剂的非临床和临床安全性具有一致性,不同代抑制剂之间未见显著的安全性差别。大部分激酶抑制剂在临床上出现了骨髓抑制(包括血小板减少症、中性粒细胞减少症、贫血等)、严重胃肠道反应、肝毒性、心血管毒性、胰腺毒性、生殖毒性及体液潴留,考虑为 BCR-ABL 药物所共有的毒性反应,提示我们对于相关并发症需要进行更严格地审查。

在造血和淋巴系统方面,非临床研究中所有药物均出现了红系抑制以及免疫及造血器官的组织病理学改变,临床中所有药物也出现了一致性的骨髓抑制症状。CML 的基本表现形式为白血病细胞或未成熟的白血病细胞的异常增多。由于 BCR-ABL 融合蛋白调控的 GRB2/GAB2、MAPK、JAK2/STAT5 等信号通路负责细胞生长与增殖,因而在抑制 BCR-ABL 这一上游蛋白后出现骨髓抑制症状考虑为靶点相关药物毒性。

表 2－15　6 款 BCR－ABL 抑制剂非临床和临床安全性关联分析

临床安全性		第一代		第二代		第三代	
		伊马替尼	尼洛替尼	达沙替尼	Bosutinib	Ponatinib	Asciminib
造血和淋巴系统	非临床造血系统	红细胞参数↓,白细胞参数↓	红细胞相关参数↑,PLT↑	红细胞参数↓,白细胞参数↓,PLT↓,APTT延长	红细胞相关参数↓,白细胞参数↑,骨髓细胞↓,PLT↓,FIB↓	红细胞参数↓,白细胞参数↓,骨髓细胞↑	红细胞参数↓,白细胞相关参数↓,骨髓细胞↑
	非临床免疫系统	淋巴结淋巴细胞增生	胸腺、脾脏、淋巴结病理学改变	胸腺、脾脏重量降低,胸腺/脾脏/肠系膜淋巴系统淋巴细胞耗竭	脾脏、胸腺小、淋巴萎缩、脾脏包膜纤维化、肠系淋巴结肿大、变色	脾脏和胸腺及淋巴细胞耗损	脾脏髓外造血增加,脾脏和胸腺及淋巴细胞耗损
	临床	骨髓抑制(中性粒细胞减少症、血小板减少症)	骨髓抑制(血小板减少症、中性粒细胞减少症、贫血)	骨髓抑制(严重的血小板减少症、中性粒细胞减少症和贫血、出血事件)	骨髓抑制(血小板减少症、贫血、中性粒细胞减少症)	骨髓抑制、出血事件	骨髓抑制(贫血、嗜中性粒细胞减少症、血小板减少症)、超敏反应(皮疹、水肿和支气管痉挛)
	关联性	非临床和临床安全性的相关性较高。不同 BCR－ABL 抑制剂的非临床和临床毒性特征较一致,包括:①红系抑制;②WBC 及其分类细胞以增加为主(继发炎症),伊马替尼表现为下降(免疫抑制);③免疫器官/组织淋巴耗竭或组织病理学改变。不同 BCR－ABL 抑制剂的临床毒性特征一致(骨髓抑制导致的贫血、中性粒细胞减少症和血小板减少症)					
胃肠道系统	非临床	腹泻、呕吐、胃肠道组织病理学变化,包括上皮空泡变性、单个细胞坏死、糜烂	流涎、呕吐、胃/食管溃疡或穿孔、粪便异常	腹泻、呕吐、胃肠道组织病理学变化,包括水肿、炎症、脓肿、溃疡、出血	流涎、呕吐、粪便异常、口鼻周围发红、胃肠道扩张、小肠/大肠内容物异常、大肠肥大/增生、黏膜变色、十二指肠隐窝脓肿	粪便异常、腹胀或肠胀气、胃肠道改变	流涎、呕吐、腹泻、粪便异常
	临床	胃肠道刺激	—	腹泻、恶心、呕吐、腹痛、胃肠道出血	腹泻、恶心、呕吐、腹痛	胃肠道穿孔或瘘管	—
	关联性	非临床和临床安全性的相关性较高。非临床毒性特征与临床症状、大体和组织病理学变化一致。胃肠道临床症状较一致。临床毒性特征一致:胃肠道不良反应为 BCR－ABL 药物最常见的不良反应					

续表

临床安全性		第一代		第二代		第三代	
		伊马替尼	尼洛替尼	达沙替尼	Bosutinib	Ponatinib	Asciminib
心血管系统	非临床一般毒理	—	心脏重量增加、心脏黑色囊肿、右房室壁增厚	心脏肥大、炎症、纤维化、多器官血管矿化	不适用	收缩期心脏杂音（I、II、III/VI级）、心肌坏死	—
	非临床安全药理		hERG IC$_{50}$ 0.13 μM，冠状动脉流量下降、动作电位持续时间延长、冠状动脉收缩	hERG IC$_{50}$ 14.3 μM，兔离体试验可延长动作电位、血压升高。猴体暂血压升高	hERG IC$_{50}$ 0.3 μM，迟可逆性心率增加或下降、血压升高	hERG IC$_{50}$ 2.330 μM，猴CV无显著影响	hERG IC$_{50}$ 11.4 μM，大CV心率增加、血压降低
	临床	—	QT间期延长、猝死[a]、心脏和动脉动脉栓塞、严重心血管致死性出血事件	CNS出血事件（甚至死亡）、QT间期延长	心衰、左心室功能障碍、心源性缺血事件	AOEs(死亡、致命心肌梗死、中风、脑大动脉狭窄严重外周血管疾病以及需要紧急建手术)、VTEs、心力衰竭[a]、高血压（高血压危象）、心律失常	动脉血栓形成和栓塞形成、心力衰竭、缺血性心脏病和中枢神经系统疾病（甚至死亡）、高血压
	关联性	为BCR-ABL抑制剂药物共有毒性。但非临床和临床安全性的相关性不明。临床未发现QT间期延长，但临床试验出现QT间期延长导致的猝死事件，被列为黑框警告。一般毒理试验、心脏的病理发现与临床的相关性不明确。尼洛替尼大CV试验					
肝脏	非临床	肝脏临床检指标变化（ALT↑、AST↑、TCHO↓、TG↓、ALB↓、GLB↓等）、肝细胞多灶性坏死、胆管单个细胞坏死、胆管增生、胆管周围纤维化	肝脏临床检指标变化（ALT↑、AST↑、TBIL↑等）、肝脏重量增加、组织病理学变化（肝脏斑点变色、胆管褐色内容物、胆管增生等）	肝脏临床检指标变化（ALT↑、AST↑、TCHO↑、TG↑、ALB↓等）、组织病理学变化，包括肝脏炎症相、肝脏胆汁症、肝细胞肥大、胆管增生	肝脏临床检指标变化（ALB↑、A/G↓、TP↓、TCHO↓、GLB↑（炎症相关）、肝包膜纤维化、中心小叶肥大、胆管增生）	肝脏临床检指标变化（ALT↑、AST↑等）、肝肝细胞坏死、肝肝肝细胞死亡	肝脏临床检指标变化（ALT↑、AST↑等）、肝脏肝细胞坏死、肝细胞肥大、胆管增生
	临床	肝毒性（转氨酶和TBIL升高）	肝毒性（转氨酶升高）	—	肝毒性（转氨酶升高）	肝毒性（肝衰竭和死亡）[a]	—
	关联性	非临床和临床相关性较高。非临床试验中、啮齿类和非啮齿类动物中均见肝（胆）毒性相关的临床检查指标和/或肉眼及组织病理学的变化					

续　表

临床安全性		第一代	第二代			第三代	
		伊马替尼	尼洛替尼	达沙替尼	Bosutinib	Ponatinib	Asciminib
胰腺	非临床	—	—	胰腺酶原颗粒减少、炎症，腺泡萎缩		血清脂肪酶增高，胰腺腺泡细胞肿胀，漫性弥漫坏死伴弥漫性间质水肿，急性弥漫性炎症和弥漫性间质纤维化，弥漫性腺泡细胞萎缩、腺泡细胞再生	血清脂肪酶增高，胰腺轻微到严重剂量相关的变性和/或胰腺泡细胞坏死，并伴有腺泡纤维化
	临床	—	胰腺炎（血清脂肪酶↑）	—		胰腺炎	胰腺炎（血清脂肪酶↑、淀粉酶↑）
	关联性	非临床和临床安全性的有一定相关性。均可见胰腺炎、血清脂肪酶升高。第二代和第三代药物更常见。可能为 BCR－ABL 抑制剂共有毒性，作用机制尚不明确					
生殖系统	非临床一般毒理	睾丸重量降低、生精减少，睾丸未成熟或退化	子宫体扩张、前列腺重量下降、阴道肿胀	前列腺、精囊、卵巢肥大、子宫积液，子宫炎症	乳腺、子宫萎缩	前列腺重量降低、卵巢重量增加、闭锁细胞变性，卵泡减少、附睾小管腔内精子减少伴细胞碎片	不适用
	非临床生殖毒性	雄性大鼠生育指数下降，胚胎儿毒性、致畸	胚胎和胎儿毒性、致畸	母体和胎儿毒性、致畸	雄性大鼠生育指数下降，母体和胎儿毒性	母体毒性和胎儿致死性、致畸性	对生育力无影响，个体活动物中，雄性精子活力和/或精子数量略有下降，致死死亡，致畸性
	临床	未开展相关研究	未开展相关研究	未开展相关研究	未开展相关研究	未开展相关研究	未开展相关研究
	关联性	临床未开展生殖毒性研究，但 6 款药物在非临床研究中均出现了生殖毒性。为 BCR－ABL 抑制剂共有毒性。提示临床应用时需警示药物可导致胎儿毒性					

续 表

临床安全性		第一代		第二代		第三代	
		伊马替尼	尼洛替尼	达沙替尼	Bosutinib	Ponatinib	Asciminib
非临床		肾脏相关临床检指标变化（BUN↑,CRE↑；脸颊颊肿胀、肾移行上皮细胞胞增生、肾盂上皮细胞增生、膀胱小管增生、肾小管矿化和肾扩张性肾小管肾病	肾脏相关临床检指标变化（CRE↓,CI↓;BUN↑等）；眼睑肿胀、肾脏、膀胱组织重量增加，肾脏组织病理学改变（近端小管透明水滴，肾脏髓质空泡化、油红阳性、膀胱规则红色素膜区等）	肾脏相关临床检指标变化（CI↑,BUN↑,Ca↓,P↓,Na↓）；肾脏炎症，蛋白沉积，肾小管扩张、肾小管和肾小球空泡的皮质矿化/纤维化	肾脏相关临床检指标变化［BUN↑,CRE↑（营养不良相关）,Ca↓,P↓］	肾脏相关临床检指标变化（CRE↑,BUN↑,尿液蛋白水平、血尿肾脏肾小管皮层BASO增加，间质中MONO可变浸润，间质基底膜增厚、间质同质（偶有纤维化、肾小管上皮中透明小滴沉积	肾脏相关临床检指标改变（TB↑,BUN↑,CRE↑,TP↑,GLB↑,TCHO↑,GLU↑,P↓等）；肾脏重量增加，肾脏细胞肥大、肾脏皮质上皮状小管上皮细胞肥大
体液潴留	临床	严重体液潴留液、心包积液、肺水肿、腹水）	体液潴留（心包积液、胸腔积液、腹水、肺水肿）	严重体液潴留（胸膜和心包积液，严重腹水，严重的肺水肿）	体液潴留（心包积液、胸腔积液、肺水肿和/或外周水肿）	体液潴留	—
关联性		非临床和临床安全性有一定相关性但总体较弱。除第三代新型BCR-ABL抑制剂Asciminib外，其余抑制剂的临床说明书中均包含对体液潴留的警告。考虑可能为心脏或肾脏疾病的临床表现。除Bosutinib未见肾组织病理学变化外，其余抑制剂的非临床肾毒性特征一致（心血管毒性）。但是，除伊马替尼、尼洛替尼观察到眼睑脸/脸颊颈到眼睑脸，其余抑制肿胀，其余抑制剂的临床毒性表现中均未见体液潴留相关体征					

注：a：粗体为黑框警告；—：不适用

在肝脏毒性方面,临床中,仅和 ABL 激酶结构活性构型相结合的达沙替尼,以及与 ABL 豆蔻酰化口袋相结合的 Asciminib 未观察到明显的肝脏毒性,其他所有药物均可见肝毒性,包括肝衰竭甚至死亡。Zhe Wang 等人分析了涉及 3 475 名患者的 9 项治疗慢性粒细胞白血病的临床试验,结果表明,与伊马替尼相比,除达沙替尼外,新一代的 BCR - ABL TKI(尼洛替尼、Bosutinib、Ponatinib)均观察到肝毒性风险增加,并更有可能发生所有级别的 ALT 和 AST 升高,肝脏毒性风险更高[25]。综合非临床中组织分布研究结果,所有药物均在肝脏中存在分布,考虑为 BCR - ABL 靶点相关毒性,与产品分布特性存在相关性。

在胃肠道系统中,所有药物均显示出一致性的腹泻、呕吐、胃肠道改变等不良事件,与肝脏毒性相类似,TKI 的非临床研究显示药物在胃肠道有一定分布,考虑为 BCR - ABL 靶点相关的药物毒性。

在心血管毒性方面,非临床安全药理学 hERG 试验结果显示各 TKI 的 IC_{50} 值均较低,从 0.13~14.3 μM 不等,显示该类化合物与钾离子通道亲和力较高,提示心脏毒性风险。临床中,达沙替尼、尼洛替尼、Bosutinib 和 Asciminib 的主要不良事件均为心衰、QT 间期延长和心律失常等。Ponatinib 的心血管毒性最为显著,但相比其他抑制剂直接的心血管毒性,Ponatinib 的不良反应更多表现在血管系统中,例如动脉粥样硬化斑块形成等。2013 年 10 月,由于血栓形成导致的严重安全性担忧,FDA 撤回了 Ponatinib 的上市许可。尽管该药物引起心血管不良反应的机制暂不明确,但其广泛的激酶抑制谱被认为是导致相关不良事件发生率上升的原因。Ponatinib 可非特异性靶向 VEGFR,从而导致内皮功能障碍。同时,也可通过促进促动脉粥样硬化表面黏附受体的表达,增加血管闭塞事件的风险。此外,还具有直接的凝血作用,可加速血小板活化和黏附。有证据表明,选择性阻断 Notch - 1 可以预防 Ponatinib 引起的血管毒性。因此,其介导的血管不良反应被认为主要与脱靶引起的血小板活化和内皮细胞功能障碍相关[26]。以上经验提示毒性机制研究的必要性,对机制的充分认知可以帮助研究者更好地识别靶点和脱靶风险,预测其毒性反应。机制研究也有助于指导未来的药物设计,在保证疗效的情况下降低毒副反应。

胰腺为非临床安全性评估中发现的毒性靶器官之一,临床中也出现了相应的严重不良反应事件,主要集中于第二代及第三代抑制剂中,且伴随有相应的临床检查指标变化,考虑为 BCR - ABL 抑制剂的相关毒性。

在生殖毒性方面,除 Asciminib 外,BCR - ABL 抑制剂在一般毒理试验中均可引起生殖器官毒性反应,一般认为与激活 c - KIT 的药理作用有关,因为 c - KIT 与精原细胞增殖和卵泡发育有关[12]。酪氨酸激酶在胚胎发育中发挥重要作用,特别是成骨和血管形成。BCR - ABL 抑制剂在胚胎胎仔发育毒性试验中显示胚胎发育毒性,可能与受体酪氨酸激酶家族多个靶点受抑制的药理作用相关。临床上通常不建议将其用于妊娠或准备妊娠的患者。如果必须在妊娠期间使用或患者在用药期间发生妊娠,需明确告知其潜在风险。在临床实践中,有妊娠期间服用伊马替尼致胎儿先天异常的报道,与非临床试验中发现的胎儿无脑、脑病和颅骨异常等相似[27]。总之,非临床和临床所见生殖毒性考虑为与酪氨酸抑制剂药理作用相关的毒性。

此外,除 Asciminib 外,其他 BCR-ABL 抑制剂在临床警告和注意事项中均提示出现明显的体液潴留,为该类抑制剂的共有毒性。总体而言,非临床中对该类毒性反应直接预测能力有限,建议在临床中对相关临床症状进行监测。

达沙替尼临床研究提示存在严重肺部毒性,考虑与药品在肺中分布有关。同时,机制研究表明,其可剂量依赖性地引起线粒体氧化应激、诱导内皮细胞凋亡、损伤血管通透性、影响肺部内皮的完整性而导致毒性反应。[28]。

其他的主要临床不良反应包括出血、发热和电解质紊乱等。其中,出血考虑与该类药物导致的骨髓抑制及血小板减少引起的凝血异常相关,电解质紊乱可能是肾损伤或消化道毒性的继发反应。其他临床不良反应,如肿瘤溶解综合征、儿童生长发育迟缓,及非临床毒性靶器官,如肾脏、甲状腺、股骨、肾上腺等,考虑是 BCR-ABL 抑制剂广泛激酶抑制引起的脱靶毒性或种属特异性毒性。

2.6　总结与展望

首个 BCR-ABL 激酶抑制剂伊马替尼的发现和上市开启了肿瘤小分子靶向药物开发的新纪元,具有划时代的意义。CML 的 10 年生存率已经从以前的不足 50% 增加到现在的 90% 左右。自伊马替尼 2001 年获批以来,已经有 70 多种激酶抑制新药获得批准,这些靶向药物的研发和临床应用极大地促进癌症治疗向精准治疗方向发展。

BCR-ABL 激酶抑制剂的发展路径是靶向药物蓬勃发展的缩影,克服耐药和降低副作用是 BCR-ABL 药物发展的方向。已上市的 BCR-ABL 激酶抑制剂可以延缓 CML 的进展,但由于获得性耐药的出现,现有药物无法治愈疾病患者,这也是激酶抑制剂面临的一个亟待解决的问题。获得性耐药机制包括两种类型:BCR-ABL 依赖型和 BCR-ABL 非依赖型,前者主要是由 BCR-ABL 特定位点的氨基酸突变所导致的,而后者则更多地与药物摄取减少和外排增加,或者与替代肿瘤通路相关[9]。绝大多数伊马替尼耐药可能是由于 BCR-ABL 发生突变所导致的,第二代抑制剂基本解决了除 T315I 之外的其他突变导致的耐药,第三代 BCR-ABL 抑制剂进一步解决了 T315I 耐药的问题。已批准和正在开发的 BCR-ABL 抑制剂往往针对单个突变,然而复合突变是临床上另一个新出现的值得关注的问题。迄今为止,人们对其预后和治疗意义知之甚少[29],提示我们可能需要开发创新的治疗手段,例如联合用药。

BCR-ABL 激酶抑制剂的大部分毒性反应,如骨髓毒性和生殖毒性等,与其在靶和脱靶药理作用直接相关,已上市的 BCR-ABL 激酶抑制剂,除可抑制 BCR-ABL 激酶的活性之外,还可能抑制多种其他的激酶,例如 PDGFRs、VEGFRs、FGFRs、RET、KIT、FLT3 和 SRC 等。虽然广谱抑制剂可以抑制导致耐药的替代通路且具有拓展药物适应证的潜力,但同时也可能导致毒副反应增加[30]。对于靶点机制的充分认知可以帮助研究者更好地预测毒性反应,有助于指导未来的药物设计,在保证疗效的情况下降低毒副反应。

2021 年 11 月,NMPA 批准由亚盛医药研发的第三代 BCR‑ABL 激酶抑制剂奥雷巴替尼用于治疗任何 TKI 耐药并伴有 T315I 突变的 CML CP 或 AP 成年患者。中国在 BCR‑ABL 抑制剂开发领域已经迎头赶上。此外,在第四代 BCR‑ABL 抑制剂开发上,诺华研发的 Asciminib 已于 2021 年 10 月通过 FDA 加速审批,作为首款上市的变构抑制剂,为 BCR‑ABL 的治疗领域开启了新的篇章。深圳塔吉瑞生物开发的 TGRX‑678 作为中国首个研发且进展最快的 BCR‑ABL 变构抑制剂,目前已获得中国临床许可,有望将中国的白血病治疗能力提升至国际先进水平,为更多克服耐药性药物的研发指引新方向。

(徐逸凡,章梦琦,伍中山,张晓琳)

参考文献

［1］中华医学血液学分会. 慢性髓性白血病中国诊断与治疗指南(2020 年版). 中华血液学杂志,2020,41(5)：353‑364.

［2］E A, Law J Y. 慢性髓细胞性白血病(CML)［EB/OL］. (2022‑07)［2022‑12‑31］. https://www. msdmanuals. cn/home/blood-disorders/leukemias/chronic-myeloid-leukemia-cml.

［3］Braun T P, Eide C A and Druker B J. Response and resistance to BCR-ABL1-targeted therapies. Cancer Cell,2020,37(4)：530‑542.

［4］Cilloni D, Saglio G. Molecular pathways：BCR-ABL. Clin Cancer Res, 2012,18(4)：930‑937.

［5］Gene N. Gene entry for BCR［EB/OL］. (2022‑02‑01)［2022‑04‑15］. https://www. ncbi. nlm. nih. gov/gene/613.

［6］Hughes T P, Mauro M J, Cortes J E, et al. Asciminib in Chronic Myeloid Leukemia after ABL kinase inhibitor failure. N Engl J Med, 2019,381(24)：2315‑2326.

［7］Roskoski R, Jr. Targeting BCR-Abl in the treatment of Philadelphia-chromosome positive chronic myelogenous leukemia. Pharmacol Res, 2022,178：106156.

［8］Branford S, Kim D D H, Apperley J F, et al. Laying the foundation for genomically-based risk assessment in chronic myeloid leukemia. Leukemia, 2019,33(8)：1835‑1850.

［9］Rossari F, Minutolo F, Orciuolo E. Past, present, and future of Bcr-Abl inhibitors：from chemical development to clinical efficacy. J Hematol Oncol, 2018,11(1)：84.

［10］HopeNOAH. 慢性粒细胞白血病 5 款 BCR-ABL 新药显著延长生存期［EB/OL］. (2020‑12‑29)［2022‑04‑15］. http://www. hopenoah. com/treat/cancer/baixue/14682. html.

［11］Novartis. FDA approves Novartis Scemblix® (asciminib), with novel mechanism of action for the treatment of chronic myeloid leukemia. https://www. novartis. com/news/media-releases/fda-approves-novartis-scemblix-asciminib-novel-mechanism-action-treatment-chronic-myeloid-leukemia,2021.

［12］FDA. Pharmacology and Tox Review for Gleevec (NDA 21‑335)［EB/OL］. (2001‑05‑10)［2022‑12‑31］. https://www. accessdata. fda. gov/drugsatfda_docs/nda/2001/21-335_Gleevec_pharmr_P1. pdf.

［13］ FDA. Pharmacology Review for Tasigna（NDA 22－068）［EB/OL］.（2007－10－29）［2022－12－31］. https：//www. accessdata. fda. gov/drugsatfda_docs/nda/2007/022068s000_PharmR_P1. pdf.

［14］ FDA. Pharmacology Review for Sprycel（NDA 21－986）［EB/OL］.（2006－06－28）［2022－12－31］. https：//www. accessdata. fda. gov/drugsatfda _ docs/nda/2006/021986s000 _ Sprycel _ PharmR. pdf.

［15］ FDA. Pharmacology Review for Bosulif（NDA 203341）［EB/OL］.（2012－09－04）［2022－12－31］. https：//www. accessdata. fda. gov/drugsatfda_docs/nda/2012/203341Orig1s000PharmR. pdf.

［16］ FDA. Pharmacology Review for Iclusig（NDA 203469）［EB/OL］.（2012－12－14）［2022－12－31］. https：//www. accessdata. fda. gov/drugsatfda_docs/nda/2012/203469Orig1s000PharmR. pdf.

［17］ FDA. Multi-Discipline Review for Scemblix（NDA 215358）［EB/OL］.（2021－10－29）［2022－12－31］. https：//www. accessdata. fda. gov/drugsatfda _ docs/nda/2021/215358Orig1s000，Orig2s000 MultidisciplineR. pdf.

［18］ FDA. DRAFT Package Insert for Gleevec（NDA 21－355）［EB/OL］.（2001－05－10）［2022－12－31］. https：//www. accessdata. fda. gov/drugsatfda_docs/label/2001/21335lbl. pdf.

［19］ FDA. Label for Tasigna（NDA 22－086）［EB/OL］.（2021－09－23）［2022－12－31］. https：//www. accessdata. fda. gov/drugsatfda_docs/label/2021/022068s035s036lbl. pdf.

［20］ FDA. Label for Sprycel（NDA 21－986）［EB/OL］.（2006－06－28）［2022－12－31］. https：//www. accessdata. fda. gov/drugsatfda_docs/label/2006/021986lbl. pdf.

［21］ FDA. Label for Sprycel（NDA 21－986）［EB/OL］.（2023－02－08）［2023－04－13］. https：//www. accessdata. fda. gov/drugsatfda_docs/label/2023/021986s027lbl. pdf.

［22］ FDA. Label for Bosulif（NDA 203341）［EB/OL］.（2021－05－14）［2022－12－31］. https：//www. accessdata. fda. gov/drugsatfda_docs/label/2021/203341s020lbl. pdf.

［23］ FDA. Label for Iclusig（NDA 203469）［EB/OL］.（2022－02－15）［2022－12－31］. https：//www. accessdata. fda. gov/drugsatfda_docs/label/2022/203469s035lbl. pdf.

［24］ FDA. Label for Scemblix（NDA 215358）.（2022－10－12）［2022－12－31］. https：//www. accessdata. fda. gov/drugsatfda_docs/label/2022/215358s001lbl. pdf.

［25］ Wang Z, Wang X, Wang Z, et al. Comparison of Hepatotoxicity associated with new BCR-ABL tyrosine kinase inhibitors vs imatinib among patients with chronic myeloid leukemia：A systematic review and meta-analysis. JAMA Netw Open，2021，4(7)：e2120165.

［26］ Singh A P, Umbarkar P, Tousif S, et al. Cardiotoxicity of the BCR-ABL1 tyrosine kinase inhibitors：Emphasis on ponatinib. Int J Cardiol，2020，316：214－221.

［27］ Abruzzese E, Trawinska M M, Perrotti A P, et al. Tyrosine kinase inhibitors and pregnancy. Mediterr J Hematol Infect Dis，2014，6(1)：e2014028.

［28］ Weatherald J, Bondeelle L, Chaumais M C, et al. Pulmonary complications of Bcr-Abl tyrosine kinase inhibitors. Eur Respir J，2020，56(4).

［29］ Deininger M W, Hodgson J G, Shah N P, et al. Compound mutations in BCR-ABL1 are not major drivers of primary or secondary resistance to ponatinib in CP-CML patients. Blood，2016，127(6)：703－712.

［30］ Cohen P, Cross D, Janne P A. Kinase drug discovery 20 years after imatinib：progress and future directions. Nat Rev Drug Discov，2021，20(7)：551－569.

第 3 章

BTK 抑制剂的药理学机制和安全性

布鲁顿氏酪氨酸激酶（Bruton's tyrosine kinase，BTK）是一种胞浆内非受体型酪氨酸蛋白激酶，是 B 细胞表面抗原受体通路的关键激酶，不仅在 B 细胞生成中起着至关重要的作用，而且对未成熟 B 细胞的发育、成熟和分化以及 B 细胞本身的增殖和存活也很重要。本章总结了 BTK 的生物结构、药理作用机制以及 BTK 抑制剂的研究进展，重点介绍近年来几代 BTK 抑制剂的药物特点、非临床和临床的毒性及靶点相关毒性解析，并对 BTK 抑制剂的研究策略进行简要介绍。

3.1 BTK 靶点作用机制

3.1.1 BTK 靶点作用机制

布鲁顿氏酪氨酸激酶在 B 细胞中的功能最早是在 1 例先天性无丙种球蛋白血症中发现的，由美国儿科医生 Ogden Bruton 于 1952 年首次报道，今被称为 X - 连锁无丙种球蛋白白血症（X-linked agammaglobulinemia，XLA）或布鲁顿无丙种球蛋白血症。XLA 是一种罕见的遗传性疾病，于 1993 年被证实由 BTK 突变引起，这种突变阻止 B 细胞前体细胞向成熟 B 细胞的转化，阻碍免疫球蛋白的生成，表现为患者外周血中成熟 B 淋巴细胞的明显减少及丙种球蛋白的缺失，引起病患的反复细菌感染[1]。以此为开端，研究者逐渐开始认识 BTK 在 B 细胞发育中的作用，随后开展了一系列针对 BTK 抑制剂在 B 细胞肿瘤中作用的试验及临床研究[2]。

BTK 也称为无丙种球蛋白血症酪氨酸激酶（tyrosine kinase，TK），是非受体酪氨酸激酶 Tec 激酶家族的成员之一。BTK 由 659 个氨基酸组成，包含 5 个结构域（见图 3 - 1），从 N 端到 C 端分别为普列克底物蛋白同源结构域（PH）、Tec 同源结构域（TH）、SRC 同源结构域（SH3）、SRC 同源结构域（SH2）、SRC 同源结构域（SH1）。PH 结构域介导 BTK 与磷脂酰肌醇三磷酸（如 PIP3）的作用，并向细胞膜募集蛋白质。TH 结构域包含一个锌指基序，关系到蛋白质的最佳活性和稳定性。SH 结构域参与蛋白质间相互作用，结合磷酸化酪氨酸酶和富含脯氨酸的区域。催化激酶结构域的 Y551 位点可被酪氨酸蛋白激酶原癌基因(LYN)或脾脏酪氨酸激酶(SYK)磷酸化[3],进一步使 SH3 结构域 223 位点的酪氨酸 Tyr223 自磷酸化,激活 BTK。磷酸化位点 Y551 及与 BTK 活化有关的共价结合关键位点 Cys481 均在 SH1 结构域。

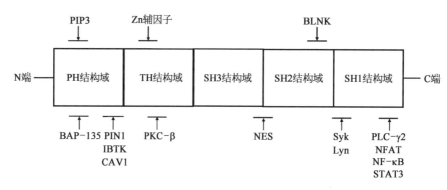

图 3-1　BTK 激酶的结构

　　BTK 是一种细胞质非受体酪氨酸激酶,在所有造血谱系的细胞中表达,特别是 B 细胞、肥大细胞和巨噬细胞,但不存在于 T 细胞、NK 细胞和浆细胞中[4]。该蛋白不仅在 B 细胞生成中起着至关重要的作用,对未成熟 B 细胞的发育、成熟和分化以及 B 细胞本身的增殖和存活也很重要。在前期 B 淋巴细胞过渡为后期 B 细胞的过程中,BTK 为细胞分化和增殖所必需,且在 B 细胞淋巴瘤、急性淋巴细胞白血病(ALL)和浆细胞瘤中均有表达。尽管 BTK 的生物学作用及其在 B 细胞生理过程中的作用很早就被证实了,但是很长一段时间内,有关靶向 BTK 的小分子抑制剂和相关药理研究并未得到关注。直到 2006 年之后,研究者发现磷酸化激活 BTK 为 B 细胞受体(B-cell receptor,BCR)信号通路的关键组成部分,为靶向治疗 B 细胞淋巴瘤等疾病提供了一个很好的切入点[5]。

　　BTK 是调节 B 细胞增殖和存活的抗原依赖性 BCR 信号的重要组成部分。在抗原依赖性 BCR 信号通路中,BTK 可被 PI3K 或 SYK 激活。PI3K 指一种激活下游通路的必需信使 PIP3,其常与 BTK 的 PH 域结合,使 SYK 和 LYN 通过 Y551 位点的完全转磷酸化激活 BTK;在 BCR 信号传导的下游,BTK 的主要底物是磷脂酶 C(phospholipase C gamma 2,PLCγ2)。BTK 在 Y753 和 Y759 位置将 PLCγ2 磷酸化,产生 2 个信使,包括肌醇三磷酸(inositol triphosphate,IP3)和甘油二酯(diacylglycerol,DAG),从而激活几种信号通路。IP3 参与调节细胞内 Ca^{2+} 水平,通过钙调蛋白激活 T 细胞转录因子。DAG 介导 PKCβ 的激活,其诱导 ERK1/2 的 RAS 信号依赖性磷酸化。

　　同时,BTK 还参与抗原非依赖性 Toll 样受体信号(toll like receptor,TLR)转导和趋化因子受体信号转导,调节 B 细胞黏附、迁移和肿瘤微环境。在抗原非依赖性 TLR 信号中,大多数 TLR 招募 MyD88 来对 TLR 配体细菌脂多糖(lipopolysaccharide,LPS)产生应答。在趋化因子受体信号转导中,在骨髓和生发中心高度表达的趋化因子配体 12(C-

X‐C chemokine ligand 12，CXCL12)，通过 BTK 与趋化因子受体 4(C‐X‐C chemokine receptor 4，CXCR4)连接的异源三聚体 G 蛋白亚基直接相互作用，即 CXCL12/CXCR4 信号通路，诱导 BTK 活化，如图 3‐2 所示。

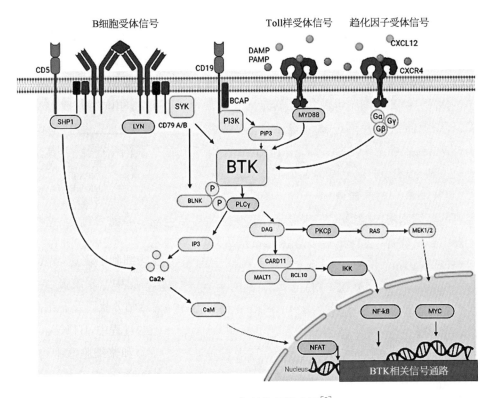

图 3‐2　BTK 相关信号通路图[3]

　　BTK 可直接与 5 种不同的分子(PI3K、SYK、MYD88、CXCR4 和 PLCγ2)相互作用，促进细胞增殖、抗体分泌、类开关重组和促炎性细胞因子的产生。鉴于 BTK 在调节 B 细胞方面的关键作用，成为自身免疫性疾病和 B 细胞恶性肿瘤研究领域中富有吸引力的一个治疗靶点。

3.1.2　BTK 抑制剂适应证

　　目前共有 6 款 BTK 抑制剂获批上市，并有 100 多种 BTK 抑制剂正在不同国家进行临床/非临床研究。BTK 抑制剂的适应证包括慢性淋巴细胞白血病、小淋巴细胞淋巴瘤、B 细胞恶性肿瘤、荨麻疹、干燥综合征、类风湿性关节炎、系统性红斑狼疮等。B 细胞恶性肿瘤包括非霍奇金淋巴瘤(non-Hodgkin's lymphoma，NHL)和慢性淋巴细胞白血病(chronic lymphocytic leukemia，CLL)，最常见的亚型有慢性淋巴细胞白血病/小淋巴细胞淋巴瘤(small lymphocytic leukemia，SLL)、弥漫性大 B 细胞淋巴瘤(diffuse large B-cell lymphoma，DLBCL)、滤泡型淋巴瘤(follicular lymphoma，FL)、多发性骨髓瘤

(multiple myeloma，MM)、边缘区淋巴瘤(marginal zone lymphoma，MZL)、套细胞淋巴瘤(mantle cell lymphoma，MCL)和华氏巨球蛋白血症(Waldenström's macroglobulinemia，WM)。

1. BTK 与慢性淋巴细胞白血病

慢性淋巴细胞白血病(CLL)是一种原发于造血组织的恶性肿瘤,由单克隆 B 淋巴细胞增殖产生,约占全球所有白血病总人数的 1/3[6]。相较于正常的 B 细胞,BTK 在 CLL 细胞中的表达上调,这一发现促进了 CLL 病理生理学在靶向治疗的发展,使得药物的治疗作用可以更持久,治疗方式也从化疗转向靶向调控关键酶的新型药物治疗。在体外,BTK 抑制可诱导 CLL 细胞毒性,降低转录因子 NF - κB 依赖的转录,并消除趋化因子介导的 CLL 细胞向保护性淋巴微环境的迁移[7]。第一代不可逆 BTK 抑制剂伊布替尼(Ibrutinib)已被批准用于治疗 CLL,并作为 CLL 和 SLL 的一线治疗药物,尤其是针对携带 17p 缺失和/或有 TP53 功能障碍的 CLL/SLL 患者[8]。

2. BTK 与套细胞淋巴瘤

经典的套细胞淋巴瘤(MCL)来源于外套膜区的初始生发中心前 B 细胞,这些细胞不发生生发中心反应,并表现出免疫球蛋白重链可变区基因(immunoglobulin heavy chain variable region gene，IGHV)未突变、Y 染色体性别决定区-盒转录因子 11(SRY-box transcription factor 11，SOX - 11)过表达、基因组高度复杂性和具有侵袭性病程的结内病变。另一亚群的 MCL 则起源于经历抗原的生发中心后/记忆 B 细胞,表现出 IGHV 突变、SOX - 11 缺乏、基因组稳定和白血病非淋巴结性(leukemic non-nodal)、惰性临床病程。非淋巴结 MCL 的拷贝数改变较少,结构变异较少[9]。

BTK 在 MCL 中高表达[10],伊布替尼主要通过抑制 BTK 活性发挥作用,可同时减少抗凋亡蛋白 BCL - 2、BCL - xl、MCL - 1 的表达,共同诱导细胞凋亡。相关研究显示,伊布替尼可以增加 MCL 患者外周血中 CD19$^+$、CD5$^+$ 的数量,降低 Ki - 67、pERK、CD38、CXCR4 的数量,并减少趋化因子 pBTK、pPLCr2、pATK 及细胞因子 IL - 10、CCL3、CCL4、TNF - α 的分泌,以及抑制趋化因子 CXCL12、CXCL13 的黏附及迁移[11]。Bernard 等[12]进行的一项体外试验也显示 BCR 抑制剂可通过降低自分泌因子、TNF - α 等的分泌,抑制 MCL 细胞与人骨髓基质细胞的黏附。上述机制通过协同作用,共同阻碍 MCL 细胞的生长,促进其凋亡[2,7]。

3. BTK 与多发性骨髓瘤

多发性骨髓瘤(MM)是一种来源于浆细胞的恶性肿瘤。细胞黏附介导的耐药性(cellular adhesion-mediated drug resistance，CAM - DR)常见于复发性或难治性多发性骨髓瘤患者。Wang 等[13]的研究表明,BTK 可通过促进 MM 细胞中 CXCR4 的表达来增强 MM 细胞与骨髓微环境之间的黏附,从而在 MM 细胞耐药性中起重要作用,BTK 诱导的 MM 细胞中 CXCR4 的上调增强了 MM 细胞与骨髓微环境基质之间的黏附。基质细胞产生 CXCL12 和其他黏附因子,通过与细胞表面 CXCR4 结合来促进 MM 细胞的黏附。骨髓微环境基质可以保护 MM 细胞免受药物治疗的毒性作用。通过将 MM 细胞与细胞外基质或基质细胞分离来阻止黏附,可以逆转 CAM - DR。

伊布替尼下调肿瘤支持因子的产生,包括 CCL3、转化生长因子 β、A - PRIL 和 CXCL12。阻断了 CXCL12 诱导的多发性骨髓瘤细胞的黏附和迁移,并减少了由 IL - 6 引发的多发性骨髓瘤细胞生长和存活。此外,还抑制了多发性骨髓瘤样细胞在体外形成集落的潜力,这种药物也可能破坏多发性骨髓瘤细胞中的 BTK 信号传导。多发性骨髓瘤细胞中的 BTK 抑制也可能阻断涉及疾病进展的其他途径,因为多发性骨髓瘤中的 TLR 信号传导可能会增加疾病进展[14]。

4. BTK 与自身免疫性疾病

类风湿性关节炎(rheumatoidarthritis, RA)是一种使人衰弱的全身性自身免疫性疾病,其特征包括在受影响的关节中循环自身抗体、滑膜炎症、血管翳形成以及软骨和骨质破坏等[15]。伊布替尼在人 B 细胞中选择性地阻断 BCR 信号传导,但不影响 T 细胞受体(TCR)信号传导。

Chang 等[16]研究了伊布替尼在关节炎体内模型中的作用机制,表明其在胶原诱导关节炎(collagen induced arthritis, CIA)模型和胶原抗体诱导关节炎(collagen-antibody induced arthritis, CAIA)模型中均降低了模型相关的促炎细胞因子和趋化因子水平,包括滑膜和血清中 IL - 6、IL - 1β、IL - 17、TNF - α、KC 和 IFN - γ 的水平,有效抑制了关节滑膜炎、血管翳形成、软骨和骨破坏水平,并且显著抑制了 BCR 介导的 B 淋巴细胞增殖和相关功能。

除 RA 外,相关学者还在系统性红斑狼疮(systemic lupus erythematosus, SLE)模型中研究了 BTK 抑制剂的功效。在患有狼疮的 MRLlpr/lpr 小鼠中,伊布替尼抑制了蛋白尿和血尿素氮水平的升高,表明肾功能障碍或损伤得到了保护。在该模型中,自身抗体和免疫复合物水平显著升高,伊布替尼治疗后可以降低相关的血清抗 dsDNA 抗体水平[17]。在 B6.Sle1/B6.le1.Sle3 狼疮易感小鼠发病前给药,可以降低其自身反应性 IgG 水平,但不降低 IgM 的水平,同时小鼠脾脏体积和脾细胞数量显著降低。这可能是因为活化的 B 细胞、GCB 细胞和血浆母细胞间接限制了 CD4+ 和 CD8+ T 细胞的活化,但巨噬细胞、树突细胞和嗜中性粒细胞未受影响。这表明伊布替尼单独在 B 细胞中的作用足以抑制 T 细胞,与对照组相比,经伊布替尼处理的小鼠表现出明显的肾损伤减少[18]。

RN486 是 BTK 的选择性可逆抑制剂,在体外试验中,RN486 限制了人和鼠 B 细胞中 CD69 的上调以及向浆细胞的分化,它还限制了 PBMC - B 细胞共培养系统中体外 IL - 6 和 IL - 2 的产生。这表明 BTK 抑制也可以影响 B 细胞的细胞因子产生,尽管所涉及的途径仍有待阐明[14]。

RN486 在 NZB×NZW 狼疮小鼠疾病发作后给药,与对照组相比,阻断了蛋白尿的进展并且降低了肾脏中 IgM、IgG 和 C3,以及巨噬细胞浸润的沉积;同时抑制了 B 细胞活化,dsDNA 特异性 IgG 浆细胞的数量减少,导致抗 dsDNA 抗体的血清水平降低,但不影响总浆细胞数量。

以上研究结果表明,通过在不同的病理过程中靶向抑制 BTK,可以减缓或预防不同自身免疫模型中出现的疾病症状[14]。

3.2　BTK 抑制剂药物

近年来,已经报道了许多小分子 BTK 抑制剂,根据与 BTK 催化结构域结合模式的不同可分成两类:可逆抑制剂和不可逆抑制剂。不可逆的 BTK 抑制剂保留亲电中心,如丙烯酰胺基团和 2-丁炔酰胺基团,通过迈克尔加成、亲核加成、加成-消除或亲核取代反应与 BTK 的保守非催化半胱氨酸残基(Cys481)形成共价键,以实现强结合[19]。可逆性抑制剂通过非共价结合抑制 BTK,且不依赖于与 Cys481 的相互作用[20],与 ATP 铰链区的结合是通过较弱的、可逆性的作用力,如氢键、范德华力和疏水作用力等来实现的[7]。

3.2.1　上市药物

伊布替尼是 FDA 于 2013 年以突破性疗法批准的第一款选择性 BTK 抑制剂。伊布替尼的批准具有划时代的意义。在其获批前,CLL/SLL 患者的主要治疗选择是化疗,伊布替尼带来了 B 细胞恶性肿瘤靶向治疗的概念。随后,第二代 BTK 抑制剂阿可替尼(Acalabrutinib)于 2017 年获批,泽布替尼(Zanubrutinib)于 2019 年获批,减少了脱靶效应。在过去的 10 年里,许多研究都在评估 BTK 抑制剂,在治疗各种癌症时,以单一药物或与其他标准化疗、免疫治疗或靶向药物联合治疗,探索其疗效以拓宽适应证和市场。表 3-1 总结了目前全球获批的 7 个 BTK 抑制剂药物的主要信息。

3.2.2　发展现状

1. 第一代 BTK

伊布替尼通过与 BTK 活性中心的半胱氨酸残基(Cys-481)形成稳定共价键,阻止三磷酸腺苷的结合,从而抑制 BTK 的自磷酸化来阻断 BTK 的激活。有效抑制恶性 B 细胞增殖、迁移和生存[17,22,23],临床研究表明,伊布替尼治疗过程中发生耐药或出现疾病进展的患者预后通常很差,目前获得性耐药仅在一小部分患者中出现。伊布替尼结合在 BTK 的 C418S 位点,如 BTK C418S 突变,可导致其对 BTK 的不可逆性结合变为可逆性结合,从而产生耐药。伊布替尼的使用,除了易致耐药,还有其副作用,如出血、皮疹、腹泻和房颤是目前医生和患者面临的主要问题。许多副作用与伊布替尼非靶向抑制表皮生长因子受体(EGFR)、TEC 家族蛋白(TECS)和白介素-2 诱导的酪氨酸激酶(ITK)等相关。BTK 和 TEC 均已在心脏组织中发现,EGFR 抑制常常与皮肤病效应有关,ITK 与血小板功能密切相关,ITK 抑制还可能会增强自然杀伤细胞介导的抗体依赖性细胞毒性[24]。第一代 BTK 抑制剂毒性引导科学家们设计和开发了具有更多选择性的第二代 BTK 抑制剂,如阿可替尼[25-27]、奥布替尼和泽布替尼[28,29]等。

表 3 – 1　全球获批 BTK 抑制剂[21]

药品名称	靶　　点	适应证	结　构　式	分子量	剂型	给药剂量	企业名称	首次获批情况
伊布替尼	BTK, ErbB4/HER 4, Blk, Bmx/Etk, Txk, Tec, EGFR, ErbB2/HER2, JAK3, Itk	MCL, CLL, SLL, WM 等		440.50	胶囊、片剂	420 或 560 mg·qd	Pharmacyclics/强生	FDA,2013 年 11 月 EMA,2014 年 4 月 PMDA,2016 年 3 月 NMPA,2018 年 1 月
Olmutinib	EGFR, BTK	NSCLC		486.59	片剂	800 mg·qd	韩美制药	MFDS,2016 年 5 月
阿可替尼	BTK, BMX, BRK (PTK6), ERBB2, ERBB4, LIMK1, MEK5, TEC, TXK	MCL, CLL, SLL		465.51	胶囊	100 mg·qd	Acerta Pharma	FDA,2017 年 11 月 EMA,2020 年 11 月 PMDA,2021 年 4 月 NMPA,2023 年 3 月
泽布替尼	BTK, BRK, BLK, BMX, FGR, FRK, ERBB4, LIMK1, MEK2, TEC, EGFR, LCK, ITK, TXK	MCL, MZL, SLL, WM		471.55	胶囊	80 mg bid	百济神州	FDA,2019 年 11 月 NMPA,2020 年 6 月

续 表

药品名称	靶 点	适应证	结 构 式	分子量	剂型	给药剂量	企业名称	首次获批情况
Tirabrutinib	BTK、BMX、TXK、TEC、BLK、HER4	PCNSL		454.48	片剂	480 mg bid	小野制药	PMDA,2020年3月
奥布替尼	BTK	MCL、CLL、SLL		427.49	片剂	150 mg qd	诺诚健华	NMPA,2020年12月
Pirtobrutinib	BTK	MCL		479.44	片剂	200 mg qd	礼来	FDA,2023年1月

2. 第二代 BTK

第二代 BTK 抑制剂具有与伊布替尼相似的 BTK 抑制多效效应[25-29]。然而,与伊布替尼相比,阿可替尼和泽布替尼对 TEC、EGFR 和 Src 家族激酶的抑制最小[19]。

在临床使用剂量下,泽布替尼的体内暴露浓度高(为伊布替尼的 10 倍)、脱靶效应少、选择性更强、抑制效果更好,其生物活性与伊布替尼相当,但毒副作用更低。泽布替尼结构中的吡唑并嘧啶为激酶抑制剂设计中常使用的片段,分子内氢键模拟嘧啶酮环也是一种经常用于药物设计中的策略。吡唑和嘧啶的环合,具有高 BTK 结合效力及对其他激酶的高选择性。芳香族核结构占据 BTK 的铰链区,较大的疏水基团延伸到铰链区旁边的疏水口袋,使结合更加紧密,丙烯氨基作为攻击基团,与 BTK 的 Cys481 残基存在不可逆的共价键。此外,采用这种双环结构,避免了三环化合物核的刚性构象导致的不良药代动力学性能,以及双环芳族核的芳香特性和共面性对生物活性的影响。尽管泽布替尼与伊布替尼同属不可逆 BTKI,但是泽布替尼与伊布替尼在铰链区有分子构型差异,泽布替尼对靶点的选择性更高[30]。

阿可替尼以 8 -氨基咪唑并[1,5 - α]吡嗪为母核,以炔酰胺为迈克尔受体与 Cys481 共价结合,在亲脂区以 2 -吡啶酰胺代替 4 -苯氧基。与伊布替尼相比,对表皮生长因子受体(epidermal growth factor receptor,EGFR)、Src 家族激酶等选择更强,安全性更好[20]。

奥布替尼是高选择性、不可逆的 BTK 抑制剂。与伊布替尼和泽布替尼使用稠合双环核心分子不同,奥布替尼具有 2,4 -二取代噻吩-[3,2 - d]-嘧啶支架和典型的末端丙烯酰胺,其在支架中心设计为单环,提升药物的选择性,降低脱靶副作用。Olmutinib 于 2016 年 5 月在韩国首次获得批准,用于治疗局部晚期或转移性 EGFR t790m 突变阳性的非小细胞肺癌患者。Olmutinib 对 BTK 也有抑制作用,IC_{50} 为 13.9 nM,对脂多糖诱导的小鼠淋巴细胞增殖有较强的抑制作用(IC_{50} 为 300 nM),表明 Olmutinib 具有潜在的免疫抑制活性。

3. 第三代 BTK

前两代 BTK 抑制剂主要是通过与 BTK 活性位点的半胱氨酸残基形成共价键产生酶抑制作用,然而,共价结合易产生耐药突变(C481S 突变),导致半胱氨酸突变为丝氨酸,使得抑制剂与 BTK 的亲和力降低,从而产生耐药性,还会存在脱靶效应。第三代 BTK 抑制剂主要采取可逆型非共价结合的方式解决 BTK C481S 耐药突变困局,其中礼来公司的 Pirtobrutinib 进展最快,已于 2023 年 1 月 27 日获得 FDA 的加速批准,其适应证为复发难治的套细胞淋巴瘤。

3.3　非临床药代动力学和安全性

本节对 BTK 抑制剂的 4 个代表药物:伊布替尼、阿可替尼、泽布替尼和 Tirabrutinib 的非临床药代动力学及安全性进行总结。

3.3.1 伊布替尼

伊布替尼是 FDA 批准上市的第一款口服 BTK 抑制剂。临床前安全性评价主要在大鼠和犬上进行。药代动力学结果显示伊布替尼的药代特征在大鼠、比格犬和人类之间相似。其非临床药代动力学及一般毒理学研究结果见表 3-2 和表 3-3。

表 3-2 伊布替尼非临床药代动力学研究结果总结[31,32]

试验类型	试 验 名 称	主 要 发 现/结 论
吸收	大鼠和犬口服和腹腔给药的生物利用度	口服后,在临床前动物种属中表现出快速吸收。无论给药剂型或摄食状态如何,平均 T_{max} 一般发生在给药后 2 h 内 口服生物利用度在禁食的大鼠和犬中为低至中等,在大鼠中为 18%～23%,在犬中为 7%～11% 口服和腹腔给药的生物利用度低(<100% IP 生物利用度),静脉给药后的代谢物(PCI-45227)与原型的比例低于口服给药后的比例
分布	血浆蛋白结合率	在啮齿类动物、犬和人中,表现出较高的血浆蛋白结合率(96%～99%)
	大鼠口服[14C]伊布替尼的全血/血浆分配比	全血/血浆分配比值随给药时间增加而增加。在 SD 大鼠中,与细胞组分(主要是红细胞)相关的放射性百分比在给药后 1 h 为 25%,在给药后 48 h 为 72%,全血∶血浆浓度比分别为 0.695 和 1.78 在 Long Evans(LE)有色大鼠中,给药后 1 h,与细胞组分相关的放射性百分率约为 1%,全血∶血浆比为 0.6。给药后 24～72 h,血药浓度比为 1.20～1.94。给药后 168 h,血药比增加到 9.43
	大鼠组织分布(放射性)	分布集中于以下组织:小肠>食管>肝脏>膀胱>肾脏
代谢	经口给药后不同种属肝微粒体和 SD 大鼠和犬中伊布替尼的代谢产物鉴别	CYP3A4 和 3A5 似乎是参与伊布替尼代谢的主要同工酶,大鼠和犬可广泛代谢,共鉴定出 41 种代谢物。人体内主要代谢产物为 M21、M25、M34、PCI-45227(二氢二醇)和原型药物
排泄	大鼠、犬、人口服[14C]伊布替尼排泄研究	在大鼠、犬和人类中,与伊布替尼相关的放射性主要通过粪便排出;在大鼠、犬和人体内,口服[14C]伊布替尼后,主要经胆汁排泄,少量原型伊布替尼从粪便排出

除了一般毒理外,还开展了其他毒性研究[31,33],包括安全药理、遗传毒性、生殖毒性、光毒性、致癌性试验,其结果总结如下。

安全药理试验:hERG 试验结果($IC_{50}=0.97~\mu M$)表明伊布替尼对钾通道电流有抑制作用。在比格犬心血管系统试验(1.5、24、150 mg/kg),中、高剂量组可见 RR 间期延长(与给药后 1 h～6 h 观察到的心率下降相关),中剂量组的平均动脉压增加 12%,高剂量组 QTcV 间隔时间在给药后 1～6 h 略有缩短(~14 ms),未观察到 QT 间期延长。大鼠呼吸系统和神经系统试验中未观察到给药相关不良反应。

遗传毒性试验:Ames 试验、体外染色体畸变试验、小鼠骨髓微核试验结果均为阴性,表明伊布替尼没有遗传毒性。

表 3-3　伊布替尼一般毒理学研究结果总结[31,32]

试 验 设 计	主 要 毒 性 结 果
小鼠单次给药毒性试验 口服灌胃，剂量：0、500、1 000、2 000 mg/kg (Non-GLP)	**临床观察**：中低剂量组：毛糙；高剂量组：活动减少，上睑下垂和/或体温下降和呼吸困难 **结论：MTD** 为 2 000 mg/kg
大鼠单次给药毒性试验 口服灌胃，剂量：0、400、1 000、2 000 mg/kg (GLP)	**死亡率**：中高剂量组出现动物死亡 **体重**：高剂量组：体重及体重增量(第 0～2 天)↓、体重增量(第 7～14 天)↑，低剂量组雄性体重增量↓ **临床观察**：排泄物异常、排泄部位皮肤变色、消瘦、触感凉、眼红色分泌物、呼吸异常(啰音)、皮肤张力下降、肛门-生殖器区域或腹部躯干毛发脱落、耳朵肿胀 **结论**：雌性 MTD 为 400 mg/kg 雄性 MTD 为 1 000 mg/kg
大鼠单次给药毒性试验 静脉注射，剂量：0、50、100、150 mg/kg (Non-GLP)	**临床观察**：低剂量组：轻度活动减少；中剂量组：共济失调、无活动、轻度毛糙；中高剂量组：共济失调、喘息、无活动、强直性惊厥，死亡 **结论**：MTD 为 50 mg/kg
比格犬单次给药毒性试验 灌胃或皮下注射，剂量：灌胃：10、100、200 mg/kg 皮下注射，剂量：10、20、40 mg/kg (GLP)	**临床观察**：灌胃给药中剂量组大鼠轻度共济失调；高剂量组大鼠轻度共济失调并活动减少，眼睛呈玻璃样。皮下注射低中剂量组可见动物畏缩，抓挠；高剂量组动物扭动挣扎、抓咬给药部位、共济失调、活动减少 **血液学**：皮下注射低中高剂量组 LYMP↑
大鼠 14 天重复给药毒性试验 口服灌胃，每天一次，剂量：0、10、200 mg/kg (Non-GLP)	低高剂量组：WBC↓、LYMP↓、ALB↓、RBC↓、HGB↓、HCT↓ 高剂量组：ALT↑，ALP↓
大鼠 14 天重复给药毒性试验 口服灌胃，每天一次，剂量：0、12、35、120 mg/kg (Non-GLP)	**临床病理**：低中高剂量组：K↓；中高剂量组：TP↓、HCT↓；高剂量组：HDW↑、HCT↓、MCV↓、NEUT↑、ALT↑、ALB↓、Ca↓、TP↓、ALP↓ **组织病理**：中高剂量组：胰腺腺泡萎缩 **结论**：NOEL/NOAEL：12 mg/kg
大鼠 28 天重复给药及 28 天恢复期毒性试验 口服灌胃，每天一次，剂量：0、2.5、40、300 mg/kg(雄性)、0、2.5、40、150 mg/kg(雌性) (GLP)	**死亡率**：高剂量组一只雄性死亡 **临床观察**：高剂量组：软便 **体重和摄食量**：高剂量组：摄食量↓、体重增长↓ **血液学**：高剂量组 HGB↓、HCT↓、MCV↓、LYMP↓、RET↑、NEUT↑、MONO↑ **血清生化**：中高剂量组：ALT↑；高剂量组：AST↑、ALB↓、TP↓、GLB↓ **解剖大体观察**：中高剂量组颌下淋巴结肿大、淋巴样增生 **脏器重量**：高剂量组动物胸腺重量↓、肝脏重量↑ **组织病理**：中剂量组：肝细胞坏死；高剂量组：肝细胞坏死、脾淋巴样耗竭、胸腺单细胞坏死、腺胃鳞状上皮增生；皮肤：表皮坏死、表面渗出、真皮脓肿、炎症 **结论**：NOEL/NOAEL：2.5 mg/kg

试 验 设 计	主 要 毒 性 结 果
大鼠 90 天重复给药及 6 周恢复期毒性试验 口服灌胃，每天一次，剂量：0、30、100、300 mg/kg（雄性），0、30、100、300→175 mg/kg（雌性）（GLP）	**死亡率**：高剂量组 7 雄和 1 雌死亡，死因可能为重度淋巴耗竭以及肠道急性炎症和溃疡 **临床观察**：活动减少、皮肤松弛、瘦弱、苍白和触摸发凉、啰音、眼睛部分闭合、排便减少、软便、鼻周/面部和前肢出现红色物质以及泌尿生殖器和/或肛门生殖区出现棕色和黄色物质 **血液学**：中高剂量组：NEUT↑、MONO↑、RET↑、RDW↑；高剂量组：RET↑、NEUT↑、MONO↑、HDW↓、MCV↓、MCH↓、MCHC↓ **血清生化**：中高剂量组：ALB↓、TP↓、ALT↑、GLB↓、TBIL↓、GLU↓；高剂量组：M；G↓、TG↓、BUN↑、P↑、Ca↓ **外周血免疫细胞分型**：外周血 B 细胞数量减少，T 细胞和 NK 细胞数量增加 **解剖大体观察**：胸腺和脾脏缩小；脑、肾脏、脑垂体和肝脏苍白；胃、盲肠和空肠膨胀；下颌淋巴结肿大；肺未完全萎陷；皮肤出现红色和棕色物质；胃出现暗红色区域以及厚的灰色内容物 **组织病理**：低剂量：胰腺腺泡萎缩；中剂量组：骨小梁和皮质骨减少、胰腺腺泡萎缩；高剂量组：给药期结束药物相关毒性包括淋巴结、脾脏和胸腺的重度淋巴耗竭、胃鳞状上皮萎缩伴非腺胃溃疡进展、肠道急性炎症和溃疡、骨骼改变（皮质骨薄，原发性小梁减少）、胰腺腺泡萎缩和胰腺酶原颗粒减少、垂体细胞质空泡化、皮肤鳞状上皮萎缩。除胰腺腺泡萎缩（中高剂量组）和垂体细胞质空泡化（中高剂量组雄性）部分恢复外，大部分症状在恢复期结束时均恢复 **结论**：NOEL/NOAEL：30 mg/kg
比格犬重复给药毒性试验 口服灌胃，剂量：0、4、12、40 mg/kg（GLP）	低中高剂量组肝重↑，肝糖原↑；中高剂量组动物出现软便 **结论**：NOEL/NOAEL：40 mg/kg
比格犬 28 天重复给药及 28 天恢复期毒性试验 口服灌胃，每天一次，剂量：0、1.5、24、150 mg/kg（GLP）	**临床观察**：高剂量组：软便/腹泻 **血液学**：中高剂量组：EOS↓（雌性）；高剂量组：WBC↑、NEUT↑、MONO↑、LYMP↓、BASO↓ **血清生化**：中高剂量组：ALP↓、ALT↓、GGT↓；高剂量组：ALB↓、TP↓、A/G↓、AST↑ **组织病理**：中高剂量组：肾脏梗塞；高剂量组：角膜营养不良、肠黏膜炎症、肾梗塞 **结论**：NOEL/NOAEL：1.5 mg/kg；主要毒性靶器官是肠道（炎症），胃肠道毒性包括炎症/萎缩、腹泻/黏液样粪便；高剂量组角膜营养不良，恢复期未恢复；出现角膜营养不良时的暴露量是 NOAEL 剂量下暴露量的 2.3 倍
比格犬 13 周重复给药及 13 周恢复期毒性试验 口服灌胃，每天一次，剂量：0、30、80→60（第 42 天）、220→120（第 42 天）mg/kg（GLP）	**死亡率/死因分析**：中剂量 1/6 只雄性死亡，死因为结肠炎。高剂量 1/6 只雄性死亡，死因为急性重度肺炎、肺部细菌感染 **临床观察**：中剂量组软便/腹泻、呕吐 **ECG**：中高剂量组心率降低伴随 RR 间期延长，雌性低剂量组 RR 间期延长 **体重和摄食量**：高剂量组：体重↓，摄食量↓ **血液学**：高剂量组：RBC↓、HGB↓、HCT↓、MCH↓、RDW↑、HDW↑ **血清生化**：中剂量组 ALB↓、A/G↓、ALT↓、GGT↓、GLB↑；高剂量组 NEUT↑、LYMP↓、GLU↓ **血凝**：高剂量组：PT↑、APPT↑ **解剖大体观察**：高剂量组结肠和回肠出现药物相关的局部变红，与镜下急性炎症相关；高剂量组 1 只雄性角膜不透明，但镜下未见相关联的病理发现 **组织病理**：中高剂量组：派尔集合淋巴结淋巴样耗竭；高剂量组回肠盲肠急性炎症、胃平滑肌变性；低中高剂量组十二指肠腺状扩张 **结论**：NOEL/NOAEL：30 mg/kg

生殖毒性试验：在大鼠胚胎-胎仔发育毒性试验中，可见母体大鼠体重和摄食降低，着床后丢失率增加和吸收胎数增加，胎仔体重下降，内脏畸形和变异，以及骨骼变异。在兔胚胎-胎仔发育毒性试验中，可见母体动物体重和摄食量减少，流产、吸收胎和着床后丢失增加，活胎数减少，以及胎仔体重下降，未观察到明显的致畸作用。

未发现伊布替尼明确的光毒性特性。

Tg. rasH2 转基因小鼠 6 个月致癌性试验结果表明，伊布替尼无致癌性。

3.3.2　阿可替尼

阿可替尼是第二代 BTK 抑制剂，在对 BTK 靶向活性方面，表现出比伊布替尼更高的选择性。临床前安全性评价主要在大鼠和犬上进行，其非临床药代动力学及一般毒理学研究结果总结见表 3-4 和表 3-5。

表 3-4　阿可替尼非临床药代动力学研究结果总结[34]

试验类型	试 验 名 称	主要发现/结论
吸收	小鼠、大鼠、犬、猴和人空腹口服阿可替尼游离碱的生物利用度研究	小鼠、大鼠、犬、猴和人空腹口服阿可替尼游离碱的生物利用度分别为 62%、21%、53%、9.9% 和 25% 动物中的 T_{max} 为 0.25～0.5 h，$T_{1/2}$ 为 0.63（小鼠）～2.6 h（犬）
分布	血浆蛋白结合率	小鼠、大鼠、犬、猴和人血浆均表现出较高结合率，为 94.0%～99.9%
	大鼠组织分布（放射性）	给药后 0.5 h 和 4 h，药物相关放射性广泛分布，大多数组织在这些时间点达到浓度峰值：大肠＞肝脏＞葡萄膜＞肾皮质＞眶外泪腺＞眶内泪腺＞肾髓质＞肾＞肾上腺＞盲肠＞小肠；眶内泪腺、大肠和皮肤的药物浓度在药后 8 h 达峰值；给药后 168 h，在葡萄膜和眼睛中仍可检测到浓度
代谢	对大鼠（10 mg/kg iv）、犬（100 mg 口服）和人稳态（8 天，100 mg BID，N＝6，来自方案 ACE - CL - 001）血浆中的阿可替尼代谢谱进行评估	阿可替尼被广泛代谢，LC - MS 检测到至少有 27 个不同的代谢产物峰，主要代谢途径包括碳氧化、谷胱甘肽结合、酰胺水解、n-脱烷基化和炔烃水合；吡咯烷氧化似乎是主要的代谢途径，部分氧化生成代谢物 M27（也称为 ACP - 5862），是人、大鼠和犬的主要代谢物
排泄	大鼠、犬口服[14C]阿可替尼排泄研究	药物清除的主要途径为粪便

除了一般毒理外，还开展了其他毒性研究[34]，包括安全药理、遗传毒性、生殖毒性试验，其结果总结如下：

安全药理试验：阿可替尼抑制 hERG 通道的 IC_{50} 值为 10.3 μM。在比格犬心血管系统试验、大鼠呼吸系统试验和神经系统试验中，均未观察到给药相关的不良反应。

遗传毒性试验：Ames 试验、人外周血淋巴细胞体外染色体畸变试验、大鼠骨髓微核试验结果均为阴性，表明阿可替尼没有遗传毒性。

表3-5　阿可替尼一般毒理学研究结果总结[34]

试 验 设 计	主 要 毒 性 结 果
大鼠28天重复给药及28天恢复期毒性试验 口服灌胃，每天一次，剂量：30、100、300 mg/kg（GLP）	**死亡率**：高剂量组3只雄性和3只雌性动物死亡；与肝、心肌和肾坏死有关，观察到胰腺炎症 **临床观察**：弓背、流涎、毛囊隆起、血泪 **血液学**：RET↑、NEUT↑、B淋巴细胞↓ **脏器重量**：胸腺↓、脾脏↓、肾上腺↑ **组织病理**：胰腺和肾脏发现病理变化 **结论**：毒性靶器官为肝脏、肾脏、胰腺和肾上腺
大鼠91天重复给药及28天恢复期毒性试验 口服灌胃，每天一次，剂量：10、30、100 mg/kg（GLP）	**病理变化**：胰腺小、胰岛出血/色素/炎症/纤维化、外分泌胰腺亚急性/慢性炎症；28天恢复期后，亚急性/慢性炎症消失；胰岛出血/色素/炎症/纤维化的严重程度减轻，但发生率未降低
大鼠26周重复给药及4周恢复期毒性试验 口服灌胃，每天一次，剂量：0、20、100、300→200* mg/kg（GLP） *：300 mg/kg主试验雌性和所有TK动物从第10天停药，主试验雄性从第11天停药，然后分别从第14天和第15天剂量降低为200 mg/kg恢复给药	**死亡率**：剂量为300 mg/kg：6只雌性死亡，剂量为300/200 mg/kg：11只给药动物【主试验6只雌性和毒代动力学5只动物（4只雄性和1只雌性）】在剂量减少到200 mg/kg后被发现死亡（n=10）或被安乐死（n=1）。主试验组动物死亡原因：尿毒症/急性肾衰竭和心肌坏死 **临床观察**：高剂量组：活动减少、呼吸急促或困难、共济失调、弓背、皮肤（苍白、变色、触感冷、变薄）、嘶叫和/或对触摸敏感 **眼科检查**：中低剂量组：视网膜萎缩 **血液学**：LYMP↑、MONO↑ **血清生化**：中高剂量组：TG↓；高剂量组BUN↑、CRE↑、K↑、Na↑、Cl↑、P↓、TP↓，提示严重的肾功能不全，与肾小管变性/坏死相关；TBIL↑、GGT↑、AST↑、ALT↑ **解剖大体观察**：高剂量组：肺部白色病灶 **组织病理**：高剂量组：肾脏（亚急性/慢性炎症，肾小管矿化和肾小管变性/坏死），心脏（出血/炎症/坏死和血管矿化）和肝脏（单个肝细胞变性/坏死和有丝分裂象增加） **结论**：毒性器官包括肾脏、肝脏、肺、肠系膜淋巴结和胰腺
比格犬28天重复给药及28天恢复期毒性试验 口服灌胃，每天一次，剂量：3、10、30 mg/kg（GLP）	**血液学**：B淋巴细胞↓ **脏器重量**：高剂量组：脾脏、胸腺、前列腺、附睾、睾丸和卵巢等多个脏器的重量降低 **组织病理**：脾脏淋巴样耗损、肠系膜淋巴结充血/吞噬红细胞、肾小管嗜碱性、肾乳头矿化和玻璃样变的发生率增加
比格犬91天重复给药及28天恢复期毒性试验 口服灌胃，每天一次，剂量：0、5、10、30 mg/kg（GLP）	**临床观察**：高剂量组：过度脱毛、毛发稀疏、弓背、消瘦、毛发蓬乱 **体重和摄食量**：雌性所有剂量组体重和摄食量↓ **血液学**：RBC↓、HGB↓、HCT↓、MCV↑、RET↑ **血清生化**：高剂量组：ALT↑、TCHO↑、ALP↑、BUN↑、CRE↑ **脏器重量**：高剂量组：脾↓、甲状腺/甲状旁腺↑ **组织病理**：淋巴器官（包括肠道相关淋巴组织、下颌淋巴结、肠系膜淋巴结、脾脏）淋巴样耗减，部分病变恢复期末未完全恢复。所有给药组可见下颌淋巴结和肠系膜淋巴结红细胞增多，以及噬红细胞作用，部分病变在恢复期完全恢复。高剂量组雌性轻微肝细胞坏死。肾小管空泡化、肾小管再生、肾炎 **结论**：毒性靶器官包括肠道相关淋巴组织、肾脏、肝脏、脾脏、甲状腺和甲状旁腺
比格犬39周重复给药及4周恢复期毒性试验 口服灌胃，每天一次，剂量：10、30 mg/kg（GLP）	毒性仅限于给药4周或13周开始的临床病理变化，并在整个给药期间均可观察到 **血液学**：MCV↑、MCH↑、MCHC↓、RDW↓、RBC↓、HGB↓、HCT↓ **血清生化**：ALB↓

生殖毒性试验：在大鼠生育力与胚胎发育组合试验中，雄性大鼠可见肾脏毒性相关的死亡，未观察到阿可替尼对大鼠生育力或胚胎-胎仔发育的影响。在兔胚胎-胎仔发育毒性试验中，可见母体毒性（摄食量减少、体重增量减少，动物均死亡），以及胚胎-胎仔毒性（胎仔体重下降，胎儿骨化延迟）。

3.3.3　泽布替尼

在一代 BTK 抑制剂的基础上进行了化学结构的优化，通过打开结构中的一个嘧啶环，减少与其他靶点（如 EGFR、ITK 或 JAK 等）的结合，从而带来更高的靶点选择性。泽布替尼临床前安全性评价主要在大鼠和犬上进行，其非临床药代动力学及一般毒理学研究结果总结见表 3-6 和表 3-7。

表 3-6　泽布替尼非临床药代动力学研究结果总结[35,36]

试验类型	试验名称	主要发现/结论
吸收	大鼠单次给药 10 mg/kg 和 100 mg/kg，连续 7 天给药 30 mg/kg	口服生物利用度为 9.3%～41% 达峰时间 T_{max} 为给药后 0.33～1.2 h 血浆半衰期 $T_{1/2}$ 为 1.2～2.6 h
	犬单次给药 2.5 mg/kg 和 25 mg/kg，连续 7 天给药 7.5 mg/kg	口服生物利用度为 45%～50% 达峰时间 T_{max} 为给药后 1.4～3.9 h 血浆半衰期 $T_{1/2}$ 为 0.42～0.67 h
分布	血浆蛋白结合率	小鼠、大鼠、犬、猴和人血浆均中表现出较高结合率，为 92.2%～97.9%
	全血-血浆分配比	人：0.75～0.84，犬：0.73～0.79，大鼠：0.77～1.4
	大鼠组织分布	大鼠体内分布广泛，主要分布在胃、小肠和肝脏，其次为肾脏、卵巢、心脏、脂肪、脾脏、肺、颌下淋巴结、肌肉、脾脏和皮肤，脑和睾丸分布最少
代谢	经口给药后，不同种属肝微粒体和 Sprague-Dawley 大鼠中泽布替尼的代谢产物鉴别	人肝微粒体代谢试验共发现 11 种代谢产物，猴肝微粒体代谢产物种类和人相同，大鼠、小鼠、犬的肝微粒体代谢产物种类少于人，各代谢产物的比例未披露
排泄	大鼠口服 [^{14}C]泽布替尼排泄研究	主要通过粪便和胆汁排泄，少量通过尿液排泄

除了一般毒理外，还开展了其他毒性研究[35]，包括安全药理、遗传毒性、生殖毒性试验，其结果总结如下。

安全药理试验：在比格犬心血管系统试验、大鼠呼吸系统试验和大鼠神经系统试验中，均未观察到给药相关的不良反应。

遗传毒性试验：Ames 试验、CHO 细胞体外染色体畸变试验、小鼠骨髓微核试验结果均为阴性，表明泽布替尼没有遗传毒性。

表 3-7　泽布替尼一般毒理学研究结果总结[35,36]

试 验 设 计	主 要 毒 性 结 果
大鼠 28 天重复给药及 28 天恢复期毒性试验 口服灌胃，每天一次，剂量：50、100、500 mg/kg	**临床观察**：可见口鼻周围结痂/肿胀、流涎和软便（与剂量无关） **临床病理**：NEUT↑、尿红细胞 **脏器重量**：肝脏和脾脏相对重量（脏体比）增加、前列腺重量降低 **组织病理**：多器官炎症，胰腺出血和纤维增生，淋巴耗竭 **结论**：主要毒性靶器官为胰腺、皮肤、脾脏、前列腺、子宫和大肠，MTD 为 500 mg/kg
大鼠 13 周重复给药毒性试验	主要毒性靶器官为胰腺、肺脏，MTD 为 300 mg/kg/d【以 AUC 计，约为人推荐剂量：160 mg/次（BID）的 35.3 倍（雌）和 12.5 倍（雄）】
大鼠 26 周重复给药及 6 周恢复期毒性试验 口服灌胃，剂量：0、30、100、300、1 000 mg/kg（GLP）	**死亡率**：高剂量组的所有动物在给药后第 6～9 天死亡或被安乐死，显著变化包括体重减轻和摄食量减少，体征包括触摸发凉、弓背姿势、活动减少、肌张力缺乏和步态异常、软便或棕褐色粪便、鼻和眼分泌物 **死亡动物的病理变化**：消化道坏死、溃疡或出血、淋巴细胞耗竭、肾上腺筋膜肥大，以及脾脏组织淋巴细胞浸润 **血液学**：30、100、300 mg/kg 组雌性动物和 300 mg/kg 组雄性动物的 WBC↑、NEUT↑、MONO↑、EOS↑ **血清生化**：100 mg/kg 组雌性和 300 mg/kg 组动物的 ALT↑；30、100、300 mg/kg 组动物的 TP↓、GLB↓、A/G↑、K↓；30、100、300 mg/kg 组雌性动物的 TCHO↑；300 mg/kg 组动物的 TG↓ **尿液分析**：给药期末雄性均出现尿液混浊、血尿，尿葡萄糖，300 mg/kg 组给药期可检测到尿胆素原，300 mg/kg 组雄性尿液混浊、血尿，可检测到尿胆素原 **解剖大体观察**：100、300 mg/kg 组雌性动物观察到颌下淋巴结的增大或变色（2 只）和脑垂体病变（1 只），100、300 mg/kg 组雄性动物观察到睾丸病变和小胸腺 **脏器重量**：300 mg/kg 组雌性动物肾上腺、心脏、肝脏、肾脏、甲状腺重量增加；300 mg/kg 组雄性动物心脏重量下降，肾脏重量增加 **组织病理**：病变见于高剂量组的胰腺（纤维增生、出血、纤维蛋白沉积、巨噬细胞着色、单核细胞浸润）、肺（巨噬细胞浸润）、肾（血管扩张、出血）、甲状腺（滤泡细胞肥大）和骨骼肌（变性、单核细胞浸润）、胸腺（出血） **结论**：主要毒性靶器官为胰腺、肺脏、骨骼肌，MTD 为 300 mg/kg
犬 28 天重复给药及 28 天恢复期毒性试验 口服灌胃，每天一次，剂量：0、10、30、100 mg/kg	**组织病理**：脾脏淋巴细胞减少 **结论**：MTD 为 100 mg/kg
犬 13 周重复给药毒性试验	**结论**：脾脏、肠系膜淋巴结、下颌淋巴结的淋巴细胞减少，MTD 为 100 mg/kg
犬 39 周重复给药及 6 周恢复期毒性试验 口服灌胃，每天一次，剂量：0、10、30、100 mg/kg（GLP）	**死亡率**：高剂量 1 例死亡，死因为空肠扭转伴严重弥漫性出血 **临床观察**：所有剂量组观察到流涎、毛发蓬乱、粪便异常、脱发、结痂、皮肤发红、肿胀和皮疹 **临床病理**：高剂量组动物出现炎症反应（WBC↑、FIB↑），以及 RBC↓、HGB↓、MCV↓，表明动物有出血，与 PLT 升高相关联 **组织病理**：所有剂量下均发现小肠 GALT 淋巴样减少，淋巴结有红细胞吞噬；在 30 mg/kg 剂量下 1 例动物消化道出血，10 mg/kg 剂量下 1 例动物消化道出血和 1 例膀胱出血（轻微） 在恢复期结束时，颌下淋巴结仍有轻微的红细胞吞噬 **眼科检查**：在 30 和 100 mg/kg 剂量时，出现可逆的结膜充血 **结论**：主要毒性靶器官是肠胃道和淋巴组织，MTD 为 100 mg/kg

生殖毒性试验：在大鼠生育力与早期胚胎发育试验中，可见雌性大鼠着床后丢失增加，雄性大鼠精子形态异常。在大鼠胚胎-胎仔发育毒性试验中，未见母体毒性的情况下，发现胎仔心脏畸形。在兔胚胎-胎仔发育毒性试验中，可见母体动物摄食量减少（36%）和体重下降（3%），以及着床后丢失增加。在大鼠围产期毒性试验中，F1 代在离乳前体重下降，观察到不良的眼部表现，包括瞳孔水肿、白内障、角膜混浊、眼内结构不可见和眼基底不清。

3.3.4　Tirabrutinib

Tirabrutinib 是全球第一个被批准用于治疗复发性或难治性中枢神经系统淋巴瘤（PCNSL）的 BTK 抑制剂，临床前安全性评价主要在大鼠和猴上进行，其非临床药代动力学及一般毒理学研究结果总结在表格中（表 3-8 和表 3-9）。

除了一般毒理外，还开展了其他毒性研究[37]，包括安全药理、遗传毒性、生殖毒性试验，其结果总结如下。

安全药理试验：hERG 试验结果（$IC_{50} = 5.59\ \mu M$）表明 Tirabrutinib 对钾通道电流有抑制作用。在比格犬心血管系统试验和大鼠呼吸系统试验试验中，均未观察到给药相关的不良反应。大鼠神经系统试验可见疼痛反应减轻或消失。食蟹猴神经系统试验中，Tirabrutinib 可引起猴步态异常、共济失调等。

遗传毒性试验：Ames 试验、人外周血淋巴细胞体外染色体畸变试验、大鼠骨髓微核试验结果均为阴性，表明 Tirabrutinib 没有遗传毒性。

生殖毒性试验：在大鼠胚胎-胎仔发育毒性试验中，可见母体动物摄食量减少、体重下降。胎仔死胎率升高，活胎率下降，骨骼异常（颈肋骨短、椎弓骨化不全、肋软骨异常、胸骨融合），内脏异常（肝脏副叶）。在兔胚胎-胎仔发育毒性试验中，可见母体动物体重和摄食量下降，粪便减少，死亡，流产、早产，胎仔死胎率升高，活胎率下降。

通过 TDAR 试验考察 Tirabrutinib 的免疫毒性，观察到 T 细胞依赖性的抗体减少，认为是药理作用相关的变化。

3T3 体外光毒性试验结果表明 Tirabrutinib 无光毒性。

一代 BTK 抑制剂伊布替尼的临床前毒理试验，选择了代谢相关性的种属大鼠和犬，单次给药的主要毒性为脱靶 EGFR 产生的胃肠道和皮肤毒性，以及脱靶 Tec 家族 ITK 激酶导致的颅内出血引起共济失调等神经毒性。大鼠和犬 4 周和 13 周的重复给药毒性类似，主要为药理作用放大导致的中性粒细胞和单核细胞增多、淋巴结脾脏和胸腺的淋巴耗竭、脱靶 EGFR 导致的胃肠道毒性和皮肤毒性，以及肝脏胰腺眼骨质毒性等。所有毒性停药后可恢复。

犬的长毒试验还发现其心率降低，犬的安全药理试验中给药 24 mg/kg 时，发现心率、血压、RR 间期的异常，hERG 试验提示伊布替尼为低效 K 通道阻滞剂。临床前试验未见遗传毒和致癌风险，胚胎-胎仔发育毒性试验提示稍高于 NOAEL 剂量即会出现母体和胎儿毒性。

表 3 - 8 **Tirabrutinib 非临床药代动力学总结**[37]

试验类型	试 验 名 称	主要发现/结论
吸收	雄性犬在禁食条件下静脉或口服，给药剂量：2 mg/kg	口服生物利用度为 89.2% 达峰时间 T_{max} 分别为给药后 0.66 h±0.16 h($i.v.$)和 1 h($p.o.$) 血浆半衰期 $T_{1/2}$ 分别为给药后 3.56 h±0.05 h($i.v.$)和 3.28 h±0.16 h($p.o.$)
	雌雄猴口服，给药剂量：1、3、10、30 mg/kg，每天给药，共 13 周	未观察到明显的性别差异；在研究的剂量范围内，暴露量大致与剂量成比例增加
分布	血浆蛋白结合率	大鼠、猴和人血浆中均表现出较高的血浆蛋白结合率，为 89.6%～98.2%，主要与人血清中的白蛋白结合
	全血/血浆分配比	在大鼠、猴子和人体内的全血/血浆比值分别为 0.79～0.89、0.69～0.73 和 0.71～0.83，在血细胞中的分布最低
	大鼠组织分布（放射性标记）	大鼠体内分布广泛，给药 0.5 h 后，胃、肝、小肠、肾、肾上腺、大动脉和颌下腺组织中放射性浓度与血浆中放射性浓度之比最高（分别为 26.3、18.4、12.8、5.38、2.86、2.63 和 2.10）。在中枢神经系统（大脑、小脑、脊髓）也发现了 Tirabrutinib 或其代谢物的放射性；在给药后 168 h 内，所有组织的放射性浓度均降至 C_{max} 的 10%； 有色大鼠皮肤与非有色大鼠皮肤的放射性 $T_{1/2}$ 无明显差异（分别为 27 h 和 30 h）； Tirabrutinib 及其代谢物均不会与黑色素结合
代谢	CYP3A 介导的药代动力学相互作用	主要代谢酶是 CYP3A4
	大鼠口服 [14C] Tirabrutinib 代谢研究	给药后 24 h 内，血浆中主要检测到原型药物和 M35（分别占 52.6% 和 26.8%）；给药后 24 h，尿中主要检测到 M29 和 M27（分别占 1.72% 和 1.67%）；给药后 72 h，粪便中主要检出 M29、M30 和 M27（分别占 8.41% 和 5.03%）；胆管插管雄性大鼠给药后 72 h 内收集的胆汁中主要检测到 M28 和 M21（分别占 31.5% 和 12.4%）
排泄	大鼠口服 [14C] Tirabrutinib 排泄研究	主要通过粪便和胆汁排泄，少量通过尿液排泄
药物-药物相互作用	细胞色素 P450 酶抑制试验	对 CYP2C8、CYP2C9、CYP2C19、CYP2D6 和 CYP3A 的代谢均有抑制作用
	对 CYP 酶时间依赖性抑制研究	对 CYP3A 和 CYP2B6 底物的代谢有时间依赖性抑制作用
	细胞色素 P450 酶诱导试验	没有明显诱导 CYP1A2、CYP2B6、CYP3A 和 CYP3A4 酶活性，也没有明显提高 CYP3A4 mRNA 的表达水平
	评估对 UGTIA1 底物代谢的影响	抑制 UGTIA1 底物的代谢
	评估是否为 P - gp、OATP1B1 和 OATP1B3 的底物	可作为 P - gp、OATP1B1 和 OATP1B3 的底物
	评估供试品对 P - gp、OATP1B1 或 MATE1 的抑制作用	对 P - gp、OATP1B1 或 MATE1 有抑制作用

表 3-9　Tirabrutinib 一般毒理学研究结果总结[37]

试　验　设　计	主　要　毒　性　结　果
小鼠单次给药毒性试验 CB6F1 小鼠,口服灌胃,剂量:300、1 000、1 500 mg/kg	无毒性反应 结论:近似致死剂量>1 500 mg/kg
雄性 SD 大鼠单次给药毒性试验 口服灌胃,剂量:1、10、100、1 000、2 000 mg/kg	死亡:2 000 mg/kg,翻正反射丧失、瞳孔扩大、流泪、流涎、肺呈暗红色、胃胀 ≥1 000 mg/kg:活动减少,呼吸缓慢 2 000 mg/kg:镇静、俯卧、体温过低、胃胀 结论:近似致死剂量:2 000 mg/kg
雄性 SD 大鼠 3 天重复给药毒性试验 口服灌胃,剂量:1、100、300、1 000 mg/kg	急性毒性评价采用微核试验数据(3 天重复给药) 死亡:1 000 mg/kg,流泪、俯卧、呼吸缓慢、散瞳、体温过低 1 000 mg/kg:活动减少,体重降低 结论:近似致死剂量:1 000 mg/kg
雄性食蟹猴单次给药毒性试验 口服灌胃,剂量:A 组剂量第 1 天1 mg/kg,第 2 天调整为 10 mg/kg,第 4 天调整为 1 000 mg/kg;B 组剂量第 1 天 3 mg/kg,第 3 天调整为100 mg/kg	安乐死:1 000 mg/kg:昏迷、颤抖、呕吐、无知觉、侧位、活动减少、淋巴结红色 1 000 mg/kg:身体无力、摄食量减少 结论:近似致死剂量:1 000 mg/kg
CB6F1 小鼠 4 周重复给药毒性试验 口服灌胃,每天一次,剂量:0、150、500、1 500 mg/kg	血液学:低中高剂量组:PLT↑、MCV↓,中高剂量组:RET↑、WBC↑、LYMP↑、MCH↓;高剂量组:EOS↑、HGB↓、MCHC↓ 血清生化:低中高剂量组:ALT↑、ALP↑、TCHO↑、TP↑、ALB↑、TG↓;高剂量组:AST↑、A/G 比值↓ 解剖大体观察:肝细胞肥大、肾髓质内带增大(低中高剂量组);肝脏白色病灶、肾上腺皮质肥大(高剂量组) 脏器重量:低中高剂量组:脾脏重量↓、肝重量↑ 组织病理:下颌淋巴结窦内红细胞、脾髓外造血(中高剂量组);肾髓质内带炎症细胞浸润、肝细胞局部坏死(高剂量组) 结论:NOAEL:500 mg/kg[a]
SD 大鼠 4 周重复给药及 1 周或 4 周恢复期毒性试验 口服灌胃,每天一次,剂量:0、3、10、100、1 000 mg/kg(雄性),1 000 或 300 mg/kg(雌性)	死亡率:1 000 mg/kg(雄性)组:1/22 只大鼠死亡,1 000/300 mg/kg(雌性)组:7/22 只大鼠死亡 临床观察:1 000 mg/kg(雄性)组,1 000/300 mg/kg(雌性)组:活动减少、消瘦(雄性)、流泪、侧卧、呼吸缓慢、排便量↓、尿量增加(雄性) 体重:1 000 mg/kg(雄性)组,1 000/300 mg/kg(雌性)组:体重降低 血液学:1 000 mg/kg(雄性)组:RBC、HCT、HGB↓、MCH、MCHC↓、RET↑ 血清生化:≥100 mg/kg 组:ALB↑、GLB↓、A/G↑;1 000 mg/kg(雄性)组:CRE↓、ALP↑、TP↓、TCHO↓、TBIL↓1 000 mg/kg(雄性)组,1 000/300 mg/kg(雌性)组:皮质酮↑、醛固酮↑ 尿液分析:1 000 mg/kg(雄性)组:尿 pH↓、PRO↓、KET↓ 解剖大体观察:≥10 mg/kg 组:胰岛及间质局部出血;最高剂量组:肾上腺白色(雄性) 脏器重量:≥100 mg/kg 组:肝重↑;1 000 mg/kg(雄性)组:胰腺重量↑ 组织病理:≥10 mg/kg 组:胰岛纤维化、腺泡细胞萎缩、间质炎性细胞浸润;≥100 mg/kg 组:肝细胞弥漫性嗜酸性细胞改变;1 000 mg/kg(雄性)组:肾上腺白色、肝细胞肥大、局灶性肝细胞坏死、甲状腺滤泡细胞肥大、脾髓外造血/脾白髓萎缩、肾上腺皮质束状带细胞和肾小球细胞弥漫性肥大 结论:NOAEL:100 mg/kg[a]

试 验 设 计	主 要 毒 性 结 果
SD大鼠13周重复给药及4周恢复期毒性试验 口服灌胃，每天一次，剂量：0、3、30、100、300 mg/kg	**血液学**：≥100 mg/kg组：RBC↓、WBC↑、MONO↑；300 mg/kg组：HGB↓、MCV↑、RET↑（雌性）、HCT↓（雌性）、MCHC↓（雄性）、NEUT↑（雌性） **血清生化**：≥30 mg/kg组：A/G比值↑，GLB↓；≥100 mg/kg/d：ALP↑、ALB↑；300 mg/kg组：Cl↑（雄性）、Na、K↓（雌性）、AST、ALT、K↑（雄性）、TCHO↓（雄性） **解剖大体观察**：≥30 mg/kg组：胰腺棕色；300 mg/kg：肝脏肿大、肾上腺白色、肾脏肿大（雄性）、肺白斑（雄性）、肝脏白斑、肝小叶结构突出（雄性）、胃内红斑（雄性）、腺性胃糜烂/溃疡/充血（雄性） **脏器重量**：≥100 mg/kg组：肝脏重量↑、肾脏重量↑（雄性）；300 mg/kg组：甲状腺重量↑（雌性） **组织病理**：≥3 mg/kg组：胰岛纤维化、间质出血、单核细胞浸润，前列腺间质单核细胞浸润；≥30 mg/kg组：胰腺腺泡细胞肥大、萎缩；≥100 mg/kg组：肝细胞肥大、肝细胞糖原蓄积、肠系膜淋巴结内窦红细胞/含铁血黄素沉积、甲状腺滤泡细胞肥大；300 mg/kg组：局灶性肝细胞坏死/嗜酸性突变型肝细胞灶（雄性）、肾上腺肾小球空泡↑、腺胃糜烂/溃疡/充血（雄性）、颌下淋巴结内窦红细胞/含铁血黄素沉积（雌性）、肝脏小叶中心平滑内质网↑、肝脏弥漫性过氧化物酶体↑ **以上变化在恢复期可恢复** **结论**：NOAEL：100 mg/kg[a]
SD大鼠26周重复给药及12周恢复期毒性试验 口服灌胃，每天一次，剂量：0、10、60、300 mg/kg	**死亡率**：高剂量：1/20只雌性，2/20只雌性；中剂量：1/15只雌性 **临床观察**：高剂量尿量↑ **体重**：中高剂量组雄性体重↓ **血液学**：低中高剂量组：RBC↓；高剂量组：HGB↓、RET↑、WBC↑、NEUT↑、LYMP↑、MONO↑、HCT↓（雄性）、PLT↑（雄性） **血清生化**：低中高剂量组：RBC↓、A/G↑、GLB↓、T4↓、T3↓、TSH↑、K↓（雌性）；中高剂量组：ALP↑、Ca↓、ALB↓（雄性）、TCHO↓（雄性）；高剂量组：TG↑、Na↓（雄性）、ALT↑（雌性） **血凝**：中高剂量组：FIB↓（雄性） **尿液分析**：高剂量组尿量↑、Na↑、K↑、Cl↑、Ca↑、SG↓ **脏器重量**：中高剂量组：肝脏↑；高剂量组：肾脏↑、肾上腺↑、脾脏↓（雄性）、甲状腺（雌性）↑、肺↑（雌性）、子宫↑ **组织病理**：低中高剂量组：胰岛出血及间质纤维化、间质水肿（雄性）、胰腺腺泡细胞变性、甲状腺滤泡细胞增生、肠系膜和颌下淋巴结窦内红细胞/含铁血黄素沉积；中高剂量组：淋巴结生发中心LYMP↓、肾上腺皮质肥大；高剂量组：肝细胞肥大、肝细胞坏死（雄性）、脾白髓淋巴细胞计数↓（雄性） **以上变化在恢复期可恢复** **结论**：NOAEL：60 mg/kg[a]
食蟹猴1周重复给药毒性试验 口服灌胃，每天一次，给药1周，剂量：300 mg/kg	**安乐死**：2/3只，安乐死动物活动减少、共济失调、嗜睡、侧卧、散瞳、淋巴结红色 **临床观察**：呕吐、共济失调、体重和摄食量减少 **血清生化**：Cl↓ **结论**：NOAEL＜300 mg/kg
食蟹猴4周重复给药及4周恢复期毒性试验 口服灌胃，每天一次，剂量：0、3、10、30、100 mg/kg	**安乐死**：100 mg/kg组：2/6只雄性死亡、运动能力↓、俯卧位 **临床观察**：100 mg/kg/d组：共济失调、行为异常、嗜睡、体温↓（雌性）、呕吐 **体重和摄食量**：100 mg/kg组体重和摄食量↓ **血液学**：100 mg/kg组 RBC↓（雌性）、HGB↓（雌性）、HCT↓（雌性）、RET↑（雌性）

试 验 设 计	主 要 毒 性 结 果
	血清生化：100 mg/kg 组：α1GLB↑、Ca↓（雄性）、ALB↓（雌性）、A/G↓（雌性）、BUN↑ **血凝**：100 mg/kg 组：FIB↑（雌性） **尿常规**：100 mg/kg 组：BLD↑、BIL↑、PRO↑（雌性） **解剖大体观察**：≥3 mg/kg 组：颌下淋巴结红色（雄性）；100 mg/kg 组：颌下淋巴结红灶（雄性）、输精小管弥漫性萎缩、室间隔心肌出血、心内膜下出血、肾上腺皮质束状带细胞脂质耗竭 **脏器重量**：100 mg/kg 组：肝脏↑、肾脏↑（雄性）、胸腺↓（雌性） **组织病理**：≥3 mg/kg 组：颌下淋巴结内可见噬含铁血黄素的巨噬细胞/窦内红细胞 **结论**：NOAEL：30 mg/kg[a]
食蟹猴 13 周重复给药及 4 周恢复期毒性试验 口服灌胃，每天一次，剂量：0、1、3、10、30 mg/kg	**血生化**：30 mg/kg 组：TCHO↓（雄性）、P↓（雄性） **组织病理**： ≥1 mg/kg 组：淋巴结内可见噬含铁血黄素的巨噬细胞/窦内红细胞 ≥3 mg/kg 组：红色淋巴结、淋巴结髓外造血 以上变化在恢复期可恢复 **结论**：NOAEL：30 mg/kg[a]
食蟹猴 39 周重复给药及 8 周恢复期毒性试验 口服灌胃，每天一次，剂量：0、3、10、30 mg/kg	**死亡率**：中剂量组：1/4 只雄性 **安乐死**：高剂量组：1/6 只雄性，1/6 只雌性 **血清生化**：中高剂量组：ALP↑（雄性）；高剂量组：TCHO↓、K↓（雄性） **脏器重量**：低中高剂量组：脾脏重量↓ **组织病理**：低中高剂量组：脾脏生发中心 LYMP 计数↓、颌下淋巴结窦内红细胞↓；中高剂量组：肠系膜淋巴结生发中心 LYMP 计数↓ 以上变化在恢复期可恢复 **结论**：NOAEL：30 mg/kg[a]

注：[a]：在 NOAEL 或以下观察到的变化也被认为是与 Tirabrutinib 相关的变化，但一般认为是非毒性的药理相关的变化，综合其变化的严重程度等原因，不一定能外推到人类

汇总其他几个二代抑制剂的一般毒理，发现很多共性毒性，包括淋巴耗竭，胃肠道、皮肤、肝肾胰腺毒性。不过由于二代的激酶谱选择性提高，如胃肠道皮肤这种 EGFR 脱靶毒性，在选择性高的阿可替尼和泽布替尼毒理试验中有所减弱。Tirabrutinib 的血脑屏障通过率高，临床前有较多的神经毒性发现，如倒置反射丧失、失忆、嗜睡、侧卧，无知觉等。

在其他毒性中，伊布替尼研究伴随长毒开展了免疫毒性、外周血免疫细胞分型试验。结果显示，B 细胞数量显著降低。Tirabrutinib 没有发现免疫毒性。未开展其他二代BTK 抑制剂免疫毒研究。几个药物的遗传毒试验都呈阴性。伊布替尼临床前试验提示心血管安全性风险，其他药物临床前试验没有异常。开展了伊布替尼、Tirabrutinib 光毒性评估，未见风险。几种 BTK 抑制剂都有生殖毒性，或 FEED 毒性，或 EFD 毒性或PPND 毒性。仅对伊布替尼进行了致癌性研究，未见风险。

3.4　临床安全性

通过汇总监管机构披露的伊布替尼、阿可替尼、泽布替尼、Tirabrutinib 的临床试验数据,发现这 4 种 BTK 抑制剂的临床不良反应和严重不良反应类型相似,但不同药物的不良反应发生率不同。

3.4.1　伊布替尼

根据伊布替尼 FDA 上市说明书[8],其使用警告和注意事项包括出血、感染、心律失常、心力衰竭和猝死、高血压、血细胞减少、第二原发恶性肿瘤、肿瘤溶解综合征和胚胎-胎儿毒性。

警告和注意事项是在对 6 项临床试验中 B 细胞恶性肿瘤患者的安全性汇总后得出,包括伊布替尼作为单一药物每日口服 420 mg(475 例患者)或每日口服 560 mg(174 例患者),以及在 4 项试验中与其他药物联合每日口服 420 mg(827 例患者)。6 项试验的汇总安全人群共有 1 476 名患者,87%暴露时间为 6 个月或更长,68%暴露时间超过 1 年;最常见的不良反应(≥30%)为血小板减少、腹泻、疲劳、肌肉骨骼疼痛、中性粒细胞减少、皮疹、贫血和瘀伤。

其他重要不良反应,如心血管事件和腹泻也需要关注。

心血管事件的数据基于伊布替尼的随机对照试验(2 115 例患者,使用伊布替尼治疗的 1 157 例患者的中位治疗时间为 19.1 个月,对照组 958 例患者的中位治疗时间为 5.3 个月)。与对照组相比,伊布替尼治疗组任何级别的室性快速心律失常(室性早搏、室性心律失常、室颤、心室扑动和室性心动过速)的发生率为 1.0%(治疗组)和 0.4%(对照组),3 级或以上的发生率分别为 0.3%(治疗组)和 0%(对照组)。任何级别的房颤和心房扑动发生率分别为 8.4%(治疗组)和 1.6%(对照组),3 级或以上的房颤和心房扑动发生率分别为 4.0%(治疗组)和 0.5%(对照组)。此外,与对照组相比,治疗组任何级别心衰发生率分别为 1.7%(治疗组)和 0.5%(对照组),3 级或更高级别心衰发生率分别为 1.2%(治疗组)和 0.3%(对照组)。与对照组相比,伊布替尼治疗组任何级别的缺血性脑血管事件(脑血管意外、缺血性卒中、脑缺血和短暂性缺血性发作)的发生率分别为 1%和 0.4%,3 级或更高级别的患者分别为 0.5%和 0.2%。

关于常见的腹泻不良反应,在 2 115 例患者的随机对照试验中,接受伊布替尼治疗的患者中发生任何级别腹泻的比例为 43%,而对照组为 19%。与对照组相比,治疗组的 3 级腹泻发生率分别为 3%和 1%。由于腹泻而停用伊布替尼的受试者发生腹泻的比例为 0.3%,而对照组为 0%。

此外,在接受伊布替尼治疗的 2 115 例患者中,还常见视觉障碍。11%的患者出现视力模糊和任何级别的视力下降(9%为 1 级,2%为 2 级,无 3 级或更高级别),而对照组为

6％(5％为 1 级,＜1％为 2 级和 3 级)。

3.4.2　阿可替尼

根据阿可替尼 FDA 上市说明书[26],其使用警告和注意事项包括严重和机会性感染、出血、血细胞减少、第二原发恶性肿瘤和房颤。

警告和注意事项中的数据反映了 1 029 例患者每天两次服用阿可替尼 100 mg 治疗恶性血液病的安全性情况。治疗患者包括 6 项单药治疗试验中的 820 例,以及 2 项联合奥妥珠单抗治疗试验的 209 例。在接受阿可替尼治疗的患者中,88％暴露的时间至少为 6 个月,79％的暴露时间至少为 1 年。在该综合安全人群中,不良反应≥30％,1 029 名患者有贫血、中性粒细胞减少、上呼吸道感染、血小板减少、头痛、腹泻,肌肉骨骼疼痛等症状。

3.4.3　泽布替尼

根据泽布替尼 FDA 上市说明书[29],其使用警告和注意事项包括出血、感染、血细胞减少、第二原发恶性肿瘤、心律失常和胚胎-胎儿毒性。

警告和注意事项中的数据反映了 9 项临床试验中泽布替尼单药治疗的情况,1 445 名患者每天两次服用 160 mg, 105 名患者每天一次服用 320 mg。在这 1 550 名患者中,中位暴露时间为 26 个月,80％的患者暴露时间至少为 12 个月,58％的患者暴露时间至少为 24 个月。在这个合并的安全人群中,最常见的不良反应(≥30％),包括实验室异常,如中性粒细胞计数下降(42％)、上呼吸道感染(39％)、血小板计数下降(34％)、出血(30％)和肌肉骨骼疼痛(30％)。

3.4.4　Tirabrutinib

在 Tirabrutinib 的 PDMA 审议结果报告中[38],汇总了其临床安全性概况,包括血液毒性、感染、间质性肺病、皮肤毒性、出血和肝毒性。

在研究中,给药 320 mg 组 20 例患者中各有 1 例(5.0％)严重不良事件为癫痫发作和颅内出血;480 mg 组 7 例患者中 2 例(28.6％)出现多形性红斑,7 例患者中各 1 例(14.3％)出现白内障、卡氏肺孢子虫肺炎、肺间质纤维化和药疹;480 mg 禁食组 17 例患者中各 1 例(5.9％)出现支气管肺曲菌病、肺炎、脊柱压缩性骨折、癫痫和血尿。

综上,BTK 抑制剂临床治疗中最为关注的不良事件有出血、感染、房颤和头痛等。伊布替尼相关的突发性不良反应是感染、出血和心房颤动。大多数不良反应的患病率随时间的推移而下降;高血压患病率增加,但发病率在一年后下降。与伊布替尼相比,二代抑制剂中阿可替尼容易引起头痛,感染和出血发生率相似,房颤发生率较低。泽布替尼显示血液学不良反应的发生率较高,但皮疹、心房颤动或出血的不良事件很少。Tirabrutinib 常见血液学和乏力、消化道反应等不良反应。在临床中,可以根据不同的毒性表现,给不同的患者选择适合的 BTK 抑制剂。不推荐给头痛患者使用阿可替尼。不推荐给心脑血管疾病高风险的患者使用伊布替尼,泽布替尼可能更合适。在BTK抑制剂与抗凝剂联合应用时应特别谨慎[3]。伊布替尼、阿可替尼、泽布替尼和Tirabrutinib的临床安全性总结见表3-10[8,26,29,38,39]。

表3-10 伊布替尼、阿可替尼、泽布替尼和Tirabrutinib的临床安全性总结

临床安全性		第一代	第二代		
		伊布替尼	阿可替尼	泽布替尼	Tirabrutinib
警告和注意事项	心血管系统	出血、血细胞减少、心律失常和心力衰竭、高血压	出血、血细胞减少、心律失常	出血、血细胞减少、心律失常	出血
	造血和淋巴系统	感染、白细胞淤滞	感染	感染、高血压	感染、骨髓抑制、过敏
	肝脏	不适用	不适用	不适用	肝功能损伤
	肺	间质性肺疾病	不适用	不适用	间质性肺疾病
	皮肤	不适用	不适用	不适用	严重的皮肤损伤
	其他	继发恶性肿瘤、肿瘤溶解综合征、乙肝病毒再激活、对驾驶及操作机械能力有影响	继发恶性肿瘤	乙肝病毒再激活、继发恶性肿瘤、肿瘤溶解综合征	不适用
不良反应	血液学和淋巴系统疾病	血红蛋白降低、血小板减少、中性粒细胞减少、白细胞增多症	血红蛋白降低、血小板减少、中性粒细胞减少、贫血、淋巴细胞增多症	血小板减少、中性粒细胞减少、贫血	中性粒细胞减少、白细胞减少、血小板减少、淋巴细胞减少、贫血、淋巴细胞增加、免疫性血小板减少性紫癜、骨髓水肿、淋巴细胞浸润
	胃肠道疾病	腹泻、恶心、便秘、腹痛、呕吐、口腔黏膜炎、消化不良	腹泻、恶心、腹痛、便秘、呕吐	腹泻	恶心、便秘、口腔黏膜炎、呕吐、腹泻、口腔出血、腹痛、十二指肠炎、胃炎、胃食管反流性疾病、马洛里-魏斯综合征、口腔溃疡、胃脘不适感、腹胀、舌苔
	全身性疾病	疲乏、外周水肿、发热、乏力、寒战	疲劳	不适用	胸痛、发热、无力症、恶寒、面部水肿、水肿（末梢性等）、疲劳、倦怠、口干
	肌肉骨骼和结缔组织疾病	骨骼肌肉疼痛、肌肉痉挛、关节痛	肌痛、关节痛	骨骼肌肉疼痛	肌肉痉挛、骨折、关节痛、关节炎、关节僵硬、肌肉无力、肌肉痛、肌腱痛、肌肉骨骼痛

续　表

临床安全性		第一代	第二代		
		伊布替尼	阿可替尼	泽布替尼	Tirabrutinib
不良反应	皮肤和皮下组织疾病	青肿、皮疹、瘀点	瘀伤、皮疹	皮疹	斑疹、丘疹、紫斑、药疹、瘙痒症、皮炎、皮肤干燥、红斑性疹、皮肤色素过剩、荨麻疹、毛发变色、斑疹、点状出血、光线过敏症、牛皮癣、全身性疹、皮肤障碍(变色、剥脱等)、面部肿胀、红斑
	呼吸系统、胸及纵隔疾病	呼吸困难、咳嗽、鼻衄、口咽疼痛	鼻衄	咳嗽	鼻衄、咳嗽、呼吸困难、气道炎症、支气管反应性亢进、嗳气
	感染	上呼吸道感染、尿路感染、感染性肺炎、皮肤感染、鼻窦炎、支气管炎、流感、上呼吸道病毒感染	感染(涉及感染或发热性中性粒细胞减少症的任何不良反应)、上呼吸道感染、下呼吸道感染、尿路感染、疱疹病毒感染	上呼吸道感染、感染性肺炎、尿路感染	肺炎、黄曲霉感染、间质性肺炎、疱疹、带状疱疹、真菌感染、尿路感染、呼吸道感染、非典型分枝杆菌感染、支气管炎、结膜炎、膀胱炎、毛囊炎、流行性感冒、喉炎、咽炎、鼻炎、鼻窦炎、败血症、念珠菌症、腹部脓肿
	代谢和营养类疾病	食欲下降、脱水、高尿酸血症、低钾血症	不适用	不适用	高钾血症、脂肪酶增多、高甘油三酯血症、低钠血症、食欲减退、淀粉酶增多、HDL减少、低钾血症、低磷酸血症、脂质异常症
	眼器官疾病	结膜炎、视物模糊、干眼、流泪增加、视物模糊、视觉灵敏度减退	不适用	不适用	眼脂、眼出血、眼刺激、眼充血、眼痒、结膜出血
	心脏器官疾病	房颤	房颤或房扑	房颤、房扑及室性心动过速	心电图2相T波
	血管与淋巴管类疾病	高血压、出血	高血压、出血	高血压、出血	高血压、出血、血肿，起立性低血压
	良性、恶性及性质不明的肿瘤	继发恶性肿瘤	第二原发恶性肿瘤、非黑色素瘤皮肤癌	第二原发恶性肿瘤	不适用
	各类损伤、中毒及手术并发症	挫伤	不适用	青肿	不适用
	肾脏及泌尿系统疾病	不适用	不适用	血尿	血尿、蛋白尿、血中肌酸酐增加

临床安全性		第一代	第二代		
		伊布替尼	阿可替尼	泽布替尼	**Tirabrutinib**
不良反应	精神、神经系统障碍	失眠、眩晕	头痛、头晕	不适用	味觉异常、感觉消失、失眠症、健忘、反射消失、异常感觉、伸展性足底反应、过度敏感、嗜睡、末梢神经过敏、错感、痉挛发作、昏迷、震颤、平衡障碍、下肢不能静止症候群、浮变性眩晕、头痛、谵妄
	生殖器官	胚胎-胎仔毒性	胚胎-胎仔毒性、围产期发育毒性	胚胎-胎儿毒性	胚胎-胎仔毒性
其他临床相关不良反应	临床检查	体重↓、LYMP↑、LDH↑	ALT↑、AST↑、TBIL↑、尿酸↑	不适用	AST↑、ALT↑、γ-GTP↑、ALP↑、TBIL↑
	不良反应	肿瘤溶解综合征、乙肝病毒再激活	不适用	乙肝病毒再激活、肿瘤溶解综合征	乙肝病毒再激活、带状疱疹、过敏、旋转性眩晕、体重减少、跌打损伤、CRP增加、INR增加、体重增加、前列腺炎

3.5　靶点安全性综合分析

3.5.1　非临床和临床安全性关联分析

虽然不同的 BTK 抑制剂靶点选择特异性和靶点占位/亲和力不同,临床前实验中毒性发生的频率和严重程度不同,但所表现出来的主要靶器官和毒性比较一致,毒性靶器官为胃肠道、淋巴组织、骨骼和皮肤。虽然临床上不良事件发生率不同,但几种已上市 BTK 抑制剂都有类似的临床不良事件,主要为房颤、出血、腹泻、头痛、高血压、感染、骨骼肌、关节疼痛、嗜中性粒细胞减少症等。

BTK 抑制剂的一般毒理试验和安全药理试验结果具有较高的一致性,说明非临床研究可以较好地预测 BTK 抑制剂最常见的临床不良反应。几种 BTK 抑制剂非临床和临床安全性关联分析详见表 3-11。

表 3‑11　BTK 抑制剂非临床和临床安全性关联分析

主要系统		第一代	第二代		
		伊布替尼	阿可替尼	泽布替尼	Tirabrutinib
血液学和淋巴系统疾病	非临床	白细胞增多和分化、淋巴组织病变、淋巴损耗、淋巴结、脾脏和胸腺的炎症、坏死和萎缩、外周血中 B 细胞绝对增多、T 细胞和自然杀伤细胞增多	淋巴细胞和单核细胞↑、红细胞↓、血红蛋白↓、红细胞比容↓、平均红细胞体积↑、网织红细胞↑、脾和胸腺重量↓、脾脏(淋巴样损耗,有滤泡、炎症)、肠系膜淋巴结充血/吞噬红细胞	中性粒细胞增加和多器官炎症、脾脏重量(相对于体重)增加、胰腺出血和纤维增生以及淋巴耗竭、下颌淋巴结的增大或变色、脾脏、肠系膜淋巴结、下颌淋巴结的淋巴细胞减少	网织红细胞↑、白细胞↑、淋巴细胞↑、EOS↑、MCH↓、HGB↓、MCHC↓、下颌淋巴结窦内红细胞↓、髓外造血↓、脾脏重量↓
	临床	血红蛋白↓、血小板减少、中性粒细胞减少、白细胞增多症	血红蛋白↓、血小板减少、中性粒细胞减少、贫血、淋巴细胞增多症	血小板减少、中性粒细胞减少、贫血	中性粒细胞减少、白细胞减少、血小板减少、淋巴细胞减少、贫血、淋巴细胞增加、免疫性血小板减少性紫癜、骨髓水肿,淋巴细胞浸润
	关联性	关联性较强,4 种药物临床前均出现血液学红细胞相关参数和白细胞相关参数异常和淋巴器官的淋巴细胞耗竭,临床都有血液学上的贫血、白细胞相关参数异常、血小板减少			
胃肠道疾病	非临床	胃和肠肿胀、胃内容物呈深红色、排泄物异常、排出/排泄部位各种变色、鳞状上皮萎缩伴非腺胃溃疡进展、肠道急性炎症和溃疡、软粪/腹泻	不适用	偶发性呕吐、软便或棕褐色粪便、消化道坏死、溃疡或出血	胃胀、呕吐
	临床	腹泻、恶心、便秘、腹痛、呕吐、口腔黏膜炎、消化不良	腹泻、恶心、腹痛、便秘、呕吐	腹泻	恶心、便秘、口腔黏膜炎、呕吐、腹泻、口腔出血、腹痛、十二指肠炎、胃炎、胃食管反流性疾病、马洛里-魏斯综合征、口腔溃疡、胃脘不适感、腹胀、舌苔
	关联性	关联性较强,临床前和临床试验均可见胃肠道反应。临床前病理伊布替尼和泽布替尼可见胃肠道炎症溃疡			
全身性疾病	非临床	皮肤呈红色、触感凉、皮肤张力减退、不活动、体温下降	活动减少、皮肤苍白、皮肤变色、皮肤冷和薄	触摸发凉、活动减少	活动减少、呼吸缓慢、体温过低、俯卧位
	临床	疲乏、外周水肿、发热、乏力、寒战	疲劳	不适用	胸痛、发热、无力症、恶寒、面部水肿、水肿(末梢性等)、疲劳、倦怠、口干
	关联性	部分症状存在关联性,但机制不一定相关。临床前的活动减少、体温下降,可能为胃肠道反应导致;临床上乏力发热、寒战更可能是感染导致的全身症状;临床前伊布替尼和泽布替尼导致的皮肤毒性,在临床试验时没有相应表现			

主 要 系 统		第一代	第二代		
		伊布替尼	阿可替尼	泽布替尼	Tirabrutinib
肌肉骨骼和结缔组织疾病	非临床	骨变化	弓背	肌张力缺乏和步态异常、骨骼肌（变性、单核细胞浸润）	不适用
	临床	骨骼肌肉疼痛、肌肉痉挛、关节痛	肌痛、关节痛	骨骼肌肉疼痛	肌肉痉缩、骨折、关节痛、关节炎、关节僵硬、肌肉无力、肌肉痛、肌腱痛、肌肉骨骼痛
	关联性	关联性较强，除 Tirabrutinib 外，其他 3 种药物均出现临床前骨骼肌肉异常；4 种药物临床应用时均出现骨骼肌肉疼痛			
呼吸系统、胸及纵隔疾病	非临床	呼吸困难、呼吸异常（啰音）、喘气、肺未完全萎陷	呼吸急促或困难	肺脏（大鼠给药 13 周：毒性靶器官）、肺（巨噬细胞浸润）	死亡大鼠中肺呈暗红色
	临床	呼吸困难、咳嗽、鼻衄、口咽疼痛	鼻衄	咳嗽	鼻衄、咳嗽、呼吸困难、气道炎症、支气管反应性亢进、嗳气
	关联性	关联性较强，临床前都有肺毒性，临床均出现呼吸道症状			
感染	非临床	白细胞增多和分化、淋巴组织病变、淋巴损耗、淋巴结、脾脏和胸腺的炎症、坏死和萎缩、外周血中 B 细胞绝对增多、T 细胞和 NK 细胞增多	LYMP↑、MONO↑、脾和胸腺重量↓、脾脏（淋巴样损耗、有滤泡、炎症）、肠系膜淋巴结充血/吞噬红细胞	中性粒细胞增加和多器官炎症、脾脏重量（相对于体重）增加、胰腺出血和纤维增生以及淋巴耗竭、下颌淋巴结的增大或变色、脾脏、肠系膜淋巴结、下颌淋巴结的淋巴细胞减少	白细胞、淋巴细胞、嗜酸性粒细胞升高、脾脏重量降低、下颌淋巴结窦内红细胞、脾髓外造血
	临床	上呼吸道感染、尿路感染、感染性肺炎、皮肤感染、鼻窦炎、支气管炎、流感、上呼吸道病毒感染、乙肝病毒再激活	感染（涉及感染或发热性中性粒细胞减少症的任何不良反应）、上呼吸道感染、下呼吸道感染、尿路感染、疱疹病毒感染、乙肝病毒再激活	上呼吸道感染、感染性肺炎、尿路感染	肺炎、黄曲霉感染、间质性肺炎、疱疹、带状疱疹、真菌感染、尿路感染、呼吸道感染、非典型分枝杆菌感染、支气管炎、结膜炎、膀胱炎、毛囊炎、流行性感冒、喉炎、咽炎、鼻炎、鼻窦炎、败血症、念珠菌症、腹部脓肿、乙肝病毒再激活
	关联性	关联性较强，因淋巴系统耗竭，免疫功能受损，容易产生细菌、病毒感染、乙肝病毒再激活			

续　表

主　要　系　统		第一代	第二代		
		伊布替尼	阿可替尼	泽布替尼	**Tirabrutinib**
代谢和营养类疾病	非临床	消瘦、GLB↓	消瘦、K↑、P↑、Na↓、Cl↓TP↓、TCHO↑、ALP↑、BUN↑、CRE↑	TP↓、GLB↓、A/G↑、K↑、 TCHO↑、TG↓	TCHO↑、TP↑、ALB↑、TG↓
	临床	食欲下降、脱水、高尿酸血症、低钾血症	不适用	不适用	高钾血症、脂肪酶增多、高甘油三酯血症、低钠血症、食欲减退、淀粉酶增多、HDL↓、低钾血症、低磷酸血症、脂质异常症
	关联性	关联性强,胃肠道反应严重可导致代谢指标异常。临床前均有相似血生化异常,临床服用伊布替尼和 Tirabrutinib 症状明显			
眼器官疾病	非临床	眼红色分泌物、眼睛呈玻璃样、角膜营养不良/变性	视网膜萎缩	黄色眼分泌物、眼结膜充血	不适用
	临床	结膜炎、视物模糊、干眼、流泪增加、视物模糊、视觉灵敏度减退	不适用	不适用	眼脂、眼出血、眼刺激、眼充血、眼痒、结膜出血
	关联性	可能有一定关联性,尤其针对伊布替尼,但机制不明			
心脏器官疾病	非临床	以浓度依赖的方式抑制 hERG 通道活性、RR 间隔增加、腺胃出血	浓度为 10 μM 时,对 hERG 通道的抑制率为 25.1%、胰岛出血、心肌坏死、心脏出血/炎症/坏死和血管矿化	多个器官低发生率的出血(胰腺、胸腺、肾、消化道等)	以浓度依赖的方式抑制 hERG 通道活性
	临床	高血压、出血、房颤	高血压、出血、房颤或房扑	高血压、出血、房颤、房扑及室性心动过速	高血压、出血、血肿、起立性低血压心电图 2 相 T 波
	关联性	关联性较强,房颤、多器官出血,可能为脱靶毒性所致			
良性、恶性及性质不明的肿瘤	非临床	不适用			
	临床	继发恶性肿瘤	第二原发恶性肿瘤、非黑色素瘤皮肤癌	第二原发恶性肿瘤	不适用
	关联性	关联性弱			
肾脏及泌尿系统疾病	非临床	肾梗塞	尿毒症/急性肾衰竭、尿素氮显著增加、肾坏死	肾上腺筋膜肥大	肾髓质增大、肾上腺皮质肥大、肾髓内条纹炎症细胞浸润
	临床	不适用	不适用	血尿	血尿、蛋白尿、CRE↑
	关联性	可能有一定关联性,肾脏是药物分布较多的器官,肾毒性在临床前较高的毒性剂量下更明显			

续　表

主　要　系　统		第一代	第二代		
		伊布替尼	阿可替尼	泽布替尼	**Tirabrutinib**
精神、神经系统障碍	非临床	共济失调、无活动、强直性惊厥	共济失调	步态异常	步态失调、共济失调等、失忆、嗜睡、昏迷、无知觉、镇静
	临床	失眠、眩晕	头痛、头晕	不适用	味觉异常、感觉消失、失眠症、健忘、反射消失、异常感觉、伸展性足底反应、过度敏感、嗜睡、末梢性神经过敏、错感、痉挛发作、昏迷、震颤、平衡障碍、下肢不能静止症候群、浮变性眩晕、头痛、谵妄
	关联性	关联性较强,尤其 Tirabrutinib,其血脑屏障通过率较高,临床前和临床的神经毒性更严重			
生殖系统	非临床	胚胎-胎仔发育毒性	胚胎-胎仔发育毒性	生育力与早期胚胎发育毒性、胚胎-胎儿毒性、围产期毒性	胚胎-胎仔发育毒性
	临床	未开展相关研究	未开展相关研究	未开展相关研究	未开展相关研究
	关联性	动物试验的研究结果表明,上述激酶抑制剂可对胎儿造成伤害。目前还没有临床数据,但临床上病人服用药物对造成胎儿不良反应的风险很大			
其他临床相关不良反应	非临床	肛门-生殖器区域或腹部躯干脱发、耳朵肿胀、咬抓用药部位、ALT↑、ALP↓、K↓、HDW↑、HT↓、MCV↓、NEUT↑、ALB↓、Ca↓、TP↓等	CRE↑、K↓、P↓、Cl↓、ALT↑	ALT↑、A/G↑、K↓、TCHO↑、TG↓	ALT↑、ALP↑、TCHO↑、AST↑、A/G↑
	临床检查	体重↓、LYMP↑、血乳酸脱氢酶↑	ALT↑、AST↑、TBIL↑、尿酸↑	不适用	AST↑、ALT↑、γ-GTP↑、ALP↑、TBIL↑
	不良反应	肿瘤溶解综合征	不适用	肿瘤溶解综合征	过敏、旋转性眩晕、体重减少、跌打损伤、CRP↑、INR↑、体重增加、前列腺炎
	关联性	肝脏是药物主要分布器官,临床前和临床可看到血生化肝功指标异常相关联			

3.5.2　靶点毒性解析

　　以伊布替尼为代表的共价结合 BTK 抑制剂活性较好,已有 7 种药物上市。不同的 BTK 抑制剂在结构、药代动力学特性(包括生物利用度和半衰期的差异)和给药频率上存在一些差异,这些差异可能会影响 BTK 的占用、疗效和耐受性。

第一代 BTK 抑制剂伊布替尼可抑制的激酶谱很广泛,脱靶率达 9.4%。第二代 BTK 抑制剂中,阿可替尼具有非常高的激酶选择性(1.5% 的人类野生型激酶显示 >65% 的抑制),其次是 Tirabrutinib(脱靶率 2.3%),再次是泽布替尼(脱靶率 4.3%)[31,34,35,37]。BTK 抑制剂激酶谱选择性不同,导致其引起的脱靶毒性的严重程度也不同。几种 BTK 抑制剂的激酶选择性见表 3-12。

表 3-12　伊布替尼、阿可替尼、泽布替尼和 Tirabrutinib 的激酶选择性[3,37]

激酶	伊布替尼 IC_{50}(nM)	阿可替尼 IC_{50}(nM)	泽布替尼 IC_{50}(nM)	Tirabrutinib IC_{50}(nM)
BTK	1.5	5.1	0.5	3.4
TEC	10	126	44	29.6
ITK	4.9	>1 000	50	>2 000
TXK	2	368	2.2	46.9
BMX	0.8	46	1.4	3.2
EGFR	5.3	>1 000	21	2 150
BLK	0.1	>1 000	2.5	127
JAK3	32	>1 000	1 377	5 515

结构改造过的第二代 BTK 抑制剂的药代动力学特征更优,泽布替尼(大鼠和犬中为 40%~50%)和 Tirabrutinib(犬为 89.2%)的生物利用度分别约为伊布替尼(大鼠中为 18%~23%,在犬中为 7%~11%)的 5 倍和 9 倍,可降低其给药剂量[31,34,35]。二代 BTK 抑制剂中阿可替尼和泽布替尼的半衰期缩短,临床需要增加给药频率来增加对 BTK 的占有率。阿可替尼和泽布替尼通过快速吸收和快速消除之间的平衡可以带来快速靶向抑制,并降低脱靶问题或药物相互作用的潜在风险。泽布替尼、Tirabrutinib 和阿可替尼具有可透过血脑屏障、在中枢神经系统实现高靶点占有率的特质,具有治疗中枢神经系统疾病的潜在临床效果。可穿透血脑屏障的 BTK 抑制剂具有抑制中枢神经系统中 B 细胞和髓样细胞的功能的潜力,如 Tirabrutinib 依靠其穿透血脑屏障的特点独辟蹊径,通过极少的病人附条件获批治疗原发性中枢神经系统淋巴瘤。几种 BTK 抑制剂的药代动力学性质比较见表 3-13。

可以看出,在二代抑制剂的结构改造中部分克服了激酶选择性和药代动力学性质较差的缺点,但由于其作用机制仍为与 BTK 靶蛋白 481 位半胱氨酸共价结合,因此在非临床和临床上有一些共性表现。

表 3-13 伊布替尼、阿可替尼、泽布替尼和 Tirabrutinib 的 DMPK 性质比较

试验类型		伊布替尼	阿可替尼	泽布替尼	Tirabrutinib	总结
吸收	F（生物利用度）	大鼠：18%~23%，犬：7%~11%	小鼠、大鼠、犬、猴和人分别为 62%、21%、53%、9.9% 和 25%	大鼠：9.3%~41%；犬：45%~50%	犬：89.2%	泽布替尼和 Tirabrutinib 生物利用度相比伊布替尼显著提高
	T_{max}	平均 T_{max} 一般低于 2 h 内	动物中的 T_{max} 为 0.25~0.5 h	大鼠：T_{max} 为 0.33~1.2 h；犬：T_{max} 为 1.4~3.9 h	犬：T_{max} 分别为 0.66±0.16 h（$i.v.$）、1 h（$p.o.$）	二代 BTK 抑制剂达峰时间加快
	半衰期	4~6 h	0.63（小鼠）~2.6 h（犬）	大鼠：$T_{1/2}$ 为 1.2~2.6 h；犬：$T_{1/2}$ 为 0.42~0.67 h	犬：$T_{1/2}$ 分别为给药后 3.56±0.05 h（$i.v.$）、3.28±0.16 h（$p.o.$）	二代 BTK 的半衰期更短，临床给药频率选择率 bid，增加 BTK 占有率
		在啮齿类动物、犬和人的样本中血浆蛋白结合率为 96%~99%	小鼠、大鼠、犬、猴和人的血浆蛋白结合率为 94.0%~99.9%	小鼠、大鼠、犬、猴和人血浆蛋白结合率为 92.2%~97.9%	大鼠、猴和人血浆蛋白结合率为 89.6%~98.2%	血浆蛋白结合率很高
分布		小肠>食管>肝脏>膀胱>肾脏	大肠>肝脏>葡萄膜>肾皮质>眶外泪腺>眶内泪腺>肾髓质>肾>肾上腺>盲肠>小肠	大鼠体内分布广泛，主要分布在胃、小肠和小肠，其次为肾脏、卵巢、心脏、脂肪、脾脏、肺、颌下淋巴结、肌肉、脾脏和皮肤、脑和睾丸分布最少	大鼠体内分布广泛，给药 0.5 h 后主要分布在胃肠道、肝、小肠、肾、肾上腺、大动脉和颌下腺组织；在中枢神经系统（大脑、小脑、脊髓）也发现了 Tirabrutinib 或其代谢物的放射性	主要分布在胃肠道、肝、肾；泽布替尼和 Tirabrutinib 可透过血脑屏障
代谢		CYP3A4 和 3A5 是主要代谢酶	90% 通过 CYP3A4 代谢	CYP3A4 是主要代谢酶	CYP3A4 和 CYP2D6 是主要代谢酶	主要代谢酶一致
排泄		在大鼠、犬和人类中，主要通过粪便排出	粪便是清除药物相关放射性的主要途径	主要通过粪便和胆汁排泄，少量通过尿液排泄	主要通过粪便和胆汁排泄，少量通过尿液排泄	排泄途径一致

1．DMPK 方面

由于相同的母核结构,目前大多数不可逆的 BTK 抑制剂都是低溶高渗化合物,蛋白结合率高(大于 90%),前三大分布器官为胃肠道、肝、肾,由肝脏利用细胞色素 P450 CYP3A 代谢。因此,在给使用强效或中度 CYP3A 抑制剂或诱导剂以及肝功能不全的患者开具处方时,可能需要调整或避免剂量。

2．安全性方面

药物的毒性由靶点蛋白的结构特性和药物本身的结构共同决定,由于酪氨酸激酶结构的高度相似,靶向性差的抑制剂极易出现脱靶毒性。

第一代 BTK 抑制剂伊布替尼的特异性不高,除了抑制 BTK,还会抑制 Tec 激酶家族成员（TEC、ITK、BMX 和 RLK）、Janus 激酶－3（JAK3）,以及表皮生长因子受体（epidermal growth factor receptor, EGFR）。这些由于药物特异性不高导致的脱靶毒性反应在临床上主要表现在以下不良反应事件上。

（1）对 Tec 激酶的抑制,易使患者产生血小板减少症状,伊布替尼存在较大的出血风险,其中约 3% 的患者会发生严重出血事件,任何级别的出血事件比例达 44%,因此,需同时使用抗凝药物和抗血小板药物。

（2）多达 16% 的患者在接受伊布替尼治疗后出现心房颤动合并高出血风险,这使得脑卒中预防成为治疗过程中必须要考虑的一个重要问题。关于 BTK 抑制剂导致房颤发生的具体机制尚未明确。但已有研究显示,正常的心肌细胞上除了表达 BTK 之外,还表达 TEC、EGFR 和 BMX 等其他靶点。临床上,第一代 BTK 抑制剂因激酶选择性差,除了抑制 BTK 靶点外,还会抑制 TEC、EGFR 及 BMX 这些与心脏毒性相关的激酶,产生脱靶效应,增加患者治疗中发生心血管不良反应(如房颤、高血压)的风险[40,41]。

（3）对 EGFR 的非特异性抑制容易产生皮疹和腹泻的副作用。EGFR 广泛分布在胃肠道和皮肤,抑制 EGFR 后引起腹泻的主要机制可能是氯离子过量分泌的结果[42]。另外,有对 EGFR 抑制剂的毒性研究认为相关腹泻也可能是由多种因素引起的,包括肠道动力改变(导致通过肠道的时间缩短和水分吸收减少)、结肠隐窝损伤(损害结肠吸水)、肠道菌群的变化(影响依赖于菌群代谢活性的吸收和其他肠道功能)、结肠中的转运改变[43]。EGFR 广泛表达于正常皮肤组织,在正常表皮细胞的发育和生理过程中起着重要的作用[44]。阻断 EGFR 信号通路会影响细胞因子的分泌,对皮肤产生过早分化、诱导炎症与细胞凋亡、皮肤萎缩、毛细血管扩张和光敏性等负面影响[45]。

（4）对 JAK3 的非特异性抑制,导致免疫抑制相关的不良事件,如感染,乙肝再激活。

BTK 抑制剂的另一类毒性为药理放大毒性。由于对本身 BTK 靶点的结合力过强,可能影响 B 细胞归巢产生 WBC 瘀滞,也可能导致淋巴细胞耗竭,免疫力下降。药理放大毒性还包括对备用靶点的药理放大,如 ITK 是 T 细胞的增殖分化的关键激酶,抑制后易发 T 细胞抑制导致的感染。另外,机体对于 BTK 抑制剂的免疫相关反应可能也是整个免疫通路的联合作用。

非临床安评试验对于 BTK 抑制剂脱靶毒性和药理放大毒性的临床预测性很高。对于分布代谢相关的毒性,肝肾毒性在非临床和临床都有表现,但临床前更严重,可能由于临床前为毒理剂量,组织药物浓度高,毒性明显,而临床为药效剂量,这类毒性临床表现不明显。某些毒性,如胰腺毒性仅在大鼠实验中有体现,在犬毒理和临床试验中都没有相应发现,可能是该动物种属特有的敏感毒性。

BTK抑制剂在毒理实验给药期间发现的毒性和在接受BTK抑制剂治疗的患者中观察到一些特殊的不良事件,包括感染、出血事件、血细胞减少、心律失常,停药后都可以恢复,一般认为BTK抑制剂不良事件可耐受,可通过增加监测、调整剂量、对症用药进行控制。

3.6　总结与展望

BTK抑制剂是2021年美国临床肿瘤学会(ASCO)的十大热门靶点之一,用于治疗B细胞恶性肿瘤和自身免疫症。据2021年1月弗若斯特沙利文报告,2030年全球BTK抑制剂市场规模预计将达251亿美元。

伊布替尼仍然是迄今为止研究最充分的BTK抑制剂,已在80多个国家获得批准。FDA已经批准其作为包括CLL/SLL、WM、R/RMCL、R/RMZL和慢性移植物抗宿主病的多个适应证用药。第二代BTK抑制剂阿可替尼已被FDA批准用于治疗CLL/SLL和R/RMCL。而泽布替尼则是首个被FDA授予快速通道、加速审批、突破性疗法和优先审评4项快速审评资格的中国自主研发新药,已经被FDA批准用于治疗R/RMCL。

二代BTK抑制剂通过结构改造,提高了激酶选择性和生物利用度,改善了药效和药代,尤其是安全性。但这些抑制剂的作用方式仍然是与Cys481共价结合,无法从根本上解决Cys481位突变所致耐药的问题。因此,目前缓解或克服BTK耐药是BTK的一大开发趋势,包括开发非共价结合的BTK抑制剂;慎重、合理地确定联合用药策略;开发更多具有不同机制的新型药物,如PROTAC技术。另外,仍需拓宽BTK抑制剂的潜在应用范围,特别是对于临床治疗效果不理想的疾病;或进行头对头随机临床试验,直接比较不同BTK抑制剂在特定人群中的疗效和安全性,特别是对老年人,但应注意可能的长期累积毒性,这两大发展方向可能使BTK抑制剂在未来发挥更大的价值[3]。

(陈晓玲,郭玲,赵晨,姜玟宇,赵乐)

参考文献

[1] Ponader S, Burger J A. Bruton's tyrosine kinase: from X-linked agammaglobulinemia toward targeted therapy for B-cell malignancies. Journal of clinical oncology: official journal of the American Society of Clinical Oncology, 2014, 32(17): 1830-1839.

[2] 卜凡丹. BTK抑制剂治疗套细胞淋巴瘤的研究进展. 临床血液学杂志,2016,29(2):4.

[3] Wen T, Wang J, Shi Y, et al. Inhibitors targeting Bruton's tyrosine kinase in cancers: drug development advances. Leukemia, 2021, 35(2): 312-332.

［4］　Barf T，Covey T，Izumi R，et al. Acalabrutinib（ACP－196）：A Covalent Bruton Tyrosine Kinase Inhibitor with a Differentiated Selectivity and In Vivo Potency Profile. The Journal of pharmacology and experimental therapeutics，2017，363(2)：240－252.

［5］　邓容,赵利枝. Btk 抑制剂的研究进展. 药学研究,2014,33(6)：4.

［6］　Bond D A，Woyach J A. Targeting BTK in CLL：Beyond Ibrutinib. Current hematologic malignancy reports，2019，14(3)：197－205.

［7］　王姝,黄文海,沈正荣. 布鲁顿酪氨酸激酶靶向药物的研究进展. 中国现代应用药学,2020,37(24)：10.

［8］　FDA. Label for Imbruvica® (Ibrutinib)［EB/OL］.（2022－08－24）［2023－04－09］.［EB/OL］. https://www. accessdata. fda. gov/drugsatfda_docs/label/2022/205552s038,210563s014lbl. pdf.

［9］　Jain P，Wang M L. Mantle cell lymphoma in 2022-A comprehensive update on molecular pathogenesis，risk stratification，clinical approach，and current and novel treatments. American journal of hematology，2022，97(5)：638－656.

［10］　Cinar M，Hamedani F，Mo Z，et al. Bruton tyrosine kinase is commonly overexpressed in mantle cell lymphoma and its attenuation by Ibrutinib induces apoptosis. Leukemia research，2013，37(10)：1271－1277.

［11］　Chang B Y，Francesco M，De Rooij M F，et al. Egress of CD19(＋)CD5(＋) cells into peripheral blood following treatment with the Bruton tyrosine kinase inhibitor ibrutinib in mantle cell lymphoma patients. Blood，2013，122(14)：2412－2424.

［12］　Bernard S，Danglade D，Gardano L，et al. Inhibitors of BCR signalling interrupt the survival signal mediated by the micro-environment in mantle cell lymphoma. International journal of cancer，2015，136(12)：2761－2774.

［13］　Wang W，Wei R，Liu S，et al. BTK induces CAM-DR through regulation of CXCR4 degradation in multiple myeloma. American journal of translational research，2019，11(7)：4139－4150.

［14］　陈潇,龚国清. 布鲁顿酪氨酸激酶(BTK)信号通路与疾病. 药学研究,2020,39(3)：7.

［15］　Lindstrom T M，Robinson W H. A multitude of kinases—which are the best targets in treating rheumatoid arthritis? Rheumatic diseases clinics of North America，2010，36(2)：367－383.

［16］　Chang B Y，Huang M M，Francesco M，et al. The Bruton tyrosine kinase inhibitor PCI-32765 ameliorates autoimmune arthritis by inhibition of multiple effector cells. Arthritis research & therapy，2011，13(4)：R115.

［17］　Honigberg L A，Smith A M，Sirisawad M，et al. The Bruton tyrosine kinase inhibitor PCI-32765 blocks B-cell activation and is efficacious in models of autoimmune disease and B-cell malignancy. Proceedings of the National Academy of Sciences of the United States of America，2010，107(29)：13075－13080.

［18］　Hutcheson J，Vanarsa K，Bashmakov A，et al. Modulating proximal cell signaling by targeting Btk ameliorates humoral autoimmunity and end-organ disease in murine lupus. Arthritis research & therapy，2012，14(6)：R243.

［19］　Shirley M. Bruton Tyrosine Kinase Inhibitors in B-Cell Malignancies：Their Use and Differential Features. Targeted oncology，2022，17(1)：69－84.

［20］　魏超,冉莹瑛,秦鹏霞,等. 应对 BTK 突变所致耐药的分子设计策略. 中国医药工业杂志,2021,52(8)：12.

［21］　Zhang D，Gong H，Meng F. Recent Advances in BTK Inhibitors for the Treatment of Inflammatory and Autoimmune Diseases. Molecules（Basel，Switzerland），2021，26(16).

［22］Herman S E M，Gordon A L，Hertlein E，et al. Bruton tyrosine kinase represents a promising therapeutic target for treatment of chronic lymphocytic leukemia and is effectively targeted by PCI-32765. Blood，2011，117(23)：6287－6296.

［23］Ponader S，Chen S S，Buggy J J，et al. The Bruton tyrosine kinase inhibitor PCI-32765 thwarts chronic lymphocytic leukemia cell survival and tissue homing in vitro and in vivo. Blood，2012，119 (5)：1182－1189.

［24］纪婷婷,陈秋妮,陶善东,等. BTK 抑制剂在 B 细胞肿瘤治疗中的研究进展. 中国实验血液学杂志,2020,(1)：6.

［25］Byrd J C，Harrington B，O'Brien S，et al. Acalabrutinib（ACP-196）in Relapsed Chronic Lymphocytic Leukemia. The New England journal of medicine，2016，374(4)：323－332.

［26］FDA. Label for Calquence® (acalabrutinib)［EB/OL］.（2022－03－24）［2023－04－09］.［EB/OL］. https：//www. accessdata. fda. gov/drugsatfda_docs/label/2022/210259s009lbl. pdf.

［27］Agency. E M. Calquence (acalabrutinib)：summary of product characteristics. 2021.

［28］Tam C S，Trotman J，Opat S，et al. Phase 1 study of the selective BTK inhibitor zanubrutinib in B-cell malignancies and safety and efficacy evaluation in CLL. Blood，2019，134(11)：851－859.

［29］FDA. Label for Brukinsa ® (zanubrutinib)［EB/OL］.（2023－01－19）［2023－04－09］.［EB/OL］. https：//www. accessdata. fda. gov/drugsatfda_docs/label/2023/213217s007lbl. pdf.

［30］娄安琦,余俊先,程子昭,等. 布鲁顿氏酪氨酸激酶（BTK）抑制剂与难治性套细胞淋巴瘤. 中国临床药理学与治疗学,2021,26(6)：7.

［31］FDA. pharmacology/toxicology supporting review for Imbruvica［EB/OL］.（2014－02－12）［2022－05－23］.［EB/OL］. https：//www. accessdata. fda. gov/drugsatfda_docs/nda/2014/205552Orig 2s000PharmR. pdf.

［32］EMA. CHMP assessment report for Imbruvica［EB/OL］.（2014－07－24）［2023－04－09］.［EB/OL］. https：//www. ema. europa. eu/mwg-internal/de5fs23hu73ds/progress? id＝aMKhe2DEqlI kCWclqDwPzzd1i26tlSfFSS-nXMd_W9A.

［33］NMPA. 伊布替尼胶囊(JXHS 1600066)申请上市技术审评报告［EB/OL］.（2018－09－21）［2022－05－23］.［EB/OL］. https：//www. cde. org. cn/main/xxgk/postmarketpage? acceptidCODE＝2d082dad10a9216ecbb83aabc86a4481

［34］FDA. Multi-Discipline Review for acalabrutinib［EB/OL］.（2017－10－31）［2022－05－24］.［EB/OL］. https：//www. accessdata. fda. gov/drugsatfda_docs/nda/2017/210259Orig1s000Multidisci plineR. pdf

［35］FDA. Multi-Discipline Review for zanubrutinib［EB/OL］.（2019－11－14）［2023－04－09］.［EB/OL］. https：//www. accessdata. fda. gov/drugsatfda_docs/nda/2019/213217Orig1s000Multidisci plineR. pdf

［36］NMPA. 泽布替尼胶囊(CXHS1800024)申请上市技术审评报告［EB/OL］.（2020－11－26）［2022－05－23］.［EB/OL］. https：//www. cde. org. cn/main/xxgk/postmarketpage? acceptidCODE＝1f6b36dc07829f3cdde63d9bd2204525

［37］PMDA. Report on the Deliberation Results-Velexbru Tablets 80 mg［EB/OL］.（2020－03－03）［2022－05－23］.［EB/OL］. https：//www. pmda. go. jp/files/000237315. pdf

［38］PMDA. Velexbru tablets 说明书［EB/OL］.（2022－10）［2023－04－09］［EB/OL］. https：//www. pmda. go. jp/PmdaSearch/iyakuDetail/ResultDataSetPDF/180188_4291066F1029_1_04

［39］伊布替尼胶囊. 伊布替尼胶囊说明书.（2022－10－27）［2023－04－09］［EB/OL］. https：//www. xian-janssen. com. cn/sites/default/files/PDF/ni_yin_zhi_shuo_ming_shu_. pdf

第 *4* 章

EGFR 抑制剂的药理学机制和安全性

表皮生长因子受体(epidermal growth factor receptor，EGFR)是发现最早、研究最深入的肿瘤靶点之一，参与多种癌症的发生、发展和凋亡等过程调节，特别是非小细胞肺癌、结直肠癌、乳腺癌等。目前，针对 EGFR 靶点的药物主要包括小分子化合物酪氨酸激酶抑制剂(tyrosine kinase inhibitor，TKI)和单克隆抗体(monoclonal antibody，mAb)两大类。本章简要回顾了 EGFR 靶点的作用机制和药物发展现状，对已上市 EGFR 靶点药物的非临床药代动力学和安全性数据及临床安全性数据进行梳理，旨在通过对比其非临床和临床安全性结果，了解该靶点在非临床和临床安全性方面的共性和差异，为后期同靶点药物开发过程中可能出现的毒性反应提供参考。

4.1 EGFR 靶点作用机制

EGFR 是人表皮生长因子受体(human epidermal growth factor receptor，HER)家族中的一员，该家族由 4 个结构和功能相关的跨膜受体酪氨酸激酶(receptor tyrosine kinases，RTKs)组成。该家族的其他成员有 HER2(ErbB-2)、HER3(ErbB-3)和 HER4(ErbB-4)[1]。EGFR 也称为 HER1 或 ErbB-1，是一种广泛分布于人体各组织细胞膜上的跨膜糖蛋白，它的结构包括一个具有激酶活性的 C 端胞内区、一个 N 端胞外配体结合位点和一个疏水跨膜结构域[1, 2]。EGFR 是参与细胞生长因子信号传导的主要分子。EGFR 和 HER2 在膀胱癌、乳腺癌、结肠癌和肺癌细胞等人类癌细胞中呈现过度表达，使其成为抗肿瘤药物的重要靶点。

4.1.1 EGFR 的结构和功能

EGFR 与 HER2、HER3 和 HER4 这 3 个家族成员共同形成一个系统，单个受体通过与特异性配体结合产生的信号会传递给同一家族的其他受体。因此，如果不考虑 HER 家族受体和生长因子内存在的结构和复杂相互作用，就无法讨论 EGFR 在癌症中的作用。

EGFR 是第一个被广泛研究的 HER 家族成员,它是一种单链跨膜多肽蛋白,具有 3 个不同的结构域[2]:① 胞外域,负责结合用来激活受体的配体;② 疏水跨膜结构域,参与受体之间的二聚化相互作用;③ 使底物蛋白上酪氨酸残基磷酸化的细胞内酪氨酸激酶结构域。胞浆结构域还包括一个含有酪氨酸自身磷酸化位点的羧基端尾部,该位点将这些受体与含有 src 同源结构域(src homology domain 2,SH2)和磷酸酪氨酸结合结构域的蛋白连接[2,3]。其结构详见图 4-1。

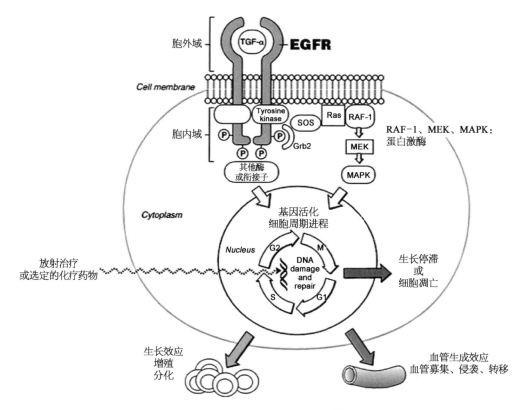

图 4-1 EGFR 的结构和功能[4]

TGF-α:转化生长因子 α;Cell membrane:细胞膜;Cytoplasm:细胞质;Nucleus:细胞核;G1:DNA 合成前期;S:DNA 合成期;G2:DNA 合成后期;M:细胞分裂期;DNA damage and repair:DNA 损伤和修复;P:磷酸基团;Grb2:生长因子受体结合蛋白 2;Tyrosine kinase:酪氨酸激酶;SOS:编码鸟苷释放蛋白的基因 sos 的产物;Ras:大鼠肉瘤蛋白;RAF-1、MEK、MAPK:蛋白激酶

4.1.2 EGFR 的信号传导

EGFR 可以在细胞表面与表皮生长因子配体(epidermal growth factor,EGF)或转化生长因子-α(transforming growth factor-α,TGF-α)结合,诱导 EGFR 发生同源二聚化或与 HER 家族其他成员的异源二聚化,引发自身磷酸化,转导下游信号通路,导致细胞增殖增强和凋亡障碍[2]。EGFR 在肿瘤细胞中常处于过度激活状态,其激活会进一步刺激下游信号级联,包括 RAS-RAF-MEK-ERK 通路和抗凋亡 PI3K-AKT 通路等,

从而激活与肿瘤增殖、分化相关的基因,导致细胞增殖、血管生成、迁移、存活和黏附,诱发肿瘤的形成和发展[5]。其作用机制详见图 4-2。

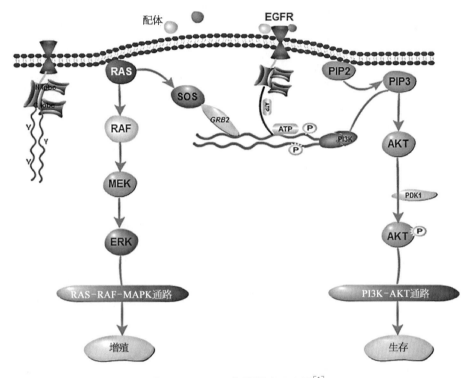

图 4-2 EGFR 作用通路示意图[1]

N-lobe:氨基端小叶;C-lobe:羟基小叶;RAS:大鼠肉瘤蛋白;RAF:Raf 蛋白激酶;MEK:丝裂原活化蛋白激酶;ERK:细胞外调节蛋白激酶;SOS:编码鸟苷释放蛋白的基因 sos 的产物;GRB2:生长因子受体结合蛋白 2;ATP:腺嘌呤核苷三磷酸;P:磷酸基团;PI3K:胞内磷脂酰肌醇激酶;PIP2:磷脂酰肌醇 2 磷酸;AKT:蛋白激酶 B;PDK1:丙酮酸脱氢酶激酶 1

4.2 EGFR 抑制剂药物

4.2.1 研究进展

目前,针对 EGFR 靶点的药物主要包括小分子化合物酪氨酸激酶抑制剂(TKI)和抗 EGFR 的单克隆抗体药物(mAb)[6]。小分子 EGFR TKI 通过与三磷酸腺苷(adenosine triphosphate,ATP)竞争结合 EGFR 细胞内的酪氨酸激酶催化结构域,从而抑制 EGFR 自身磷酸化和下游信号传导。而单克隆抗体则通过与配体竞争结合 EGFR 细胞外的结构域,从而阻断配体诱导的 EGFR 酪氨酸激酶活化、抗体和受体复合物的内化以及降解使癌细胞表面 EGFR 下调[6]。此外,单克隆抗体还可以依靠其免疫调节机制在体内对癌细胞进行杀伤。

1. 靶向 EGFR 的小分子化合物

为解决患者接受小分子药物治疗后的耐药性,EGFR TKI 已经由一代发展至四代,不同 EGFR TKI 在药理作用机制上略有不同。

吉非替尼(Gefitinib)和厄洛替尼(Erlotinib)是 FDA 批准的第一代以喹唑啉为基础的可逆 EGFR 抑制剂,用于治疗 EGFR 外显子 19 缺失和外显子 21 L858R 突变的非小细胞肺癌(non-small cell lung cancer, NSCLC)[7]。另一种一代 EGFR 抑制剂埃克替尼于 2011 年在中国获批上市,用于 EGFR 基因具有敏感突变的局部晚期或转移性 NSCLC 患者的一线治疗,以及既往接受过含铂化疗的局部晚期或转移性 NSCLC 患者。基本上所有具有 EGFR 激活突变的 NSCLC 患者会对这些药物产生耐药性,最常见的耐药机制为外显子 20 T790M 突变[8]。

二代药物阿法替尼(Afatinib)也是一种喹唑啉衍生物,类似吉非替尼和厄洛替尼,它通过与 EGFR 激酶中 C797 形成共价键不可逆地抑制激活的 L858R 突变。阿法替尼中的 αβ-不饱和羰基会发生迈克尔(Michael)反应,即在双键上与亲核试剂 CSH797 中的巯基形成共价 Michael 加合物。非共价接触将药物置于 ATP 结合口袋中的合适方向,从而促进共价修饰。另一种获批上市的二代药物达可替尼(Dacomitinib)具有相似的抑制机制,靶向肺癌中的突变 EGFR[7]。

三代药物为具有高度选择性抑制 T790M 突变的不可逆抑制剂,已上市药物包括奥希替尼(Osmertinib)、Olmutinib、阿美替尼(Almonertinib)、伏美替尼(Furmonertinib)和 Lazertinib,其作用机制是 Cys797 的活性硫醇通过其亲电的丙烯酰胺迈克尔受体与具有氨基嘧啶支架的药物进行共价不可逆性结合[9]。

四代已上市药物如布格替尼(Brigatinib),在研药物如 EAI001 和 EAI045,为变构抑制剂,主要靶点包括 C797S、L858R 和 T790M[10]。此外,FDA 于 2021 年 9 月批准了另一种 EGFR 抑制剂莫博赛替尼(Mobocertinib),适用于含铂化疗期间或之后进展且携带 EGFR 突变的局部晚期或转移性 NSCLC 患者[11],该药于 2023 年 1 月在中国附条件批准上市[12]。与其他 EGFR TKI 不同的是,莫博赛替尼是一种靶向 EGFR 外显子 20 插入突变的不可逆 TKI。

2. 靶向 EGFR 的大分子药物

EGFR 单抗可以结合 EGFR 受体的胞外结构域,从而阻断信号通路,常与化疗药联用。自 2004 年西妥昔单抗(Cetuximab,又称 C225)获 FDA 批准,已有多款靶向 EGFR 的抗体药物上市。

西妥昔单抗是一种重组人鼠嵌合的免疫球蛋白 G1(immunoglobulin G1,IgG1)单克隆抗体,在可以阻断天然配体 EGF 和 TGF-α 与 EGFR 结合的同时,还可以通过增强 EGFR 内吞作用而减少细胞表面 EGFR 的可用性。此外,西妥昔单抗的活性可以增强顺铂等几种化疗药物的体外抗肿瘤作用[13]。

Panitumumab 是一种重组的完全人源化 IgG2 单克隆抗体,与 EGFR 的结合具有高亲和力,比西妥昔单抗高 8 倍。值得注意的是,Panitumumab 和西妥昔单抗结合在 EGFR 结构域的不同位点,这可能支持了西妥昔单抗治疗失败后 Panitumumab 治疗有效的报道。另外，Panitumumab 与西妥昔单抗的不同之处是，Panitumumab 耐受性良好，有较少的免疫原性[14]。

尼妥珠单抗是一种完全人源化的 IgG1 单克隆抗体。尽管与 EGFR 的其他单克隆抗体相比，它在某些适应证上表现出类似的临床前和临床毒性，但尼妥珠单抗有一个明显的优势：它不会表现出严重的皮肤毒性或诱导严重的低镁血症或胃肠道不良事件[15]。这可能是由于尼妥珠单抗和其他单抗在与 EGFR 的结合亲和力方面存在差异：西妥昔单抗以单价方式结合到 EGFR 低表达水平的细胞上，而尼妥珠单抗则需要二价结合才能稳定附着在细胞表面，其结果是选择性地结合到 EGFR 高表达的肿瘤细胞上，对 EGFR 低水平表达的正常细胞结合较少，从而避免不必要的毒性[15]。

Necitumumab 是一种重组的完全人源化 IgG1 单克隆抗体，与人鼠嵌合的西妥昔单抗相比，其诱导的超敏反应更少。2015 年 11 月，FDA 批准 Necitumumab 联合吉西他滨和顺铂用于转移性鳞状 NSCLC 患者的一线治疗[16]。

Amivantamab 是一种完全人源化靶向 EGFR 和间质表皮转化因子（mesenchymal epithelial transition factor，MET）的双特异性抗体，能够与 EGFR 和 MET 的细胞外结构域相结合，具有多重抗癌机制。2021 年 5 月 21 日，Amivantamab 在美国获批，用于治疗伴有 EGFR 外显子 20 插入突变的局部晚期或转移性 NSCLC 成人患者[17]。

4.2.2　上市药物

EGFR - TKI 小分子化学药物和抗体药物获批的相关信息详见表 4 - 1。

表 4 - 1　已获批上市的 EGFR 药物汇总

化　学　药　物								
药物名称	靶点	适应证	结　构　式	分子量	剂型	给药剂量	企业名称	首次获批情况
第一代 吉非替尼	EGFR	非小细胞肺癌		446.90	片剂	250 mg，每天一次	阿斯利康	FDA，2003 年 5 月
厄洛替尼	EGFR	非小细胞肺癌 胰腺癌		393.44	片剂	150 mg，每天一次	罗氏	FDA，2004 年 11 月

化　学　药　物								
药物名称		靶点	适应证	结　构　式	分子量	剂型	给药剂量	企业名称	首次获批情况
第一代	埃克替尼	EGFR	非小细胞肺癌		391.43	片剂	125 mg，每天三次	江苏贝达	NMPA，2011年6月
第二代	阿法替尼	EGFR HER2	非小细胞肺癌		485.93	片剂	40 mg，每天一次	勃林格殷格翰	FDA，2013年7月
	达可替尼	EGFR	非小细胞肺癌		469.93	片剂	45 mg，每天一次	辉瑞	FDA，2018年9月
第三代	奥希替尼	EGFR	非小细胞肺癌		499.62	片剂	80 mg，每天一次	阿斯利康	FDA，2015年11月
	Olmutinib	EGFR	非小细胞肺癌		486.59	片剂	800 mg，每天一次	勃林格殷格翰、韩美制药	MFDS，2016年5月

化学药物								
药物名称	靶点	适应证	结　构　式	分子量	剂型	给药剂量	企业名称	首次获批情况
第三代								
阿美替尼	EGFR	非小细胞肺癌		621.75	片剂	110 mg，每天一次	江苏豪森	NMPA，2020年5月
伏美替尼	EGFR	非小细胞肺癌		664.70	片剂	80 mg，每天一次	上海艾力斯	NMPA，2021年6月
Lazertinib	EGFR	非小细胞肺癌		554.66	片剂	240 mg，每天一次	韩国柳韩洋行	MFDS，2021年1月
第四代	布格替尼	EGFR ALK	非小细胞肺癌		584.10	片剂	初始剂量（前七天）：90 mg，每天一次　维持剂量：180 mg，每天一次	武田制药	FDA，2017年4月

续　表

化 学 药 物								
药物名称		靶点	适应证	结　构　式	分子量	剂型	给药剂量	企业名称	首次获批情况
第四代	莫博赛替尼	EGFR	非小细胞肺癌		585.70	胶囊	160 mg，每天一次	武田制药	FDA，2021年9月

抗 体 药 物								
药物名称	靶点	适应证	类　型	分子量(kDa)	剂型	给药剂量	企业名称	首次获批情况
西妥昔单抗	EGFR	结直肠癌	重组人鼠嵌合的 IgG1 单克隆抗体	152	注射液	初始剂量：400 mg/m^2；维持剂量：250 mg/m^2，每周一次	默克	FDA，2004年2月；
Panitu-mumab	EGFR	结直肠癌	重组完全人源化的 IgG2 单克隆抗体	147	注射液	6 mg/kg，每两周一次	安进	FDA，2006年9月
尼妥珠单抗	EGFR	鼻咽癌	完全人源化的 IgG1 单克隆抗体	170	注射液	100 mg，每周一次	百泰生物	NMPA，2008年1月
Necitu-mumab	EGFR	非小细胞肺癌	重组完全人源化的 IgG1 单克隆抗体	144.8	注射液	800 mg，每个周期的第 1 天和第 8 天，3 周为一个周期	礼来	FDA，2015年11月
Amivan-tamab	EGFR MET	非小细胞肺癌	完全人源化靶向 EGFR 和 MET 的双特异性抗体	148	注射液	1 050 或 1 400 mg，每周 1 次持续 4 周，随后每 2 周一次	强生	FDA，2021年5月

4.3　非临床药代动力学和安全性

　　本节从已上市的抗 EGFR 靶点药物的 12 个小分子 TKI 和 5 个单克隆抗体中选择了 4 种代表性药物：第一代小分子 TKI 吉非替尼、第二代小分子 TKI 阿法替尼、第三代小分子 TKI 奥希替尼和一个双克隆抗体 Amivantamab，对 EGFR 抑制剂的非临床药代动力学研究和安全性数据进行总结。

4.3.1　吉非替尼

吉非替尼,商品名为 Irresa,是第一个用于肺癌治疗的蛋白激酶抑制剂,也是第一个 EGFR 抑制剂。它是一种合成的苯胺基喹唑啉,可以阻断 EGFR 信号通路,最终产生抑制肿瘤细胞增殖、转移并促进肿瘤细胞发生凋亡等一系列生物学效应。关于它的药代动力学、一般毒理学和其他毒理学研究结果总结如表 4 - 2 和表 4 - 3 所示[18]。

表 4 - 2　吉非替尼药代动力学研究结果总结

试验类型	试 验 名 称	试 验 结 果
吸收	犬单次经口给药后,食物对药代动力学影响	在吉非替尼给药前 1 h 饲喂对犬中药物的药代动力学几乎没有影响
	小鼠灌胃给药 13 周剂量范围探索研究	125 mg/kg/d 剂量下,雄性和雌性动物的 AUC 分别为 36.6 和 49.9 $\mu g \cdot h/mL$
	大鼠 6 个月经口给药毒性研究	1. 吉非替尼的清除能力随时间显著降低,半衰期随剂量变化而变化 2. 15 mg/kg/d 剂量下,雄性和雌性动物的 AUC 分别为 9.1 和 13.5 $\mu g \cdot h/mL$,AUC 似乎随重复给药而增加
	犬 1 个月经口给药毒性研究	重复给药有一定程度的蓄积
分布	[14C]吉非替尼与纯化血浆蛋白的结合	1. 测定吉非替尼与 3 种浓度的 α-1-AGP 结合的百分比。结果显示,在较低浓度(0.4 和 0.8 mg/mL)时,吉非替尼的结合百分比随着其浓度的增加而下降,表明吉非替尼与纯化蛋白的结合是饱和的;在较高浓度(3.2 mg/mL)下,随着吉非替尼浓度的增加,与纯化蛋白的结合没有变化,这是因为浓度没有达到饱和 2. 在 α-1-AGP 浓度升高的癌症患者中,报告其浓度高达 3 mg/mL,游离吉非替尼的血浆浓度可能低于治疗最佳浓度
	雄性和雌性大鼠单次静脉给药后的分布试验	1. AUC_{0-24}($\mu g \cdot h/mL$):雄性为 5.68,雌性为 13.4 2. $T_{1/2}$:雌性为 6.16 h 3. 大多数放射性与血液的血浆部分相关;几乎不与血液的细胞部分相关 4. 前 12 h 内雄性大鼠粪便中的放射性排泄量高于雌性大鼠 5. 注射后不久,雄性比雌性代谢更多的吉非替尼为极性代谢物;在雌性体内,更多的原型药仍未代谢
	大鼠口服或静脉注射[14C]吉非替尼后血液中的放射性分布	1. 雄性大鼠从血浆中清除母体药物的速度比雌性大鼠快 2. 雌性大鼠的 AUC 比雄性大鼠约高 2 倍 3. 雌性大鼠生物利用度(AUC 计算)为 49.8%,无法计算雄性的数据 4. 血液中的放射性浓度一致高于血浆(比值约为 1:0.8),表明可能与 RBC 结合或在 RBC 内结合 5. 给药后任何时间,血浆中的总放射性浓度均高于血浆中吉非替尼的浓度,表明存在循环代谢物
	[14C]吉非替尼在雄性胆管插管大鼠中的分布	大鼠仅吸收了约口服剂量的一半,但吸收的药物在肝脏中广泛代谢为极性更强的化合物
	[14C]-吉非替尼在大鼠胎盘内的转运	可穿过大鼠胎盘,胚胎与血浆放射性的平均比值为 0.39
	[14C]-吉非替尼在家兔胎盘内的转运	可穿过家兔胎盘,胚胎与血浆放射性的平均比值为 0.21

续　表

试验类型	试验名称		试验结果
代谢	体外	人肝微粒体代谢及酶表型研究	1. 几乎完全由 CYP 3A4 代谢 2. 对 CYP 1A2、2C9 和 3A4 酶活性的抑制作用有限（<10%）
	体内	雄性犬经口和静脉给药后的代谢研究	在犬体内广泛代谢，大部分经粪便排泄。粪便中羟基、去甲基和 N-去乙基衍生物的存在表明 CYP450 是药物主要代谢酶
		单次经口给药后健康男性（人类）体内以及大鼠体内代谢产物的表征	1. 尽管人似乎比大鼠更广泛地代谢吉非替尼，但大鼠和人血浆之间具有显著相似性 2. 人粪便中代谢物的峰数量显著高于血浆，表明存在显著的首过效应
		雄性大鼠经口给药 40 mg/kg 后的血浆代谢物研究	1. 在 24 h 内，极性越强的组分放射性含量越高 2. 在 24 h 内，原型药在除极性最强的成分外占主导地位
		雄性犬经口和静脉给药 5 mg/kg 后的药代动力学研究	1. C_{max}(ng/mL)：510±206（经口），2 280±359（静脉） 2. T_{max}(h)：1～3（经口），0.083（静脉） 3. AUC_{0-24}(ng·h/mL)：3 138±1 027（经口），5 031±984（静脉）
排泄	大鼠单次经口和静脉给药后的排泄试验		1. 主要通过粪便排泄，少量通过尿液排泄 2. 大部分药物以原型药消除
	哺乳期大鼠经口给药 5 mg/kg 后药物相关物质的排泄情况		1. 血液和乳汁中药物的达峰时间均出现在 4 h 左右 2. 乳汁与血液中药物浓度的最大比值出现在给药后 8 h 左右，数值约为 20 3. 幼崽在 24 h 内暴露于最大母体剂量的 18% 4. 乳汁中的主要成分（大于 90%）为母体化合物，两个次要成分为代谢物 M527301（吗啉基被羟基取代）和去甲基吉非替尼

注：AUC：血药浓度-时间曲线下面积；$T_{1/2}$：消除半衰期；C_{max}：达峰浓度；T_{max}：达峰时间；α-1-AGP：α-1-酸性糖蛋白；CYP450：细胞色素酶

除了一般毒理外，还开展了其他毒性研究，包括安全药理、遗传毒性、生殖毒性试验，其结果总结如下。

安全药理试验：药物-受体结合试验表明吉非替尼可显著抑制多个药理学上重要的受体位点。hERG 试验结果（IC_{50}=1 μM）表明吉非替尼对钾通道电流有抑制作用。浦肯野纤维心脏动作电位试验表明吉非替尼对希氏束-浦肯野细胞具有毒性，该毒性在 30 min 内不可逆。在比格犬心血管系统试验中，吉非替尼可引起血压降低、心率增加、心动过速、QTc 延长（超过 10%）。

遗传毒性试验：Ames 试验、人淋巴细胞体外染色体畸变试验、体外小鼠淋巴瘤细胞 TK 基因突变试验、大鼠骨髓微核试验结果均为阴性，表明吉非替尼没有遗传毒性。

生殖毒性试验：雌性大鼠生育力研究中，吉非替尼可导致大鼠发情周期不规律。在大鼠生育力与早期胚胎发育试验中，给药雌性和雄性大鼠的生育力指数略低（5%～10%），雌性大鼠黄体、子宫着床和每窝活胎数显著减少。在大鼠胚胎-胎仔发育毒性试验中，未见母体毒性和胚胎-胎仔毒性。在兔胚胎-胎仔发育毒性试验中，给药导致严重的母体毒性（十二指肠绒毛萎缩、动物死亡），但未见胚胎毒性或致畸作用。

表 4 - 3　吉非替尼一般毒理学研究结果总结

试 验 设 计	主 要 毒 性 结 果
小鼠单次给药毒性试验 口服给药,剂量: 2 000 mg/kg	结论:MTD:>2 000 mg/kg;NOAEL:≤2 000 mg/kg
大鼠单次给药毒性试验 口服给药,剂量: 2 000 mg/kg	**死亡率**:4/10 例(3 雌 1 雄)死亡 **临床观察**:弓背、皮肤张力丧失、竖毛、行为抑制、颤抖以及尿液污浊,这些症状在第 15 天消失 **体重**:给药后第 8 天体重减轻,然后恢复 **解剖大体观察**:肾上腺和胃肠道变色 **组织病理**:肾上腺(髓质空泡化)、心肌炎、胃肠道(坏死、溃疡)、气管(黏膜萎缩和/或坏死)、肺(多灶性出血)、肝(门静脉周围肝细胞空泡化、多灶性肝细胞坏死)、脾萎缩、皮肤微脓肿 **结论**:致死剂量:2 000 mg/kg
小鼠 13 周重复给药毒性试验 口服给药,每天一次,剂量:0、50、125、175 mg/kg (GLP)	**临床观察**:眼睛部分闭合,伴有眼睑肿胀或结痂 **解剖大体观察**:肝脏苍白、淋巴结肿大 **脏器重量**:中高剂量组雄性脾脏、肝脏重量均增加 **组织病理**:肺(肺泡间隙巨噬细胞浸润)、肝脏巨噬细胞浸润、小叶中心区浸润,皮肤慢性活动性毛囊炎,部分动物出现轻度皮肤炎症细胞浸润;部分动物出现角膜炎、角膜增生和视网膜萎缩 **结论**:HNSTD:175 mg/kg
大鼠 6 个月重复给药及 12 周恢复期毒性试验 口服给药,每天一次,剂量: 0、1、5、25(第 9 周降低至 15)mg/kg (GLP)	**死亡率**:高剂量组第 8 周安乐死 1 只大鼠,第 11 周安乐死 1 只大鼠 **临床观察**:高剂量组皮肤和尾部损伤,活动减少 **体重**:高剂量组体重增量减少(26 周末雄性约减少 10%) **血液学**:高剂量组 WBC↑、RBC↓,恢复期末 RBC 参数恢复至正常水平 **血清生化和尿液分析**:高剂量组血清 ALP↑、ALT↑、AST↑、TBIL↑,提示肝损伤;ALB↓;雌性动物的尿量增加,电解质、尿比重和 CRE 降低;恢复期末,仅尿量恢复至正常水平 **脏器重量**:肾脏、肝脏、心脏和脾脏重量增加,卵巢重量降低 **组织病理**:高剂量组雌性动物出现可逆性角膜上皮萎缩和肾损伤(肾乳头坏死和乳头微石症伴出血);肝脏出现剂量相关的肝细胞坏死和嗜酸性肝巨噬细胞浸润;雌性动物卵巢黄体数量减少;雌雄动物的皮肤均出现毛囊炎、微脓肿和结痂 **结论**:致死剂量:高剂量(25 mg/kg 降低至 15 mg/kg);HNSTD:5 mg/kg
比格犬 1 个月重复给药及 4 周恢复期毒性试验 口服给药,每天一次,剂量:0、2、10、40 mg/kg (GLP)	**死亡率**:给药第 18 天,高剂量组 1 雄性犬出现颤抖、虚弱、双侧眼部分泌物和皮肤变化,动物被安乐死,可能是给药相关的死亡 **临床观察**:高剂量组出现稀便、口或眼发红、眼部分泌物、部分闭眼、眼睑浮肿、呕吐、虚弱、颤抖 **体重**:高剂量组在给药期间体重减轻,恢复期末大多恢复 **摄食量**:高剂量组摄食量降低 **心电图和血压**:部分动物 QT 间期延长、心率降低、收缩压和舒张压升高,1 雄性犬出现短暂Ⅱ度房室传导阻滞 **血液学**:RBC↓、WBC↑、NEUT↑ **血清生化**:ALB↓、ALP↓、ALT↓、A/G↓ **组织病理**:眼(2 雄 2 雌角膜上皮萎缩或溃疡、眼睑微脓肿),肾(1 雄肾乳头坏死),脾(1 雄出现空泡化),淋巴结(3 雄 1 雌出现空泡化) **结论**:致死剂量:40 mg/kg;HNSTD:10 mg/kg
比格犬 6 个月重复给药及 12 周恢复期毒性试验 口服给药,每天一次,剂量:0、1、5、25(第 11 天降低至 15)mg/kg (GLP)	**死亡率**:给药第 10 天,1 雌性犬体重减轻 1.4 kg,消瘦、稀便,安乐死;第 120 天,1 雄性犬虚弱、弓背、颤抖,牙龈发红,粪便呈红色异常,安乐死 **临床观察**:出现牙龈发红、颤抖、弓背、稀便、眼部分泌物 **心电图**:部分雌性动物出现Ⅰ度房室传导阻滞,Ⅱ度房室传导阻滞 **血液学**:高剂量组雌雄 WBC↑、NEUT↑、雄性 LYMP↑ **血清生化**:Ga↓、CRE↓、ALB↓ **组织病理**:眼(角膜上皮萎缩、炎症细胞浸润),肝(色素沉积),卵巢(部分黄体卵泡囊肿) **结论**:NOAEL:1 mg/kg

4.3.2 阿法替尼

阿法替尼是第二代 EGFR 口服靶向药,商品名 Gilotrif,为全球首个不可逆转地结合 ErbB 家族的抗癌靶向药,能够有效并针对性地阻断引发癌细胞生长的信号,从而阻止癌细胞生长,并诱导癌细胞凋亡。关于它的药代动力学、一般毒理学和其他毒理学研究结果总结如表 4 - 4 和表 4 - 5 所示[19]。

表 4 - 4　阿法替尼药代动力学研究结果总结

试验类型	试验名称	试 验 结 果
吸收	[14C]阿法替尼在大鼠中的吸收、分布和排泄	1. 单次口服或静脉给药后,药物在 216 h(9 天)的全血中达到血浆可测量浓度;然而血浆清除发生在 24 h 内 2. 药物的红细胞-血浆分配比随着时间的推移而增加,表明药物选择性分配到红细胞 3. 静脉注射和口服给药稳态分布容积分别为 3.3 和 6.2,表明药物广泛的组织渗透
	[14C]阿法替尼在小型猪中的吸收、分布和代谢	1. 2.46 mg/kg 阿法替尼产生的暴露量约为 23~29 MBq/动物(约为 2 MBq/kg) 2. 药物分布广泛,主要是肝脏和脾脏 3. 放射自显影显示药物能与眼睛黑色素结合 4. 药物排泄缓慢,大部分药物在 96 h 内排泄 5. 口服给药后 168 h 内,大部分(93%)在粪便中被回收,尿液回收量仅约 2% 6. 粪便和胆汁中主要是原型药
	小型猪经口或静脉给药后的药代动力学	表现出较低的口服生物利用度和相对较高的清除率、较高的分布容积,但相对较长的终末消除半衰期
	雌兔经口或十二指肠内给予[14C]阿法替尼后的放射性和母体化合物的药代动力学	1. 大部分药物经粪便消除,相对较少的药物经尿液消除 2. 大部分通过胆汁途径经粪便排泄 3. 与大鼠和小型猪类似,在兔中观察到药物对红细胞的强分配 4. 口服给药后母体药物从血浆中迅速清除,但血浆和血液中的放射性持续存在,推测为共价蛋白结合状态
	小鼠经口给予[14C]阿法替尼后的吸收、分布和排泄	大部分药物经粪便排泄,小部分(~1%)经尿液排泄
分布	体外血浆蛋白结合和体外血细胞分布的种属比较	人、大鼠、小型猪和裸小鼠血浆蛋白结合程度未观察到显著差异
	雄性大鼠多次经口给予[14C]阿法替尼后的组织分布和排泄	1. 大部分药物在粪便中回收,从尿液的回收量极少 2. 组织水平通常较低,存在药物蓄积(末次给药 vs. 首次给药) 3. 在脾脏(清除药物结合的红细胞)和排泄器官(肝脏和肾脏)中检测到最高水平 4. 肾上腺、垂体和胸腺显示出药物高水平结合,在脑、血浆和脂肪中检测到药物最低水平 5. 血液和血浆中出现药物蓄积
	雄性白化大鼠和有色大鼠静脉给予[14C]阿法替尼以及雄性白化大鼠经口给药后的全身放射自显影	1. 白化大鼠中,给药后迅速分布至除中枢神经系统以外的所有组织中。在早期时间点,在肾脏、肾上腺和棕色脂肪中观察到药物最高浓度;在随后的时间点,在雄性动物的脾脏、脑垂体和附属器官中观察到最高浓度 2. 有色大鼠中,在视网膜中观察到药物最高浓度,表明可与黑色素结合,其他组织中的药物蓄积与白化大鼠相似

续　表

试验类型	试 验 名 称	试 验 结 果
代谢	雌兔中阿法替尼的代谢	1. 在粪便中检测到大多数(～95%)排泄的放射性药物。给药后前 4 h 采集的胆汁样本含有约 23% 的放射性剂量,表明排泄物质的很大一部分经胆汁消除 2. 约 0.8% 的放射性剂量经尿液消除 3. 在兔中观察到的主要循环代谢产物为母体(M0),其他代谢产物通过非酶(Michael 加成)方式结合内源性蛋白、结合谷胱甘肽或通过脱烷基化方式(伴或不伴与其他亲核化合物结合)形成
	小鼠中阿法替尼的代谢	1. 大部分放射性药物经粪便排泄,仅 1.2% 的总药物相关放射经尿液排泄 2. 经十二指肠给药后 6 h 的胆汁排泄率为 9%,表明部分粪便相关放射性药物可能来自胆汁途径 3. 主要以原型药形式排泄,代谢时次要消除途径丰度最高的代谢物是谷胱甘肽加合物 4. 药物代谢或消除无性别差异
	大鼠中阿法替尼代谢以及与血液成分的共价结合	1. 与蛋白质和血红蛋白孵育表明,通过 Michael 加成反应,分子与半胱氨酸结合的巯基团形成共价连接 2. 与血红蛋白相关的高水平药物相关放射性结果,可以部分解释观察到的红细胞分配现象 3. 观察到与其他血浆蛋白的共价结合取决于温度和孵育时间 4. 主要通过胆汁和粪便以原型药消除,相对较少的药物经尿液消除 5. 大多数阿法替尼代谢产物通过与内源性蛋白的非特异性(即非酶)结合产生
	大鼠给药后对 CYP 酶水平和相关参数的影响	CYP 蛋白水平或 CYP 活性未增加,给药动物的肝脏重量也未增加
排泄	哺乳期大鼠经灌胃给药后向乳汁中的转移	容易转移至乳汁中,在给药后约 6 h,乳汁中药物暴露峰值约为血浆中的 80～150 倍,24 h 后浓度迅速下降,并达到与血浆中药物相似的浓度水平

　　阿法替尼毒理学试验选用哥廷根小型猪作为主要的非啮齿类动物模型,是因为当传统非啮齿类物种不适合药理学和毒理学研究时,小型猪与人类在生理和其他方面的相似性使其成为越来越具有吸引力的模型[20]。主要原因有:① 其对各种药物和化学物质敏感,在对特定药物类别的特定反应方面具有优势;② 可以用于多种给药途径(如连续静脉输注、皮肤或吸入途径),且毒理学终点(眼科、临床病理、ECG、器官重量、组织病理学和生殖参数)的背景数据已经得到证实,可以对研究进行解释;③ 动物伦理方面的优势。

　　阿法替尼一般毒理学试验中小型猪出现了胃肠道症状(腹泻),与临床上报告的一致。在小型猪的前列腺、精囊、角膜、上呼吸道和呼吸道粘液腺中均观察到上皮萎缩,其呼吸道上皮萎缩与临床上观察到的肺毒性一致。小型猪的角膜萎缩与阿法替尼说明书中临床报告的角膜炎和结膜炎一致。

表 4‑5　阿法替尼一般毒理学研究结果总结

试 验 设 计	主 要 毒 性 结 果
小鼠单次给药毒性试验 灌胃给药,剂量:300、600、1 200 mg/kg (GLP)	**死亡率:**高剂量组出现动物死亡或由于濒死状态而被安乐死 **解剖大体观察:**中剂量组(仅雄性):1只动物的1个肝叶中显示2处深棕色变色区域,胃上皮层变红和部分剥落,十二指肠远端部分变红;高剂量组(仅雌性):1只动物胃黏膜变白和糜烂,盲肠壁变薄和盲肠内容物变硬,胃肠道膨胀、充满气体或黄褐色液体 **结论:**靶器官:胃肠道;MTD:300 mg/kg
大鼠单次给药毒性试验 灌胃给药,剂量:300、600、1 200 mg/kg (GLP)	**死亡率:**中剂量组在第8~5天,高剂量组在第2~7天出现动物死亡或由于濒死状态被安乐死 **临床观察:**低剂量组:1只动物给药后活动减少;中剂量组:第8天和第9天观察到竖毛、消瘦、触摸发凉和肛门生殖区污迹;高剂量组:竖毛、消瘦、触摸发凉和肛门生殖区污迹、水样便、口鼻周围发红、前爪红色结痂 **解剖大体观察:**中剂量组(仅雄性):皮下组织极干燥、腺胃局灶性变红、胃黏膜坏死、胃黄褐色浆状内容物或红褐色液体、十二指肠壁增厚、十二指肠/空肠红褐色内容物、回肠充气或黄褐色浆液、盲肠褐色浆状物、结肠空或有浆状物;高剂量组(仅雌性):皮下组织非常干燥、胃黏膜发红、胃内白色黏液、胃肠道充气、肠道黏液、回肠和空肠红褐色液体 **结论:**致死剂量:600 mg/kg;MTD:300 mg/kg
Wistar大鼠2周重复给药毒性试验 灌胃给药,每天一次,剂量:0、8、16、32 mg/kg (Non‑GLP)	**死亡率:**高剂量组出现动物死亡 **血清生化:**高剂量组:ALT↑、AST↑、ALP↑、GLDH↑、ALB↓、GLB↑;中高剂量组:BUN↑ **解剖大体观察:**高剂量组:肠道(液体内容物、变色)、面部皮肤变化(嘴唇、鼻口或鼻孔变红或变褐或增厚) **脏器重量:**中高剂量组:前列腺、胸腺、脾脏重量减轻,在恢复期,脏器重量有恢复趋势 **组织病理学:**高剂量组:肾脏、脾脏肿大、淋巴结(肠系膜和腋窝)、肠道和腮腺病变 **结论:**毒性靶器官:血液淋巴系统、胃肠道、肾脏和肝脏(≥16 mg/kg剂量组)。除肾乳头坏死外,大多数变化在恢复期末恢复
大鼠4周重复给药及2周恢复期毒性试验 灌胃给药,每天一次,剂量:0、4、8.5、18 mg/kg (GLP)	**死亡率:**高剂量组出现动物死亡 **临床观察:**中剂量组:1雄性嘴唇轻微变红、变厚;高剂量组:软便、稀便、嘴唇变红、变厚,整个鼻口区域变厚(红色变色和/或湿润) **血液学:**中高剂量组:剂量依赖性NEUT↑,恢复期末可恢复 **骨髓参数:**中剂量组:骨髓红细胞生成减少 **结论:**毒性靶器官:胃肠道和肾脏(18 mg/kg剂量组)
Wistar大鼠13周重复给药及6周恢复期毒性试验 灌胃给药,每天一次,剂量:0、2、5、10 mg/kg (GLP)	**死亡率:**高剂量组:从第39天开始,3动物因整体状况不佳安乐死 **临床观察:**皮毛呈波浪状/粗糙或无光泽(从第29天开始),颈部、肩部或生殖器区域脱毛,爪子和尾部鳞状皮肤以及鼻口部发红、肿胀和/或结痂,这些症状在雄性中的发现频率高于雌性 **体重:**雄性(尤其是高剂量组)体重剂量依赖性下降,恢复期末完全恢复 **血液学:**中高剂量组:WBC↑、NEUT↑ **血清生化:**ALD↑、雌性GLDH↑、γ‑GLB↑ **尿液分析:**雄性动物尿量显著减少、PRO↑ **解剖大体观察:**给药结束时,观察到轻微至重度毛囊炎、溃疡、结痂和相邻真皮的炎细胞浸润;恢复期,在被破坏的毛囊周围观察到脓肿形成和/或肉芽肿性炎症,尤其是在鼻口部区域 **脏器重量:**雌雄动物腋窝淋巴结重量均增加 **组织病理:**肾乳头单侧或双侧坏死(6/19只动物为1~3级),在恢复期动物中发现了皮肤病变(14/18只动物)和肾乳头坏死(4/18只动物) **结论:**靶器官:皮肤

续　表

试 验 设 计	主 要 毒 性 结 果
大鼠 26 周重复给药及 8 周恢复期毒性试验 灌胃给药,每天一次,剂量:0、1.5、3、6 mg/kg (GLP)	**临床观察**:所有剂量组的临床症状都集中在皮毛上,呈剂量相关性。对照组在第 120～140 天出现脱毛、无毛斑块;低剂量组爪子肿胀伴有波浪状/粗糙的皮毛;中剂量组在第 100～110 天出现口鼻肿胀,爪子肿胀/结痂,个别动物毛发脱落,毛波浪状/粗糙;高剂量组在第 35 天出现与其他组相似的症状,强度高于其他组 **体重**:高剂量组:体重降低,恢复期可恢复 **摄食量**:高剂量组:给药期和恢复期摄食量均略有下降 **血液学**:高剂量组:雄性 WBC↑,恢复期恢复;雌性 NEUT↑,恢复期仅在雌性中恢复 **血清生化**:雄性 TCHO↓;高剂量组:雄性 ALB↓、GLB↑,恢复期恢复 **尿液分析**:高剂量组:雄性动物尿量↓、TP↑、WBC↑,给药 6 周内恢复 **解剖大体观察**:中剂量组:雌性动物急性、中度肝脏充血;高剂量组:雄性背侧颅区局灶性皮下出血和脑组织局灶性变灰;所有剂量组都出现皮肤变化,如嘴唇增厚、尾巴鳞状皮肤和变红,毛发波浪形/粗糙 **脏器重量**:高剂量组:雌雄动物腋窝淋巴结、肾脏和脾脏重量均有增加,雄性肝脏重量下降,雌性肠系膜淋巴结重量增加 **组织病理**:中剂量组:脾脏髓外造血和反应性增生、局部淋巴结组织细胞和浆细胞增多;中高剂量组:皮肤(毛囊炎)、肾脏(肾乳头坏死)病变 **结论**:NOAEL:1.5 mg/kg
哥廷根小型猪 2 周重复给药及 2 周恢复期毒性试验 灌胃给药,每天一次,剂量:0、2、4.5、10 mg/kg	**临床观察**:中剂量组 1 只动物和高剂量组大部分动物出现稀便/腹泻,停药后 2～4 天内恢复 **体重**:高剂量组大多数动物体重减轻 **血液学**:高剂量组:NEUT↑,可恢复 **血清生化**:高剂量组:雄性 BUN↑,恢复期末恢复正常 **解剖大体观察**:中剂量组 1 只雌性动物和高剂量组所有动物的胃肠道出现黏膜变红、液体肠内容物 **组织病理**:消化道、颌下腺、气管、眼睛、皮肤和阴道中均存在病理变化。高剂量组变化最明显,中剂量组频率和/或严重程度较低。低剂量组出现胃上皮/黏膜萎缩、小肠绒毛萎缩和消化道其他部分的萎缩性变化;在眼角膜上皮和阴道组织中也观察到萎缩;此外,在低剂量组中观察到肝糖原耗竭和部分颌下腺减少
哥廷根小型猪 4 周重复给药及 2 周恢复期毒性试验 灌胃给药,每天一次,剂量:0、1、2.45、6 mg/kg	**临床观察**:从第 11 天开始,在中剂量组 2 只动物和高剂量组 4 只(50%)动物中观察到软便或稀便,直至给药期结束 **体重**:除高剂量 1 只雄性动物外,对体重增加无影响 **心电图**:中高剂量组剂量和时间依赖性、可逆性心率加快,与第 1、10 和 24 天给药 3.5 h 后的 QT 间期缩短相关 **血液学**:中高剂量组:NEUT↑ **组织病理**:所有剂量组均出现胃肠道上皮萎缩。中剂量组动物的食管、喉和气管上皮萎缩;高剂量组还发现黏液腺、精囊和 1 例眼角膜萎缩
哥廷根小型猪 13 周重复给药及 6 周恢复期毒性试验 灌胃给药,每天一次,剂量:0、0.5、2、7 或 5.5 mg/kg	**临床观察**:高剂量组出现持续数天的稀便 **血液学**:高剂量组:NEUT↑、WBC↑、BUN↑ **血清生化**:高剂量组:A/G↓ **组织病理**:中剂量组:2 只雌性动物出现空肠和回肠黏膜变色、液体内容物和/或胀气,胃肠道、上呼吸道、黏液腺和雄性生殖道上皮萎缩,4/8 只动物造血能力增加,所有上述变化均可恢复;高剂量组:胃肠道、上呼吸道、黏液腺、雄性生殖道上皮、眼角膜上皮萎缩,恢复期结束时,除 1 只动物舌下腺肥大和 3 只动物造血功能小幅增加外,上述所有变化均可恢复 **结论**:NOAEL:0.5 mg/kg

续　表

试　验　设　计	主　要　毒　性　结　果
哥廷根小型猪 52 周重复给药毒性试验 灌胃给药，每天一次，剂量：0、0.5、1.5、5 mg/kg（GLP）	临床观察：高剂量组出现软便、稀便 血液学：高剂量组：NEUT↑、BUN↑ 血清生化：高剂量组：A/G↓ 解剖大体观察：给药结束时在对照组、中剂量组和高剂量组部分动物中观察到胆囊发育不全或尺寸减小 组织病理：低剂量组：食管和胃浅表鳞状上皮萎缩（药理学活性所致，非毒理作用）。中高剂量组：上消化道、喉黏膜和眼角膜上皮萎缩，呈剂量相关性 结论：毒性靶器官：上消化道和眼角膜；NOAEL：0.5 mg/kg

除了一般毒理外，还开展了其他毒性研究，包括安全药理、遗传毒性、生殖毒性试验，其结果总结如下。

安全药理试验：阿法替尼对离体豚鼠乳头肌动作电位没有影响。hERG 试验结果（$IC_{50}=2.4\ \mu M$）表明阿法替尼对钾通道电流有抑制作用。清醒大鼠试验中，阿法替尼给药可引起大鼠收缩压升高，心率轻微瞬时增加，对体温、呼吸频率、潮气量和活动均无影响。苯巴比妥麻醉家猪给予阿法替尼，导致血压、心率、ECG 测量值或最大心室压出现极轻微变化，且迅速消失，但在 10 mg/kg 和 30 mg/kg 剂量下观察到负性肌力作用。呼吸系统试验中，阿法替尼对 Wistar 大鼠的呼吸参数没有影响。Irwin 试验评估阿法替尼对小鼠运动行为以及大鼠体温和运动行为的影响，均未发现明显异常。大鼠胃肠功能试验中，可见给药后胃排空速率剂量依赖性降低，胃肠道转运抑制，胃液分泌减少。肾功能试验中，给药导致大鼠尿糖排泄增多，尿酶及血清葡萄糖水平升高，表明阿法替尼能够引起大鼠肝和肾毒性。

遗传毒性试验：Ames 试验、大鼠淋巴细胞体外染色体畸变试验、大鼠骨髓微核试验结果均为阴性，表明阿法替尼没有遗传毒性。

生殖毒性试验：大鼠生育力与早期胚胎发育试验中，雄性给药动物的交配次数略微减少，且少精子或无精子症的发生率增加，雌性给药动物观察到黄体数量减少，着床后丢失增加。在大鼠胚胎-胎仔发育毒性试验中，可见严重的母体毒性（体重和摄食量降低，临床观察异常，动物死亡），但未观察到胚胎-胎仔毒性。在兔胚胎-胎仔发育毒性试验中，给药导致严重的母体毒性（体重和摄食量减少、胃溃疡、肠道萎缩、动物死亡、流产、重吸收），以及胚胎-胎仔发育迟缓，推测与母体胃肠道毒性相关。大鼠围产期毒性试验，药物暴露只影响中、高剂量组子代的出生体重和体重增量，但不会影响功能发育标志或性成熟，也不会影响研究中评估的任何行为性能参数。

4.3.3　奥希替尼

奥希替尼是第三代 EGFR 抑制剂，商品名为 Tagrisso。其不可逆地与特定的 EGFR

突变结合,包括 T790M、L858R 和 19 号外显子缺失等。被选择性地用于敏感性突变和 T790M 耐药突变(该突变为一代 EGFR TKI 类靶向药最常见的耐药因素)。关于它的药代动力学、一般毒理学和其他毒理学研究结果总结如表 4-6 和表 4-7 所示[21]。

表 4-6　奥希替尼药代动力学研究结果总结

试验类型	试 验 名 称	试 验 结 果
吸收	奥希替尼在大鼠和犬中的吸收研究	1. 在大鼠中的半衰期为 2～5 h,在犬中的半衰期为 5～13 h,口服给药比静脉给药的半衰期长;在人中的半衰期为 55.06 h 2. 雌雄大鼠血浆清除率分别为 2.6 L/h/kg 和 1.8 L/h/kg,犬血浆清除率约为 1.3 L/h/kg 3. 高剂量下,T_{max} 通常在 2～4 h 或更晚到达 4. 大鼠和犬中的生物利用度分别为 24%～37% 和 115%
分布	使用超滤法对奥希替尼(AZD-9291)与小鼠、大鼠、兔、狗、豚鼠及人血浆、HAS 和 AGP 的体外结合研究	1. 由于非特异性结合问题,通过计算模型来预测 AZD-9291 与蛋白的结合率 2. AZD-9291 的药理活性代谢物 AZ5104 的预测值和实际测量值相同,均为 98% 3. AZD-9291 和另一种药理活性代谢物 AZ7550 的预测值分别为 99% 和 98%,表明其与蛋白的结合率可能至少与 AZ5104 一样高
	奥希替尼在大鼠和犬中的全血-血浆分配比研究	1. 主要分布在血细胞中,且分布范围随时间增加而扩大,各时间点在雄性大鼠中更高 2. 口服给药后,在所有时间点雄犬中[14C]奥希替尼的全血-血浆分配比均约为 1 3. 静脉给药后,雄犬中[14C]奥希替尼的全血-血浆分配比从第一个时间点(5 分钟)的 1.4 下降到 6 h 后的约 1,并保持恒定至 168 h
	放射性标记的奥希替尼在部分有色大鼠(Lister-Hooded)和白化大鼠(Han Wistar)体内的组织分布研究	1. 在雄性有色大鼠中,药物分布广泛,组织浓度通常高于血液 2. 给药 6 h 后,在葡萄膜＋视网膜色素上皮(RPE)、内肾皮质、胆管、垂体、脾脏、肾皮质、肺和哈德氏腺中观察到最高的放射性浓度;给药后 60 天,在测量的 42% 的组织中仍有明显的放射性 3. 在白化大鼠中,除含有黑色素的组织外,其余组织在同等时间观察到的药物分布与雄性有色大鼠相似 4. 中枢神经系统(大脑和脊髓)在给药后 21 天仍可检测到放射性
代谢	奥希替尼在小鼠、大鼠、犬和人肝细胞、CYP450(重组)的体外代谢研究	1. 代谢产物主要是氧化和脱烷基产物 2. 在人肝细胞中只有 2 种代谢物(去甲基化的 M3 和氧化的 M4),丰度为 1%～10% 3. 去甲基化血浆代谢物 M3(AZ7550)和 M6(AZ5104)是活性代谢物 4. CYP3A4 是奥希替尼的主要代谢酶,M3(AZ7550)和 M6(AZ5104)也被 CYP3A4 大量代谢 5. 所有在人肝细胞中形成的代谢物均可在大鼠和犬肝细胞中检测到
排泄	奥希替尼静脉和口服给药后在大鼠、犬、人中的排泄研究	1. 主要排泄途径是粪便 2. 大鼠排泄迅速,48 h 可回收大部分剂量,168 h 内回收率达 90.0%～99.3% 3. 犬中的排泄率有个体差异,大部分在 168 h 内可回收 85.2%～86.4% 4. 人体中,约 47.7% 的奥希替尼相关成分在 7 天后排出,68.9% 在 21 天后排出,81.9% 在 84 天后排出,大部分放射性物质通过粪便排泄

注：HAS：人血清白蛋白；AGP：酸性糖蛋白

表 4-7 奥希替尼一般毒理学研究结果总结

试 验 设 计	主 要 毒 性 结 果
Wistar 大鼠 2 天重复给药毒性试验 口服给药，每天一次，剂量：100、300、1 000 mg/kg（Non-GLP）	**临床观察**：中剂量组观察到胃肠道相关临床症状 **体重**：各剂量组大鼠体重均下降 **解剖大体观察**：中剂量组肉眼可见胃肠道变化 **结论**：MTD：<1 000 mg/kg；NOAEL：<100 mg/kg
Wistar 大鼠 7 天重复给药毒性试验 口服给药，每天一次，剂量：0、50、100、200 mg/kg（Non-GLP）	**体重和摄食量**：各给药组大鼠体重和摄食量均下降 **血液学**：RET↓、WBC↓、LYMP↓、NEUT↑ **血清生化**：TG↓、Na↓、TP↓、K↑ **组织病理**：各给药组大鼠出现淋巴细胞减少和/或淋巴细胞坏死，胃坑状凹陷；中高剂量组：胸骨骨髓细胞数下降，前胃（炎症细胞浸润、胃糜烂/溃疡），十二指肠炎症细胞浸润，肝脏糖原和重量下降 **结论**：MTD：<100 mg/kg；NOAEL：<50 mg/kg
Wistar 大鼠 14 天重复给药毒性试验 口服给药，每天一次，剂量：0、20、40、60 mg/kg（Non-GLP）	**临床观察**：中高剂量组：雌性视力下降 **体重和摄食量**：低中高剂量组：雌性摄食量轻微下降；中高剂量组：雌雄体重和摄食量下降 **血液学**：低中高剂量组：RET↓、NEUT↑、MONO↑、LYMP↑ **血清生化**：中高剂量组：ALP↓、TG↓、TP↓、ALB↓、GLB↓、Ca↓、TCHO↓、GLU↓、UREA↑、CRE↑ **尿液分析**：≥20 mg/kg 剂量组：雄性 TP↓ **脏器重量**：中高剂量组：雄性胸腺重量下降；高剂量组：雄性肝脾重量下降 **组织病理**：低中高剂量组：雌性眼角膜上皮萎缩；中高剂量组：雄性眼角膜上皮萎缩，胸腺（细胞减少、淋巴细胞溶解），骨髓细胞减少，小肠（绒毛/上皮萎缩、上皮变性/坏死/炎症），雌性肝糖原下降 **结论**：MTD：<40 mg/kg；NOAEL：<20 mg/kg
Wistar 大鼠 28 天重复给药及 28 天恢复期毒性试验 口服给药，每天一次，剂量：0、4、10、20（雌）或 40（雄）mg/kg（GLP）	**体重和摄食量**：低中高剂量组：体重/体重增量下降；高剂量组：摄食量下降 **血液学**：中高剂量组：RBC↓（雄）、WBC↑（雌）；高剂量组：WBC↑ **血清生化**：高剂量组：雄性 TG↓、TCHO↓、TP↓、ALB↓ **脏器重量**：高剂量组：附睾、肝脏、胸腺、前列腺的重量下降 **组织病理**：低中高剂量组：眼角膜萎缩；中高剂量组：雌性舌上皮萎缩、睾丸（管状变性、精子滞留）、子宫和卵巢黄体退化；高剂量组：皮肤/口腔炎症细胞浸润，雄性舌上皮萎缩，附睾（精子减少、细胞碎片增加）。恢复期除 1 雌性轻度角膜上皮萎缩外，无组织病理学发现 **结论**：NOAEL：<4 mg/kg
Wistar 大鼠 92 天重复给药毒性试验 口服给药，每天一次，剂量：0、1、10、20（雌）、40/20（雄）mg/kg（GLP）	**体重和摄食量**：中高剂量组：雄性体重/体重增量和摄食量下降 **血液学**：高剂量组：RBC↓、WBC↑ **血凝**：高剂量组：FIB↑、APTT↓ **血清生化**：高剂量组：ALT↑、AST↑、TG↓、TP↓、ALB↓、GLB↓、A/G↓、Ca↓ **脏器重量**：中高剂量组：子宫、前列腺和附睾的重量下降 **组织病理**：中高剂量组：皮肤（片状、结痂、炎症细胞浸润），眼睛（角膜上皮萎缩、视网膜发育不良），食道萎缩，睾丸精子滞留，子宫和阴道上皮细胞变薄，哈德氏腺（坏死/变性和再生），肺（炎症细胞浸润、肺泡巨噬细胞聚集），肾脏（肾小管嗜碱性变、炎症细胞浸润），脾脏造血增加；高剂量组：胃（萎缩、溃疡），雄性乳腺萎缩 **结论**：MTD：<40/20 mg/kg；NOEL：1 mg/kg

续　表

试 验 设 计	主 要 毒 性 结 果
比格犬最大耐受剂量(MTD)急性毒性和 14 天重复给药剂量探索毒性试验 **MTD 阶段:**口服给药,单次剂量递增 10、30、100、200、400 mg/kg(2 天洗脱期),之后 5 天重复给药100 mg/kg **重复给药阶段:**口服给药,每天一次,给药 14 天,剂量:10、20、40、60 mg/kg(Non - GLP)	**MTD 阶段:** **临床观察:**≥100 mg/kg 剂量组:呕吐 **体重和摄食量:**≥200 mg/kg 剂量组:体重下降;≥10 mg/kg 剂量组:摄食量下降 **血液学:**≥30 mg/kg 剂量组:NEUT↑、MONO↑(雌);≥200 mg/kg 剂量组:NEUT↑(雄);400 mg/kg 剂量组:RBC↓、HGB↓(雌);100 mg/kg(5 天)剂量组:LUC↑(雄)、RBC↓、HGB↓(雄) **血清生化:**≥10 mg/kg 剂量组:TCHO↑;≥200 mg/kg 剂量组:K^+↓;100 mg/kg(5 天)剂量组:TG↑、ALP↑ 结论:MTD≥400 mg/kg(单次),<100 mg/kg(5 天) **重复给药阶段:** **血液学:**≥20 mg/kg 剂量组:RBC↓、HGB↓(雄)、NEUT↑、MONO↑、LUC↑(雄);≥40 mg/kg 剂量组:大 PLT↓、PLT↓(雌);60 mg/kg 剂量组:RBC↓、HGB↓(雌) **血清生化:**≥10 mg/kg 剂量组:TCHO↑;≥20 mg/kg 剂量组:Na^+↓(雌)、ALP↑(雌)、CRE↓;≥40 mg/kg 剂量组:TG↑、TP↑、GLB↑(雌)、Na^+↓(雄)、ALP↑(雌);60 mg/kg 剂量组:TG↑、TP↑、GLB↑(雄) **组织病理:**≥10 mg/kg 剂量组:眼角膜萎缩、偶见溃疡/糜烂,皮肤上皮变性和舌上皮萎缩、糜烂和/或溃疡;≥20 mg/kg 剂量组:肠道炎症细胞浸润和/或上皮变性 结论:NOAEL:<10 mg/kg
比格犬 28 天重复给药及28 天恢复期毒性试验 口服给药,每天一次,剂量:0、2、6、20 或 12 mg/kg(GLP)	**体重和摄食量:**低中高剂量组:体重减轻、摄食量降低 **组织病理:**低中剂量组:睾丸管状萎缩和附睾圆形生殖细胞;中高剂量组:眼角膜、舌上皮萎缩;高剂量组:眼角膜上皮糜烂/溃疡,十二指肠、回肠和皮肤萎缩。恢复期,角膜半透明(1 雌,1 雄) 结论:NOAEL:<2 mg/kg
比格犬 92 天重复给药毒性试验 口服给药,每天一次,剂量:0、1、3、10 或 16 mg/kg(GLP)	**临床观察:**高剂量组:结膜红肿、闭眼/部分闭眼、角膜上皮溃疡/糜烂 **摄食量:**高剂量组:雌性摄食量降低 **血液学:**高剂量组:NEUT↑ **血凝:**高剂量组:FIB↑ **组织病理:**中高剂量组:2 雄性短暂性眼部病变;高剂量组:眼部角膜混浊和萎缩、睾丸萎缩和附睾细胞减少 结论:NOAEL:3 mg/kg

　　除了一般毒理外,还开展了其他毒性研究,包括安全药理、遗传毒性、生殖毒性和光毒性试验,其结果总结如下。

　　安全药理试验:hERG 试验结果(IC_{50}=0.69 μM)表明奥希替尼对钾通道电流有抑制作用。不同动物种属心血管系统试验结果表明,奥希替尼给药可引起大鼠血压升高,犬QTc 间期延长,心率减慢。在很高的剂量暴露下,奥希替尼引起豚鼠心率减慢和 dP/dTmax 升高,左心室收缩压增加,PR 间期延长,QTcB 间期延长和 QRS 间期延长。大鼠呼吸系统试验和大鼠神经系统试验中,未见给药相关的不良影响。

　　遗传毒性试验:Ames 试验、小鼠淋巴瘤细胞 TK 基因突变试验、大鼠骨髓微核试验结果均为阴性,表明奥希替尼没有遗传毒性。

生殖毒性试验：大鼠生育力与早期胚胎发育试验中，未给药雌鼠与给药雄鼠交配可见着床前丢失增加，提示雄鼠生育力下降。奥希替尼可引起大鼠早期胚胎死亡。伴随大鼠重复给药毒性试验开展生育力与早期胚胎发育的评估，奥希替尼给药一个月，雄鼠出现睾丸退行性变化，包括精管变性和/或精子潴留，伴随继发性附睾变化（精子减少）和器官重量降低（前列腺和附睾），雌鼠处于不动情期、卵巢黄体退化、子宫和阴道上皮细胞变薄的发生率增加。在犬重复给药毒性试验中评估奥希替尼对生育力与早期胚胎发育的影响，组织病理同样发现睾丸的退行性变化，包括精管变性、精子潴留、附睾精子减少。大鼠胚胎-胎仔发育毒性试验中，给药导致母体毒性和胚胎-胎仔毒性，包括着床后丢失增加和早期胚胎死亡，胎仔体重降低，畸形率和变异率疑似增加。大鼠围产期毒性试验，给药致F1代出生平均体重降低、存活率降低、死亡率增加。

奥希替尼的光毒性试验结果为阴性。

4.3.4 Amivantamab

Amivantamab 是 EGFR-MET 双特异性抗体，商品名为 Rybrevant。它是第一个获监管批准治疗 EGFR 外显子 20 插入突变阳性 NSCLC 的靶向疗法药物。关于它的药代动力学、一般毒理学和其他毒理学研究结果总结如表 4-8 和表 4-9 所示[22]。

表 4-8 Amivantamab 药代动力学研究结果总结

试验类型	试验名称	试验结果
吸收	食蟹猴单次静脉注射 3、10、30 mg/kg 后的 PK 研究	1. 随着剂量从 3 mg/kg 增加至 30 mg/kg，C_{max} 基本与剂量成同比例增加，但 AUC_{0-inf} 的增加大于剂量增加比例 2. 随着剂量水平的增加，清除率从 19.93 下降到 12.67 和 9.12 mL/kg/d 3. 药物主要分布在血浆 4. 各剂量组内的 PK 参数无性别差异 5. 12 只动物中有 9 只（每组 3 只）检测出 ADA 阳性。ADA 阳性动物与 ADA 阴性动物的血清药物浓度-时间图谱相似
相关动物种属选择	亲和力试验	1. 对食蟹猴和人 EGFR 和 MET 表现出类似的结合亲和力，以及类似的抑制 c-MET 磷酸化的能力。然而，与人肺成纤维细胞相比，食蟹猴肺成纤维细胞中 EGF 诱导的 EGFR 磷酸化抑制大约低 10 倍 2. 基于序列同源性比较，相对靶结合亲和力的跨物种比较，以及基于细胞的功能活性分析，食蟹猴被选为 Amivantamab 非临床药代动力学和毒理学评估的唯一药理学相关物种

注：PK：药代动力学；ADA：抗药抗体；EGF：表皮生长因子配体

除了一般毒理外，还开展了其他毒性研究，包括安全药理、免疫原性、局部耐受性、细胞因子释放、血液相容性和溶血试验、组织交叉反应试验，其结果总结如下。

安全药理试验：伴随在食蟹猴重复给药毒性试验中进行，在 3 个月重复给药毒性研究中，食蟹猴给药后未出现心血管、呼吸或中枢神经系统的明显变化。

表 4-9　Amivantamab 一般毒理学研究结果总结

试　验　设　计	试　验　结　果
食蟹猴 4 周重复给药毒性试验 静脉注射,每周一次 (Non-GLP)	血清生化:100 mg/kg 剂量组:ALT↑、AST↑
食蟹猴 4 周重复给药及 6 周恢复期毒性试验 静脉注射,每周一次,剂量:0、20、60、120 mg/kg (GLP)	血液学:高剂量组:短暂(仅第 2 天)NEUT↑、WBC↑、EOS↓、LYMP↓ 血清生化:所有剂量组:ALT↑、AST↑;高剂量组:AST↑;中高剂量组:ALB↓、GLB↑;以上变化恢复期后均可逆
食蟹猴 3 个月重复给药毒性试验 静脉注射,每周一次,剂量:0、60、120 mg/kg (GLP)	临床观察:高剂量组部分雌猴出现轻微到中度的水样便、非特异性腹泻 血清生化:低高剂量组:ALB↓、GLB↑ 解剖大体观察:低剂量组 4/4 雄性和 1/4 雌性以及高剂量组 1/4 雄性胃底出现多灶性暗红色病灶,伴或不伴凹陷,与显微镜观察到的轻微至轻度局灶/多灶急性黏膜出血相关;在 1 只动物中,发现暗红色病灶伴随凹陷与黏膜变性/糜烂相关 组织病理:低高剂量组:胃肠黏膜/腺上皮变性/再生,包括偶发的扩张性胃腺病灶,其中含有罕见的上皮细胞脱落坏死和/或混合中性粒细胞浸润,可见肝脏库普弗细胞肥大和细胞质色素,肾小管再生;低剂量组:雌性胃肠黏膜糜烂,雄性局灶性上皮嗜碱性粒细胞增多/再生,均与急性出血有关;高剂量组:2 雄性的肾小管变性/再生与间质混合细胞浸润有关 结论:靶器官:肝、肾和胃

免疫原性研究伴随在食蟹猴重复给药毒性试验中进行。在 1 个月耐受性试验中,9 只动物中有 2 只检测出 ADA 阳性;在 6 周毒性研究中,30 只动物中有 6 只检测出 ADA 阳性;在 3 个月毒性研究中,所有 16 只动物的 ADA 检测均为阴性。在这些研究中,ADA 阴性动物未排除残留药物对 ADA 的潜在干扰。应该注意的是,动物免疫原性研究不能完全预测人类免疫原性反应。

局部耐受性:Amivantamab 静脉注射给药,在注射部位耐受良好。

细胞因子释放:Amivantamab 导致的细胞因子释放风险很低。

血液相容性和溶血:Amivantamab 与人血液相容性良好,在 25 mg/mL 浓度时无沉淀或相关溶血发生。

组织交叉反应试验:在猴和人体外组织交叉反应研究中,在包括周围神经鞘细胞和人胎盘蜕膜细胞在内的多个组织的上皮中观察到膜染色,与 EGFR 和 MET 的预期表达一致。

此外,对这 4 款药物的非临床毒性进行了总结和比较,参见表 4-10。

一般毒理方面,胃肠道和肝脏是 4 种药物共同的毒性靶器官,皮肤、眼部、胸腺和淋巴也是常见靶器官。吉非替尼家兔致畸试验中,胃肠道毒性是其死亡的主要原因。阿法替尼毒性试验中出现胃黏膜变白和糜烂、盲肠壁变薄和盲肠内容物变硬、胃肠道膨胀充满气体或黄褐色液体、十二指肠壁增厚、回肠充满气体或黄褐色浆液等胃肠道毒性,而奥希替尼和 Amivantamab 也存在胃黏膜病变症状。

表 4－10　部分已上市 EGFR 药物非临床毒性研究总结

试验类型	吉非替尼	阿法替尼	奥希替尼	Amivantamab
一般毒性	毒性靶器官：脾脏、肝脏、淋巴结、皮肤、肾脏、角膜、眼部、胃肠道、胸腺和淋巴	毒性靶器官：胃肠道、肝脏、血液淋巴生成系统、肾脏、皮肤	毒性靶器官：皮肤、胃肠道、眼、肺、肝脏、胸腺、骨髓	毒性靶器官：胃肠道、肝脏
安全药理	心脏动作电位毒性、低血压、QTc 间期延长、舒张压降低、呼吸功能降低、轻度肺毒性、CNS 毒性	收缩压升高、心率增加、胃肠道转运存在剂量依赖性抑制、胃液分泌降低、肝和肾毒性、轻微心脏毒性	QT 间期延长、血压升高、心肌收缩力轻微下降	无影响
遗传毒性	阴性	阴性	阴性	未开展
致癌性	未开展	未开展	未开展	未开展
生殖毒性	母鼠胚胎-胎仔毒性、兔母体毒性、大鼠母体毒性、生育力下降	兔胚胎-胎仔发育迟缓、高剂量导致流产、大鼠存在生殖和发育毒性和胚胎-胎仔发育毒性	可能对雌雄大鼠生育力有影响、会导致早期胚胎死亡、胎儿畸形率和变异率增加、总窝仔流产增加、出生后存活率低	未开展，可能会对胚胎-胎儿和产后产生不利影响
光毒性	未开展	未开展	无光毒性	未开展

注：CNS：中枢神经系统

安全药理方面,吉非替尼、阿法替尼和奥希替尼都存在心脏毒性,Amivantamab 则无影响。

遗传毒性方面,除 Amivantamab 未开展遗传毒性试验外,其他 3 款药物均无遗传毒性。

生殖毒性方面,除 Amivantamab 未开展生殖毒试验外,其他 3 款药物均存在胚胎-胎仔毒性。根据 EGFR 在胚胎发育中的作用,判断 EGFR 抑制剂可能会对胚胎-胎仔和产后产生不利影响。

此外,阿法替尼是 EGFR 和 HER2 双靶点药物,由于两种靶点的胃肠道毒性机制均涉及过量氯离子分泌,因此其胃肠道毒性不能排除 HER2 靶点的作用。EGFR 和 HER2 在心脏正常生理机能和心肌细胞存活方面发挥着重要的作用,所以阿法替尼的心脏毒性也有可能是 EGFR 和 HER2 靶点共同介导的。EGFR 和 HER2 对胚胎发育和器官形成至关重要,所以阿法替尼引起的胚胎-胎仔毒性也有可能是作用在这两个靶点导致的。

Amivantamab 是 EGFR 和 MET 双靶点药物,基于 EGFR 靶点明确的胃肠道毒性机制(过量氯离子分泌),考虑其引起的胃肠道毒性应该与 EGFR 靶点相关。

4.4　临床安全性

笔者进一步对这些药物的临床安全性进行了概述,以便更好地研究 EGFR 抑制剂的安全性。

4.4.1　吉非替尼

吉非替尼在 FDA 获批的原始说明书[23]中披露的信息表明,其警告和注意事项主要包括肺毒性、妊娠 D 类风险和肝毒性。在 2021 年更新的说明书中[24],警告和注意事项新增了胃肠道穿孔、腹泻、眼部疾病、大疱性和剥脱性皮肤疾病。

原始说明书[23]和更新说明书[24]中提到,吉非替尼最常见致死性不良反应为呼吸衰竭、肺炎和肺栓塞。最常见 3 级或 4 级实验室异常为 ALT 升高、AST 升高和蛋白尿。最常见不良反应为腹泻、皮疹、痤疮、皮肤干燥、乏力、发热、恶心和呕吐。其他不良反应为间质性肺病(interstitial lung disease,ILD)、呼吸困难、口干、脱水、口腔溃疡、脱发、外周水肿、出血(鼻出血和血尿)、弱视、眼部疼痛、角膜糜烂/溃疡(有时与睫毛生长异常相关)、结膜炎、囊泡性皮疹、血肌酐升高和掌跖红肿感觉异常综合征。还报告了罕见的胰腺炎和非常罕见的角膜脱落、眼部缺血/出血、中毒性表皮坏死松解症、多形性红斑和过敏反应(包括血管性水肿和荨麻疹)。

4.4.2　阿法替尼

阿法替尼在 FDA 获批的原始说明书[25]中披露的信息表明,其警告和注意事项主要包括腹泻、大疱性和剥脱性皮肤疾病、ILD、肝毒性、角膜炎和胚胎-胎儿毒性。在 2022 年更新的说明书中[26],警告和注意事项新增了胃肠道穿孔。

原始说明书[25]和更新说明书[26]中提到,阿法替尼致死性不良反应为 ILD/ILD 样不良反应、败血症、肺炎、呼吸衰竭、急性肾衰竭和一般身体健康恶化。导致停药或剂量减少的最常见不良反应为腹泻、ILD、皮疹/痤疮、甲沟炎和口腔炎。重要的 3 级或 4 级实验室异常为 ALT 升高、AST 升高、碱性磷酸盐增加、胆红素增加、肌酐清除率降低、淋巴细胞减少和钾减少。最常见严重不良反应为肺炎、腹泻、呕吐、脱水、呼吸困难、疲乏和低钾血症。其他临床重要不良反应为食欲下降、恶心和呕吐。阿法替尼相关的其他不良反应还包括:皮肤和皮下疾病(指甲疾病)、胰腺炎和中毒性表皮坏死松解症/Stevens Johnson 综合征。

4.4.3　奥希替尼

奥希替尼在 FDA 获批的原始说明书[27]中披露的信息表明,其警告和注意事项主要包括 ILD/肺炎、QTc 间期延长、心肌病和胚胎-胎儿毒性。在 2022 年更新的说明书中[28],警告和注意事项新增角膜炎、多形性红斑和 Stevens‐Johnson 综合征、皮肤血管炎及再生障碍性贫血。

更新说明书[28]中提到,最常见 3 级或 4 级实验室异常为低钠、低钾、高镁、高血糖、AST 升高、ALT 升高、贫血、血小板减少、淋巴细胞减少和中性粒细胞减少,其他实验室异常为血肌酐升高。最常见严重不良反应为肺炎、ILD/肺炎和肺栓塞。最常见不良反应为腹泻、皮疹、皮肤干燥和指(趾)甲毒性。临床相关不良反应为脱发、鼻出血、ILD、掌跖红肿感觉异常综合征、荨麻疹、角膜炎、QTc 间期延长、多形性红斑和脑血管意外。

4.4.4 Amivantamab

Amivantamab 在 FDA 获批的原始说明书[29]和 2022 年更新的说明书[30]中披露的信息表明,其警告和注意事项主要包括输液相关反应(infusion related reaction,IRR)、ILD/肺炎、皮肤不良反应、眼部毒性和胚胎‐胎儿毒性。

FDA 原始说明书[29]和更新说明书[30]以及欧盟审评报告[31]中提到,Amivantamab 致死性不良反应为肺炎和猝死。最常见 3 级或 4 级不良反应为 IRR、腹泻、中性粒细胞减少症、甲沟炎和痤疮性皮炎。最常见 3 级或 4 级实验室异常为淋巴细胞减少、白蛋白减少、磷酸盐减少、钾减少、钠减少、葡萄糖增加、碱性磷酸酶增加和 γ‐谷氨酰转移酶增加,其他实验室异常为 ALT 升高、AST 升高、血糖升高和肌酐升高。最常见不良反应为皮疹、IRR、甲沟炎、肌肉骨骼疼痛、呼吸困难、恶心、疲劳、水肿、口炎、咳嗽、便秘和呕吐。常见不良反应为痤疮性皮炎、皮疹、瘙痒、皮肤干燥、口炎和甲沟炎或 MET 抑制反应(低蛋白血症和外周水肿)。其他临床相关不良反应为眼部毒性、ILD/肺炎和中毒性表皮坏死松解症。

综上所述,EGFR 作为很多肿瘤的高表达癌变基因,针对其的靶向药物种类丰富。无论是传统一、二、三代小分子药物,还是大分子抗体药物,在靶向治疗的策略下,其安全性方面表现出很多共性。在临床安全性方面,表 4‐11 以主要的生理系统分类为主,总结和比较了 4.4 部分提到的 4 个药物的异同点。

表 4‐11 部分已上市 EGFR 药物临床毒性研究总结

临床安全性		第一代	第二代	第三代	抗体药物
		吉非替尼[23, 24]	阿法替尼[25, 26]	奥希替尼[27, 28]	Amivantamab[29, 30]
警告和注意事项	胃肠道	胃肠穿孔、严重或持续性腹泻	腹泻导致脱水、伴或不伴肾损害	不适用	不适用
	心血管系统	不适用	症状性左心室功能障碍	QTc 间期延长并伴有危及生命的心律失常体征/症状、心肌病(心力衰竭、肺水肿、射血分数降低或应激性心肌病)	不适用

续　表

临床安全性		第一代 吉非替尼[23, 24]	第二代 阿法替尼[25, 26]	第三代 奥希替尼[27, 28]	抗体药物 Amivantamab[29, 30]
警告和注意事项	肝脏	丙氨酸转氨酶、天门冬氨酸转氨酶、胆红素升高、严重肝功能损害	肝脏检查异常、肝功能恶化、严重肝功能损害	不适用	不适用
	呼吸系统	ILD、ILD 样不良反应（肺浸润、肺炎、急性呼吸窘迫综合征或肺纤维化）、呼吸困难、咳嗽和发热等呼吸道症状	ILD 或 ILD 样不良反应（如肺浸润、肺炎、急性呼吸窘迫综合征或过敏性肺泡炎）	ILD、肺炎、呼吸道症状恶化（呼吸困难、咳嗽和发烧）	ILD、肺炎、新症状或恶化症状（呼吸困难、咳嗽、发烧）
	眼睛	角膜炎、角膜糜烂和异常睫毛生长、结膜炎、睑炎和干眼症	角膜炎、特征为急性或加重的眼部炎症、流泪、光敏感、视力模糊、眼睛疼痛和/或红眼、溃疡性角膜炎	角膜炎、角膜炎症状（如眼部炎症、流泪、光敏感、视力模糊、眼睛疼痛和/或红眼）	眼部毒性、包括角膜炎、干眼症状、结膜红肿、视力模糊、视力损害、眼部瘙痒和葡萄膜炎
	皮肤	大疱性和剥脱性皮肤疾病（中毒性表皮坏死松解症、Stevens-Johnson综合征、多形性红斑、大疱性皮炎）、严重的大疱、起泡或剥落	大疱性和剥脱性皮肤疾病（大疱、起泡和剥脱性病变）、皮疹、红斑和痤疮疹、掌跖感觉丧失性红斑综合征	Stevens-Johnson 皮肤综合征、多形性红斑和皮肤血管炎	皮疹（包括痤疮性皮炎）、瘙痒、皮肤干燥、中毒性表皮坏死松解症
	生殖系统	胚胎毒性和新生儿死亡	胚胎毒性	胚胎毒性	胚胎毒性
	其他	不适用	不适用	不适用	输液相关反应（呼吸困难、潮红、发热、发冷、恶心、胸部不适、低血压和呕吐）
常见临床不良反应	临床检查	PLT↓、NEUT↓、CRE↑、ALT↑、AST↑、ALP↑、TBIL↑	ALT↑、AST↑、K↓	NEUT↓、LYMP↓、PLT↓、HGB↓、Na↓	LYMP↓、ALB↓、GLU↑、GGT↑、Na↓、K↓、ALP↑
	不良反应	皮疹、皮肤干燥、瘙痒、恶心、呕吐、腹泻、乏力、发热、脱发、出血（包括鼻出血和血尿）、口干、脱水、包括血管性水肿和荨麻疹在内的过敏反应、胰腺炎、口腔炎、结膜炎、痤疮、尿路感染、腹部疼痛、甲沟炎、体重下降、呼吸衰竭、肺炎、肺栓塞	腹泻、呕吐、肺炎、呼吸困难、疲劳、低钾血症、肺毒性、ILD 样不良反应、败血症、皮疹/痤疮、甲沟炎、口腔炎、心室功能障碍（舒张功能障碍、左室功能障碍或心室扩张）、射血分数降低	腹泻、恶心、皮疹、甲沟炎、眼睑瘙痒、皮肤干燥和指甲毒性、心电图QTc延长、肺炎、肺栓塞、致死性ILD/肺炎不良反应、咳嗽变异性哮喘、脑出血、脑血管意外/梗死	皮疹、输液相关反应、甲沟炎、肌肉骨骼疼痛、肌肉无力、疲劳、呼吸困难、咳嗽、口炎、恶心、呕吐、水肿、疲劳、腹泻、便秘、瘙痒、肺栓塞、肺炎/ILD、胸腔积液

注：ILD：间质性肺病；不适用：药物 Label 的警告和注意事项中未提及

整体而言,服用 EGFR 抑制剂出现的临床不良反应具有相似性。4 种药物最常见的不良反应包括皮疹、痤疮、甲沟炎、腹泻、恶心、肺炎、ILD 以及眼部毒性。此外,吉非替尼和阿法替尼出现肝脏毒性,阿法替尼和奥希替尼出现心血管系统不良反应,奥希替尼临床不良反应还有脑部疾病(脑血管意外/梗死)。而 Amivantamab 作为大分子抗体类药物,临床使用时出现了输液相关反应。

4.5 靶点安全性综合分析

前文对 EGFR 抑制剂代表性药物的非临床药代动力学、安全性和临床安全性进行了总结,为了对 EGFR 靶点安全性有更深入的理解,本节将对它们进行关联性分析,进而解析 EGFR 的靶点毒性。

4.5.1 非临床和临床安全性关联分析

第 4.4 节总结了临床中常见的严重不良反应,值得注意的是,非临床试验一般只能对其中 2～3 个严重毒性起到预测作用。详细的对比结果见表 4 - 12。

心血管系统方面,关联性较强,其中阿法替尼和奥希替尼非临床毒性与临床不良反应存在关联性,Amivantamab 非临床与临床均未显示出心血管方面的毒性,吉非替尼非临床与临床关联性不强。

消化系统方面,关联性较强,4 种药物临床均出现腹泻,非临床均存在胃肠道毒性。

呼吸系统方面,关联性较强,4 种药物临床均出现 ILD 和肺炎,非临床除 Amivantamab 外,均存在肺毒性。

皮肤系统方面,关联性较强,4 种药物临床均存在皮疹和皮肤毒性,非临床除 Amivantamab 外,均存在皮肤毒性。

造血和淋巴系统方面,关联性较强,临床除阿法替尼外,均存在造血和淋巴系统不良反应,非临床时 4 种药物均存在造血和淋巴系统毒性。

生殖系统方面,非临床除 Amivantamab 未开展生殖毒性研究外,均存在胚胎毒性。临床应用时应告知孕妇对胎儿的潜在风险,建议采取有效避孕措施。

其他方面来说,眼部毒性关联性较强,4 种药物临床均存在眼部不良反应,非临床除 Amivantamab 外,均出现眼部毒性。Amivantamab 临床表现的输液相关反应未在非临床中出现。

综上所述,4 种 EGFR 代表性药物中 TKI 小分子化学药物的临床和非临床安全性具有较强的关联性,有较强的指导和预测作用,不良反应也较为集中,如胃肠道毒性、肺毒性、皮肤毒性等,考虑为靶点特异性所致;而 Amivantamab 的非临床毒性对临床安全性的预测作用较其他 3 种化学药物要弱一些。另一方面,由于不良反应的发生及频率取决于特定临床试验的试验设计、不良事件的定义、评估和监测方法,本文中横向比较各上市药物的不良反应及其发生率具有一定的局限性。

表 4‑12　部分已上市 EGFR 药物非临床和临床安全性关联分析

主要系统		吉非替尼	阿法替尼	奥希替尼	Amivantamab
心血管系统	非临床	QTc 间期延长	收缩压、心率增加	QT 间期延长、血压升高、心肌收缩力轻微下降	/
	临床	/	症状性左心室功能障碍	QTc 间期延长并伴有危及生命的心律失常体征/症状、心肌病（心力衰竭、肺水肿、射血分数降低或应激性心肌病）	/
	关联性	关联性较强，4 种药物除吉非替尼外，其他 3 种药物的非临床均可预测临床			
消化系统	非临床	胃糜烂/胃炎、盲肠黏膜糜烂	胃黏膜变白和糜烂、盲肠壁变薄和盲肠内容物变硬、胃肠道膨胀充满气体或黄褐色液体、十二指肠壁增厚、回肠充满气体或黄褐色浆液等胃肠道毒性	呕吐、体重、摄食量降低、胃、十二指肠炎症细胞浸润、胃（溃疡、糜烂、萎缩）、小肠（绒毛/上皮萎缩、上皮变性/坏死/炎症）、肝脏糖原和重量下降	腹泻、胃黏膜（出血、炎症、糜烂）、上皮细胞脱落坏死和/或混合 NEUT 浸润、肝酶（ALT、AST）轻微升高、肾脏间质混合细胞浸润、管状再生
	临床	胃肠穿孔、严重或持续性腹泻、丙氨酸转氨酶升高、天门冬氨酸转氨酶升高、胆红素升高、严重肝功能损害	腹泻导致脱水伴或不伴肾损害、肝脏检查异常、肝功能恶化、严重肝功能损害	腹泻、恶心、口腔炎	腹泻、呕吐、恶心、口腔炎、便秘
	关联性	关联性较强，4 种药物临床均出现腹泻，非临床均存在胃肠道毒性			
呼吸系统	非临床	肺部巨噬细胞浸润无反应、肝脏巨噬细胞浸润	肺实质毒性	肺（肺泡巨噬细胞聚集）	/
	临床	ILD、ILD 样不良反应（肺浸润、肺炎、急性呼吸窘迫综合征或肺纤维化）、呼吸困难、咳嗽和发热等呼吸道症状	ILD 或 ILD 样不良反应（如肺浸润、肺炎、急性呼吸窘迫综合征或过敏性肺泡炎）	ILD、肺炎、呼吸道症状恶化（呼吸困难、咳嗽和发烧）	ILD、肺炎、新症状或恶化症状（呼吸困难、咳嗽、发烧）
	关联性	关联性较强，4 种药物临床均出现 ILD 和肺炎，非临床除 Amivantamab 外，均存在肺毒性			
皮肤系统	非临床	皮肤毒性、毛囊炎	皮肤鳞状、毛囊炎	皮肤（片状、痂、滤泡炎症）、炎症细胞浸润、皮肤上皮变性和舌头上皮萎缩、糜烂和/或溃疡	/
	临床	皮疹、皮肤干燥、瘙痒、甲沟炎、大疱性和剥脱性皮肤疾病（中毒性表皮坏死松解症、Stevens‑Johnson 综合征、多形性红斑、大疱性皮炎）、严重的大疱、起泡或剥落	大疱性和剥脱性皮肤疾病（大疱、起疱和剥脱性病变）、皮疹、红斑和痤疮疹、掌跖感觉丧失红斑综合征	皮疹、皮肤干燥、甲沟炎、瘙痒、指（趾）甲毒性、皮肤血管炎、Stevens‑Johnson 皮肤综合征、多形性红斑	皮疹（包括痤疮性皮炎）、瘙痒、皮肤干燥、中毒性表皮坏死松解症
	关联性	关联性较强，4 种药物临床均存在皮疹和皮肤毒性，非临床除 Amivantamab 外，均存在皮肤毒性			

主要系统		吉非替尼	阿法替尼	奥希替尼	Amivantamab
造血和淋巴系统	非临床	淋巴结肿大、淋巴组织变化	靶器官为血液淋巴生成系统、蛋白浓度升高伴随出现 WBC 和/或 RBC、淋巴萎缩	LYMP 坏死、胸腺细胞减少、胸骨骨髓细胞数↓、RBC↓、NEUT↑、MONO↑、HGB↓、ALB↓等	NEUT↑、WBC↑、EOS↓、LYMP↓、ALB↓、GLB↑
	临床	血小板↓、NEUT↓	/	血小板↓、LYMP↓、NEUT↓、HGB↓	LYMP↓
	关联性	关联性较强,临床除阿法替尼均存在造血和淋巴系统不良反应,非临床四种药物均存在造血和淋巴系统毒性			
生殖系统	非临床	母鼠胚胎-胎仔毒性、兔中母体毒性、大鼠母体毒性、生育力下降	兔胚胎-胎仔发育迟缓、流产,大鼠存在生殖和发育毒性及胚胎-胎仔发育毒性	可能对雌雄大鼠生育力有影响,导致早期胚胎死亡、胎儿畸形和变异,出生后存活率低	未开展,可能会对胚胎-胎儿和产后产生不利影响
	临床	未开展相关研究	未开展相关研究	未开展相关研究	未开展相关研究
	关联性	临床未开展生殖毒性研究,但 3 款药物在非临床安全评估中都出现了生殖毒性,基于非临床研究数据,临床应用时应告知对胎儿的潜在风险,并建议使用有效的避孕措施。4 款药物说明书的警告和注意事项中均已标注胚胎-胎儿毒性			
其他	非临床	眼睑肿胀或结痂、双侧眼分泌物和皮肤张力变化	角膜萎缩	眼角膜上皮萎缩、结膜红肿、闭眼/部分闭眼等眼部毒性	/
	临床	角膜炎、角膜糜烂和异常睫毛生长、结膜炎、睑炎和干眼症	角膜炎,特征为急性或加重的眼部炎症、流泪、光敏感、视力模糊、眼睛疼痛和/或红眼、溃疡性角膜炎	角膜炎、角膜炎症状(如眼部炎症、流泪、光敏感、视力模糊、眼睛疼痛和/或红眼)、眼睑瘙痒	眼部毒性(包括角膜炎、干眼症状、结膜红肿、视力模糊、视力损害、眼部瘙痒和葡萄膜炎)、输液相关反应
	关联性	关联性较强,4 种药物临床均存在眼部不良反应,非临床除 Amivantamab 外,均出现眼部毒性			

4.5.2　靶点毒性解析

　　EGFR 作为一种酪氨酸激酶受体,同源二聚化或与其他 3 种受体(HER2、HER3 和 HER4)中的一种异源二聚,触发与癌细胞增殖、侵袭和存活相关的不同信号通路,如丝裂原活化蛋白激酶(mitogen-activated protein kinase,MAPK)通路、P13K/AKT 通路的激活。目前已上市的靶向 EGFR 的小分子酪氨酸激酶抑制剂和大分子单克隆抗体能够分别与 EGFR 细胞内和细胞外的结构域结合,抑制 EGFR 自身磷酸化,以阻断 EGFR 下游信号通路的激活,从而起到抑制肿瘤细胞增殖和发展的作用。尽管这些 EGFR 药物的药代动力学属性不同,也产生了一些药效上的差异,但是在非临床安全性评价和临床上都产生了一些共同的副作用,这些副作用可能是与药物靶点有较强的关系。除了给药方式导致单抗类出现输液反应之外,不同 EGFR 药物具有相似的不良反应。

胃肠道毒性方面,腹泻是这 4 种 EGFR 药物最常见的不良反应。引起腹泻的主要机制可能是过量氯离子分泌的结果,导致分泌形式的腹泻[32]。除此之外,据报道 EGFR TKI 相关腹泻还可能由其他多种因素引起,如肠道动力改变(导致通过肠道的时间缩短和水分吸收减少)、结肠隐窝损伤(损害结肠吸水)、肠道菌群的变化(影响依赖于菌群代谢活性的吸收和其他肠道功能)、结肠中的转运改变[33]。

皮肤毒性方面,在接受 EGFR 治疗后会产生较高的皮肤病学不良事件,表现为皮疹、皮肤干燥、甲沟炎、瘙痒等。引起不良反应的相关皮疹机制与 EGFR 在多个组织中的表达有关。EGFR 广泛表达于正常皮肤组织,如表皮、皮脂腺、腺体、小汗腺和树突状细胞,在正常表皮细胞的发育和生理过程中起着重要的作用。表皮主要由角质形成细胞发育而来,这种分化和向皮肤表面的迁移受到 EGFR 信号的调控[34]。阻断 EGFR 信号通路会影响细胞因子的分泌,招募 NEUT、LYMP 和 MONO,刺激炎症和免疫反应的启动,从而对皮肤产生过早分化、诱导炎症与细胞凋亡、皮肤萎缩、毛细血管扩张和光敏性等负面影响[35]。

心血管毒性方面,心脏毒性是与 EGFR 靶向治疗相关的常见不良反应,其特征是 QT 间期延长,临床表现为 QT 间期延长和左心室射血分数降低。多种研究表明,EGFR 受体在胚胎发生过程中对正常心脏形态的形成以及成人心脏正常生理机能方面发挥着重要的作用[36],而长期暴露于 EGFR 靶向抑制剂会损害易感人群的心脏功能。一项小鼠试验表明,长期饮食暴露于 EGFR 小分子抑制剂可能会增加心肌细胞的凋亡数量,使心肌收缩力降低、血管纤维化、主动脉瓣膜钙化等[37]。

肝脏毒性方面,EGFR TKI 引起的肝毒性机制目前尚不清楚,有研究表明,吉非替尼诱导的肝毒性与免疫过敏机制有关,而剂量依赖性细胞毒性是另一种机制。此外,一些研究者认为吉非替尼诱导的肝毒性可能与代谢酶的多态性有关[38]。

肺部毒性方面,吉非替尼相关的间质性肺病已被报道为严重的不良反应,靶向 EGFR 治疗出现的肺损伤的生理机制可能归因于抑制 Ⅱ 型肺细胞上的 EGFR 活性。EGFR 通路参与肺泡壁修复,EGFR 抑制剂药物与 EGFR 结合后阻断其途径的激活可能会导致肺损伤(如吉非替尼)[39]。此外,m - TOR 通路(Rheb/mTOR/p70S6K)通过控制组织蛋白酶-K 的表达,以参与肺结构破坏性重塑,EGFR 抑制剂通过抑制 P13K/AKT/m - TOR 通路间接干扰正常的肺重塑[39]。

眼部毒性方面,与 EGFR 抑制剂相关眼部毒性的确切机制目前尚未阐明。然而,已知 EGFR 在包括皮肤、毛囊和眼表上皮(如角膜、角膜缘和结膜)等组织的细胞表面表达,并参与正常细胞的增殖、再生、发育和分化,是角膜伤口愈合所必需的,对维持眼表完整性很重要[40]。使用 EGFR 靶点药物可能会破坏表达 EGFR 的眼部正常细胞的信号和功能,从而导致眼部的不良反应。

生殖毒性方面,在非临床阶段发现 EGFR 靶向药物治疗后出现胚胎死亡、胚胎生长迟缓、新生胎仔死亡等胚胎-胎仔毒性,临床阶段警告和注意事项中表明了药物存在的胚胎毒性。由于 EGFR 在胚芽层组织、胚胎发育和形态发生、某些器官系统的发育和分化以及胚胎形成中至关重要[41]，因此，当靶向 EGFR 治疗时可导致胎儿发育不良。考虑到妊娠女性使用 EGFR 抑制剂时可能对胎儿造成危害，目前的抗 EGFR 疗法由于其潜在的并发症不建议在怀孕期间使用。

4.6　总结与展望

近年来，EGFR 抑制剂发展迅速，从第一代 TKI 到第二代、和第三代新药上市，再到联合治疗的研究探讨，EGFR 抑制剂已在治疗非小细胞肺癌、乳腺癌、结直肠癌、头颈癌等多种恶性肿瘤中显示良好的临床效果，但是仍存在着耐药性和副作用。获得性 T790M 突变是晚期非小细胞肺癌 EGFR 突变患者在接受第一代 EGFR TKI 后耐药的最常见原因，第二代 TKIs 在规避 T790M 突变对第一代 TKIs 的抗性方面效果有限，而一些第三代 EGFR TKIs 具有 EGFR 突变选择性，既能靶向 EGFR 基因敏感突变，也能用于治疗这些 T790M 获得性耐药突变患者，同时具有的野生型保留特性对野生型 EGFR 蛋白作用弱，因此，皮疹、腹泻等药物副作用更小[42]。虽然有良好的初始反应，但接受第三代 EGFR TKI 治疗的患者会产生获得性耐药，最常见机制是外显子 20 的 C797S 突变[42]。对于这类患者，目前国内尚无已批准的靶向药，已上市的 EGFR TKI 对其治疗效果均不明显，国内针对 EGFR 外显子 20 插入突变晚期非小细胞肺癌适应证处于在研阶段的 EGFR 抑制剂有：TAK-788、DZD-9008、BDTX-189、TAS6417(CLN-081)等[43]。

对于耐药问题，现在已有多个研究方向：① 第四代 EGFR 抑制剂：目前的 EGFR TKI 均以 ATP 结合位点为靶点，而 C797S 突变阻断了这些药物与靶点的共价结合，从而产生耐药性。EAI001 和 EAI045 被认为是一种在远离结合位点的地方与 EGFR 发生变构结合的分子(非 ATP 竞争性)，相比于野生型 EGFR，对突变型 EGFR 具有特异性[10]；② 新型 EGFR 抑制剂：Gunther 及其同事近期开发了一类新的基于 p38 丝裂原活化蛋白激酶抑制剂化合物的三取代吡啶基咪唑 EGFR 抑制剂[44]。利用分子建模，合成了 40 种具有抗 EGFR 突变体活性的化合物，并系统开发了代谢稳定的非共价可逆 EGFR 抑制剂。这些化合物对表达三重突变(T790M/C797S/L858R)的细胞表现出疗效，IC_{50} 值小于 10 nM，对 EGFR 双突变(T790M/L858R)细胞的选择性也比野生型 EGFR 高 300 倍以上[45]；③ 一代和三代抑制剂联用：当突变发生在反式(即在单独的等位基因上)时，细胞对第三代 EGFR TKI 具有抗性，但对第一代和第三代 EGFR TKI 的组合敏感。然而，当顺式突变发生时，单独或联合使用 EGFR TKI 均无效[42]；④ 三代抑制剂和丝裂原活化的细胞外信号调节激酶(mitogen-activated extracellular signal-regulated kinase，MEK)抑制剂联用：使用三重突变 PC9 细胞系(T790M/C797S/del19)的体外研究显示，调节 Bim 和 Mcl-1 水平对于介导对奥希替尼诱导的细胞凋亡的耐药性至关重要。使用 MEK 抑制剂来抑制细胞外调节蛋白激酶(extracellular regulated protein kinases，ERK)依赖的

Bim 和 Mcl-1 磷酸化,可恢复奥希替尼诱导这些细胞凋亡的能力。这些发现表明,联合靶向 MEK/ERK 信号是克服三重突变的另一种可能的策略[46]。

此外,针对 EGFR 靶点的单克隆抗体药物的耐药机制也不容忽视。比如,西妥昔单抗和 Panitumumab 是治疗转移性结直肠癌(metastatic colorectal cancer,mCRC)的有效药物,西妥昔单抗可延长 RAS 野生型 mCRC 患者 8.2 个月的生存期,但是对靶向治疗的耐药性损害了其临床应用和效率。耐药机制是指肿瘤的内在和外在改变。目前,多种治疗策略已被广泛研究以克服抗 EGFR 单克隆抗体的耐药性。其内在机制包括 EGFR 配体过表达、EGFR 改变、RAS/RAF/PI3K 基因突变、ERBB2/MET/IGF-1R 激活、代谢重塑,治疗方法主要包括新型 EGFR 靶向抑制剂、多靶向抑制剂组合、代谢调节剂。另外,新的细胞毒性药物和小分子化合物提高了西妥昔单抗的效率。外在改变主要是破坏肿瘤微环境,特别是免疫细胞、肿瘤相关成纤维细胞(cancer-associated fibroblasts,CAFs)和血管生成,治疗方法的研究方向包括免疫细胞的修饰或激活以及 CAFs 和抗血管内皮生长因子受体(vascular endothelial growth factor receptor,VEGFR)药物的抑制[47]。

由此看来,继续关注 EGFR 抑制剂在改善抗药性和毒副作用方面的研发技术以及联合用药策略,深入开展 EGFR 抑制剂抗肿瘤机制的相关研究,可能为其发挥更好的临床价值、解决耐药问题、减少不良反应方面提供理论依据。

(黄俊,张清,王秋香,李大江,徐轶,程德平)

参考文献

[1] Liu X, Wang P, Zhang C, et al. Epidermal growth factor receptor (EGFR): A rising star in the era of precision medicine of lung cancer. Oncotarget, 2017, 8(30): 50209-50220.

[2] Yoshida T, Zhang G, Haura E B. Targeting epidermal growth factor receptor: central signaling kinase in lung cancer. Biochem Pharmacol, 2010, 80(5): 613-623.

[3] Bessman N J, Freed D M, Lemmon M A. Putting together structures of epidermal growth factor receptors. Current opinion in structural biology, 2014, 29: 95-101.

[4] Harari P M, Huang S M. Modulation of molecular targets to enhance radiation. Clin Cancer Res, 2000, 6(2): 323-325.

[5] Seshacharyulu P, Ponnusamy M P, Haridas D, et al. Targeting the EGFR signaling pathway in cancer therapy. Expert Opin Ther Targets, 2012, 16(1): 15-31.

[6] Ciardiello F, Tortora G. EGFR antagonists in cancer treatment. N Engl J Med, 2008, 358(11): 1160-1174.

[7] Roskoski R, Jr. Small molecule inhibitors targeting the EGFR/ErbB family of protein-tyrosine kinases in human cancers. Pharmacol Res, 2019, 139: 395-411.

[8] Sequist L V, Waltman B A, Dias-Santagata D, et al. Genotypic and histological evolution of lung cancers acquiring resistance to EGFR inhibitors. Sci Transl Med, 2011, 3(75): 75ra26.

[9] Ayati A, Moghimi S, Salarinejad S, et al. A review on progression of epidermal growth factor receptor (EGFR) inhibitors as an efficient approach in cancer targeted therapy. Bioorg Chem,

2020，99：103811.

[10] Wang S，Song Y，Liu D. EAI045：The fourth-generation EGFR inhibitor overcoming T790M and C797S resistance. Cancer Lett，2017，385：51 - 54.

[11] FDA. Approval Package for Mobocertinib[EB/OL]. (2021 - 09 - 15)[2023 - 04 - 08]. https://www. accessdata. fda. gov/drugsatfda_docs/nda/2021/215310Orig1s000Approv. pdf.

[12] NMPA. 国家药监局附条件批准琥珀酸莫博赛替尼胶囊上市. (2023 - 01 - 11)[2023 - 04 - 08]. https://www. nmpa. gov. cn/yaowen/ypjgyw/20230111160930170. html.

[13] Muraro E，Fanetti G，Lupato V，et al. Cetuximab in locally advanced head and neck squamous cell carcinoma：Biological mechanisms involved in efficacy，toxicity and resistance. Crit Rev Oncol Hematol，2021，164：103424.

[14] Stremitzer S，Sebio A，Stintzing S，et al. Panitumumab safety for treating colorectal cancer. Expert Opin Drug Saf，2014，13(6)：843 - 851.

[15] Takeda M，Okamoto I，Nishimura Y，et al. Nimotuzumab，a novel monoclonal antibody to the epidermal growth factor receptor，in the treatment of non-small cell lung cancer. Lung Cancer (Auckl)，2011，2：59 - 67.

[16] Garnock-Jones K P. Necitumumab：First Global Approval. Drugs，2016，76(2)：283 - 289.

[17] Syed Y Y. Amivantamab：First Approval. Drugs，2021，81(11)：1349 - 1353.

[18] FDA. Gefitinib Pharmacology Review[EB/OL] (2003 - 05 - 05) [2022 - 12 - 23]. https://www. accessdata. fda. gov/drugsatfda_docs/nda/2003/021399_iressa. cfm.

[19] FDA. Afatinib Pharmacology Review[EB/OL] (2013 - 12 - 07) [2022 - 12 - 23]. https://www. accessdata. fda. gov/drugsatfda_docs/nda/2013/201292Orig1s000PharmR. pdf.

[20] Svendsen O. The minipig in toxicology. Exp Toxicol Pathol，2006，57(5 - 6)：335 - 339.

[21] FDA. Osimertinib Pharmacology Review[EB/OL] (2015 - 11 - 13) [2022 - 12 - 23]. https://www. accessdata. fda. gov/drugsatfda_docs/nda/2015/208065Orig1s000PharmR. pdf.

[22] FDA. Amivantamab Multi-Discipline Review[EB/OL] (2021 - 05 - 21) [2022 - 12 - 23]. https://www. accessdata. fda. gov/drugsatfda_docs/nda/2021/761210Orig1s000MultidisciplineR. pdf.

[23] FDA. Label for Gefitinib[EB/OL]. (2003 - 05 - 05)[2022 - 12 - 23]. https://www. accessdata. fda. gov/drugsatfda_docs/label/2003/021399lbl. pdf.

[24] FDA. Label for Gefitinib[EB/OL]. (2021 - 05 - 05)[2022 - 12 - 23]. https://www. accessdata. fda. gov/drugsatfda_docs/label/2021/206995s004lbl. pdf.

[25] FDA. Label for Afatinib[EB/OL]. (2013 - 07 - 12)[2022 - 12 - 23]. https://www. accessdata. fda. gov/drugsatfda_docs/label/2013/201292s000lbl. pdf.

[26] FDA. Label for Afatinib[EB/OL]. (2022 - 04 - 07)[2022 - 12 - 23]. https://www. accessdata. fda. gov/drugsatfda_docs/label/2022/201292s017lbl. pdf.

[27] FDA. Label for Osimertinib[EB/OL]. (2015 - 11 - 13)[2022 - 12 - 23]. https://www. accessdata. fda. gov/drugsatfda_docs/label/2015/208065s000lbl. pdf.

[28] FDA. Label for Osimertinib[EB/OL]. (2022 - 10 - 21)[2022 - 12 - 23]. https://www. accessdata. fda. gov/drugsatfda_docs/label/2022/208065s027lbl. pdf.

[29] FDA. Label for Amivantamab[EB/OL]. (2021 - 05 - 21)[2022 - 12 - 23]. https://www. accessdata. fda. gov/drugsatfda_docs/label/2021/761210s000lbl. pdf.

[30] FDA. Label for Amivantamab[EB/OL]. (2022 - 11 - 04)[2022 - 12 - 23]. https://www. accessdata. fda. gov/drugsatfda_docs/label/2022/761210s002lbl. pdf.

[31] EMA. CHMP assessment report for Amivantamab. (2021 - 10 - 14)[2022 - 05 - 23]. https://www.

ema. europa. eu/documents/assessment-report/rybrevant-epar-public-assessment-report_en. pdf.

[32] Uribe J M, Gelbmann C M, Traynor-Kaplan A E, et al. Epidermal growth factor inhibits Ca(2+)-dependent Cl- transport in T84 human colonic epithelial cells. Am J Physiol, 1996, 271(3 Pt 1): C914 - 922.

[33] Yang J C, Reguart N, Barinoff J, et al. Diarrhea associated with afatinib: an oral ErbB family blocker. Expert Rev Anticancer Ther, 2013, 13(6): 729 - 736.

[34] Fuchs E, Raghavan S. Getting under the skin of epidermal morphogenesis. Nat Rev Genet, 2002, 3(3): 199 - 209.

[35] Kozuki T. Skin problems and EGFR-tyrosine kinase inhibitor. Jpn J Clin Oncol, 2016, 46(4): 291 - 298.

[36] Shraim B A, Moursi M O, Benter I F, et al. The Role of Epidermal Growth Factor Receptor Family of Receptor Tyrosine Kinases in Mediating Diabetes-Induced Cardiovascular Complications. Front Pharmacol, 2021, 12: 701390.

[37] Barrick C J, Yu M, Chao H H, et al. Chronic pharmacologic inhibition of EGFR leads to cardiac dysfunction in C57BL/6J mice. Toxicol Appl Pharmacol, 2008, 228(3): 315 - 325.

[38] Wu Z, Chen S, Du X, et al. Hepatotoxicity with epidermal growth factor receptor tyrosine kinase inhibitors in non-small-cell lung cancer patients: A network meta-analysis. J Clin Pharm Ther, 2021, 46(2): 310 - 318.

[39] Omarini C, Thanopoulou E, Johnston S R. Pneumonitis and pulmonary fibrosis associated with breast cancer treatments. Breast Cancer Res Treat, 2014, 146(2): 245 - 258.

[40] Basti S. Ocular Toxicities of Epidermal Growth Factor Receptor Inhibitors and Their Management. Cancer Nurs, 2007, 30(4S): 10 - 16.

[41] Ghizdavat A, Raduly G, Pap Z, et al. Comparative study of HER2, EGFR, p53 and PTEN expression in the human gastrointestinal tract during fetal period. Rom J Morphol Embryol, 2015, 56(2): 475 - 480.

[42] Tan C S, Kumarakulasinghe N B, Huang Y Q, et al. Third generation EGFR TKIs: current data and future directions. Mol Cancer, 2018, 17(1): 29.

[43] Remon J, Hendriks L E L, Cardona A F, et al. EGFR exon 20 insertions in advanced non-small cell lung cancer: A new history begins. Cancer Treat Rev, 2020, 90: 102105.

[44] Gunther M, Juchum M, Kelter G, et al. Lung Cancer: EGFR Inhibitors with Low Nanomolar Activity against a Therapy-Resistant L858R/T790M/C797S Mutant. Angew Chem Int Ed Engl, 2016, 55(36): 10890 - 10894.

[45] Gunther M, Lategahn J, Juchum M, et al. Trisubstituted Pyridinylimidazoles as Potent Inhibitors of the Clinically Resistant L858R/T790M/C797S EGFR Mutant: Targeting of Both Hydrophobic Regions and the Phosphate Binding Site. J Med Chem, 2017, 60(13): 5613 - 5637.

[46] Shi P, Oh Y T, Deng L, et al. Overcoming Acquired Resistance to AZD9291, A Third-Generation EGFR Inhibitor, through Modulation of MEK/ERK-Dependent Bim and Mcl-1 Degradation. Clin Cancer Res, 2017, 23(21): 6567 - 6579.

[47] Zhou J, Ji Q, Li Q. Resistance to anti-EGFR therapies in metastatic colorectal cancer: underlying mechanisms and reversal strategies. J Exp Clin Cancer Res, 2021, 40(1): 328.

第5章

HER2 靶向药物的药理学机制和
安全性

人表皮生长因子受体 2(human epidermal growth factor receptor 2，HER2)基因可以通过形成同二聚体或异二聚体,活化受体酪氨酸激酶,激活下游的丝裂原活化蛋白激酶(mitogen activated proteinkinase，MAPK)通路和磷脂酰肌醇 3 -激酶(phosphoinositide 3 - kinase，PI3K)通路,导致细胞增殖和分化,抑制细胞凋亡和促进肿瘤进展。个体化治疗可根据作用靶点的突变情况来开展研究。因此,基于 HER2 靶标的抗肿瘤药物日益受到研究者的关注,本章我们着重分析 HER2 靶向药物的非临床试验毒性反应以及临床试验不良反应,以便关注 HER2 靶点相关毒性和完善临床治疗决策。

5.1　HER2 靶点作用机制

HER2 是同源跨膜受体酪氨酸激酶表皮生长因子受体(epidermal growth factor receptor，EGFR)家族的成员,主要通过形成同二聚体或异二聚体发挥其活性,在细胞周期进展、细胞分化和增殖等过程中发挥重要作用,其扩增或过度表达会导致细胞生理功能紊乱,与癌症发生和发展密切相关。

5.1.1　HER2 的分子特征

HER2 基因位于人类第 17 号染色体长臂(17q12)上,是编码具有内在酪氨酸激酶活性的跨膜糖蛋白受体[1],其相对分子质量为 185 kD。HER2 蛋白结构由 3 个片段组成:细胞外配体结合域(extracellular domain，ECD)、跨膜结构域(transmembrane domain，TMD)和细胞内结构域。ECD 由大约 600 个氨基酸残基组成,分为Ⅰ、Ⅱ、Ⅲ、Ⅳ 4 个结构域,Ⅰ、Ⅲ亚结构域为配体的结合位点,Ⅱ、Ⅳ亚结构域存在丰富的半胱氨酸[2]。TMD 是由 23 个氨基酸组成的单个 α-螺旋结构。细胞内结构域由近膜结构域(juxtamembrane domain，JMD)、酪氨酸激酶结构域(tyrosine kinase domain，TKD)和羧基末端尾结构域(carboxy terminal tail domain，CTD)组成。TKD 包含多个重要的环状结构,构成酪氨酸激酶的活性位点[2]。

5.1.2　HER2 信号通路的激活

HER2 缺乏内源性配体,主要通过与其他 EGFR 家族受体(例如 HER3)的二聚体作用,从而导致其细胞质结构域内酪氨酸残基的自磷酸化和信号传导[3],进一步调节细胞增殖和分化,抑制细胞凋亡和促进肿瘤进展[4]。不同的二聚体组合会产生不同的细胞内信号级联,其中磷酸肌醇特异性磷脂酶 Cγ(phosphoinositide-specific phospholipase Cγ, PLCγ)、PI3K 和 MAPK 是最常见的信号级联,HER2/HER3 异二聚体的刺激能够激活 PI3K 信号,所有 HER2 涉及的二聚化(HER1/HER2、HER2/HER3 和 HER2/HER4)都可以激活 MAPK 通路。PI3K 和 MAPK 是参与肿瘤生长和抗细胞凋亡的关键信号通路[2](见图 5-1)。

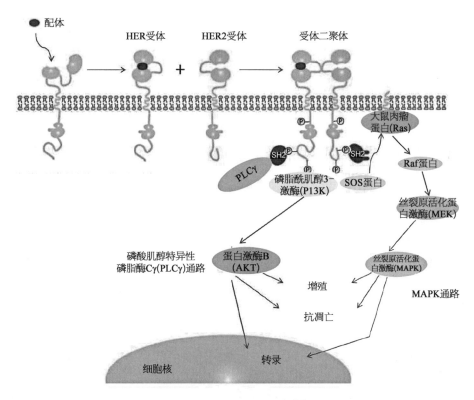

图 5-1　HER2 信号通路[2]

HER2 的激活与侵袭性肿瘤行为、预后不良、对化疗的耐药性有关。超过 30% 的乳腺癌和许多其他肿瘤类型,如胃癌、食道癌、肺癌、膀胱癌、卵巢癌、子宫内膜癌、子宫颈癌、头颈癌和结直肠癌中均发现 HER2 基因扩增和/或 HER2 受体过度表达[3]。针对乳腺癌和胃食管癌中 HER2 扩增的基因特异性,出现了抗 HER2 类型药物;而在腺癌、尿路上皮癌和唾液管癌中,HER2 治疗作用和预后的研究评估仍在进行中。自身的体细胞 HER2 激活突变已被确定为肿瘤发生的驱动因素,HER2 突变后,即使在正常基因拷贝数的情况下,仍可以激活下游信号通路[4]。

5.2 HER2 抑制剂药物

目前靶向 HER2 的药物主要分为 3 大类：第 1 类是单克隆抗体，代表药物为曲妥珠单抗和帕妥珠单抗，见表 5-1；第 2 类是小分子酪氨酸激酶抑制剂，包括拉帕替尼、奈拉替尼、吡咯替尼和 Tucatinib，见表 5-2，代表药物为拉帕替尼和奈拉替尼；第 3 类是单克隆抗体和化疗药的偶联体，即抗体偶联药物（antibody-drug conjugate，ADC）类药物，代表药物为恩美曲妥珠单抗（Trastuzumab emtansine，T-DM1）和德曲妥珠单抗（Trastuzumab deruxtecan，T-DXd 或 DS8201a），见表 5-3。

5.2.1 单克隆抗体

曲妥珠单抗是全球首个靶向 HER2 的人源化单克隆抗体，其可能的作用机制为：① 与 HER2 胞外结构域Ⅳ区特异性结合，阻断 HER2 二聚体形成[5]；② 通过多种信号通路（例如 P13K 通路）诱导细胞周期蛋白依赖性激酶（cyclin-dependent kinase，CDK）抑制剂 p27Kip1 的积累和活化，导致细胞周期 G1 停滞和肿瘤细胞生长抑制[6]；③ 抑制 HER2 胞外段的裂解并下调其表达[5]；④ 通过介导抗体依赖的细胞毒作用来杀伤靶细胞[5]；⑤ 抑制血管内皮生长因子的生成[5]。曲妥珠单抗具有广谱的抗肿瘤特性，针对 HER2 阳性表达的乳腺癌、卵巢癌、胃癌、肺癌和肾癌具有良好的治疗效果。HER2 阳性早期乳腺癌病人术后辅助治疗加用曲妥珠单抗已成为标准治疗方法。由于单独给药受到获得性耐受的限制，曲妥珠单抗联合用药发挥了更强的抗癌作用。一项研究比较了曲妥珠单抗与联合紫杉醇、帕妥珠单抗、拉帕替尼对 HER2 阳性晚期乳腺癌的治疗效果，结果表明曲妥珠单抗与紫杉醇或帕妥珠单抗的组合显示出较佳的治疗效果和毒副作用低的特点[5]。

帕妥珠单抗是第二个针对 HER2 靶标的重组人源化单克隆抗体，通过与 HER2 受体胞外子结构域Ⅱ结合，阻止 HER2/HER2 同二聚体和 HER2/HER3 异二聚体的形成而发挥抗肿瘤作用。2013 年，FDA 批准帕妥珠单抗用于乳腺癌术前新辅助治疗。目前，帕妥珠单抗＋曲妥珠单抗＋紫杉类药物联合方案已成为晚期 HER2 阳性乳腺癌患者的一线治疗方案，该方案显著延长了患者的无进展生存期（progression-free survival，PFS）和总生存期（overall survival，OS）[7]。与多西他赛联合曲妥珠单抗方案相比，帕妥珠单抗与曲妥珠单抗双重阻滞的同时联合使用多西他赛，可显著性提高乳腺癌患者的 PFS、OS 和病理学完全缓解率[8-10]。

5.2.2 小分子抑制剂

拉帕替尼是喹唑啉衍生物，一种可逆的口服新型小分子酪氨酸激酶抑制剂，可同时作用于 HER1 和 HER2 两个靶点，通过可逆地结合 HER1 和 HER2 激酶结构域中的细胞质 ATP 结合位点，从而抑制受体磷酸化以阻断下游信号通路。它首先在 2017 年被 FDA

批准与卡培他滨联合用于曲妥珠单抗治疗失败的 HER2 阳性转移性乳腺癌(metastatic breast cancer，MBC)患者。后来拉帕替尼与来曲唑联用又获得了批准，作为绝经后 MBC 患者同时表达 HER2 和激素受体的一线治疗选择[11,12]。

奈拉替尼是一种不可逆的泛 ErbB 受体酪氨酸激酶抑制剂，具有克服曲妥珠单抗耐药性的作用[13]。奈拉替尼通过与 HER1、HER2 和 HER4 的 ATP 结合域的半胱氨酸残基 Cys - 773 和 Cys - 805 共价结合，抑制 ErbB 家族以及下游通路的磷酸化，导致肿瘤细胞增殖受到抑制[11]。2017 年，奈拉替尼被 FDA 批准作为早期 HER2 过表达乳腺癌患者术后和以曲妥珠单抗为基础的辅助治疗后的扩展辅助治疗。在一项Ⅲ期试验中，基于曲妥珠单抗的早期 HER2 阳性乳腺癌辅助治疗一年奈拉替尼后减少了侵袭性无病生存事件，而不增加毒性风险。此外，奈拉替尼也获批与卡培他滨联合用于治疗接受过两次或两次以上的抗 HER2 治疗的 HER2 阳性 MBC 的成年患者。研究表明，奈拉替尼联合卡培他滨显著降低了疾病进展或死亡的风险[14]。

吡咯替尼是一种不可逆的泛 ErbB 受体抑制剂，对 HER1、HER2 和 HER4 具有活性。其通过与胞内激酶区 ATP 结合位点共价结合，阻断 HER 家族二聚化作用和抑制自身磷酸化，从而阻断下游信号通路的激活，抑制肿瘤细胞增殖和生长[11]。2018 年，吡咯替尼被中国国家药品监督管理局(National Medical Products Administration，NMPA)批准联合卡培他滨治疗 HER2 阳性晚期或转移性乳腺癌以及既往接受过蒽环类或紫杉类化疗的患者。与拉帕替尼联合卡培他滨组合相比，吡咯替尼联合卡培他滨组合在先前治疗的 HER2 阳性 MBC 患者中显示出更好的疗效[15,16]。此外，吡咯替尼在化疗治疗的携带 HER2 外显子 20 突变的非小细胞肺癌(non-small cell carcinoma，NSCLC)患者中也显示出良好的疗效，一项单中心Ⅱ期研究对 15 名每天接受吡咯替尼 400 mg 治疗的 HER2 突变 NSCLC 患者进行了研究，结果显示吡咯替尼 400 mg 的客观缓解率(objective response rate，ORR)为 53.3%，中位 PFS 为 6.4 个月[17]。

Tucatinib 是一种高度选择性的 HER2 抑制剂，其通过抑制 HER2 和 HER3 的磷酸化起以减少下游 MAPK 和蛋白激酶 B(protein kinase B，PKB 或 AKT)的信号传导，发挥抗肿瘤效应。2020 年，Tucatinib 被 FDA 批准与曲妥珠单抗和卡培他滨联合用于先前治疗的 HER2 阳性 MBC。与安慰剂加曲妥珠单抗和卡培他滨组相比，Tucatinib 联合组的 PFS 和 OS 均有所改善。然而在安全性方面，Tucatinib 联合组中≥3 级腹泻、丙氨酸氨基转移酶(alanine transaminase，ALT)升高和天冬氨酸氨基转移酶(aspartate transaminase，AST)升高现象则更为常见[18]。

5.2.3　ADC 类药物

ADC 类药物是由一类抗原特异性靶向的单克隆抗体药物和高活性细胞毒药物的偶联而成，以提高肿瘤药物的靶向性、减少毒副作用。

恩美曲妥珠单抗(T - DM1)是于 2013 年被 FDA 首次批准用于治疗 HER2 阳性乳腺

癌的 HER2 靶向 ADC 类药物,当时获批适应证为单药用于经曲妥珠单抗和紫杉醇药物分别或联合既往治疗的 HER2 阳性转移性乳腺癌患者,近期被批准用于新辅助治疗后有残留疾病的早期高危患者。T-DM1 包含曲妥珠单抗的骨架,通过不可切割的硫醚接头与强效微管抑制剂美坦辛(maitansine,DM1)连接,抗体比率(drug-to-antibody ratio,DAR)为 3.5[19]。研究发现,T-DM1 组的 3 年无侵袭性疾病生存期(invasive disease free survival,IDFS)显著高于仅接受曲妥珠单抗治疗的对照组,风险比为 0.5(T-DM1 和曲妥珠单抗组分别为 88.3% 和 77%)[19]。安全性方面,T-DM1 相关的不良反应包括胃肠道毒性、神经病变和左心室射血分数下降,其严重程度大多为 1/2 级;而血小板减少症、剂量限制性毒性以及肝酶升高(包括肝功能衰竭的风险)是临床试验和现实经验中报道的最常见的严重不良反应[19]。

德曲妥珠单抗(T-DXd 或 DS8201a)是第二个 FDA 批准的 ADC 药物,用于治疗至少接受过两种 HER2 靶向治疗的晚期 HER2 阳性乳腺癌。它由曲妥珠单抗、新型拓扑异构酶 I 抑制剂和酶促裂解四肽连接子组成,采用的偶联方式是半胱氨酸残基的定点耦联,该耦联技术理论最大 DAR 为 8[19]。此外,T-Dxd 能够发挥旁观者效应,理论上即使在具有异质或低表达 HER2 的肿瘤中也存在活性[19]。研究发现 T-DXd 单药治疗的反应率为 59.5%,中位反应持续时间为 20.7 个月;后续研究表明在 11.1 个月的中位随访、184 名患者的队列中,总体缓解率为 60.9%,其中 6% 经历了完全缓解,总体疾病控制率(disease control rate,DCR)为 97.3%,这些结果最终使其在美国获得突破性治疗认定,并于 2019 年 12 月加速批准。与 T-Dxd 相关的最常见不良反应包括恶心和骨髓抑制,其严重程度主要是 1/2 级;然而,还有重要的肺毒性风险,即间质性肺病,其严重程度不一,需要警惕地监测患者的呼吸体征和症状,并进行早期干预(包括暂停治疗和使用类固醇药物),以防止严重后果[19]。

表 5-1　HER2 靶点相关上市代表性单克隆抗体药物

药品名称	靶点	适应证	类型	分子量	剂型	给药剂量及方式	企业名称	首次获批情况
曲妥珠单抗	HER2	HER2 阳性的 MBC/胃癌	人源化 IgG1 单克隆抗体	145.5	注射剂	8 mg/kg(初始负荷量),6 mg/kg(维持剂量),每 3 周 1 次,静脉输注	罗氏	FDA,1998 年
帕妥珠单抗	HER2	HER2 阳性早期或转移性乳腺癌	人源化 IgG1 单克隆抗体	148.0	注射剂	840 mg(初始负荷量),420 mg(维持剂量),每 3 周 1 次,静脉输注	罗氏	FDA,2012 年
伊尼妥单抗	HER2	HER2 阳性转移性乳腺癌	人源化 IgG1 单克隆抗体	185	注射剂	4 mg/kg(初始负荷量),2 mg/kg(维持剂量),每周 1 次,静脉滴注	三生国健	NMPA,2020 年

表 5-2　HER2 靶点相关上市代表性小分子抑制剂药物

药品名称	靶点	适应证	结　构　式	分子量	剂型	给药剂量及方式	企业名称	首次获批情况
拉帕替尼	HER1、HER2	HER2阳性MBC		581.058	片剂	1 250 mg，口服，每天一次	葛兰素史克/诺华	FDA，2007 年
奈拉替尼	HER1、HER2、HER4	HER2阳性的早期乳腺癌		557.043	片剂	240 mg，口服，每天一次	Puma Biotechnology	FDA，2017 年
吡咯替尼	HER1、HER2、HER4	HER2阳性的复发或转移性乳腺癌		815.22	片剂	400 mg，口服，每天一次	江苏恒瑞	NMPA，2018 年
Tucatinib	HER2	晚期不能手术切除或转移性HER2阳性乳腺癌		480.521	片剂	600 mg，口服，每天一次	Seagen Inc	FDA，2020 年

表 5 - 3　HER2 靶点相关上市代表性 ADC 类药物

药品名称	有效载荷	靶点	适应证	类型	分子量 kDa	剂型	给药剂量及方式	企业名称	首次获批情况
恩美曲妥珠单抗	美坦辛	HER2	HER2 阳性早期乳腺癌患者的辅助治疗	含人源化 IgG1 单克隆抗体	148.8	注射剂	3.6 mg/kg,每 3 周一次,静脉输注	罗氏	FDA,2013 年
德曲妥珠单抗	德卢替康	HER2	HER2 阳性乳腺癌、HER2 低表达乳腺癌、胃/胃食管交界部癌、HER2 阳性非小细胞肺癌	含人源化 IgG1 单克隆抗体	153.7	注射剂	5.4 mg/kg,每 3 周一次,静脉输注	第一三共株式会社	FDA,2019 年
维迪西妥单抗	细胞毒素单甲基澳瑞他汀 E	HER2	HER2 过表达局部晚期或转移性胃癌、HER2 过表达局部晚期或转移性尿路上皮癌	含人源化 IgG1 单克隆抗体	/	注射剂	胃癌患者: 2.5 mg/kg,每两周一次,静脉滴注 尿路上皮癌患者: 2.0 mg/kg,每两周一次,静脉滴注	荣昌生物	NMPA,2021 年

5.3　非临床药代动力学和安全性

综合分析靶向 HER2 的小分子药物、单抗类药物和 ADC 药物的药代动力学特征和安全性将为进一步开发相关药物和新型靶向 HER2 疗法提供参考和警示。本节对拉帕替尼、奈拉替尼、曲妥珠单抗、帕妥珠单抗、恩美曲妥珠单抗和德曲妥珠单抗的非临床药代动力学及安全性进行了回顾总结。

5.3.1　拉帕替尼

拉帕替尼的药代动力学和一般毒理研究结果总结见表 5 - 4 和表 5 - 5。

除了一般毒理外,还开展了其他毒性研究,包括安全药理、遗传毒性、生殖毒性和局部耐受性试验,其结果总结如下。

安全药理试验:使用不同动物种属开展心血管系统试验。在大鼠十二指肠单次给药试验中,拉帕替尼对心电波形、PR、QT、QTcb、QTcf 和 QRS 间期无显著影响,1 只大鼠室性早搏,不排除药物影响。在大鼠单次灌胃给药试验中,未观察到心率、体温、平均动脉压、舒张压等指标出现给药相关的异常。比格犬心血管试验中,可见给药引起的收缩压、舒张压和平均动脉压升高,但尚在正常范围内。拉帕替尼给药对比格犬浦肯野纤维动作电位没有影响。豚鼠呼吸系统试验中,未观察到拉帕替尼对肺功能的影响。在大鼠和比格犬上开展的神经系统试验中,拉帕替尼对中枢和外周神经系统没有影响。

表 5-4　拉帕替尼药代动力学研究结果总结[20]

试验类型	试验名称	试验结果
吸收	静脉和经口单次给药后在雄性 CD-1 小鼠、Han Wistar 大鼠和比格犬中的代动力学研究	1. 10 mg/kg 剂量下小鼠、大鼠和犬的经口生物利用度分别为 50.0%、24.0%和 41.9% 2. 2 mg/kg 剂量下的生物利用度较低 3. 在所有 3 个种属中，静脉给药后的半衰期均长于经口给药
吸收	雌性 CD-1 裸小鼠 30 或 100 mg/kg 单次给药和连续 14 天给药 BID	1. 单次给药后 AUC 以大于比例的方式增加 2. 重复给药后 C_{max} 和 AUC 成比例增加
吸收	雄性大鼠静脉和经口给药的药代动力学研究	口服生物利用度为 28.7%
吸收	雄性 Wistar Han 大鼠经口给药的药代动力学研究	1. 当给予禁食大鼠药物拉帕替尼（GW572016）的盐形式（GW572016F）而非游离碱时，禁食大鼠的暴露水平高于进食大鼠 2. 其他药代动力学参数(C_{max}、T_{max}、$T_{1/2}$)不受制剂或空腹影响
吸收	雄性比格犬静脉和经口给药的药代动力学研究	口服生物利用度为 63.2%
吸收	雄性比格犬经口给药 10 mg/kg 的药代动力学研究	禁食犬给予 GW572016F 时，暴露水平较高
分布	小鼠、大鼠、兔、犬和人血浆蛋白的体外结合和红细胞分配	1. 兔和犬中的红细胞结合率更高,血浆/血液比分布大致相等 2. 在小鼠、大鼠和人血液中，药物与血浆结合率较高
分布	白化和有色大鼠经口给药 10 mg/kg 后的定量全身放射自显影	1. 主要分布于胃肠道黏膜、胃肠道内容物和胆管中,血液中分布极少 2. 在其他组织中分布相对均匀,在肺、脾、肾、肝、包皮腺、食管、垂体、肾上腺皮质和较小程度的肾上腺髓质中观察到最高水平 3. 有色大鼠的葡萄膜分布水平高于白化大鼠 4. 其他组织分布相当,在中枢神经系统中发现少量药物 5. 大部分药物在 24 h 时从系统中清除
代谢 体外试验	鉴别负责药物体外代谢的 CYP450 同工酶研究	主要由 CYP3A4 和 CYP3A5 代谢,少量由 CYP2C8 代谢
代谢 体外试验	测定负责代谢途径的 CYP450 亚型研究	CYP3A4 和 CYP3A5 是参与该代谢途径的主要同工酶,CYP1A2、2C8、2C9、2C19 和 2D6 也参与其中
代谢 体外试验	对人细胞色素 P450 酶抑制潜力的体外评价	在体外,是 CYP3A4/5 的竞争性和非竞争性抑制剂,使用 7 个浓度的药物(0.5~50 pM)测定的 IC_{50} 也表明,在<5 pM 时,增加了 CYP 3A4/5 的酶活性
代谢 体外试验	对人肝微粒体中睾酮 6β-羟化酶和咪达唑仑 1-羟化酶活性抑制潜力的体外评价	可抑制 CYP2C9 和 CYP2D6,中度抑制 CYP2C19,弱抑制 CYP1A2
代谢 体外试验	人肝细胞培养物中细胞色素 P450 表达诱导剂的体外评价	诱导 CYP450 酶(CYP 1A2、CYP2C9 和 CYP3A4)的可能性很低

续　表

试验类型		试验名称	试验结果
代谢	体内试验	CD-1 小鼠血浆、胆汁和粪便中的定量代谢产物谱和代谢产物鉴别	1. 大部分为母体化合物 2. 代谢产物包括 U19233-1-2(O-脱烷基化、硫酸化)和 M1(氧化、葡萄糖醛酸化)以及 N-脱烷基化、结合和 N-氧化产物
		Sprague-Dawley(SD)大鼠单次经口给药代谢产物的谱型分析和鉴别	代谢产物包括 O-脱烷基化为 GW690006,进一步代谢为 O-葡糖苷酸结合物(U19233-1-1)和硫酸盐结合物(U19233-1-2)
		SD 大鼠[14C]标记,10 mg/kg	1. 粪便中发现的主要代谢物来自 O-或 N-脱烷基化、硫酸化和呋喃环排列 2. 粪便中放射性碳的平均回收率为 80.9%
		犬体内代谢产物的鉴定	粪便中发现的主要成分为原形药和 O-脱烷基化产物,血浆中仅检出原形药
		单次口服给药后人体内代谢物的谱型分析和鉴定	1. 粪便中鉴别为 GW690006(母体化合物的 O-脱烷基化产物)、M3(GW690006 的单氧化产物)、GW815070(拉帕替尼重排为吡啶盐)、M(可能来自 GW815070 的甲基乙基砜损失的羟基吡啶)和 GSK342393(羧酸结合物) 2. 在血浆中,拉帕替尼约占回收放射性碳的一半,其余放射性碳由 LC/MS 检测但低于放射化学检测限的代谢产物引起。这些组分包括拉帕替尼的羟胺(GSK203042)、2-肟、2-硝酮、醛(GW560231,在几项局部耐受性研究中进一步表征)和羧酸(GSK342383)代谢产物
		健康志愿者单次口服 250 mg 混悬剂[14C-GW572016]后样本的放射性分析	1. 主要消除途径为粪便,中位数为 91.8% 2. 在尿液中发现的中位数为 1.16%
排泄		雄性和雌性完整和雄性胆管插管小鼠单次经口给予14C-拉帕替尼后的放射性消除研究	1. 在血浆中的分配略高于血液中的细胞组分 2. 肝脏暴露量是血液的 12～20 倍 3. IC$_{50}$ 值显示拉帕替尼显著抑制两种紫杉醇代谢物形成,所得 Ki 值(相对于 IC$_{50}$ 值)表明存在竞争性抑制,其中 IC$_{50}$＝2 Ki
		拉帕替尼游离碱(GW572016X)对混合人肝微粒体中紫杉醇、多西他赛和长春瑞滨代谢的抑制	另一项体外研究获得了拉帕替尼抑制紫杉醇的类似结果,多西他赛的代谢和长春瑞滨的结果不确定
		紫杉醇、多西他赛和长春瑞滨在混合人肝微粒体中对 GW572016X 代谢的体外抑制	多西他赛对拉帕替尼代谢的抑制作用强于其他两种化合物,C$_{max}$ 与临床观察到的水平相当

表 5-5　拉帕替尼一般毒理学研究结果总结[20]

试 验 设 计	主 要 毒 性 结 果
CD-1 小鼠单次给药毒性试验 第一阶段：静脉注射拉帕替尼盐剂量：27 mg/kg； 第二阶段：静脉注射，拉帕替尼，剂量：46 mg/kg (GLP)	**死亡率**：第一阶段：无小鼠死亡；第二阶段：小鼠于第 3 天和第 15 天被安乐死
CD-1 小鼠单次给药毒性试验 第一阶段：口服给药拉帕替尼盐，剂量：2 000 mg/kg； 第二阶段：口服给药拉帕替尼，剂量：2 000 mg/kg (GLP)	**死亡率**：第一阶段：无小鼠死亡；第二阶段：小鼠于第 3 天和第 15 天被安乐死 **临床症状**：1 雌性小鼠有轻微脱水 **病理**：所有 6 只小鼠黏液细胞增生，1 只腺胃黏膜萎缩，2 只前胃轻度局灶性炎症
Wistar Han 大鼠单次给药毒性试验 第一阶段：静脉注射拉帕替尼盐剂量：25 mg/kg 第二阶段：静脉注射，拉帕替尼，剂量：25 mg/kg (GLP)	**死亡率**：第一阶段：无大鼠死亡；第二阶段：大鼠于第 3 天和第 15 天被安乐死
Wistar Han 大鼠单次给药毒性试验 第一阶段：口服给药拉帕替尼盐，剂量：2 000 mg/kg 第二阶段：口服给药拉帕替尼，剂量：2 000 mg/kg (GLP)	**死亡率**：第一阶段：无大鼠死亡；第二阶段：大鼠于第 3 天和第 15 天被安乐死 **临床体征**：2 只大鼠粪便疏松 **体重**：在第 3 天体重轻微下降，雌性大鼠在第 8 天体重增加轻微下降 **病理**：腺胃和十二指肠黏膜萎缩主要见于雌性大鼠，给药组和对照组有大鼠在第 3 天出现弥漫性黏膜炎症
CD-1 小鼠 14 天重复给药毒性试验 口服给药，剂量：100、300、1 000 mg/kg (Non-GLP)	**死亡率**：高剂量组毒性太大，在研究结束前人道处死小鼠 **临床观察**：第 14/15 天，一只雄性小鼠出现四肢苍白、活动减少和皮肤弹性丧失 **体重和摄食量**：显著的体重减轻和摄食量降低
小鼠 13 周重复给药毒性试验 口服给药，剂量：50、100、200 mg/kg (Non-GLP)	**临床体征**：所有剂量组均观察到皮肤结痂 **临检**：第 5 周时，高剂量组雌性的总胆红素上升 44%；第 5 周时高剂量组雄性的总胆红素下降 48% **病理**：盲肠和结肠黏膜增生、肝脏小叶中心肥大、肝脏重量增加、包皮腺慢性炎症(雄性)
雄性 Han Wistar 大鼠 7 天重复给药毒性试验 口服给药，剂量：0、60、120、240 mg/kg (Non-GLP)	**脏器重量**：肾上腺重量增加、前列腺重量降低
Han Wistar 大鼠 14 天重复给药毒性试验 口服给药，剂量：0、60、240、1 000 mg/kg(Non-GLP)	**死亡率**：5 只 HD 小鼠死亡 **体重和摄食量**：对高剂量组雄性动物和中高剂量组雌性动物体重和摄食量有不良影响 **临检**：在中、高剂量组中观察到白细胞参数升高 **脏器重量**：肾上腺重量增加、前列腺和胸腺重量降低 **组织病理学**：病理学改变发生在胃肠道、肾上腺、脾脏、胸腺、淋巴结、前列腺、骨骼肌、肝脏、胰腺和肺

试 验 设 计	主 要 毒 性 结 果
大鼠 28 天重复给药毒性试验 口服给药,剂量:0、15、150、500 mg/kg (GLP)	**体重和摄食量**:中、高剂量组中体重和摄食量略微降低 **临检**:血液学提示有贫血和高铁血红蛋白血症 **临床生化**:高剂量组中胆红素和胆固醇升高 **组织病理**:高剂量组病理学改变发生在脾、肝、肺、甲状腺、肾、骨髓、胃和膀胱
Han Wistar 大鼠 13 周重复给药毒性试验 口服给药,剂量:0、20、60、180 mg/kg (GLP)	**死亡率**:高剂量组中大鼠死亡率 30%,但 5/6 只大鼠的死亡率可能是灌胃错误所致 **临床观察**:黄色变色主要肉眼发现伴结痂 **体重和摄食量**:高剂量组体重下降,摄食量有降低趋势 **临检**:高剂量组雌性大鼠 WBC 升高 **脏器重量**:主要见于高剂量组雌性,包括肾上腺、肺和脾重量增加,子宫重量下降 **病理**:主要见于雌性动物,尽管高剂量组雄性动物存在盲肠和心脏病变,大多数组织学变化发生在淋巴组织、胃肠道、皮肤以及肺、骨和内分泌器官中
Han Wistar 大鼠 26 周重复给药毒性试验 口服给药,剂量:20、60、180 mg/kg(雄)、10、60、120 mg/kg(雌) (GLP)	**死亡率**:在高剂量组雄性动物以及中、高剂量组雌性动物中观察到死亡,几例死亡可能归因于抽血期间的技术 **血液学**:白细胞计数增加 **临床生化**:胆汁酸、胆固醇和 ALT 上升 **病理**:在卵巢、子宫中观察到巨噬细胞色素沉着增加,脾脏和肾上腺中观察到网状带
雄性比格犬 7 天重复给药毒性试验 口服给药,剂量:30、60、120 mg/kg (Non‐GLP)	雄性犬在高剂量组中耐受良好
比格犬 14 天重复给药毒性试验 口服给药,剂量:10、60、360 mg/kg (Non‐GLP)	高剂量组动物耐受性不佳,尤其是雌性 **体重和摄食量**:拉帕替尼盐引起体重和摄食量下降 **病理**:胃肠道和淋巴组织的组织病理学变化显著
比格犬 13 周重复给药毒性试验 口服给药,剂量:10、40、160 mg/kg (GLP)	**死亡率**:对高剂量组中 2 只濒死状态下的雄性犬进行人道处死 **临床体征**:脱水、流涎、稀便、溃疡、结痂、呕吐 **体重和摄食量**:高剂量组犬的体重下降,并且高剂量组雌性犬恢复期间持续下降,而雄性犬没有;高剂量组犬摄食量减少,给药第 1 周显著 **血液学**:WBC、中性粒细胞和单核细胞增加,嗜碱性粒细胞减少(雌性犬中更显著) **临床生化**:胆红素、总胆汁酸、碱性磷酸酶、ALT 升高 **病理**:淋巴组织、肝脏、胃肠道、脾脏组织学变化,胸腺、肌肉、胰腺、皮肤、乳腺、骨髓以及多种组织中色素沉积增加
比格犬 39 周重复给药毒性试验 口服给药,剂量:10、40、100 mg/kg (GLP)	**死亡率**:濒死状态下人道处死两只高剂量组雄性犬 **体重和摄食量**:高剂量组犬的体重下降、摄食量下降,偶尔具有统计学显著性 **血液学**:高剂量组雌性犬中 RBC 参数下降、血小板增加 **临床生化**:ALT、ALP、胆红素、胆汁酸升高,一些高剂量组犬的尿中有高水平的胆红素 **病理**:在胃肠道、肝脏、皮肤、淋巴组织和肾上腺以及许多组织中色素沉积增加,大多数在恢复期间消退

遗传毒性试验：Ames 试验结果呈阳性。CHO 细胞体外染色体畸变试验、人外周血淋巴细胞染色体畸变试验、大鼠骨髓细胞体内染色体畸变试验结果均为阴性。小鼠微核试验和大鼠骨髓微核试验结果均为阳性。大鼠肝细胞程序外 DNA 合成试验结果呈阴性。

生殖毒性试验：大鼠生育力与早期胚胎发育试验中，给药导致雌性和雄性母体动物体重下降，雄性生殖器官重量变化，雌性吸收增加、妊娠子宫重量降低。同时可见胎仔体重下降，外观畸形（与药物的关系不明确）。在大鼠胚胎-胎仔发育毒性试验中，拉帕替尼给药后母体动物出现体重和摄食量降低，临床观察异常（竖毛、持续性红色阴道分泌物），濒死等症状。有一只母体动物的胚胎完全丢失，一例胎仔早期宫内死亡。未观察到药物相关的致畸作用，但提前骨化和发育障碍（如存在左脐动脉和颈肋）的发生率增加。在兔胚胎-胎仔发育毒性试验中，拉帕替尼给药可导致母体动物体重和摄食量下降、流产、死亡，以及胎仔体重下降、骨骼数量增加。大鼠围产期毒性试验中，给药导致 F0 大鼠体重和摄食量降低，并对 F1 代活力具有显著影响，本研究和其他研究中观察到的幼崽活力效应并非由乳腺效应（HER2 抑制剂对乳腺发育的影响）所致；出生后生长迟缓见于仅在子宫内暴露拉帕替尼，或仅通过乳汁暴露拉帕替尼的幼崽。

局部耐受性试验：新西兰兔皮肤刺激性试验和眼刺激性试验结果表明，拉帕替尼对兔皮肤和眼没有刺激性风险。豚鼠皮肤致敏试验结果表明拉帕替尼不是皮肤致敏剂。

5.3.2　奈拉替尼

奈拉替尼的药代动力学和一般毒理研究结果见表 5-6 和表 5-7。

除了一般毒理外，还开展了其他毒性研究，包括安全药理、遗传毒性、生殖毒性和光毒性试验，其结果总结如下。

安全药理试验：hERG 试验结果（$IC_{50}=1.9\ \mu M$）提示奈拉替尼具有抑制钾通道的潜力。比格犬心血管系统试验未观察到给药相关的心血管不良反应。大鼠呼吸系统试验和神经系统试验结果表明，奈拉替尼对呼吸系统和神经系统无影响。

遗传毒性试验：Ames 试验、人外周血淋巴细胞染色体畸变试验、大鼠骨髓微核试验结果均为阴性，表明奈拉替尼没有遗传毒性。

生殖毒性试验：大鼠生育力与早期胚胎发育试验中，给药导致雌性和雄性母体动物体重、摄食量下降，雌性子宫重量降低、发情周期不规则、胚胎死亡（吸收增加、着床后丢失）。在大鼠胚胎-胎仔发育毒性试验中，奈拉替尼给药后导致母体动物摄食量减少，子宫重量下降，着床后丢失以及早期吸收，胎仔体重降低。在兔胚胎-胎仔发育毒性试验中，奈拉替尼给药可导致母体动物体重和摄食量下降、临床观察异常、因流产而安乐死，吸收和着床后丢失增加，以及胚胎-胎仔死亡、胎仔畸形（包括圆顶头、侧脑室扩张、大血管永存动脉干、心脏室间隔缺损，颅骨前囟门畸形和颅骨囟门中度扩大）。大鼠围产期毒性试验中，给药导致母体大鼠体重增重减少，同时观察到雄性大鼠接受母体给药后长期记忆显著下降。

3T3 光毒性试验提示奈拉替尼没有光毒性。

表 5-6 奈拉替尼药代动力学研究结果总结[21]

试验类型	试验名称	试验结果
吸收	大鼠多次(10 天)经口(灌胃)给药的药代动力学研究	1. 与雌性大鼠相比,雄性大鼠多次给予奈拉替尼后,奈拉替尼和代谢产物 M7 的暴露量较低 2. HKI-272 及其代谢产物 M6 和 M7 的 T_{max} 为 3~4 h 3. 雄性大鼠和雌性大鼠的奈拉替尼及其代谢产物 M6 的 $T_{1/2}$ 分别为 3.9 h 和 3.5 h 4. 雌性大鼠中代谢产物 M7 的 $T_{1/2}$ 为 7.7 h
	雄性和雌性犬多次(10 天)经口(灌胃)给药的药代动力学研究	1. 在犬中未观察到奈拉替尼和代谢产物 M7 暴露量的性别差异 2. 雄性动物中的代谢产物 M6 暴露量低于雌性动物 3. 雄性和雌性中奈拉替尼及其代谢产物 M6 和 M7 的 T_{max} 分别为 1~6 h 4. 单次给药后,雄性犬代谢产物 M6 和 M7 的 $T_{1/2}$ 为 10 h,雌性犬为 13 h 5. 多次口服给药后,$T_{1/2}$ 约为 15 h
分布	血浆蛋白结合	与小鼠、大鼠、兔和犬血浆蛋白都有很高的结合力,总体平均百分比分别为 99.8%、99.9%、98.8% 和 99.2%
	[14C] 标记的雄性白化 Sprague-Dawley 和有色 Long-Evans 大鼠组织分布,给药剂量:10 mg/kg	1. 在给药后 4 h 观察到放射性标记的奈拉替尼,并在血浆和全血中消除,$T_{1/2}$ 分别约为 3.9 和 69 h 2. 除眼和脑外,在评价的所有组织中均观察到放射性标记的奈拉替尼衍生放射性
	雄性小鼠单次和多次(7 天)经口(灌胃)给药的药代动力学和脑渗透研究	第 1 天和第 7 天的脑-AUC_{0-24} 比值分别为 0.079 和 0.052,在小鼠脑中的渗透性较差
代谢	体外肝微粒体	1. 存在 NADPH 和 UDPGA 时,在所有种属中观察到的主要代谢物为 M6(N-去甲基)和 M7(NO 化物) 2. 除犬中 M6 代谢产物较多外,所有种属相似 3. 除犬外,在所有种属中均观察到 M2 4. 在裸鼠和人中观察到 M3(向奈拉替尼中加入氧气) 5. 未检测到葡糖苷酸结合物 6. 与谷胱甘肽孵育时,在所有种属中均观察到 M5(谷胱甘肽结合物) 7. 在存在所有 3 种辅因子的情况下,主要代谢产物为 M4(M6 的谷胱甘肽结合物)和 M5 8. 在所有种属中均观察到 M7 9. M1 具有人特异性,经鉴定为 HKI-272 中添加了 O_2 和谷胱甘肽
	体内:大鼠和犬	奈拉替尼在大鼠和犬血浆中的相对丰度分别为 56%~80% 和 44%~73%
排泄	雄性大鼠和雄性犬单次 14C 经口给药质量平衡研究	1. 主要排泄途径是大鼠(90.7%)和犬(66.2%)的粪便 2. 在大鼠和犬中,给药后 48 h 内分别排泄 89% 和 60%

表 5-7　奈拉替尼一般毒理学研究结果总结[21]

试 验 设 计	主 要 毒 性 结 果
大鼠 6 个月重复给药及 4 周恢复期毒性试验 经口灌胃，每日一次，剂量：0、3、10 和 30 mg/kg（GLP）	**死亡率**：4 例奈拉替尼相关死亡，中剂量组 1 例和高剂量组 3 例 **临床体征**：高剂量组出现粪便变化、外表瘦弱、竖毛和鼻/口周围出现红色色素；中剂量组 1 只（雄性）和高剂量组 1 只（雌性）出现阵挛性惊厥 **体重**：高剂量组体重下降 **病理**：脾脏和胸腺淋巴萎缩 **临检**：所有剂量组 WBC 和分类计数以及纤维蛋白原升高（提示炎症） **毒性靶器官**：肝脏（胆管上皮细胞空泡形成）、回肠（管腔扩张）、下颌淋巴结（浆细胞增多）,肠系膜淋巴结（窦组织细胞增生）、皮肤（炎症/浆液细胞结痂）、胃肠道：盲肠/回肠（炎症）、乳腺（萎缩）（仅雄性）
犬 9 个月重复给药毒性试验 经口（灌胃），每日一次，剂量：0、0.5、2、6 mg/kg（GLP）	**死亡率**：第 230 天发现 1 只雄性犬死亡，死因为继发于肾膜性肾小球肾炎的心肺血栓栓塞 **临床症状**：液体/软粪便和体重下降 **病理**：肾脏-肾小球肾炎【肾小球毛细血管基底膜增厚、嗜酸性物质沉积、过碘酸雪夫（PAS）阳性物质】；心脏右心房、心室和房室瓣中多灶性附壁血栓形成、多灶性闭塞性血栓形成、出血性坏死 **临检**：在中高剂量组下观察到 WBC 和分类计数、血小板和纤维蛋白原增加（提示炎症） **毒性靶器官**：胆囊和唾液腺（淋巴组织细胞炎症）、淋巴结（窦红细胞增多症）、睾丸（肾小管增生）、肾脏（肾小管嗜碱性粒细胞增多症）

5.3.3　曲妥珠单抗

曲妥珠单抗的药代动力学和一般毒理研究结果总结见表 5-8 和表 5-9。

除了一般毒理外，还开展了其他毒性研究，包括安全药理、遗传毒性、生殖毒性和组织交叉反应试验，其结果总结如下。

安全药理试验：在恒河猴上开展的心血管安全药理试验结果表明，曲妥珠单抗和阿霉素联合给药对恒河猴心血管系统无影响。

遗传毒性试验：申办方开展了曲妥珠单抗的 Ames 试验、人外周血淋巴细胞染色体畸变试验、小鼠骨髓微核试验，结果均为阴性，表明曲妥珠单抗没有遗传毒性。

生殖毒性试验：食蟹猴生育力与早期胚胎发育试验中，曲妥珠单抗对月经周期和性激素无影响，但观察到药物的胎盘转移。食蟹猴胚胎-胎仔发育毒性试验中，未观察到母体毒性、胚胎毒性或致畸性，但观察到药物的胎盘转移。食蟹猴围产期毒性试验中，未观察到母体毒性，及胚胎或 F1 代毒性。

组织交叉反应试验：在人和食蟹猴组织上开展。曲妥珠单抗在正常组织中具有反应性，在上皮细胞亚群（包括宫颈外口、皮肤、食管、膀胱尿路上皮和扁桃体的鳞状上皮）中具有膜染色。不同器官的上皮细胞在乳腺腺泡和导管细胞、宫颈内腺、食管腺、肾小管上皮细胞和胃肠道（包括胰腺和唾液腺）内衬上皮细胞中显示膜染色阳性。组织交叉反应性研究证明曲妥珠单抗可识别食蟹猴 HER2。

表5-8　曲妥珠单抗药代动力学研究结果总结[22]

试验类型	试 验 设 计	试 验 结 果
吸收	小鼠,静脉注射,单次给药,给药剂量：1、10、100 mg/kg	1. 终末半衰期范围为11～39 天 2. 1、10、100 mg/kg 剂量的 C_{max} 分别为16、250、2 250 $\mu g/mL$
	恒河猴,静脉注射,单次给药,给药剂量：0.5 mg/kg	1. 0.5 mg/kg 剂量下,终末半衰期范围约为 6 天 2. 恒河猴中 C_{max} 或 AUC 方面的剂量效应呈非线性,AUC 随剂量呈超比例增加模式 3. 小鼠的终末半衰期(11～39 天)显著长于恒河猴(0.5 mg/kg 剂量时为 6 天)
	食蟹猴,静脉注射,单次给药,给药剂量：1、10、100 mg/kg	1. 终末半衰期范围为8～14 天 2. 食蟹猴血清中 HER2 的游离胞外域的存在导致曲妥珠单抗的清除率增加,从而导致半衰期缩短 3. 在小鼠和猴中,存在曲妥珠单抗时游离胞外域的清除率也降低,表明当与曲妥珠单抗复合时,游离胞外域可在循环中维持
	恒河猴和食蟹猴,静脉注射,每周一次或两次,给药4～26 周,给药剂量：1～25 mg/kg	1. 清除率为 0.17～0.33 mL/h/kg,终末半衰期范围为 3～14 天 2. 在约低于 2 mg/kg 的剂量下遵循非线性动力学,而在高于该剂量时遵循剂量非依赖性(剂量比例性)动力学
分布	荷瘤的米色无腺裸鼠,[125]I 标记的曲妥珠单抗与类似标记的 HuIgG1 的分布比较	1. 在血液和非肿瘤组织中,特异性曲妥珠单抗和非特异性 IgG1 抗体的分布是相似的 2. [125]I 标记的曲妥珠单抗在肿瘤组织中局部分布,而 IgG1 不是,并且显示是饱和的 3. 肿瘤摄取高峰发生在给药后 24～48 h,每克组织中分布的曲妥珠单抗范围为给药剂量的 22%～66% 4. 相应的肿瘤与血清放射性比值为 1.07～4.34
药物动力学相互作用	雌性恒河猴中曲妥珠单抗与一系列常规抗肿瘤药物(泰素、阿霉素、阿霉素/环磷酰胺复方制剂)之间的动力学相互作用	各种化疗药物的动力学参数基本上不受曲妥珠单抗的影响,反之亦然,与紫杉醇联合给药时例外,曲妥珠单抗的 C_{max} 加倍,清除率减半,终末半衰期不受影响

表5-9　曲妥珠单抗一般毒理学研究结果总结[22]

试 验 设 计	主 要 毒 性 结 果
小鼠单次给药毒性试验 静脉注射,单次给药,剂量：0、9.4、47、94 mg/kg,(GLP)	曲妥珠单抗的几种不同制剂和配方无毒性 **结论**：NOAEL：94 mg/kg
恒河猴单次给药毒性试验 静脉注射,单次给药,剂量：0、4.7、23.5、47 mg/kg,(GLP)	曲妥珠单抗的几种不同制剂和配方无毒性 **结论**：NOAEL：47 mg/kg
恒河猴 4 周重复给药毒性试验 (GLP)	极轻微的毒性反应,注射部位创伤
食蟹猴 12 周重复给药毒性试验 (GLP)	极轻微的毒性反应,注射部位创伤
食蟹猴 26 周重复给药毒性试验 (GLP)	极轻微的毒性反应,注射部位创伤 在 1 只低剂量组雌性食蟹猴中检测到中和抗体 1 只中等剂量组雌性动物的死亡(认为与给药无关)与尸检时发现的胸部大肿块有关 **结论**：重复给药研究中检测到曲妥珠单抗抗体的动物发生率为 1/84

5.3.4　帕妥珠单抗

帕妥珠单抗的药代动力学和一般毒性研究结果总结见表 5 - 10 和表 5 - 11。

表 5 - 10　帕妥珠单抗药代动力学研究结果总结[23]

试验类型	试 验 设 计	试 验 结 果
吸收	食蟹猴,静脉注射,单次给药,给药剂量：10、50、150 mg/kg 皮下注射,单次给药,给药剂量：50 mg/kg	1. 静脉注射给药血浆半衰期约为 10 天 2. 皮下注射给药血浆半衰期约为 10 天 3. 药物浓度达峰时间在给药后 2.28 天 4. 生物利用度为 81.5%
	食蟹猴,静脉注射,每周 1 次,连续 26 周,给药剂量：15、50、150 mg/kg	药物浓度达峰时间在给药后 118～135 天

表 5 - 11　帕妥珠单抗一般毒理学研究结果总结[23]

试 验 设 计	主 要 毒 性 结 果
食蟹猴单次给药毒性试验 静脉注射,剂量：10、50、150 mg/kg 皮下注射,剂量：50 mg/kg	**局部耐受**：皮下给药后观察到局部耐受反应,仅限于注射部位结痂/出血
食蟹猴 26 周重复给药及 8 周恢复期毒性试验 静脉注射,每周一次,剂量 0、15、50、150 mg/kg (GLP)	**死亡率**：中剂量组中 1 雌性食蟹猴由于临床效果不佳在第 126 天被安乐死,其出现弯腰驼背、活动乏力、不进食、腹泻 3 天、体温低、脱水、腹泻症状,病理出现肺斑驳,结肠/盲肠腔内有物质 **临床观察**：腹泻是最显著的临床症状 **血清生化**：与剂量无关的血尿素氮轻微升高 **解剖大体观察**：在 1～2 例雌性食蟹猴的肺部发现了大体病理变化,包括胸腔打开时未能塌陷和小叶间粘连；在高剂量组中,观察到肺、胰腺和盲肠有炎症 **毒性靶器官**：肺和胃肠道

除了一般毒理外,还开展了其他毒性研究,包括安全药理、生殖毒性、溶血和组织交叉反应试验,其结果总结如下。

安全药理试验：伴随在食蟹猴 26 周重复给药毒性试验中开展,帕妥珠单抗给药后对心脏(心电图测量)和呼吸安全药理学参数没有影响。

生殖毒性试验：食蟹猴胚胎-胎仔发育毒性试验中,帕妥珠单抗给药可导致流产或胚胎-胎仔死亡,胎仔体重下降,胎仔的头宽和周长、后足长度、冠臀长和尾长减少,心脏、肺、肾脏和肝脏重量降低。同时可见胎仔畸形和变异,包括爪过度伸展/过度弯曲、小耳畸形、小肺、心脏心室区域的薄壁、融合的尾椎和骶椎以及多余的腰椎。以上结果提示,在怀孕期间服用帕妥珠单抗可能会对人类胎儿造成风险。

溶血试验：当与等量的食蟹猴或人全血、血清或血浆混合时,帕妥珠单抗不会引起溶血或沉淀/凝固。

组织交叉反应试验：帕妥珠单抗在人和食蟹猴中,在阳性对照颗粒和组织上有反应性,但在阴性对照组织和阴性对照抗体上没有反应性。在人扁桃体、甲状旁腺、乳腺、毛发皮肤、输尿管、膀胱、胎盘和肾脏组织的膜表面观察到反应性;在食蟹猴毛皮肤、皮脂腺上皮、乳腺、胎盘绒毛膜上皮、合体滋养层细胞、输尿管、肾小管上皮、膀胱、前列腺导管和腺泡上皮中观察到反应性。在人唾液腺、前列腺、胃、毛发和胸腺囊肿中可见细胞质染色;在食蟹猴腺垂体分泌细胞、前列腺导管和腺泡上皮中可见细胞质染色。

5.3.5　恩美曲妥珠单抗

恩美曲妥珠单抗(Tmab - MCC -[3H]- DM1,T - DM1),含有人源化抗- HER2 IgG1曲妥珠单抗,该抗体通过稳定的硫醚连接体 MCC(4 -[N -马来酰亚胺甲基]环己烷- 1 -羧酸-酯)与微管抑制药物 DM1(美坦辛衍生物)共价结合,其非临床研究包含了曲妥珠单抗和 DM1 两部分。

恩美曲妥珠单抗的药代动力学和一般毒理研究结果总结见表 5 - 12 和表 5 - 13。

除了一般毒理外,还开展了其他毒性研究,包括安全药理、遗传毒性、溶血和组织交叉反应试验,其结果总结如下。

安全药理试验:开展了 DM1 的 hERG 试验,DM1 抑制钾通道电流的 IC_{50} 大于 $29.5\ \mu M$。在食蟹猴心血管安全药理试验中,恩美曲妥珠单抗给药后的 22 天内,可观察到猴的收缩压持续升高,相比于对照组虽没有显著性差异,但其持续存在表明该变化可能与药物相关。高剂量组给药后第一天的呼吸频率高于对照组和其他剂量组,该差异没有显著性,但可能与药物相关。

遗传毒性试验:DM1 的 Ames 试验结果为阴性,大鼠骨髓微核试验结果均为阳性。

溶血试验:恩美曲妥珠单抗在食蟹猴和人的血液中均不引起溶血。

组织交叉反应试验:在人体组织中,除胎盘、血液和骨髓外的所有组织均观察到恩美曲妥珠单抗的特异性结合。阳性染色主要见于上皮细胞的细胞膜,梭形细胞的细胞质,胶质细胞和单核细胞的细胞膜和细胞质。阳性染色的上皮细胞出现在膀胱和输尿管(尿路上皮)、乳腺(导管和腺体上皮)、结肠(黏膜上皮)、输卵管(黏膜上皮)、眼睛(结膜、睫状体、角膜和视网膜上皮)、垂体(远端部和中间部细胞亚群)、甲状腺(滤泡上皮)、甲状旁腺(上皮,主要细胞)、肾脏(弯管和集管小管上皮)、小肠、(黏膜上皮)、外分泌胰腺(导管上皮)、肺(细支气管上皮和 1 型肺细胞)、卵巢(滤泡上皮和表面上皮)、前列腺(腺上皮)、肝脏(肝细胞和胆管)、皮肤(表皮、毛囊、顶分泌和皮脂腺)、睾丸(导管上皮)、胸腺(上皮)、扁桃体(黏膜上皮)、宫颈(黏膜上皮)和子宫(黏膜和腺上皮)。恩美曲妥珠单抗与食蟹猴组织的结合与人体组织相似,阳性染色上皮细胞出现在膀胱和输尿管(尿路上皮)、乳腺(导管和腺体上皮)、结肠(黏膜上皮)、输卵管(黏膜上皮)、眼睛(结膜)、甲状腺(滤泡上皮)、肾脏(仅收集管上皮)、小肠(黏膜上皮)、外分泌胰腺(导管上皮)、肺(细支气管上皮)、卵巢(表面上皮)、前列腺(腺上皮)、肝脏(胆管)、皮肤(表皮、毛囊、大汗腺和皮脂腺)、胸腺(上皮)、扁桃体(黏膜上皮)、宫颈(黏膜上皮)和子宫(黏膜和腺上皮)。一般来说,导管和大汗腺上皮染色强度最大,鳞状上皮染色强度最小,基底和基底外侧细胞表面比根尖细胞表面染色更强烈。

表 5-12　恩美曲妥珠单抗药代动力学研究结果总结[24]

试验类型	试 验 设 计	试 验 结 果
吸收	食蟹猴，静脉注射，单次给药，给药剂量：0.3、3、30 mg/kg	1. 0.3、3、30 mg/kg 剂量组的清除率分别是 40.4±16.1、16.5±1.53、10.1±1.77 mL/kg/d 2. 0.3、3、30 mg/kg 剂量组的稳态分布容积分别是 44.2±10.8、60.7±8.51、68.6±1.32 mL/kg 3. 0.3、3、30 mg/kg 剂量组的有效半衰期分别是 0.916±0.174、2.54±0.138、4.82±0.838 d
分布	大鼠、食蟹猴和人血浆中 DM1 的体外血浆蛋白结合研究	1. DM1 在大鼠、食蟹猴和人血浆中的结合率(%)±SD 分别为 97.1±0.430、91.5±1.03、92.5±0.824 2. DM1 在食蟹猴和人血浆中的结合率具有相似性
	曲妥珠单抗和恩美曲妥珠单抗在正常大鼠中的组织分布	1. 给药后 1 天，血室的放射性剂量百分比最高(注射药物的 2.85%)，其次是高灌注器官：肺＞肝脏＞肾脏＞心脏＞骨髓＞脾脏，在脑部没有检测到放射性 2. 在 4 天的研究期间，放射性似乎没有在任何主要器官中积聚，而是随着血浆浓度的下降而减少
代谢	用冷冻保存的人肝细胞评价 DM1 对细胞色素 P450 的诱导能力	DM1 对 CYP1A2、CYP2B6、CYP3A4 或 CYP3A5 无诱导作用
	DM-1 对人肝微粒体细胞色素 P450 催化活性的抑制作用	1. DM1 对 CYP3A4 有抑制作用，IC_{50} 值为 155 nM(114 ng/mL) 2. DM1 可能是 CYP3A4 的一种潜在的时间依赖性抑制剂
	静脉注射 Tmab-MCC-[³H]-DM1 后，大鼠血浆、胆汁和尿液中代谢物的放射谱分析和鉴定	1. 血浆：DM1 为 $AUC_{0-168hr}$ 总血浆放射性的 0.3%；在没有 TCEP 和存在 TCEP 的情况下，M17 和 M18 约占 $AUC_{0-168hr}$ 总血浆放射性的 1.7%～3.8%；M17 是氚化水，M18 未知 2. 胆汁：在 0～144 h 的收集期，大鼠胆汁中排出了 47.6% 的放射标记的恩美曲妥珠单抗；在 TCEP 存在的情况下，DM1 约占给药剂量的 1%，表明大多数 DM1 作为二硫结合缀合物被消除了 3. 粪便：在 0～144 h 的间隔内，大鼠仅从尿液中消除了 7.7% 的放射标记剂量；在 TCEP 存在的情况下，只有微量的 DM1(约 1%)存在
	Tmab-MCC-[³H]-DM1 体外血浆稳定性研究	1. 在血浆或对照缓冲溶液中培养 Tmab-MCC-[³H] DM1 后，总放射性在 4 天内没有变化 2. 0 h 时，人血浆中乙腈可溶性放射性百分率为 7.95±0.05，食蟹猴血浆中为 8.2±0.2，大鼠血浆中为 8.1±0.5；96 h 时，人血浆中乙腈可溶性放射性百分率为 18.4±3.2，猴血浆中为 21.8±0.3，大鼠血浆中为 21.3±1.3
排泄	雌性 Sprague Dawley 大鼠静脉注射 Tmab-MCC-[³H]-DM1 或未标记 Tmab-MCC-DM1 后血浆和排泄物基质放射性的测定	1. 血浆中的大部分放射性在所有时间点都接近 100%，与乙腈部分有关；对于所有大鼠，与颗粒相关的放射量小于注射剂量的 3% 2. 插管大鼠的胆汁和粪便：胆汁中的放射性在给药后数小时内可测量，并随时间稳步增加；在 7 天的研究结束时，胆汁中已经消除了 50.9%±4.2% 的注射剂量。在胆管插管大鼠的粪便中检测到极少量的放射性，在粪便中回收了 4.7%±1.7% 的注射剂量；放射性物质直接排泄到胃肠道是一种次要的清除途径 3. 未插管的大鼠的粪便：累积放射性与在胆管插管大鼠的胆汁样本中检测到的累积放射性相当，在给药后 8～24 h 内首次检测到粪便中的放射性；在研究期结束时，在胆汁中的回收率为 50.9%±4.2%，在粪便中的回收率为 49.6%±5.7% 4. 未插管的大鼠尿液：总平均回收放射性为注射剂量的 8.2%±2.8%，其中 98%±1% 在可溶性部分中被回收

表 5 - 13　恩美曲妥珠单抗一般毒理学研究结果总结[24]

试 验 设 计	主 要 毒 性 结 果
食蟹猴单次给药毒性试验 静脉输注,恢复期 3 周 剂量:3、10、30 mg/kg(GLP)	**体重**:包括对照组在内的所有猴子在给药后体重都有所减轻,这可能是应激反应;除了 10 mg/kg 剂量组雄性猴子与对照组相同出现体重增加外,其他数据表明剂量阻止了猴子体重的正常增加,对雄性和雌性的最大影响分别约为 15% 和 10% **血液学**:雌性轻度贫血、网织红细胞代偿性增加,到第 22 天仍未消除;高剂量组雌雄血小板减少,有恢复迹象;第 3 天中性粒细胞增加,可恢复;雌雄单核细胞瞬时增加 **血清生化**:显著变化主要发生在高剂量组,第 3 天雄性 ALB 下降 20%,雌性胆固醇下降 21.2%,恢复期未恢复;第 3 天雄性甘油三酸酯、AST、ALP 分别升高 57.6%、268.8%、64.9%,雌性 AST、ALP 分别升高 215.0%、131.6%,恢复期雌雄均可恢复 **解剖大体观察**:注射部位创伤 **脏器重量**:在第 3 天,与对照组相比,低剂量组雄性大脑和甲状腺的绝对重量下降,高剂量组雌性肝脏体重比增加 **组织病理**:大脑、肺、肾脏可见不同程度的炎症反应;肝脏中期有丝分裂和增生、库佛氏细胞、肥大、脂沉积症、紧张;心脏可见浸润;脾脏中期停止有丝分裂、纤维化荚膜
食蟹猴重复给药毒性试验 静脉注射,DM1 剂量:0(第 1组,D1,22)、0.408(第 2 组,D1、22)、0.617 mg/kg(第 3 组,D22)(Non - GLP)	**体重和摄食量**:第 2 组猴子在第 1 周出现厌食症,但在第 10 天恢复正常;第 3 组猴子食物消耗量显著下降,可恢复,体重也随之下降 **血清生化**:AST 在第 3 组增加了 5.5 倍;ALT 和 LDH 轻微升高 **解剖大体观察**:第 1 组 2 雌性股骨中有黄色骨髓;第 2 组 1 雌性肺内可见弥漫性瘀点 **组织病理**:肝实质有丝分裂细胞和凋亡细胞数量轻度增加
食蟹猴 9 周重复给药及 3 周或6 周恢复期毒性试验 静脉注射,每 3 周 1 次,剂量:0、3、10、30 mg/kg(GLP)	**血液学**:中剂量组:第 3 天雌性中性粒细胞计数分别升高 95.7% 和 69.6%;高剂量组:第 64 天,雌雄白细胞计数分别升高 80% 和 120%,恢复期仍保持较高状态;雌雄 RBC 计数分别下降 8.6% 和 7.1%,雄性网织红细胞升高 76.9%,恢复期均部分恢复;雌性 Hct 和血小板分别下降 8.3% 和 7.2%,雌性网织红细胞、中性粒细胞、单核细胞计数分别升高 56%、13.5%、166.7%,恢复期均可恢复 **血清生化**:中剂量组:第 64 天,雌雄 A/G 分别下降 21.4% 和 19.4%,部分恢复;雌雄球蛋白分别升高 21.2% 和 15.6%,可恢复;第 45 天,雌性甘油三酯下降 17.5%,雄性甘油三酯升高 46.2%,可恢复。高剂量组:第 45 天,雌雄 ALT 分别升高 205.3% 和 112.5%,恢复期仍保持较高状态;第 64 天,雌雄 AST 分别升高 170.6% 和 107.3%,恢复期可恢复 **解剖大体观察**:14 只动物中有 3 只肝脏变色 **脏器重量**:雌性胸腺重量在中高剂量组分别下降 63.7% 和 70.1%,3 周恢复期仍保持较低状态,6 周恢复期可恢复至正常 **组织病理**:舌头炎症反应、有丝分裂/中期阻滞;脊髓出现轴突变性;肺脏、肾脏浸润;肝脏空泡化,小叶中心、多核肝细胞、色素沉积、肥大、库佛细胞、有丝分裂/中期阻滞、微肉芽肿;脾脏色素沉积、肥大;胸腺淋巴衰竭
食蟹猴 24 周重复给药及 6 周恢复期毒性试验 静脉注射,每 3 周 1 次,剂量:0、1、3、10 mg/kg(GLP)	**临床观察**:呕吐、稀便、黏液样粪便 **体重和摄食量**:恢复期:对照组和给药组雄性体重差异高达 20%,摄食量下降 **血液学**:与基线水平相比,所有组(包括对照组)的 RBC,Hct 均有轻微短暂下降,这种降低(约 10%)在高剂量组中更小;所有剂量组的网织红细胞在第 4 天和第 8天均有增加(约 50%~80%);高剂量组血小板减少了约 30%,雌雄单核细胞、嗜酸性粒细胞和大未染色细胞偶尔短暂增加 **血清生化**:高剂量组:雌雄总蛋白和球蛋白均有轻微增加,给药 1 周后雌雄胆固醇轻微升高;在所有给药组:雌雄均出现 AST 升高,雄性 CK 也在给药后升高 **解剖大体观察**:肝脏褪色、卵巢囊肿、注射部位褪色、增厚、肺粘连、盲肠褪色 **脏器重量**:高剂量组雌雄脾脏、肝脏、胸腺重量增加,卵巢重量增加 47%,雌性肾脏增加 25% **组织病理**:泪腺、坐骨神经(轴突变性)和注射部位(轴突变性) **抗治疗抗体**:低剂量组 12 只动物中有 3 只检测到抗治疗抗体,高剂量组 12 只动物中有 1 只检测到抗治疗抗体 **骨髓毒性**:在接受 T - DM1 治疗的雌雄动物骨髓中,嗜多染红细胞与正染红细胞的比例有小幅下降,表明有一定的骨髓毒性 **毒性靶器官**:肝脏

5.3.6　德曲妥珠单抗

德曲妥珠单抗(DS-8201a)由抗 HER2 人源化单克隆抗体(MAAL-9001)与依沙替康衍生物 MAAA-1181a 组成,其一般毒理学研究包含 DS-8201a 和 MAAA-1181a 两个部分。

德曲妥珠单抗的药代动力学和一般毒理学研究结果见表 5-14 和表 5-15。

表 5-14　德曲妥珠单抗药代动力学研究结果总结[25]

试验类型	试验设计	试验结果
吸收	雄性食蟹猴,静脉注射,单次给药,药物剂量:0.1~3 mg/kg	在食蟹猴中,DS-8201a 单次静脉给药后,血浆 DS-8201a 浓度呈指数下降,DS-8201a 的 AUC 以大于剂量比例的方式增加。DS-8201a 的 CL(14.0~55.7 mL/d/kg)远低于肝血流量,CL 随剂量增加而降低。V_{dss}(30.6~55.4 mL/kg)接近血浆体积。DS-8201a 和总抗体(结合和非结合抗体的总和)均显示相似的药代动力学特征。与 DS-8201a 和总抗体相比,DS-8201a 释放的药物 MAAA-1181a 的血浆水平相当低(摩尔比约为 1/400)。在任何动物中均未检测到抗 DS-8201a 抗体
分布	雄性猴,静脉注射,单次给药,给药剂量:6.4 mg/kg	食蟹猴单次静脉给予 6.4 mg/kg ^{14}C 标记的 DS-8201a(^{14}C-DS-8201a,其药物组分为 ^{14}C 标记)后,研究期间观察到的最高放射性在血液中,不包括大肠内容物(排泄部位)。在血液中,放射性分布在高灌注器官中,如肾脏、肺和肝脏,但这些器官放射性的组织/血液比<1。所有组织中的放射性均与血液放射性的下降成比例地下降,表明在特定组织中无滞留
代谢	DS-8201a 代谢产物与大鼠、猴和人冻存肝细胞的结构解析	体外冻存肝细胞中未检测到人特异性代谢产物。用人冻存肝细胞孵育 6 h 后从 DS-8201a 中释放的最具代表性峰,MAAA-1181a 估计约占与 DS-8201a 结合的 MAAA-1181a 总量的 0.1%
排泄	雄性猴,静脉注射,单次给药,给药剂量:6.4 mg/kg	在猴中 ^{14}C-DS-8201a(6.4 mg/kg)单次静脉给药后,主要排泄途径为粪便,在粪便和尿液中发现的剂量分别为 67.3% 和 18.7%,MAAA-1181a 是尿液和粪便中唯一可检出的分解代谢产物
一般毒理试验的毒代动力学研究	猴,静脉注射,每 3 周一次,给药 3 个月,恢复 3 个月,给药剂量:3～30 mg/kg	DS-8201a 和总抗体的 C_0 和 AUC_{0-21d} 值通常随剂量增加(3～30 mg/kg)。偶联药物依沙替康衍生物 MAAA-1181a 的 C_{max} 和 AUC_{0-21d} 值通常也随剂量增加而增加(3～30 mg/kg)。在给药或恢复期间,在任何动物中均未检出抗 DS-8201a 抗体

表 5-15　德曲妥珠单抗一般毒理学研究结果总结[25]

试验设计	主要毒性结果
大鼠 6 周重复给药及 9 周恢复期毒性试验 静脉注射 DS-8201a;每 3 周给药 1 次,共 3 次;剂量:20、60、197 mg/kg(GLP)	**临床观察**:所有剂量组:皮肤创伤和/或结痂,牙齿缺损;中高剂量组:牙齿变白;高剂量组:被毛稀疏和/或被毛减少 **血液学**:所有剂量组:网织红细胞比率降低;中高剂量组:白细胞、淋巴细胞、嗜碱性粒细胞和中性粒细胞计数降低,嗜酸性粒细胞降低和血小板计数升高,未染色大细胞计数降低;高剂量组:单核细胞计数降低 **临床化学**:中剂量组:无机磷增加;高剂量组:肌酐和钾增加,钠和氯减少,尿素氮增加

试 验 设 计	主 要 毒 性 结 果
	尿液分析：中高剂量组：蛋白质增加；高剂量组：精子减少（14/15 只雄性无精子） **解剖大体观察**：高剂量组：胸腺偏小，睾丸和附睾偏小 **组织病理**：所有剂量组：小肠和大肠隐窝上皮细胞单细胞坏死，睾丸精子细胞滞留；中高剂量组：骨髓幼红细胞减少，胸腺淋巴细胞单细胞坏死，颌下淋巴结和回肠派伊尔结滤泡萎缩，十二指肠绒毛局灶萎缩，肾小管嗜碱性和透明管型，毛囊单个细胞坏死，真皮溃疡/痂皮/表皮增厚/纤维化/炎性细胞浸润，乳腺萎缩，基底区单个细胞坏死和釉质器官单灶性/多灶性变性；高剂量组：骨髓中的中幼粒细胞减少，胸腺萎缩、十二指肠固有层炎性细胞浸润和黏膜糜烂，睾丸管状变性/萎缩、附睾管腔细胞碎片和精子减少、釉质下器官组织牙本质形成/出血增加和异常，除睾丸和切牙变化外，给药期结束时观察到的所有变化在 9 周恢复期结束时均显示可逆性 **结论**：DS-8201a 的靶器官/组织包括肠道、淋巴/造血器官、肾脏、睾丸、皮肤和牙齿
食蟹猴 6 周重复给药及 9 周恢复期毒性试验 静脉注射 **DS-8201a**；每 3 周 1 次，共 3 次；剂量：10、30、78.8 mg/kg（GLP）	**死亡率**：高剂量组发现 1 只濒死雌性动物。濒死原因是体重和摄食量下降以及骨髓性和肠道毒性导致的病情恶化 **临床观察**：高剂量组：腹泻、皮肤颜色异常（黑褐色） **心电图**：高剂量组：PR 间期缩短和 QTc 间期延长（1 只雄性） **血液学**：高剂量组：红细胞参数（红细胞、血红蛋白、红细胞压积、网织红细胞比）降低 **临床化学**：所有剂量组：天冬氨酸转氨酶和丙氨酸转氨酶升高 **尿液分析**：高剂量组：尿潜血 **解剖大体观察**：高剂量组：皮肤黑色病灶，肺部白色病灶 **组织病理**：所有剂量组：小肠和大肠隐窝上皮细胞单细胞坏死；中高剂量组：皮肤和注射部位毛囊单细胞坏死，睾丸生精小管圆形精子细胞数量减少；局灶性间质性炎症，泡沫状肺泡巨噬细胞聚集和肺巨噬细胞胆固醇裂隙（中剂量组仅在恢复期结束时观察到肺部病变）；高剂量组：胸骨骨髓中幼红细胞和中幼粒细胞减少，皮肤表皮增厚和色素沉着，肾小管嗜碱性粒细胞增多/肾小管上皮增生/近端小管细胞核大小不均/肾脏间质透明或细胞管型/透明物质/细胞浸润，肺泡水肿（皮肤色素沉着和肺部病变除外），在 6 周恢复期结束时，所有变化均显示可逆性或可逆性趋势 **结论**：DS-8201a 的靶器官/组织为骨髓、肾脏、肠、睾丸、皮肤和肺
食蟹猴 6 周重复给药毒性试验 静脉注射 **DS-8201a**；每 3 周 1 次，共 3 次；剂量：10、30 mg/kg（GLP）	**血液学**：30 mg/kg 剂量组：红细胞参数（红细胞、血红蛋白、红细胞压积）降低 **临床化学**：所有剂量组：天冬氨酸转氨酶、乳酸脱氢酶和肌酸激酶升高 **组织病理**：所有剂量组：小肠和大肠隐窝上皮细胞单细胞坏死；30 mg/kg 剂量组：皮肤和注射部位毛囊单细胞坏死，胸骨骨髓幼红细胞减少 **结论**：DS-8201a 的靶器官/组织包括骨髓、肠和皮肤
食蟹猴 3 个月重复给药及 3 个月恢复期毒性试验 静脉注射 **DS-8201a**；每 3 周一次，共 5 次；剂量：3、10、30 mg/kg（GLP）	**临床观察**：高剂量组：皮肤颜色异常（黑褐色） **血液学**：高剂量组：网织红细胞比率降低 **临床化学**：高剂量组：天冬氨酸转氨酶、乳酸脱氢酶和肌酸激酶升高 **解剖大体观察**：高剂量组：皮肤黑色病灶，肺部白色病灶 **组织病理**：肾脏和皮肤毒性（表皮色素沉着） **结论**：DS-8201a 的靶器官/组织包括骨髓、肾脏、肠、睾丸、皮肤和肺
大鼠 4 周重复给药及 4 周恢复期毒性试验 静脉注射 **MAAA-1181a**，每周一次，共 5 次；剂量：3、10、30 mg/kg（GLP）	**血液学**：所有剂量组：红细胞参数降低（红细胞、血红蛋白、红细胞压积、网织红细胞比）和白细胞参数降低（白细胞、中性粒细胞、淋巴细胞、单核细胞、嗜酸性粒细胞、嗜碱性粒细胞） **临床化学**：所有剂量组：高血清葡萄糖水平 **组织病理**：所有剂量组：骨髓中幼红细胞和中幼粒细胞减少、胸腺中淋巴细胞单细胞坏死、下颌下淋巴结和/或回肠派尔集合淋巴结中滤泡萎缩、小肠和大肠以及角膜上皮中隐窝上皮细胞单细胞坏死；高剂量组：十二指肠绒毛萎缩；胸腺萎缩和盲肠隐窝上皮细胞再生伴肠腔扩张。给药期结束时观察到的所有变化均显示可逆 **结论**：MAAA-1181a 的靶器官/组织包括肠道、淋巴/造血器官和角膜

续　表

试 验 设 计	主 要 毒 性 结 果
食蟹猴重复给药及 4 周恢复期毒性试验 静脉注射 MAAA‑1181a；每周一次，共 5 次，剂量：1、3、12 mg/kg（GLP）	**死亡率**：高剂量组 1 只雌性死亡，1 只雄性濒死。濒死原因是体重和摄食量下降以及骨髓毒性和肠道毒性导致的病情恶化 **临床观察**：中高剂量组：呕吐；高剂量组：腹泻/软便 **血液学**：所有剂量组：网织红细胞比率降低；高剂量组：红细胞参数（红细胞、血红蛋白和红细胞压积）和淋巴细胞计数降低、血小板计数升高、活化部分凝血活酶时间延长和缩短 **临床化学**：中高剂量组：天冬氨酸转氨酶升高；高剂量组：丙氨酸转氨酶升高，无机磷和钾升高 **组织病理**：所有剂量组：脾脏、肠系膜淋巴结和回肠派尔集合淋巴结滤泡萎缩，胸腺淋巴细胞单细胞坏死；高剂量组：肝细胞单细胞坏死，小肠隐窝上皮单细胞坏死，和角膜上皮单细胞坏死。给药期结束时观察到的所有变化均显示可逆性 **结论**：MAAA‑1181a 的靶器官/组织包括心脏、肠道、淋巴/造血器官和角膜

开展了 DS‑8201a 或 MAAA‑1181a 的其他毒性研究，包括安全药理、遗传毒性、溶血和组织交叉反应试验，其结果总结如下。

安全药理试验：根据 MAAA‑1181a 的 hERG 试验结果，MAAA‑1181a 抑制钾通道电流的 IC50＞10 μM。在食蟹猴心血管安全药理试验中，DS‑8201a 给药后未观察到心血管指标的变化。食蟹猴中枢神经系统和呼吸系统安全药理试验，未观察到 DS‑8201a 给药相关的变化。

遗传毒性试验：MAAA‑1181a 的 Ames 试验结果为阴性，中国仓鼠肺细胞染色体畸变试验和大鼠骨髓微核试验结果均为阳性。

光毒性试验：体外 3T3 中性红摄取光毒性试验结果表明 MAAA‑1181a 具有光毒性，MAAA‑1181a 单次静脉给药在有色大鼠中无潜在光毒性。

组织交叉反应试验：在人体的 38 种组织中，DS‑8201a 在胎盘合体滋养细胞和蜕膜细胞的细胞膜上呈阳性染色。在食蟹猴组织（即骨髓、脑、心脏、肠、肾脏、肝脏、肺、皮肤、脾脏和睾丸）的交叉反应结果与相应的人体组织结果一致，即在上述食蟹猴组织中未观察到细胞膜和细胞质中 DS‑8201a 的阳性染色。

5.4　临床安全性

本节根据靶向 HER2 代表性药物在 FDA 获批的说明书和相关文献，对 6 款药物的临床安全性进行汇总分析，见表 5‑16。

5.4.1　拉帕替尼

在 FDA 获批的原始说明书中披露的信息表明，拉帕替尼的警告和注意事项主要包括左心室射血分数（left ventricular ejection fraction，LVEF）降低、对重度肝损害患者给药考虑降低剂量、腹泻、QT 间期延长和胎儿毒性[26]。在 2022 年更新的说明书中，肝毒性被列为黑框

表 5‑16　部分已上市 **HER2** 药物临床毒性研究总结

临床安全性		拉帕替尼[26,27]	奈拉替尼[29,30]	曲妥珠单抗[31,32]	帕妥珠单抗[33,34]	恩美曲妥珠单抗[35,36]	德曲妥珠单抗[37,38]
警告和注意事项	造血和淋巴系统	不适用	不适用	血液学毒性（化疗诱导的中性粒细胞减少症加重）	超敏反应/速发过敏反应、发热性中性粒细胞减少症	血小板减少症、出血、超敏反应	中性粒细胞减少
	胃肠道	腹泻	腹泻	腹泻	腹泻	不适用	不适用
	心血管系统	左心室射血分数下降、QT延长	不适用	左心室功能不全、心律失常、高血压、有症状的心力衰竭、心肌病、和心源性死亡或心室射血分数减少	左心室功能障碍	左心室射血分数下降	左心室功能障碍
	肝脏	肝毒性，ALT、AST 和总胆红素升高	肝毒性，转氨酶升高	不适用	不适用	肝毒性、肝衰竭及死亡，转氨酶升高	不适用
	肺	间质性肺病/肺炎	不适用	严重肺部反应（间质性肺疾病包括肺浸润、急性呼吸窘迫综合征、肺炎、非感染性肺炎、胸腔积液、呼吸窘迫、急性肺水肿和呼吸功能不全）	不适用	间质性肺病	间质性肺病、肺炎
	肾脏	不适用	不适用	不适用	不适用	不适用	不适用
	胰腺	不适用	不适用	不适用	不适用	不适用	不适用
	皮肤	重度皮肤反应	不适用	不适用	皮疹	不适用	不适用
	生殖系统	未开展	未开展	胚胎毒性（羊水过少、肺发育不全、骨骼异常和新生儿死亡）	胚胎-胎儿毒性	胚胎-胎儿毒性	胚胎-胎儿毒性
	其他	不适用	不适用	输注相关反应（发热、寒战）	输注相关反应	输注相关反应、神经毒性、外渗	不适用
常见临床不良反应	临床检查	中性粒细胞、血红蛋白、血小板下降，ALT、AST、总胆红素上升	ALT、AST、总胆红素上升	血小板、发热性中性粒细胞、中性粒细胞、白细胞计数下降	发热性中性粒细胞、中性粒细胞、白细胞下降	中性粒细胞、白细胞减少、血碱性磷酸酶和血胆红素升高	中性粒细胞减少

续 表

临床安全性		拉帕替尼[26,27]	奈拉替尼[29,30]	曲妥珠单抗[31,32]	帕妥珠单抗[33,34]	恩美曲妥珠单抗[35,36]	德曲妥珠单抗[37,38]
常见临床不良反应	不良反应	左心室射血分数下降、腹泻、恶心、呕吐、口腔炎、皮疹、手足综合征、疲乏、指甲疾病	腹泻、恶心、腹痛、疲乏、呕吐、皮疹、口腔炎、食欲下降、肌肉痉挛、消化不良、指(趾)甲疾病、皮肤干燥、腹胀、体重减轻和尿路感染	肝毒性、鼻咽炎、感染、尿路感染、贫血、头晕、头痛、感觉异常、感觉减退、味觉障碍、多泪、结膜炎、射血分数下降、淋巴水肿、潮热、呼吸困难、口咽疼痛、咳嗽、腹泻、呕吐、恶心、腹痛、消化不良、便秘、口腔炎、红斑、皮疹、脱发、手足综合征、指甲病变、关节痛、肌痛、乏力、胸痛、寒战、疲劳、流感样疾病、输注相关反应、外周性水肿、发热、指甲毒性	贫血、流泪增加、腹泻、恶心、呕吐、口腔黏膜炎、便秘、消化不良、腹痛、粘膜炎症、乏力、发热、外周水肿、鼻咽炎、食欲减退、关节痛、肌痛、肢体疼痛、味觉障碍、头痛、外周感觉神经病变、头晕、感觉异常、失眠、咳嗽、呼吸困难、脱发、皮疹、瘙痒、皮肤干燥、潮热	尿路感染、血小板减少症、贫血、低钾血症、失眠、周围神经病、头痛、头晕、味觉倒错、记忆受损、干眼、结膜炎、流泪增加、出血、左心室功能障碍、咳嗽、呼吸困难、高血压、口腔黏膜炎、腹泻、恶心、呕吐、便秘、腹痛、转氨酶升高、皮疹、荨麻疹、指甲疾病、骨骼肌肉疼痛、关节痛、肌痛、疲乏、发热、乏力、输液相关反应	恶心、疲乏、呕吐、脱发、便秘、食欲下降、贫血、中性粒细胞减少、腹泻、白细胞减少、咳嗽和血小板减少

警告,其主要在临床试验和上市后观察到丙氨酸转氨酶(alanine aminotransferase,ALT)或天冬氨酸转氨酶(aspartate transaminase,AST)大于 3 倍正常值上限(upper limit of normal,ULN)和总胆红素大于 2 倍 ULN。此外,在警告和注意事项中添加说明拉帕替尼与间质性肺病/肺炎和重度皮肤反应有关[27]。

根据首次获批 FDA 和 2022 年更新的说明书中披露的数据显示[26,27],拉帕替尼在临床试验中的常见不良反应主要为胃肠道异常(腹泻、恶心、呕吐)、皮肤和皮下组织疾病(皮疹)和代谢和营养失调(厌食)等。最常见的 3 级或 4 级不良反应为腹泻、恶心、呕吐、皮疹和掌跖红肿疼痛。最常见的 3 级或 4 级实验室异常数据有:总胆红素异常、中性粒细胞异常、AST 异常、ALT 异常、血红蛋白异常、血小板异常。此外,个别患者可出现严重的副作用,包括 LVEF 和间质性肺炎。

5.4.2 奈拉替尼

在 FDA 获批的原始说明书中披露的信息表明[29],奈拉替尼的警告和注意事项主要包括腹泻(重度腹泻和后遗症,如脱水、低血压和肾衰竭)、肝毒性(特征为肝酶升高)和胚胎-胎儿毒性。

根据首次获批 FDA 和 2022 年更新的说明书中披露的数据显示[29,30],奈拉替尼在临床试验中的常见不良反应主要为胃肠道异常(腹泻、呕吐、恶心、腹痛)、肝胆疾病(AST 升高、ALT 升高、肝功能衰竭)、代谢和营养障碍(脱水、低钾血症、厌食)等。最常报告的 3 级或 4

级不良反应为腹泻、呕吐、恶心、腹痛、疲乏和食欲减退。严重不良反应包括腹泻、腹痛、呕吐、恶心、急性肾损伤、脱水、蜂窝织炎、消化不良、ALT 升高、AST 升高和疲乏等。

5.4.3　曲妥珠单抗

曲妥珠单抗在 FDA 获批的原始说明书中披露的信息表明[31]，其黑框警告为心肌病。警告和注意事项包括中国仓鼠卵巢细胞蛋白或本品任何成分过敏慎用、紫杉醇联合给药的药物相互作用、免疫原性、妊娠 B 级、哺乳风险。在 2018 年更新的说明书中，输注反应、胚胎-胎儿毒性和肺毒性被新增为黑框警告[32]，此外，化疗诱导的中性粒细胞减少症加重被列为警告和注意事项。

根据首次获批 FDA 和 2022 年更新的说明书中披露的数据显示[31,32]，在接受曲妥珠单抗的转移性乳腺癌患者中最常见的不良反应为发热、恶心、呕吐、输注反应、腹泻、感染、咳嗽增加、头痛、疲乏、呼吸困难、皮疹、中性粒细胞减少、贫血和肌痛。导致中断或停止给药的不良反应包括慢性心力衰竭（chronic heart failure，CHF）、左心室心功能显著下降、重度输注反应和肺毒性。在转移性胃癌患者中，最常见不良反应为中性粒细胞减少、腹泻、疲乏、贫血、口腔炎、体重减轻、上呼吸道感染、发热、血小板减少、黏膜炎症、鼻咽炎，和味觉障碍。在无疾病进展的情况下，导致含曲妥珠单抗组治疗中断的最常见不良反应为感染、腹泻和发热性中性粒细胞减少症。

5.4.4　帕妥珠单抗

帕妥珠单抗在 FDA 获批的原始说明书中披露的信息表明[33]，其警告和注意事项主要包括胚胎-胎儿毒性，左心室功能障碍，输注相关反应，超敏反应/过敏反应和 HER2 检验。其中，胚胎-胎儿毒性被列为黑框警告。在 2020 年更新的说明书中[34]，新增左心室功能障碍黑框警告。

根据首次获批 FDA 和 2020 年更新的说明书中披露的数据显示[33,34]，帕妥珠单抗在与其他抗肿瘤药物（曲妥珠单抗、多西他赛）联合使用中最常见的不良反应包括腹泻、脱发、恶心、疲劳、皮疹和周围神经病变等。最常见的 3 级和 4 级不良反应为腹泻、恶心、周围神经病变、贫血、左心室功能障碍、虚弱和疲劳等。最常见的 3 级和 4 级实验室异常数据有：中性粒细胞减少、发热性中性粒细胞减少、白细胞减少、血小板减少和 ALT 升高。导致停药的最常见不良反应是左心室功能障碍、药物过敏和中性粒细胞减少。另外，在帕妥珠单抗获批上市后的使用期间发现了不良反应肿瘤溶解综合征（tumor lysis syndrome，TLS），且具有显著肿瘤负担（如大体积转移）的患者可能具有更高产生 TLS 不良反应的风险[34]。

5.4.5　恩美曲妥珠单抗

恩美曲妥珠单抗在 FDA 获批的原始说明书中披露的信息表明[35]，其警告和注意事项主要包括肝毒性，左心室功能障碍，胚胎-胎儿毒性，肺毒性，输注相关反应、超敏反应，血小板减少症、神经毒性、HER2 检测和外渗。其中，肝毒性、心脏毒性和胚胎-胎儿毒性被列为黑框警告。

根据首次获批 FDA 和 2022 年更新的说明书中披露的数据显示[35,36]，恩美曲妥珠单抗在 HER2 阳性乳腺癌患者中常见不良反应主要为恶心、疲劳、肌肉骨骼疼痛、出血、关节痛、头痛和便秘。最常见的 3 级和 4 级不良反应为高血压、贫血、低钾血症、周围神经病变和疲劳。最常见的 3 级和 4 级实验室异常数据有：血小板减少和转氨酶升高。另外，2022 年更新的说明书提到[36]，在恩美曲妥珠单抗获批上市后的使用期间发现了不良反应 TLS 和外渗后皮肤/组织坏死。

5.4.6　德曲妥珠单抗

根据在 FDA 获批的原始说明书和 2022 年更新的说明书中披露的信息表明[37,38]，德曲妥珠单抗的黑框警告包括已报告出现间质性肺病（interstitial lung disease，ILD）和肺炎，包括致死性病例，以及妊娠期间暴露于德曲妥珠单抗可导致胚胎-胎儿损害。警告和注意事项还包括中性粒细胞减少和左心室功能障碍。

根据首次获批 FDA 和 2022 年更新的说明书中披露的数据显示[37,38]，德曲妥珠单抗在临床试验中的常见不良反应（包括实验室检查异常）主要为恶心、白细胞计数减少、中性粒细胞计数减少、ALT 升高、AST 升高、血红蛋白减少、淋巴细胞计数减少、血小板计数减少、疲乏、呕吐、血碱性磷酸酶升高、脱发、低钾血症、便秘、肌肉骨骼疼痛、腹泻、食欲下降、头痛、呼吸道感染、腹痛、血胆红素升高和口腔炎。严重不良反应主要为呕吐、间质性肺病、肺炎、发热、尿路感染、恶心、蜂窝织炎、低钾血症和肠梗阻。与给药中断相关的最常见不良反应为中性粒细胞减少、白细胞减少、贫血、上呼吸道感染、血小板减少、肺炎、恶心、疲乏、转氨酶升高、高胆红素血症和间质性肺病/肺炎。个别患者因间质性肺病、急性肝衰竭/急性肾损伤、一般身体健康状况恶化、肺炎和出血性休克等不良反应而死亡。

整体而言，服用 HER2 靶向药物出现的临床不良反应具有相似性。主要的严重不良反应包括腹泻、左心室射血分数下降、间质性肺病/肺炎、胚胎-胎儿毒性、严重皮肤反应（皮疹）、血液学毒性等。此外，其他严重不良反应还包括肝毒性（拉帕替尼、奈拉替尼、恩美曲妥珠单抗）、QT 延长（拉帕替尼）、输液反应（曲妥珠单抗、帕妥珠单抗）、超敏反应/速发过敏反应（帕妥珠单抗、恩美曲妥珠单抗）。这 6 种上市的 HER2 靶向药物均出现的常见不良反应包括胃肠道反应（腹泻、恶心、呕吐）、造血和淋巴系统疾病（血小板减少症、中性粒细胞减少症、贫血）、肺部反应、皮疹、疲乏等。

5.5　靶点安全性综合分析

本节基于靶向 HER2 代表性药物的非临床药代动力学和安全性研究结果（详见 5.3 节）以及上市后临床安全性数据，进行了非临床和临床安全性关联性分析，并进一步解析上述不良反应和 HER2 靶点的关联性。

5.5.1 非临床和临床安全性关联分析

第 5.4 节总结了临床中常见的严重不良反应,值得注意的是,非临床试验一般只能对其中 2~3 个严重毒性起到预测作用。详细的对比结果见表 5-17。

循环系统中,非临床研究上除帕妥珠单抗外,都出现了心脏反应,临床中除奈拉替尼外,都出现了心血管系统异常,尤为左心室功能,心脏毒性的临床-非临床存在相关性,可能存在机制相关。

消化系统方面,临床主要严重不良事件包括腹泻、恶心、呕吐,肝毒性。胃肠道是非临床研究中除曲妥珠单抗共有的毒性靶器官,临床上 6 种药物都出现了腹泻、恶心、呕吐的症状,关联性较高。肝脏毒性在非临床和临床的关联性也较高,拉帕替尼临床与非临床均存在 ALT 和胆红素升高。消化系统的总体关联性较强,根据非临床毒性可预测临床反应。综上,非临床均提示胃肠道毒性,而肝毒性难以通过动物毒理研究试验揭示,但是结合非临床组织分布研究结果发现,肝脏是 6 款药物主要分布的器官之一,临床相关的肝毒性表现可能与此相关。

呼吸系统方面,拉帕替尼和帕妥珠单抗非临床研究存在肺毒性,拉帕替尼和曲妥珠单抗肺部出现病变,存在关联性,美曲妥珠单抗和德曲妥珠单抗的关联性较强。

皮肤系统方面,拉帕替尼、奈拉替尼非临床研究出现皮肤毒性,4 种药物临床上均出现皮肤反应,存在相关性。

造血和淋巴系统方面,非临床研究中拉帕替尼、帕妥珠单抗和德曲妥珠单抗存在淋巴毒性,临床研究除奈拉替尼外,均存在血液学反应,均存在中性粒细胞减少,总体存在关联性,如白细胞、中性粒细胞参数。

生殖系统方面,非临床曲妥珠单抗无直接有害证据,但观察到胎盘转移,并在乳汁及其新生猴中检测到药物,上市后出现羊水过少、肺发育不全、骨骼异常和新生儿死亡情况。由于 HER2 蛋白在包括心脏和神经组织在内的许多胚胎组织中高表达,所以可能存在机制关联,另外 3 种药物非临床均存在生殖毒性,临床上未展开生殖毒性研究,因此非临床的生殖毒性结果可作为临床警示和预测。

其他方面来说,临床曲妥珠单抗、帕妥珠单抗和恩美曲妥珠单抗存在输注相关反应,非临床曲妥珠单抗和帕妥珠单抗存在输注相关反应,有一定关联性。

综上所述,针对 6 款药物开展了充分的非临床药理毒理研究,非临床研究中表现的毒性反应基本可预测临床毒性,尤其是在心脏毒性、胃肠道毒性、肺毒性、皮肤毒性和胚胎-胎儿毒性方面提示了 HER2 抑制剂的相关风险,为临床研究中规避严重不良反应提供了一定的参考和警示作用。生殖毒性方面,由于非临床研究中体现了明确的相关风险,临床研究中积极采取严格措施,规避了对孕妇和胎儿的潜在风险。但是临床研究中也表现出了一些无法预测的不良反应,包括部分血液学血清生化参数、指甲疾病、雄性生育力影响和输注相关反应。这些反应与靶点的相关性还有待进一步讨论。

表 5-17　部分已上市 HER2 抑制剂非临床和临床安全性关联分析

主要系统		拉帕替尼	奈拉替尼	曲妥珠单抗	帕妥珠单抗	恩美曲妥珠单抗	德曲妥珠单抗
循环系统	非临床	血压升高、室性早搏、室性期外收缩	心肺血栓栓塞,心脏(右心房、心室和房室瓣中多灶性附壁血栓形成、多灶性闭塞性血栓形成、出血性坏死)	胸部肿块,推测与药物无关	/	可能存在心血管系统毒性;心脏可见浸润	骨髓毒性
	临床	左心室射血分数下降、QT延长	/	左心室功能不全、心律失常、高血压、有症状的心力衰竭、心肌病,和心源性死亡或心室射血分数减少	左心室功能不全	左心室射血分数下降	左心室功能障碍
	关联性	心脏毒性的临床-非临床存在相关性,可能存在机制相关					
消化系统	非临床	肝脏毒性、摄食量异常、体重下降、胃肠道毒性、胆红素、总胆汁酸、碱性磷酸酶、ALT 升高	肝脏毒性、胃肠道毒性	无	胰腺炎症、胃肠道毒性	肾脏炎症	胃肠道毒性
	临床	腹泻、恶心、呕吐、肝毒性(ALT、胆红素升高)	腹泻、恶心、呕吐、消化不良、肝毒性(ALT、AST)	腹泻、恶心、呕吐、肝毒性	腹泻、恶心、呕吐、便秘、消化不良、腹痛	肝毒性、肝衰竭、恶心、呕吐	恶心、呕吐、食欲下降
	关联性	胃肠道是非临床研究中除曲妥珠单抗共有的毒性靶器官,临床上 6 种药物都出现了腹泻、恶心、呕吐的症状,关联性较高。肝脏毒性在非临床和临床的关联性也较高。消化系统的总体关联性较强,非临床毒性可预测临床反应					
呼吸系统	非临床	肺毒性	/	/	肺炎症、肺斑驳	肺炎症	肺毒性
	临床	间质性肺病/肺炎	/	严重肺部反应(间质性肺疾病包括肺浸润、急性呼吸窘迫综合征、肺炎、非感染性肺炎、胸腔积液、呼吸窘迫、急性肺水肿和呼吸功能不全)	/	间质性肺病	间质性肺病、肺炎
	关联性	拉帕替尼、帕妥珠单抗、恩美曲妥珠单抗和德曲妥珠单抗在非临床研究中存在肺毒性,拉帕替尼肺部出现病变。曲妥珠单抗和帕妥珠单抗关联性不强,恩美曲妥珠单抗和德曲妥珠单抗的关联性较强					

主要系统		拉帕替尼	奈拉替尼	曲妥珠单抗	帕妥珠单抗	恩美曲妥珠单抗	德曲妥珠单抗
皮肤系统	非临床	皮肤的轻度刺激性	皮肤毒性(炎症/浆液细胞结痂)	/	/	/	皮肤毒性
	临床	手足综合征、皮疹、指甲疾病	皮疹、指甲疾病、皮肤干燥	手足综合征、皮疹、指甲疾病	皮疹、指甲疾病	指甲疾病、皮疹、荨麻疹	/
	关联性	拉帕替尼、奈拉替尼和德曲妥珠单抗在非临床研究中出现皮肤毒性,拉帕替尼、奈拉替尼、曲妥珠单抗、帕妥珠单抗和恩美曲妥珠单抗在临床上均出现皮肤反应,存在相关性					
造血和淋巴系统	非临床	淋巴结、淋巴毒性、WBC、中性粒细胞和单核细胞增加、嗜碱性粒细胞减少、贫血、高铁血红蛋白血症	胸腺淋巴、淋巴结毒性、白细胞、纤维蛋白原升高	/	血尿素氮(BUN)轻微升高、淋巴/造血器官毒性	脾脏毒性、轻度贫血、白细胞参数短暂下降	淋巴/造血器官毒性、骨髓毒性
	临床	中性粒细胞、血红蛋白、血小板减少	/	血液学毒性(化疗诱导的中性粒细胞减少症加重)	超敏反应/速发型过敏反应、发热性中性粒细胞减少症	血小板减少症、出血、超敏反应、中性粒细胞、白细胞减少,血碱性磷酸酶和血胆红素升高	中性粒细胞减少
	关联性	非临床研究中,拉帕替尼、帕妥珠单抗和德曲妥珠单抗存在淋巴毒性,临床研究中,除奈拉替尼均存在血液学反应外,其余药物均导致中性粒细胞减少,总体存在关联性,如白细胞、中性粒细胞参数					
生殖系统	非临床	胚胎-胎仔发育影响、母体毒性、流产	乳腺毒性、雄性生育力影响、母体毒性、流产和胚胎-胎仔死亡	无直接有害证据,但观察到胎盘转移,并在乳汁及其新生猴中检测到药物	胚胎-胎儿毒性	卵巢囊肿	睾丸毒性
	临床	未开展	未开展	胚胎毒性(羊水过少、肺发育不全、骨骼异常和新生儿死亡)	未开展	胚胎-胎儿毒性	未开展
	关联性	由于HER2蛋白在包括心脏和神经组织在内的许多胚胎组织中高表达,所以可能存在机制关联,非临床毒性可作为临床警示和预测。					
其他	非临床	/	/	输注相关反应(注射部位创伤)	输注相关反应(注射部位结痂/出血)	/	/
	临床	/	/	输注相关反应(发热、寒战)	输注相关反应	输液相关反应	/
	关联性	临床中曲妥珠单抗、帕妥珠单抗和恩美曲妥珠单抗存在输注相关反应,非临床研究中曲妥珠单抗和帕妥珠单抗存在输注相关反应,有一定关联性					

5.5.2　靶点毒性解析

HER2 作为一种孤儿酪氨酸激酶受体，与 HER2 发生同二聚化或和其他受体发生异二聚化，触发与癌细胞增殖、侵袭和存活相关的不同信号通路（MAPK 通路，P13K/AKT 通路）的激活。尽管目前已上市的 HER2 靶向药物的药代动力学属性不同，也产生了一些药效上的差异，但是在非临床安全性评价和临床上都产生了一些相同的不良反应。

胃肠道毒性方面，腹泻是这 6 种 HER2 药物最常见的不良反应。引起腹泻的主要机制可能是 HER2 药物能够逆转 EGFR 在氯离子分泌中的负调节并激活基底外侧膜钾（K^+）通道，导致氯离子分泌性，从而诱导腹泻发生[11]。

心血管毒性方面，心脏毒性是与 HER2 靶向治疗相关的常见不良反应，其特征是左心室收缩功能障碍，临床表现为左心室射血分数降低和/或有症状的心力衰竭。拉帕替尼、奈拉替尼、曲妥珠单抗、帕妥珠单抗、恩美曲妥珠单抗和德曲妥珠单抗与不同的 HER2 结构域相互作用并阻断参与心肌细胞存活的 PI3K 通路，以产生心脏毒性[39]。

肝脏毒性方面，拉帕替尼主要通过 CYP3A4 和 CYP3A5 途径在肝脏中代谢，肝损伤可能是由于产生毒性或免疫原性中间体。遗传分析显示拉帕替尼肝损伤与人类白细胞抗原（human leukocyte antigen，HLA）等位基因 DQA1 * 02:01 和 DRB1 * 07:01 密切相关。在对拉帕替尼治疗早期乳腺癌试验的大型回顾性分析中，7.7% 的 DRB1 * 07:01 携带者 ALT 升高超过 5 倍正常值上限（upper limit of normal，ULN），而对照组为 0.5%[40]。此外，研究发现，拉帕替尼可以增加化疗药物，特别是多药耐药蛋白底物在肝脏中的积累，从而导致更高的肝毒性发生率[41]。

肺部毒性方面，靶向 HER2 治疗出现的肺损伤的生理机制可能归因于抑制Ⅱ型肺细胞上的 EGFR 活性。EGFR 通路参与肺泡壁修复，HER2 药物与 HER2 结合，阻断 EGFR 途径可能会导致肺损伤[42]。单抗类药物（例如帕妥珠单抗）出现的超敏反应可以干扰宿主免疫系统，诱发肺损伤。此外，雷帕霉素靶蛋白（mechanistic target of rapamycin，mTOR）通路（Rheb/mTOR/p70S6K）通过组织蛋白酶-K 的表达，以参与肺结构破坏性重塑，HER2 抑制剂通过抑制 P13K/AKT/m-TOR 通路间接干扰正常的肺重塑[42]。

皮肤毒性方面，在接受 HER2 治疗后会产生较高的皮肤病学不良事件，表现为皮疹、痤疮、瘙痒和皮肤干燥等。与使用 HER2 药物相关的皮疹机制与 EGFR 的表达有关。EGFR 是在人角质形成细胞上表达的主要 HER/ErbB 受体，EGFR 抑制可以防止角质形成细胞迁移和诱导角质形成细胞凋亡[43]。此外，已发现由角质形成细胞中的 EGFR 阻断引起的细胞因子释放的调节导致炎性细胞流入真皮和表皮，导致原型痤疮样皮疹。HER2 药物通过与 EGFR 异二聚化界面结合来阻断 HER2 配体激活的 EGFR 信号传导，导致皮肤毒性[43]。

生殖毒性方面，在非临床和临床阶段均发现 HER2 靶向药物治疗后出现胚胎-胎儿毒性。妊娠期间使用曲妥珠单抗可导致羊水过少，表现为肺发育不良、骨骼异常和新生儿死亡。HER2 在胚胎胎儿组织中表达,对胎儿的心脏、肺部、上皮的生长和分化等器官的发育至关重要[44],当靶向 HER2 时可导致胎儿发育不良。目前的抗 HER2 疗法由于其潜在的并发症在怀孕期间不使用,但可以在分娩后考虑。

5.6 总结与展望

近年来,HER2 靶向药物发展迅速,从最早获批的曲妥珠单抗到现在的 ADC 类药物,HER2 靶向药物在乳腺癌、鼻咽癌、头颈部肿瘤、胶质瘤、胃癌、食道癌等多种恶性肿瘤中展现出临床效力。由于 HER2 高表达的肿瘤(如 HER2 阳性乳腺癌)在传统化疗中表现出强的侵袭性和高复发率,因此,HER2 靶向药物如单抗和 ADC 类药物已进入临床以克服这些缺点[17]。ADC 类药物将重组单克隆抗体通过合成连接子共价结合细胞毒性药物,具有抗体结合特定靶点的优势以及化疗药物的细胞毒性能力,是一类很有前途的抗癌药物[17]。目前,ADC 类药物研发增长迅速,比如尚在临床研究中的 SYD985([vic]-trastuzumab duocarmycin)、A166、XMT‐1522、RC48‐ADC、ALT‐P7(HM2/MMAE)、ARX788、PF‐06804103 等[19]。但 ADC 类药物仍面临着一些挑战,如提高靶向特异性、优化毒性特征、识别患者选择的生物标志物等[17]。此外,抗 HER2 疗法的原发性或获得性耐药也是抗体治疗中亟待解决的问题,而联合治疗可能在克服耐药性方面有好处。例如,HER2 靶向药物与免疫检查点抑制剂的联合使用可能具有协同的抗肿瘤作用[45]。

另外,由于 HER2 阳性肿瘤患者的复发风险在很大程度上取决于临床病理特征,特别是淋巴结状态和肿瘤大小,因此为了更准确地预先对患者进行风险分层,并相应地部署完善的治疗策略,还需要考虑临床阶段以外的因素,比如肿瘤基因组和分子组成、瘤内异质性、免疫环境等,这种将分子特征与常规临床病理特征结合的研究仍在前瞻性临床试验中进行探索[46]。

因此,继续关注 HER2 靶向药物在改善抗药性和毒副作用方面的研发技术以及联合用药策略,深入开展 HER2 靶向药物抗肿瘤机制的相关研究,可能为其发挥更好的临床价值,以及解决耐药问题、减少不良反应方面提供理论依据。

(陈静云,王秋香,张清,甘啸阳,陈少茹,黄俊)

参考文献

[1] Guarini C, Grassi T, Pezzicoli G, et al. Beyond RAS and BRAF: HER2, a new actionable oncotarget in advanced colorectal cancer. International Journal of Molecular Sciences, 2021, 22 (13): 6813.

[2] Tai W, Mahato R, Cheng K. The role of HER2 in cancer therapy and targeted drug delivery. J Control Release, 2010, 146 (3): 264‐275.

[3] Jebbink M, de Langen A J, Boelens M C, et al. The force of HER2 — A druggable target in

NSCLC? Cancer Treatment Reviews，2020，86：101996.

[4] Cen S，Liu Z，Pan H，et al. Clinicopathologic features and treatment advances in cancers with HER2 alterations. Biochim Biophys Acta Rev Cancer，2021，1876（2）：188605.

[5] 顾胜龙，赵蕊，应苗法，等. 曲妥珠单抗对肿瘤靶向治疗的研究进展. 基础医学与临床，2018，38（5）：722.

[6] Le X F，Pruefer F，Bast R C，et al. HER2-targeting antibodies modulate the cyclin-dependent kinase inhibitor p27Kip1 via multiple signaling pathways. Cell Cycle（Georgetown，Tex），2005，4（1）：87 - 95.

[7] Swain S M，Kim S B，Cortés J，et al. Pertuzumab，trastuzumab，and docetaxel for HER2-positive metastatic breast cancer（CLEOPATRA study）：overall survival results from a randomised，double-blind，placebo-controlled，phase 3 study. The Lancet Oncology，2013，14（6）：461 - 471.

[8] 李阁，谷瑞雪，刘旭，等. Her-2 阳性乳腺癌靶向治疗药物的研究进展. 肿瘤学杂志，2020，26（1）：1 - 6.

[9] Swain S M，Miles D，Kim S B，et al. Pertuzumab，trastuzumab，and docetaxel for HER2-positive metastatic breast cancer（CLEOPATRA）：end-of-study results from a double-blind，randomised，placebo-controlled，phase 3 study. The Lancet Oncology，2020，21（4）：519 - 530.

[10] Gianni L，Pienkowski T，Im Y H，et al. 5-year analysis of neoadjuvant pertuzumab and trastuzumab in patients with locally advanced，inflammatory，or early-stage HER2-positive breast cancer（NeoSphere）：a multicentre，open-label，phase 2 randomised trial. The Lancet Oncology，2016，17（6）：791 - 800.

[11] Xuhong J C，Qi X W，Zhang Y，et al. Mechanism，safety and efficacy of three tyrosine kinase inhibitors lapatinib，neratinib and pyrotinib in HER2-positive breast cancer. American Journal of Cancer Research，2019，9（10）：2103 - 2119.

[12] Johnston S，Pippen J，Pivot X，et al. Lapatinib combined with letrozole versus letrozole and placebo as first-line therapy for postmenopausal hormone receptor-positive metastatic breast cancer. Journal of clinical oncology：official journal of the American Society of Clinical Oncology，2009，27（33）：5538 - 5546.

[13] Chi Y，Fang Z，Hong X，et al. Safety and efficacy of anlotinib，a multikinase angiogenesis inhibitor，in patients with refractory metastatic soft-tissue sarcoma. Clin Cancer Res，2018，24（21）：5233 - 5238.

[14] Saura C，Oliveira M，Feng Y H，et al. Neratinib ＋ capecitabine versus lapatinib ＋ capecitabine in patients with HER2 ＋ metastatic breast cancer previously treated with ≥ 2 HER2-directed regimens：Findings from the multinational，randomized，phase Ⅲ NALA trial. Journal of Clinical Oncology，2019，37：1002.

[15] Ma F，Li Q，Chen S，et al. Phase I study and biomarker analysis of pyrotinib，a novel irreversible Pan-ErbB receptor tyrosine kinase inhibitor，in patients with human epidermal growth factor receptor 2-positive metastatic breast cancer. Journal of Clinical Oncology：Official Journal of the American Society of Clinical Oncology，2017，35（27）：3105 - 3112.

[16] Xu B，Yan M，Ma F，et al. Pyrotinib or lapatinib plus capecitabine for HER2＋ metastatic breast cancer（PHOEBE）：A randomized phase Ⅲ trial. Journal of Clinical Oncology，2020，38（15_suppl）：1003.

[17] Wang Y，Jiang T，Qin Z，et al. HER2 exon 20 insertions in non-small-cell lung cancer are sensitive to the irreversible pan-HER receptor tyrosine kinase inhibitor pyrotinib. Annals of Oncology：

Official Journal of The European Society for Medical Oncology，2019，30（3）：447－455.

[18] Murthy R K，Loi S，Okines A，et al. Tucatinib，trastuzumab，and capecitabine for HER2-positive metastatic breast cancer. The New England Journal of Medicine，2020，382（7）：597－609.

[19] Ferraro E，Drago J Z，Modi S. Implementing antibody-drug conjugates（ADCs）in HER2-positive breast cancer：state of the art and future directions. Breast cancer research：BCR，2021，23（1）：84.

[20] FDA. Tykerb Pharmacology Review［EB/OL］.（2007）［2022－12－05］. https：//www. accessdata. fda. gov/drugsatfda_docs/nda/2007/022059s000TOC. cfm.

[21] FDA. Multi-Discipline Review for Nerlynx［EB/OL］.（2017）［2022－12－05］. https：//www. accessdata. fda. gov/drugsatfda_docs/nda/2017/208051Orig1s000MultidisciplineR. pdf.

[22] FDA. Herceptin Scientific Discussion［EB/OL］.（2004）［2022－12－08］. https：//www. ema. europa. eu/en/documents/scientific-discussion/herceptin-epar-scientific-discussion_en. pdf.

[23] FDA. Perjeta Pharmacology Review［EB/OL］.（2012）［2022－12－05］. https：//www. accessdata. fda. gov/drugsatfda_docs/nda/2012/125409Orig1s000PharmR. pdf.

[24] FDA. Kadcyla Pharmacology Review［EB/OL］.（2013）［2022－12－05］. https：//www. accessdata. fda. gov/drugsatfda_docs/nda/2013/125427Orig1s000PharmR. pdf.

[25] FDA. Enhertu Multi-Discipline Review［EB/OL］.（2019）［2022－12－05］. https：//www. accessdata. fda. gov/drugsatfda_docs/nda/2019/761139Orig1s000MultidisciplineR. pdf.

[26] FDA. Lapatinib Label［EB/OL］.（2007）［2022－12－08］. https：//www. accessdata. fda. gov/drugsatfda_docs/label/2007/022059lbl. pdf.

[27] FDA. Lapatinib Label［EB/OL］.（2022）［2022－12－08］. https：//www. accessdata. fda. gov/drugsatfda_docs/label/2022/022059s031lbl. pdf.

[28] Blackwell K L，Burstein H J，Storniolo A M，et al. Overall survival benefit with lapatinib in combination with trastuzumab for patients with human epidermal growth factor receptor 2-positive metastatic breast cancer：final results from the EGF104900 Study. Journal of Clinical Oncology：Official Journal of The American Society of Clinical Oncology，2012，30（21）：2585－2592.

[29] FDA. Nerlynx Label［EB/OL］.（2017）［2022－12－08］. https：//www. accessdata. fda. gov/drugsatfda_docs/label/2017/208051s000lbl. pdf.

[30] FDA. Nerlynx Label［EB/OL］.（2021）［2022－12－08］. https：//www. accessdata. fda. gov/drugsatfda_docs/label/2021/208051s009lbl. pdf.

[31] FDA. Herceptin（Trastuzumab）Label［EB/OL］.（1998）［2022－12－08］. https：//www. accessdata. fda. gov/drugsatfda_docs/label/2018/103792s5345lbl. pdf.

[32] FDA. Herceptin（trastuzumab）Label［EB/OL］.（2018）［2022－12－08］. https：//www. accessdata. fda. gov/drugsatfda_docs/label/2018/103792s5345lbl. pdf.

[33] FDA. Pertuzumab Label［EB/OL］.（2012）［2022－12－08］. https：//www. accessdata. fda. gov/drugsatfda_docs/label/2012/125409lbl. pdf.

[34] FDA. Pertuzumab Label［EB/OL］.（2020）［2022－12－08］. https：//www. accessdata. fda. gov/drugsatfda_docs/label/2020/125409s124lbl. pdf.

[35] FDA. Kadcyla Label［EB/OL］.（2013）［2022－12－08］. https：//www. accessdata. fda. gov/drugsatfda_docs/label/2013/125427lbl. pdf.

[36] FDA. Kadcyla Label［EB/OL］.（2022）［2022－12－08］. https：//www. accessdata. fda. gov/drugsatfda_docs/label/2022/125427s111lbl. pdf.

[37] FDA. Enhertu（fam-trastuzumab deruxtecan-nxki）Label［EB/OL］.（2019）［2022－12－08］.

https：//www. accessdata. fda. gov/drugsatfda_docs/label/2019/761139s000lbl. pdf.

[38] FDA. Enhertu（fam-trastuzumab deruxtecan-nxki）Label［EB/OL］.（2022）［2022 - 12 - 08］.
https：//www. accessdata. fda. gov/drugsatfda_docs/label/2022/761139s024lbl. pdf.

[39] Gonciar D, Mocan L, Zlibut A, et al. Cardiotoxicity in HER2-positive breast cancer patients.
Heart Failure Reviews, 2021, 26(4)：919 - 935.

[40] Tangamornsuksan W, Kongkaew C, Scholfield C N, et al. HLA-DRB1 * 07：01 and lapatinib-
induced hepatotoxicity： a systematic review and meta-analysis. The Pharmacogenomics Journal,
2020, 20（1）：47 - 56.

[41] Dai C, Ma S, Wang F, et al. Lapatinib promotes the incidence of hepatotoxicity by increasing
chemotherapeutic agent accumulation in hepatocytes. Oncotarget, 2015, 6（19）：17738 - 17752.

[42] Omarini C, Thanopoulou E, Johnston S R D. Pneumonitis and pulmonary fibrosis associated with
breast cancer treatments. Breast Cancer Research and Treatment, 2014, 146（2）：245 - 258.

[43] Friedman M D, Lacouture M, Dang C. Dermatologic adverse events associated with use of adjuvant
lapatinib in combination with paclitaxel and trastuzumab for HER2-positive breast cancer： A case
series analysis. Clinical breast cancer, 2016, 16（3）：e69 - 74.

[44] Ghizdavăţ A, Ráduly G, Pap Z, et al. Comparative study of HER2, EGFR, p53 and PTEN
expression in the human gastrointestinal tract during fetal period. Romanian Journal of Morphology
and Embryology, 2015, 56（2）：475 - 480.

[45] Zhu Y, Zhu X, Wei X, et al. HER2-targeted therapies in gastric cancer. Biochim Biophys Acta
Rev Cancer, 2021, 1876（1）：188549.

[46] Goutsouliak K, Veeraraghavan J, Sethunath V, et al. Towards personalized treatment for early
stage HER2-positive breast cancer. Nature reviews Clinical oncology, 2020, 17（4）：233 - 250.

第6章

FGFR 抑制剂的药理学机制和安全性

成纤维细胞生长因子受体(fibroblast growth factor receptor，FGFR)是一个跨膜受体蛋白，与成纤维细胞生长因子(fibroblast growth factor，FGF)结合后，传导信息至细胞内影响细胞的增殖、分化、迁移和凋亡等多种生理过程。成纤维细胞生长因子受体的异常扩增、点突变和染色体易位等异常激活可导致癌症发生。目前临床上发现诸多癌症，如乳腺癌、非小细胞肺癌、膀胱癌、胆管癌的发生和发展多涉及 FGFR 的异常激活。因此，开发 FGFR 抑制剂治疗相关癌症成为肿瘤靶向治疗的策略之一。目前已有 3 款选择性靶向 FGFR 小分子抑制剂获批上市。本章旨在讨论 FGFR 抑制剂的药理作用机制，对已上市的 3 款 FGFR 抑制剂的非临床及临床毒性研究进行总结，分析靶点相关的毒性、非临床及临床毒性的相关性，为后期 FGFR 靶点药物的研发提供信息。

6.1 FGFR 靶点作用机制

随着分子生物学在肿瘤发病机制方面的研究不断进展，研究者发现在多种肿瘤中均存在异常表达的蛋白酪氨酸激酶(protein tyrosine kinase，PTK)[1]。酪氨酸激酶受体在肿瘤细胞增殖、肿瘤血管生成和肿瘤细胞的迁移、浸润过程中均起着重要作用。其中，FGFR 作为酪氨酸激酶受体家族的一员，近年来成为肿瘤治疗的热门靶点[2]。

6.1.1 FGFR 靶点简介

成纤维细胞生长因子家族由 22 个配体组成，根据编码序列、蛋白质结构和生化功能的相似性分为 7 个亚族：FGF1、FGF4、FGF7、FGF8、FGF9、FGF19 和 FGF11[3-5]。每个 FGF 配体包含一个由 120 个氨基酸组成的保守核心区，具有 $35\% \sim 50\%$ 的序列同源性[5]。尽管结构相似，但其中只有 18 个配体通过 4 个高度保守的跨膜酪氨酸激酶受体 FGFR1、FGFR2、FGFR3 和 FGFR4 发挥作用。配体与受体结合可促进受体二聚化，激活下游信号传导通路，包括磷脂酶 $C\gamma/Ca^{2+}$ (phospholipase C - γ/Ca^{2+}，PLC - γ/Ca^{2+})、大鼠肉瘤/有丝分裂原活化蛋白激酶(rat sarcoma/mitogen activated protein kinase，RAS/MAPK)、成纤维细胞生长因子受体底物 2/磷脂酰肌醇- 3 -激酶/丝苏氨酸蛋白激酶

（fibroblast growth factor receptor substrate 2/phosphoinositide 3-kinase/serine-threonine kinase，FRS2/PI3K/AKT）及 PLC－γ/PKC（蛋白激酶 C，protein kinase C）等通路。FGFR 具有细胞外免疫球蛋白样（Ig）结构域 1～3、跨膜结构域、分裂激酶结构域、羧基末端和酸酸性结构域（图 6－1）。Ig2 和 Ig3 区域是 2 个 FGF 配体和 2 个肝素分子结合的一个配体结合口袋[6]。酸盒负责自抑制和二价阳离子的最佳相互作用调节，当 FGF 缺失时，酸性盒子和硫酸肝素结合位点之间的相互作用会抑制受体的激活[7-10]。FGFR 复合物由 2 个 FGF，2 个 FGFR 和 1 个硫酸肝素蛋白多糖（heparan sulfate proteoglycan，HSPG）组成。在 Ig2、Ig3 和受体二聚体之间的配体结合后，酪氨酸激酶结构域发生转磷酸化，启动下游信号分子网络之间的相互作用，激活关键通路，进而调节靶基因参与细胞增殖、迁移、分化、生存、抵抗抗癌药物和新血管生成。FGF 表达相似基因（similar expression to FGF genes，SEF）、FGFR 样受体（FGFR－like 1，FGFRL1）、MAPK 磷酸酶 1 和 MAPK 磷酸酶 3 在不同水平上对信号转导具有负调控作用（图 6－1）。

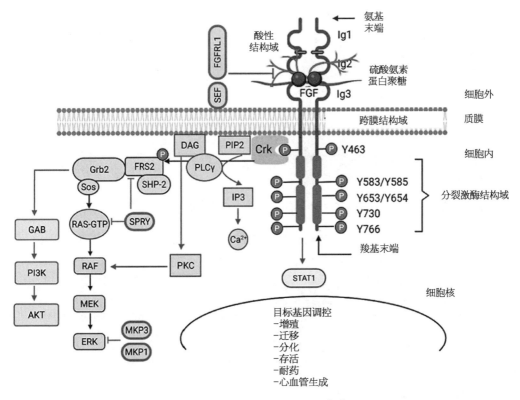

图 6－1　FGFR 的结构和功能[11]

6.1.2　FGFR 靶点与肿瘤

FGFR 在胚胎发育、细胞分化、增殖、伤口愈合、细胞迁移、血管生成和各种内分泌信号通路[12]等众多过程中发挥着关键作用。FGFR 信号的失调可导致细胞的抗凋亡、诱变和血管生成反应,所有这些都是癌症发生的生物标志。因此,除正常生理作用外,FGF 和 FGFR 的异常激活也可能驱动肿瘤细胞的增殖,介导肿瘤细胞对细胞毒性剂和靶向剂的耐药性。FGFR 易通过基因扩增、点突变和染色体易位等形式异常激活,通过自分泌和旁分泌信号,促使血管生成和上皮间充质转化(图 6-2)。

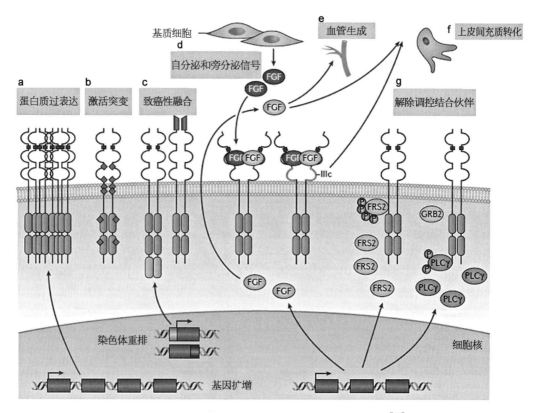

图 6-2　成纤维细胞生长因子受体异常激活的机制[13]

a:基因扩增导致蛋白质过表达、FGFR 蓄积,从而激活下游信号通路;b:在没有配体的情况下,激活突变往往导致受体二聚体的增加,或激活激酶结构域;c:由于染色体易位,部分 FGFR 可能与编码羧基或氨基端其他蛋白质的基因融合,从而增加受体的二聚化或落在不同蛋白质的启动子区域,以一种不依赖配体的方式导致受体过度激活;d:FGFR 可被它们的配体过度刺激,肿瘤细胞自分泌产生成纤维细胞生长因子,或通过旁分泌信号,间质室分泌 FGF,作为对刺激的反应或基因扩增的结果,第三免疫球蛋白(Ig)Ⅲ环也可以从Ⅲb 到Ⅲc 异构体交替剪接,这改变了配体的特异性和受体的亲和力,导致自分泌信号的改变;e:肿瘤细胞或肿瘤相关的基质细胞分泌的 FGF 可能促进血管生成或上皮间充质转化;f:这两者都与肿瘤进展有关;g:由于 FGFR 结合底物 FGFR 底物 2(FRS2)和磷脂酶 Cγ(PLCγ)的基因扩增或蛋白过表达而解除对它们的调控,可导致 FGFR 下游信号通路过度激活

1. FGFR 异常扩增

约 17% 的鳞状非小细胞肺癌患者和约 6% 的小细胞肺癌患者中出现 FGFR1(8q12 locus)异常扩增,FGFR1 异常扩增是早期鳞状非小细胞癌不良预后标志物之一。FGFR1 异常扩增在乳腺癌中也普遍被发现,据报道,近 15% 的激素受体阳性乳腺癌和约 5% 的更具侵袭性的三阴性乳腺癌中存在 FGFR1 扩增。在肿瘤患者中,FGFR2 扩增的发生率相对于 FGFR1 较低,5%~10% 的胃癌(尤其是侵袭弥漫性亚型)患者和 2% 的乳腺癌患者

中有 FGFR2 扩增,三阴性乳腺癌患者 FGFR2 扩增占比 4%。在某些癌症(例如弥漫性胃癌)中 FGFR2 扩增伴随着羧基末端外显子的缺失,这导致优先表达缩短的 FGFR2 受体,内化受损和随后的受体活化减退可能促进肿瘤的发生。具有高水平 FGFR2 扩增的胃癌、直肠癌和乳腺癌细胞系在体外和体内对选择性 FGFR 抑制剂高度敏感,这表明 FGFR2 扩增的肿瘤细胞的生长对 FGFR 通路具有高度依赖性。FGFR3 和 FGFR4 的扩增并不经常被报道,这些受体的致癌激活通常与突变或配体扩增有关。例如,FGFR3 蛋白过表达在膀胱癌中复发,但它与 FGFR3 基因扩增无关[13]。

2. 激活突变

与表皮生长因子受体(epithelial growth factor receptor,EGFR)的激活突变相比,FGFR 的突变经常在激酶结构域外被观察到(图 6-2)。在肿瘤患者中,很少观察到 FGFR1 的体细胞激活突变,而 FGFR2 和 FGFR3 更为常见。FGFR2 突变在 10%～12% 的子宫内膜癌中被发现,在约 4% 的鳞状非小细胞癌和胃癌以及约 2% 的尿路上皮癌中被发现。FGFR3 突变在非肌肉侵袭性尿路上皮细胞癌中很常见(75%),在约 15% 的高级别侵袭性尿路上皮癌和约 5% 的宫颈癌中也有发现[13]。

3. 基因融合

许多癌症中发现激活的 FGFR 基因融合,通常发病率较低。大多数 FGFR 融合伴侣含有二聚结构域,可诱导非配体依赖性受体二聚化和致癌作用。FGFR3 融合在胶质母细胞瘤和膀胱癌中比较常见,在肺癌中报道较少[13]。

6.2　FGFR 抑制剂药物

FGFR 小分子抑制剂的研究始于 20 世纪 90 年代,相对晚于其他类似靶点的研究,如血管内皮生长因子受体(vascular endothelial growth factor receptor,VEGFR)和 EGFR 家族[14]。FGFR 信号转导对肿瘤发生的作用机制的研究促进了大量靶向 FGFR 通路的药物开发,其中许多药物在携带 FGFR 突变的各种肿瘤类型的临床前研究中呈现很好的前景。这些药物包括靶向多种生长因子受体激酶结构域的小分子酪氨酸激酶抑制剂(tyrosine kinase inhibitors,TKI,非选择性 FGFR 抑制剂)、选择性靶向 FGF 激酶结构域的TKI(选择性 FGFR 抑制剂)、抗 FGFR 单克隆抗体(mAb)和 FGF 配体诱捕器[13]。近几年,经 FDA 批准上市的药物多为非选择性 FGFR 抑制剂,但仍有 3 款 FGFR 选择性抑制剂。

6.2.1　非选择性 FGFR 抑制剂

目前非选择性 FGFR 抑制剂为多靶点的 TKI 抑制剂,已有至少 5 种药物上市,包括瑞戈非尼、普那替尼等(表 6-1);另外还有更多化合物处于临床 I～Ⅲ 研究中、临床前研究阶段。以上多靶点的 TKI 抑制剂可算作第一代抑制剂,其发现过程都是先靶向非 FGFR 的 TKI,如 VEGFR、PDGFR 和 c-Met 等,由于 TKI 家族具有一定的保守性,故在筛查酶抑制活性时发现它们对 FGFR 也有一定抑制活性[15]。这些非选择性化合物几乎都会诱发一系列毒性作用,如由于同时存在 VEGFR 抑制导致的心脏毒性或蛋白尿,以及皮肤反应、消化系统疾病和胃肠道疾病[16]。

6.2.2　选择性 FGFR 抑制剂

非选择性的第一代 FGFR‐TKI 作为多靶点抑制剂发挥作用,会导致不良事件的发生。这激发了选择性靶向 FGFR 抑制剂的开发,现有的临床前研究也显示出了该类药物的良好开发前景[14, 17]。选择性小分子 FGFR 抑制剂主要通过竞争性结合 ATP 激酶域的结合位点形成共价键,抑制受体二聚化,阻断下游信号通路激活,从而选择性抑制 FGFR 激酶,克服多靶点抑制剂产生的不良反应。根据不同亚型可将其分为 3 类:FGFR1‐3 抑制剂、FGFR4 抑制剂、pan‐FGFR 抑制剂[18]。另外,抗 FGFR 抗体以及作为 FGFR 家族配体诱捕器的抗 FGF 的抗体或小分子抑制剂,为以 FGF/FGFR 系统异常活化为特征的肿瘤提供了一种新的治疗策略[16]。已上市的选择性 FGFR 抑制剂药物见表 6‐1。

1. FGFR1‐3 抑制剂

由于 FGFR1‐3 激酶域具有高度同源性,因此基于结构的药物设计获得的抑制剂对 FGFR1‐3 均表现出良好的抑制作用。佩米替尼是第二款选择性 FGFR 抑制剂,于 2020 年在美国获批上市,靶向抑制 FGFR1‐3。目前处于临床试验阶段的代表性药物还有 AZD4547、CH5183284/Debio1347 等。

2. FGFR4 抑制剂

FGF19/FGFR4 信号通路异常是导致肝癌发生的一个重要原因。由于 FGFR4 的氨基酸序列与 FGFR1‐3 存在较大差异,所以 FGFR1‐3 抑制剂对 FGFR4 的抑制效果不佳,选择性 FGFR4 抑制剂应运而生。目前报道的选择性 FGFR4 抑制剂主要包括 FGF401、BLU554 和 H3B‐6527。

3. pan‐FGFR 抑制剂

pan‐FGFR 抑制剂是肝癌治疗领域的又一重要药物。目前报道的选择性 pan‐FGFR 抑制剂 Erdafitinib(JNJ42756493)、Infigratinib(BGJ398)和 LY2874455 均对 FGFR1‐4 有较好的抑制活性,对 VEGFR 选择性微弱[18]。

4. 单克隆抗体和 FGF 配体捕获蛋白

与 TKI 相比,中和 FGFR mAb 的特异性更高,由于无脱靶效应,可能降低其毒性。目前 MGFR1877S 和 FPA144(bemarituzumab)已经进入临床试验。捕获胞外配体分子能有效阻断配体分子与受体的结合。影响 FGF/FGFR 系统活性的另一种策略是使用能够结合一种或多种 FGFR 配体的分子。FGF 配体捕获蛋白的特征为毒性作用降低,包括阻断激素 FGF 活性后不存在钙和磷代谢变化。FP‐1039(GSK3052230)是一种 FGF 配体捕获的可溶性融合蛋白,由 FGFR1‐Ⅲc 的胞外域和人免疫球蛋白(immunoglobulin G1,IgG1)的可结晶片段(Fc)部分组成[16, 19]。

表 6-1　已上市 FGFR 抑制剂[14,16]

分类	药品名称	靶点	适应证	结构式	分子量	剂型	给药剂量及方式	企业名称	首次获批情况
非选择性 FGFR 抑制剂	瑞戈非尼	VEGFR1~3, PDGFRβ, c-Kit,RET, Raf-1, FGFR	直结肠癌、胃肠道间质瘤*		500.83	片剂	160 mg/d, 口服	拜耳	FDA,2012 年 9 月
	Ponatinib	BCR-ABL, VEGFR2~3, FGFR1~2, Flt3	白血病**		532.57	片剂	45 mg/d, 口服	阿瑞雅德制药公司	FDA,2012 年 12 月
	仑伐替尼	VEGFR2, FGFR, PDGFR	甲状腺癌、肾细胞癌***		522.96	胶囊	24 mg/d, 口服	卫材药业有限公司	FDA,2015 年 2 月
	尼达尼布	VEGF, FGFR, PDGFR	特发性肺纤维化		649.76	胶囊	150 mg/d, 口服	勃林格殷格翰	FDA,2014 年 10 月
	培唑帕尼	VEGFR1~3, PDGFR, c-KIT, FGFR1/3	肾细胞癌、软组织肉瘤****		473.99	片剂	800 mg/d, 口服	葛兰素史克	FDA,2009 年 10 月

续 表

分类	药品名称	靶点	适应证	结构式	分子量	剂型	给药剂量及方式	企业名称	首次获批情况
选择性FGFR抑制剂	佩米替尼	FGFR1/2/3	胆管癌*****		487.5	片剂	13.5 mg/d，口服	因塞特医疗公司	FDA，2020年4月
	Erdafitinib	pan-FGFR可逆性结合	转移性尿路上皮癌		446.56	片剂	8 mg/d，口服	强生	FDA，2019年4月
	Infigratinib	pan-FGFR可逆性结合	胆管癌*****		658.47	胶囊	125 mg/d，口服	诺华	FDA，2021年5月
	Futibatinib	FGFR1/2/3/4	FGFR2基因融合，局部晚期或转移性肝内胆管癌		418.45	片剂	20 mg/d，口服	泰禾药业	FDA，2022年9月

注：*：详细适应证描述为转移性结直肠癌、局部晚期或转移性胃肠道间质瘤；**：详细适应证描述为慢性粒细胞白血病、费城染色体阳性急性淋巴细胞白血病；***：详细适应证描述为复发性/转移性甲状腺癌、晚期肾细胞癌、晚期肝癌；****：详细适应证描述为晚期肾组织细胞瘤，已接受化疗的晚期软组织肉瘤；*****：详细适应证描述为经治、不可切除，局部晚期或转移期或晚期转移性胆管癌或伴胆管癌伴FGFR2融合或其他重排的成人患者

6.3　非临床药代动力学及安全性

非选择性多靶点 FGFR 小分子抑制剂,同时具有靶向肿瘤血管生成等作用,对 FGFR 信号通路作用较弱,同时存在多种毒副作用,因而限制了其在临床实践中的应用;选择性 FGFR 小分子抑制剂已成为未来的发展趋势。目前已批准上市的选择性 FGFR 小分子抑制剂 Erdafitinib、佩米替尼(Pemigatinib)、Infigratinib 和 Futibatinib 分别于 2019 年、2020 年、2021 年和 2022 年在美国获批上市。其中,佩米替尼于 2022 年在中国获批上市。下面选择 3 款 FGFR 选择性抑制剂的非临床药代动力学及安全性研究进行总结和讨论。

6.3.1　Erdafitinib

非临床药代动力学研究结果汇总在表 6-2 中,其一般毒理学研究结果汇总在表 6-3 中。

表 6-2　Erdafitinib 的药代动力学研究总结

试验类型	试 验 名 称	试 验 结 果
吸收	大鼠和犬的单剂量口服给药药代动力学	大鼠单次口服 10 mg/kg:C_{max} 为 5.26 ng/mL,$AUC_{0\sim last}$ 为 30.7 ng·h/mL,生物利用度为 1.8% 犬分别单次口服 5 mg/kg 溶液和胶囊,C_{max} 分别为 208 ng/mL、243 ng/mL,$AUC_{0\sim last}$ 分别为 3 693 ng.h/mL、4 069 ng.h/mL,生物利用度为 100%、110%
分布	大鼠单剂量口服给药 10 mg/kg 的血浆和组织分布	药物在血浆、肾脏、肝脏、肺脏、心脏、肌肉和皮肤均有分布,在眼、脑和附睾脂肪未见分布,其中,在肝和肺分布最多
	[14]C 标记法:大鼠单剂量口服给药组织分布研究	1. 除脑、脊髓、附睾、精囊、睾丸、毛发和直肠外,其他所有组织均显示了高于全血的 AUC 值 2. 全血/组织比小肠、葡萄膜束/纤毛体、肝脏、肾脏和盲肠中最高 3. $T_{1/2}$ 最高的组织:眼睛:182.5 h;泪腺:135.7 h;胃:115.7 h;大肠:948.1 h
	不同动物种属和人血浆蛋白和微粒体结合研究	与动物相比,Erdafitinib 高度结合于人类血浆蛋白(α1-AGP)
代谢	大鼠和比格犬单次口服给药观察不同剂量(大鼠:4、60 mg/kg,犬:0.25,1 mg/kg)下的代谢和排泄情况	大鼠和犬的代谢产物与人类相似
	大鼠单次口服给[14]C 标记的 Erdafitinib(4 mg/kg),观察胆汁排泄情况	
	健康男性受试者生物样本(代谢产物分析)收集	
	人类肝细胞酶诱导研究(CYP1A2、2B6、3A4)	Erdafitinib 不是 CYP1A2 和 CYP2B6 的诱导剂,是 CYP3A4 的弱诱导剂
	体外 CYP 酶抑制研究	对 CYP1A2、CYP2C9、CYP2C19 和 CYP2C6 没有抑制作用,对 CYP3A4 具有弱抑制作用
排泄	与代谢合并研究	Erdafitinib 及其代谢产物主要经粪便排泄

表 6-3　Erdafitinib 一般毒理学研究结果总结

试 验 设 计	主 要 毒 性 结 果
大鼠重复给药毒性试验 口服连续给药,每天一次,剂量:0、4、8 mg/kg 口服间歇给药,给药 7 天,停药 7 天,剂量:16、32 mg/kg (GLP)	**死亡率**:32 mg/kg 组 2 只雄性和 1 只雌性动物分别于第 34、62 和 90 天死亡;死亡原因:心肌退化/炎症和主动脉的软组织矿化 **临床观察**:低中剂量组临床异常均在高剂量组体现,高剂量组动物尾部变形(7 只雄性、1 只雌性)、瘦弱、弓背、后腿麻痹、跛行、反流、呼吸困难、流涎、胸骨变形、毛发稀少、指甲破裂、皮肤异常(肿胀/病变)、皮肤表面不规则 **体重和摄食量**:32 mg/kg 组于第 90 天体重减少 19%(雄性),摄食量减少 22%(雄性)和 14%(雌性) **血液学**:8 mg/kg 组:% EOS↑(雄性);16 mg/kg 组:% EOS↑(雄性);32 mg/kg 组:%RET↓(雄性)、%RET↑(雌性)、%PLT↑(雄性)、% EOS↑ **血清生化**:4 mg/kg 组:ALT↑(雌性);8 mg/kg 组:ALT↑(雌性)、ALP↑(雌雄)、AST↑(雄性);16 mg/kg 组:ALT↑、ALP↑、AST↑(雌性)、P↑、CR、↑(雄性)、GLB↑(雌性)、A/G↓(雌性);32 mg/kg/天:ALT↑、ALP↑、AST↑(雄性)、P↑、CRE↑(雄性)、GLB↑(雌性)、A/G↓(雌性)、Ca↑、BUN↑(雄性) **尿液**:8 mg/kg 组:pH↑(8,雄性);16 mg/kg 组:100%(雌性)尿钙/肌酐;32 mg/kg 组:pH↑(8,雄性)、600%(雄性)/300%(雌性)尿钙/肌酐 **解剖大体观察**:≥4 mg/kg 组,出现骨骼畸形和变色;≥8 mg/kg 组,出现牙齿变色、咬合不正;32 mg/kg 组:胃壁增厚变色、皮肤毛发不规则、甲床畸形红肿、2 只死亡动物主动脉变硬和变色、心肌变色 **脏器重量**:32 mg/kg 组:心脏重量减轻 **组织病理**:高剂量组:腺体结构萎缩(眶外泪腺、乳腺、唾液腺)、多骨软骨发育不良(胸骨、膝关节、尾部)、软骨发育不良(喉、气管)、多个器官的软组织矿化(主动脉、眼睛、心脏、肾脏、肺、胃、舌、十二指肠)、萎缩(角膜、口腔黏膜、舌)、细胞减少(股骨骨髓)、成牙本质细胞退化(牙齿)、退化/炎症(心脏)和毛囊增加/缩小(皮肤)
比格犬重复给药毒性试验 口服连续给药,每天 1 次,3 个月,剂量:0.5、0.75 mg/kg 口服间隔给药,每天一次,隔周给药,剂量:1.5 mg/kg (GLP)	**临床观察**:除 **0.75 mg/kg** 组出现巩膜变色、睑裂狭窄(上睑下垂)外;其他剂量组的临床异常均在高剂量组出现,如毛发异常(粗糙/立毛)、脱发、指甲破裂、眼部分泌物(水样、化脓性和/或黏液样)、皮肤异常-红色 **体重和摄食量**:所有剂量组都呈现体重和摄食量下降 **眼科检查**:于第 90 天进行泪液试验,高剂量组的 1 只公犬和低、中、高剂量组的部分母犬的泪液检测值非常低,但无明确的剂量关系 **ECG(第 13 周)**:0.5 mg/kg 组、0.75 mg/kg 组和 1.5 mg/kg 心率分别-20%↓(雄)/-6%↓(雌)、-30%↓(雄)/-21%↓(雌)和-28%↓(雄)/-21%↓(雌) **血液学(第 91 天)**:0.5 mg/kg 组:%RET↓、%WBC↓(雌)、%NEUT↓(雌)、%LYMP↓(雌)、%MONO↓(雌)、%FIB↑;0.75 mg/kg 组:%RET↓、%PLT↓(雄)、%WBC↓(雌)、%NEUT↓(雌)、%LYMP↓(雄)、%MONO↓(雌)、%FIB↑;1.5 mg/kg:%RET↓、%PLT↓(雄)↑(雌)、%WBC↓、%NEUT↓、%LYMP↓、%MONO↓、%FIB↑ **血清生化**:0.5 mg/kg 组:%P↑、%CRE↑(雄)、%AlK↑(雌)、%AST↑;0.75 mg/kg 组:%P↑、%TCHO↓(雄)、%CRE↑(雄)、%AlK↑、%AST↓;1.5 mg/kg 组:%P↑、%TCHO↓、%CRE↑(雄)、%AlK↑、%AST↑、%ALT↑ **尿液(第 91 天)**:0.5 mg/kg 组:体积↑、尿钙/肌酐↑(雌);0.75 mg/kg 组:体积↑(雄)、尿钙/肌酐↑;1.5 mg/kg 组:体积↑、尿钙/肌酐↑ **解剖大体观察**:所有剂量组均出现肺局部白色-棕色、或红色;低中剂量组:膀胱增厚、四肢破损/末端变色/表面不规则;中高剂量组:主动脉、心脏不规则表面;中剂量组:皮肤脱毛/硬化、眼周脱毛/皮肤变色;高级量组:心脏局部白色-棕色 **脏器重量**:所有剂量组甲状腺、雄性前列腺、睾丸均有减少 **组织病理**:≥0.5 mg/kg 组:眼部变化,包括双侧水样或脓性眼分泌物、眼周脱发、眼睑痉挛、弥漫性角膜混浊和低泪液产生 **结论**:主要的靶器官是主动脉(血管矿化/退化)、心脏(矿化/退化)、股骨和胸骨(软骨发育不良)、皮肤(毛囊增多)和舌上皮萎缩、口腔黏膜、腮腺唾液腺、牙齿、眼和泪腺

除了一般毒性研究,还进行了安全药理试验、遗传毒理试验和生殖毒性试验,其结果总结如下。

安全药理试验:hERG 试验的结果($IC_{50} \geqslant 0.03 \mu M$)显示 Erdafitinib 对钾离子通道有抑制作用。心血管系统和呼吸系统安全药理试验是在比格犬或家兔中展开。试验观察到药物能引起心率下降,平均 QT、血压和呼吸增加。神经系统的安全药理试验是在大鼠中展开,试验未见药物相关的有害作用。

遗传毒性试验:Ames 试验、体外哺乳动物 TK6 细胞微核试验和大鼠体内骨髓微核试验的结果都是阴性,显示 Erdafitinib 无遗传毒性。

生殖毒性试验:大鼠胚胎-胎仔发育毒性试验观察到胚胎-胎儿死亡、器官异常、发育迟缓(多骨不完全骨化、并伴胎儿体重下降),显示 Erdafitinib 有致畸作用。

其他还进行了光毒性,皮肤敏感性,血管和眼部刺激试验。结果显示 Erdafitinib 无光毒性、无血管刺激性。

6.3.2　佩米替尼

其非临床药代动力学结果总结在表 6-4,一般毒理学研究结果总结在表 6-5 中。

表 6-4　佩米替尼的药代动力学研究总结

试验类型	试验名称	试验结果
吸收	大鼠药代动力学研究	雄性大鼠单次口服(2 mg/kg)或静脉注射(1 mg/kg),佩米替尼表现出>100%的口服生物利用度
	食蟹猴口服和静脉注射佩米替尼药代动力学研究	雄性食蟹猴单次口服(2 mg/kg)或静脉注射(1 mg/kg),有中度肾清除率
分布	佩米替尼体内外蛋白结合率研究	人体外血浆蛋白结合率为90.6%。离体大鼠和猴血浆蛋白结合率分别为96%和91.4%
	佩米替尼在大鼠脑和脑脊液中的浓度	雄性大鼠单次静脉滴注 2 mg/kg 佩米替尼 4 h 后,脑总浓度为相应的血浆总浓度的 9%,脑脊液浓度为相应的估计游离血浆浓度的13%,提示静脉给药后有低水平的佩米替尼通过血脑屏障
	大鼠口服[14C]标记的佩米替尼膀胱分布	分布在膀胱各个组织,其中固有层和尿路上皮分布最多
代谢	体外代谢物鉴定	1. 没有特殊的人类代谢产物,所有代谢物均能在毒理学研究中覆盖
	大鼠体内代谢物鉴定	2. 在谷胱甘肽存在下,将佩米替尼孵育在大鼠和人肝微粒体中,没有显示任何肝微粒体结合
	食蟹猴体内代谢物鉴定	
排泄	大鼠单次口服[14C]标记的佩米替尼全身放射性自显影和排泄研究	主要经胆汁和肾脏排泄
	大鼠单次口服[14C]标记的佩米替尼体内代谢产物鉴定	粪便是最主要的排泄途径

表 6-5 佩米替尼一般毒理学研究结果总结

试 验 设 计	主 要 毒 性 结 果
大鼠 92 天重复给药及 42 天恢复期毒性试验 口服给药，每天一次，剂量：0、0.27、0.54、1.05 mg/kg（GLP）	**死亡率**：14 只动物死亡。其中 1 只高剂量组于第 23 天死亡，死亡原因肾脏明显慢性炎症，可能继发膀胱尿路结石；部分动物临床状态不佳，被安乐死，并采用毒性减轻措施；高剂量组在第 8 周停止给药。7～8 只高剂量组和所有幸存的 TK 大鼠在第 8 周安乐死，其余 4～5 只高剂量组被分配到早期 42 天的恢复期 **临床观察**：高剂量组：四肢苍白、皮肤松弛、直肠黏液渗出、肛门生殖器区干燥的棕色物质、上门牙缺失；≥0.54 mg/kg/d 组：消瘦、蓬头垢面、眼、鼻、颈部腹侧、口腔、前肢/后肢和/或泌尿生殖器官/肛门生殖器官周围出现干燥和/或潮湿的红色/黄色/透明物质的发生率与剂量相关。恢复期：≥0.54 mg/kg/d 时，部分动物眼、鼻、口腔、前肢和泌尿生殖道周围仍可以看到红色/黄色/透明物质。恢复期新发型：0.54 mg/kg/d 时，门牙排列不齐；剂量≥0.27 mg/kg/d 时，上下门牙变白；≥0.54 mg/kg/d 时，上门牙断裂、变薄 **体重和摄食量**：1.05 mg/kg 组：雄性：从第 4 周开始体重下降≤14%，食物摄入量减少≤60%，恢复期未恢复。在恢复期尸检之前，体重比对照组低 24%。1.05 mg/kg 组：雌性：在第 8～9 周体重下降≤10%，有统计学意义，食物摄入量减少≤70%，恢复期未恢复 **眼科检查**：与对照组相比，第 4 周时，1.05 mg/kg 组雌性大鼠双侧角膜结晶体发生率增加；第 7 周时，≥0.27 mg/kg 组和 1.05 mg/kg 组雄性和雌性大鼠双侧角膜结晶体的发生率增加，显示出恢复的证据。1 只 0.54 mg/kg 组雌性大鼠在第 18 周出现单侧结膜炎 **血液学**：≥0.54 mg/kg 组：凝血酶原时间（PT）↑、NEUT↑；1.05 mg/kg 组：PLT↑。1.05 mg/kg 组：增加的 PT 在恢复期未恢复 **血清生化**：所有剂量组与对照组相比，P↑、Ca↑、ALP↑、ALP↑、TG↑、ALB↓、A/G↑、TP↑、GLU↑、Cl↓ **尿液**：第 8 周，1.05 mg/kg 组：平均尿量增加 136%，显示出恢复的证据 **解剖大体观察**：与矿化相关的主动脉和腔静脉的硬白色区域；与骨骺发育不良相关骨性软、结节和/或白斑；与发育不良相关的牙齿的薄/白变色 **组织病理**：≥0.27 mg/kg 组：轻微至明显的软组织和/或血管矿化发生率和/或严重程度增加，累及器官包括主动脉、骨骼（颈椎和/或胸椎）、脑膜和血管）、结肠（膜和血管）、十二指肠（血管）、眼睛（结膜和血管）、股骨、心脏（心肌和血管）、肾脏（包括血管）、喉、肠系膜淋巴结（血管和生发）、肺（包括血管）、卵巢、胰腺（血管）、咽、下颌骨唾液腺（血管）、骨骼肌（肌纤维和血管）、脊髓（脑膜）、腺胃（包括血管）、舌（血管）、气管。经过 42 天的恢复，心脏、肾脏、喉部、肠系膜淋巴结、腺胃和舌头仍有轻度至中度矿化。≥0.27 mg/kg 组：多器官（包括大脑）单核细胞浸润的发生率和/或严重程度（可达中度）有所增加，表现出恢复的证据 **结论**：佩米替尼会诱发高磷血症、钙增加以及多器官组织学软组织和血管矿化；靶器官主要包括骨骼（骨骺和关节软骨发育不良）、牙齿、眼睛、胃肠道、心脏、肝脏、肾脏、肺、股骨中的骨髓和脊髓
食蟹猴 13 周重复给药及 6 周恢复期毒性试验 口服给药，每天一次，剂量：0、0.1、0.33、1 mg/kg（GLP）	**临床观察**：0.1 mg/kg 组：皮肤干燥、皮肤是黑色（鼻）；0.33 mg/kg 组：皮肤干燥、震颤（1 只，第 40 天）；1 mg/kg 组：皮肤干燥。恢复期显示恢复证据 **眼科检查**：0.1 mg/kg 组：1 只雌性动物于第 36 天和第 89 天表现出轻微的局灶性角膜混浊，表明左眼有微弱的中央浅表角膜瘢痕。原因：继发性偶然的角膜创伤。更高剂量组未发现明显变化 **血清生化**：0.1 mg/kg 组：ALT↑（雄）；0.33 mg/kg 组：ALT↑（雄）、GLB↑（雄）、A/G↓（雄）；1 mg/kg 组：ALT↑、AST↑、P↑、Ca↑。恢复期表现出恢复证据 **解剖大体观察**：结肠和胃内暗红色病灶，结肠增厚 **组织病理**：主要表现为股骨、胸骨发育不良，甲状腺与甲状旁腺水肿，肾脏囊肿及矿化，附睾水肿；≥0.1 mg/kg 组：多器官（包括坐骨神经）单核细胞浸润的发生率和/或严重程度增加，达到轻度，恢复期表现出恢复证据；1 mg/kg 组：附睾水肿（轻度；1 雄）、肾脏矿化（微小；1 雌）、肾脏囊肿（中度；1 雌） **结论**：佩米替尼会诱发皮肤干燥、磷和钙增加，以及肾和肾上腺的矿化；主要靶器官包括骨骼（胸骨的股骨骺和软骨发育不良）、肾脏和附睾

除了一般毒性研究,还进行了安全药理试验、遗传毒性试验和生殖毒性试验以及光毒性试验,其结果总结如下。

安全药理试验:hERG 试验观察到在 $3\,\mu M$ 和 $8\,\mu M$ 的浓度下佩米替尼对 hERG 介导的钾电流的抑制作用分别为 5.8% 和 14.1%,显示对钾离子通道的抑制作用微弱。心血管系统的安全药理试验是在食蟹猴中进行,试验结果未见药物相关的心血管参数的变化。呼吸系统和神经系统的安全药理试验分别是在大鼠中展开。呼吸系统的试验观察到药物相关的平均呼吸频率增加。神经系统的试验未见相关的神经系统参数的变化。

遗传毒性试验:Ames 试验、人外周血淋巴细胞染色体畸变的体外试验和大鼠体内哺乳动物红细胞微核试验的结果都是阴性,显示佩米替尼无遗传毒性。

生殖毒性试验:大鼠胚胎-胎仔发育(EFD)毒性试验观察到胎儿体重下降和胚胎死亡等,显示佩米替尼有生殖毒性。

光毒性试验显示佩米替尼无光毒性。

6.3.3　Infigratinib

其非临床药代动力学结果总结在表 6-6,一般毒理学研究结果总结在表 6-7 中。

表 6-6　Infigratinib 的药代动力学研究总结

试验类型	主要发现/结论
吸收	不同种属吸收时间为 0.5~9 h,口服生物利用度为低至中等(1.5%~51%),与其首过清除率一致
分布	1. 脑/血浆比为 0.68% 2. 不同物种的体外血浆蛋白结合率很高(>96%) 3. 雄性大鼠单次口服 ^{14}C 标记的 Infigratinib,其中,眼睫状体、胆汁、眼脉络膜、肾上腺皮层、口腔黏膜、肝脏、盲肠、小肠壁、包皮、肾脏分布最高
代谢	大鼠、犬和人肝细胞孵育 ^{14}C 标记的 Infigratinib,大鼠肝细胞代谢产物可以包含所有人肝细胞代谢产物
排泄	主要经过粪便排泄

表 6-7　Infigratinib 替尼一般毒理学研究结果总结

试 验 设 计	主 要 毒 性 结 果
大鼠 26 周重复给药及 8 周恢复期毒性试验 口服给药,每天一次,剂量:0、0.3、1、3 mg/kg(GLP)	**组织病理**:肝内小叶中心空泡化和轻度局灶性坏死,呈剂量依赖性; **骨毒性**:剂量依赖性的骨强度下降,股骨总骨密度下降,≥1 mg/kg/d 组:雄性腰椎椎体(L4 和 L5)骨强度下降,恢复期部分可逆 **结论**:主要靶器官为骨
食蟹猴 39 周重复给药及 13 周恢复期毒性试验 口服给药,每天一次,剂量:0、0.3、1、3 mg/kg(GLP)	**血清生化**:0.3 mg/kg 组:Ca↑(雌) **组织病理**:骨毒性:高剂量组雌雄动物均出现生长板增厚和与骨骺厚度增加相关的腰椎骨折、局灶性混合反应和/或骨丢失 **结论**:主要靶器官为骨

除了一般毒性研究,还进行了安全药理试验、遗传毒性试验和生殖毒性试验,以及光毒性试验等,其结果总结如下。

安全药理试验:hERG 试验的结果($IC_{50}=2.0\ \mu M$)显示 Infigratinib 对钾离子通道有抑制作用。心血管系统安全药理试验在比格犬中展开,未观察到任何药物相关的变化。呼吸系统和神经系统的安全药理试验是在大鼠中展开,也未观察到任何药物相关的变化。

遗传毒性试验:Ames 试验、人外周血染色体畸变试验和大鼠体内骨髓微核试验的结果是阴性,显示 Infigratinib 无遗传毒性作用。

生殖毒性试验:大鼠生育和早期胚胎发育毒性试验的结果显示 Infigratinib 会降低胚胎数量、增加胚胎死亡率。大鼠胚胎-胎儿发育毒性试验观察到胚胎-胎儿死亡率增加、胎儿体重降低、胎儿畸形(外形、软组织和骨骼)增加等生殖和胚胎毒性。兔胚胎-胎儿发育毒性试验观察到胎儿体重下降、胎儿死亡。

Infigratinib 无光毒性作用,无皮肤刺激作用,对眼有轻微刺激性。

6.4 临床安全性

临床上,小分子口服选择性靶向 FGFR 抑制剂最主要的不良反应为眼部毒性、高磷血症和软组织矿化。由于非临床安全性研究中显示了生殖毒性,使用 FGFR 治疗时,需提醒患者其对胎儿的潜在风险,并采取有效的避孕措施。

6.4.1 Erdafitinib

FDA 上市药品说明书中警告和注意事项显示,使用 Erdafitinib 需注意眼部疾病[中枢性浆液视网膜病变/视网膜色素上皮细胞脱离(central serous retinopathy/retinal pigment epithelial detachment,CSR/RPED)]。在治疗前 4 个月,每月进行眼科检查,之后每 3 个月检查一次,并随时检查视力。当发生 CSR/RPED 时,应停用 Erdafitinib,如果 4 周内未解决,或严重程度为 4 级,则永久停用。临床使用时监测高磷血症,必要时调整剂量。告知患者对胎儿的潜在风险,并采取有效的避孕措施。Erdafitinib 的 FDA 上市药品说明书中不良反应数据显示,临床上有 41% 的患者发生严重不良反应,包括眼疾(10%),13% 的患者因眼疾停药;68% 的患者因高磷血症(24%)、口炎(17%)、眼疾(17%)和掌手足红肿综合征(8%)需中断剂量;53% 的患者因眼疾(23%)、口炎(15%)、高磷血症(7%)、手足红肿综合征(7%)、甲沟炎(7%)和甲营养不良(6%)需减少剂量。

6.4.2 佩米替尼

FDA 上市药品说明书警告和注意事项显示,使用佩米替尼需注意眼部毒性(RPED)、高磷血症和软组织矿化以及胚胎-胎儿毒性。开始治疗前进行眼科检查,包括光学相干断层扫描(optical coherence tomography,OCT),治疗前 6 个月每 2 个月一次,之后每 3 个月一次,任何时候出现视力症状都要紧急检查。治疗期间,监测高磷血症,根据高磷血症的持续时间和严重程度暂停、减少剂量或永久停药。告知患者对胎儿的潜在风险,并采取有效的避孕措施。FDA 上市药品说明书中不良反应数据显示,佩米替尼严重不良反应发生率为 45%。≥2% 的患者严重不良反应表现为腹痛、发热、胆管炎、胸腔积液、急性肾损伤、胆管炎感染、生长衰竭、高钙血症、低钠血症、小肠阻塞和尿路感染。4.1% 的患者发生致命不良反应,包括生长衰竭、胆管阻塞、胆管炎、败血症和胸腔积液。9% 的患者因肠梗阻和急性肾损伤等不良反应永久停药。43% 的患者因不良反应发生而剂量中断,≥1% 的患者剂量中断是由于口炎、手足红肿综合征、关节痛、疲劳、腹痛、AST 升高、乏力、发热、ALT 升高、胆管炎、小肠梗阻、碱性磷酸酶升高、腹泻、高胆红素血症、心电图 QT 延长、食欲减退、脱水、高钙血症、高磷血症、低磷血症、腰痛、四肢疼痛、晕厥、急性肾损伤、甲亢和低血压。14% 的患因不良反应发生而减少剂量,≥1% 的患者剂量减少是由于口腔炎、关节痛、手足红肿综合征、虚弱和脱甲。

6.4.3　Infigratinib

Infigratinib FDA 上市药品说明书显示了与佩米替尼一致的警告和注意事项,在开始治疗前、治疗 1 个月和治疗 3 个月进行全面的眼科检查,包括 OCT。如出现高磷血症,按建议停用、减少剂量或永久停用。告知患者对胎儿的潜在风险,并采取有效的避孕措施。FDA 上市药品说明书中不良反应数据显示其严重不良反应发生率为 32%。≥2% 的患者严重不良反应表现为感染、贫血、发热、腹痛、血钙过多和败血症,1 位患者因败血症死亡。15% 的患者因不良反应发生而永久停药,其不良反应包括血肌酐水平升高、疲劳、视网膜下积液和钙质沉着。64% 的患者因不良反应而剂量中断,≥5% 的患者中断剂量由于高磷血症、高钙血症、手足红肿综合征、口炎、腹泻和血肌酐升高。60% 的患者因不良反应而减少剂量,≥2% 的患者需要减量的不良反应包括高磷血症、口腔炎、手足红肿综合征、血肌酐升高、脂肪酶升高、高钙血症和甲剥离。

3 款已上市药物临床表现出相似的不良反应,均出现了眼部病变和高磷血症,Infigratinib 还会引起软组织矿化。不良反应发生情况汇总见表 6-8。

表 6-8　Erdafitinib、佩米替尼和 Infigratinib 不良反应汇总

临床安全性		Erdafitinib	佩米替尼	Infigratinib
警告和注意事项		1. 眼部疾病 2. 高磷血症 3. 胚胎发育毒性	1. 眼部疾病 2. 高磷血症和软组织矿化 3. 胚胎发育毒性	1. 眼部疾病 2. 高磷血症和软组织矿化 3. 胚胎发育毒性
常见临床不良反应[a]	胃肠道疾病	口腔炎、腹泻、口干、便秘、腹痛、恶心、呕吐	腹泻、恶心、便秘、口腔炎、口干、呕吐、腹痛	口腔炎、便秘、腹痛、口干、腹泻、呕吐、恶心、消化不良

临床安全性		Erdafitinib	佩米替尼	Infigratinib
常见临床不良反应*[*]	代谢和营养障碍	食欲下降	高磷血症、食欲下降、低磷血症、脱水	食欲下降
	一般障碍和给药部位疾病	疲劳、发热	疲劳、周围水肿	不适用
	皮肤和皮下疾病	甲床分离、皮肤干燥、手足红肿综合征、脱发、指甲变色	脱发、指甲毒性、皮肤干燥、手足红肿综合征	指甲毒性、脱发、手足红肿综合征、皮肤干燥
	眼部病变	干眼症、视力模糊、流泪	干眼症	不适用
	神经系统疾病	味觉障碍	味觉障碍、头疼	味觉障碍、头疼
	感染	甲沟炎、尿路感染、结膜炎	尿路感染	不适用
	呼吸、胸部和纵隔疾病	咽痛、呼吸困难	不适用	鼻出血
	肾脏和泌尿系统疾病	血尿	不适用	不适用
	骨骼肌和结缔组织病	骨骼肌疼痛、关节痛	关节痛、背痛、肢端疼痛	关节痛、肢端疼痛
	临床观察	体重减轻	体重减轻	体重减轻

注：＊：每一疾病类型的不良反应按照发生率依次列出

6.5　FGFR 靶点安全性综合分析

成纤维细胞生长因子(FGF)促进从早期胚胎发生、形态发生和器官形成等多种生理功能。对 FGF 生物活性的不断探索研究揭示了它们在葡萄糖代谢、胆汁酸和磷稳态中的作用，这些作用是通过 klotho 辅助受体或肝素辅助因子与 FGFR 结合介导的。FGF/FGFR 通路在细胞迁移、有丝分裂和细胞死亡中发挥重要作用，这表明其在致癌通路中的作用。由此可见，FGF 信号传导失调和 FGFR 异常会导致各种先天性疾病、代谢紊乱以及肿瘤等疾病。同时，FGFR 抑制剂可能导致 FGF 正常功能缺失，从而引起相关不良反应。

6.5.1　非临床和临床安全性关联分析

眼科毒性、高磷血症和软组织矿化毒性均在非临床毒性研究中发现，并在临床中予以提示和警告。非临床毒性研究具有一定的预测性。具体非临床和临床毒性相关性总结见表 6-9。

表 6-9　非临床和临床安全性总结

主　要　系　统		Erdafitinib	佩米替尼	Infigratinib
胃肠道	非临床安全性	反流,高剂量下胃软组织矿化	软便、流涎、盲肠、回肠、空肠和胃膨胀/充满气体	不适用
	临床安全性	口腔炎、腹泻、口干、便秘、腹痛、恶心、呕吐		
	关联性	存在关联性,3 款药物临床上均出现相同的胃肠道反应,反应严重程度存在一定差异。非临床 Erdafitinib 和佩米替尼存在胃肠道毒性,Infigratinib 非临床未见相关毒性反应		
代谢和营养障碍	非临床安全性	摄食量下降、体重减少、血磷升高	摄食量下降、体重减少、血磷升高	不适用
	临床安全性	食欲下降	高磷血症、食欲下降、低磷血症、脱水	食欲下降
	关联性	存在关联性,临床和非临床均出现食欲下降		
一般功能障碍和给药部位疾病	非临床安全性	不适用	活动减少	不适用
	临床安全性	疲劳、发热	疲劳、周围水肿	不适用
	关联性	关联性不明确		
皮肤和皮下疾病	非临床安全性	皮肤异常(肿胀/病变)、尾巴变形、指甲破裂	体表各部位出现红色物质、皮肤松弛	不适用
	临床安全性	甲床分离、皮肤干燥、手足红肿综合征、脱发、指甲变色	脱发、指甲毒性、皮肤干燥、手足红肿综合征	指甲毒性、脱发、手足红肿综合征、皮肤干燥
	关联性	关联性交强,Erdafitinib 和佩米替尼临床和非临床均表现出皮肤异常;Infigratinib 非临床试验未见皮肤明显变化,而临床表现出皮肤相关毒性		
眼部病变	非临床安全性	角膜萎缩	双侧角膜结晶体	不适用
	临床安全性	干眼症、视力模糊、流泪	干眼症	不适用
	关联性	关联性交强,Erdafitinib 和佩米替尼临床和非临床均表现了眼部病变,Infigratinib 在临床和非临床均未表现出眼部疾病		
神经系统疾病	非临床安全性	共济失调、跛行、弓背、麻痹	后肢功关联性能障碍	不适用
	临床安全性	味觉障碍、头疼	味觉障碍、头疼	味觉障碍
	关联性	存在关联性,3 款药物表现相似的临床不良反应,非临床仅 Erdafitinib 和佩米替尼表现神经功能障碍		
感染	非临床安全性	不适用	直肠黏液渗出,肛门生殖器区干燥的棕色物质、前肢/后肢和/或泌尿生殖器官/肛门生殖器官周围出现干燥和/或潮湿的红色/黄色/透明物质	不适用

续　表

主　要　系　统		Erdafitinib	佩米替尼	Infigratinib
感染	临床安全性	甲沟炎、尿路感染、结膜炎	尿路感染	不适用
	关联性	关联性不明确		
呼吸、胸部和纵隔疾病	非临床安全性	未见呼吸系统异常、多个器官的软组织矿化	呼吸频率增加	肝内小叶中心空泡化和轻度局灶性坏死，呈剂量依赖性
	临床安全性	咽痛、呼吸困难	不适用	鼻出血
	关联性	关联性不明确		
肾脏和泌尿系统疾病	非临床安全性	肾脏软组织矿化、尿液 pH 升高	肾脏软组织矿化、尿量增加	不适用
	临床安全性	血尿	不适用	不适用
	关联性	关联性不明确		
骨骼肌和结缔组织疾病	非临床安全性	不适用	骨骼肌软组织和血管矿化	剂量依赖性的骨强度下降，股骨总骨密度下降
	临床安全性	骨骼肌疼痛、关节痛	关节痛、背痛、肢端疼痛	关节痛、肢端疼痛
	关联性	存在关联性，非临床毒性研究表现出了各器官不同程度软组织矿化，临床上出现相关不良反应		
生殖系统	非临床安全性	胚胎-胎儿死亡或结构异常	中高剂量组胚胎全部死亡，低剂量组胎儿体重下降	降低胚胎数量、胚胎死亡率增加、胚胎畸形
	临床安全性	由于非临床研究提示了胚胎发育毒性风险，建议有生育力的女性在服药期间有效避孕。临床未见相关不良反应报告		
	关联性	不适用		

6.5.2　靶点毒性解析

已上市的 3 款选择性 FGFR 抑制剂小分子药物在非临床安全性研究中呈现相似的毒性，如高磷血症、眼科毒性、胚胎发育毒性，临床上也观察到高磷血症和眼部毒性，提示这些毒性与药物作用的靶点 FGFR 直接相关。查看 3 种上市药物的审评报告发现，Erdafitinib 可与 451 个激酶结合，但与 FGFR1 - 4 结合率远远高于其他激酶，且临床剂量下不会产生脱靶毒性。另外，培来替尼和 Infigratinib 也显示类似的激酶结合率，提示临床剂量下不会产生脱靶毒性。表 6 - 10 列出了 3 种上市药物的激酶选择性，以及不同激酶在机体内的生理作用，有助于理解靶点相关毒性。

表 6‐10　FGFR 抑制剂激酶选择性和其生理作用

激　酶	Erdafitinib IC$_{50}$(nM)	佩米替尼 IC$_{50}$(nM)	Infigratinib IC$_{50}$(nM)	FGFR 通路的生理功能[20]
FGFR1	1.2	0.39	0.53	胚胎发育：GnRH 分泌神经元和嗅觉神经元的形成；颅面骨 在分子水平：调节细胞分裂、生长和成熟；血管的形成；伤口愈合；磷稳态(FGF23 为其配体)
FGFR2	2.5	0.46	1.2	胚胎发育：肢芽发育、肺形成；在分子水平：调节细胞分裂、生长和成熟；血管的形成；伤口愈合
FGFR3	3	1.2	0.7	胚胎发育：软骨细胞分化、成骨细胞调节成骨和出生后骨矿化、内耳发育；维生素 D 稳态(FGF23 为其配体)
FGFR4	5.7	30	29	调节胆固醇和胆汁酸代谢、肌肉分化和组织修复、葡萄糖代谢(FGF19 为其配体)、维生素 D 稳态(FGF23 为其配体)、胚胎发育：血管生成和组织分化
VEGFR2	36.8	71	/	/

　　在接受 FGFR 抑制剂治疗的患者中,高磷血症是最常报告的不良事件之一。这是由于 FGF23 和 FGF1 在维持磷酸盐稳态中发挥着关键作用。FGF23 通过与靶细胞上的 FGFR1 结合发挥作用。FGFR 抑制剂抑制 FGFR1 受体,FGF23‐FGFR1 通路被抑制,继而上调 1α‐羟化酶,导致活化的 1,25‐二羟基‐维生素 D 增加,进一步导致高磷血症。血液中磷与钙结合会形成不溶性磷酸钙,可沉积于肾和软组织,进而引起软组织钙化。临床上为了及早发现高磷血症,建议在基线、治疗开始后一周和第一个治疗周期结束(通常 3～4 周)检查磷水平,应告知患者食用低磷食物。除了饮食调整外,一旦磷水平达到正常上限(>5.5 mg/dL),就应开始降磷治疗(磷酸盐结合剂)。若采用饮食干预和降磷治疗后,磷酸盐水平仍然达到 7 mg/dL,则可能需要考虑减少剂量或停用 FGFR 抑制剂。如果患者在重新开始使用 FGFR 抑制剂后继续出现高磷水平,则考虑减少第一次和第二次剂量。如果磷水平达到>9 mg/dL 的次数超过一次或患者出现肾功能受损,则应停用 FGFR 抑制剂[20]。

　　FGFR 抑制剂的另外一个典型副作用是能够诱发眼部毒性。成纤维细胞生长因子(FGF)和/或成纤维细胞生长因子受体(FGFR)在多种脊椎动物的晶状体、角膜和视网膜发育过程以及成体功能中发挥着关键作用。例如,FGFR 信号传导与晶状体、视网膜和角膜细胞增殖和分化有关。此外,所有 4 个 FGFR 基因都在晶状体中表达,FGFR1 和

FGFR2 在视网膜和角膜中表达。因此,FGFR 抑制剂能够诱发眼部毒性,该毒性在临床和非临床均有发现。

3 款上市 FGFR 抑制剂均提示其具有胚胎发育毒性。非临床研究发现 FGFR 抑制剂对动物骨骼、牙齿发育也具有一定影响。这与 FGFR 在胚胎发育、细胞分裂和死亡、器官形成中发挥着重要生理功能有关。

6.6 总结与展望

FGFR 抑制剂直接对癌细胞产生抗肿瘤作用,也间接通过肿瘤微环境的正常化抑制肿瘤进展,特别是旁分泌信号传导、血管生成和免疫逃避。虽然以 FGFR 为靶点的小分子药物的开发取得了较好的成果,但与 EGFR 等其他 PTK 相比,FGFR 抑制剂药物研发明显落后。此外,多靶点 FGFR 小分子抑制剂由于缺乏选择性,可能存在较多毒副作用,但绝大多数为轻、中度,多出现在治疗期的前两年,如消化道反应(恶心、呕吐)、轻中度肾功能损害、肌肉痉挛或乏力等非血液学毒性反应;严重不良反应则表现为血液学毒性,如贫血、血小板减少和急慢性粒细胞白血病血液异常等。

选择性 FGFR 抑制剂普遍存在靶点选择性不强的缺陷,虽然部分抑制剂的 FGFR 家族和其他酪氨酸激酶受体家族之间有较好选择性,但在 FGFR 家族内部的选择性普遍交叉。造成 FGFR 家族内部亚型选择性底的主要原因是目前的 FGFR 抑制剂主要是抑制细胞内高度保守的激酶结构域。而 FGFR 的细胞外结构域不太保守,可以提供更好的亚型选择性,故 FGFR 胞外域是一个开发药物非常好的靶点。针对 FGFR 的单克隆抗体就是针对细胞外域,所以具有更好的亚型选择性。针对 FGFR 的单克隆抗体可以通过两种机制阻断 FGFR 信号:干扰配体结合或阻断受体二聚。与 TKI 相比,抗 FGFR 单克隆抗体具有更高的特异性。由于没有脱靶效应,毒性更低[21]。

FGFR 抑制剂开发的另一临床难题是获得性耐药的出现,与其他 TKI 类似,患者长期服用可能会引起突变耐药现象。但是耐药机制尚不明确。因此,耐药性产生的机制以及如何突破耐药是下一阶段 FGFR 抑制剂研究的新方向。对新型 FGFR 抑制剂的研究及临床个体化用药也将成为 FGFR 抑制剂研发和关注的重点。

目前在研的选择性 FGFR 抑制剂有 6 种,主要靶点为 FGFR1 - 4 与 pan - FGFR,其中由阿斯利康研发的 AZD4547 已经进入Ⅲ期临床阶段,具体情况见表 6 - 11。相较于化学药物,近几年生物技术药物的研发也蓬勃发展。单克隆抗体和 FGF 配体捕获蛋白方面已有 4 款在研药物,靶点涉及 FGFR3、FGFR2 - Ⅲb、FGFR4 和 FGF2。针对晚期实体瘤(胃癌和膀胱癌)的在研药物 Bemarituzumab 已进入Ⅱ期临床阶段,相信在不久的将来会有越来越多的 FGFR 抑制剂药物上市。

表 6 - 11　FGFR 抑制剂在研情况[14, 16]（clinical trial. com）

药品名称	靶点	适应证	结构式	分子量	剂型	给药方式	企业名称	研发阶段/批准时间
AZD4547	FGFR1/2/3 作用良好，对 FGFR4 作用弱可逆性结合	FGFR1-3 扩增的实体瘤		463.57	/	/	阿斯利康	最高Ⅲ期临床
CH5183284/Debio1347	FGFR1/2/3 作用良好，对 FGFR4 作用弱，可逆性结合	FGFR 异常实体瘤		356.38	/	口服	德彰制药	最高Ⅱ期临床
Roblitinib/FGF401	FGFR4	实体瘤（肝细胞癌）		506.56	/	/	诺华	最高Ⅱ期临床
BLU554	FGFR4	肝细胞癌		503.38	/	口服	蓝图药物公司	最高Ⅱ期临床

选择性 FGFR 抑制剂

化学药物

续 表

药品名称	靶点	适应证	结构式	分子量	剂型	给药方式	企业名称	研发阶段/批准时间
化学药物 选择性FGFR抑制剂 H3B-6527	FGFR4	胆管上皮癌 肝细胞癌		629.5	/	/	H3生物医药	最高Ⅰ期临床
LY2874455	pan-FGFR	复发性/难治性成人急性髓系白血病 实体瘤		444.31	/	/	礼来	最高Ⅰ期临床
单克隆抗体和FGF配体捕获蛋白 MGFR1877S	FGFR3	晚期实体瘤	/	/	注射剂	静脉注射	基因泰克	最高Ⅰ期临床
Bemarituzumab/FPA144	FGFR2-Ⅲb	晚期实体瘤（胃癌和膀胱癌）	单克隆抗体	/	注射剂	/	再鼎医药	最高Ⅱ期临床
U3-1784	FGFR4	肝癌等晚期癌症	全人源化单克隆抗体	/	/	/	第一三共株式会社	最高Ⅰ期临床
FP-1039	FGF2	FGFR异常实实。体瘤联合化疗 FGFR2改变子宫内膜癌	可溶性融合蛋白	/	注射剂	/	百瑞精鼎	最高Ⅰ期临床

注：/ 未查询到相关信息。

（郭宁宁，朱晓玲）

参考文献

[1] Parkkila S, Innocenti A, Kallio H, et al. The protein tyrosine kinase inhibitors imatinib and nilotinib strongly inhibit several mammalian alpha-carbonic anhydrase isoforms. Bioorg Med Chem Lett, 2009, 19(15): 4102 – 4106.

[2] Kucińska M, Porębska N, Lampart A, et al. Differential regulation of fibroblast growth factor receptor 1 trafficking and function by extracellular galectins. Cell Commun Signal, 2019, 17(1): 65 – 71.

[3] Itoh N, Ornitz D M. Evolution of the Fgf and Fgfr gene families. Trends Genet, 2004, 20(11): 563 – 569.

[4] Ornitz D M, Xu J, Colvin D G, et al. Receptor specificity of the fibroblast growth factor family. J Biol Chem, 1996, 271(25): 15292 – 15297.

[5] Zhang X, Ibrahimi O A, Olsen S K, et al. Receptor specificity of the fibroblast growth factor family. The complete mammalian FGF family. J Biol Chem, 2006, 281(23): 15694 – 15700.

[6] Tiong K H, Mah L Y, Leong C O. Functional roles of fibroblast growth factor receptors (FGFRs) signaling in human cancers. Apoptosis, 2013, 18(12): 1447 – 1468.

[7] Beenken A, Mohammadi M. The FGF family: biology, pathophysiology and therapy. Nat Rev Drug Discov, 2009, 8(3): 235 – 253.

[8] Kalinina J, Dutta K, Ilghari D, et al. The alternatively spliced acid box region plays a key role in FGF receptor autoinhibition. Structure, 2012, 20(1): 77 – 88.

[9] Mohammadi M, Olsen S K, Ibrahimi O A. Structural basis for fibroblast growth factor receptor activation. Cytokine Growth Factor Rev, 2005, 16(2): 107 – 137.

[10] Wang F, Kan M, Yan G, et al. Alternately spliced NH2-terminal immunoglobulin-like Loop I in the ectodomain of the fibroblast growth factor (FGF) receptor 1 lowers affinity for both heparin and FGF – 1. J Biol Chem, 1995, 270(17): 10231 – 10235.

[11] Chioni A M, Grose R P. Biological significance and targeting of the FGFR axis in cancer. Cancers (Basel), 2021, 13(22): 5681 – 5708.

[12] Ornitz D M. FGFs, heparan sulfate and FGFRs: complex interactions essential for development. Bioessays, 2000, 22(2): 108 – 112.

[13] Babina I S, Turner N C. Advances and challenges in targeting FGFR signalling in cancer. Nat Rev Cancer, 2017, 17(5): 318 – 332.

[14] Facchinetti F, Hollebecque A, Bahleda R, et al. Facts and new hopes on selective FGFR inhibitors in solid tumors. Clin Cancer Res, 2020, 26(4): 764 – 774.

[15] 黎晓龙,邱瑞,李珏,等. 小分子抗肿瘤 FGFR 抑制剂与 FGFR 蛋白的作用关系研究及研发进展. 药学学报,2016,51(11): 1689 – 1697.

[16] Ghedini G C, Ronca R, Presta M, et al. Future applications of FGF/FGFR inhibitors in cancer. Expert Rev Anticancer Ther, 2018, 18(9): 861 – 872.

[17] Krook M A, Reeser J W, Ernst G, et al. Fibroblast growth factor receptors in cancer: genetic alterations, diagnostics, therapeutic targets and mechanisms of resistance. Br J Cancer, 2021, 124(5): 880 – 892.

[18] 张岩,葛友进,袁都求,等. FGFR 抑制剂的研究进展. 肿瘤药学,2020,10(5): 513 – 518.

[19] 伍代朝. 靶向 FGFR4 的抗肿瘤药物研究进展. 肿瘤防治研究,2017,44(1): 61 – 65.

[20] Mahipal A, Tella S H, Kommalapati A, et al. Prevention and treatment of FGFR inhibitor-associated toxicities. Crit Rev Oncol Hematol, 2020, 155: 103091 – 103098.

[21] 张静,王琛,谷保红,等. 靶向 FGFR 的肿瘤治疗新进展. 肿瘤防治研究,2022,49(2): 148 – 153.

第 7 章

VEGF/VEGFR 抑制剂的
药理学机制和安全性

血管内皮生长因子受体(vascular endothelial growth factor receptor，VEGFR)是一种跨细胞膜的受体蛋白,它与血管内皮生长因子(vascular endothelial growth factor，VEGF)结合后调节多个生理过程,包括血管生成、淋巴管生成和血管通透性等。研究证实,VEGF/VEGFR 通路在多种疾病,如肿瘤发生中发挥重要作用。临床显示,通过抑制 VEGF/VEGFR 通路可以有效地阻断肿瘤的发生和发展。本章主要探讨 VEGF/VEGFR 抑制剂的作用机理,并分析和总结已获批上市的 VEGF/VEGFR 抑制剂的代表性药物安全性数据,包括非临床药代动力学特征、安全性评价以及临床应用药物不良事件等,为 VEGF/VEGFR 靶点相关的药物研发提供相关信息。

7.1 VEGF&VEGFR 靶点作用机制

7.1.1 VEGF&VEGFR 蛋白结构和作用机制

VEGF 是结构和功能相关的细胞因子家族的主要成员,包括 VEGF - A、VEGF - B、VEGF - C、VEGF - D、VEGF - E、VEGF - F 和胎盘生长因子(placental growth factor，PIGF)等 7 个成员[1],通过与特异性受体 VEGFR - 1[血管内皮生长因子受体 1(fms related tyrosine kinase 1，Flt-1)]、VEGFR - 2(KDR 或 Flk-1)和 VEGFR-3 等结合发挥调控作用。VEGF 家族有一个共同的同源域,在 7 个成员中,VEGF - A 最具代表性[2]。VEGF - A 是一种糖蛋白,至少存在 7 种亚型,分子量为 $34\sim42$ kDa[2]。VEGF - A mRNA 在几种组织包括肺、肾、心脏和肾上腺中表达。VEGF 家族在许多生理和病理过程中发挥着不可或缺的作用,包括血管生成、淋巴管生成和血管通透性等[3]。

VEGF 与其受体的结合促进了动脉、静脉和淋巴管内的血管内皮细胞的生长。每种受体包括细胞外部分的 7 个免疫球蛋白样结构域、跨膜部分和细胞内酪氨酸激酶结构域[2]。不同的受体对配体的活性和亲和力不同。

1. VEGFR - 1(Flt - 1)

第一个发现的 VEGF 受体,但其功能尚不清楚。VEGF - A 与 VEGFR - 1 的结合似乎在血管发育的早期阶段调节内皮细胞的分裂,但活性较微弱[4-7]。

2. VEGFR-2(KDR 或 Flk-1)

VEGFR-2 几乎只在血管内皮细胞上表达。尽管与 VEGFR-1 相比,它结合 VEGF 的亲和力较低,但被认为介导了 VEGF 的大多数下游效应,包括血管通透性、内皮细胞增殖、侵袭、迁移和存活。在血管生成过程中,VEGF 与 VEGFR-2 结合产生的调控作用包括诱导内皮细胞产生血小板活化因子、刺激细胞的有丝分裂和迁移,以及增加血管通透性。研究表明,Flk-1 缺失小鼠的血管生成缺失。这一证据证明了 VEGF 与 VEGFR-2 结合的重要性。VEGF 与 VEGFR-2 受体结合导致肌醇 3 磷酸激酶(recombinant phosphoinositide-3-kinase class 3, PI3K)的激活,从而导致细胞内肌醇三磷酸(inositol trisphosphate, IP3)的增加,进而导致蛋白激酶 B(protein kinase, Akt/PKB)和内皮一氧化氮合酶(endothelial nitric oxide synthase, NOS)的激活。PKB 酶抑制 Caspase-9,促进细胞存活,一氧化氮合酶(nitric oxide synthase, NOS)导致一氧化氮(nitric oxide, NO)的形成,从而增加细胞的渗透性,促进迁移[8]。

3. VEGFR-3

VEGFR-3 受体不同于其他两种受体,趋向于细胞外部分的蛋白水解裂解。该受体仅与 VEGF-C 和 VEGF-D 结合,且仅存在于淋巴管内皮细胞中[8,9]。

7.1.2 VEGF/VEGFR 结合

如图 7-1 所示,所有 VEGF 都与 3 种受体结合:VEGFR1、VEGFR2 和 VEGFR3。VEGFR 包含细胞外结构域(extra-cellular domain, ECD)、跨膜结构域(trans membrane domain, TMD)和胞质结构域,胞质结构域进一步分为近膜结构域(juxtamembrane domain, JMD)和激酶结构域(kinase domain, KD)。VEGFR 与配体结合后形成同源和异源二聚体。VEGFR1 和 VEGFR2 结合后形成异源二聚体,而 VEGFR3 与 VEGFR2 形成异源二聚体。VEGF-A、胎盘生长因子(placenta growth factor, PlGF)和 VEGF-B 与 VEGFR1 形成同源二聚体结合,VEGF-A 与 VEGFR1 形成同源二聚体、VEGFR2 同源二聚体和 VEGFR1/R2 异源二聚体结合,VEGF-E 和 VEGF-F 识别 VEGFR2 同源二聚体;VEGF-C 和 VEGF-D 仅与 VEGFR3 同源二聚体结合。VEGFR3 的第 5 个细胞外免疫球蛋白样结构域被二硫键取代。VEGFR1 和 VEGFR2 与配体结合后在血管生成中起主要调控作用,而 VEGFR3 主要参与调控淋巴管生成[10]。

如图 7-2 所示,VEGF 与 3 种 VEGFR 受体结合后,导致各种酪氨酸激酶残基磷酸化,从而触发下游通路激活,如 Ras/Raf/MEK/Erk 途径、p38/MAPK 途径和 PI3K/Akt 途径[10]。

7.1.3 VEGF/VEGFR 通路抑制

已经证实 VEGF/VEGFR 通路在多种疾病中具有调控作用。现有研发 VEGF/VEGFR 通路的抑制剂主要有:① 单克隆抗体直接靶向 VEGFR 以抑制 VEGF 与受体细

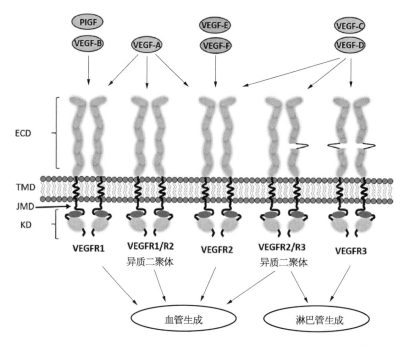

图 7-1　血管内皮生长因子受体组织和配体特异性的示意图[10]

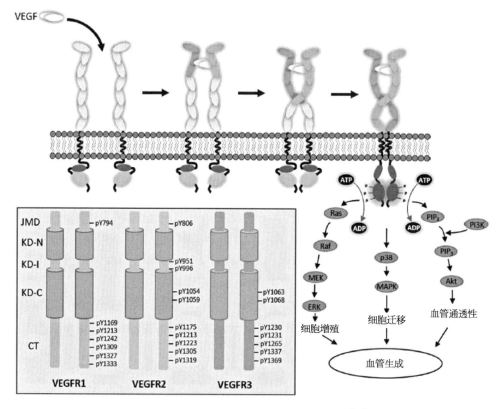

图 7-2　VEGFR 激活机制和下游信号通路[10]

胞外结构域的结合；② 小分子酪氨酸激酶抑制剂阻断激酶结构域中的 ATP 结合，从而阻断酪氨酸残基的磷酸化；③ 多种小分子抑制剂靶向由 VEGFR 激活的细胞下游信号通路（PI3K、AKT/mTOR、MEK、RAF）[10]，如图 7 - 3 所示[10]。

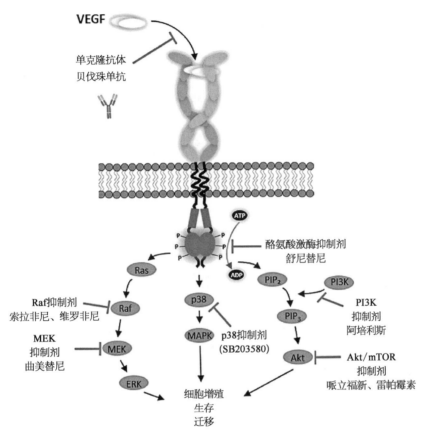

图 7 - 3　靶向 VEGF/VEGFR 示意图[10]

7.1.4　靶点与适应证

1. VEGF 与癌症

1971 年，Judah Folkman 提出抗血管生成可能是一种有效的抗癌策略。随后，发现了人 VEGF - A，并证实了 VEGF 在许多人类癌症中表达上调，包括胶质母细胞瘤、结直肠癌、非小细胞肺癌、肾细胞癌、胰腺癌、卵巢癌、急性髓系白血病、多发性骨髓瘤、霍奇金病和非霍奇金淋巴瘤[11]。

VEGF 表达上调已被证明与许多肿瘤的恶性发展和各种癌症患者的存活有关。许多肿瘤细胞系在体外分泌大量 VEGF。虽然肿瘤细胞是 VEGF 的主要来源，但包括内皮细胞（endotheliocytes，EC）和巨噬细胞在内的肿瘤相关基质细胞也是 VEGF 产生的重要场所。VEGF 表达被许多生长因子上调，包括局部肿瘤环境中的上表皮生长因子

(epidermal growth factor，EGF)、转化生长因子-α(transforming growth factor-α，TGF-α)、转化生长因子-β(transforming growth factor-β，TGF-β)、胰岛素样生长因子-1(insulin-like growth factor-1，IGF-1)、肝细胞生长因子(hepatocyte growth factor，HGF)和碱性成纤维细胞生长因子(basic fibroblast growth factor，bFGF)、低氧诱导因子-1α(hypoxia-inducible factors-1α，HIF-1α)(实体瘤的特征)、炎性细胞因子(如 IL-1alpha 和 IL-6)，以及 *Ras*、*Src HER2/neu* 和 *Bcr/Abl* 等致癌基因的激活或 *p53* 和 *PTEN* 等抑癌基因的失活,这是许多肿瘤的固有特征。升高的 VEGF 诱导肿瘤中的内皮细胞增殖、迁移、存活和血管形成。VEGFR1、VEGFR2 和 VEGFR3 的表达在肿瘤 EC 细胞中上调,肿瘤缺氧会促进 VEGFR1 和 VEGFR2 的表达[12]。

由于 VEGF 在肿瘤进展和转移中起着如此重要的作用,VEGF 通路已成为抗癌治疗的重要靶点。迄今为止,已经采取了许多抗血管生成策略,包括特定抗体、可溶性 VEGF 受体、VEGF-捕集器、适体体、靶向配体(VEGF)或受体(VEGFR1、VEGFR2 和 VEGFR3)的不同策略来抑制肿瘤血管生成和肿瘤进展等[12]。

2. VEGF 与眼科疾病

VEGF 通常由视网膜多种细胞类型表达,包括视网膜色素上皮细胞和神经节细胞。VEGF-A 是已知的最有效的血管生成蛋白,在年龄相关性黄斑变性、糖尿病视网膜病变和早产儿视网膜病变患者中的表达异常升高。VEGF-A 及其受体 VEGFR-1 和 VEGFR-2 的表达在视网膜胚胎发育、脉络膜血管和神经视网膜发育过程中也发挥着关键作用。目前的研究表明,VEGF 不仅在眼发育过程中发挥功能作用,而且参与了视网膜的正常功能及其相关病理条件。在Ⅰ型糖尿病中,包括高血糖在内的代谢异常会改变 VEGF 的表达。糖尿病血管生成异常在增生性糖尿病视网膜病变中最为明显。缺氧诱导的 VEGF 和其他促血管生成因子的表达导致血管生成改变,从而对血管周围细胞造成重大损伤。这些异常条件导致视网膜血管通透性增加和破裂。尽管血管生成在糖尿病视网膜病变中的作用已被充分证实,但改变的血管生成也可能在糖尿病神经病变、糖尿病肾病和糖尿病伤口愈合中发挥关键作用。此外,现在有证据表明 VEGF-A 也可促进视网膜血管通透性,其存在与非增殖性糖尿病视网膜病变视网膜血管渗漏有关。虽然个体 VEGF 受体在调节血管通透性中的作用还不完全清楚,但最近的研究表明,VEGFR-2 可能在调节 VEGF 促进血管内皮细胞通透性方面发挥了突出的作用。缺氧引起的 VEGF-A 表达上调被认为是导致早产儿视网膜病变的主要原因。已有研究表明,VEGF-A 在脉络膜血管生成中起关键作用,脉络膜血管生成是年龄相关性黄斑变性(agerelated macular degeneration，AMD)视力丧失的主要原因。VEGF-A 的表达在 AMD 患者中显著升高[13]。

综上所述,VEGF 及其受体在眼部血管生成中具有重要调控作用。靶向 VEGF 的药物可开发用于眼科疾病治疗。迄今为止,已有与 VEGF 结合的血管生成抑制剂被批准用于眼科疾病的抗血管生成治疗,如 Pegaptanib、雷珠单抗、阿柏西普。

3. VEGF 与特发性肺纤维化

特发性肺纤维化(idiopathic pulmonary fibrosis，IPF)的发病机制尚不清楚。成纤维细胞和激活的肌成纤维细胞(成纤维细胞灶)的聚集形成似乎是该疾病的前期诱因,产生过度的细胞外基质沉积,导致正常肺结构破坏。

VEGF - A 在纤维化病灶内表达极低,但在周围组织中大量表达。IPF 肺非纤维化区域肺泡毛细血管密度的增加也与靠近这些毛细血管的肺泡Ⅱ型细胞(type Ⅱ alveolar epithelial cells，ATⅡ)表达 VEGF - A 和其他强血管生成介质有关。多项研究表明,VEGF - A 对肺纤维化的形成具有保护作用,VEGF - A 的这种上皮保护功能可能通过内皮介导的非细胞自主功能发生。Fehrenbach 等人在肺纤维化的临床前模型(博莱霉素诱导的肺纤维化)中证明了在纤维化区域没有血管化增加的情况下,VEGF - A 阳性染色细胞显著增加。随后,Hamada 等提出 VEGF - A 可能促进纤维形成。转染以 sFlt - 1 形式的抗 VEGF 基因治疗,导致肺纤维化的缓解,肺胶原沉积的减少和额外的抗炎和抗血管生成作用[14]。此外,血小板衍生生长因子(platelet derived growth factor，PDGF)、FGF 和 VEGF 小分子酪氨酸激酶抑制剂尼达尼布在临床上已被批准用于 IPF 的治疗。

7.2　VEGF/ VEGFR 抑制剂药物

血管生成现象不仅是一种生理过程,而且是肿瘤生长的必要环节。靶向 VEGF/VEGFR 通路以抑制血管生成已成为治疗癌症和眼科疾病的重要手段。已有多种阻断 VEGF/VEGFR 信号转导的小分子和抗体药物作为抗血管生成药物获批上市,用于治疗癌症和湿性年龄相关性黄斑变性(age-related macular degeneration，AMD)。现有上市药物主要分为: ① 靶向 VEGF/VEGFR 通路的蛋白质疗法,包括靶向 VEGF/VEGFR 单克隆抗体和靶向 VEGF 的诱饵受体及多核酸适配体;② 特异性靶向 VEGFR 的小分子酪氨酸激酶抑制剂。代表性获批药物见表 7 - 1 和表 7 - 2。

7.2.1　蛋白质疗法的 VEGF/VEGFR 抑制剂

以高亲和力结合循环 VEGF - A 的人源化单克隆抗体可以阻断 VEGF 与 VEGFR 相互作用,抑制内皮反应和肿瘤新生血管形成。2004 年获批上市的首款蛋白质疗法的 VEGFR 抑制剂贝伐珠单抗是一种人源化 IgG1 单克隆抗体,它以较高的亲和力与 VEGF - A 亚型结合并阻断 VEGFR2 信号传导。贝伐珠单抗在临床上被批准用于晚期非小细胞肺癌、晚期结直肠癌、转移性乳腺癌、肾细胞癌和晚期多形性胶质母细胞瘤治疗。2006 年获批上市的雷珠单抗是一种基于单一抗原结合位点的人源化抗体,源自贝伐珠单抗,但具有更高的 VEGF - A 结合亲和力,较小的单价 Fab 分子更容易扩散到眼部环境中。雷珠单抗被临床批准用于 AMD 治疗[10]。

表 7 - 1 全球获批靶向 VEGF/VEGFR 的生物技术药物

生物技术药物									
	药物名称	靶 点	适 应 证	类型	分子量(kDa)	剂型	给药剂量及方式	企业名称	首次获批情况
第一代	贝伐珠单抗	VEGF - A	非小细胞肺癌、结直肠癌、转移性乳腺癌、肾癌和晚期多形性胶质母细胞瘤	人源化单克隆 IgG1 抗体	149	水剂	5 mg/kg,2 周一次,静脉输注	罗氏	2004 年,FDA
第二代	雷珠单抗	VEGF - A	湿性(新生血管性)年龄相关性黄斑变性	重组人源化单克隆抗体	48	注射剂	0.5 mg,每月一次,玻璃体内注射	基因泰克	2006 年,FDA
	阿柏西普	VEGF - A、VEGF - B、PIGF	新生血管年龄相关性黄斑变性、糖尿病性黄斑水肿	融合蛋白	115	注射剂	2 mg,每 4 周 1 次,玻璃体内注射;4 mg/kg,两周一次,静脉输注	拜耳/再生元	2011 年,FDA
\	Pegaptanib	VEGF 165	新生血管年龄相关性黄斑变性	寡核苷酸	50	注射液	0.3 mg,6 周一次,玻璃体腔内注射	辉瑞	2004 年,FDA
\	雷莫西尤单抗	VEGFR2	胃癌或胃食管结合部腺癌、转移非小细胞肺癌和结直肠癌	人类单克隆 IgG1 抗体	143.6	注射剂	8 mg/kg,2 周一次,静脉输注	礼来	2014 年,FDA

另一种方法是直接靶向 VEGFR 外细胞结构域,从而调节与 VEGF 配体的相互作用和信号转导。2014 年获批的雷莫西尤单抗是一种与 VEGFR2 结合的人源化 IgG1 单克隆抗体,与 VEGFR2 结合阻断配体结合和 VEGFR2 激活,用于晚期胃癌和非小细胞肺癌。2011 年获批的阿柏西普是一款融合蛋白,具有来自 VEGFR1 的 VEGF - A 高亲和力结合位点,并融合了来自 VEGFR2 的二聚结构域,带有的人源化的 Fc 部分招募免疫系统组分。阿柏西普在结构上与 VEGFR 相似,起到了"VEGF 配体陷阱"的作用,阻止 VEGF 与 VEGFR 结合,达到抑制血管生成的作用。阿柏西普还与 VEGF 家族的其他成员包括 VEGF - A、VEGF - B 和 PIGF 结合,降低 VEGFR1 和 VEGFR2 的激活。阿柏西普在降低血管通透性和血管新生方面的功能作用已获得临床批准用于治疗 AMD、糖尿病性黄斑水肿(diabetic macular edema,DME)。合成多核苷酸或蛋白质聚合物的使用也很有前景。Pegaptanib 是一种聚乙二醇核酸聚合物,与 VEGF - A 异构体具有高亲和性,但不识别其他 VEGF 相关家族成员,已被临床批准用于治疗湿性 AMD[10]。

表 7 - 2　全球获批靶向 VEGF/VEGFR 的化学药物

药物名称		靶　　　点	适 应 证	化 学 药 物 结 构 式	分子量	剂型	给药剂量及方式	企业名称	首次获批情况
第一代	舒尼替尼	VEGFR 1/2/3、PDGFR、FLT3	转移性肾细胞癌和胃肠道间质瘤		398.47	胶囊	50 mg/d,口服	辉瑞	2006 年,FDA
	索拉非尼	VEGFR 2、PDGFR、c-kit、Raf-1,B-Raf	晚期肾细胞癌,肝癌		464.83	片剂	0.8 g/d,口服	拜尔	2006 年,FDA
	培唑帕尼	VEGFR 1/2/3,PDGFR-α,β,c-kit	肾细胞癌		437.52	片剂	800 mg/d,口服	葛兰素史克	2009 年,FDA

续 表

药物名称	靶 点	适应证	化 学 药 物 结 构 式	分子量	剂型	给药剂量及方式	企业名称	首次获批情况
阿昔替尼	VEGFR 1/2/3,PDGFRβ, c – Kit	肾细胞癌		386.47	片剂	10 mg/d,口服	辉瑞	2012 年,FDA
Vandetanib	VEGFR 2/3,EGFR,RET	局部晚期和转移性甲状腺髓样癌		475.35	片剂	300 mg/d,口服	阿斯利康	2011 年,FDA
Tivozanib	VEGFR 1/2/3, c – kit, PDGFRβ	复发性或难治性晚期肾细胞癌		454.86	胶囊	1.34 mg/d,口服	协和麒麟/ EUSA	2021 年,FDA

第三代

续表

代	药物名称	靶点	适应证	化学药物结构式	分子量	剂型	给药剂量及给药方式	企业名称	首次获批情况
	Cabozantinib	VEGFR 2,MET,RET	晚期肾细胞癌		501.51	片剂、胶囊	140 mg/d,口服	伊克力西斯	2012 年,FDA
	Ponatinib	VEGFR 2,FGFR 1/2/3,PDGFR-α	慢性粒细胞白血病		532.56	片剂	45 mg/d,口服	日本武田制药	2012 年,FDA
第三代	瑞戈非尼	VEGFR 1/2/3,FGFR 1/2,PDGFR-α、β,KIT,TIE 2,TrkA	转移性结直肠癌,胃肠道间质瘤和肝细胞癌		482.81	片剂	160 mg/d,口服	拜耳	2012 年,FDA
	仑伐替尼	VEGFR 1/2/3,PDGFR-α,FGFR-1/2/3/4,KIT,RET	放射性碘-难治性甲状腺癌		426.86	胶囊	18 mg/d,口服	日本卫材	2015 年,FDA/EMA
/	尼达尼布	VEGFR 1/2/3,FGFR 1/2/3,PDGFR-α、β,FLT3	特发性肺纤维化		539.62	胶囊	300 mg/d,口服	勃林格殷格翰	2014 年,FDA

7.2.2 靶向 VEGFR 的酪氨酸激酶抑制剂

靶向 VEGFR 的酪氨酸激酶抑制剂大都是小分子化合物,通过作用于细胞内 VEGFR 激酶结构域中的 ATP 结合位点,阻断酪氨酸残基的磷酸化,从而调节 VEGF/VEGFR 通路。

根据药物的作用机制,VEGFR 特异性 TKI 可以分为:① Ⅰ型 TKI,分子只识别活性酪氨酸激酶构象。通常是非选择性的,由于其高度保守的作用机制,可以抑制广泛的激酶。代表性药物包括舒尼替尼等;② Ⅱ型 TKI,识别不活跃的酪氨酸激酶构象,与非选择性的 Ⅰ型 TKI 作用相比,表现出更多的选择性。临床批准的 Ⅱ型 TKI 药物包括索拉非尼等;③ Ⅲ类 TKI,具有共价修饰能力,通常具有高度选择性。Vandetanib 对 VEGFR2 的靶向作用较强,对 VEGFR3 的靶向作用较弱。该化合物还可以修饰其他受体酪氨酸激酶,如 EGFR 和 RET,再次表明许多此类药物缺乏单靶点选择性。

根据药物研发的时间先后,VEGFR 特异性 TKI 又可分为:① 一代 TKI,除了 VEGF 外,这些多靶向药物还能抑制广泛的激酶靶点,导致一系列与 VEGF 阻断无关的不良反应,包括舒尼替尼、索拉非尼和培唑帕尼;② 新型二代 TKI,选择性更强,具有更好的药效活性和选择性,包括 Tivozanib 和阿昔替尼;③ 新型三代 TKI,选择性更强,包括 Cabozantinib、Ponatinib 和瑞戈非尼。

7.3 非临床药代动力学和安全性

对两款已上市的抗体药物贝伐珠单抗(靶向 VEGF)和雷莫西尤单抗(靶向 VEGFR)的非临床药代动力学及安全性进行总结。

7.3.1 贝伐珠单抗

贝伐珠单抗是 FDA 批准上市的第一款静脉注射的靶向 VEGF-A 的人类单克隆 IgG1 抗体。临床前安全性评价主要在食蟹猴上进行。非临床药代动力学及一般毒理学研究结果总结在表 7-3 和表 7-4。

除了一般毒性研究,还进行了生殖毒性试验和组织交叉反应试验等,其结果总结如下。生殖毒性试验:兔胚胎-胎仔发育毒性试验观察到母体体重下降和胎仔发育畸形。

组织交叉反应试验:组织交叉反应试验在人和食蟹猴的组织中展开。试验结果显示贝伐珠单抗在人和食蟹猴组织中结合特征相似。

伤口愈合试验:新西兰兔伤口愈合试验结果显示贝伐珠单抗影响伤口愈合。

7.3.2 雷莫西尤单抗

雷莫西尤单抗是 FDA 批准上市的第一个静脉注射的靶向 VEGFR2 的人类单克隆

表 7-3　贝伐珠单抗药代动力学研究总结

试验类型	试 验 名 称	主 要 发 现/结 论
吸收	PK 研究	在裸鼠、大鼠、兔和食蟹猴中开展了药代动力学研究。在食蟹猴中,消除半衰期为 8～10 天,清除率为 4.76～5.78 mL/d/kg,在 2、10、50 mg/kg 剂量下,食蟹猴静脉注射给药后,血药浓度达峰时间出现给药后 5～33 分钟,吸收和血药浓度递增与给药剂量同比例增长
分布	兔组织分布(^{125}I)	在兔子中,主要分布在血管间隙,少量分布在其他组织中。分布和消除特征与 rhuMAb EGF E25 类似
药物-药物相互作用	食蟹猴中静脉注射贝伐珠单抗联合顺铂、紫杉醇、伊立替康、5-氟尿嘧啶和亚叶酸研究	食蟹猴中,贝伐珠单抗与顺铂和紫杉醇无药物相互作用,且与伊立替康、5-氟尿嘧啶和亚叶酸无药物相互作用

表 7-4　贝伐珠单抗一般毒理学研究结果总结

试 验 设 计	主 要 毒 性 结 果
食蟹猴 4 周重复给药及 4 周恢复期毒性试验 静脉注射,一周两次,剂量:0、2、10、50 mg/kg (GLP)	临床症状:观察到异样粪便,呕吐,注射部位出现轻微炎症 临床病理:中高剂量组的 RBC↑、HGB↑、HCT↑ 大体剖检:高剂量组雌雄各 1 只脾脏肿大 脏器重量:高剂量组雄性唾液腺重量升高,雌性垂体重量增加(50%) 组织病理学:低剂量组 1 只雌性动物肾小球肾炎 结论:一般耐受性良好
食蟹猴 13 周重复给药及 4 周恢复期毒性试验 静脉注射,一周两次,剂量:0、2、10、50 mg/kg (GLP)	脏器重量:中高剂量组卵巢和子宫重量降低 组织病理学:中剂量组和高剂量组雌性动物出现了与剂量相关的卵巢黄体缺失,所有雄性和中高剂量组雌性动物股骨骨骺发育不良
食蟹猴 26 周重复给药及 12 周恢复期毒性试验 静脉注射,剂量及给药频率: 一周一次,剂量:0、2、10、50 mg/kg 一周二次,剂量:10 mg/kg (GLP)	未发现与给药有关的临床体征、体重增加、饮食、心电图、视力观察、血压或其他体检参数的明显毒性作用 脏器重量:中高剂量组动物子宫重量降低,所有剂量组卵巢重量降低 组织病理学:中高剂量组雄性动物股骨骨骺发育不良,雌性动物子宫内膜增生减少,高剂量组雌性动物黄体缺失 结论:主要毒性靶器官为股骨和卵巢子宫

IgG1 抗体。临床前安全性评价主要在食蟹猴上进行。非临床药代动力学在小鼠和食蟹猴中开展了 PK 研究,雷莫西尤单抗主要分布在血管系统中,未进行组织分布和代谢研究。非临床药代动力学研究及毒理学研究结果总结于表 7-5 和表 7-6。

表 7-5　雷莫西尤单抗药代动力学研究总结

试验类型	试 验 名 称	试 验 结 果
吸收	小鼠、食蟹猴 PK 研究	在食蟹猴中相对分布容积较低,表明雷莫西尤单抗主要分布在血管系统中

表 7 - 6　雷莫西尤单抗一般毒理学研究结果总结

试 验 设 计	主 要 毒 性 结 果
食蟹猴 5 周重复给药及 6 周恢复期毒性试验 静脉注射,每周一次,剂量:0、4、12、40 mg/kg(GLP)	**临床病理**:所有剂量雄性和高剂量组雌性 CK↑ **大体剖检**:高剂量组动物胸腺严重萎缩 **组织病理学**:骨骼肌轻度至中度局灶变性和单核细胞浸润 **结论**:高剂量组高水平的磷酸肌酸激酶提示肌肉损伤
食蟹猴 39 周重复给药毒性试验 静脉注射,每周一次,剂量:0、5、16、50 mg/kg(GLP)	**组织病理学**:在最终处死的雄性和雌性动物中,中高剂量组为中度至重度肾小球肾炎,雌性的肾脏和肝脏有轻微的慢性炎症,胃肠道各部分的炎症,在所有剂量水平下,中高剂量组动物的骨骺生长板增厚和骨软骨疾病(异常骨化和软骨细胞滞留) **免疫原性**:低中剂量组动物抗雷莫西尤单抗抗体检测呈阳性,高剂量水平的雷莫西尤单抗可能掩盖了抗药物抗体的检测尽管存在 ADA,雷莫西尤单抗的暴露量仍然足够 **结论**:主要毒性靶器官为肾脏、肝脏、肠道、骨和骨骼肌

除了一般毒性研究,抗还进行了伤口愈合试验和组织交叉试验,其结果总结如下。

伤口愈合试验:食蟹猴伤口愈合试验结果显示雷莫西尤单抗对伤口愈合无影响。

组织交叉反应试验:食蟹猴和兔的组织交叉反应试验结果显示雷莫西尤单抗与食蟹猴和兔的组织无结合。人的组织交叉反应试验结果显示雷莫西尤单抗仅与 VEGF 结合。

综上所述,得出如下结论:① 贝伐珠单抗和雷莫西尤单抗给药后主要分布在血管间隙;② 贝伐珠单抗毒性反应和程度较轻,主要靶器官为肾脏、股骨、卵巢子宫;③ 雷莫西尤单抗毒性反应程度较轻,主要靶器官为肾脏、肝脏、肠道、骨和骨骼肌。

对两类已上市的靶向 VEGFR 的小分子 TKI 药物:一代 TKI 药物舒尼替尼、索拉非尼和培唑帕尼,以及新型二代 TKI 药物阿昔替尼的非临床研究进行分析总结。

7.3.3　舒尼替尼

舒尼替尼是 FDA 批准上市的第一款口服给药的 VEGFR2、PDGFR、c - kit,Raf - 1、B - Raf 的小分子 TKI。非临床药代动力学主要在小鼠、大鼠、猴、犬上进行,大鼠和猴为最相关种属。临床前安全性评价主要在大鼠和猴上进行。非临床药代动力学及毒理学研究结果见表 7 - 7 和表 7 - 8。

除了一般毒性研究,还进行了安全药理试验、遗传毒性试验和生殖毒性试验,其结果总结如下。

安全药理试验:hERG 试验的结果是 $IC_{50} = 0.199$ nmol/mL。体内安全药理试验的结果显示无药物相关的作用,包括心血管系统(食蟹猴)、呼吸系统和神经系统(大鼠)的安全药理试验。

遗传毒理试验:Ames 试验、人外周血淋巴细胞染色体畸变试验和骨髓微核试验的结果呈阴性,显示舒尼替尼无遗传毒性。

表 7-7　舒尼替尼 ADME/PK

试验类型	试 验 名 称	试 验 结 果
吸收	大鼠、食蟹猴 PK 研究	给药后快速吸收（T_{max} 为 2～9 h），静脉注射利用度达到 100%；PK 特征与给药剂型相关；禁食对舒尼替尼的暴露量无显著影响
分布	血浆蛋白结合研究	结合的比例与药物浓度无关，在人、猴和狗血浆中相似，在大鼠中观察到高结合，而在小鼠中观察到低结合
分布	大鼠组织分布研究（[14]C）	白化大鼠给药后 3 h，肾上腺、肺、直肠、垂体和脾脏浓度最高，大脑、脊髓和白色脂肪中浓度最低。72 h 后，大多数组织低于测量限。 在 24 h 内，着色皮肤的放射性平均浓度大约是白化大鼠的 2 倍。在白化动物中，浓度在 24 h 后急剧下降，而在色素沉积大鼠中，浓度在长达 168 h 内保持相对稳定。黑色素与放射性的舒尼替尼高度结合
分布	猴中舒尼替尼和代谢产物分布研究（[14]C）	药物组织水平与血浆水平（即肾上腺、骨髓、胰腺、肾脏、肝脏和棕色脂肪）的比值为 13～308 倍。大脑和白色脂肪的相应比例较低（1～14 倍），在所有测试的组织中，化合物的全身暴露（C_{max}、C_{24hr} 和 AUC）与组织水平（C_{24hr}）有良好的相关性，无性别差异
代谢	体内外代谢产物研究	在小鼠、大鼠、犬、猴、人肝微粒体中观察到 8 种代谢产物，人代谢产物与大鼠和猴相近，体内代谢产物鉴定与体外代谢产物鉴定结果相近
排泄	泌乳大鼠放射研究（[14]C）	舒尼替尼和/或其代谢物相关的总放射性很容易转移到乳汁中
排泄	大鼠排泄研究（[14]C）	粪便中总放射性回收率为 71%～75%，所有接受治疗的动物中，平均总放射性回收率为 83%～85%。未观察到大鼠给药途径和性别之间代谢物分布的主要差异
排泄	食蟹猴排泄研究（[14]C）	粪便中总放射性回收率为 84%～87%。动物平均总放射性回收率为 91%～94%。血浆中的放射性浓度（50%）比在全血中观察到的要低，这表明有放射性渗透到细胞部分

表 7-8　舒尼替尼一般毒理学研究结果总结

试 验 设 计	主 要 毒 性 结 果
SD 大鼠 6 个月重复给药及 8 周恢复期毒性试验 灌胃给药，每日一次，剂量：0、0.3、1.5、6 mg/kg（GLP）	高剂量引起贫血、胸腺淋巴样耗竭和骨髓。骨骺软骨（胸骨）增厚、畸形的胫骨表现为愈合的骨折、胰腺腺泡萎缩和脱粒、慢性进行性肾病。中剂量组也出现了慢性进行性肾病的早期改变 STD_{10}：6.0 mg/kg，NOAEL：0.3 mg/kg
食蟹猴 9 个月重复给药及 8 周恢复期毒性试验 灌胃给药，每日一次，剂量：0、0.3、1.5、6 mg/kg（GLP）	**死亡率**：高剂量组动物死亡 **脏器重量**：高剂量组动物肾上腺重量升高、脾脏和胸腺重量下降；中高剂量组雌性动物卵巢、子宫重量降低 **大体剖检**：高剂量组动物肾上腺肿大/变色，口腔溃疡，睾丸出血；中剂量组动物心/肺粘连 **组织病理学**：高剂量组出现肾上腺出血、色素沉积骨髓萎缩、胃肠道黏膜炎症肾脏色素沉积、炎症肝脏色素沉积、门脉肝细胞退变口腔溃疡/坏死性血管炎卵巢/输卵管/子宫/阴道：卵泡闭锁/萎缩胰腺：酶原颗粒减少/矿化 **NOAEL**：0.3 mg/kg

续　表

试 验 设 计	主 要 毒 性 结 果
雌性新西兰兔7天重复给药毒性试验 灌胃给药，每日一次，剂量：0、1、10、20 mg/kg（Non‑GLP）	**体重**：药物相关的体重下降（5%～7%） **摄食量**：高剂量组动物的摄食量下降36%～65% **大体剖检**：仅限于高剂量组动物出现的黄斑病变

生殖毒性试验：大鼠生育力与早期胚胎发育试验观察到死亡胚胎数量增加。大鼠胚胎-胎仔发育毒性试验到活胎数量减少、胎仔损失，胎仔体重下降、骨骼畸形、骨化减少、唇裂、腭裂等生殖和发育毒性。

7.3.4　索拉非尼

索拉非尼是 FDA 批准上市的口服给药的 VEGFR1/2/3、PDGFR、FLT3 的小分子 TKI。非临床药代动力学主要在小鼠、大鼠和犬上进行，大鼠和犬为最相关种属。临床前主要在大鼠和犬上进行安全性评价。非临床药代动力学及毒理学研究结果总结见表 7‑9 和表 7‑10。

表 7‑9　索拉非尼药代动力学研究总结

试验类型	试 验 名 称	主要发现/结论
吸收	CD‑1 小鼠、Wistar 大鼠、犬 PK 研究	游离碱单次口服给药 CD‑1 小鼠、Wistar 大鼠、犬，利用度分别为 92%、80%、68%；未改变化合物的生物利用度，在 CD‑1 小鼠、Wistar 大鼠、犬中分别为 80%、80%、60%
分布	蛋白结合研究	游离于血浆蛋白的比例在人、大鼠和小鼠中约为 0.5%，犬中约为 0.9%，在兔中约为 2.0%；白蛋白被鉴定为人血浆中重要的结合成分
	泌乳大鼠分布研究	在乳汁中检测到明显的放射性，提示乳汁分泌索拉非尼和/或其代谢物
	大鼠组织分布研究	Wistar 大鼠中，分布于所有器官和组织。在大脑、胎盘和胎仔中也检测到放射性，这表明索拉非尼和/或其代谢物能够通过血脑和胎盘屏障。生殖器官均检出放射性。分布无性别差异。在未妊娠的大鼠中，肾上腺皮质、胃肠道/胆管、肝脏、胰腺和哈德氏腺检测到最高水平的放射性。7 天后仍可在大肠、肝脏、肾脏和椎间盘中检测到放射性。消除缓慢
代谢	体内外代谢研究	对 CYP 主要亚型（CYP1A2 和 3A4）无诱导作用；通过 CYP3A4 和 UGTIA9 途径代谢；通过 UGTIAI 和 UGTIA9 途径抑制葡萄糖醛酸化；对 CYPs 2B6、2C8 和 2C9 有抑制作用；在体内，口服给药后，索拉非尼是大鼠、狗和人血浆中的主要成分；是大鼠粪便提取物的主要成分
排泄	大鼠、犬排泄研究	在大鼠和犬的排泄主要通过胆道/粪便途径；索拉非尼和/或其代谢物可排泄到乳汁中

表 7‑10　索拉非尼一般毒理学研究结果总结

试 验 设 计	主 要 毒 性 结 果
SD 大鼠 7 天重复给药毒性试验 灌胃给药，每日一次，剂量：0、25、125、250 mg/kg （Non‑GLP）	**临床病理**：所有给药组动物的 RBC↓、HGB↓、HCT↓、ALT↑、AST↑、ALK↑ **组织病理**：肝脏：给药组肝细胞核肿大发生率增加和肝细胞凋亡；肾脏：所有治疗组动物的肾和肾小管扩张和蛋白/透明管型发生率增加；脾脏：所有给药组动物脾脏凝血/充血变性发生率增加；骨髓：所有给药组动物股骨骨髓腔内造血细胞的剂量依赖性变性
SD 大鼠 28 天重复给药及 28 天恢复期毒性试验 灌胃给药，每日一次，剂量：0、1、5、25、125 mg/kg （GLP）	**大体剖检**：在高剂量下，消化道、肾脏和肾上腺发生变化 **组织病理学**：肝脏、胰腺、十二指肠和肾脏发生再生改变。对骨髓、脾脏、淋巴结、胸腺和舌头的细胞毒性作用。在牙齿上有发现（颌骨牙本质/成釉细胞变性和骨质增生/骨溶解）和股骨近端生长板，睾丸严重退化，舌头上的肥大细胞的数量显著减少，以及在门牙上退化。此外，高剂量组中，骨溶解和/或骨营养不良。股骨生长板增厚现象，生长板下骨形成增加，观察到异常形成或龃裂
SD 大鼠 13 周重复给药毒性试验 灌胃给药，每日一次，剂量：0、1、5、25 mg/kg （GLP）	**死亡率**：中高剂量组雄雌动物死亡 **临床病理**：中剂量组雌性动物 WBC↓，雄性动物 HGB↑、HCT↑、RBC↑、ALT↑、AST↑、TGC↑、CHO↑、TP↓、ALB↓、Glu↓、Na↑、Cl↑和 N↑，仅雌性动物 Ca↓ **组织病理**：肾上腺（出血和全坏死）、骨骼（生长板增厚）、肝脏（色素沉着单个细胞坏死）、肾脏（肾病）、卵巢（卵泡发育受阻）、甲状旁腺（纤维化）、脾脏（淋巴样耗损）、和牙齿（门牙发育不良‑牙本质层未形成）
SD 大鼠 6 个月重复给药及 191 天恢复期毒性试验 灌胃给药，每日一次，剂量：0、0.1、1.0、2.5 mg/kg （GLP）	**死亡率**：所有组出现死亡，高剂量组最明显 **临床病理**：中高剂量组动物 BW↓；高剂量组动物 PLT↓，高剂量组动物 ALT↑、AST↑、ALP↑ 中高剂量组出现肾毒性 中高剂量组牙齿和骨骼变化：牙本质变性、颌骨骨营养不良和胸骨脂肪置换
比格犬 7 天重复给药毒性试验 灌胃给药，每日两次，剂量：0、30、60、60 mg/kg （Non‑GLP）	**临床症状**：中高剂量组轻微至中度震颤、呕吐、活动减少、食欲下降和发声增加 **临床病理学**：中高剂量组动物 WBC↑，所有剂量 PLT↑，中剂量组髓系红系比值增加，AST↑、ALT↑、ALP↑ **组织病理学**：各组胃肠道、肝脏、肠系膜淋巴结、胸腺、骨髓和睾丸出现病变
比格犬 4 周重复给药及 4 周恢复期毒性试验 灌胃给药，每日一次，剂量：0、10、30、60 mg/kg （GLP）	**临床症状**：给药组血便，高剂量组一只雄性动物活动减少 **体重**：治疗组的平均体重增加减少 **临床病理**：AST↑、ALT↑ **大体剖检**：高剂量组动物肝脏出现与棕色或黄色变色 **组织病理学**：高剂量组生长板改变旁肝、胃、骨髓出现相关变化。所有组牙本质成分的剂量依赖性改变
比格犬 13 周重复给药毒性试验 灌胃给药，每日一次，剂量：0、10、30、60 mg/kg （GLP）	**组织病理学**：肝脏表现为轻度至中度胆管增生和轻度至轻度门脉周围纤维化。肾脏的其他组织病理改变（嗜碱性小管增多、蛋白样管型、肾小球病变；肾小管和/或肾小球 PAS 阳性反应增加）、淋巴网/造血系统（胸腺和脾脏萎缩、脾脏造血和卵泡周围粒细胞浸润增加、扁桃体淋巴滤泡坏死、回肠淋巴滤泡萎缩、胸骨和骨髓圆筒中粒细胞数量增加）、牙齿（牙本质成分改变）、大肠（杯状细胞数量增加），皮肤（脱发/毛囊退化）
比格犬 52 周重复给药毒性试验 灌胃给药，每日一次，剂量：0、3、10、30、60 mg/kg （GLP）	**死亡率**：高剂量组动物出现死亡 **临床症状**：皮肤：身上有脓疱、红/蓝皮肤、毛囊炎、化脓性心肌炎、肾炎、脓毒血症有黏膜覆盖的结膜炎 **临床病理**：PT↑、aPTT↑、T3↓和 T4↓，TSH↑、AST↑、ALT↑、ALP↑、GLDH↑、GGT↑、ALB↓、CK↑、PLT↑

续 表

试 验 设 计	主 要 毒 性 结 果
	组织病理学：从低剂量组开始的肾脏(肾小球病、肾小管扩张和色素沉积减少)，脾(铁沉积)，骨髓(低细胞和脂肪升高)，从低剂量开始，股骨：2 只死亡动物骨骺不完全闭合。雄性生殖系统(少精子症)，高剂量组出现的肾上腺(单细胞坏死)，2 只死亡动物牙齿(牙本质改变)。淋巴组织(衰竭、萎缩、坏死)，主要见于计划外死亡。胃肠道：炎症、出血、腺体扩张，肝脏：肝硬化、胆管增生
雌性比格犬 4 周重复给药毒性试验 灌胃给药，每日一次，剂量：0、60 mg/kg (GLP)	**毒性变化**：造血系统，骨髓(低细胞增生和骨髓脂肪升高)，肝脏(脂肪变性)和甲状腺(胶体空泡化)。在牙齿和股骨上没有发现任何影响 **靶器官**：造血系统、骨髓、肝脏和甲状腺

除了一般毒性研究，还进行了安全药理试验、遗传毒性试验和生殖毒性试验，其结果总结如下。

安全药理试验：hERG 试验结果显示索拉非尼对钾离子通道无显著影响。心血管系统和呼吸系统的安全药理试验是在比格犬中进行，试验结果显示无药物相关的有害作用。神经系统的安全药理试验是在大鼠中展开，试验结果显示无药物相关的有害作用。

遗传毒性试验：Ames 试验、中国仓鼠 V79 细胞染色体畸变试验和小鼠外周血微核试验的结果都是阴性，显示索拉非尼无遗传毒性。

生殖毒性试验：大鼠胚胎-胎仔发育毒性试验和兔胚胎-胎仔发育毒性试验观察到胎仔、胎盘重量降低、胎盘坏死、胎仔畸形、胎仔骨骼畸形，显示索拉非尼有生殖毒性。

7.3.5 培唑帕尼

培唑帕尼是 FDA 批准上市的口服给药的 VEGFR1/2/3、PDGFR - α,β、c - kit 的小分子 TKI。非临床药代动力学主要在大鼠、犬和猴上进行，大鼠和猴为最相关种属。临床前主要在大鼠和猴上进行安全性评价。非临床药代动力学及毒理学研究结果总结见表 7 - 11 和表 7 - 12。

除了一般毒性研究，还进行了安全药理试验、遗传毒性试验和生殖毒性试验，其结果总结如下。

安全药理试验：hERG 试验结果显示培唑帕尼对 hERG 通道功能没有显著影响。心血管系统的安全药理试验在食蟹猴和大鼠中展开。食蟹猴试验中观察到心率下降、平均动脉压升高，但 QTc 无明显变化。大鼠的心血管系统试验中也观察到轻微的心率下降。呼吸系统和神经系统的安全药理试验分别在大鼠中进行，试验结果未观察到药物相关的有害变化。

遗传毒性试验：Ames 试验、人外周血染色体畸变试验(GLP)和大鼠骨髓微核试验的结果都是阴性，显示培唑帕尼无遗传毒性。

表 7‑11　培唑帕尼药代动力学研究总结

试验类型	试 验 名 称	主要发现/结论
吸收	雄性大鼠、犬、猴 PK 研究	培唑帕尼二盐酸盐静脉给药后,3 种动物的血浆清除率均较低,$T_{1/2}$ 为 2.2(犬)~4.7 h(猴)。大鼠、犬和猴体内,分布体积分别约为 70%、50%和 40%。口服生物利用度在大鼠(72%)、犬(47%)和猴子(49%或 53%)中处于中等至较高水平。与口服给药相比,静脉给药 AUC 更高
	雄性大鼠、猴 PK 研究	培唑帕尼单盐酸盐口服给药后,没有显著改变全身暴露。口服单盐酸或双盐酸形式的培唑帕尼对猴子暴露水平没有影响。连续 7 天给药,其代谢物在小鼠全身暴露(AUC 和 C_{max})没有显著变化
分布	血浆蛋白结合研究	与血浆蛋白高度结合。在小鼠、大鼠、犬、猴子和人中,药物在所有测试浓度下与蛋白质结合率高于 99%
	大鼠体内分布研究	广泛分布于雌雄大鼠体内,与产生黑色素的细胞有较强的相关性,尤其是在葡萄膜上。其他高浓度的器官包括脑膜、皮肤和肝脏
代谢	体外肝细胞和肝微粒体代谢产物研究(^{14}C)	小鼠、大鼠、兔、犬、猴和人的肝细胞和肝微粒体中,甲基单氧化、双氧化和羧酸氧化是主要代谢途径;未检测到人类特异性的代谢物;代谢谱相近
	体内代谢产物研究(^{14}C)	小鼠、大鼠、猴和人血浆中的主要放射标记成分没有变化
排泄	大鼠、猴排泄研究	培唑帕尼及其代谢物的主要排泄途径为粪便
药代动力学药物相互作用	代谢酶、转运体研究	在对人肝微粒体的研究中,对细胞色素 P450 酶 1A2、2B6、2C8、2C9、2C19、2D6、2E1 和 3A4 表现出中等到显著的抑制作用;培唑帕尼的氧化代谢主要由 CYP3A4 介导,少量由 CYP1A2 和 CYP2C8 参与;在体外可直接抑制 UGT1A1;也是 OATP1B1 的抑制剂

表 7‑12　培唑帕尼一般毒理学研究结果总结

试 验 设 计	主 要 毒 性 结 果
SD 大鼠单次给药毒性试验 灌胃给药,剂量:1.1、5.4 mg/kg（GLP）	全身暴露（AUC）与剂量的增加成比例增加。剂量增加 4.9 倍时,雄性和雌性大鼠的平均 AUC 值增加约 4.1 倍 最高剂量时,平均 C_{max} 值为 102 μg/mL,平均 AUC_{0-24} 值为 242 μg
比格犬单次给药毒性试验 灌胃给药,剂量:150、450 mg/kg（Non‑GLP）	无动物死亡和药物相关变化
CD‑1 小鼠 13 周重复给药毒性试验 灌胃给药,每日一次,剂量:0、100、300、1 000 mg/kg（GLP）	临床病理学:中高剂量组雌雄动物 WBC↑、NEUT↑、LYMPH↑、ESO↑和 MONO↑。仅在中高剂量组雄性动物 ALT↑,AST↑ 中高剂量组动物其他靶器官包括手指(雄性)、牙齿(下门牙)、股骨和小肠(仅高剂量) 主要毒性靶器官包括:肾脏、肝脏、牙齿(门牙)、脾脏和卵巢

续　表

试　验　设　计	主　要　毒　性　结　果
SD 大鼠 28 天重复给药及 10 周恢复期毒性试验 灌胃给药，每日一次，剂量：10、30、300 mg/kg (GLP)	**临床症状：**高剂量组动物出现牙齿断裂/缺失、牙齿出现条纹、牙龈周围出现红色区域、下牙龈肿胀、错颌需要修剪牙齿、指甲短 **体重 & 摄食量：**高剂量组动物体重下降、摄食量下降 **大体剖检：**所有剂量的牙齿（门牙伸长和苍白变色）和爪子（后肢/前肢指甲短） **组织病理学：**高剂量组动物牙本质变性/变薄、搪瓷变性/变薄、成釉细胞和成牙本质细胞的萎缩、牙髓坏死、门牙牙周水肿
SD 大鼠 13 周重复给药毒性试验 灌胃给药，每日一次，剂量：0、3、30、300 mg/kg (GLP)	**临床症状：**中高剂量组动物牙齿（门牙）生长过度、松动、破碎、脱落、苍白和/或斑纹、切牙再生、长指甲、缺失指甲和/或断指甲 **体重 & 摄食量：**给药组体重摄食量下降 **组织病理学：**中高剂量组动物牙齿（牙本质厚度减少和变性、成牙本质细胞和成釉细胞层萎缩/坏死、牙髓坏死、切牙牙槽边缘反应性骨、牙龈水肿、牙髓急性炎症、骨折）、股骨和/或胸骨（生长板肥大，胸骨仅高剂量观察到）、骨骼（软骨样改变）、骨髓（细胞少）、肾上腺（皮质肥大）、垂体（嗜碱性细胞肥大）和肾脏（肾小管变性/再生和慢性进行性肾病）。肠系膜淋巴结在中高剂量下也出现窦性组织细胞增多、组织细胞灶和淋巴管扩张。高剂量组的毒性其他靶器官包括：肾上腺（坏死、血管扩张），睾丸（萎缩/变性、睾丸炎症）、附睾（严重低精子症）、十二指肠（布伦纳氏腺炎症和布伦纳氏腺扩张）、黏膜肥厚、黏膜侵蚀/溃疡、浆膜炎症伴十二指肠扩张（尸检）、喉部和气管（白细胞减少）
SD 大鼠 26 周重复给药毒性试验 灌胃给药，每日一次，剂量：0、3、30、300 mg/kg (GLP)	**死亡率：**高剂量下产生严重的毒性和死亡 **体重 & 摄食量：**中高剂量组降低 中高剂量组动物的主要毒性靶器官包括股骨、胸骨、股骨和胸骨骨髓、门牙（下颌骨和上颌）、肾脏、气管、肾上腺皮质、垂体、睾丸和卵巢 高剂量组毒性的其他靶器官包括胰腺、十二指肠、空肠、肠系膜淋巴结和附睾
食蟹猴 52 周重复给药毒性试验 灌胃给药，每日一次，剂量：0、5、50、500 mg/kg (GLP)	**死亡率：**高剂量组 1 只雄性死亡 高剂量组毒性的主要靶器官包括十二指肠、空肠和肠系膜淋巴结 低中剂量组毒性的靶器官包括卵巢和子宫

生殖毒性试验：大鼠生育力与早期胚胎发育试验观察到雌性大鼠体重增加减少、植入吸收 100%，雌性吸收增加、胎仔体重减少、发生严重畸形，雄性大鼠的精子浓度和活力呈剂量依赖性下降、生殖器官重量下降、体重下降。大鼠胚胎-胎仔发育毒性试验观察到动物着床后损失增加，导致活产指数下降，胎仔骨化有差异，尤其是胸椎。上述生殖毒性试验显示培唑帕尼有生殖毒性。

7.3.6　阿昔替尼

阿昔替尼是 FDA 批准上市的口服给药的 VEGFR1/2/3、PDGFRβ、c‑Kit 的小分子 TKI。小鼠和犬为最相关种属。临床前主要在小鼠和犬上进行安全性评价。非临床药代动力学及毒理学研究结果总结见表 7‑13 和表 7‑14。

表 7‑13　阿昔替尼药代动力学研究总结

试验类型	试　验　名　称	试　验　结　果
吸收	Wistar 大鼠次口服给药 PK 研究	单低剂量和中剂量之间形成剂量成比例的暴露；高剂量暴露在高剂量和低剂量组之间更高，表明潜在的抑制或饱和消除途径或增加吸收；$T_{1/2}$ 为 1～4 h

表 7‑14　阿昔替尼一般毒理学研究结果总结

试 验 设 计	主 要 毒 性 结 果
小鼠单次给药毒性试验 灌胃给药,剂量:2 000 mg/kg (GLP)	**NOEL:**2 000 mg/kg
犬单次给药毒性试验 灌胃给药,剂量:0、500、1 000、2 000 mg/kg (Non‑GLP)	**临床症状:**低剂量组 1 只雄性动物粪便异常 高剂量组动物出现呕吐、黏液状和粪便颜色异常 **MTD:**2 000 mg/kg
小鼠 14 天重复给药毒性试验 灌胃给药,每日两次,剂量:0、25、125、250 mg/kg (GLP)	**死亡率:**所有组共 5 只雄鼠和 12 只雌鼠死亡 **临床症状:**活动减退、被毛粗糙、卧位和/或驼背、呼吸困难或可听见、接触冷、鼻分泌物红色和腋窝肿胀(死亡动物) **临床病理:**高剂量雌性 RBC↓、HGB↓、HCT↓ **器官重量:**高剂量组动物胸腺、睾丸/附睾重量下降 **大体剖检:**食道穿孔
小鼠 28 天重复给药毒性试验 灌胃给药,每日两次,剂量:0、5、15、125 mg/kg (GLP)	**临床症状:**高剂量组肛门周围的皮毛变黄 **体重:**高剂量组降低 **临床病理:**高剂量组 ALP↑ **器官重量:**高剂量组动物睾丸/附睾、胸腺重量下降 中高剂量组动物观察到股骨中的骺软骨(生长板)增厚,细胞成熟区的肥大软骨细胞
小鼠 26 周重复给药及 4 周恢复期毒性试验 灌胃给药,每日两次,剂量:0、5、15、50、125 mg/kg (GLP)	**临床症状:**高剂量组及最高剂量组动物错牙合、断牙和/或缺牙、健康状况不佳、活动减退、驼背、消瘦和/或被毛粗糙 **大体剖检:**剂量相关的断门牙,高剂量动物的软睾丸和子宫变小 **脏器重量:**中、高剂量动物脾脏、睾丸和子宫重量降低 **STD$_{10}$:**30 mg/kg
犬 14 天重复给药毒性试验 灌胃给药,每日两次,剂量:0、12.5、25、75 mg/kg(第 1~9 天);0、25、50、150 mg/kg(第 10~14 天) (GLP)	**死亡率:**高剂量组 1 只雌性 14 天死亡 **临床症状:**高剂量组动物消瘦、萎靡、脱水、牙龈发红 **摄食量:**高剂量组动物摄食量降低(雄性:降低 19%~29%雌性:24%~44%) **临床病理:**高剂量组动物 RET↓
犬 28 天重复给药毒性试验 灌胃给药,每日两次,剂量:0、5、10、50 mg/kg(GLP)	**死亡率:**高剂量组 8 只动物中的 6 只死亡(4 雄 2 雌) **临床症状:**低中剂量组动物粪便异常,口腔黏膜充血。高剂量组动物脱水,外表消瘦,缺乏活力,粪便异常,口腔黏膜充血和/或溃疡。高剂量组 1 名雌性在第 13 天出现心动过速(心率＝180 次/分),1 名雄性在第 17 天出现心动过缓(心率＝56 次/分) **器官重量:**高剂量组雌性动物胸腺重量降低(↓67%) **大体剖检:**高剂量组动物胃、空肠、盲肠和结肠观察到黑色黏膜 **组织病理学:**高剂量组雄性骨髓(股骨)细胞和生精小管多核细胞变少。低中高剂量组雌性延迟性成熟,卵巢存在小卵泡和黄体缺失,子宫和乳腺功能缺失
犬 26 周重复给药及 4 周恢复期毒性试验 灌胃给药,每日两次,剂量:0、0.5、1.5、3.0、5.0 mg/kg (GLP)	**死亡率:**最高剂量组两只雌性和一只雄性动物死亡 **临床症状:**最高剂量组动物粪便异常(液体、黏液样粪便) **体重:**最高剂量组动物体重降低 **组织病理学:**胸腺淋巴样萎缩

续　表

试　验　设　计	主　要　毒　性　结　果
犬 9 个月重复给药及 8 周恢复期毒性试验 灌胃给药，每日两次，剂量：0、0.5、1.5、3 mg/kg （GLP）	**临床症状**：剂量相关类便异常（无类便、液体、黏液和非成形类便、颜色异常） **器官重量**：中高剂量组剂量相关的睾丸重量下降 **NOAEL**：0.5 mg/kg **TK**：轻度蓄积

除了一般毒性研究，还进行了安全药理试验、遗传毒性试验和生殖毒性试验，其结果总结如下。

安全药理试验：hERG 试验结果显示阿昔替尼对 hERG 通道功能没有显著影响。心血管系统的安全药理试验是在比格犬中展开，试验未观察到阿昔替尼对心脏功能的影响。呼吸系统和神经系统的安全药理试验分别在大鼠中展开，试验结果未观察到药物相关的毒性作用。

遗传毒性试验：人淋巴细胞染色体畸变试验和小鼠骨髓微核试验的结果都是阴性，显示阿昔替尼无遗传毒性。

生殖毒性试验：大鼠生育力与早期胚胎发育试验观察到雌性鼠合笼时间增加了，生育能力下降了，而雄性鼠的睾丸重量和精子密度降低，附睾尾精子数减少。小鼠胚胎-胎仔发育毒性试验观察到胚胎植入吸收，出现胚胎畸形。兔的胚胎-胎仔发育毒性试验出现动物死亡，动物有发生完全胚胎植入后脱落，结果显示阿昔替尼有生殖和发育毒性。

7.4　临床安全性

本节主要对靶向 VEGR 或 VEGFR 的代表性药物的临床安全性进行汇总分析，数据来源主要是这些药物在 FDA 获批的说明书和已发表的相关文献。

7.4.1　贝伐珠单抗

贝伐珠单抗在 FDA 获批的原始说明书中披露的信息表明，其警告和注意事项主要包括胃肠道穿孔和瘘管形成、伤口愈合并发症和出血。大多数穿孔发生在第一次给药后 50 天内，瘘管发生在第一次用药后的 6 个月内，对于发生胃肠道穿孔的患者，应永远停用贝伐珠单抗。一项不包含 28 天内有重大手术、转移性结直肠癌及有严重和致命并发症的临床对照研究表明，接受贝伐珠单抗治疗的患者伤口愈合并发症的发生率为 15%，未接受贝伐珠单抗的患者则为 4%；在一项针对复发或复发性胶质母细胞瘤患者的对照临床研究中，接受贝伐珠单抗治疗的患者伤口愈合并发症的发生率为 5%，对照组则为 0.7%。贝伐珠单抗对伤口愈合的影响表现在接受治疗的患者的出血发生率比仅接受化疗的患者高 5 倍，3～5 级出血事件的发生率为 0.4%～7%。

贝伐珠单抗的安全性已经在 4 463 名患者的临床试验中进行了评价,其中包括转移性结直肠癌(AVF2107g,E3200)、非鳞状非小细胞肺癌(E4599)、多形性胶质母细胞瘤(EORTC 26101)、转移性肾细胞癌(BO17705)、宫颈癌(GOG-0240)、上皮性卵巢癌、输卵管癌或原发性腹膜癌(MO22224、AVF4095、GOG-0213 和 GOG-0218)或肝细胞性肝癌(IMbravel50)。

其中,GOG-0240 多中心研究评估了其临床安全性。218 例贝伐珠单抗联合化疗与222 例单独化疗患者的 3～4 级不良反应发生率较高(≥2%),表现为:腹痛(12% vs. 10%)、高血压(11% vs. 0.5%)、血栓(8% vs. 3%)、肛瘘(4% vs. 0%)、直肠疼痛(3% vs. 0%)、脱水(4% vs. 0.5%)、中性粒细胞减少(8% vs. 4%)、淋巴细胞减少(6% vs. 3%)、背部疼痛(6% vs. 3%)、骨盆疼痛(6% vs. 1%)等。

贝伐珠单抗联合阿替利珠单抗的安全性在 IMbravel50 试验中进行了评估,4.6% 的患者发生了致命的不良反应。最常见的致死不良反应是消化道和食管静脉曲张出血(1.2%)以及感染(1.2%)。38% 的患者发生了严重不良反应,最常见的(≥2%)为胃肠道出血(7%)、感染(6%)和发热(2.1%)。

7.4.2　雷莫西尤单抗

雷莫西尤单抗在 FDA 获批的原始说明书中披露的信息表明,雷莫西尤单抗主要不良反应为出血和胃肠道穿孔。临床研究表明,所有级别出血的发生率为 13%～55%。3～5级出血发生率为 2%～5%,所有 3～5 级胃肠道穿孔率为<1%～2%。

雷莫西尤单抗的临床安全性在 6 项研究进行了评估。

在雷莫西尤单抗联合紫杉醇(RAINBOW)试验中,至少接受雷莫西尤单抗 6 个月的患者的中位暴露时间为 18 周,共 93 例(327 例中占比 28%)。最常见的严重不良反应为中性粒细胞减少症(3.7%)和发热性中性粒细胞减少症(2.4%)。

在雷莫西尤单抗联合厄洛替尼(RELAY)临床试验中评估了雷莫西尤单抗的安全性,其中,最常见的严重不良反应是肺炎(3.2%)、蜂窝组织炎(1.8%)和气胸(1.8%),而最常见的不良反应(所有等级)有感染、高血压、口炎、蛋白尿、脱发和鼻出血,发生率≥30%,比安慰剂高 2% 以上。最常见的异常是丙氨酸转氨酶升高、天冬氨酸转氨酶升高、贫血、血小板减少和中性粒细胞减少,分别比安慰剂组高≥30% 和≥2%。

在雷莫西尤单抗联合多西他赛(REVEL)临床试验中,最常见的严重不良反应是发热性中性粒细胞减少(14%)、肺炎(6%)和中性粒细胞减少(5%),导致停用雷莫西尤单抗治疗的最常见不良反应为 IRR(0.5%)和鼻出血(0.3%)。对于非鳞状组织学患者,雷莫西尤单抗联合多西紫杉醇组总肺出血发生率为 7%,≥3 级肺出血发生率为 1%,而安慰剂组多西紫杉醇组总发生率为 6%,≥3 级肺出血发生率为 1%;对于鳞状组织学患者,雷莫西尤单抗联合多西他赛组总肺出血发生率为 10%,≥3 级肺出血发生率为 2%,而安慰剂联合多西他赛组总发生率为 12%,≥3 级肺出血发生率为 2%。雷莫西尤单抗联合多西他赛组因不良反应导致治疗中断的发生率为9%,高于多西他赛联合安慰剂组(5%)。在雷莫西尤单抗联合多西他赛治疗患者中观察到的最常见不良反应(所有级别)的发生率比多西他赛联合安慰剂高≥30%和≥2%,分别为中性粒细胞减少、疲劳/虚弱和口腔炎/黏膜炎症。

在RAISE临床试验中,雷莫西尤单抗与FOLFIRI合用最常见的严重不良反应为腹泻(3.6%)、肠梗阻(3.0%)和发热性中性粒细胞减少症(2.8%)。导致雷莫西尤单抗治疗停用的最常见不良反应为蛋白尿(1.5%)和胃肠道穿孔(1.7%)。在FOLFIRI治疗的雷莫西尤单抗患者中观察到的最常见不良反应(所有级别)是腹泻、中性粒细胞减少、食欲下降、鼻出血和口腔炎,发生率比FOLFIRI联合安慰剂组患者高≥30%和≥2%。

表7-15以主要的生理系统分类为主,对贝伐珠单抗和雷莫西尤单抗的临床安全性进行了总结和比较。

表7-15 VEGF(R)中和抗体临床研究毒性总结

	临床安全性	贝伐珠单抗	雷莫西尤单抗
警告和注意事项	造血和淋巴系统	无	无
	胃肠道	胃肠道穿孔和瘘管	胃肠道穿孔
	心血管系统	出血、动脉血栓栓塞、静脉血栓栓塞、高血压、可逆性后部脑病综合征、充血性心力衰竭	出血、动脉血栓栓塞、高血压、可逆性后部脑病综合征
	肝脏	无	既存肝损害恶化
	肺	无	无
	肾脏	肾损伤和蛋白尿	蛋白尿和肾病综合征
	胰腺	无	无
	生殖器官	卵巢衰竭、胚胎—胎仔毒性	胚胎—胎仔毒性
	其他脏器	手术和伤口愈合并发症、输注相关反应	伤口愈合受损、甲状腺功能障碍
常见临床不良反应	临床检查	↓: LYM、NE、PLT、HGB、WBC、Na、Ca、P、Mg; ↑: ALT、AST、ALP、Glu、K、BIL	↓: PLT、NE、ALB、Na、Ca
	不良反应	鼻衄、头痛、高血压、鼻炎、蛋白尿、味觉改变、皮肤干燥、出血、流泪障碍、背痛和剥脱性皮炎	疲乏、外周水肿、高血压、腹痛、食欲下降、蛋白尿、恶心和腹水

综上所述,受靶点影响,贝伐珠单抗作为重组的人源化单克隆抗体,可以选择性地与VEGF结合,通过使VEGF失去生物活性而减少肿瘤血管的生成;而雷莫西尤单抗作为重组IgG1单克隆抗体,通过与VEGFR2结合从而阻断VEGF与其受体的结合,来抑制

肿瘤新生血管的生成。

贝伐珠单抗单药治疗患者中观察到的发生率＞10％的最常见不良反应为鼻衄、头痛、高血压、鼻炎、蛋白尿、味觉改变、皮肤干燥、出血、流泪障碍、背痛和剥脱性皮炎[15]。雷莫西尤单抗单药治疗患者中观察到的最常见不良反应为高血压和腹泻[16]。贝伐珠单抗和雷莫西尤单抗均对胃肠道系统(可能使胃肠道穿孔)、心血管系统(可能造成出血、动脉血栓栓塞、高血压、可逆性后部脑病综合征)、肾脏有损伤,严重时可能导致停药,需根据患者临床情况进行使用。

7.4.3　Vandetanib

Vandetanib 在 FDA 获批的原始说明书中披露的信息表明,其黑框警告为 QT 间期延长、尖头扭转和猝死。对于低钙血症、低钾血症、低镁血症或长 QT 综合征患者,不得使用 Vandetanib。给药前需纠正患者低钙、低钾和/或低镁血症,同时定期监测电解质,避免服用已知会延长 QT 间期的药物。

在一项不可切除的局部晚期或转移性甲状腺髓样癌患者使用 300 mg Vandetanib(231例)或安慰剂(99 例)治疗的临床试验中,Vandetanib 最常见的药物不良反应(发生率≥20％,两组间差异≥5％)包括腹泻/结肠炎、皮疹、痤疮样皮炎、高血压、恶心、头痛、上呼吸道感染、食欲下降和腹痛。在 Vandetanib 治疗的患者中,109 例(47％)发生剂量中断,83例(36％)剂量减少。接受 Vandetanib 治疗的 231 例患者中有 28 例(12％)因出现不良反应导致研究治疗中断,而安慰剂治疗的 99 例患者中有 3 例(3.0％)出现不良反应导致永久停用。

7.4.4　索拉非尼

索拉非尼在 FDA 获批的原始说明书中披露的信息表明,其警告和注意事项主要包括心血管系统疾病、出血和高血压。

在 SHARP 研究中,接受索拉非尼治疗的患者心肌缺血/梗死的发生率为 2.7％,而接受安慰剂的患者为 1.3％;经索拉非尼治疗的患者与接受安慰剂治疗的患者的食管静脉曲张出血率(2.4％ vs. 4％)和任何部位致死性出血率(2.4％ vs. 4％)相似;高血压报告(9.4％ vs. 4.3％)。

在 TARGET 研究中,索拉非尼治疗组与安慰剂组相比,心肌缺血/梗死(2.9％ vs. 0.4％);出血率(15.3％ vs. 8.2％),其中 3 级和 4 级出血的发生率(2％和 0％ vs. 1.3％和 0.2％);高血压报告(16.9％ vs. 1.8％)。

在 DECISION 研究中,索拉非尼治疗组与安慰剂组相比,心肌缺血/梗死(1.9％ vs. 0);出血率(17.4％ vs. 9.6％);3 级出血率相似(1％ vs. 1.4％);高血压报告(40.6％ vs. 12.4％)。

在一项包含索拉非尼治疗的肝细胞癌(297 例)、晚期肾细胞癌(451 例)或分化型甲状腺癌(207 例)以及安慰剂作为对照研究的 955 例患者的临床试验中,HCC、RCC 或 DTC 患者最常见的不良反应(≥20%)为腹泻、疲劳、感染、脱发、手脚皮肤反应、皮疹、体重减轻、食欲下降、恶心、胃肠和腹痛、高血压和出血。

7.4.5 舒尼替尼

舒尼替尼在 FDA 获批的原始说明书中披露的信息表明,其黑框警告为肝毒性。舒尼替尼造成的肝毒性可能很严重,某些情况下甚至致命。患者需要监测肝功能并按建议中断、减少剂量或停用舒尼替尼。

临床试验中发生肝功能衰竭的患者<1%。肝功能衰竭包括黄疸、转氨酶升高和/或高胆红素血症,并伴有脑病、凝血功能障碍和/或肾功能衰竭。发生 3 级肝毒性,需要中断使用直到缓解至≤1 级或基线后再以低剂量恢复舒尼替尼的使用。对于 ALT 或 AST 患者,>2.5×正常上限(ULN)或>5×ULN 和肝转移的安全性尚未确定。

使用舒尼替尼可能发生心肌缺血、心肌梗死、心力衰竭、心肌病、左室射血分数(LVEF)下降至正常下限(包含死亡病例)。3%的患者出现心力衰竭,在 RCC 辅助治疗研究中,11 例患者出现 2 级射血分数下降(降低 10%~19%)。

7.4.6 阿昔替尼

阿昔替尼在 FDA 获批的原始说明书中披露的信息表明,其警告和注意事项主要包括高血压、动脉血栓栓塞和静脉血栓栓塞。

在一项使用阿昔替尼治疗肾细胞癌(RCC)患者的对照临床研究中,145/359 名接受阿昔替尼的患者(40%)和 103/355 名接受索拉非尼的患者(29%)报告了高血压。使用阿昔替尼 56/359 名患者(16%)和使用索拉非尼 39/355 例患者(11%)中,观察到 3/4 级高血压。阿昔替尼组中有 2/359(<1%)出现高血压危象,而索拉非尼组为 0。

在一项使用阿昔替尼治疗 RCC 患者的对照临床研究中,4/359 名接受阿昔替尼的患者(1%)和 4/355 名接受索拉非尼的患者(1%)出现 3/4 级动脉血栓栓塞。在接受阿昔替尼治疗的 359 例患者中(<1%)出现致死性脑血管事故,索拉非尼组为 0。阿昔替尼临床试验中,动脉血栓栓塞(包括短暂性缺血发病、脑血管意外、心肌梗死和视网膜动脉闭塞)占比 17/715(2%),2 例死于脑血管意外。如果在治疗期间发生动脉血栓栓塞,应永久停用阿昔替尼。

在一项使用阿昔替尼治疗 RCC 患者的对照临床研究中,11/359 名接受阿昔替尼的患者(3%)和 2/355 名接受索拉非尼的患者(1%)出现静脉血栓栓塞。在接受阿昔替尼治疗的 9/359 例(3%)患者(包括肺栓塞、深静脉血栓形成、视网膜静脉阻塞和视网膜静脉血栓形成)和 2/355 例(1%)接受索拉非尼治疗的患者中,出现 3/4 级静脉血栓栓塞。在接受阿昔替尼治疗的 359 例患者中(<1%)出现致死性肺栓塞,而索拉非尼组为 0。

在 434 例患者使用阿昔替尼联合阿维单抗的临床试验中,1.8%的患者发生致命不良反应。其中包括心源性猝死(1.2%)、中风(0.2%)、心肌炎(0.2%)和坏死性胰腺炎

(0.2%),35% 的患者发生严重不良反应,包括腹泻(2.5%)、呼吸困难(1.8%)、肝毒性(1.8%),静脉血栓栓塞性疾病(1.6%),急性肾损伤(1.4%)和肺炎(1.2%)。

在 429 例患者使用阿昔替尼联合帕博利珠单抗的研究数据中,3.3% 的患者发生致命不良反应。其中心脏骤停 3 例,肺栓塞 2 例,心力衰竭、不明原因死亡、重症肌无力、心肌炎、傅氏坏疽、浆细胞骨髓瘤、胸腔积液、肺炎、呼吸衰竭各 1 例;40% 的患者发生严重不良反应,包括肝毒性(7%)、腹泻(4.2%)、急性肾损伤(2.3%)、脱水(1%)和肺炎(1%)。

7.4.7　仑伐替尼

仑伐替尼在 FDA 获批的原始说明书中披露的信息表明,其警告和注意事项主要包括高血压和心脏功能障碍。

在 SELECT 临床试验中,44% 的患者发生 3 级高血压,4 级高血压发生率<1%,而 REFLECT 组为 24%,无 4 级高血压报道。

仑伐替尼可导致严重和致命的心功能障碍。在 799 例分化型甲状腺癌(DTC)、肾细胞癌(RCC)或肝细胞癌(HCC)患者的临床试验中,3% 使用仑伐替尼的患者出现了 3 级或以上心功能障碍(包括心肌病、左或右心室功能障碍、充血性心力衰竭、心力衰竭、室性运动减退或左右心室射血分数比基线下降 20% 以上)。

在仑伐替尼联合帕博利珠单抗的临床试验中,4.7% 的患者发生了致命不良反应,其中包括 2 例肺炎;50% 的患者发生严重不良反应,26% 的患者因不良反应而停药。

7.4.8　Tivozanib

Tivozanib 在 FDA 获批的原始说明书中披露的信息表明,其警告和注意事项主要包括高血压和高血压危象、心力衰竭、心脏缺血和动脉血栓栓塞。

开始使用 Tivozanib 前需要控制血压。在使用 Tivozanib 治疗的患者中有 45% 发生高血压,其中 22% 的患者≥3 级。临床研究表明,Tivozanib 会导致严重,有时致命的心衰。其发生率为 1.6%,其中,2~3 级心衰占比 1%,0.6% 的心衰致命。患者的心肌缺血发生率为 3.2%,其中 1.5%≥3 级,0.4% 致命。

在 TIVO-3 和其他 5 项单药治疗研究中,1 008 名晚期肾细胞癌(RCC)患者中的 52% 治疗时间为 6 个月或更长,34% 的患者使用时间超过一年。在 TIVO-3 临床试验中,45% 接受 Tivozanib 的患者发生严重不良反应,包括出血(3.5%)和静脉血栓栓塞(3.5%)。动脉血栓栓塞(2.9%),急性肾损伤(2.3%)和肝胆疾病(2.3%);8% 的患者发生了致命不良反应,包括肺炎(1.7%)、肝胆功能障碍(1.2%)、呼吸衰竭(1.2%)、心肌梗死(0.6%)、脑血管意外(0.6%)和硬膜下血肿(0.6%)。

7.4.9　培唑帕尼

培唑帕尼在 FDA 获批的原始说明书中披露的信息表明,其黑框警告为在临床试验中观察到严重和致命的肝毒性。使用时需要监测肝功能，并按建议中断、减少或停止给药。

在随机 STS 试验(VEG110727)接受培唑帕尼的 240 例患者中，18%的患者发生了ALT＞3×ULN，5%的患者发生了 ALT＞8×ULN。1 名患者死于肝衰竭。培唑帕尼与辛伐他汀联用会增加 ALT 升高的风险。在 COMPARZ 临床研究中，接受本品治疗的362 例患者中有 13%发生心肌功能障碍，0.5%的患者发生充血性心力衰竭。根据心功能不全的严重程度可停用或永久停用培唑帕尼。

临床试验表明，977 例接受培唑帕尼单药治疗的患者的中位治疗持续时间为 7.4 个月(0.1～27.6 个月)，其中 586 例患者中最常见的不良反应(≥20%)为腹泻、高血压、头发颜色改变、恶心、疲劳、厌食和呕吐。382 例接受本品单药治疗的晚期软组织肉瘤患者的中位治疗持续时间为 3.6 个月(范围：0～53)。

表 7-16 以主要的生理系统分类为主，对 7 款药物的临床安全性进行了总结和比较。

7.5 靶点安全性综合分析

7.5.1 非临床和临床安全性关联分析

1. 2 款 VEGFR 中和抗体非临床和临床安全性关联

贝伐珠单抗非临床中观察到的肾小球肾炎与临床注意事项中肾损伤和蛋白尿一致。贝伐珠单抗中常见的与 VEGFR 通路阻断相关的出血、动脉血栓栓塞、静脉血栓栓塞、高血压、可逆性后部脑病综合征、充血性心力衰竭以及伤口愈合能力受损等不良事件在非临床动物中无相关毒性体现。非临床毒理研究结果提示临床中需要警示药物可能会导致胎仔毒性。具体结果见表 7-17。

雷莫西尤单抗非临床毒理研究中观察到的胃肠道各部分的炎症、肝脏轻微的慢性炎症、中度至重度肾小球肾炎，肾脏轻微的慢性炎症，伤口愈合能力降低与临床中观察到的胃肠道穿孔、肝损伤、蛋白尿、肾病综合征、受伤愈合受损不良事件一致。而与贝伐珠单抗相似的出血、动脉血栓栓塞、高血压、可逆性后部脑病综合征等不良事件在非临床动物中无相关毒性体现。非临床毒理研究结果提示临床中需要警示药物可能会导致胎仔毒性。具体结果见表 7-17。

2. 4 款 VEGFR 血管生成小分子抑制剂(TKI)非临床和临床安全性关联

索拉非尼非临床试验中观察到的胃肠道病变(炎症、出血、腺体扩张)、化脓性心肌炎、肝毒性(肝细胞核肿大、肝细胞凋亡、肝细胞坏死、纤维化、肝硬化、胆管增生)等与临床不良反应中胃肠道穿孔、心肌缺血/梗死、充血性心力衰竭、出血、高血压、QT 间期延长、药物性肝损伤、转氨酶升高等相一致。在非临床试验中可见较多肾毒性反应(肾小管扩张和蛋白/透明、肾小球病变、肾小管和/或肾小球 PAS 阳性反应增加)，而临床试验中未见相关毒性。另外，临床试验可见伤口愈合受损、甲状腺功能减退，非临床试验中未见相关毒性，为 VEGFR 阻断常见毒性作用。非临床毒理研究结果提示临床中需要警示药物可能会导致胎仔毒性。具体结果见表 7-18。

表 7-16　7款 VEGF(R)血管生成抑制剂(小分子 TKI)临床研究毒性总结

临床安全性		索拉非尼	舒尼替尼	Vandetanib	培唑帕尼	阿昔替尼	仑伐替尼	Tivozanib
警告和注意事项	造血和淋巴系统	无	无	无	无	无	无	无
	胃肠道	胃肠道穿孔	无	腹泻	致命性出血事件、胃肠穿孔或瘘管	胃肠道穿孔和瘘管形成	腹泻、瘘管形成和胃肠道穿孔	无
	心血管系统	心肌缺血/梗死、充血性心力衰竭、出血、高血压、QT间期延长	左心室功能障碍、QT间期延长和尖端扭转型室性心动过速、高血压	**QT间期延长、尖端扭转型室性心动过速**　缺血性脑血管事件、出血、心力衰竭、高血压、可逆性后部白质脑病综合征	观察到高血压、QT间期延长和尖端扭转、动脉血栓事件	高血压和高血压危象、动脉血栓栓塞、出血、心力衰竭、可逆性后部白质脑病综合征	高血压、心脏功能障碍、动脉血栓栓塞、QT间期延长、低钙血症、可逆性后部白质脑病综合征	高血压和高血压危象、心力衰竭、心肌血栓栓塞、静脉血栓栓塞、出血、可逆性后部白质脑病综合征
	肝脏	药物性肝损伤、转氨酶升高	**严重和致命的肝毒性**	肝损害	**严重和致命的肝毒性**　血清转氨酶水平和胆红素升高	肝毒性	肝毒性	无
	肺	无	无	间质性肺病	无	无	无	无
	肾脏	无	无	肾衰竭	蛋白尿	蛋白尿	肾衰竭或肾损害、蛋白尿	蛋白尿
	胰腺	无	无	无	无	无	无	无
	生殖器官	胚胎胎仔毒性	未开展相关临床研究	胚胎胎仔毒性	胚胎胎仔毒性	胚胎胎仔毒性	胚胎胎仔毒性	胚胎胎仔毒性

续　表

	临床安全性	索拉非尼	舒尼替尼	Vandetanib	培唑帕尼	阿昔替尼	仑伐替尼	Tivozanib
警告和注意事项	其他脏器	皮肤毒性,伤口愈合受损,分化型甲状腺癌抑制促甲状腺激素抑制受损,鳞状细胞肺癌患者中与卡铂/紫杉醇和吉西他滨/顺铂联用增加死亡率	甲状腺功能减退	重度皮肤反应,甲状腺功能减退,伤口愈合受损	甲状腺功能减退	甲状腺功能减退,伤口愈合受损	促甲状腺激素抑制受损/甲状腺功能障碍,伤口愈合受损,颌骨坏死	甲状腺功能障碍,伤口愈合受损,对酒石黄过敏
	临床检查	↓:LYM,NE,PLT,Ca,P,K,ALB;↑:ALT,AST,脂肪酶,INR	↓:左心室射血分数(LVEF),K,NE,LYM,PLT,HGB;↑:AST/ALT,Na,脂肪酶,碱性磷酸酶,淀粉酶,总胆红素,间接胆红素	↓:Ca,Mg,NE,PLT,低血糖;↑:ALT,肌酐	↓:WBC,嗜中性粒细胞,血小板,P,Na$^+$,Mg^{2+},葡萄糖;↑:ALT,AST,葡萄糖,总胆红素	↓:PLT,HGB,LYM,WBC,Ca,碳酸氢盐,P,ALB;↑:ALT,AST,ALP,Na,脂肪酶,肌酐,高血糖,淀粉酶,Na,K	↓:PLT,Ca,K;↑:ALT,AST,脂肪酶,肌酐	↓:LYM,PLT,Na,磷酸盐,Mg;↑:脂肪酶,肌酐,ALT,AST,碱性磷酸酶,K,Ga,胆红素,Glu
常见临床不良反应	不良反应	腹泻,疲乏,感染,脱发,手足皮肤反应,皮疹,食欲减退,体重减轻,恶心,胃肠道反应,腹痛,高血压和出血	疲乏,恶心,虚弱,腹泻,黏膜炎/口腔炎,呕吐,消化不良,腹痛,便秘,高血压,皮疹,皮肤变色,味觉改变,皮肤变色,厌食和出血	腹泻/结肠炎,皮疹,痤疮样皮炎,高血压,恶心,头痛,上呼吸道感染,食欲减退和腹痛	腹泻,高血压,头发颜色改变(脱色),恶心,厌食和呕吐	腹泻,高血压,疲乏,食欲减退,恶心,发声困难,掌跖红肿(手足)综合征,体重减轻,呕吐和便秘	高血压,疲乏,腹泻,食欲下降,关节痛/肌痛,恶心,口腔炎,体重下降,呕吐,蛋白尿,头痛,掌跖红肿综合征,腹痛和发声困难	疲乏,高血压,腹泻,食欲下降,恶心,心,发声困难,甲状腺功能减退,咳嗽和口腔炎

注:QT间期:心电图上QRS波的起点到T波终点的间距,代表心室肌除极和复极全过程所需要的时间

表 7‑17　2 款 VEGFR 中和抗体非临床和临床安全性关联分析

主要系统		贝伐珠单抗	雷莫西尤单抗
造血和淋巴系统	非临床	脾脏肿大、红细胞计数、血红蛋白和红细胞压比升高	胸腺严重萎缩
	临床	无	无
	关联性	非临床和临床相关性不明确。非临床中脾脏、临床病理参数和胸腺等毒性变化未在临床中发现	
胃肠道	非临床	液体、不成形或黏液样粪便、呕吐	胃肠道各部分的炎症
	临床	胃肠道穿孔和瘘管	胃肠道穿孔
	关联性	非临床和临床安全性有一定的相关性，非临床和临床均可见胃肠道不良反应	
心血管系统	非临床安全药理	无	无
	非临床一般毒理	无	CK 水平增加
	临床	出血、动脉血栓栓塞、静脉血栓栓塞、高血压、可逆性后部脑病综合征、充血性心力衰竭	出血、动脉血栓栓塞、高血压、可逆性后部脑病综合征
	关联性	非临床和临床安全相关性不明，2 款 VEGFR 中和抗体在心血管中毒性表征相似，可能与 VEGF 通路阻断相关	
肝脏	非临床	无	肝脏轻微的慢性炎症
	临床	无	既存肝损害恶化
	关联性	非临床和临床安全性有一定相关性，非临床一般毒理学研究中均有所提示	
肾脏	非临床	肾小球肾炎	中度至重度肾小球肾炎、肾脏轻微的慢性炎症
	临床	肾损伤和蛋白尿	蛋白尿、肾病综合征
	关联性	非临床和临床安全性较相关非临床毒性研究中肾小球肾炎、肾慢性炎症等毒性表征与临床肾损伤、蛋白尿、肾病等毒性表现较为一致	
生殖器官	非临床一般毒理	卵巢黄体缺失	无
	非临床生殖毒性	母体体重降低、胎仔畸形	抗 VEGFR2 抗体机制具有生殖毒性
	临床	未开展相关研究	未开展相关研究
	关联性	临床未开展生殖毒性研究，不好比较。非临床毒理研究结果提示临床中需要警示药物可能会导致胎仔毒性	

续 表

主 要 系 统		贝伐珠单抗	雷莫西尤单抗
其他	非临床	对伤口愈合无显著影响	伤口愈合能力下降
	临床	手术和伤口愈合并发症、输注相关反应	伤口愈合受损、甲状腺功能障碍
	关联性	非临床与临床安全性存在一定相关性,VEFRR 抑制常见影响伤口愈合,2 种 VEGFR 中和抗体临床均表现出伤口愈合受损	

表 7-18 4 款 VEGF(R)血管生成抑制剂(小分子 TKI)非临床和临床安全性关联分析

主 要 系 统		一代 TKI			二代 TKI
		索拉非尼	舒尼替尼	培唑帕尼	阿昔替尼
胃肠道	非临床	胃肠道病变(炎症、出血、腺体扩张)	无	十二指肠(布伦纳氏腺炎症和布伦纳氏腺扩张、黏膜肥厚、黏膜侵蚀/溃疡、浆膜炎症伴十二指肠扩张)、空肠、肠系膜淋巴结病变	食道穿孔、粪便异常、胃、空肠、盲肠和结肠的黑色黏膜
	临床	胃肠道穿孔	无	致命性出血事件、胃肠穿孔或瘘管	胃肠道穿孔和瘘管形成
	关联性	非临床和临床安全性的相关性较高,非临床和临床均可见胃肠道毒性反应			
心血管系统	非临床安全药理	无显著影响	无显著影响	心率下降、平均动脉压升高	无显著影响
	非临床一般毒理	化脓性心肌炎、CK升高	无	无	心动过速或出现心动过缓
	临床	心肌缺血/梗死、充血性心力衰竭、出血、高血压、QT 间期延长	左心室功能障碍、QT 间期延长和尖端扭转型室性心动过速、高血压	观察到高血压、QT 间期延长和尖扭转、动脉血栓事件	高血压和高血压危象、动脉和静脉血栓栓塞、出血、心力衰竭、可逆性后部白质脑病综合征
	关联性	非临床和临床安全性的相关性较高,非临床和临床均可见胃肠道毒性反应			
肝脏	非临床	肝细胞核肿大、肝细胞凋亡、肝细胞坏死、纤维化、肝硬化、胆管增生	无	肝脏酶水平升高、肝脏病变	碱性磷酸酶升高
	临床	药物性肝损伤、转氨酶升高	无	**严重和致命的肝毒性** 血清转氨酶水平和胆红素升高	肝毒性
	关联性	非临床与临床安全性相关性较高;索拉非尼、培唑帕尼、阿昔替尼非临床研究中可见肝肝脏病变,肝酶升高等肝毒性;索拉非尼、培唑帕尼、阿昔替尼临床中可见肝毒性;培唑帕尼临床试验出现严重和致命的肝毒性,被列为黑框警告			

续　表

主要系统		一代 TKI			二代 TKI
		索拉非尼	舒尼替尼	培唑帕尼	阿昔替尼
肾脏	非临床	肾小管扩张和蛋白/透明、肾上腺出血和坏死、肾脏(肾病)、肾脏嗜碱性小管增多、蛋白样管型、肾小球病变、肾小管和/或肾小球 PAS 阳性反应增加、肾毒性	慢性进行性肾病	肾上腺(皮质肥大、坏死,血管扩张)、肾脏(肾小管变性/再生和慢性进行性肾病)	无
	临床	无	无	蛋白尿	蛋白尿
	关联性	非临床与临床安全性关联性不明;索拉非尼、舒尼替尼非临床可见肾毒性,临床试验中未见肾毒性反应;培唑帕尼和阿昔替尼在临床实验中均可见蛋白尿,而培唑帕尼在非临床中观察到肾毒性,阿昔替尼未观察到肾毒性反应			
生殖器官	非临床一般毒理	无	无	卵巢、子宫病变、睾丸(萎缩/变性、小),附睾(严重低精子)	睾丸和子宫重量降低、睾丸和子宫变小、延迟性成熟、卵巢存在小卵泡和黄体缺失、子宫和乳腺功能缺失、生精小管多核细胞变少
	非临床生殖毒性	植入数量降低、植入损失增加、窝仔大小降低、胎仔、胎盘重量降低、胎仔畸形、骨骼畸形、胎盘坏死	死亡胚胎数量增加、活胎数量减少、胎仔损失、胎仔体重下降、胎仔骨骼畸形、骨化减少、胎仔唇裂和腭裂	吸收增加、胎仔体重减少、胎仔严重畸形、雄性大鼠的精子浓度和活力下降、生殖器官重量下降、植入后脱落增加、雄性胎儿百分比下降、着床后损失增加,导致活产指数下降	睾丸重量降低、精子密度降低、生育能力下降、起骨骼变化、增加胎儿和胎仔裂板发生率、骨化延迟、胚胎植入后脱落、母体和发育毒性
	临床	未开展相关研究	未开展相关临床研究	未开展相关研究	未开展相关研究
	关联性	临床未开展生殖毒性研究,无法比较;非临床毒理研究结果提示临床中需要警示药物可能会导致胎仔毒性			
其他	非临床	无	无	无	无
	临床	皮肤毒性、伤口愈合受损、分化型甲状腺癌促甲状腺激素抑制受损、鳞状细胞肺癌患者中与卡铂/紫杉醇和吉西他滨/顺铂联用增加死亡率	甲状腺功能减退	甲状腺功能减退	甲状腺功能减退、伤口愈合受损
	关联性	非临床和临床安全性关联性不明;索拉非尼、阿昔替尼临床试验可见伤口愈合受损,为 VEGFR 阻断常见毒性作用;索拉非尼、舒尼替尼、培唑帕尼、阿昔替尼临床试验可见甲状腺功能减退,为 VEGFR 阻断常见毒性作用			

舒尼替尼相比较于其他 3 款 VEGFR 血管生成小分子抑制剂,非临床和临床毒性表现较少。临床试验中观察到的左心室功能障碍、QT 间期延长和尖端扭转型室性心动过速、高血压、甲状腺功能减退与其他 3 款 VEGFR 血管生成小分子抑制剂相似。但未在非临床试验中观察到此毒性反应,考虑为 VEGFR 阻断常见毒性作用。非临床试验中可见慢性进行性肾病,在临床试验中未观察到肾毒性。非临床毒理研究结果提示临床中需要警示药物可能会导致胎仔毒性。具体结果见表 7-18。

培唑帕尼非临床试验中可见十二指肠病变、空肠病变、肠系膜淋巴结病变、心率下降、平均动脉压升高、肝脏酶水平升高、肝脏病变、肾上腺、肾小管变性/再生和慢性进行性肾病等毒性反应,与临床不良事件中致命性出血事件、胃肠穿孔或瘘管、观察到高血压、QT 间期延长和尖扭转、动脉血栓事件、严重和致命的肝毒性、血清转氨酶水平和胆红素升高、蛋白尿等一致。其中,临床试验中出现的严重和致命的肝毒性被列为黑框警告。与其他 3 种 VEGFR 血管生成小分子抑制剂一致,临床试验中观察到甲状腺功能减退,未在非临床试验中观察到,考虑为 VEGFR 阻断常见毒性作用。非临床毒理研究结果提示临床中需要警示药物可能会导致胎仔毒性。具体结果见表 7-18。

阿昔替尼非临床试验种观察到的食道穿孔、粪便异常、胃、空肠、盲肠和结肠的黑色黏膜、心动过速或出现心动过缓,与临床试验不良事件中胃肠道穿孔和瘘管形成、高血压和高血压危象、动脉和静脉血栓栓塞、出血、心力衰竭、可逆性后部白质脑病综合征相关性较高。临床试验中出现肝毒性不良事件,在非临床试验中肝毒性表现较轻仅见肝脏相关酶(碱性磷酸酶)升高。临床试验中出现的不良事件中蛋白尿、甲状腺功能减退、伤口愈合受损未在非临床试验中观察到。其他 3 种 VEGFR 血管生成小分子抑制剂一致甲状腺功能减退或伤口愈合受损不良反应考虑为 VEGFR 阻断常见毒性作用。非临床毒理研究结果提示临床中需要警示药物可能会导致胎仔毒性。具体结果见表 7-18。

3. VEGFR 中和抗体和 VEGFR 血管生成小分子抑制剂(TKI)非临床和临床安全性关联分析

在非临床研究中,特异性靶向 VEGF/VEGFR 的药物的主要靶器官为肾脏、肝脏、肠道、骨和骨骼肌和卵巢子宫。几种非特异性靶向 VEGFR 的药物与 VEGF 阻断相关的毒性靶器官包括牙齿、肝脏、肾脏、子宫、卵巢、睾丸、附睾、股骨、胸骨、胃肠道等,其余毒性反应可能是非选择性抑制其他靶点引起。

在临床研究中,靶向 VEGF/VEGFR 的药物的毒性反应主要发生在血管、心血管、胃肠道、肝脏、神经系统、皮肤、骨髓、甲状腺等器官或组织中。这些毒副作用大多是由于 VEGFR 通路阻断产生,与非临床研究中毒性反应靶器官对应一致,如肝脏、肾脏、子、股骨、胸骨、胃肠道。而临床毒性反应中的皮肤毒性在药物非临床毒性中则较少体现。非临床发生率较高的牙齿毒性未在临床中体现。

综上,非临床大多数器官毒性反应,除牙齿毒性外,基本都在临床应用中得以体现。

大多数靶向 VEGF/VEGFR 的药物,与 VEGF 阻断相关的毒性表现类似,可以在一定程度上对新的同靶点药物毒性进行预测。

7.5.2　靶点毒性解析

VEGF/VEFGR 抑制剂药物临床常见的毒性反应大多数与 VEGFR 通路阻断作用机制相关。

1. VEGF 诱导内皮型一氧化氮合酶磷酸化,导致内皮型一氧化氮的产生增加,而一氧化氮直接作用于内皮细胞,促进血管舒张。其血管舒张功能性阻断会引起血管收缩,导致高血压和心血管毒性。

2. VEGF 是重要的促血管生成刺激因子。促血管生成功能性阻断会引起微血管稀疏,促使高血压和心血管毒性。促血管生成功能在组织完整性和伤口修复中发挥着核心作用,抑制 VEGF 可能导致新血管的形成受到抑制,导致局部缺血出现局部坏死和穿孔、组织完整性下降(如黏膜炎),以及出血。

3. VEGF 在黏膜损伤后维持黏膜稳态和黏膜上皮化中发挥作用,VEGF 抑制可导致黏膜损伤导致皮肤毒性,以及上消化道或下消化道黏膜炎并伴有疼痛、呕吐或腹泻[23,24]。VEGF 通路阻断可能引起声音变化(可能与局部黏膜炎有关)、手足综合征(黏膜完整性和神经元保护功能合并缺陷诱导)和皮肤毒性等。

4. VEGF 在肝脏结构和功能的完整性中发挥作用。VEGF 和 VEGFR 激动剂具有肝脏再生和细胞保护作用[25,26]。VEGF 抑制剂、酪氨酸激酶抑制剂和抗体被发现可诱导转氨酶升高,有时可限制肝毒性。

5. VEGF 调控血小管结构或功能,VEGF 通路阻断可能导致小血管结构或功能异常导致的脑缺血,导致神经系统并发症。TKI 联合使用可见神经系统并发症,如癫痫、头晕和共济失调[27-29]。

6. VEGF 通过各种不同的机制产生直接的神经保护作用。TKI 可能对神经元完整性具有直接毒性作用,导致神经系统并发症、手足综合征(黏膜完整性和神经元保护功能合并缺陷诱导)。

7. VEGF 促进红细胞和骨髓生成作用受到抑制导致的骨髓抑制毒性。中性粒细胞减少症和血小板减少症已经被描述为与各种酪氨酸激酶抑制剂相关的副作用。骨髓抑制是否应该归因于这些激酶的抑制活性仍有待阐明。

在非临床研究中,VEGFR 通路阻断产生毒性影响的主要靶器官主要为牙齿、肝脏、肾脏、子宫、卵巢、睾丸、附睾、股骨、胸骨、胃肠道等。除了牙齿和生殖系统毒性外,其他毒性均在临床中对应出现;且以上相关毒性或靶器官基本都能从上述与 VEGFR 通路阻断相关的机制中得到毒性解释的线索,其他非临床的毒性反应认为是非选择性抑制其他靶点作用引起,机制待阐明。

7.6 总结与展望

VEGF 或 VEGFR 抑制剂是目前临床研究中的一组抗癌药物。多数研究证实，这些药物在患者中使用较为安全，并且当作为单一药物或与化疗药物等联合使用时，在多种肿瘤类型中显示出较好的抗肿瘤作用。目前，转移性结直肠癌的标准一线治疗几乎必须包括贝伐珠单抗的使用，而随着 VEGF 酪氨酸激酶抑制剂舒尼替尼和索拉非尼的引入和批准，转移性肾细胞癌的治疗选择已显著改善。

近年来，临床以及临床前研究显示，血管生成抑制剂毒性反应类似，主要发生在血管、心血管、胃肠道、肝脏、神经系统、皮肤、骨髓、甲状腺等器官或组织中，表现为高血压、心血管毒性、黏膜炎、出血、穿孔、声音变化、胃肠道炎症、手足综合征和皮肤毒性、转氨酶升高、神经系统并发症以及骨髓抑制毒性等。临床毒副作用大多是由 VEGFR 通路阻断直接作用机制或者间接作用机制产生，对于此类药物毒性反应的总结增强了我们对 VEGF 广泛的生理活性的认识。临床研究显示，虽然暴露于部分药物中，会出现较为致命的毒性反应。但目前仍认为 VEGF/VEGFR 单克隆抗体和 VEGF 酪氨酸激酶抑制剂是安全、可控以及有效的抗癌药物。

可以预期，在不久的将来，会有更多的患者使用这一大类药物中的一种，同时也很可能会有越来越多的研究来探索目前可用的新衍生物的安全性和有效性。

（王萍，孙婉玉，朱江清）

参考文献

[1] Bhargava P, Robinson M O. Development of second-generation VEGFR tyrosine kinase inhibitors: current status. Curr Oncol Rep, 2011, 13 (2): 103 - 111.

[2] Di Lisi D, et al. Anticancer therapy-induced vascular toxicity: VEGF inhibition and beyond. Int J Cardiol, 2017, 227: 11 - 17.

[3] Chen J C. The role of the VEGF-C/VEGFRs axis in tumor progression and therapy. Int J Mol Sci, 2012, 14 (1): 88 - 107.

[4] Loges S, Roncal C, Carmeliet P. Development of targeted angiogenic medicine. J Thromb Haemost, 2009, 7 (1): 21 - 33.

[5] Cheng H, Force T. Molecular mechanisms of cardiovascular toxicity of targeted cancer therapeutics. Circ Res, 2010, 106 (1): 21 - 34.

[6] Folkman J. Angiogenesis: an organizing principle for drug discovery? Nat Rev Drug Discov, 2007, 6 (4): 273 - 286.

[7] Bry M. Vascular endothelial growth factor-B acts as a coronary growth factor in transgenic rats without inducing angiogenesis, vascular leak, or inflammation. Circulation, 2010, 122 (17): 1725 - 1733.

[8] Anisimov A. Activated forms of VEGF-C and VEGF-D provide improved vascular function in skeletal muscle. Circ Res, 2009, 104 (11): 1302 - 1312.

[9] Madonna R, De Caterina R. VEGF receptor switching in heart development and disease.

Cardiovasc Res，2009，84（1）：4－6.

［10］ Shaik F. Structural basis for vascular endothelial growth factor receptor activation and implications for disease therapy. Biomolecules，2020，10（12）.

［11］ Lien S，Lowman H B. Therapeutic anti-VEGF antibodies. Handb Exp Pharmacol，2008，（181）：131－150.

［12］ Li J L，Harris A L. Crosstalk of VEGF and Notch pathways in tumour angiogenesis：therapeutic implications. Front Biosci（Landmark Ed），2009，14（8）：3094－3110.

［13］ Rahimi N. Vascular endothelial growth factor receptors：molecular mechanisms of activation and therapeutic potentials. Exp Eye Res，2006，83（5）：1005－1016.

［14］ Barratt S L. VEGF（Vascular endothelial growth factor）and fibrotic lung disease. Int J Mol Sci，2018，19（5）.

［15］ FDA. Label for bevacizumab［EB/OL］.（2022－09－18）［2022－11－25］. https：//www. accessdata. fda. gov/drugsatfda_docs/label/2022/125085s340lbl. pdf.

［16］ FDA. Label for ramucirumab［EB/OL］.（2014－04－21）［2022－11－25］. https：//www. accessdata. fda. gov/drugsatfda_docs/label/2014/125477lbl. pdf.

［17］ FDA. Label for sorafenib［EB/OL］.（2005－12－01）［2022－11－25］. https：//www. accessdata. fda. gov/drugsatfda_docs/label/2005/021923lbl. pdf.

［18］ FDA. Label for sunitinib［EB/OL］.（2021－08－30）［2022－11－25］. https：//www. accessdata. fda. gov/drugsatfda_docs/label/2021/021938s039lbledt. pdf.

［19］ FDA. Label for vandetanib［EB/OL］.（2011－04－06）［2022－11－25］. https：//www. accessdata. fda. gov/drugsatfda_docs/label/2011/022405s000lbl. pdf.

［20］ FDA. Label for axitinib［EB/OL］.（2022－09－22）［2022－11－25］. https：//www. accessdata. fda. gov/drugsatfda_docs/label/2022/202324Orig1s014CorrectedLbl. pdf.

［21］ FDA. Label for lenvatinib［EB/OL］.（2022－11－10）［2022－11－25］. https：//www. accessdata. fda. gov/drugsatfda_docs/label/2022/206947s024lbl. pdf.

［22］ FDA. Label for pazopanib［EB/OL］.（2021－12－31）［2022－11－25］. https：//www. accessdata. fda. gov/drugsatfda_docs/label/2021/022465Orig1s033lbl. pdf.

［23］ Rahbar R. Role of vascular endothelial growth factor-A in recurrent respiratory papillomatosis. Ann Otol Rhinol Laryngol，2005，114（4）：289－295.

［24］ Basson M D. Gut mucosal healing：is the science relevant?. Am J Pathol，2002，161（4）：1101－1105.

［25］ Tsuchihashi S. Vascular endothelial growth factor antagonist modulates leukocyte trafficking and protects mouse livers against ischemia/reperfusion injury. Am J Pathol，2006，168（2）：695－705.

［26］ Assy N. Effect of vascular endothelial growth factor on hepatic regenerative activity following partial hepatectomy in rats. J Hepatol，1999，30（5）：911－915.

［27］ Eskens F，Van Doorn L. An open-label phase I dose escalation study of KRN951，a tyrosine kinase inhibitor of vascular endothelial growth factor receptor 2 and 1 in a 4 week on，2 week off schedule in patients with advanced solid tumors. J Clin Oncol 2005，24.

［28］ Thomas A L. Phase I study of the safety，tolerability，pharmacokinetics，and pharmacodynamics of PTK787/ZK 222584 administered twice daily in patients with advanced cancer. J Clin Oncol，2005，23（18）：4162－4171.

［29］ Joensuu H，Coco P. A phase Ⅱ，open-label study of PTK787/ZK 222584 in the treatment of metastatic gastrointestinal stromal tumors（GISTs）resistant to imatinib mesylate. J Clin Oncol 2006.

第 *8* 章

MET 抑制剂的药理学机制和安全性

间质-上皮细胞转化因子(mesenchymal-epithelial transition，MET)基因是一种重要的肿瘤驱动基因。由 MET 基因指导转录的蛋白(c‐MET)是受体酪氨酸激酶(receptor tyrosine kinases，RTKs)家族成员之一，通过与配体-肝细胞生长因子(hepatocyte growth factor，HGF)结合，激活 c‐MET 相关的下游通路，参与细胞增殖和迁移。因 MET 基因突变、扩增和/或过度表达而失调的 c‐MET 可促进癌细胞的增殖或转移，导致多种癌症，如非小细胞肺癌(non-small cell lung cancer，NSCLC)的发生。本章将介绍 c‐MET 的结构和功能，并针对 MET 抑制剂药物的非临床和临床研究安全性数据进行分析和总结，为后续的研发提供信息。

8.1 MET 靶点作用机制

肺癌是目前死亡率较高的恶性肿瘤之一，多数患者在初诊时就被诊断为晚期肺癌，给现有医疗体系带来了极大的挑战。全世界每年新发肺癌约 200 万例，其中 NSCLC 约占 85%，是全球癌症相关死亡的主要原因[1]。近 10 年，随着精准医疗的快速发展，研究者发现了 NSCLC 中多种致癌驱动基因。针对表皮生长因子受体(epidermal growth factor receptor，EGFR)、间变性淋巴瘤激酶(anaplastic lymphoma kinase，ALK)、c‐Ros 癌基因 1(c‐Ros oncogene 1，c‐ROS1)和其他驱动癌基因的治疗策略已经彻底改变了 NSCLC 的治疗格局，并改善了患者的治疗效果。然而，自从 2007 年 MET 扩增被发现可能是 EGFR 酪氨酸激酶抑制剂(epidermal growth factor receptor-tyrosine kinase inhibitor，EGFR‐TKI)的耐药机制之一，c‐MET 通路在 NSCLC 中的研究逐渐成为热点。据统计，在 5%~9% 新诊断的非鳞状 NSCLC 患者中，MET 异常是重要的致癌驱动因素[2]。多项临床试验也将 MET 抑制剂用于治疗各种实体瘤，特别是在 NSCLC 中，MET 抑制剂表现出了一定的疗效。随着对 MET 研究的深入，药物陆续涌现，MET 已经成为晚期 NSCLC 治疗的新靶标。

MET 基因位于人类 7 号染色体长臂(7q21‐31)，长度约为 125 kb，同时含有 21 个外显子。成熟的 MET 由 50 KD 的 β 链和 140 KD 的 α 链组成。c‐MET 是 MET 基因编码

产生的具有自主磷酸化活性的跨膜受体,属于 RTKs 超家族,由膜外 Sema 域、PSI 域、IPT 域和膜内 JM 域、催化 TK 域、C 末端组成,主要表达于内皮细胞、上皮细胞、神经细胞和造血细胞等(图 8-1)。HGF 是目前发现的 c-MET 的唯一配体,属于纤维蛋白溶酶原家族,由 N 末端、Kringle 域、C 末端组成,主要表达于间质细胞,亦可表达于肿瘤细胞而通过自分泌机制发挥作用。HGF 与 c-MET 的 Sema 域结合使 c-MET 发生二聚、酪氨酸磷酸化,激活众多下游信号通路,如 PI3K-Akt、Ras-MAPK、STAT 和 Wnt/β-catenin 等,从而发挥其促细胞增殖、细胞生长、细胞迁移、侵袭血管及血管生成等效应,在组织正常发育和肿瘤进展中发挥关键作用。c-MET 通路正常表达时促进组织的分化与修复,当调节异常时则促进肿瘤细胞的增殖与转移。c-MET 通路异常激活主要包括MET 外显子 14 跳跃突变(NSCLC 中发生率为 3%~4%)、MET 扩增(NSCLC 中发生率为 2%~5%)和 MET 蛋白过表达(NSCLC 中发生率为 15%~70%)3 种类型[2,3]。

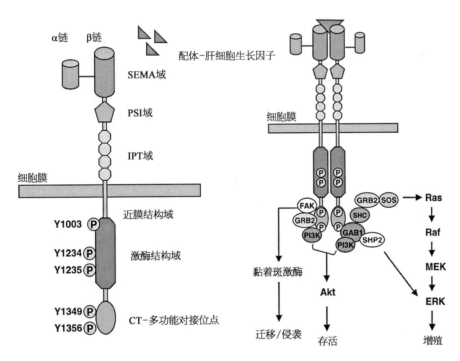

图 8-1　MET 跨膜蛋白结构和 HGF/MET 信号通路[3]

GRB2:生长因子受体结合蛋白;SHC:SH 结构域;PI3K:磷脂酰肌醇激酶;SOS:鸟嘌呤核苷酸交换因子;SHP2:Src 同源性磷酸酶 2

8.1.1　MET 外显子 14 跳跃突变

c-MET 主要由 E3 泛素连接酶 c-Cbl 主导降解。MET 外显子 14 对应编码 141 个氨基酸,其所在的近膜结构域是 c-MET 的关键负性调控区。MET 外显子 14 编码部分的 JM 域,包含着 E3 泛素连接酶 c-Cbl 酪氨酸结合位点(Y1003),参与 c-MET 蛋白的泛素化和降解。MET 外显子 14 的基因突变会引起外显子 14 跳跃,使得含有 E3 泛素连接酶 c-Cbl 结合位点的近膜结构域缺失,进而导致 c-MET 蛋白泛素化障碍、c-MET 稳定性增加和降解率下降,引起下游信号的持续激活,最终成为肿瘤的驱动基因[4]。研究显示,MET 外显子 14 跳跃突变在肺腺癌中发生率约为 3%,但在中国肺腺癌中的发生率仅为 0.9%,远低于既往研究报道的 3%[5]。

MET 外显子 14 跳跃突变不与 EGFR、Kirsten 大鼠肉瘤病毒癌基因同源物(kirsten rats arcomaviral oncogene homolog, KRAS)、ALK 等其他突变共存,提示 MET 外显子 14 跳跃突变代表一种独特的原发致癌驱动基因。但 MET 外显子 14 跳跃突变可与 MET 扩增和蛋白过表达并存。目前已有 3 款靶向 MET 外显子 14 跳跃突变的高选择性 c-MET 抑制剂获批上市,包括 Tepotinib、Capmatinib 和赛沃替尼(Savolitinib)[4]。

8.1.2　MET 扩增

50%～60% 使用一代、二代 EGFR-TKI 或 15%～20% 使用三代 EGFR-TKI 的 NSCLC 患者发生由 MET 扩增导致的耐药[2]。研究表明,MET 扩增与 EGFR、KRAS 或其他驱动基因的激活有明确的联系,是获得性耐药的机制之一[4]。尽管 MET 扩增的发生率不高,但常伴有较强的 MET 蛋白表达,是预后不良的因素之一。所以常常采用 EGFR-TKI＋MET 抑制剂的方法来提高治疗效果。在 EGFR 突变、MET 扩增的 NSCLC 患者中,Capmatinib、Cabozantinib 和 Tepotinib 联合 EGFR-TKI 已经取得显著成效[2]。目前认为 MET 14 外显子跳跃突变和 MET 扩增是两种可以治疗的突变。

8.1.3　MET 蛋白过度表达

多种因素均会引起 MET 激活,如其他致癌驱动基因、缺氧的环境、炎症因子、促血管生成因子和 HGF。转录上调引起的蛋白过表达是 MET 激活状态中最常见的现象。但将 MET 蛋白过表达作为激活形式之一目前尚有争议。尽管 MET 蛋白过表达在肺腺癌中的发生率可高达 65%,但其并非作为原发致癌驱动因素,更多的时候是作为其他驱动基因激活后产生的二次事件,从而促进肿瘤的生长。

8.2　MET 抑制剂药物

MET 基因最初是在 1984 年,在化学诱导的人类骨肉瘤细胞系中作为与易位启动子区(translocated promoter region, TPR)基因的致癌融合的一部分被发现[6,7]。与此同时,在小鼠血浆中发现了 HGF,并发现其可以刺激肝细胞的有丝分裂[8]。几年后,研究员发现一种被称为"散射因子(scatter factor, SF)"的分子,该分子可以使上皮细胞在成纤维细胞条件下散点。直到 1991 年,科学家在 HGF 和 SF 中发现了共同的编码基因,并发现 HGF 和 SF 对受体发挥相似的作用,因此,HGF 和 SF 被认为是同一种蛋白质。2001 年,研究员发现 MET 在 Y1003 上自磷酸化后发生泛素化,导致 c-Cbl E3 泛素连接酶募集。MET 的泛素化导致内化和降解,这似乎是 MET 的重要负调控因子。在 HGF 缺失的情况下,MET 通过半胱氨酸蛋白酶裂解促进细胞凋亡。同年,发现 MET 抑制会阻碍肝脏、肾脏和皮肤的再生,而加入 HGF 可以增强这些组织的再生[8]。直到 2005 年,MET 突变作为体细胞突变的结果首次在人类 NSCLC 组织中被报道。2006 年,研究人员阐明了 MET 突变在 NSCLC 中引发致癌活性的分子机制。此后,多种 MET 异常相继被报道,详见图 8-2。

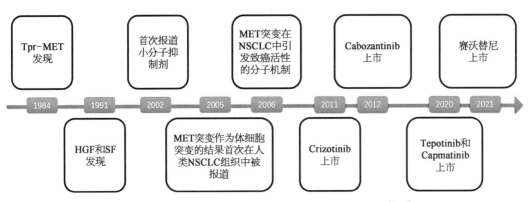

图 8-2　MET 发展史及部分获批的 MET 抑制剂药物[9-12]

Tpr-MET:易位启动子区间质-上皮细胞转化因子;MET:间质-上皮细胞转化因子;SF:散射因子;HGF:配体-肝细胞生长因子

据不完全统计,全球有 3 款已上市靶向 c-MET 的小分子络氨酸激酶抑制剂(Tepotinib、Capmatinib 和赛沃替尼)以及 1 款靶向 EGFR 和 c-MET 的双抗(Rybrevant)药物。根据作用机制,小分子 MET 络氨酸酶抑制剂(MET-tyrosine kinase inhibitor,MET-TKI)可分为 Ⅰ、Ⅱ 和 Ⅲ 型。Ⅰ 型 MET-TKI 是 ATP 竞争性抑制剂,与 MET 主链中的氨基酸残基形成氢键,其中又分为 Ⅰa 型和 Ⅰb 型,不同点在于 Ⅰb 型 MET-TKI 可以结合的位点较少,不包括甘氨酸残基的 G1163 位点,因此特异性较高。Crizotinib 属于 Ⅰa 型,而 Tepotinib、Capmatinib 和赛沃替尼属于 Ⅰb 型。Ⅱ 型 MET-TKI 一般为多靶点 MET-TKI,不仅占据 ATP 结合位点,还能通过管家基因突变进入非活性 DFG-out 构象形成的疏水口袋,对产生二次突变的 MET 仍具有抑制作用,或许可以逆转由 Y1230 等突变引起的 Ⅰ 型 MET-TKI 耐药。Ⅱ 型 MET-TKI 的代表性药物有 Cabozantinib。Ⅲ 型 MET-TKI(如 tivantinib)作用于与 ATP 结合位点完全不同的变构位点[13,14]。

多数小分子 TKI 靶向多种激酶(如 Crizotinib 和 Cabozantinib 等),但目前已上市的 Tepotinib、Capmatinib 和赛沃替尼均是高选择的小分子 TKI,仅针对 c-MET,本章将着重介绍此类抑制剂。目前,共有 5 个 MET-TKI 小分子抑制剂在全球范围内上市,详见表 8-1。

表 8－1 全球获批 MET－TKI 小分子抑制剂

药品	靶点	适应证	结构式	分子量	剂型	给药剂量及方式	企业名称	首次获批情况
Crizotinib	ALK, MET, ROS1, MSTIR	NSCLC		450.34	胶囊	250 mg BID, 口服	辉瑞	FDA, 2011 年 8 月
Tepotinib	MET	NSCLC		492.57	片剂	500 mg QD, 口服	默克	PMDA, 2020 年 3 月
Capmatinib	MET	NSCLC		421.42	片剂	400 mg BID, 口服	诺华	FDA, 2020 年 5 月
赛沃替尼	MET	NSCLC		345.36	片剂	400～600 mg QD, 口服	和黄医药	NMPA, 2021 年 6 月
Cabozantinib	VEGFR1/2/3, KIT, FLT3, RET, MET, NTRK2, AXL, ROS1, TYRO3, MERTK, TEK	MTC RCC HCC		501.51	胶囊, 片剂	140 mg QD 或 60 mg BID, 口服	Exelixis	FDA, 2012 年 11 月

8.2.1　Tepotinib

Tepotinib 是一款由默克公司开发的 lb 型口服 MET - TKI,于 2020 年 3 月在日本获批上市,用于治疗不可切除、MET 外显子 14 跳跃突变的晚期或复发性 NSCLC 患者。这是全球首个针对 c - MET 单一靶点的靶向药。临床前的研究中,Tepotinib 在多种肿瘤模型中,无论 MET 激活是否依赖于 HGF,都可观察到抗肿瘤活性。Tepotinib 的 Ⅰ 期临床试验是在包括肺癌在内的实体肿瘤中进行的,着重评价具有 MET 扩增或者高表达患者的有效性和安全性。而其获批是基于一项单臂、Ⅱ 期 VISION 研究结果。该研究共纳入 99 例 MET 外显子 14 跳跃突变的 NSCLC 患者,接受治疗后的客观缓解率(objective response rate,ORR)达到 42.4%,并且耐受性良好,最常见的治疗相关不良事件为周围水肿(53.8%)、恶心(23.8%)和腹泻(20.8%)[13]。

8.2.2　Capmatinib

Capmatinib 是一款由诺华公司开发的 lb 型口服 MET - TKI,于 2020 年 5 月 7 日获 FDA 批准,用于治疗携带 MET 基因外显子 14 跳跃突变的晚期 NSCLC。Capmatinib 是首款在美国获批上市的 c - MET 单靶点抑制剂,也是全球第二款获批上市的 c - MET 单靶点抑制剂。临床获益明显,常见不良反应为外周水肿(49.2%)、恶心(43.2%)、呕吐(28.3%)。一项单臂、非随机、开放标签、多列队的临床试验共纳入 97 例 MET 外显子 14 跳跃突变的 NSCLC 患者,其中 28 例未接受过除 Capmatinib 外其他药物的治疗,ORR 达到 68%;69 例患者以前接受过其他疗法后接受 Capmatinib 治疗,ORR 达到 41%。常见不良反应包括便秘、腹泻、心源性胸痛、背痛、发热、体重下降和咳嗽[13]。

8.2.3　赛沃替尼

赛沃替尼是一款由和记黄埔公司和阿斯利康公司合作研发的 Ib 型 MET - TKI,可用于治疗接受全身性治疗后疾病进展或无法接受化疗的 MET 外显子 14 跳跃突变的 NSCLC 患者。临床前研究显示赛沃替尼可抑制 c - MET 磷酸化和下游信号传导,对于多种异种移植模型,也包括 EGFR 和 KRAS 野生型的 NSCLC 具有抗肿瘤活性。该药于 2021 年 6 月 23 日获国家药监局批准上市,是一款强效、选择性的口服 MET - TKI,也是首个在中国获批的针对 MET 基因突变的靶向药物。一项多中心、单臂开放的 Ⅱ 期临床研究共纳入 70 例 MET 外显子 14 跳变的非小细胞肺癌患者,OOR(42.9%)和疾病控制率(92.7%)的结果显示赛沃替尼有着优异的抗肿瘤活性。常见不良反应为恶心、呕吐、外周组织水肿和肝功能异常,大部分为 1~2 级[13]。

8.3 非临床药代动力学和安全性

8.3.1 Tepotinib

Tepotinib[15-16]是全球首个获得监管部门批准上市用于治疗 NSCLC 的 c-MET 单靶点抑制剂。临床前在啮齿类和非啮齿类动物的体内或体外模型中进行相关安全性评价。大鼠和犬是药物相关种属，具体的药代动力学参数和进一步的毒理学研究结果总结见表 8-2 和表 8-3。

表 8-2 Tepotinib 的非临床非临床药代动力学研究结果总结

试验类型	试验名称	试验结果
吸收	小鼠、大鼠、犬、猴 PK 试验	1. 小鼠口服生物利用度为雄性 32%，雌性 40.7%；5 mg/kg 剂量下，雌性与雄性小鼠 C_{max} 分别为 52.2 和 83.5 ng/mL，AUC_{0-last} 分别为 465 h * ng/mL 和 449 h * ng/mL。 2. 大鼠口服生物利用度为雄性 21.4%，雌性 55.3%；6 mg/kg 剂量下，雌性与雄性大鼠 C_{max} 分别为 66 和 21.8 ng/mL，AUC_{0-last} 分别为 637 h * ng/mL 和 121 h * ng/mL。 3. 犬口服生物利用为 7.64%；5 mg/kg 剂量下，C_{max} 为 22.4 ng/mL，AUC_{0-last} 为 330 h * ng/mL。 4. 猴口服生物利用度为 10.2%；5 mg/kg 剂量下，C_{max} 55.5 ng/mL，AUC_{0-last} 为 1 620 h * ng/mL
分布	血浆蛋白结合率	浓度为 0.3~10 μM 时，所有种属的结合率均≥94%
	组织分布	胃肠道、肝、肺、肾、膀胱、眼部
代谢	体外不同种属肝细胞代谢试验（小鼠、大鼠、犬、兔、猴、人）	主要通过 CYP 家族酶氧化代谢，另外，乙醇脱氢酶和乙醛脱氢酶也参与代谢。口服给药后，除原型药物之外，主要代谢产物包括 M684、M668、M478、M508-1、M508-2、M506 以及部分未知产物。人的主要代谢产物 M506 未在小鼠、大鼠、犬、兔、猴肝细胞代谢产物中检出
	大鼠和犬单次灌胃给予 [14C]Tepotinib 后代谢产物研究	
	主要代谢酶	作为一种 P-gp 和乳腺癌耐药蛋白的底物，主要通过肝脏 CYP3A4 和 CYP2C8 酶代谢
排泄	单次静脉/灌胃给予 [14C]Tepotinib 在大鼠和犬中的排泄研究	主要通过粪便[大鼠（雄性 58%，雌性 67%）、犬 91%、人 78%]和尿液[大鼠（雄性 1.5%，雌性 5%）、犬 0.5%、人 14%]排泄
药物-药物相互作用	CYP 酶抑制	未开展相关研究
	CYP 酶诱导	未开展相关研究
	转运体抑制	Pgp 抑制剂
	转运体底物	Pgp 底物

注：C_{max}：血药达峰浓度；AUC_{0-inf}：采用线性/对数梯形规则计算的从 0 点到无穷远处的血浆浓度时间曲线下面积；
AUC_{0-last}：从零点到最后一个可量化浓度的血浆浓度-时间曲线下面积；Pgp：P-糖蛋白

表 8 - 3　Tepotinib 一般毒理学研究结果总结

试 验 设 计	主 要 毒 性 结 果
大鼠 28 天重复给药毒性试验 灌胃给药,每天一次,剂量:0、3、10、30、90 mg/kg(GLP)	血液学:WBC↑、LYMP(HD)↑和 NEUT↑,且呈现剂量相关性 解剖大体观察:高剂量下肾上腺增大、甲状腺减小、雌性肝脏和脾脏增大 组织病理:高剂量下肺部出现急性局灶性出血、轻度肺泡巨噬细胞和轻度多局灶性的泡沫细胞病变;肝糖原沉积、肠系膜淋巴结中大量巨噬细胞轻度减少;气管黏膜下淋巴浆细胞中度浸润 TK:雌性暴露量高于雄性,高剂量更明显;蓄积
大鼠 28 天重复给药毒性试验 灌胃给药,每天一次,剂量:30、90、450、2 000 mg/kg(GLP)	死亡率:高剂量组 1 只雄性由于严重呼吸道症状死亡 临床观察:粪便异常(软便)、流涎、眼和鼻孔分泌物增加 体重和摄食量:体重降低、摄食量减少 解剖大体观察:胃极度充盈,胃腔内仅有黏液内容物 组织病理:肺泡泡沫细胞伴炎症、肝细胞坏死和单核浸润、大肠上皮细胞和固有层单细胞坏死伴粒细胞浸润;胆管上皮细胞出现轻度肥大 结论:HNSTD:450 mg/kg
大鼠 26 周重复给药及 8 周恢复期毒性试验 灌胃给药,每天一次,剂量:0、15、45、135 mg/kg(GLP)	体重和摄食量:轻微降低,且为非有害变化 血液学:辅助性 T 细胞、调节性 T 细胞剂量依赖性增加 血清生化:无机磷酸盐(雄性)↑、ALP↑ 解剖大体观察:雄性胸腺减小;雌性肺部异常变色 脏器重量:雌性,肝脏、卵巢和肾上腺重量增加,除卵巢外,其他恢复期均恢复 组织病理:高剂量下肺、淋巴结和肝脏有轻微到轻度的微观病理变化 TK:雌性暴露量是雄性的 2 倍,暴露量增加低于剂量增加 结论:主要毒性靶器官为肺和肝脏
犬 28 天重复给药毒性试验 灌胃给药,每天一次,剂量:0、2.5、10、40 mg/kg(GLP)	临床观察:剂量相关性呕吐和腹泻 血清生化:给药后 2 周,ALP↑、ALT↑、GLDH↑,且呈剂量相关性 解剖大体观察:高剂量下,雌性乳腺和胆囊增厚 组织病理:高剂量下,肝糖原沉积减少,大量导管纤维化和胆管异常增厚。高剂量下,雄性出现胆管和肝门静脉细胞坏死。雌雄动物均出现中度的混合门静脉周浸润。中高剂量下,雄性动物有轻微的输精管萎缩 TK:蓄积,暴露量呈剂量相关性增长 结论:主要毒性靶器官为肝脏和胆囊
犬 39 周重复给药及 12 周恢复期毒性试验 灌胃给药,每天一次,剂量:0、3、10、30 mg/kg(GLP)	临床观察:剂量相关的粪便异常、呕吐、腹泻和流泪 体重和摄食量:高剂量组体重增量低于其他组,耗食低于其他组 血液学:PTT↑(雄性,呈剂量相关性);RET↑(高剂量下雌性约为雄性的 2 倍) 血清生化:ALP↑、ALT↑、AST↑、GLDH↑,且呈剂量相关性;ALP(HD,雌性)↑ 解剖大体观察:中高剂量组出现器官异常变色;肾上腺灰色、肝脏变色(雌性剂量相关性肝重增加)、乳腺(黄色、增大、多病灶);雌性剂量相关性胸腺重量减小 组织病理:除了高剂量组出现的肝纤维化和低剂量组出现的泌乳外,大部分病变可恢复(肾上腺皮质空泡、肝胆管增生、肝门静脉周铁血黄色素沉积、枯死细胞激活和扩散等) TK:低中剂量雌雄暴露量相当;高剂量下,176 天和 267 天雌性暴露量是雄性的 2 倍;暴露量有蓄积 结论:毒性靶器官为肝脏、胃肠道、肾上腺;肝胆毒性呈剂量相关,但可恢复

　　除了一般毒性研究,还进行了安全药理试验、遗传毒性试验和生殖毒性试验,其结果总结如下。

安全药理试验：hERG 试验的结果（$IC_{50}=1.2\,\mu M$）显示 Tepotinib 对钾离子通道有抑制作用。心血管系统、呼吸系统和神经系统的安全药理试验分别在比格犬和大鼠中展开。所有试验未观察到 Tepotinib 对心血管系统、呼吸系统和神经系统的有害作用。

遗传毒性试验：Ames 试验、体外哺乳动物染色畸变试验和大鼠体内微核试验的结果都是阴性，显示 Tepotinib 无遗传毒性。

生殖毒性试验：兔胚胎-胎仔发育毒性试验观察到胚胎毒性，如器官和骨骼畸形等。

8.3.2 Capmatinib

Capmatinib 是 FDA 批准的首个特异性靶向 MET 外显子 14 跳跃突变的转移性 NSCLC 的治疗药物，也是全球第二款获批上市的 c-MET 单靶点抑制剂[17,18]。大鼠和食蟹猴是药物的相关种属，药代动力学和毒理学研究结果总结见表 8-4 和表 8-5。

表 8-4　Capmatinib 的非临床药代动力学研究结果总结

试验类型	试验名称	试验结果
吸收	大鼠、猴 PK 试验	1. 大鼠灌胃给予 30 mg/kg，口服生物利用度为 51.1%；单次静脉注射 3 mg/kg 后，血液清除率为 0.42～1.79 L/(h*kg)，消除半衰期为 1.4～3.6 h 2. 猴灌胃给予 30 mg/kg，口服生物利用度为 100%；单次静脉注射 3 mg/kg 后，血液清除率为 0.11～0.32 L/(h*kg)，初始消除半衰期为 0.66 h，终末相半衰期为 88 h
分布	血浆蛋白结合率	犬：81.8%；兔：94.5%；猴：97.2%；人：94.6%
	组织分布	可以与黑色素结合（眼中有分布），此外，包皮腺、肝脏、胃、小肠壁、肾脏、血管壁，眼部和肾上腺髓质有蓄积
代谢	体外基质稳定性试验	未展开相关研究
	雄性大鼠单次灌胃/静脉注射给予[14C] Capmatinib 代谢产物研究	主要为一相代谢：C-羟基化、内酰胺、加氢、N-氧化、N-烷基化、羧酸化。一相代谢的氧化产物会被二相代谢的酶代谢，生成葡萄糖醛酸化产物
	代谢酶表型	CYP3A 家族酶（CYP3A4）为主要代谢酶，葡萄糖醛酸转移酶为次要代谢酶
排泄	雄性大鼠和猴单次灌胃/静脉注射给予[14C] Capmatinib 后的排泄研究	主要通过粪便（72%～86%）和尿液（8%～10%）排泄
药物-药物相互作用	CYP 酶抑制	抑制 CYP1A2
	CYP 酶诱导	NA
	转运体抑制	Pgp、BCRP、MATE1 和 MATE2K 抑制剂
	转运体底物	Pgp 底物

注：NA：未披露/不适用；C_{max}：血药达峰浓度；$AUC_{0\text{-}inf}$：采用线性/对数梯形规则计算的从 0 点到无穷远处的血浆浓度时间曲线下面积；$AUC_{0\text{-}last}$：从零点到最后一个可量化浓度的血浆浓度-时间曲线下面积；Pgp：P-糖蛋白

表 8-5　Capmatinib 一般毒理学研究结果总结

试 验 设 计	主 要 毒 性 结 果
大鼠 28 天重复给药及 28 天恢复期毒性试验 灌胃给药，每天一次，剂量：20、60、120 mg/kg（雄性），10、30、60 mg/kg（雌性）（GLP）	**死亡率**：高剂量组雄性和雌性动物均出现死亡 **临床观察**：高剂量组出现震颤和抽搐、皮肤松弛、毛发蓬乱 **体重和摄食量**：体重下降，摄食量降低，中低剂量组可恢复 **血清生化**：ALB↓，CRE↑、淀粉酶↑、ALT↑、AST↑、ALP↑、BIL↑，中低剂量组可恢复 **解剖大体观察**：肺部呈暗红色变色 **组织病理**：胰腺泡细胞空泡化，大脑白质空泡 **TK**：稍高的暴露量与脑组织损伤和早期死亡有相关性 **结论：NOAEL**：雄性：60 mg/kg；雌性：30 mg/kg
大鼠 3 个月重复给药及 13 周恢复期毒性试验 灌胃给药，每天一次，剂量：20、40、60、90 mg/kg（雄性），10、20、30、45 mg/kg（雌性）（GLP）	**死亡率**：60、90 mg/kg 剂量组雄性出现死亡，30 和 45 mg/kg 剂量组雌性出现死亡 **临床观察**：高剂量组出现震颤和抽搐 **体重和摄食量**：90 mg/kg 剂量组雄性和 45 mg/kg 剂量组雌雄体重下降 **血液学**：中高剂量组 LYMP↑，可恢复，非有害变化。此外，60 mg/kg 剂量组雄性♯MONO↑ **血清生化**：中高剂量组血钾浓度降低，60 mg/kg 剂量组雄性淀粉酶浓度升高 **组织病理**：大于 60 mg/kg 时，雄性发现脑组织变性和空泡化；大于 60 mg/kg 雄性和大于 45 mg/kg 雌性胰腺泡细胞坏死；所有发现恢复期均可恢复 **中枢神经系统**：中高剂量组雄性 FOB/MA 评分降低 **结论：NOAEL**：雄性 40 mg/kg；雌性：20 mg/kg
食蟹猴 28 天重复给药及 28 天恢复期毒性试验 灌胃给药，每天一次，剂量：0、30、75、150 mg/kg（GLP）	**死亡率**：高剂量组 1 只雌性动物由于细菌性败血症死亡，该死亡定义为非供试品相关死亡 **临床观察**：尿液和粪便颜色异常，且颜色变化具有剂量相关性 **血清生化**：高剂量组淀粉酶↑，ALT↑，AST↑ **组织病理**：所有剂量下，轻微到中等可逆的胰腺泡细胞坏死且无炎症；中高剂量下，肾间质和/或肾小管腔内存在由多核巨细胞包围的两亲性物质沉积（后证实该沉积为磷酸钙，不确定与供试品的关联）；恢复期，高剂量组 1 只动物轻度肾间质和/或肾小管腔内多核巨细胞包围的两亲性物质沉积 **结论：NOEAL**：30 mg/kg
食蟹猴 3 个月重复给药及 8 周恢复期毒性试验 灌胃给药，每天一次，剂量：10、30、75 mg/kg（GLP）	**临床观察**：高剂量组偶发流涎 **血液生化**：高剂量组 ALB↓、TP↓，其中个别动物脂酶↑，淀粉酶↑ **组织病理**：雄性肝脏被膜有与单细胞坏死相关的轻微到轻度中性粒细胞浸润；所有变化均可逆 **结论：NOAEL**：30 mg/kg

注：FOB/MA：功能观察组合试验和自发活动评分

除了一般毒性的研究，还进行了安全药理试验、遗传毒性试验和生殖毒性试验，以及光毒性试验，其结果总结如下。

安全药理试验：hERG 试验结果（IC_{50}＝18.7 μM）显示 Capmatinib 对钾离子通道的抑制作用微弱。心血管系统的安全药理试验是在食蟹猴中展开，试验未观察到 Capmatinib 对心血管系统的有害作用。呼吸系统和神经系统的安全药理试验是在大鼠中展开，试验结果显示 Capmatinib 对呼吸和神经系统无有害作用。

遗传毒性试验：Ames 试验、人外周淋巴细胞染色体畸变试验和大鼠体内骨髓微核试验的结果都是阴性，显示 Capmatinib 无遗传毒性。

生殖毒性试验：大鼠胚胎-胎仔发育毒性试验观察到胚胎毒性,如胎仔体重减轻、畸变率升高。兔胚胎-胎仔发育毒性试验观察到胚胎毒性,如胎仔体重减轻和发育畸变等。以上结果显示 Capmatinib 有生殖毒性。

光毒性试验：体外中性红吸收试验和体内局部淋巴结试验结果显示 Capmatinib 具有潜在光毒性。

8.3.3 赛沃替尼

赛沃替尼是中国国家药品监督管理局批准的首个高选择性 MET 抑制剂[19,20]。该药物的一般毒理学研究尚未披露,具体的药代动力学参数和其他毒理学研究结果总结见表8-6。

表 8-6 赛沃替尼的非临床药代动力学研究结果总结

试验类型	试 验 名 称	试 验 结 果
吸收	Caco-2 细胞渗透性研究	高渗,非外排转运体底物
	小鼠、大鼠、犬、猴 PK 试验	小鼠口服生物利用度为 27.2%;14.1 mg/kg 剂量下,C_{max} 为 4 947 ng/mL, AUC_{0-inf} 为 5 761 h * ng/mL 大鼠口服生物利用度为 39.8%;5 mg/kg 剂量下,C_{max} 为 555.6 ng/mL, AUC_{0-inf} 为 3 169 h * ng/mL 犬口服生物利用度为 81.7%;5 mg/kg 剂量下,C_{max} 为 2 087 ng/mL, AUC_{0-inf} 为 20 130 h * ng/mL 猴口服生物利用度为 1.9%;10 mg/kg 剂量下,C_{max} 为 110.0 ng/mL, AUC_{0-inf} 为 182.0 h * ng/mL
分布	血浆蛋白结合率	20 μM 条件下,不同种属的血浆蛋白结合率分别为：小鼠：58%;大鼠：29%;猴：18%;人：29%
	组织分布	眼部、胃肠道、肝脏、肾脏、脑垂体、肾上腺
代谢	体外基质稳定性试验	体外肝微粒体、肝 S9 稳定性代谢速率：猴>小鼠>大鼠>犬≈人
	体内外代谢产物鉴定	未开展相关研究
	代谢酶表型	代谢酶 CYP1A2、CYP3A
排泄	大鼠单次灌胃给予[14C]赛沃替尼排泄途径研究	主要为粪便(60%~70%)和尿液(30%)排泄
药物-药物相互作用	CYP 酶抑制	中等程度抑制 CYP2C8
	CYP 酶诱导	未开展相关研究
	转运体抑制	MATE1 和 MATE2K 抑制剂,弱 Pgp 抑制剂
	转运体底物	未开展相关研究

注：C_{max}：血药达峰浓度;AUC_{0-inf}：采用线性/对数梯形规则计算的从 0 点到无穷远处的血浆浓度时间曲线下面积;
AUC_{0-last}：从零点到最后一个可量化浓度的血浆浓度-时间曲线下面积

赛沃替尼开展了安全药理试验、遗传毒性试验和生殖毒性试验。安全药理试验的数据暂无披露。其他毒性试验的结果总结如下。

遗传毒性试验包括 Ames 试验、中国仓鼠肺成纤维细胞染色体畸变试验和小鼠体内骨髓微核试验的结果都是阴性,显示赛沃替尼无遗传毒性。

生殖毒性试验:大鼠生育力与早期胚胎发育试验观察到雄性和雌性的生育力下降,如交配数量增加、受(怀)孕率明显降低,以及活胎数量降低。大鼠胚胎-胎仔发育毒性试验观察到胚胎毒性,如出现晚期吸收和死胎数增加,胎仔和活胎重量减轻,胎仔可见剂量相关性的内脏和骨骼畸形等。兔胚胎-胎仔发育毒性试验观察到胚胎毒性,如胎仔外观和骨骼畸形。生殖毒性试验结果显示赛沃替尼能引起胚胎毒性。

光毒性试验:体外中性红吸收试验结果显示赛沃替尼具有潜在的光毒性。

综上,对比分析 3 种已上市 MET 抑制剂药物的非临床安全性后发现:① 一般毒理学研究:除赛沃替尼未披露外,Tepotinib 和 Capmatinib 均能引起消化系统、呼吸系统、造血和淋巴系统的毒性反应;② 安全药理学研究:除赛沃替尼未披露外,Tepotinib 和 Capmatinib 均对心血管功能、呼吸功能和神经功能无明显影响;③ 遗传毒理学研究:Tepotinib、Capmatinib 和赛沃替尼 3 种药物均不产生遗传毒性;④ 生殖毒性研究:Tepotinib、Capmatinib 和赛沃替尼 3 种药物产生胚胎-胎仔发育毒性,胎儿畸形或死亡;⑤ 光毒性研究:Tepotinib、Capmatinib 和赛沃替尼 3 种药物存在潜在的光毒性。

8.4　临床安全性

本节对已批准上市的 3 种 MET 抑制剂的临床安全性结果进行分析和总结。

8.4.1　Tepotinib

根据 FDA 已公布的药物研究资料[16],说明书中警告和注意事项包括间质性肺病/肺炎、肝毒性和胚胎-胎儿毒性。严重临床不良反应包括胸腔积液、肺炎、水肿、呼吸困难、一般健康恶化、肺栓塞、肌肉骨骼疼痛。最常见不良反应(≥20%)包括水肿(70%)、疲倦(27%)、恶心(27%)、腹泻(26%)、肌肉骨骼疼痛(24%)、呼吸困难(20%)。常见不良反应包括腹痛、便秘、呕吐、咳嗽、胸腔积液、食欲不振、肺炎。其他不良反应包括皮疹、发热、眩晕、瘙痒和头疼。

8.4.2　Capmatinib

根据 FDA 已公布的药物研究资料[18],警告和注意事项包括间质性肺病/肺炎、肝毒性、光敏性和胚胎-胎儿毒性。其严重临床不良反应包括呼吸困难、肺炎、全身健康状况恶化、呕吐和恶心。最常见的不良反应(≥20%)包括周围性水肿(52%)、恶心(44%)、乏力(32%)、呕吐(28%)、呼吸困难(24%)、食欲下降(21%)。常见不良反应包括:便秘、腹泻、心源性胸痛、背痛、发热、体重下降、咳嗽。其他不良反应有瘙痒(过敏性和全身性),间质性肺炎(间质性肺病)/肺炎,蜂窝织炎,急性肾损伤(包括肾衰竭),荨麻疹和急性胰腺炎。

8.4.3 赛沃替尼

根据已公布的资料[20],注意事项包括肝毒性和严重过敏反应。特定的不良反应包括肝毒性、发热、严重过敏反应和水肿。最常见的不良反应(≥20%)包括恶心(44.7%)、水肿(40.5%)、呕吐(31.1%)、疲乏/乏力(31.1%)、食欲减退(21%)。常见不良反应有腹泻、发热、低蛋白血症、贫血、肝功能异常。其他不良反应包括皮疹、严重超敏反应、心电图QT间期延长。

综上所述,针对MET靶点研发的多种抑制剂在临床使用时出现的不良反应具有相似性,包括中枢神经系统出现乏力、呼吸系统出现肺炎、呼吸困难,肝胆系统出现肝毒性,胃肠系统出现恶心、呕吐、腹泻、食欲下降,皮肤系统出现皮疹、瘙痒,以及过敏反应和水肿等。3款已上市MET抑制剂的非临床安全性总结见表8-7。

表8-7 已上市MET抑制剂临床安全性总结

临床安全性		Tepotinib	Capmatinib	赛沃替尼
警告和注意事项	中枢神经系统	眩晕、头疼、疲劳	乏力	乏力
	造血和淋巴系统	不适用	不适用	低蛋白血症、贫血
	胃肠道系统	恶心、腹泻	恶心、呕吐、食欲下降、便秘、腹泻	恶心、呕吐、食欲减退、腹泻
	心血管系统	不适用	不适用	心电图QT间期延长
	肝脏	肝毒性,接受治疗后每两周监测一次肝功能,包括ALT、AST和BIL	肝毒性,接受治疗后每两周监测一次肝功能,包括ALT、AST和BIL	肝毒性,中重度肝功能不全患者应在医生指导下慎用本品,并严密监测其肝功能
	肺	间质性肺病/肺炎,检测患者是否出现新的或加重的肺部症状(呼吸困难、咳嗽、发烧),一旦发现立即停用	间质性肺病/肺炎,检测患者是否出现新的或加重的肺部症状(呼吸困难、咳嗽、发烧),一旦发现立即停用	不适用
		呼吸困难、肺栓塞	呼吸困难、咳嗽	不适用
	肾脏	不适用	急性肾衰	轻度和中度肾功能不全患者服用本品无需调整起始剂量。目前尚无重度肾功能不全患者的研究数据,重度肾功能不全患者应在医生指导下谨慎服用本品,并严密监测其肾功能

续　表

临床安全性		Tepotinib	Capmatinib	赛沃替尼
警告和注意事项	胰腺	不适用	急性胰腺炎	不适用
	生殖器官	胚胎-胎儿毒性	胚胎-胎儿毒性	妊娠、哺乳期妇女禁用
	皮肤	皮疹、瘙痒	荨麻疹、瘙痒	皮疹
	其他脏器	肌肉骨骼肌疼痛	光敏性，患者服药期间应尽量减少日光照射，在室外使用防晒霜和防护服	急性严重过敏反应或严重速发过敏反应（包括速发过敏反应休克）永久停用本品
		体液潴留（胸腔积液、水肿）	水肿	水肿、发热
常见临床不良反应	临床检查	ALT↑、AST↑、CRE↑、γ-GGP↑、淀粉酶↑、HGB↑、LYMP↓、ALB↓	ALT↑、AST↑、CRE↑、BIL↑、淀粉酶↑	ALT↑、AST↑、ALP↑、BIL↑、γ-GGT↑、心电图QT间期延长
	不良反应	体液潴留（胸腔积液、水肿）、肺炎、肺栓塞、呼吸困难、疲劳、恶心、腹泻、肌肉骨骼疼痛、皮疹、发热、眩晕、瘙痒、头疼	水肿、肺炎、呼吸困难、咳嗽、乏力、恶心、呕吐、食欲下降、便秘、腹泻、瘙痒、急性肾衰、荨麻疹、急性胰腺炎	水肿、乏力、发热、恶心、呕吐、腹泻、食欲下降、发热、贫血、皮疹、肝功能异常、低蛋白血症、严重超敏反应

注：ALT：谷丙转氨酶；AST：谷草转氨酶；Cr：血肌酐；γ-GTP：谷氨酰转肽酶；HGB：血红蛋白；LYMP：淋巴细胞；Alb：白蛋白；BIL：胆红素；ALP：碱性磷酸酶；↑：高于正常范围；↓：低于正常范围

8.5　靶点安全性综合分析

8.5.1　非临床和临床安全性关联分析

Tepotinib、Capmatinib 和赛沃替尼均属于Ⅰb型 MET 抑制剂，尽管在靶点选择特异性和靶点占位/亲和力等方面有所不同，在非临床临床试验中毒性发生频率和严重程度也有所差异，但其在非临床安全性评估中所表现出的毒性反应和主要毒性靶器官方面具有一定的相似性。结合 3 款 MET 抑制剂临床试验结果，发现其在循环系统、消化系统、呼吸系统、皮肤系统、造血和淋巴系统等方面出现的不良反应也具有一定的相似性。同时，对比分析它们的非临床试验和临床试验结果，发现其在消化系统、呼吸系统、造血和淋巴系统等方面存在较强的关联性，这也说明非临床研究在一定程度上可以较好地预测 MET 抑制剂最常见的临床不良反应。具体对比分析结果总结详见表 8-8。

8.5.2　MET 抑制剂毒性解析

MET 酪氨酸激酶受体通过与配体肝细胞生长因子结合，将信号从细胞外基质传递到细胞质，调节许多生理过程，包括增殖、分散、形态发生和生存。在胚胎发育过程中，MET

表 8-8 已上市 MET 抑制剂非临床和临床安全性关联分析

主要系统		Tepotinib	Capmatinib	赛沃替尼
循环系统	非临床	无不良反应	无不良反应	相关数据暂未披露
	临床	无不良反应	无不良反应	心电图 QT 间期延长
	关联性	Tepotinib 和 Capmatinib 非临床和临床均未见明显不良反应,赛沃替尼非临床数据缺失,无法判断		
消化系统	非临床	呕吐、腹泻、体重增量降低、摄食量减少,肝纤维化、肝酶(ALP、ALT 和 GLDH)剂量依赖性上升,胆管和肝门静脉细胞坏死;肝胆与胃肠道为毒性靶器官	体重下降、流涎、胰腺泡细胞空泡化/坏死,ALT、AST、胆红素升高,肝脏单核细胞坏死、脂酶和淀粉酶升高	相关数据暂未披露
	临床	肝毒性、腹泻、恶心、呕吐、便秘、食欲不振、腹痛肝酶(ALT、AST 和 γ-GTP)升高、轻度肝糖原沉积减少	肝毒性、腹泻、恶心、呕吐、食欲不振、便秘、体重下降、ALT 和 AST 升高	腹泻、恶心、食欲下降、呕吐、肝功能异常(ALT、AST、ALP 和 γ-GTP 升高)、TBL 升高
	关联性	关联性较强,3 种药物临床均出现肝毒性和腹泻、恶心等消化道不良反应,非临床除赛沃替尼未披露外,均出现胃肠道毒性		
呼吸系统	非临床	肺部急性局灶性出血,出现轻度肺泡巨噬细胞和多局灶性的泡沫细胞;肺为毒性靶器官;气管处中度皮下淋巴浆细胞浸润	肺呈暗红色	相关数据暂未披露
	临床	呼吸困难、咳嗽、胸腔积液和肺炎	呼吸困难和咳嗽	未见不良反应
	关联性	非临床与临床关联性强,除赛沃替尼未披露外,临床与非临床均表现出呼吸系统相关不良反应		
皮肤系统	非临床	不适用	不适用	相关数据暂未披露
	临床	皮疹、瘙痒	荨麻疹、瘙痒	皮疹、过敏反应
	关联性	3 种药物临床均出现皮疹等不良反应,但因非临床皮肤系统不良反应难以观察,故无法判断		
造血和淋巴系统	非临床	白细胞、淋巴细胞(高剂量)和中性粒细胞剂量相关性升高、网织红细胞均上升、肠系膜淋巴结大量巨噬细胞	白蛋白、淀粉酶、白蛋白和总蛋白轻微下降(高剂量),中性粒细胞升高	相关数据暂未披露
	临床	白蛋白、血红蛋白、淋巴细胞减少	白蛋白、血红蛋白、白细胞、淋巴细胞减少	低白蛋白血症、贫血、严重超敏反应
	关联性	存在强关联性,除赛沃替尼外,临床和非临床均出现造血和淋巴系统毒性		
生殖系统	非临床	兔胚胎-胎仔发育毒性,胎儿畸形或死亡	大鼠与兔胚胎-胎仔发育均见毒性,药物致胎儿畸形	高剂量致大鼠胎仔畸形/死亡,中高剂量致母兔的胎仔畸形
	临床	不适用	不适用	不适用
	关联性	非临床结果提示临床中需警示药物可导致胎儿毒性,为 MET 抑制剂共有毒性		

主要系统		Tepotinib	Capmatinib	赛沃替尼
其他	非临床	可能存在光毒性	具有潜在光毒性	具有潜在光毒性
	临床	不适用	光敏性	不适用
	关联性	Capmatinib 非临床研究表明具有潜在光毒性,临床中警示其具有光敏性,患者服药期间应尽量减少日光照射,在室外使用防晒霜和防护服		

注：ALT：谷丙转氨酶，AST：谷草转氨酶，GLDH：谷氨酸脱氢酶，ALP：碱性磷酸酶，γ-GTP：谷氨酰转肽酶

信号通路在原肠形成、肌肉和神经元前体的发育和迁移、血管生成和肾脏形成中发挥作用。在成年人中,MET 信号通路参与伤口愈合以及器官再生和组织重塑、促进造血细胞的分化和增殖,并且可以调节皮质骨的成骨。MET 在健康成人组织中有广泛的表达,表达量较高的组织有胎盘、肝脏、肺、甲状腺、肾脏、膀胱、胆囊、胃肠道、脂肪等[21]。

因此,MET-TKI 药物可能会产生多种组织相关的不良反应。根据非临床毒性试验的结果,试验动物中常见的毒性靶器官为肝脏、胃肠道、肺、肾脏、胆囊等,且普遍看到动物的生殖毒性。同时,根据临床试验的结果,比较常见的不良反应涉及的器官有肝脏、胃肠道、肺等,与非临床试验的结果较为一致,这些器官中不良反应的发生,很大程度上与MET 靶点的组织分布特点密切相关,并且也与这些组织中 c-MET 蛋白的高表达有一定的相关性。在分析非临床试验动物和临床患者血常规数据后发现,MET-TKI 药物的使用会导致普遍的淋巴细胞、红细胞和白细胞减少等血清生化指标的变化。该现象的产生可能是由于 MET 信号通路阻断后,通过该通路介导的造血细胞的分化和增值功能同时受到了阻断[22-24]。另外,周身水肿的原因比较复杂,与患者所处疾病阶段及所患其他并发症等多种因素相关。而白蛋白降低的原因也比较复杂,可能与癌症患者血管通透性增加以及肾脏疾病或者周身水肿降低血浆渗透压相关。

综上所述,尽管目前已有多款 MET 抑制剂获批,但由于 MET 靶点分布的广泛性与其参与机体生理功能的普遍性,这些药物对不同的 MET 靶点具有不同的敏感度,从而表现出具有多种且程度差异较大的毒性特征。而随着精准医学研究的不断深入,以及更多的 MET 靶点抑制剂的研发与上市,将会为临床诊断与治疗提供更加丰富的解决方案。

8.6　总结与展望

随着近年来精准医疗的不断发展与进步,靶向药物的种类日益增多,覆盖的适应证也更加广泛。据统计,自 2016—2021 年,中国Ⅰ类新药的申请受理数量持续增长,年复合增长率高达 40%,而其中针对癌症靶点的治疗是较为热门的领域之一。作为经典靶点之一,MET 与癌症的发生发展密切相关。MET 通过基因编码产生跨膜受体 c-MET,c-MET 与配体结合形成二聚体和近膜区域若干位点的磷酸化从而实现活化,激活下游信号

通路(Ras-MAPK、PI3K/Akt、NF-κB 和 STAT3 等),最终发挥促细胞增殖、生长及血管生成等功能。然而,当 c-MET 异常激活时(MET 蛋白过表达、MET-14 外显子跳跃突变等),则会诱导细胞向肿瘤细胞转化,从而促进肿瘤细胞的增殖、侵袭和转移。基于以上背景,现已开发针对外显子 14 跳跃突变、MET 基因扩增、突变、重排和过表达等生物标志物的检测方法,可以快速诊断并发现 c-MET 异常的患者,从而实现对癌症的早期发现与治疗[9, 12, 25-27]。

目前针对 MET 靶点的癌症治疗策略主要是对该靶点抑制剂的开发。目前已上市并广泛使用的小分子选择性抑制剂有 Tepotinib、Capmatinib、赛沃替尼,以及文中没有提及的已上市或正处于不同开发阶段的药物,如 Crizotinib、Cabozantinib、沃利替尼、伯瑞替尼、谷美替尼等。然而由于靶点的特殊性,有多种原因可能导致 MET 通路的异常激活(如外显子 14 跳跃突变、MET 基因扩增、过表达等)。同时,不同抑制剂的作用位点、相关机制和作用特点等都不尽相同,导致针对不同原因产生 MET 异常激活的抑制治疗效果有较大差异,例如,Tepotinib、Capmatinib 和赛沃替尼主要对外显子 14 跳跃突变导致的MET 通路异常激活的治疗效果较好,而对 MET 基因扩增、过表达等因素产生的激活作用抑制效果有限[28-30]。

另外,临床研究发现,目前的 MET 靶点抑制剂虽然整体安全性良好,但在治疗过程中,MET 靶点的耐药性仍是阻碍抑制剂发挥治疗效果及导致不良反应发生的主要因素。MET 靶点的耐药性机制主要可分为 MET 继发性突变(靶向耐药机制)和旁路信号激活(脱靶耐药机制)。对于继发性突变而言,D1228 或 Y1230 等密码子的继发性突变是产生耐药性的主要原因(如 Tepotinib 和 Capmatinib),因此,在之后的 II 型 MET 抑制剂研发时,针对这种耐药机制做出了相应改变,从 MET 单靶点抑制剂转变为多靶点/多激酶抑制剂,从而避免这种耐药性的发生,如 Cabozantinib(可对 MET、RET、AXL、VEGFR2、FLT3 和 c-KIT 等靶点产生抑制效果)、Merestinib(对 MST1R,AXL,ROS1,PDGFRA,FLT3,TEK,DDR1/2,MERTK,TYR03,TRKA/B/C,TRKC 和 MKNK1/2等多个 MET 突变型激酶均具有抑制作用)和 gelsatinib(同为 SMO 靶点抑制剂)等。现阶段研究结果表明,II 型 MET 抑制剂确实在耐药性方面有极大的改善[31]。对旁路信号激活机制而言,RAS/RAF/MAPK 通路的激活(KRAS 扩增或 KRAS 突变)和 PI3K/AKT 通路的激活(PIK3CA 突变)是 MET 抑制剂产生脱靶耐药的主要原因,针对这一问题,临床研究发现,MET 抑制剂与 MEK 抑制剂(如曲美替尼)的联用可以克服这种耐药性的产生[32],因此,在之后的抑制剂研发与临床治疗中,可以更多地考虑药物联用治疗以避免耐药性的产生。除此之外,MET 抑制剂也会产生许多轻微至中等程度的不良反应(如呕吐、发热等),以及明显的胚胎-胎仔毒性,然而目前对这些不良反应产生具体的原因与机制知之甚少。因此,以上信息提示我们在未来的研究中,随着对 MET 靶点的研究更加深入,需要从多靶点、联合用药等方面对目前所用的药物进行创新应用与改造,并从多种机制与方法考虑,克服药物耐药性,设计出增效减毒、能针对所有的 MET 通路异常因素进行治疗的抑制剂。

除了 MET 靶点抑制剂,针对 c-MET 靶点开发的人源化单克隆抗体、双特异性抗体、三抗和 ADC 药物也正处于不同的研发阶段。单克隆抗体方面,罗氏/基因泰克的 Onartuzumab 与礼来的 Emibetuzumab 分别处于临床试验的不同阶段;复宏汉霖旗下的人源化单克隆抗体 HLX55 也处于 I 期临床开发阶段,该抗体采用 IgG2 亚型增强了抗肿瘤活性。最新报道显示,HLX55 在 I 期临床试验中表现出了良好的安全性及耐受性。双特异性抗体方面,强生公司的双特异性抗体 Rybrevant 是一款靶向于 EGFR×c-MET 的双特异性抗体,于 2021 年获 FDA 批准上市,用于治疗转移性非小细胞肺癌患者[33, 34]。同时,岸迈生物的 EMB-01、贝达药业的 MCLA-129 也处于 I/II 期临床研发阶段。三特异性抗体方面,嘉和生物的 GB263T 是一款针对 EGFR 和两个 c-MET 不同表位的三特异性抗体,目前也处于 I 期临床开发阶段。而对于 ADC 药物,大多数处于 I/II 期临床研发阶段,仅少数药物进入 III 期临床阶段,如艾伯维的 Telisotuzumab Vedotin。此外,荣昌生物研发的 RC108 是针对 c-MET 阳性晚期恶性实体瘤的一款 ADC 药物,目前进入了 II 期临床研发阶段。恒瑞医药研发的 SHR-A1403 尚处于 I 期临床研发阶段。

目前,许多研究发现,除了致死率较高的 NSCLC 之外,MET 靶点的异常激活在多种癌症(前列腺癌、肝癌、肺癌、胃癌、软组织癌、脑癌、乳腺癌、头颈癌、软组织癌和结直肠癌等)中均有表现。例如,研究人员在遗传性和散发性肾细胞癌中发现了 MET 基因突变,在乳腺癌(在小管癌中高表达,在侵袭性小叶癌中低表达)和头颈癌(在鼻咽癌中高表达)中发现了 MET 基因表达的上调/下调,在肝癌和中枢神经系统肿瘤中发现了 HGF/c-MET 信号通路的异常激活以及 c-MET 基因转录的上调,另外,在胃肠道癌中发现 MET 基因的扩增、转移和突变、HGF 非依赖性激活、HGF 过表达等[26-27, 35-41]。基于以上发现,MET 靶点被认为与癌症的发生发展及发病机制密切相关,并且,也是具有巨大潜力的癌症治疗靶点之一。因此,在近期的 MET 靶点治疗研究中,也对 NSCLC 以外的其他适应证进行了药物的开发与治疗探索。例如,Crizotinib 可以通过降低癌症干细胞标志物的表达,从而治疗 MET 通路异常激活导致的胰腺癌,并且 Crizotinib 与吉西他滨联用在治疗胰腺癌时具有协同作用;Crizotinib 治疗胃癌的研究正在进行当中;另外,MET 抑制剂 Cabozantinib 与免疫检查点抑制剂帕博利珠单抗或 nivolumab 等的联用治疗肝细胞癌症的研究也尚处于研究阶段,初步发现两种抑制剂联用对肝细胞癌症的治疗具有一定的协同作用[22, 42, 43]。综上所述,虽然 MET 靶点与许多癌症的发生发展密切相关,但目前业界在将 MET 靶点应用于癌症治疗方面的研究尚处于早期阶段,针对 MET 靶点的其他癌症治疗药物也鲜有报道,提示我们在未来的研究中,可以在这一方面有更多的关注与投入。

综上所述,基于 MET 与癌症密切相关的事实,靶向该受体用于肿瘤治疗仍然被认为具有重大临床意义,药企对于 c-MET 靶点的开发热情依然高涨。尽管目前已有多款 MET 抑制剂获批,然而目前仍有很多问题亟待解决,例如 MET 靶点抑制剂在带来获益的同时,也面临巨大的耐药挑战。另一方面,除了小分子抑制剂之外,对于单抗、双抗、三抗及 ADC 等大分子 MET 靶点抑制剂的开发与探索才刚刚起步,尚有巨大的研发潜力。另外,虽然 MET 靶点与多种癌症的发生发展密不可分,但目前针对 MET 靶点治疗 NSCLC 以外的其他癌症的方法仍尚处于探索研发阶段。因此,未来可以从 MET 靶点抑制剂的优化、MET 靶点与癌症作用机制、开发多靶点药物克服机体耐药性等多个方面进行研究。相信随着精准医学研究的不断发展,以及对 MET 靶点研究的不断深入,未来将会有更多基于 MET 靶点的抑制剂或其他类药物被开发并上市,有望为全球临床癌症的预防、诊断与治疗提供更加丰富的解决方案。

(范艺千,周启航,喻乾明)

参考文献

[1] Bray F, Ferlay J, Soerjomataram L, et al. Global cancer statistics 2018:GLOBOCAN estimates of incidence and mortality worldwide for 36 cancers in 185 countries. CA Cancer J Clin, 2018, 68(6): 394 - 424.

[2] Rebuzzi S E, Zullo L, Rossi G, et al. Novel emerging molecular targets in non-small cell lung cancer. Int J Mol Sci, 2021, 22 (5): 2625.

[3] Wang Q, Yang S, Wang K, et al. MET inhibitors for targeted therapy of EGFR TKI-resistant lung cancer. J Hematol Oncol, 2019, 12 (1): 63.

[4] Yu X, Xu Y J, Fan Y. Progress of c-MET signaling pathway and TKIs in non-small cell lung Cancer [J]. Zhongguo Fei Ai Za Zhi, 2017, 20 (4): 287 - 292.

[5] Liu S Y, Gou L Y, Li A N, et al. The unique characteristics of MET exon 14 mutation in chinese patients with NSCLC. J Thorac Oncol, 2016, 11 (9): 1503 - 1510.

[6] Cooper C S, Park M, Blair D G, et al. Molecular cloning of a new transforming gene from a chemically transformed human cell line. Nature, 1984, 311 (5981): 29 - 33.

[7] Park M, Dean M, Cooper C S, et al. Mechanism of MET oncogene activation. Cell, 1986, 45 (6): 895 - 904.

[8] Graveel C R, Tolbert D, Woude G F V. MET: a critical player in tumorigenesis and therapeutic target. Cold Spring Harb Perspect Biol, 2013, 5 (7): a009209.

[9] Huang C W, Zou Q H, Liu H, et al. Management of non-small cell lung cancer patients with MET exon 14 skipping mutations. Curr Treat Options Oncol, 2020, 21 (4): 33.

[10] 尹利梅,卢铀. MET 14 外显子跳跃突变在非小细胞肺癌中的研究进展. 中国肺癌杂志,2018, 7(21): 553 - 559.

[11] Fujino T, Suda K, Mitsudomi T. Lung cancer with MET exon 14 skipping mutation: genetic feature, current treatments, and future challenges. Lung Cancer (Auckl), 2021, 12: 35 - 50.

[12] Malik R, Mambetsariev I, Fricke J, et al. MET receptor in oncology: from biomarker to therapeutic target. Adv Cancer Res, 2020, 147: 259 - 301.

[13] 韩森,马旭,方健. 非小细胞肺癌 MET 基因突变的机制及靶向药物研究进展. 中国肺癌杂志, 2020,23(7): 609 - 614.

[14] Drusbosky L M, Dawar R, Rodriguez E, et al. Therapeutic strategies in METex14 skipping mutated non-small cell lung cancer. J Hematol Oncol, 2021, 14(1): 129.

［15］ FDA. Review for Tepotinib［EB/OL］. （2021 - 02 - 22）［2023 - 03 - 13］. https://www. accessdata. fda. gov/drugsatfda_docs/nda/2021/214096Orig1s000TOC. cfm.

［16］ FDA. Lable for Tepotinib［EB/OL］. （2021 - 02 - 22）［2023 - 03 - 13］. https://www. accessdata. fda. gov/scripts/cder/daf/index. cfm? event=BasicSearch. process.

［17］ FDA. Review for Capmatinib［EB/OL］. （2020 - 06 - 01）［2023 - 03 - 13］. https://www. accessdata. fda. gov/drugsatfda_docs/nda/2020/213591Orig1s000TOC. cfm.

［18］ FDA. Lable for Capmatinib［EB/OL］. （2020 - 06 - 01）［2023 - 03 - 13］. https://www. accessdata. fda. gov/scripts/cder/daf/index. cfm? event=BasicSearch. process.

［19］ Gu Y, Sai Y, Wang J, et al. Preclinical pharmacokinetics, disposition, and translational pharmacokinetic/ pharmacodynamic modeling of savolitinib, a novel selective cMET inhibitor. Eur J Pharm Sci, 2019, 136: 104938.

［20］ 和记黄埔医药. 赛沃替尼片说明书［EB/OL］. （2021 - 06 - 22）［2023 - 03 - 13］. https://www. hutch-med. com/wp-content/uploads/2021/09/savolitinib_china_pi. pdf.

［21］ Ai-u'datt D G F, Ai-husein B A A, Qasaimeh G R. A mini-review of c-MET as a potential therapeutic target in melanoma. Biomed Pharmacother, 2017, 88: 194 - 202.

［22］ Mo H N, Liu P. Targeting MET in cancer therapy. Chronic Dis Transl Med, 2017, 3 (3): 148 - 153.

［23］ Zhang J, Babic A. Regulation of the MET oncogene: molecular mechanisms. Carcinogenesis, 2016, 37 (4): 345 - 355.

［24］ Drilon A, Cappuzzo F, Ou S I, et al. Targeting MET in lung cancer: Will expectations finally be MET? J Thorac Oncol, 2017, 12 (1): 15 - 26.

［25］ Han S, Ma X, Fang J. Progress on mechanism of MET gene mutation and targeted drugs in non-small cell lung cancer. Zhongguo Fei Ai Za Zhi, 2020, 23 (7): 609 - 614.

［26］ Hu H, Mu Q, Bao Z, et al. Mutational landscape of secondary glioblastoma guides MET-targeted trial in brain tumor. Cell, 2018, 175 (6): 1665 - 1678.

［27］ Comoglio P M, Trusolino L, Boccaccio C. Known and novel roles of the MET oncogene in cancer: a coherent approach to targeted therapy. Nat Rev Cancer, 2018, 18 (6): 341 - 358.

［28］ Dong Y, Xu J, Sun B, et al. MET-targeted therapies and clinical outcomes: a systematic literature review. Mol Diagn Ther, 2022, 26 (2): 203 - 227.

［29］ Le X, Sakai H, Felip E, et al. Tepotinib efficacy and safety in patients with MET exon 14 skipping NSCLC: outcomes in patient subgroups from the VISION study with relevance for clinical practice. Clin Cancer Res, 2022, 28 (6): 1117 - 1126.

［30］ Wu YL, Smit EF, Bauer TM. Capmatinib for patients with non-small cell lung cancer with MET exon 14 skipping mutations: A review of preclinical and clinical studies. Cancer Treat Rev, 2021, 95: 102173.

［31］ Wu YL, Cheng Y, Zhou J, et, al. Tepotinib plus gefitinib in patients with EGFR-mutant non-small-cell lung cancer with MET overexpression or MET amplification and acquired resistance to previous EGFR inhibitor (INSIGHT study): an open-label, phase 1b/2, multicentre, randomised trial. Lancet Respir Med, 2020, 8 (11): 1132 - 1143.

［32］ Fujino T, Suda K, Mitsudomi T. Lung cancer with MET exon 14 skipping mutation: genetic feature, current treatments, and future challenges. Lung Cancer (Auckl), 2021, 12: 35 - 50.

［33］ FDA. Label for Rybrevant［EB/OL］. （2021 - 05 - 21）［2022 - 09 - 01］. https://www. accessdata. fda. gov/scripts/cder/daf/index. cfm? event=BasicSearch. process.

［34］ FDA. Multi-Discipline Review for Rybrevant［EB/OL］. (2020 - 06 - 23)［2022 - 09 - 01］. https://
www. accessdata. fda. gov/drugsatfda_docs/nda/2021/761210Orig1s000MultidisciplineR. pdf.

［35］ Guo R，Luo J，Chang J，et al. MET-dependent solid tumours — molecular diagnosis and targeted
therapy. Nat Ret Clin Oncol，2020，17 (9)：569 - 587.

［36］ Recondo G，Che J，Jänne PA，et al. Targeting MET dysregulation in cancer. Cancer Discov，
2020，10 (7)：922 - 934.

［37］ Faiella A，Riccardi F，Cartenì G，et al. The emerging role of c-MET in carcinogenesis and clinical
implications as a possible therapeutic target. J Oncol，2022，5179182.

［38］ Bradley C A，Salto-Tellez M，Laurent-Puig P，et al. Targeting c-MET in gastrointestinal tumours：
rationale，opportunities and challenges. Nat Rev Clin Oncol，2017，14 (9)：562 - 576.

［39］ Parikh P K，Ghate M D. Recent advances in the discovery of small molecule c-MET Kinase
inhibitors. Eur J Med Chem，2018，143：1103 - 1138.

［40］ Zhang Y，Xia M，Jin K，et al. Function of the c-MET receptor tyrosine kinase in carcinogenesis
and associated therapeutic opportunities. Mol Cancer，2018，17 (1)：45.

［41］ Tuck A B，Park M，Sterns E E，et al. Coexpression of hepatocyte growth factor and receptor
(MET) in human breast carcinoma. Am J Pathol，1996，148 (1)：225 - 232.

［42］ Bahrami A，Shahidsales S，Khazaei M，et al. C-MET as a potential target for the treatment of
gastrointestinal cancer：Current status and future perspectives. J Cell Physiol，2017，232 (10)：
2657 - 2673.

［43］ Woo H Y，Heo J. The role of c-MET inhibitors in advanced hepatocellular carcinoma：now and
future. Ann Transl Med，2020，8 (23)：1617.

第 *9* 章

ALK 抑制剂的药理学机制和安全性

间变性淋巴瘤激酶(anaplastic lymphoma kinase，ALK)是一种跨膜受体酪氨酸激酶，在数种肿瘤中异常表达。ALK 基因重排在非小细胞肺癌(non-small cell lung cancer，NSCLC)中的发生率约为 5%～7%，是治疗 NSCLC 的重要靶点之一。肺癌是目前世界范围内最常见的恶性肿瘤之一，其中 80% 以上为 NSCLC。由于起病隐匿且缺乏特异性症状，多数患者诊断时已是晚期。传统的化疗方案对 ALK 阳性 NSCLC 患者的疗效并不理想。近年来，靶向药物 ALK 抑制剂被批准上市，包括克唑替尼、塞瑞替尼及阿来替尼等，极大地改变了 NSCLC 的临床实践，提高了治疗效果[1]。然而，ALK 抑制剂的毒副反应也较为普遍，新的抑制剂和其他靶向策略正在研发中。本章分别对 ALK 抑制剂的靶点作用机制、药物研究进展、非临床及临床试验结果进行综述，并深入探究其非临床药理毒理与临床所致毒副反应的关系，以及可能的作用机制。

9.1 ALK 靶点作用机制

9.1.1 ALK 结构

ALK 是一种跨膜受体酪氨酸激酶，属于胰岛素受体超家族。ALK 基因位于人类染色体 2p23，编码 1 620 个氨基酸的多肽，经过翻译后修饰，生成 200～220 kDa 的成熟 ALK 蛋白。ALK 由 1 030 个氨基酸组成的胞外配体结合域、跨膜域及胞内酪氨酸激酶结构域组成(图 9 - 1)[2]。其中，胞内结构域是 ALK 发挥激酶功能的主要结构域，该区域发生异常会导致肿瘤的发生：激活环内含有 3 个酪氨酸，分别位于第 1 278、1 282 和 1 283 位。ALK 发生变异时，其磷酸化异常会影响其蛋白的空间构象和激酶活性，导致肿瘤的发生。

9.1.2 ALK 基因变异

ALK 在哺乳动物神经系统的生长发育过程中发挥重要作用。在小鼠发育过程中，出生后小鼠的 ALK 在 mRNA 和蛋白水平的表达都有所下降，出生 3 周后达到最低水平，成

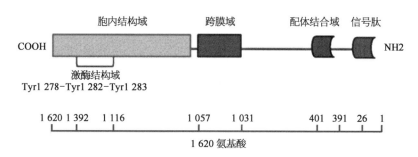

图 9-1　ALK 结构域示意图[2]

年后一直保持较低水平。在正常成年人中,ALK 在脑、小肠、睾丸、前列腺和结肠中表达,而在淋巴细胞、脾脏、胸腺、卵巢、心脏、肺、肝脏、骨骼肌、肾脏和胰脏中均不表达。ALK 基因发生变异时,其在原本不表达的组织中被异常激活和表达,而自身激酶活性的增强能激活下游信号分子,进而使细胞失控增殖,导致肿瘤的发生[3]。

　　ALK 的异常激活大致可以分为 3 种类型:① 与其他几种基因形成融合基因,通过染色体重排致癌;② 碱基错配引起的点突变致癌;③ 通过基因扩增致癌。其中,融合基因是 ALK 最常见的遗传变异方式,目前至少发现有 27 种类型,包括棘皮动物微管相关类蛋白 4 基因(echinoderm microtubule associated protein like 4,EML4)- ALK、TFG 融合基因(trk-fused gene,TFG)- ALK,以及驱动蛋白轻链 1 基因(kinesin light chain 1,KLC1)- ALK 等,出现在间变性大细胞淋巴瘤、炎症性肌纤维母细胞瘤和 NSCLC 等患者中。另外,ALK 点突变及扩增也在神经母细胞瘤中被发现(图 9-2)[4]。

9.1.3　EML4 - ALK 与 NSCLC

　　EML4 - ALK 是首个被作为治疗靶点的融合性促癌激酶,EML4 断裂为长度不同的片段嵌入 ALK 基因 20 外显子中,形成 EML4 - ALK 融合基因,其编码的融合蛋白可能影响的下游信号通路包括调节细胞增殖的 RAS - MEK - ERK 途径,以及参与细胞存活的磷脂酰肌醇- 3 -激酶(phosphatidylinositol - 3 - hydroxykinase,PI3K)- AKT -哺乳动物雷帕霉素靶蛋白(mammalian target of rapamycin,mTOR)途径和 JAK - STAT 途径,这种融合基因通过异常激活上述调节细胞增殖和分化过程导致肿瘤的发生[5](图 9-3)。

　　EML4 - ALK 融合基因存在于多种实体瘤中,但在 NSCLC 中检出率最高,阳性检出总体比例为 5% 左右。EML4 - ALK 阳性患者有着较为特殊的人群特点,其更容易出现在既往少量或从不吸烟史的年轻患者身上,组织学上属于腺癌。并且 EML4 - ALK 突变有很强的排他性,即当它突变时,其他驱动基因往往不会发生变异[6,7]。基于此,临床上对 NSCLC 的治疗一般先进行 KRAS 和 EGFR 检测,在两种检测都为阴性的前提下,再进行 ALK 突变的检测[8]。

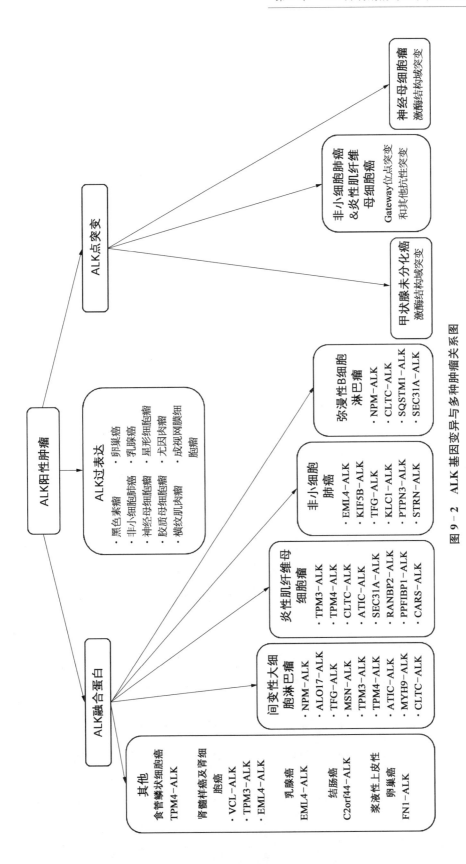

图 9-2　ALK 基因变异与多种肿瘤关系图

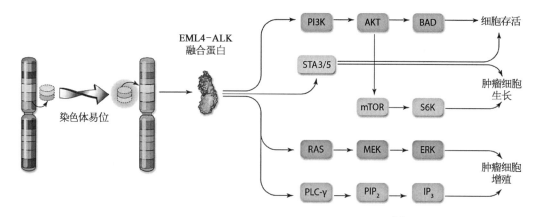

图 9-3 NSCLC 中 ALK 突变激活及下游信号通路[5]

9.2 ALK 抑制剂药物

9.2.1 研究进展

1994 年,研究者发现在间变性大细胞淋巴瘤中存在的 ALK 融合基因具有致癌特性。2007 年,日本 Manabu Soda 教授等首次发现了 ALK 重排,在 NSCLC 标本中鉴定出了 ALK 与 EML4 的融合片段。2006 年,首个 ALK 抑制剂药物克唑替尼开展了 Ⅰ 期临床试验,2011 年,FDA 加速批准了克唑替尼用于 ALK 融合阳性 NSCLC 的治疗。与化疗相比,克唑替尼显著改善了 ALK 阳性晚期 NSCLC 患者的治疗效果。但不可避免的是,几乎所有患者在接受克唑替尼治疗 1～2 年后出现耐药问题,并且中枢神经系统(central nervous system,CNS)复发或进展较为常见[9]。因此,抑制能力更强、血脑屏障通透性更高的二代 ALK 抑制剂塞瑞替尼、阿来替尼、布格替尼、恩沙替尼及三代 ALK 抑制剂洛拉替尼等接连上市。但目前也已发生耐药,第四代抑制剂洛普替尼(TPX-0005)正处于临床开发中。ALK 抑制剂的主要作用机制为选择性竞争 ATP,阻断激酶蛋白磷酸化,从而抑制肿瘤细胞增殖,诱导其凋亡。

9.2.2 上市药物

截至 2022 年 12 月,全球共有 7 款靶向 ALK 抑制剂的获批药物,见图 9-4。

1. 一代 ALK 抑制剂

克唑替尼作为第一款获得批准的口服小分子 ATP 竞争性 ALK 抑制剂,最初是作为 c-MET 抑制剂开发的,但后来被证明对 ALK 有强大的抑制活性。与化疗相比,患者的中位无进展生存期(median progression-free survival,mPFS)分别为 10.9 个月和 7 个月,客观缓解率(objective response rate,ORR)分别为 74％ 和 45％[9],其疗效显著优于一线化疗方案。

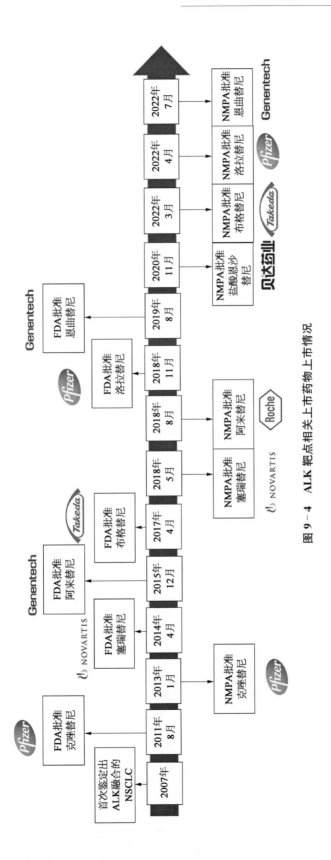

图 9 – 4　ALK 靶点相关上市药物上市情况

表 9 - 1 全球靶向 ALK 抑制剂获批药物

药品名称		靶 点	适 应 证	结 构 式	分子量	剂型	给药剂量及方式	企业名称	首次获批情况
第一代	克唑替尼	ALK、c-Met、HGFR	ALK/ROS1 阳性 NSCLC、ALCL、IMT		450.3	胶囊	500 mg 每天一次、口服	辉瑞	FDA,2011 年 8 月
	塞瑞替尼	ALK	ALK 阳性 NSCLC		558.1	片剂/胶囊(停产)	450 mg 每天一次、口服	诺华	FDA,2014 年 4 月
第二代	阿来替尼	ALK	ALK 阳性 NSCLC		482.6	胶囊	1 200 mg 每天一次、口服	基因泰克、罗氏	FDA,2015 年 12 月
	布格替尼	ALK、EGFR	ALK 阳性 NSCLC		584.1	包衣片	180 mg 每天一次、口服	武田制药	FDA,2017 年 4 月

续　表

药品名称	靶点	适应证	结构式	分子量	剂型	给药剂量及方式	企业名称	首次获批情况
第二代 盐酸恩沙替尼	ALK	ALK 阳性 NSCLC		670.4	胶囊	225 mg 每天一次,口服	贝达药业	NMPA,2020 年 11 月
第三代 洛拉替尼	ALK,ROS1	ALK 阳性 NSCLC		406.4	片剂	100 mg 每天一次,口服	辉瑞	FDA,2018 年 11 月
其他（第一代 TRK 抑制剂）恩曲替尼	NTRKs、ROS1、ALK	ROS1 阳性 NSCLC、12 岁以上 NTRK 阳性实体瘤		560.7	胶囊	100 mg 每天一次,口服	基因泰克	FDA,2019 年 8 月

注:数据统计至 2022 年 12 月 31 日

2. 二代 ALK 抑制剂

二代 ALK 抑制剂解决了一代 ALK 抑制剂难以进入血脑屏障的问题,并且对克唑替尼耐药后的患者有效。二代 ALK 抑制剂包括塞瑞替尼、阿来替尼、布格替尼和恩沙替尼。

（1）塞瑞替尼

与化疗相比,mPFS 分别为 16.6 个月和 8.1 个月,ORR 分别为 65.8% 和 29.3%[10]。除对 G1202R 及 F1174C 耐药突变无效外,对多数耐药突变有显著疗效[11]。

（2）阿来替尼

与一线使用克唑替尼相比,mPFS 分别为 34.8 个月和 10.9 个月,ORR 分别为 82.9% 和 75.5%[12]。由于血脑屏障中存在外排转运蛋白-P-糖蛋白(P-gp),克唑替尼和塞瑞替尼为 P-gp 底物,易被主动外排出血脑屏障,因此其血脑屏障透过率低。而阿来替尼为非 P-gp 底物,与转运蛋白的结合性更低,从结构上避免了药物从脑部被排出,能够有效延缓 ALK 患者脑转移的发生。

临床前研究表明,阿来替尼能够提前抑制可能的耐药突变,主要是通过筛选优化后,其与 ALK 激酶结构域的结合方式显著区别于克唑替尼,能够克服由克唑替尼引起的激酶域的二次突变,除对 G1202R 耐药突变无效外,对 EML4-ALK 以及 ALK 的 L1196M、G1269A、C1156Y、F1174L、1151Tins 和 L1152R 氨基酸位点突变均具有显著的抑制效果[13]。

（3）恩沙替尼

治疗 ALK 阳性晚期 NSCLC 克唑替尼耐药单臂多中心 Ⅱ 期临床研究结果显示,mPFS 达 9.6 个月,ORR 为 52%。2020 年,NMPA 已批准恩沙替尼在中国上市,用于接受过克唑替尼治疗后进展的或者对克唑替尼不耐受的 ALK 阳性的局部晚期或转移性 NSCLC[14]。

（4）布格替尼

目前唯一的 ALK、EGFR 双靶点抑制剂,对 ALK 的抑制作用优于第一代药物。中国目前将此药作为对晚期 ALK 阳性 NSCLC 患者的一线治疗的 Ⅲ 级推荐。临床研究显示,一线使用布格替尼的 mPFS 为 24 个月,颅内 ORR 为 78%。临床前研究证实,布格替尼对 17 种 ALK 耐药性突变(包括难治性 G1202R 突变)有一定的抑制作用[15]。

3. 三代 ALK 抑制剂

洛拉替尼作为三代 ALK 抑制剂,是 ALK 与 ROS-1 双重抑制剂,因采用小分子大环酰胺结构,具有出色的血脑屏障穿透能力,对脑转移患者有显著的疗效,且可更广泛有效地克服已知耐药性突变,尤其是对难治性 G1202R 突变,洛拉替尼具有明显的抑制效果,ORR 可达到 57%,mPFS 为 8.2 个月,是一、二代 ALK 抑制剂耐药后的有效选择[7]。

9.2.3　耐药机制

临床病例中观察到 30% 的克唑替尼耐药和 50% 的第二代或第三代 ALK 抑制剂耐药,根据 ALK 信号致癌作用的存在与否,大部分耐药机制可分为 ALK 靶点依赖型和 ALK 非靶点依赖型。ALK 靶点依赖性耐药突变包括 ALK 激酶域二次突变和 ALK 融合基因拷贝数增加,其常见突变位点于细胞内激酶结构域,突变后导致相应部位氨基酸改变及蛋白质构象变化,形成空间位阻,干扰药物与靶点的结合,导致耐药。近年来,已在 ALK 激酶区鉴定出多种不同的氨基酸位点突变,包括 L1152K、L1152R、I117N、F1174C、F1174L、G1202R 等。已上市药品依赖性耐药相关的突变如表 9-2 所示[16]。

表 9-2　已获批 ALK 抑制剂的常见耐药机制

ALK 抑制剂	靶点依赖性耐药	非靶点依赖性耐药
阿来替尼	L1151tins、F1171N、V1180L、G1202del、G1202R、G1206C、G1206Y、E1210K、F1245C、G1269A、G1269S 复合突变	cMET 激活:MET 和 SRC 的共激活,YAP1 双调蛋白 ABCC11 的过表达转化为 SCLC EMT
塞瑞替尼	G1123S、T1151K、T1151R、L1151tins、L1152P、L1152R、C1156Y、F1174C、F1174L、F1174V、L1198F、G1202del、G1202R、G1206C、G1206Y、E1210K、F1245C 复合突变	MEK 突变:p-糖蛋白 ABCB1,SHP2 的过表达,激活 SRC、EGFR、KIT 或 IGF-1 R EMT
布格替尼	G1202R、D1203N、G1206C、G1202R 复合突变、T1151 R+C1156Y+E1161D+F1174L	$MTOR^{T1834-T1837}$、$JAK3^{R948C}$ 突变、CDKN2A/B 功能丧失突变、$NFE2L2^{E79Q}$ 突变、MET 扩增、$BRAFV^{600E}$ 和 $KRAS^{G12D}$ 突变
洛拉替尼	G1202R 复合突变、C1156Y+L1198F I1171S+G1269A	EGFR 激活:TP53、$NRAS^{G12D}$ 和 MAP3K1 突变、NF2 功能丧失突变、EMT 转化为神经内分泌瘤

ALK 抑制剂非靶点依赖性耐药可分为:① 信号旁路的激活,如 KIT、MET、EGFR 及胰岛素样生长因子 1 受体(insulinlike growth factor 1 receptor,IGF-1R),当信号旁路激活时,信号传导会绕过抑制剂作用的原始靶点,通过信号旁路激活下游信号,导致 ALK 抑制剂不能充分抑制肿瘤细胞生长;② 其他基因异常活化,激活下游信号通路,如 MEK 激活突变和 SRC 信号转导是塞瑞替尼产生耐药性的原因之一;③ 癌症组织学特征转化,有研究显示,在接受 ALK 抑制剂治疗后的患者中发现了小细胞肺癌和神经内分泌癌的转化。此外,上皮间质转化(epithelial mesenchymal transition,EMT)也是最常见的组织学变化,表现为上皮组织标志物(如 E-钙黏蛋白)丢失以及间质组织标志物(如波形蛋白)表达增加[16,17]。3 种非靶点依赖性耐药机制信号通路如图 9-5 所示。

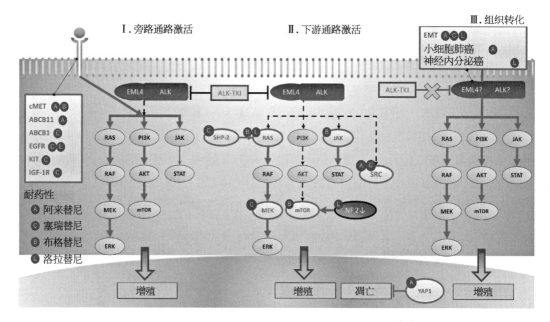

图 9‑5　ALK 非靶点依赖性耐药机制中的信号通路[16]

9.3　非临床药代动力学及安全性

对 4 种代表性 ALK 抑制剂药物的非临床药代动力学及安全性进行分析总结。

9.3.1　克唑替尼

使用大鼠和犬两种种属进行安全性评价,其非临床药代动力学及毒理学研究结果如表 9‑3 和表 9‑4 所示。

表 9‑3　克唑替尼非临床药代动力学研究结果总结

试验类型	试 验 名 称	试 验 结 果
分布	血浆蛋白结合	在小鼠、大鼠、犬、猴和人中的血浆蛋白未结合率分别为 0.036、0.057、0.043、0.072 和 0.093
	雄性大鼠口服[14C]标记药物的组织分布	1. C_{max} 为 4 h 或 8 h,在大多数组织中广泛分布 2. 最高的组织为眼部组织(哈氏腺、泪腺和葡萄膜)、垂体、肝脏、肾脏、肾上腺和脾 3. 给药后 504 h,眼部组织中仍有放射性,预测 $T_{1/2}$ 为 576 h
代谢	大鼠口服[14C]标记药物的代谢产物鉴定	1. 雄性和雌性大鼠血浆中原型药的相对定量为 53.4% 和 44.2% 2. 主要代谢产物为硫酸盐结合物 M19、内酰胺代谢物 M10 和硝酮代谢物 M21
	犬口服[14C]标记药物的代谢产物鉴定	1. 雄性和雌性犬血浆中原型药的相对定量为 58.6% 和 71% 2. 主要代谢产物为硝酮代谢物 M21、内酰胺羟基代谢物 M15(仅雌性)、N-脱烷基化代谢物 M16(仅雌性)、二羟基代谢物 M17 或 M18(仅雄性)

续　表

试验类型	试验名称	试验结果
排泄	大鼠口服[14C]标记药物的药代动力学和排泄试验	雌雄大鼠中总回收率分别为 99.68％和 96.65％,主要排泄途径是粪便和胆汁,次要排泄途径是尿液
	犬口服[14C]标记药物的药代动力学和排泄试验	雌雄犬中总回收率分别为 92.7％和 86.12％,在给药后 72 h 排泄,主要排泄途径是粪便,次要排泄途径是尿液

表 9-4　克唑替尼一般毒理学研究结果总结

试验设计	主要毒性结果
大鼠 7 天重复给药剂量探索试验 灌胃,每天一次,剂量:0、50、150、500 mg/kg (Non-GLP)	**死亡率:**高剂量组中 1 雄性在第 4 天死亡(1/3),其余雄性由于临床效果不佳,在第 4 天被安乐 **体重:**与第 1 天相比,第 4 天雄性体重降低 10％,雌性降低 3％ **血液学:**WBC↓、LYMP↑、NEUT↑、MONO↑ **血清生化:**TP↓、ALB↓、ALT↑、AST↑、GLU↓、CK↑ **组织病理:**未检查,未解释原因 **毒性靶器官:**骨髓、胃肠道、肾脏、肝脏、卵巢、胰腺、脾脏、唾液腺和胸腺
大鼠 1 个月重复给药毒性试验 灌胃,每天一次,剂量:0、10、50、150 mg/kg	**血液学:**PLT↑、NEUT↑ **血清生化:**APTT↓、PT↓、ALT↑、AST↑ **组织病理:**>50 mg/kg 组,肾皮质小管空泡形成,前列腺和胸腺,肾小管萎缩;150 mg/kg 组,骨细胞减少、关节海绵体减少、精囊萎缩、脾脏的淋巴耗竭 **毒性靶器官:**骨髓、骨骼(关节)、肾脏、前列腺、脾脏、精囊、睾丸和雄性大鼠的胸腺
大鼠 3 个月重复给药及 2 个月恢复期毒性试验 灌胃,每天一次,剂量:0、10、30、100 mg/kg(雄性),0、10、50、250 mg/kg(雌性) (GLP)	**死亡率:**250 mg/kg 组,4 雌性死亡(3 只管饲创伤或剂量管理错误,1 只死因不明)(4/15) **体重和摄食量:**100 mg/kg 组雄性和 250 mg/kg 组雌性体重增加摄食减少 6％~19％ **血液学:**RET↑、PLT↑、WBC↑、NEUT↑、MONO↑ **血清生化:**ALT↑、AST↑、ALP↑、BUN↑、CK↑ **组织病理:**在多个器官中观察到由磷脂沉积引起的细胞空泡化,包括肝脏(胆管)、垂体、前列腺和胃肠道 **毒性靶器官:**骨髓(细胞碎片)、胃肠道(盲肠、回肠、十二指肠细胞空泡化)、心脏(慢性炎症及坏死)、肝脏(胆管空泡化)、肺(组织细胞增生)、肠系膜淋巴结(泡沫状巨噬细胞)、垂体(细胞空泡化)、下颌唾液腺(腺泡细胞肿胀)和胸腺(淋巴细胞溶解)
犬 1 个月重复给药毒性试验 灌胃,每天一次,剂量:0、1、6、20 mg/kg	**临床观察:**>6 mg/kg 组,均会出现呕吐和腹泻,并且雄性胸腺细胞数量减少 **QT 间期:**20 mg/kg 组,给药第 22 天后,1 雄性和 1 雌性心电图显示 QT/QTc 延长
犬 3 个月重复给药及 2 个月恢复期毒性试验 灌胃,每天一次,剂量:0、1、5、25 mg/kg (GLP)	**血液学:**RBC↓、WBC↑、PLT、FIB↑、NEUT↑ **血清生化:**ALT↑、AST↑、ALP↑、GGT↑、ALB↓、Ca^{2+}↓ **QT 间期:**雄性 5 mg/kg 组和 25 mg/kg 组,雌性 25 mg/kg 组,在第 6 周和第 13 周 QT 间期延长 **毒性靶器官:**骨髓(嗜酸性粒细胞)、肠系膜淋巴结(噬红细胞作用)、空肠(充血)和胃(充血)

除了一般毒理外,针对克唑替尼,研究者还开展了一系列的安全药理、遗传毒、生殖毒、光毒性试验,其结果总结如下:

安全药理试验:hERG 试验结果($IC_{50}=1.1\ \mu M$)显示其能抑制钾离子通道;大鼠主动脉张力模型证实克唑替尼是钙通道拮抗剂($IC_{50}=0.83\ \mu M$),能够抑制豚鼠心室肌细胞 L 型钙通道电流($C_{50}=14.6\ \mu M$);克唑替尼能够抑制 CHO 细胞中 Nav1.5 钠离子通道($IC_{50}=1.56\ \mu M$);导致犬心肌蒲肯野纤维 APD50 和 APD90 缩短;在比格犬的心血管安全药理试验中,克唑替尼引起 PR 间期、QRS 间期、QT 间期延长,心率下降,左室舒张末期压力升高。以上结果提示克唑替尼具有心血管系统毒性。克唑替尼对大鼠呼吸系统有影响,导致每分通气量和呼吸频率的降低;对大鼠中枢神经系统有影响,引起大鼠活动减少、流涎和呼吸困难。

遗传毒理试验:Ames 试验结果为阴性;人淋巴细胞体外染色体畸变试验和 CHO 细胞体外微核、大鼠体内微核试验结果均为阳性。

生殖毒性试验:大鼠胚胎-胎仔发育毒试验观察到母体毒性(体重降低和摄食量减少,妊娠大鼠提前安乐死),以及胚胎-胎仔毒性(着床后丢失增加,胎仔小、体重降低,前肢屈曲过度,未骨化跖骨)。家兔胚胎-胎仔发育毒试验可见母体毒性(体重降低和摄食量减少,动物死亡)以及胚胎-胎仔毒性(着床后丢失增加,胎仔体重降低,内脏和骨骼变化)。

体外光毒性试验结果显示克唑替尼具有光毒性潜力(PIF≥5 和/或 MPE≥0.15)。大鼠视网膜电图实验显示其对视网膜存在影响。

9.3.2 塞瑞替尼

使用大鼠和食蟹猴两种种属进行安全性评价,其非临床药代动力学及毒理学研究结果总结在表 9-5 和表 9-6 中。

除了一般毒理外,还开展了一系列的安全药理,遗传毒,生殖毒,光毒性试验,其结果总结如下。

安全药理试验:hERG 试验结果($IC_{50}=0.4\ \mu M$)显示塞瑞替尼能抑制钾离子通道;食蟹猴的心血管安全药理试验中,塞瑞替尼引起 QTc 延长,对血压、心率没有影响。塞瑞替尼引起大鼠呼吸速率一过性升高(~20%),对大鼠中枢神经系统没有影响。

遗传毒理试验:Ames 试验结果为阴性;人淋巴细胞体外染色体畸变试验和 TK6 细胞体外微核试验结果呈阳性。

生殖毒性试验:大鼠胚胎-胎仔发育毒试验中观察到胎仔后肢屈曲过度。家兔胚胎-胎仔发育毒试验可见母体毒性以及胚胎-胎仔毒性,包括死胎、胎仔内脏异常、骨骼异常(胸骨骨化不全、颅骨骨化不全、颅骨畸形、脊柱移位)。

体外 3T3 NRU 光毒性试验结果显示,≥4.4 $\mu g/mL$ 浓度下具有光毒性。

表 9-5　塞瑞替尼非临床药代动力学研究结果总结

试验类型	试验名称	试验结果
吸收、代谢、排泄	整体/胆管插管大鼠口服及静脉注射[14C]标记药物的吸收、代谢、排泄试验	1. **吸收**：$T_{1/2}$ 为 13.2 h,完整大鼠中吸收率为 37.1%,生物利用度为 48.3%,表明首过效应较小 2. **排泄**：完整大鼠中两种给药方式的主要排泄途径均为粪便(几乎为 100%),尿液中不足 1% 3. **排泄**：在插管大鼠中,静脉注射尿液、粪便和胆汁的排泄量分别为< 1%、29.8% 和 65.4%;口服给药尿液、粪便和胆汁的排泄量分别为 1%、65% 和 24.3% 4. **代谢**：在完整大鼠中,粪便中静脉和口服给药,原型药丰度分别为 12.1% 和 71.77%,苄基氧化代谢物 M33.4 丰度分别为 7.2% 和 6.1%,主要生物转化反应是脱烷基化、单氧化、双氧化、葡萄糖醛酸化和硫酸化的产物
	雄性食蟹猴体内口服及静脉注射[14C]标记药物的吸收、代谢、排泄试验	1. **分布**：$T_{1/2}$ 为 14.5 h,全身血浆清除率较低,为 0.366 L/h/kg,稳态分布容积为 6.53 L/kg,表明其在组织中广泛分布 2. **吸收**：根据口服计算,血液和血浆吸收率分别为 25.4% 和 15.7%,生物利用度为 43% 3. **排泄**：静脉和口服给药方式的主要排泄途径均为粪便,占比分别为 92.3% 和 105% 4. **代谢**：静脉和口服给药,粪便中原型药丰度分别为 55.1% 和 60.2%,主要代谢产物包括 M33.4 单氧合(丰度分别为 5.9% 和 10.9%),M35.8 单氧合(丰度分别为 17.9% 和 8.7%),主要生物转化反应是 O-和 S 脱烷基化和单氧合;二级生物转化反应包括额外的氧合、脱氢、葡萄糖醛酸化和硫酸化
分布	大鼠单次口服及静脉注射[14C]标记药物的组织分布研究	1. **口服给药**：大多数组织的 Tmax 是给药后 4 h,眼睛、垂体、葡萄膜在给药后 8 h 或 24 h,哈氏腺体和睾丸在给药后 168 h 2. **口服给药组织分布**：结肠壁>小肠壁>胆汁>肾上腺皮质>肝脏>哈氏腺>垂体>葡萄膜 3. **注射给药组织分布**：肾上腺皮质>胆汁>甲状腺>肝脏>肾皮质>肺
	[14C]标记药物的血浆蛋白结合	所有种属的血浆蛋白结合率都很高,超过 100 000 ng/mL,在犬、大鼠、人和猴中的血浆蛋白结合率分别为 98.5%、98.3%、97.2% 和 94.7%
代谢	[14C]标记药物猴、人、大鼠肝细胞的体外代谢	猴肝细胞代谢最多,其次是人肝细胞,在大鼠中未观察到明显的代谢
	[14C]标记药物体外肝微粒体共价结合试验	在 NADPH 存在的情况下,大鼠肝微粒体脂质和蛋白质共价结合比人类高 34 倍

表 9-6　塞瑞替尼一般毒理学研究结果总结

试验设计	主要毒性结果
大鼠 4 周重复给药及 4 周恢复期毒性试验 灌胃,每天一次,剂量为 0、7.5、25、75 或 50 mg/kg (GLP)	**体重**：由于体重显著降低,高剂量组给药量由 75 mg/kg 降为 50 mg/kg,且在第 9~12 天停止给药 **组织病理**：高剂量组雄性发现肺磷脂病 **毒性靶器官**：肝外胆管(扩张、炎症)、胆胰管(炎症、糜烂/坏死)、肝脏(肝内胆管上皮空泡化)、胰腺(萎缩、炎症)和肠系膜淋巴结(巨噬细胞)

试　验　设　计	主　要　毒　性　结　果
大鼠 13 周重复给药及 8 周恢复期毒性试验 灌胃，每天一次，剂量：3、10、30 mg/kg （GLP）	**血液学**：高剂量组 FIB↑、PLT↑ **血清生化**：高剂量组雄性及雌性在给药期和恢复期淀粉酶增加，脂肪酶没有变化，甲状腺指数（TSH、T3、T4）升高，不伴有器官重量或组织学变化，原因不明 **TK**：暴露量随剂量增加，有少量药物蓄积 **毒性靶器官**：胆胰管（伴有慢性炎症、变性/坏死、糜烂、增生、扩张和空泡化）、十二指肠（坏死、增生、扩张、炎症和空泡形成）、肝脏（胆管空泡形成）、肠系膜淋巴结（增加巨噬细胞）和肺（巨噬细胞）
食蟹猴 4 周重复给药及 4 周恢复期毒性试验 口服，每天一次，3、10、30 mg/kg （GLP）	**血液学**：ALT↑ **血清生化**：GLU↓、INS↑ **器官重量**：≥3 mg/kg 组甲状腺重量减少 30%～49% **毒性靶器官**：十二指肠上皮内层糜烂、增生，伴有充血、空泡形成和巨噬细胞浸润。所有剂量均表现出胰腺酶原减少和胰腺萎缩、肠系膜淋巴组织细胞增多症和胸腺淋巴衰竭，部分至完全恢复
食蟹猴 13 周重复给药及 8 周恢复期毒性试验 口服，每天一次，3、10、30 mg/kg （GLP）	**血清生化**：葡萄糖和胰岛素的非剂量相关增加与临床观察到的高血糖相关 **酶**：雄性在给药期和恢复期脂肪酶增加，雌性的脂肪酶、雄性及雌性猴子的淀粉酶没有变化 **TK**：暴露量呈剂量依赖性，雄性的暴露量略高，并且随着剂量的增加药物蓄积更为明显 **毒性靶器官**：雄性胆囊、肝胆管、胆总管（炎症和空泡化）和十二指肠（充血和出血），两个性别都有十二指肠空泡化和炎症

9.3.3　阿来替尼

　　使用大鼠和食蟹猴两个种属进行安全性评价，其非临床药代动力学及毒理学研究结果总结在表 9-7 和表 9-8 中。

表 9-7　阿来替尼非临床药代动力学研究结果总结

试验类型	试　验　名　称	试　验　结　果
吸收	大鼠、食蟹猴口服及静脉注射 PK 试验	1. **大鼠**：静脉给药后，全身清除率较低，CL 为 11.0 mL/min/kg，半衰期较长，$T_{1/2}$ 为 24.4 h，口服给药后生物利用度为 88.6% 2. **食蟹猴**：静脉给药后，全身清除率较低，CL 为 6.04 mL/min/kg，半衰期较长，$T_{1/2}$ 为 10.4 h，分布容积 Vdss 为 5.28 L/kg，口服给药后生物利用度 50.4%
分布	有色大鼠单次口服[14C]标记药物的定量全身放射自显影技术	给药后 24 h，葡萄膜、哈氏腺和眼球放射性浓度达到最大值，有血脑屏障渗透性，大脑和小脑中的浓度为血液浓度的 30%～40%
	妊娠大鼠单次口服[14C]标记药物的胚胎-胎盘定量全身放射自显影技术	1. 妊娠大鼠口服给药后，放射性转移到胎儿组织中，胎儿组织中的水平与母体血液中的水平相似 2. 胎儿脑组织中的放射性低于其他器官，但高于母体脑组织中的放射性
	体外血浆蛋白结合试验	均显示出高血浆蛋白结合率，药物血液/血浆分布在物种间相似，红细胞分布高，与剂量呈负相关

续　表

试验类型	试验名称	试验结果
分布	M4 血浆蛋白结合和血细胞体外分布	与原型药一样，在不同浓度和种属间，M4 都表现出高血浆蛋白结合
	人血浆蛋白中结合蛋白的鉴定	血浆中白蛋白是主要的结合蛋白
代谢	肝细胞体外代谢谱鉴定	没有显著的种属差异，M4 为小鼠、大鼠、猴、狗和人类肝细胞主要代谢产物，表明不存在人类特异性代谢产物
	细胞色素 P450 酶对药物生物转化的作用	CYP3A4 是主要的 CYP 亚型，M4 是 CYP3A4 产生的主要代谢产物，其他次要的亚型包括 CYP1A1、2B6、2C8/9、2D6、3A5 和 A11
排泄	大鼠口服[14C]标记药物的排泄试验	主要排泄途径为粪便
	[14C]标记药物的大鼠静脉注射后胆汁和肝肠循环代谢排泄试验	胆汁是原型药及其代谢产物的主要排泄途径，胆汁中 M4 占比为 10%

表 9-8　阿来替尼一般毒理学研究结果总结

试验设计	主要毒性结果
大鼠 13 周重复给药及 8 周恢复期毒性试验 灌胃，每天一次，剂量：0、3、9、27 mg/kg (GLP)	**临床观察**：27 mg/kg 组，眼球变色、粪便发黑、牙齿变色、牙齿变大、变短和破碎 **体重摄食**：9 mg/kg 组，体重下降 22%，摄食减少 13% **血液学**：≥9 mg/kg 组，RET↑、WBC↑、NEUT↑、MONO↑、LUC↑ **血清生化**：AST↑、ALP↑、TBILI↑、α2 球蛋白↑ **器官重量**：≥9 mg/kg 组，肾、脾、肺、睾丸重量增加 **主要靶器官**：造血系统（脾脏髓外造血增加）、胃肠道（胃腺黏膜炎症/巨噬细胞、空肠黏膜巨噬细胞/多核巨噬细胞、回肠黏膜巨噬细胞、淋巴结淋巴细胞减少）、呼吸系统（支气管巨噬细胞、肺泡沫巨噬细胞浸润）、肝脏（细胞坏死、色素沉着）、泌尿系统（肾脏色素沉着）、生殖系统（前列腺萎缩）、内分泌系统（垂体细胞萎缩、肾上腺束状细胞增多）、牙齿（牙釉质间隙中嗜酸性物质残留）、下颌腺体（粒状管道减少）、免疫系统（腋窝淋巴结淋巴细胞减少、肠系膜淋巴结红细胞吞噬）和骨头（股骨骨髓中性粒细胞增多）。恢复期器官有恢复趋势 **结论**：NOAEL<3 mg/kg，每天一次
食蟹猴 13 周重复给药及 8 周恢复期毒性试验 口服，每天一次，剂量：1.3、4.0、12 mg/kg (GLP)	**心电图**：12 mg/kg 组 88 天时，雌性和雄性心率下降分别为 7% 和 12% **尿液**：≥4 mg/kg 组，恢复期末尿量和尿钠增加 **血液学**：RET↑、PLT↑、NEUT↑、RBC↓ **血清生化**：ALP↑、ALT↑、GGT↑、TCHO↑、TG↑、GLU↓ **器官重量**：肝和肺重量增加 **≥4 mg/kg 组主要靶器官**：肝脏（炎性细胞浸润）、肾上腺（皮质细胞减少）、盲肠（黏膜增生）、结肠（黏膜增生）、直肠（黏膜增生）、肺（色素巨噬细胞沉着、肺泡出血）和胃（黏膜增生）。其他包括附睾（淋巴细胞浸润）、胰腺（纤维化）。恢复期器官有恢复趋势 **结论**：NOAEL 为 1.3 mg/kg，每天一次

　　除了一般毒理外，还开展了一系列的安全药理、遗传毒、生殖毒、光毒性试验，其结果总结如下。

安全药理试验:hERG 试验结果(IC50=0.45 μM)提示阿来替尼能抑制钾离子通道;抑制钙通道 CaV1.2,导致食蟹猴血管扩张和血压降低。阿来替尼对大鼠呼吸系统、中枢神经系统和胃肠功能没有影响。

遗传毒理试验:Ames 和体外染色体畸变试验结果为阴性;大鼠骨髓微核试验结果呈阳性。

生殖毒性试验:大鼠胚胎-胎仔发育毒试验中观察到母体毒性和胚胎-胎仔毒性,可见胎仔体重下降、器官异常,包括输尿管(输尿管扩张)、胸腺、心血管组织(心室小和心室壁薄)、骨骼(骶骨和尾椎数量减少)。家兔胚胎-胎仔发育毒试验可见母体毒性以及胚胎-胎仔毒性,包括吸收胎率和死胎率升高、肋骨异常及腰椎异常。

体外 3T3 NRU 光毒性试验结果显示阿来替尼具有光毒性。

9.3.4 洛拉替尼

使用大鼠和犬两种种属进行安全性评价,其非临床药代动力学及毒理学研究结果总结在表 9-9 和表 9-10 中。

表 9-9 洛拉替尼非临床药代动力学研究结果总结

试验类型	试验名称	试验结果
吸收	大鼠、犬口服及静脉给药 PK 试验	1. **大鼠**:CL 为 15.5 mL/min/kg,Vd 为 2.66 L/kg,$T_{1/2}$ 为 2.7(静脉)～3.6 h(口服),生物利用度为 100% 2. **犬**:CL 为 9.05 mL/min/kg,Vd 为 2.80 L/kg,$T_{1/2}$ 为 4.6(静脉)～8 h(口服),生物利用度为 97%
分布	小鼠、大鼠、兔、和人血浆、人血清白蛋白、α-酸性糖蛋白结合	在小鼠、大鼠、兔、人血浆、人血清白蛋白、α-酸性糖蛋白未结合率分别为 0.239、0.303、0.358、0.340、0.474、0.62
	大鼠口服给药血浆、CSF 和脑组织分布试验	在脑组织中表现出高渗透性,脑组织的浓度为血液浓度的 65%
	LE 大鼠口服[14C]标记药物的定量全身放射自显影	0.25 h 后广泛分布于多个组织,C_{max} 为给药后 1～8 h,暴露量最高的组织是葡萄膜、肝脏、椎间盘、肾上腺和哈氏腺
代谢	人血浆中[14C]标记药物的循环代谢物和手性转化的初步评估	血浆中主要为苯甲酸代谢产物,丰度为 21%
	大鼠和犬血浆以及大鼠尿液和胆汁的体外体内代谢和产物鉴定	在大鼠和犬中都检测到 M8,但是含量远低于人体中的,因此单独评估 M8 的药理学和毒理学。其他代谢物包括吡啶 N 葡糖苷酸(M1a,8%)、吡啶 N-氧化物(M6,4.5%)和吡唑 N-去甲基代谢物(M2a,2%)
排泄	大鼠口服[14C]标记药物的排泄试验	给药后 48～72 h 内,粪便和尿液排泄分别占大鼠给药剂量的 81% 和 14%(雄性)、70% 和 18%(雌性)
	犬口服[14C]标记药物的排泄试验	给药后 48 h 内,粪便和尿液排泄分别占犬给药剂量的 51% 和 25%(雄性)、71% 和 18%(雌性)

表 9-10　洛拉替尼一般毒理学研究结果总结

试 验 设 计	主 要 毒 性 结 果
大鼠 13 周重复给药毒性试验 灌胃,每天两次,剂量:1、4、7.5 mg/kg(雄性)、0.5、2、7.5 mg/kg(雌性)(GLP)	**临床观察:** 皮肤结痂、皮毛薄、腹胀、皮肤干燥有病变、脱水 **体重:** 雌性高剂量组体重增加 18% **血液学:** WBC↑、FIB↑为剂量依赖性 **血清生化:** ALB↓、A/G↓为剂量依赖性 **TK:** 暴露量以剂量依赖性方式增加,雄性的暴露量大约是雌性的 2 倍,导致给药剂量不同 **毒性靶器官:** 皮肤(溃疡、炎症、纤维化)、胰腺(腺泡萎缩)、肝脏(胆管增生、小叶中心肥大、单细胞坏死)、坐骨神经、淋巴结(肠系膜淋巴结淋巴细胞增多、颌下淋巴结浆细胞增多及淋巴细胞增多)和肾脏(肾小球坏死,动脉壁坏死)
雄性大鼠 14 天重复给药毒性试验 灌胃,每天两次,剂量:3、10、30 mg/kg	**死亡率:** 两只雄性死亡 **20 mg/kg 组:** CNS 变化,包括牙齿打颤、不自主运动、异常步态、不协调;心血管变化,包括超声心动图检测到左侧心室腔大小和壁厚增加,但无组织病理 **60 mg/kg 组:** 轻度至中度的曲细精管变性
犬 13 周重复给药毒性试验 灌胃,每天两次,剂量:1、3.5、12.5 mg/kg(GLP)	**死亡率:** 1 雄性和 2 雌性死亡,死因为肺部炎症和下颌骨炎症 **临床观察:** 活动减少、颤抖、腹部膨胀、体温高、呼吸困难、皮肤损伤和牙龈萎缩 **血液学:** RET↑、WBC↑、NEUT↑、LYMP↑、MONO↑、WBC↑、FIB↑为剂量依赖性 **血清生化:** ALP↑、TCHO↑、TG↑、GLB↑、ALB↓、A/G↓为剂量依赖性 **TK:** 暴露量以剂量依赖性方式增加且无性别差异,无药物蓄积 **毒性靶器官:** 肺(炎症)、皮肤(溃疡、炎症)、淋巴结(浆细胞增多)和肝脏(胆管增生、枯否细胞色素)
犬 14 天重复给药毒性试验 灌胃,每天两次,剂量:5、15、50 mg/kg	在服药后 12~22 h 心率增加,血压下降,并在服药后 1~3 h,PR、QT 和 QTc 间隔延长,恢复期可逆

除了一般毒理外,还开展了一系列的安全药理、遗传毒、生殖毒试验,其结果总结如下。

安全药理试验:hERG 试验结果(IC_{50}=203.1 μM)提示洛拉替尼对钾离子通道没有抑制作用;豚鼠离体心室肌细胞试验显示洛拉替尼对 L 型钙通道有抑制作用(IC_{50}=44 μM),对钠通道影响很小(IC_{50}>100 μM)。豚鼠离体心脏模型证实,洛拉替尼≥1 μM 时可引起 PR 间期延长。犬心血管安全药理试验表明,洛拉替尼可引起犬收缩压降低,心率加快,以及 QT 间期、PR 间期延长。洛拉替尼可引起大鼠通气量下降。神经系统试验证实,0.1 μM 洛拉替尼对大鼠离体海马脑片 CA1 区的 LTP 有短期影响;洛拉替尼对大鼠认知功能有影响,会导致记忆力明显下降。

遗传毒理试验:Ames 试验结果为阴性;体外和体内微核试验结果呈阳性。

生殖毒性试验:大鼠胚胎-胎仔发育毒试验中观察到母体毒性和胚胎-胎仔毒性,可见胎仔体重下降、内脏畸形。家兔胚胎-胎仔发育毒试验可见母体毒性以及胚胎-胎仔毒性,包括流产、活胎率降低、内脏异常。

综上所述,ALK 抑制剂非临床一般毒理研究显示,其主要毒性靶器官为心血管系统、呼吸系统、消化系统等,第二、三代的 ALK 抑制剂表现出一定的 CNS 毒性。同时,其他毒理研究也提示 ALK 抑制剂普遍存在遗传毒性、生殖毒性和光毒性的风险。

9.4 临床安全性

本章节对已批准上市的 4 款 ALK 抑制剂的临床安全性进行分析和总结。临床安全性数据主要来源于 FDA 公布的药物研究资料和相关药物的使用说明书。

9.4.1 克唑替尼

根据 FDA 已公布的药物研究资料[18],克唑替尼说明书中的警告和注意事项主要包括肝毒性、间质性肺病/非感染性肺炎、QT 间期延长、心动过缓、严重视力丧失、胃肠道毒性和胚胎毒性。

ALK 或 ROS1 阳性转移性 NSCLC 患者:在 2 项开放、随机、阳性药物对照临床试验研究中(试验 A8081007 和 A8081014),343 例 ALK 阳性转移性 NSCLC 患者参与试验,这些患者接受的克唑替尼剂量为 250 mg,每日两次口服。同时在 1 项单臂研究 A8081001 中,对 50 例使用克唑替尼的 ROS1 阳性转移性 NSCLC 患者的安全性进行了评估。发现其最常见的不良反应(发生率≥25%)为视觉异常、恶心、腹泻、呕吐、水肿、便秘、转氨酶升高、疲乏、食欲减退、上呼吸道感染、头晕和神经病变。

复发或难治性 ALK 阳性 ALCL 患者:26 例复发或难治性 ALK 阳性 ALCL 患者参与试验(试验 ADVL0912),克唑替尼的使用剂量为 165 mg/m^2 或 280 mg/m^2,每日两次口服,接受治疗后,患者最常见的不良反应(发生率≥35%)为腹泻、呕吐、恶心、视力障碍、头痛、肌肉骨骼疼痛、口腔炎、疲劳、食欲下降、发热、腹痛、咳嗽和瘙痒。3～4 级实验室异常(发生率≥15%)是中性粒细胞减少症、淋巴细胞减少症和血小板减少症。

复发或难治性 ALK 阳性 IMT 患者:在 2 项临床研究中(试验 ADVL0912 和 A8081013)复发或难治性 ALK 阳性 IMT 成年患者和儿科患者人数分别为 7 和 14 例,成年 IMT 患者最常见的不良反应(发生率≥20%)为视力障碍、恶心和水肿。儿科 IMT 患者最常见的不良反应(发生率≥35%)为呕吐、恶心、腹泻、腹痛、皮疹、视力障碍、上呼吸道感染、咳嗽、发热、肌肉骨骼疼痛、疲劳、水肿、便秘和头痛。

9.4.2 塞瑞替尼

根据 FDA 已公布的药物研究资料[19],塞瑞替尼说明书中的警告和注意事项主要包括胃肠道不良反应、高血糖、胰腺炎、肝毒性、间质性肺病/非感染性肺炎、QT 间期延长、心动过缓和胚胎毒性。

根据 7 项临床研究(X2101、X1101、A2201、A2203、A2109、A2301、A2303),以及 2 项随机、阳性对照的Ⅲ期研究[试验 ASCEND - 4 和 A2303(ASCEND - 5)]的结果表明,每日一次空腹口服 750 mg 塞瑞替尼,最常见的不良反应(发生率≥25%)为腹泻、恶心、呕吐、疲劳、腹痛、食欲下降和体重减轻。另外在试验 ASCEND - 4 中发现了额外的不良反应,包括视力障碍(发生率4%)和光敏性不良反应(发生率1.1%)。

9.4.3　阿来替尼

根据 FDA 已公布的药物研究资料[20],阿来替尼说明书中的警告和注意事项主要包括间质性肺病/非感染性肺炎、肝毒性、肾功能受损、心动过缓、重度肌痛和 CPK 升高、溶血性贫血和胚胎毒性。

在Ⅲ期临床试验中,152 例 ALK 阳性 NSCLC 患者参与试验,阿来替尼的使用剂量为 600 mg,每日两次,接受治疗后,患者最常见的药物不良反应(发生率≥20%)为便秘、疲劳、水肿和肌痛。另外,在试验中观察到了额外不良反应,包括体重增加(发生率9.9%)、光敏反应(发生率5.3%)和口腔炎(发生率3.3%)。

9.4.4　洛拉替尼

根据 FDA 已公布的药物研究资料[21],洛拉替尼说明书中的警告和注意事项主要包括伴随使用强 CYP3A 诱导剂的严重肝毒性风险、中枢神经系统影响、高脂血症、房室传导阻滞、间质性肺病/肺炎、高血压、高血糖和胚胎毒性。

在临床试验 B7461001(N=327)和 B7461006(N=149)中,洛拉替尼的使用剂量为 100 mg 每日一次,接受治疗后患者中最常见的不良反应(发生率≥20%)为水肿、周围神经病变、体重增加、认知影响、疲乏、呼吸困难、关节痛、腹泻、情绪影响和咳嗽。最常见的 3~4 级实验室检查值异常(发生率≥20%)为高胆固醇血症和高甘油三酯血症。

表 9 - 11 将 4 款药物临床不良症状按照系统器官进行对比总结,以找到同靶点药物临床不良症状的相似性和不同点。ALK 抑制剂临床不良反应具有较高的一致性,主要包括肝毒性、心血管系统(表现为 QT 间期延长、心动过缓等不同症状)、间质性肺病/非感染性肺炎以及肠胃道反应,但在阿来替尼中发生率较低,主要为症状为便秘,在说明书中作为一般不良反应。此外,第一、二代 ALK 抑制剂均表现出不同程度的视觉损伤或光敏性。而阿来替尼表现出的肾功能受损、重度肌痛和 CPK 升高、溶血性贫血等不良反应,洛拉替尼表现出的 CNS 不良反应,在其他 ALK 抑制剂中并没有发现。

表 9 - 11　已上市四款 ALK 抑制剂药物临床不良反应汇总

临床安全性			第一代	第二代	第二代	第三代
			克唑替尼	塞瑞替尼	阿来替尼	洛拉替尼
警告和注意事项	消化系统	胃肠道	胃肠道反应	胃肠道反应	/	胃肠道反应
		胰腺	/	高血糖、胰腺炎	/	高血糖
	肝脏		肝毒性	肝毒性	肝毒性	伴随使用强 CYP3A 诱导剂的严重肝毒性

临床安全性		第一代	第二代	第二代	第三代
		克唑替尼	塞瑞替尼	阿来替尼	洛拉替尼
警告和注意事项	心血管系统	QT 间期延长、心动过缓	QT 间期延长、心动过缓	心动过缓	高血压、房室传导阻滞
	呼吸系统	间质性肺病/非感染性肺炎	间质性肺病/非感染性肺炎	间质性肺病/非感染性肺炎	间质性肺病/非感染性肺炎
	泌尿系统	/	/	肾功能受损	/
	CNS	/	/	/	癫痫发作、幻觉、认知功能、情绪(包括自杀意念)、言语、精神状态、睡眠变化
	生殖系统	未开展,提示风险	未开展,提示风险	未开展,提示风险	未开展,提示风险
	视觉系统	严重视力丧失	/	/	/
	其他	/	/	重度肌痛、CPK 升高、溶血性贫血	高脂血症
常见临床不良反应	不良反应	视觉异常、恶心、腹泻、呕吐、水肿、便秘、转氨酶升高、疲乏、食欲减退、上呼吸道感染、头晕、神经病变、肌肉骨骼疼痛、中性粒细胞减少症、淋巴细胞减少症、血小板减少症	腹泻、恶心、呕吐、疲劳、腹痛、食欲下降和体重减轻、视力障碍、光敏性不良反应	便秘、疲劳、水肿、肌痛、体重增加、光敏反应、口腔炎	水肿、周围神经病变、体重增加、认知影响、疲乏、呼吸困难、关节痛、腹泻、情绪影响、咳嗽、高胆固醇血症、高甘油三酯血症

9.5　靶点安全性综合分析

9.5.1　非临床和临床安全性关联分析

　　4 款已上市的 ALK 抑制剂,非临床和临床安全性呈现较高的关联性和一致性。非临床试验在大鼠、比格犬或食蟹猴上观察到肝脏空泡化、光毒性、肺炎、QT 间期延长和心律失常,在临床上同样观察到了肝毒性、视觉异常、间质性肺病/非感染性肺炎、心脏毒性;此外,在生殖毒实验中观察到胎儿体重下降、胚胎脱落及流产等,在临床中同样提示了潜在的风险。非临床观察到的呕吐、腹泻等胃肠道不良反应,在临床上也有一定的表现。但临床上可观察到较为明显的肌痛、CPK 升高和溶血性贫血,临床前变化不是很显著(表 9 - 12)。

表 9 - 12　已上市 ALK 抑制剂非临床和临床安全性关联分析

主要系统		克唑替尼	塞瑞替尼	阿来替尼	洛拉替尼
消化系统	非临床	盲肠、回肠和十二指肠细胞空泡化	十二指肠上皮内层糜烂和增生等、胰腺酶原减少和胰腺萎缩、葡萄糖和胰岛素升高	胃腺黏膜炎症、空肠和回肠黏膜巨噬细胞、胰腺纤维化	/
	临床	胃肠道反应	胃肠道反应、高血糖、胰腺炎	胃肠道反应	高血糖
	关联性	临床和非临床关联性较强,第一、二代药物临床和非临床均体现出胃肠道反应;其中,阿来替尼主要表现为便秘,属于一般临床不良反应;而塞瑞替尼还出现胰腺炎和血糖相关的异常			
肝脏	非临床	肝脏胆管细胞空泡化、ALT、AST、ALP 升高	肝内胆管上皮空泡化、ALT 升高	肝脏细胞坏死、色素沉着、炎性细胞浸润、AST、ALP 和 GGT 升高	肝脏胆管增生、小叶中心肥大、单细胞坏死等、ALP 升高
	临床	肝毒性	肝毒性	肝毒性	伴随使用强 CYP3A 诱导剂的严重肝毒性
	关联性	临床和非临床关联性较强,4 种药物均出现肝脏毒性			
心血管系统	非临床	QT 间期延长、是钙通道拮抗剂、心率显著下降、左心室舒张压增加、心肌收缩力存在显著差异	安全药理抑制 hERG 钾离子通道活性、出现 QTc 延长	88 天时,心率下降,安全药理抑制 hERG 电流,证明是药物的血管扩张作用导致食蟹猴低血压	胆固醇、甘油三酯升高、左侧心室管腔大小和壁厚增加、收缩压降低,QT 间期、心率、PR 间期增加
	临床	QT 间期延长、心动过缓	QT 间期延长、心动过缓	心动过缓	高血压、高脂血症、房室传导阻滞
	关联性	临床和非临床关联性较强,4 种药物均出现心脏毒性,包括 QT 间期延长、心脏收缩异常,此外洛拉替尼发现血脂相关指标异常			
呼吸系统	非临床	肺组织细胞增生、500 mg/kg 组平均每分钟通气量和呼吸频率显著降低	肺巨噬细胞增加、安全药理每分钟呼吸值上升～20%	肺色素巨噬细胞沉着、肺泡出血	肺部炎症
	临床	间质性肺病/非感染性肺炎	间质性肺病/非感染性肺炎	间质性肺病/非感染性肺炎	间质性肺病/肺炎
	关联性	临床和非临床关联性较强,4 种药物均出现肺部的异常,临床表现为间质性肺病/肺炎,非临床表现为呼吸频率异常、肺部病变			
泌尿系统	非临床	肾皮质小管空泡形成	/	肾重量增加、肾脏色素沉着、尿量和尿钠明显增加	/
	临床	/	/	肾功能受损	/
	关联性	有一定关联性,阿来替尼在临床和非临床均发现肾脏毒性,克唑替尼在非临床发现肾皮质小管空泡形成,而临床变化不明显,塞瑞替尼和洛拉替尼均无发现			

主要系统		克唑替尼	塞瑞替尼	阿来替尼	洛拉替尼
CNS	非临床	/	/	有血脑屏障渗透性,大脑和小脑中的浓度为血液浓度的 30%～40%	在脑组织中表现出高渗透性,脑组织的浓度为血液浓度的 65%,CNS 变化包括牙齿打颤、不自主运动、异常步态等,对大鼠海马区 CA1 区域的长期增强(LTP)有短期的影响
	临床	/	/	/	癫痫发作、幻觉、认知功能、情绪(包括自杀意念)、言语、精神状态、睡眠的变化
	关联性	临床和非临床关联性较强,仅洛拉替尼在临床和非临床均发现 CNS 毒性,阿来替尼虽然有血脑屏障渗透性,但临床中未发现明显变化,而其他药物无法到达脑部			
生殖系统	非临床	EFD 毒性试验产生母体毒性、流产、胎儿体重下降	EFD 毒性试验,产生母体毒性、流产、胚胎致死和胎儿毒性	EFD 毒性试验,产生母体毒性、流产、胚胎致死和胎儿毒性	EFD 毒性试验,产生母体毒性、流产、胚胎致死和胎儿毒性
	临床	未开展	未开展	未开展	未开展
	关联性	临床未开展生殖毒性研究。但 4 款药物临床应用时应告知孕妇对胎儿的潜在风险,建议采取有效避孕措施			
视觉系统	非临床	3T3 NRU 光毒性实验和视网膜电图实验显示存在影响	3T3 NRU 光毒性实验显示存在影响	眼球变色,3T3 NRU 光毒性实验显示存在影响	/
	临床	严重视力丧失	视力障碍、光敏性不良反应	光敏反应	/
	关联性	临床和非临床关联性较强,第一、二代药物临床和非临床均体现出眼部毒性,其中,第二代药物临床上的眼部毒性发生率低于第一代,在说明书中属于常见的临床不良反应			
其他	非临床	中性粒细胞增加	/	股骨骨髓中性粒细胞增多、牙齿变色、腋窝淋巴结淋巴细胞减少	/
	临床	中性粒细胞减少症和淋巴细胞减少症	/	重度肌痛、CPK 升高、溶血性贫血	/
	关联性	有一定关联性,克唑替尼替尼在临床和非临床均发现中性粒细胞异常,但非临床表现为数量增加,而临床表现为数量减少,在说明书中属于一般常见不良反应;阿来替尼在临床和非临床发现肌痛及股骨异常,但是临床 CPK 升高在临床前无明显发现			

9.5.2　靶点毒性解析

　　药物不良反应往往与药物的靶点及作用机制、药理作用、药代动力学特征等相关联,非临床和临床上观察到的毒性大多是药理作用的放大效应、继发性效应和(或)药物的脱靶效应。其中与靶点自身相关,主要表现为对靶点的调控带来的不可控或不可接受的副作用,一般属于该类药物共有的毒性,通过寻找高选择性的分子可以部分解决这一问题。药物的化学结构决定着其理化性质,通过化学结构的改造,改变化合物的理化性质,可以使药物的动力学性质发生改变,而药代动力学参数又是产生、决定或阐明药效或毒性大小的基础。除了活性成分单体外,毒性代谢产物、处方中的辅料、药物相互作用也都是毒性产生的重要因素。因此,在药物研发早期阶段,通过分子结构和药代特征优化,可以获得潜在风险最小的候选药物。除了与药物相关外,其他非药物相关的因素,如年龄、性别、遗传、疾病、环境等均可以影响药物的不良反应。结合以上的情况,对 ALK 抑制剂常见不良反应分子机制解析如下。

1. 生殖毒性

正常情况下,胚胎发育时期的神经系统中可检测到 ALK 的高水平表达,但随着发育成熟,ALK 的表达水平逐渐下降,因此 ALK 抑制剂的胚胎毒性可能与其在胚胎组织中的高表达特性有关。

2. 眼部毒性

非临床研究显示,4 款 ALK 抑制剂的主要分布组织均包含眼部(葡萄膜、哈氏腺、眼球等),因此代表性药物的眼部毒性与药物分布特点相关。

3. 肝脏毒性

药物相关性肝损伤是 ALK 抑制剂常见的不良反应,以 ALT、AST、ALP、GGT 和 TBIL 等实验室指标升高为主要判断依据。ALK 抑制剂在体内主要通过肝脏细胞色素 CYP3A 酶系代谢,因此推测 ALK 抑制剂导致肝脏毒性的原因可能与其活性代谢产物的代谢有关[22]。

4. CNS 毒性

脑转移是 ALK 阳性 NSCLC 患者常见的并发症,发生率可高达 $30\% \sim 60\%$,尤其常见于经克唑替尼治疗的患者中。由于血脑屏障中存在 P-gp,克唑替尼为 P-gp 底物,易被主动外排作用排出血脑屏障,因此其血脑屏障透过率低。为了提高脑转移患者的治疗效果,在克唑替尼的基础上,对化合物结构进行优化后得到的阿来替尼和洛拉替尼,是非 P-gp 底物,与转运蛋白的结合性更低,血脑屏障透过率显著增加,能在脑组织中保持较高的血药浓度。而洛拉替尼在脑组织的浓度为血液浓度的 65%,高于阿来替尼 $30\% \sim 40\%$,因此洛拉替尼 CNS 不良反应强于阿来替尼。总之,阿来替尼和洛拉替尼 CNS 毒性与药物的结构和分布特点有关。

5. 心血管系统毒性

目前针对 ALK 抑制剂相关心动过缓的发生机制尚无一致意见,可能与信号通路有关——酪氨酸激酶抑制剂通过直接或间接下调 PI3K 信号来影响多条离子通路,包括降低延迟整流钾电流、L 型钙离子电流和钠离子峰值电流,增加钠离子持续电流等,进而导致 QT 间期延长[23]。

6. 呼吸系统毒性

间质性肺病是肺癌相关治疗引起的严重副反应之一,因诊断的复杂性及病情的多变性往往不能及时诊治甚至危及患者的生命,严重影响患者的预后。目前 ALK 抑制剂导致间质性肺炎的发生机制尚不完全清楚,有可能是疾病本身而非药物引起,如疾病进展、继发感染或既往胸部放疗、基础肺间质纤维化改变等引起的,也可能与 PI3K‑AKT‑mTOR 通路有关,该信号通路是肺纤维化发生机制的经典信号通路,异常激活可以增加成纤维细胞的增殖,并减少自噬和细胞凋亡[24]。

7. 其他毒性

克唑替尼诱发中性粒细胞减少的发病机制可能与 c‑MET 受体和 HGF 的抑制作用有关,HGF 由骨髓基质细胞产生,通过 c‑MET 受体促进血液生成[25]。除 ALK 为治疗靶点外,塞瑞替尼对胰岛素生长因子‑1 受体(insulin-like growth factor‑1 receptor,IGF‑IR)、胰岛素受体(insulin receptor,INSR)也有抑制作用,因此具有诱导胰腺炎和高血糖的作用(表 9‑13)。

表 9‑13　ALK 抑制剂体外 IC50 或 Ki 值[14]

ALK 抑制剂	靶点	IC$_{50}$ 或 Ki* (nmol/L)
克唑替尼	ALK ROS1 MET	0.69* N. D. 4*
塞瑞替尼	ALK IGF‑1R INSR STK22D	0.15 8 7 23
阿来替尼	ALK RET	1.9 4.8
洛拉替尼	ALK ROS1	1.3 <0.02*

注：*体外酶学研究的 IC$_{50}$ 和 Ki 值;N. D. 未检出(Not Detected)

9.6　总结与展望

从 2007 年 ALK 靶点发现至今不到 20 年的时间,靶向药物 ALK 抑制剂迅猛发展,目前已有多款二代及三代 ALK 抑制剂获批。作为 ALK 阳性 NSCLC 的首选药物,ALK 抑制剂使 NSCLC 的治疗模式发生了根本性改变:一代药物克唑替尼有显著疗效,但会产生耐药且控制不了脑转移;二代药物阿来替尼、布格替尼等可以通过血脑屏障,对脑转移患者有效,但二代也不可避免地出现耐药;第三代洛拉替尼对克唑替尼及第二代 ALK 抑制剂耐药的、发生 CNS 转移的 NSCLC 患者有疗效。

本章通过总结发现 ALK 抑制剂非临床和临床安全有较高的关联性和一致性,因此在对其开展临床前安全性评价时,需结合药物分子结构、组织分布、潜在的药理作用和毒性风险,制定科学合理的毒性研究方案,来阐明药物对机体的毒性反应以及相关的毒性作用机制,并为临床试验提供足够的风险预警。

从第一代 ALK 抑制剂克唑替尼开始,ALK 抑制剂会通过多条途径产生耐药,即便有了更新的二代及三代药物仍然未能完全解决耐药问题。如何更好地克服耐药性无疑也是本领域的研究者们不得不面对的难题之一。在药物研发方面的新策略包括:① 开发更小的高度紧凑大环 ALK 抑制剂;② 开发靶向降解 ALK 的蛋白降解靶向嵌合体(proteolysis targeting chimeras, PROTACs)分子[26]。在临床用药方面的新策略:随着分子水平的诊断逐渐完善与普及,基于耐药机理的精准用药或个性化用药将越来越受到临床医生青睐。策略之一是根据靶点敏感性、耐药性和进展类型选择 1~3 代 ALK 抑制剂,构建合理的序贯治疗策略是未来关注的重点。结合 ALK 抑制剂和其他抑制剂多药联合治疗模式是另一种选择,但可能存在潜在的毒性加重或新毒性产生等问题,仍需不断探索。

总之,虽然面对诸多挑战,但我们相信随着对疾病机制和药物研究的不断深入,ALK 抑制剂的作用与功能将逐渐完善,对 ALK 抑制剂的研发和应用必将取得突破性进展。

(丁雁,雷瑜,喻乾明)

参考文献

[1] 康蕾,薛建强. 靶向 ALK 抑制剂的研究进展及前景. 中国新药杂志,2020,29 (6):642-650.

[2] Della Corte C M, Viscardi G, Di Liello R, et al. Role and targeting of anaplastic lymphoma kinase in cancer. Mol Cancer, 2018, 30 (17):17-30.

[3] 王永生,周彩存. ALK 抑制剂研究进展. 中国医学前沿杂志,2018,10 (7):44-49.

[4] Hallberg B, Palmer R H. Mechanistic insight into ALK receptor tyrosine kinase in human cancer biology. Nat Rev Cancer, 2013, 13 (10):685-700.

[5] Solomon B, Wilner K D, Shaw A T. Current status of targeted therapy for anaplastic lymphoma kinase (ALK) rearranged non-small cell lung cancer. Clin Pharmacol Ther, 2014, 95 (1):15-23.

[6] Cruz-Rico G, Avilés-Salas A, Segura-González M, et al. Diagnosis of EML4-ALK translocation with FISH, immunohistochemistry, and real-time polymerase chain reaction in patients with non-small cell lung cancer. Am J Clin Oncol, 2017, 40 (6):631-638.

[7] Akamine T, Toyokawa G, Tagawa T, et al. Spotlight on lorlatinib and its potential in the treatment of NSCLC:The evidence to date. Onco Targets Ther, 2018, 11:5093-5101.

[8] 王恩华,朱明华,步宏,等. 非小细胞肺癌靶向药物治疗相关基因检测的规范建议. 中华病理学,2016,45 (2):73-77.

[9] Solomon B J, MoT, Kim D K, et al. First-line crizotinib versus chemotherapy in ALK-positive lung cancer. N Engl J Med, 2014, 371 (23):2167-2177.

［10］ Tan D S, Geater S, Yu C J, et al. First-line ceritinib versus chemotherapy in patients（pts）with advanced ALK rearranged（ALK＋）non-small cell lung cancer（NSCLC）：ASCEND-4 Asian subgroup analysis. Annals of Oncology, 2019, 30（5）：599-600.

［11］ Friboulet L, Li N, Katayama R, et al. The ALK inhibitor ceritinib overcomes crizotinib resistance in non-small cell lung cancer. Cancer Discov, 2014, 4（6）：662-673.

［12］ Camidge D R, Dziadziuszko R, Peters S, et al. Updated efficacy and safety data and impact of the EML4-ALK fusion variant on the efficacy of alectinib in untreated ALK-positive advanced non-small cell lung cancer in the global phase Ⅲ ALEX study. J Thorac Oncol, 2019, 14（7）：1233-1243.

［13］ Sullivan I, Planchard D. ALK inhibitors in non-small cell lung cancer：The latest evidence and developments. Ther Adv Med Oncol, 2016, 8（1）：832-847.

［14］ 汪洋,袁晓玢,熊佳艳,等. 盐酸恩沙替尼胶囊的药理与临床评价. 中国肺癌杂志,2020,23（8）：719-729.

［15］ Camidge D R, Kim H R, Ahn M J, et al. Brigatinib versus crizotinib in ALK-positive non-small-cell lung. N Engl J Med, 2018, 379（21）：2027-2039.

［16］ Haratake N, Toyokawa G, Seto T, et al. The mechanisms of resistance to second- and third-generation ALK inhibitors and strategies to overcome such resistance. Expert Rev Anticancer Ther, 2021, 21（9）：975-988.

［17］ Urbanska E M, Sorensen J B, Melchior L C, et al. ALK-TKI-resistance mechanisms in rebiopsies of ALK-rearranged NSCLC：ALK- and BRAF-mutations followed by epithelial-mesenchymal transition. Int J Mol Sci, 2020, 21（8）：2847-2859.

［18］ FDA. Label for Crizotinib［EB/OL］.（2011-08-26）［2022-7-14］. https：//www. accessdata. fda. gov/drugsatfda_docs/label/2022/202570s033lbl. pdf.

［19］ FDA. Label for Ceritinib［EB/OL］.（2021-10-7）［2022-12-31］. https：//www. accessdata. fda. gov/drugsatfda_docs/label/2021/205755s019lbl. pdf.

［20］ FDA. Label for Alectinib［EB/OL］.（2021-3-9）［2022-12-31］. https：//www. accessdata. fda. gov/drugsatfda_docs/label/2021/208434s012lbl. pdf.

［21］ FDA. Label for lorlatinib［EB/OL］.（2021-3-3）［2022-12-31］. https：//www. accessdata. fda. gov/drugsatfda_docs/label/2021/210868s004lbl. pdf.

［22］ Califano R, Greystoke A, Lal R, et al. Management of ceritinib therapy and adverse events in patients with ALK-rearranged non-small cell lung cancer. Lung Cancer, 2017, 111：51-58.

［23］ Lu Z, Wu C Y, Jiang Y P, et al. Suppression of phosphoinositide 3- kinase signaling and alteration of multiple ion currents in drug-in-duced long QT syndrome. Sci Transl Med, 2012, 4（131）：131-150.

［24］ Dai J, Sun Y, Chen D, et al. Negative regulation of PI3K/AKT/mTOR axis regulates fibroblast proliferation, apoptosis and autophagy play a vital role in triptolide-induced epidural fibrosis reduction. Eur J Pharmacol, 2019, 864：172724-172734.

［25］ Osugi J, Owada Y, Yamaura T, et al. Successful management of crizotinib-induced neutropenia in a patient with anaplastic lymphoma kinase-positive non-small cell lung cancer：a case report. Case Rep Oncol, 2016, 9（1）：51-55.

［26］ Song X, Zhong H, Qu X, et al. Two novel strategies to overcome the resistance to ALK tyrosine kinase inhibitor drugs：Macrocyclic inhibitors and proteolysis-targeting chimeras. MedComm, 2020, 2（3）：341-350.

第10章

FLT3 抑制剂的药理学机制和安全性

　　巨噬细胞集落刺激因子受体(FMS)样酪氨酸激酶 3(FMS - like tyrosine kinase，FLT3)属于Ⅲ型受体酪氨酸激酶家族成员，是受体酪氨酸激酶(receptor tyrosine kinase，RTK)家族成员之一，参与细胞生存、增殖和分化的生理过程。急性髓细胞白血病(acute myeloid leukemia，AML)是一种以骨髓造血系统功能障碍、造血干细胞过度生长、增殖、分化和凋亡障碍为特征的造血干细胞恶性肿瘤。近年来，许多研究已经证实 FLT3 的激活突变在 AML 的发生及疾病的进展中有着十分重要的作用。本章通过对 FLT3 抑制剂的药理机制分析，对已获批上市药物的非临床和临床安全性数据的梳理，总结其非临床毒性和临床不良反应的关联性，以及药物的毒性与靶点的关系，旨在为此类药物的研发提供信息。

10.1　FLT3 靶点作用机制

10.1.1　FLT3 结构

　　FLT3 是一种受体酪氨酸激酶，也被称为肝胎激酶-2(fetal liver kinase - 2，FLK - 2)或人类干细胞激酶(stem cell kinase - 1，STK - 1)，与干细胞生长因子受体(c - KIT)血小板衍生生长因子受体(platelet-derived growth factor receptor，PDGFR)和 FMS 同属于Ⅲ型受体酪氨酸激酶家族，参与细胞生存、增殖和分化[1]。FLT3 在早期造血祖细胞中表达并促进造血系统内细胞的生长和分化。FLT3 基因位于染色体 13q12 上，包含 24 个密码子，编码包含 993 个氨基酸残基的受体型酪氨酸激酶，在各种淋巴造血细胞和组织中表达，对干细胞和免疫系统的正常发育非常重要[2]。FLT3 由胞外结构域、跨膜结构域、近膜结构域和酪氨酸激酶结构域组成(图 10 - 1)。FLT3 的胞外结构域与 FLT3 配体结合后被激活，FLT3 二聚并自磷酸化，激

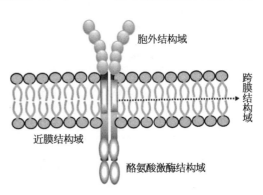

图 10 - 1　FLT3 结构域示意图

活转录因子 STAT5A,进而激活 RAS/MAPK 和 PI3K/AKT 信号通路,参与细胞生存和增殖[3]。

10.1.2 FLT3 基因突变

急性髓细胞白血病(cute myeloid leukemia,AML)是一种以骨髓造血系统功能障碍、造血干细胞过度生长、增殖、分化和凋亡障碍为特征的造血干细胞恶性肿瘤。自 20 世纪 90 年代首次在 AML 患者中发现 FLT3 基因的激活突变之后,进一步的研究发现 25%~45% 的 AML 患者检出 FLT3 基因突变[4]。突变分为两种形式:① 内部串联重复(internal tandem duplication,ITD),是受体的近膜区域插入重复序列,增强酪氨酸激酶活性,降低 FLT3 的自抑制。1997 年,Nakao 等[5]首次描述 ITD 突变,大约 25% AML 患者出现这种情况,ITD 突变的长度和位置是可变的, 从 3~1 236 个核苷酸长短不等。AML 患者 ITD 突变的不同长短与预后相关,突变越长,AML 患者的总生存期(overall survival,OS)率越低[6-7]。FLT3 - ITD 高突变的患者即使在化疗或接受异源造血干细胞移植之后病情缓解,依然容易复发[8-9]。FLT3 - ITD 突变引起 FLT3 发生自动磷酸化进而导致 FLT3 发生配体非依赖性的组成性激活,并抑制促进骨髓细胞分化的转录因子 CCAAT 增强子结合蛋白 α 和转录因子 Pu. 1[10-11],促进细胞增殖和抑制凋亡。因此,FLT3 - ITD 被列为 AML 中的高危突变,并建议在诊断时进行筛查[12-13];② FLT3 激酶高保守结构中活化环的错义点突变-酪氨酸激酶结构域(tyrosine kinase domain,TKD),包括活化环的取代、缺失和插入,大约 7%~9% 的 AML 患者发现这种情况。最常见的 TKD 突变是 835 位天冬氨酸的替换,如 D835Y,D835V,D835H,D835E,D835N[14-15]。与 ITD 突变相似,TKD 突变也能导致配体非依赖性的组合性激活 FLT3 信号通路,包括 PI3K/AKT 和 MEK/ERK,但是不包括信号传导及转录激活蛋白 5(signal transducer and activator of transcription 5,STAT5)信号通路。除此之外,TKD 突变不会抑制转录因子 CCAAT 增强子结合蛋白 α 和转录因子 Pu. 1[10]。与 FLT3 - ITD 突变的 AML 相比,FLT3 - TKD 突变的 AML 预后相关性不太明确,可能依赖于同时发生的突变和细胞遗传学改变[16-17]。FLT3 - TKD 突变并不影响 AML 患者的风险评估[18]。

10.2 FLT3 抑制剂药物

FLT3 - ITD 突变与 AML 的早期复发非常相关,通过对比首次确诊和复发时获得的配对样本,发现 FLT3 的突变呈现出相对不稳定性。大多数 FLT3 - ITD 的患者在复发时仍保留突变,但突变比例增加,FLT3 - ITD 克隆的扩增,更高水平的双等位基因丢失;FLT3 - ITD 的患者有时会在复发时检测出新的 FLT3 突变,或者丢失以前检测到的突变。此外,FLT3 - ITD 突变的 AML 患者通常具有外周血白细胞计数高、临床预后较差、易复发等独特的临床特征。由于 FLT3 激活突变的检测方法简单易行,越来越多的研究者致力于将 FLT3 突变检测发展成为常规的检测手段用来指导 AML 患者的治疗和预后的判断并作为微小残留白血病的检测手段。随着人们对 FLT3 在 AML 肿瘤发生中的作用以及 FLT3 突变的频率和负面预后的认识不断增强,FLT3 在 AML 治疗中已经被广泛研究了 10 多年。FLT3 成为一个颇有前景的治疗 AML 的药物靶点,针对 FLT3 突变的药物主要是小分子抑制剂。Williams 等开发了 FLT3 拮抗抗体来抑制白血病细胞生长[19]。小分子 FLT3 抑制剂与 ATP 竞争,与细胞内 TKD 的 ATP 结合位点相互作用,阻止受体自磷酸化和随后下游信号的激活[20]。

第一代 FLT3 抑制剂药物,是主要用于治疗实体瘤的多激酶抑制剂而非特异的 FLT3 激酶抑制剂,代表药物包括索拉非尼(Sorafenib)、米哚妥林(Midostaurin)、来沙替尼(Lestaurtinib)、舒尼替尼(Sunitinib)和坦度替尼(Tandutinib)。这些多激酶抑制剂不仅针对 FLT3,也针对其他激酶,包括蛋白激酶 C(PKC)、脾酪氨酸激酶(PKC)、胎肝激酶 1(FLK - 1)、蛋白激酶 B(AKT)、蛋白激酶 A(PKA)、KIT、FGR、SRC、血小板衍生生长因子受体 A/B(PDGFRA/B)和血管内皮生长因子受体 1/2(VEGFR 1/2)等,这些非特异性抑制剂对白血病的治疗作用不仅是因为对 FLT3 的抑制,还可能是由于对这些平行信号通路中靶点的抑制,因此第一代 FLT3 抑制剂毒性增加可能与脱靶效应增加相关。

第二代 FLT3 抑制剂药物具有更高的 FLT3 特异性,在临床相关剂量下脱靶效应更小。代表药物包括吉瑞替尼(Gilteritinib)和 Quizartinib(表 10 - 1)。

表 10 - 1　全球获批靶向 FLT3 抑制剂

	药品名称	靶点	适应证	结　构　式	分子量	剂型	给药剂量	企业名称	首次获批时间
第一代	米哚妥林	FLT3、PKC、SYK、FLK - 1、AKT、PKA、KIT、FGR、SRC、PDGFβ、VFR1/2	AML		570.64	胶囊	100 mg/d	诺华	FDA,2017 年 4 月
第二代	吉瑞替尼	FLT3、AXL、ALK、LTK	AML		552.71	片剂	120 mg/d	安斯泰来	FDA,2018 年 11 月
	Quizartinib	FLT3、KIT、PDGFRα、PDGFR - β、RET	AML		560.67	片剂	26.5 mg/d	第一三共	PMDA,2019 年 10 月

此外,还可以根据与受体胞内激酶域的相互作用对 FLT3 抑制剂药物进行细分。Ⅰ型 FLT3 抑制剂结合活性构象(DFG‑in 构象),包括米哚妥林、吉瑞替尼、来沙替尼,它们以活性构象与受体结合,抑制多种受体酪氨酸激酶,包括 FLT3、KIT、PDGFR 或 VEGFR2 以及丝氨酸/苏氨酸激酶家族 PKC 激酶的成员,从而抑制 FLT3‑TKD 和 FLT3‑ITD 突变受体。Ⅱ型抑制剂结合非活性构象(DFG‑out 构象),包括 Quizartinib、索拉非尼,它们结合到 ATP 结合域附近的区域,仅抑制非活性构象的受体。DFG 模体包括 D829、F830 和 G831 三个氨基酸残基,FLT3 激酶构象通过这三个氨基酸残基的定位进行区分。在 DFG‑in 构象中,D829 的侧链直接进入 ATP 结合位点,F830 侧链的芳香环位于后裂。在 DFG‑out 构象中,F830 侧链的芳香环直接进入 ATP 结合位点,D829 侧链位于后裂,在 ATP 结合位点附近产生一个额外的疏水区域。Ⅱ型抑制剂占据这个区域,而Ⅰ型抑制剂没有[21]。TKD 突变主要是发生在天冬氨酸 835 激活环残基处的单氨基酸交换,而天冬氨酸 842、异亮氨酸 836 和 F691 残基的突变频率较低。较少见的 TKD 突变包括 K663Q、V592A、Y842C,以及发生在副膜结构域的突变。TKD 突变支持受体的自动构象和改变 TKI 结合。因此,Ⅰ型抑制剂一般保持抗 ITD 和 TKD 的活性,而Ⅱ型抑制剂则以 ITD 为靶标,对 TKD 缺乏效率。TKD 突变中,特别是 D835,已被证明是对Ⅱ型抑制剂耐药的主要介质。FLT3 抑制剂单独使用或与其他疗法联合使用均可以缓解 AML 症状,延长 AML 患者生存率。

米哚妥林是首款获批用于治疗新诊断的 FLT3 突变 AML 成人患者的 FLT3 抑制剂,于 2017 年由 FDA 批准上市。2018 年,吉瑞替尼被 FDA 批准用于治疗 FLT3 突变复发或难治性 AML 成人患者。2019 年 10 月,日本独立行政法人医药品医疗器械综合机构(PMDA)批准口服 FLT3 抑制剂 Quizartinib 上市,用于治疗复发性/难治性 AML 患者。

10.3　非临床药代动力学和安全性

本节根据 FDA(或 PMDA)获批说明书和相关文献,分别以米哚妥林为 FLT3 非选择性抑制剂代表,吉瑞替尼和 Quizartinib 为 FLT3 选择性抑制剂代表,对 FLT3 抑制剂类药物的非临床药代动力学及安全性进行分析和总结。

10.3.1　米哚妥林

米哚妥林是多重酪氨酸激酶受体的小分子抑制剂,通过抑制蛋白激酶 C、激酶插入结构域受体和 c‑kit 抑制细胞增殖。其非临床药代动力学结果总结见表 10‑2。非临床一般毒理学研究包括大鼠 3 个月和 6 个月重复给药毒理试验,犬 3 个月和 6～12 个月重复给药毒理试验。一般毒理学研究结果总结见表 10‑3。

表 10‑2　米哚妥林非临床药代动力学研究结果总结[22]

试验类型	试验名称	主要发现/结论
吸收	大鼠、犬、兔	大鼠、犬、兔的生物利用度分别为 9.3%、48.5%、1.8% 大鼠、犬、兔的清除率为 0.98 L/h/kg、0.24 L/h/kg、0.90 L/h/kg 大鼠的 T_{max} 为 4~8 h;犬的 T_{max} 为 4 h;兔的 T_{max} 为 6.7 h
分布	血浆蛋白结合	血浆蛋白结合率>98%
	[14C]大鼠组织分布	肝脏、小肠中浓度最高,其次是胃、肾脏、主动脉、甲状腺、白色脂肪、脾脏、肾上腺、棕色脂肪、皮肤、胰腺和肺 被脑下垂体吸收并穿过血脑屏障,额叶皮层[14C]浓度最高,未观察到黑色素结合
代谢	CYP3A 介导的药代动力学相互作用	CYP3A4 参与了米哚妥林的羟化和去甲基化途径
	体内代谢产物鉴定	主要检测到的代谢产物有 CGP52421 和 CGP6221(占 AUC 的 10%) CGP52421 存在于大鼠、兔、犬的体内,兔子和犬中分别占 1.9% 和 4.6%, CGP6221 在大鼠体内未检测出
排泄	[14C]大鼠口服排泄研究	胆汁途径为主要排泄途径,原药及主要代谢物主要在粪便中检出,尿液中检出占 4%

表 10‑3　米哚妥林一般毒理学研究结果总结[22]

试验设计	主要毒性结果
大鼠 3 个月重复给药及 1 个月恢复期毒性研究 口服给药,每天一次,剂量:0、10、20、30 mg/kg (GLP)	**临床观察**:中高剂量组:轻至中度流涎,可逆 **血液学**:高剂量组:RBC↓,不可逆 **血清生化**:高剂量组:AST↑、AST↑,可逆 **脏器重量**:高剂量和中剂量雌性:胸腺重量↓,不可逆 高剂量组:甲状腺重量↓ **组织病理**:高剂量组:肠系膜淋巴结矿化、充血,不可逆、胃肠道增生、心脏局灶性坏死、肺血管周围水肿、睾丸管状萎缩、附睾精液减少 **结论**:STD10=30 mg/kg NOAEL=10 mg/kg
大鼠 26 周重复给药及 1 个月恢复期毒性研究 口服给药,每天一次,剂量:0、30、60、100 mg/kg (GLP)	**死亡率**:第 3 周,雄性全部死亡,剖检发现对肾上腺、胰腺、泪腺、唾液腺和胃黏膜毒性、胃黏膜的变化 **临床观察**:计划外死亡皮肤失去弹性、脱水、苍白、消瘦 所有剂量组流涎 高剂量组:可逆性腹胀、腹泻(雄性)、脱发(雌性) 中剂量组:可逆性腹胀 **血液学**:高剂量组雄性:HGB↓、HCT↓ 高剂量组雌性:RBC↓ 中高剂量组:WBC↑ **血液生化**:高剂量组:ALT↑、AST↑、ALB↓、GLB↑ 中、高剂量组:Mg^+↑ **解剖大体观察**:胸腺重量减小;大肠内液体潴留,镜检下与管腔扩张相关;子宫扩张与子宫腔扩张相关;深色肠系膜与镜下吞噬细胞/含铁血黄素沉积相关;肾脏重量减少

试　验　设　计	主　要　毒　性　结　果
	组织病理：高剂量组：胃肠道增生、上皮液泡化、腔室扩张、水肿；肝多灶性坏死；胰腺液泡化、水肿、腺泡萎缩、出血；淋巴细胞衰竭、嗜红细胞；胸腺萎缩、膀胱扩张、颌下腺浆细胞增多；生殖器官变性、液泡化；心肌炎、心肌退化；肾上腺弥漫性皮质肥大；泪腺和唾液腺腺泡坏死 中剂量组：与高剂量组相似，胰腺无明显变化 低剂量组：肝细胞坏死、腹胀，胃肠道、肾、血液学、卵巢均有病理发现 **结论**：STD10＝60～100 mg/kg NOAEL＜30 mg/kg
犬 3 个月重复给药及 1 个月恢复期毒性研究 口服给药，每天一次，剂量：0、3、10、30 mg/kg (GLP)	**临床观察**：呕吐、腹泻、流涎 **体重和摄食量**：给药期体重和摄食量均降低，恢复期无影响 **血液学**：低、中剂量：RBC↓、WBC↓ 中、高剂量组：SEGS↓ **血液生化**：中、高剂量组：TB↓，恢复期恢复 **心电图**：高剂量组：心率下降，P-Q 间期延长 **解剖大体观察**：高剂量组：脾充血、前列腺萎缩、心脏炎症、回肠、十二指肠、膀胱黏膜出血或充血、支气管肺炎、胆汁浓缩 低剂量组：胸腺重量下降 **组织病理**：高剂量组：心脏凝血、心脏炎症；支气管肺炎、胃肠道出血、充血；肝脏多细胞坏死；膀胱充血、甲状腺和泪腺萎缩、肾上腺肥大、肾盂肾炎 **结论**：HNSTD＝30 mg/kg
犬 6～12 个月重复给药及 1 个月恢复期毒性研究 口服给药，剂量：0、1、3、10 mg/kg： (GLP)	**血液学**：NEUT↓，高剂量组红细胞减色，恢复期恢复 **血液生化**：所有剂量组 Cl⁻↓ 高剂量组：TP↓、UREA↓、Ca²⁺↓、Mg²⁺↓、AST↑ 恢复期部分或完全恢复 **心电图**：中、高剂量组：心脏毒性，P-Q 间期延长 **解剖大体观察**：肝脏重量增大、胸腺萎缩 **组织病理**：高剂量组：轻度至中度肾上腺空泡、垂体囊肿、脑部轻度炎症灶、脾脏轻度至中度弥漫充血、增生，肝脏炎症灶、肠系膜淋巴结轻度至中度嗜红细胞、支气管肺炎 中剂量组：与高剂量组毒性相似，但是无肠系膜淋巴结红细胞吞噬，无垂体和肾上腺异常 低剂量组：支气管肺炎、胸腺萎缩、骨髓细胞过多，可逆 **结论**：HNSTD＝10 mg/kg NOAEL＝1 mg/kg

此外，米哚妥林还开展了安全药理、遗传毒性、生殖毒性等研究，结果总结如下。

安全药理：体外研究中对 hERG 钾通道抑制作用的 IC_{50} 值＞1.5 μM。静脉给药后可以引发大鼠平均动脉压和心率下降。神经系统评估中，给药后 1 h 或 2 h 后发现小鼠体温显著升高。

遗传毒性：Ames 试验、染色体畸变试验和大鼠骨髓微核试验结果均为阴性。

生殖毒性：生育力与早期胚胎发育试验中，雄性大鼠精子数量减少、活力下降，生殖器官重量下降，睾丸退化和萎缩。雌性大鼠吸收胎率上升、着床数下降、着床前和着床后丢失率上升，子宫重量降低，体重增加降低。大鼠胚胎-胎仔发育毒性试验，在未出现母体毒性情况下发现包括晚期胚胎胎仔死亡、吸收上升、胚胎植入后脱落增加、胚胎体重下降、脑室扩张、肾盆腔空化、骨骼骨化减少、前囟门增宽的胚胎毒性表现。兔胚胎-胎仔发育毒性试验出现母体和胎仔毒性，母体体重和摄食量下降，流产，胎仔体重下降、胆囊小和骨化降低。大鼠围产期毒性试验也出现母体毒性和胎仔毒性，母体体重和摄食量下降、难产，胎仔体重下降、睁眼和耳廓分离时间变化。

10.3.2　吉瑞替尼

吉瑞替尼是 FLT3 和受体酪氨酸激酶的双重抑制剂，对 FLT3 - ITD 和 FLT3 - D835 突变均有效。其非临床药代动力学结果总结见表 10 - 4。非临床一般毒理学研究在大鼠和犬两个种属中开展。一般毒理学研究结果总结见表 10 - 5。

表 10 - 4　吉瑞替尼非临床药代动力学研究结果总结[23]

试验类型	试 验 名 称	主要发现/结论
吸收	大鼠单次给药 1、3、10 mg/kg	达峰时间 T_{max} 在给药后 4 h 生物利用度 26.8%～68.6%
	犬单次给药 0.3、1、3 mg/kg	达峰时间 T_{max} 在给药后 4 h 生物利用度 88.2%～118.4%
分布	血浆蛋白结合率	小鼠、大鼠、兔、犬、食蟹猴和人血浆中均表现出较高结合率（人 90%）
	大鼠组织分布[^{14}C]	脾脏、肾脏、肾上腺和肺分布最高，血浆分布最低，其次是睾丸、大脑和血液，并能通过胎盘和血脑屏障
代谢	体外/体内	代谢途径包括氧化、N - 脱烷基化和谷胱甘肽、水解和葡萄糖醛酸化
排泄	大鼠和犬排泄研究	大鼠（90%）和犬（88%）主要通过粪便排出，（大鼠 1.4% 和犬 9.5%）通过尿液排出

表 10 - 5　吉瑞替尼一般毒理学研究结果总结[23]

试 验 设 计	主 要 毒 性 结 果
大鼠 13 周重复给药毒性试验及 4 周恢复期毒性试验 口服给药，每天一次，剂量：0、2.5、5、10、20 mg/kg（GLP）	**死亡率**：高剂量组：（雌 1/15）（雄 1/5），临床症状为体温过低、皮肤苍白、呼吸缓慢、流泪和小便发红 **体重和摄食量**：所有剂量组体重和摄食量均降低，高剂量组恢复期部分恢复，其他剂量组恢复期恢复 **血液学**：中、中高和高剂量组：WBC↓、MCV↓、MCH↓ 高剂量组：Lym↓、Baso↓ **血液生化**：中高、高剂量组：AST↑、ALT↑ 中、中高、高剂量组：γGLB↓、A/G↓ 高剂量组：ALP↑（恢复组） **眼科检查**：高剂量组给药期和恢复期眼角膜混浊 **组织病理**：计划外死亡病理：肾脏、心脏、盲肠细菌菌落，伴有坏死，判定与细菌感染相关；对免疫系统有抑制作用，表现为胸腺萎缩、脾脏白髓萎缩、颌下腺淋巴结淋巴细胞坏死和潘氏斑；肺、肾上腺、肝、十二指肠具有改变；靶器官包括胸腺、脾脏、淋巴滤泡、GI束、骨髓、肺、肾脏和眼 **结论**：NOAEL=10 mg/kg

试 验 设 计	主 要 毒 性 结 果
犬 13 周重复给药毒性试验及 4 周恢复期毒性试验 口服给药,每天一次,剂量：0、1、2.5、5 mg/kg(GLP)	死亡率：高剂量组：雌 2/7 临床症状为活动减少、饮食减少、脚垫或口腔黏膜糜烂、眼部异常、鼻出血、粪便潜血阳性和濒死；组织病理表现为胸骨和股骨骨髓细胞减少、眼睛异常、多器官炎症、炎症细胞浸润、出血和坏死 体重和摄食量：高剂量组：给药期体重和摄食量均降低,恢复期无影响 血液学：高剂量组：RET↑、LYMP↑、PLT↑、MONO↑、LUC↑、NEUT↑、RBC↓ 血液生化：高剂量组：AST↑、ALT↑、GLB↑、TBIL↓、ALB↓、A/B↓、GLU↓、Ca²⁺↓ 眼科检查：高剂量组：给药期眼底颜色异常(深色),恢复期部分恢复 粪便潜血：中剂量组 1 只雌性和高剂量组 4 只雄性和所有雌性阳性,高剂量组恢复期部分恢复 尿液分析：高剂量组潜血阳性,沉淀中有红细胞,PRO↑、KET↑、Na⁺↑ 组织病理：高剂量组毒性靶器官包括胃肠道、皮肤、肺、肝脏、胆囊、肾脏、眼和淋巴系统 结论：NOAEL=2.5 mg/kg

此外,吉瑞替尼还开展了安全药理、遗传毒性、生殖毒性等研究,结果总结如下。

安全药理：体外研究中对 hERG 钾通道抑制作用的 IC_{50} 值为 16 μM。对犬心血管系统和呼吸系统无影响。评估静脉给药后引发大鼠平均动脉压和心率下降。神经系统评估中,给药后发现大鼠排尿和排便量减少。

遗传毒性：Ames 试验、染色体畸变试验结果均为阴性,小鼠微核试验结果为阳性。

生殖毒性：大鼠胚胎-胎仔发育毒性试验可见母体和胎仔毒性,母体体重增重减少、摄食量下降,发现胎仔致畸性、胚胎-胎仔死亡、抑制胎仔生长。

10.3.3　Quizartinib

Quizartinib 临床前主要在大鼠和犬上进行安全性评价。其非临床药代动力学结果总结见表 10-6,一般毒理学研究结果总结见表 10-7。

表 10-6　Quizartinib 的非临床药代动力学研究结果总结[24]

试 验 类 型	试 验 名 称	主要发现/结论
吸收	犬单次静脉给药 1 mg/kg 和口服给药 1、3、10 mg/kg	T_{max} 在给药后 2 h 口服剂量为 1 mg/kg 的生物利用度为 28%
分布	血浆蛋白结合率	血浆蛋白结合率≥99%
	大鼠组织分布[14C]	色素膜、髓膜、小肠、髓腺、大肠、肝脏、肾上腺、皮肤、盲肠及肾皮质
代谢	CYP3A 介导的药代动力学相互作用	CYP3A4 通过 N 脱烷基和氧化参与 Quizartinib 的代谢
	体内	主要代谢物为 AC886 在给药 24 h 后的血浆中,主要检测到原型药(59.0%和 75.7%)和 AC886(31.6%和 21.0%)

续　表

试验类型	试验名称	主要发现/结论
代谢	体内	给药后 72 h 的尿液中主要检测到代谢产物 AC886（0.58% 和 0.64%），而在粪便中主要检测到原型药（25.3% 和 19.0%） 给药 48 小时后的胆汁中，主要检测到未变化的 Quizartinib（6.04%）和 AC886（3.81%）
排泄	大鼠口服[14C]排泄研究	在给药后 168 h，雄性大鼠尿液和粪便放射性排泄率分别为 1.53% 和 90.0%，雌性大鼠尿液和粪便放射性排泄率分别为 1.68% 和 93.0% Quizartinib 及其代谢物主要通过胆汁随粪便排出，给药后雄性大鼠的胆汁中 Quizartinib 及其代谢物不变

表 10-7　Quizartinib 一般毒理学研究结果总结[24]

试验设计	主要毒性结果
大鼠单次口服毒性试验 剂量：100、150、200、250、300 mg/kg （GLP）	死亡率：150 mg/kg（雌 1/3）、200 mg/kg（雌 1/3）、250 mg/kg（雌 2/3）、300 mg/kg（雌 2/3） 临床观察：≥150 mg/kg 组：自主运动减少、软便或暗色便、血尿、皮肤苍白、肾脏变暗苍白 结论：ALD：雄性＞300 mg/kg，雌性＝150 mg/kg
犬单次口服毒性试验 剂量：0、20、40、80、100、150、200 mg/kg （GLP）	临床观察：≥40 mg/kg 组：体重减少 结论：ALD＞200 mg/kg
猴单次口服毒性试验 剂量：0、30、100、200、300、400 mg/kg （GLP）	临床观察：≥100 mg/kg 组：摄食量减少、体重减少 ≥200 mg/kg 组：软便或水便 血液生化：400 mg/kg：LYMP↓、MONO↓、RET↓ 结论：ALD＞400 mg/kg
大鼠 4 周重复给药及恢复期 4 周毒性试验 口服，每天一次，剂量：0、5、15、60 或 30 mg/kg（5～7 日后剂量减半） （GLP）	死亡率：对照组（雄 2/10）、中剂量组（雄 2/20）、高剂量组（雌雄 20/20） 血液学：所有剂量组：WBC↑、MCV↑、MCH↑、RBC↓、NEUT↓、MONO↓ 中、高剂量组：RET↑ 血液生化：低、中、高剂量组：AST↑、ALT↑、ALP↑ 病理：所有剂量组：卵巢、脾脏、睾丸重量减小、骨髓细胞密度下降、胸腺重量减小、胸腺萎缩、肾小管上皮空泡化、嗜碱性改变和粒状圆柱等 结论：NOAEL＜5 mg/kg
大鼠 13 周重复给药及恢复期 30 天毒性试验 口服，每天一次，剂量：0、1、3、10 mg/kg （GLP）	死亡率：高剂量组（雌 1/15） 血液学：中、高剂量组：WBC↓、RBC↓、PLT↓、MCV↑、RDW↑ 血液生化：中、高剂量组：ALT↑、AST↑、ALP↑ 高剂量组：ROS↓、BUN↑、SCR↑ 解剖大体观察：所有剂量组：子宫重量减小、胸腺重量减小、脾脏色素沉积、重量减小、胸腺淋巴组织萎缩/坏死 组织病理：中、高剂量组：骨髓造血干细胞密度降低、卵巢囊泡、阴道黏膜上皮黏液分泌异常增多 高剂量组：肾小管上皮嗜碱性改变、结晶、空泡化、扩张、单核细胞浸润、脾脏髓外造血、色素沉积、睾丸重量下降、生精上皮细胞变性、萎缩、精细胞减少、睾丸上体精液减少/无精液、管内细胞残渣潴留 结论：NOAEL＝3 mg/kg

试 验 设 计	主 要 毒 性 结 果
犬4周重复给药毒性试验 口服,每天一次,剂量:0、10或5、50或25、150或40 mg/kg (GLP)	**死亡率:**高剂量组(雄1/3) **临床观察:**所有剂量组:消瘦 高剂量组:自发运动低下、自身黄色化、身体发凉、流涎 **体重和摄食量:**所有剂量组:体重降低 **血液学:**中、高剂量组:RET↓ 高剂量组:RBC↓、WBC↓、NEUT↓、LYMP↓、MONO↓、MPV↑ **血液生化:**高剂量组:ALT↑、AST↑、ALP↑、TB↑ **组织病理:**高剂量组:胸腺变小、肝发白、胸腺重量减小、肝结晶沉积、门静脉周围肝细胞空泡化;胸腺、脾脏萎缩;股骨胸骨骨髓细胞密度下降、肾小管上皮嗜碱性化、肾上腺皮质肥大等 **结论:**NOAEL＝10或5 mg/kg
犬13周重复给药及恢复期30天毒性试验 口服,每天一次,剂量:0、1、5、15 mg/kg (GLP)	**临床观察:**中、高剂量组:皮肤苍白 **血液学:**高剂量组:RBC↓、WBC↓、MONO↓、LYMP↓、EOS↓、LUC↓ 中、高剂量组:RET↓ **血液生化:**高剂量组:ALT↑、AST↑、ALP↑、TB↑ **解剖和大体观察:**所有剂量组:胸腺重量减小 **组织病理:**所有剂量组:胸腺重量减少、肾小管上皮嗜碱性化等 中、高剂量组:肝脏色素沉积、内皮细胞活化、胆管形成增多、肾小管单细胞坏死 高剂量组:肝脏重量增加、肾小管上皮色素沉积、肝细胞单细胞坏死、空泡化、肝纤维化、炎症、髓外造血等 **结论:**NOAEL＝5 mg/kg
猴4周重复给药及恢复期4周毒性试验 口服,每天一次,剂量:0、10、30、100或60 mg/kg (GLP)	**死亡率:**高剂量组(雄2/5、雌1/5):自发运动减少、半闭眼、脱水、消瘦、体重摄食量下降 **临床观察:**中、高剂量组:脱水、消瘦 高剂量组:自发运动减少、半闭眼 **体重和摄食量:**中、高剂量组:体重减少 **血液学:**所有剂量组:LYMP↓、MONO↓、RBC↓、HB↓ 高剂量组:NEUT↑、RET↓ **血液生化:**所有剂量组:ALT↑、ALP↓、P↓、CHOL↓ 中、高剂量组:CREA↑、AST↑ **解剖大体观察:**所有剂量组:脾脏、胸腺重量减小 中、高剂量组:肝脏重量增加 **组织病理:**所有剂量组:骨髓造血细胞密度下降、脾脏、胸腺等淋巴组织坏死等 中、高剂量组:急性尿小管变形、腺胃黏膜糜烂/溃疡形成、小肠绒毛萎缩等 **结论:**NOAEL＝10 mg/kg
猴13周重复给药及恢复期4周毒性试验 口服,每天一次,剂量:0、3、10或6、30或12 mg/kg (GLP)	**死亡率:**中剂量组:(雌2/6)、高剂量组:(雄1/6、雌2/6) **临床观察:**中、高剂量组:自发运动减少、脱水、半闭眼、运动协调障碍、软便、水样便、呕吐、弓背 **体重和摄食量:**中、高剂量组:体重摄食量减少 **血液学:**所有剂量组:RBC↓、NEUT↑、MCV↑、RDW↑、PLT↑、LYMP↓ **血液生化:**所有剂量组:AST↑、ALT↑、TBIL↑、URE↑、GLU↑、TG↑、EOS↓、RET↓、NA+↓ **解剖大体观察:**所有剂量组:睾丸、子宫、卵巢重量减少 中、高剂量组:肾、肝脏重量增加 **组织病理:**所有剂量组:胸腺、脾脏等淋巴组织萎缩、骨髓造血细胞密度下降等 中、高剂量组:食道、舌上皮变性/萎缩、肝细胞质稀薄、单细胞坏死、空泡化、小叶中心性干细胞坏死、盲肠/结肠慢性炎症、睾丸生殖细胞减少、子宫、阴道、卵巢萎缩、心外膜脂肪萎缩、肾皮质增生等;恢复期可恢复 **结论:**NOAEL＝3 mg/kg

此外,Quizartinib 还开展了安全药理、遗传毒性、生殖毒性等研究,结果总结如下。

安全药理:体外研究中 hERG 钾通道抑制作用的 IC_{50} 值>3 μM。能够引起犬 QTc 间期延长。对神经系统和呼吸系统没有影响。

遗传毒性:Ames 试验结果呈阳性,染色体畸变试验和大鼠微核试验结果均为阴性。

生殖毒性:生育力与早期胚胎发育试验伴随大鼠和猴的重复给药毒性试验开展,主要毒性发现为大鼠精细管变性和精子细胞停留、卵单囊胞和腔黏膜黏液增多等,猴生殖细胞减少、子宫/卵单/腔萎缩等、精子的存活率和运动性下降。大鼠胚胎-胎仔发育毒性试验可见母体毒性和胎仔毒性,包括母体的体重增重减少和摄食量下降,胎仔体重降低、畸形率增加(全身皮下水肿、后趾末端水肿、颈腹区水肿)和骨骼变化(额骨不完全骨化、胸椎无骨化/不完全骨化/部分骨化/分叉骨化)。

其他毒性:具有眼刺激性和皮肤刺激性,不具有光毒性。

Quizartinib 在体外药效试验中表现出对 FLT3 具有更好的选择性和更强的抑制作用。对 KIT 有较低的亲和性,但是 FLT3 有更高的亲和性,是其他抑制剂与 FLT3 结合的 Ka 的 10 倍,与其他激酶结合的亲和性不高。在非临床毒性试验中,在啮齿类和非啮齿类种属发现的靶器官毒性(骨髓毒性除外)的程度是轻度且可逆的。在大鼠 26 周的研究中,使用了更高剂量,更换为更具有临床相关性的制剂,胃肠道、肝脏、心脏和血液学毒性比 3 个月的毒性研究更严重,在胸腺及其他造血器官、胃肠道、雄性生殖器官、肝脏、子宫、卵巢、肾脏、膀胱、腺体(胰腺、肾上腺、下颌、泪腺和唾液)和心脏中显示出毒性。犬与大鼠毒性表现相似。

10.4　临床安全性

本节根据 FDA(或 PMDA)获批的说明书和相关文献,对米哚妥林、吉瑞替尼和 Quizartinib 的临床安全性进行分析和总结。

10.4.1　米哚妥林

研究者普遍认为,21 世纪初开发的 FLT3 抑制剂毒性更大,因为其靶标特异性较低[25]。与单独化疗相比,米哚妥林联合化疗的耐受性通常较好,临床上通常联合化疗进行治疗,所以米哚妥林的安全性在很大程度上取决于是否联合化疗。FDA 已公布的研究资料[22]显示,在批准实验中,米哚妥林用于治疗新诊断的 FLT3 突变(ITD 和/或 TKD)AML 患者,在 59 岁以下的合格化疗人群中进行评估。共有 717 名患者接受了治疗(米哚妥林组 360 名,安慰剂组 357 名)。治疗组在临床特征、FLT3 亚型、细胞遗传和血细胞计数方面平衡良好,安慰剂组中女性患病率较高。中位随访时间为 59 个月,米哚妥林组平均总生存时间为 74.7 个月,安慰剂组为 25.6 个月,完全缓解率在米哚妥林组中没有显著增高(59% vs. 53%);但是,米哚妥林的 4 年总生存率更高(51% vs. 44%)。临床常见不良反应包括贫血、恶心、皮疹、呕吐、黏膜炎、头痛、转氨酶升高、肌肉骨骼疼痛、瘀点、高血糖、骨髓抑制、QTc延长、胃肠道副作用、发热性中性粒细胞减少、器械相关感染和鼻出血。除中度至重度皮疹外,这些影响在Ⅲ期研究的实验组中均不普遍。虽然米哚妥林是一种 c-kit 抑制剂,但是不需要在治疗过程中调整剂量来抑制骨髓抑制[26]。在维持期,米哚妥林所致的恶心(46.4% vs. 17.9%)、高血糖(20.2% vs. 12.5%)、呕吐(19% vs. 5.4%)和QTc延长(11.9% vs. 5.4%)高于安慰剂组[26]。米哚妥林作为单药(高剂量)给具有侵袭性全身性乳腺炎的患者使用时,也观察到类似的不良事件,特别是新发或恶化的3～4级中性粒细胞减少症、贫血和血小板减少症,患者发生率为24%、41%和29%[27],而轻度恶心或呕吐可能会影响治疗的坚持率。据报道,在早期试验中,米哚妥林很少出现严重的,甚至致命的肺毒性症状,但暴露于唑类药物时,会增加这种风险[28-29]。

10.4.2 吉瑞替尼

FDA已公布的研究资料[23]显示,吉瑞替尼对复发或难治性 FLT3-ITD 和/或 TKD 的 AML 通过 ADMIRAL 试验进行了评估。371 名患者被随机分配(吉瑞替尼组 247 名,标准治疗组 124 名)。常见的不良反应包括肌肉痛、关节痛、转氨酶升高、疲劳、乏力。发热、肺感染性腹泻、呼吸困难、水肿、皮疹、肺炎、恶心、口炎、咳嗽、头痛、低血压、头晕、呕吐。一些患者表现为分化综合征(differentiation syndrome,DS)。吉瑞替尼的中位随访时间为 17.8 个月,中位总生存期明显长于标准治疗组(9.3 个月 vs. 5.6 个月;死亡风险比 0.64)。此外,吉瑞替尼的无事件生存期更长(2.8 个月 vs. 0.7 个月,治疗失败或死亡的危险比为 0.79),以及完全缓解率(21% vs. 11%)[30]。在 ADMIRAL 试验中进行的暴露调整分析表明,吉瑞替尼的不良事件低于 CHE 疗法[31]。此外,也有报道称长期暴露不会增加安全性风险[32]。在临床前研究中,吉瑞替尼在单次或重复给药后,中位最大浓度持续 2～6 h,平均消除半衰期为 113 h。此外,研究结果还显示,保持较高的血药浓度对吉瑞替尼临床疗效具有积极影响。

10.4.3 Quizartinib

FDA已公布的研究资料[24]显示,Quizartinib 相关和特发性的不良事件包括从轻到重的 ALT 和 AST 升高,且通常是良性而且短暂的,通过暂时停药和减少剂量进行控制。恶心和腹泻并不常见。骨髓抑制分级较轻,伴有轻度胃肠道副作用[33]。Quizartinib 的耐受性通常很好,患者依从性没有因患者的不适或不良事件的感觉而受到影响,暂停用药或减量主要由医生根据实验室或心电图检查结果进行处理。在试验中对复发或难治性 FLT3-ITD AML 患者进行了评估,367 例患者中 245 例随机分配到 Quizartinib 组,122 例分配到标准治疗组。中位随访 23.5 个月,治疗组的 FLT3-ITD 基因突变 AML 患者 12 个月生存率为 27%,标准治疗组为 20%,治疗组患者总生存期延长。常见的临床不良反应包括贫血、发热性中心粒细胞减少症、血小板减少症、嗜中性白细胞减少症、头痛、呼吸困难、咳嗽、发烧、疲劳、水肿及低钾血症。

综上所述,米哚妥林在临床上联合化疗使用,安全性与是否联合化疗相关。与米哚妥林相较,吉瑞替尼和 Quizartinib 可作为单药治疗并具有更好的安全性。

10.5 靶点安全性综合分析

10.5.1 非临床和临床安全性关联分析

通过对三种药物的非临床和临床毒性反应分析对比,非临床与临床发现的毒性反应关联总结见表 10 - 8。

表 10 - 8 FLT3 抑制剂非临床和临床的安全性关联分析

主 要 系 统		米哚妥林	吉瑞替尼	Quizartinib
造血和淋巴系统	非临床	出血、淋巴细胞耗竭,脾脏轻度至中度弥漫充血,增生,甲状腺和泪腺萎缩	胸腺脾脏坏死或萎缩,骨髓细胞减少	胸腺、脾脏等淋巴组织萎缩,骨髓细胞减少
	临床	发热性中心粒细胞减少症、瘀斑		贫血,发热性中心粒细胞减少症,血小板减少症,嗜中性白细胞减少症长
	关联性	关联性强,临床存在造血和淋巴系统不良反应;非临床表现为淋巴组织和骨髓毒性,Quizartinib 临床表现为贫血,非临床存在骨髓细胞减少毒性		
消化系统	非临床	肠系膜淋巴结矿化、充血,胃肠道出血、充血、增生,肝脏多细胞坏死	胃肠道黏膜上皮空泡化	肝结晶沉积,门静脉周围肝细胞空泡化;肝纤维化、炎症、单细胞坏死;腺胃黏膜糜烂/溃疡形成,小肠绒毛萎缩;盲肠/结肠慢性炎症;舌上皮变性/萎缩
	临床	恶心,黏膜炎,呕吐,痔疮,高转氨酶血症	腹泻、便秘、恶心、呕吐、腹部疼痛、转氨酶增高、胆红素增加、胰腺炎、口腔炎	恶心、呕吐、腹泻、便秘、食欲下降
	关联性	关联性较强,临床不良反应均出现恶心、呕吐,非临床表现为胃肠道毒性		
心血管系统	非临床	心肌炎、心肌退化	QT 间期延长	心外膜脂肪萎缩;QT 间期延长
	临床	低血压、心包积液	QT 间期延长、高血压、低血压	QT 间期延长
	关联性	无明显关联	关联性较强,吉瑞替尼和 Quizartinib 临床存在 QT 间期延长风险,非临床中表现出 QT 间期延长风险	
神经系统	非临床	垂体囊肿,脑部轻度炎症灶		
	临床	头痛、失眠	可逆性后部脑病综合、头痛、晕眩、味觉障碍、失眠	头痛
	关联性	部分关联	无明显关联	

主 要 系 统		米哚妥林	吉瑞替尼	**Quizartinib**
呼吸毒性	非临床	肺毒性(血管周围水肿);支气管肺炎	肺泡沫细胞积聚、水肿、局灶性肺泡出血、炎症细胞浸润、肺泡上皮增生、空泡化和萎缩;鼻出血	
	临床	肺毒性、鼻出血	呼吸困难、咳嗽	呼吸困难、咳嗽
	关联性	关联性较强,临床表现为肺毒性、呼吸困难和咳嗽,非临床中存在多种肺部毒性表现		
肌肉骨骼和结缔组织	非临床			
	临床	肌肉骨骼疼痛、关节痛	肌肉痛、关节痛	
	关联性	无关联,非临床无肌肉和结缔组织相关毒性表现		
泌尿系统	非临床	总蛋白、低蛋白血症、尿素降低、电解质失衡、肾上腺空泡、膀胱充血	肾髓质空泡化以及系膜基质增加、肾小管性嗜碱症、肾小管玻璃样液滴	肾小管上皮嗜碱化、肾皮质增生
	临床	肾功能不全	肾功能不全	
	关联性	关联性较强,除 Quizartinib 外,米哚妥林和吉瑞替尼临床表现为肾功能不全,非临床中存在肾脏相关毒性		
其他	非临床		肾脏、心脏、盲肠细菌感染,抑制免疫系统	真菌性鼻窦炎
	临床	器械相关感染、上呼吸道感染	疲劳、不适、发烧、水肿、肺炎、败血症、食欲下降	发烧、疲劳、水肿、低钾血症
	关联性	无明显关联		

10.5.2 FLT3 抑制剂毒性解析

正常造血过程中,FLT3 在早期祖细胞中表达,当细胞进行髓系分化时,FLT3 受体下调。FLT3 突变 AML 患者不仅具有构成性活跃信号且缺乏分化,这些 AML 母细胞除了野生型 FLT3 受体外,还继续表达高水平的 FLT3[36]。这种持续的生存和增殖信号是 FLT3 突变 AML 的标志。虽然使用 FLT3 抑制剂的初步研究表明,可以清除循环中的 FLT3 - ITD 细胞,但对骨髓细胞几乎没有影响[37],但是通过对比,发现吉瑞替尼和 Quizartinib 的非临床研究中有较为明显的骨髓抑制和骨髓细胞减少,吉瑞替尼的临床中也发现骨髓抑制毒性,而 Quizartinib 中未有显示。

米哚妥林靶向特异性不高,除了靶向 FLT3,抑制 PDGFR(IC$_{50}$＝80 nM)、KIT、PKC 和 VEGFR2(KDR)(IC$_{50}$＝0. 3 to 1 μM),抑制 FLT3 和 KIT 磷酸化,以及下游靶标 STAT3、STAT5 和 ERK(IC$_{50}$＝10～100 nM),如抑制 PKC 活性可能通过磷脂酰肌醇 3 - 激酶/AKT 信号改变内皮通透性,从而可能导致炎症。吉瑞替尼抑制多种酪氨酸激酶,包括 FLT3、LTK、ALK、AXL 等。Quizartinib 最显著的不良反应是骨髓抑制和 QT 间期延长,骨髓抑制可能是由于其对 c - KIT 的活性影响有关。此外,FLT3 在骨髓、胸腺和淋巴结的造血祖细胞中表达,非临床发现的胸腺、淋巴结萎缩与 FLT3 的表达和靶向性具有关联性。从三种药物的毒性比较中,我们可以看出,靶向特异性越高,毒性表现越集中在 FLT3 表达的组织器官中。

　　FLT3 抑制剂对 FLT3 突变的 AML 患者展示出良好的临床疗效,而大多数抑制剂均存在多个靶蛋白,随之而来的是临床应用后脱靶所致的毒副作用以及临床应用中继发耐药的产生。AML 患者对 FLT3 抑制剂的耐药可能通过靶向或脱靶机制发生。FLT3 -ITD 的 TKD 的继发性点突变导致对 FLT3 抑制剂的靶向耐药。例如,激酶激活环中 D835 残基的突变削弱了Ⅱ型 FLT3 抑制剂(如 Quizartinib 和索拉非尼)的疗效,是由于该突变诱导 DFG - in 构象,阻碍了Ⅱ型抑制剂的结合。大多数继发性突变降低了 FLT3 与其抑制剂之间的亲和力,导致对 FLT3 抑制剂类药物的耐药。与靶点耐药相关的常见突变发生在 FLT3 - ITD 的 F691 残基上,即"看门人"残基,其与 FLT3 之间内部对侧面相互作用消失,从而对 FLT3 抑制剂类药物产生耐药[38],另外的耐药原因可能与 FLT3 受体下游通路相关,如 RAS 家族,即脱靶耐药机制,包括其他促生长和促生存信号通路的代偿性激活、FL 表达的上调以及保护性骨髓微环境的形成等[39-42]。FLT3 突变细胞中 FLT3下游信号通路 JAK/STAT5 或 PI3K/AKT/mTOR 通路异常激活,也降低了 FLT3 抑制剂(米哚妥林、索拉非尼和 Quizartinib)对 AML 细胞的细胞毒作用。科学家研究了多种新的化合物或联合疗法来对抗 FLT3 抑制剂耐药相关的分子机制,包括新一代 FLT3 抑制剂、与 FLT3 抑制剂的联合疗法和多靶点抑制剂。

10.6　总结与展望

　　中国已有课题组开始着眼设计能靶向区分 FLT3 - ITD/FLT 野生分子及 FLT3/KIT 分子的 CHMFL - FLT3 - 335,临床疗效评估正在进行中[47]。为克服 FLT3 抑制剂临床应用中 FLT3 受体耐药性突变产生,也有研究组着眼设计更加特异的同时针对 FLT3 -ITD 和 TKD(包括 F691L)突变的分子靶向药物,如 TTT - 3002、G - 749/SKI - G - 801 及FF - 10101。现有的克服耐药性的策略需要不断发展,以新的机制对抗耐药性。相信新一代 FLT3 抑制剂以及涉及 FLT3 的联合疗法和多靶点抑制剂的快速而富有成效的开发,无疑将解决 FLT3 耐药的暂时困境。了解靶点的相关毒性,为 FLT3 抑制剂非临床和临床安全性评估提供参考价值与指导意义。

(郑媛媛)

参考文献

[1] Gilliland D G, Griffin J D. The role of FLT3 in hematopoiesis and leukemia. Blood, 2002, 100(5):

1532 - 1542.

[2] Rosnet O, Schiff C, M J Pébusque, et al. Human FLT3/FLK2 gene: cDNA cloning and expression in hematopoietic cells. Blood, 1993, 82(4): 1110 - 1119.

[3] Reznickova, Divoky, Vladimir, et al. Discovery of N-2-(4-Amino-cyclohexyl)-9-cyclopentyl-N-6-(4-morpholin-4-ylmethyl-phenyl)-9H-purine-2,6-diamine as a Potent FLT3 Kinase Inhibitor for Acute Myeloid Leukemia with FLT3 Mutations. Med. Chem., 2018, 61 (9): 3855 - 3869.

[4] Stirewalt D L, Radich J P. The role of FLT3 in haematopoietic malignancies. Nature Reviews Cancer, 2003, 3(9): 650.

[5] Nakao M, Yokota S, Iwai T, et al. Nakao M, Yokota S, Iwai T, Kaneko H, Horiike S, Kashima K et al. Internal tandem duplication of the FLT3 gene found in acute myeloid leukemia. Leukemia 10: 1911 - 1918. Leukemia, 1997, 10(12): 1911 - 1918.

[6] Stirewalt D L, Kopecky K J, Meshinchi S, et al. Size of FLT3 internal tandem duplication has prognostic significance in patients with acute myeloid leukemia. Blood, 2006, 107(9): 3724 - 3726.

[7] Schnittger S, Bacher U, Haferlach C, et al. Diversity of the juxtamembrane and TKD1 mutations (Exons 13 - 15) in the FLT3 gene with regards to mutant load, sequence, length, localization, and correlation with biological data. Genes Chromosomes & Cancer, 2012, 51(10).

[8] Schlenk R F, Kayser S, Bullinger L, et al. Differential impact of allelic ratio and insertion site in FLT3-ITD-positive AML with respect to allogeneic transplantation. Blood, 2014, 124(23).

[9] Li Ding, Timothy J. Ley, David E. Larson, et al. Clonal evolution in relapsed acute myeloid leukaemia revealed by whole-genome sequencing. Nature, 2012, 481(7382): 506 - 510.

[10] Choudhary C, Schwäble J, Brandts C, et al. AML-associated FLT3 kinase domain mutations show signal transduction differences compared with FLT3 ITD mutations. Blood, 2005, 106(1): 265.

[11] Choudhary C, Olsen J V, Brandts C, et al. Mislocalized activation of oncogenic RTKs switches downstream signaling outcomes. Molecular Cell, 2009, 36(2): 326 - 339.

[12] O'Donnell, M R., Tallman, M. S., Abboud, C N, et al. NCCN clinical practice guidelines in oncology. Cancer Network 2017, 15 (7): 926 - 957.

[13] Dohner H, Estey E, Grimwade D, et al. Diagnosis and management of AML in adults: 2017 ELN recommendations from an international expert panel. Blood, 2017, 129(4): 424 - 447.

[14] Abu-Duhier F M, Goodeve A C, Wilson G A, et al. Identification of novel FLT3 Asp835 mutations in adult acute myeloid leukemia. Br. J. Haematol, 2001, 113 (4): 983 - 988.

[15] Daver N, Schlenk R F, Russell N H, et al. Targeting FLT3 mutations in AML: review of current knowledge and evidence. Leukemia 2019, 33 (2): 299 - 312.

[16] Mead A J, Linch D C, Hills R K, et al. FLT3 tyrosine kinase domain mutations are biologically distinct from and have a significantly more favorable prognosis than FLT3 internal tandem duplications in patients with acute myeloid leukemia. Blood 2007, 110 (4): 1262 - 1270.

[17] Bacher U, Haferlach C, Kern W, Haferlach T, Schnittger S. Prognostic relevance of FLT3-TKD mutations in AML: the combination matters-an analysis of 3082 patients. Blood, 2008, 111(5): 2527 - 2537.

[18] Dohner H, Estey E, Grimwade D, Amadori S, Appelbaum FR, Buchner T, et al. Diagnosis and management of AML in adults: 2017 ELN recommendations from an international expert panel. Blood, 2017, 129 (4): 424 - 447.

[19] Williams B, Atkins A, Zhang H, et al. Cell-based selection of internalizing fully human

antagonistic antibodies directed against FLT3 for suppression of leukemia cell growth. Leukemia 2005, 19 (8)：1432 - 1438.

[20] Larrosa-Garcia M, Baer M R. FLT3 inhibitors in acute myeloid leukemia：current status and future directions. Mol. Cancer Ther, 2017, 16 (6)：991 - 1001.

[21] Liao J J. Molecular recognition of protein kinase binding pockets for design of potent and selective kinase inhibitors. J Med Chem, 2007, 50 (3)：409 - 424.

[22] FDA. Pharmacology Review for RYDAPT[EB/OL]. (2017 - 01 - 05)[2023 - 04 - 15]. https://www. accessdata. fda. gov/drugsatfda_docs/nda/2017/207997Orig1Orig2s000TOC. cfm.

[23] FDA. Multi-Discipline Review for Gilteritinib[EB/OL]. (2018 - 12 - 21) [2023 - 04 - 15]. https://www. accessdata. fda. gov/drugsatfda_docs/nda/2018/211349Orig1s000MultidisciplineR. pdf.

[24] PMDA, Quizartinib Hydrochloride-Report on the Deliberation Results[EB/OL]. (2019 - 06 - 18) [2023 - 04 - 15]. https://www. pmda. go. jp/drugs/2019/P20190628001/430574000_30100AMX 00017_A100_1. pdf.

[25] Antar A I, Otrock Z K, Jabbour E, et al. FLT3 inhibitors in acute myeloid leukemia：ten frequently asked questions. Leukemia Springer Nat, 2020, 34：682 - 696.

[26] Stone R M, Manley P W, Larson R A, et al. Midostaurin：its odyssey from discovery to approval for treating acute myeloid leukemia and advanced systemic mastocytosis. Blood Adv, 2018, 2 (4)：444 - 453.

[27] Gotlib J, Kluin-Nelemans H C, George T I, et al. Efficacy and safety of midostaurin in advanced systemic mastocytosis. N Engl J Med, 2016, 374：2530 - 2541.

[28] Burchert A, Bug G, Fritz L V, et al. Sorafenib maintenance after allogeneic hematopoietic stem cell transplantation for acute myeloid leukemia with FLT3-internal tandem duplication mutation (SORMAIN). J Clin Oncol, 2020, 38：2993 - 3002.

[29] Stemler J, Koehler P, Maurer C, et al. Antifungal prophylaxis and novel drugs in acute myeloid leukemia：the midostaurin and posaconazole dilemma. Ann Hematol, 2020, 12(5)：1429 - 1440.

[30] Stone R M, Manley P W, Larson R A, et al. Midostaurin：its odyssey from discovery to approval for treating acute myeloid leukemia and advanced systemic mastocytosis. Blood Adv, 2018, 2 (4)：444 - 453.

[31] Perl A E, Martinelli G, Cortes J E, et al., Gilteritinib or chemotherapy for relapsed or refractory FLT3 -mutated AML. N Engl J Med, 2019, 381(18)：1728 - 1740.

[32] Perl A E, Martinelli G, Neubauer A, et al. Long-term survivors and gilteritinib safety beyond one year in FLT3-mutated R/R AML：ADMIRAL trial follow-up. J Clin Oncol, 2020, 38：7514.

[33] Cortes J E, Khaled S, Martinelli G, et al. Quizartinib versus salvage chemotherapy in relapsed or refractory FLT3-ITD acute myeloid leukaemia (QUANTUM-R)：a multicentre, randomised, controlled, open-label, phase 3 trial. Lancet Oncol, 2019, 20(7)：984 - 997.

[34] Mathew N R, Baumgartner F, Braun L, et al. Sorafenib promotes graft-versus-leukemia activity in mice and humans through IL-15 production in FLT3-ITD-mutant leukemia cells. Nat Med, 2018, 24：282 - 291.

[35] Xuan L, Liu Q. Maintenance therapy in acute myeloid leukemia after allogeneic hematopoietic stem cell transplantation. J Hematol Oncol BioMed Central Ltd, 2021, 4.

[36] Carow C E, Levenstein M, Kaufmann S H, et al. Expression of the hematopoietic growth factor receptor FLT3 (STK-1/Flk2) in human leukemias. Blood, 1996 87(3)：1089 - 1096.

［37］ Smith B D，Levis M，Beran M，et al. Single-agent CEP-701，a novel FLT3 inhibitor，shows biologic and clinical activity in patients with relapsed or refractory acute myeloid leukemia. Blood，2004 103(10)：3669 - 3676.

［38］ Smith C，Zhang C，et al. Characterizing and overriding the structural mechanism of the quizartinib-resistant FLT3 "gatekeeper" F691L mutation with PLX3397. Cancer Discovery，2015，5 (6)，668 - 679.

［39］ Ghiaur G，Levis M et al. Mechanisms of resistance to FLT3 inhibitors and the role of the bone marrow microenvironment. Hematol Oncol Clin North Am，2017，31 (4)：681 - 692.

［40］ Nelson A，Walker R，Xiang M，et al. The STAT5 inhibitor pimozide displays efficacy in models of acute myelogenous leukemia driven by FLT3 mutations. Genes Cancer，2012，3 (7 - 8)：503 - 511.

［41］ Lindblad O，Cordero E，Puissant A，et al. Aberrant activation of the PI3K/mTOR pathway promotes resistance to sorafenib in AML. Oncogene，2016，35 (39)：5119 - 5131.

［42］ Zhang H，Savage S，Schultz R，et al. Clinical resistance to crenolanib in acute myeloid leukemia due to diverse molecular mechanisms. Nat. Commun，2019，10 (1)，244.

［43］ Ravandi，Cortes，J E，et al. Final report of phase II study of sorafenib，cytarabine and idarubicin for initial therapy in younger patients with acute myeloid leukemia. Leukemia：Official journal of the Leukemia Society of America，Leukemia Research Fund，2014，28(7)：1543 - 1545.

［44］ Steven，Knapper. The clinical development of FLT3 inhibitors in acute myeloid leukemia. Expert Opinion on Investigational Drugs，2011，20(10).

［45］ Knapper S，Russell N，Gilkes A，et al. A randomized assessment of adding the kinase inhibitor lestaurtinib to first-line chemotherapy for FLT3-mutated AML. Blood，2016，129(9)：1143.

［46］ Randhawa J. Results of a Phase II Study of Crenolanib in Relapsed/Refractory Acute Myeloid Leukemia Patients (Pts) with Activating FLT3 Mutations［C］56th ASH Annual Meeting and Exposition，2014.

［47］ Xiaofei L，Beilei W，Cheng C，et al. Discovery of N-(4-(6-Acetamidopyrimidin-4-yloxy)phenyl)-2-(2-(trifluoromethyl)phenyl)acetamide (CHMFL-FLT3-335) as a Potent FMS-like Tyrosine Kinase 3 Internal Tandem Duplication (FLT3-ITD) Mutant Selective Inhibitor for Acute Myeloid Leukemia. J. Med. Chem. 2019，62(2)：875 - 892.

第11章

KRAS 抑制剂的药理学机制和安全性

大鼠肉瘤病毒癌基因同源物(rat sarcoma viral oncogene homolog, RAS)作为第一个被发现的人类致癌基因,已经有将近半个世纪的时间,对 Kirsten 大鼠肉瘤病毒癌基因同源物(kirsten rat sarcoma viral oncogene homolog, KRAS)靶点的药物研究也一直是新药研发的热门领域。随着对 KRAS 靶点分子结构的认识深入,包括蛋白结构的解析,基因突变的分型,以及基因变异与肿瘤发生发展的关系等,人们对 KRAS 在众多肿瘤信号通路中扮演的角色也愈发清晰。与此同时,针对 KRASG12C 变异型蛋白别构剂的小分子抑制剂已成为该靶点的主要研究方向。本章阐述 KRAS 靶点的作用机制,已上市和在研药物现状,以 FDA 批准上市的 Sotorasib(AMG510)和 Adagrasib(MRTX849)两款 KRAS 靶点抑制剂药物为例,讨论两款药物在非临床和临床方面的安全性数据,并梳理分析该靶点相关的毒性,为 KRAS 靶点药物的研究提供参考。

11.1　KRAS 靶点作用机制

现代肿瘤生物学的研究表明,人体自身携带的基因发生变异后,可引起肿瘤信号的激活,从而诱导肿瘤的发生,促进肿瘤的生长、迁移或进化。20 世纪 60 年代末期,Harvey 和 Kirsten 等分别发现了存在于人类基因组中的 RAS,分别命名为 Harvey 大鼠肉瘤病毒(harvey rat sarcoma virus, HRAS)和 KRAS,后来该家族又增加了另外一个成神经细胞瘤大鼠肉瘤病毒(neuroblastoma rat sarcoma virus, NRAS)亚型。RAS 蛋白属于 GTPase 家族,被认为是细胞增殖、迁移、凋亡和存活的调节因子[1]。1982 年,著名的肿瘤学家 Weinberg 及其团队人员,在人类膀胱癌细胞中首次发现了 HRAS 基因,这也是第一个被发现的人类肿瘤基因。随着人类基因组学的发展,癌症基因组的密集测序显示 RAS 基因是肿瘤中最常见的突变基因之一,其中,KRAS 突变编码了该家族 85%~90% 的变异蛋白[2],主要出现在胰腺癌、结肠直肠癌和肺癌等肿瘤中[3]。因此,理解 KRAS 的基因表达途径、蛋白生物学结构及功能,以及突变带来的生物学效应的改变,有助于理解 KRAS 在肿瘤发生中的作用机制,对 KRAS 抑制剂的研究至关重要。

11.1.1　KRAS 蛋白结构

KRAS 基因位于人类 6 号和 12 号染色体的短臂上,分别被称为 KRAS1 和 KRAS2,其中 KRAS2 基因可以被转录翻译成具有功能的 KRAS 蛋白,因此,KRAS 基因/蛋白一般指 KRAS2 基因及其蛋白产物。KRAS 蛋白定位于细胞膜内侧,通过与鸟嘌呤二核苷酸磷酸(guanosine diphosphate,GDP)/鸟嘌呤三核苷酸磷酸(guanosine triphosphate,GTP)的循环结合,将细胞外信号转导至细胞内,从而激活下游相应的生物信号通路。KRAS 蛋白的分子量约为 21.6 kDa,由 188 个氨基酸构成。根据 RAS 家族同源性信息,可将 KRAS 蛋白分为三个功能独特的结构域:第一个结构域是由前 85 个氨基酸残基构成的高度保守的效应域,第二个结构域由后续的 80 个氨基酸残基构成的变构区,其余的 28 个氨基酸残基构成一个高变区。前两个区域组成的结构域统称为 G 结构域,主要行使与 GTP 的结合功能,以及与下游效应器的相互作用,主要包括与 GTP-γ 基团结合的磷酸结合环(phosphate binding loop,P-loop)、开关 I 和开关 II 三部分结构(图 11-1)。高变区由一个包含 CAAX 基序的膜靶向结构域组成,其中 C 为半胱氨酸,A 为任何脂肪族氨基酸,X 为任何酰胺酸,酰胺酸通过法尼基或戊烯基修饰获得脂质,这一系列的脂质化修饰主要与 KRAS 蛋白翻译后修饰相关,可能与 KRAS 的细胞内膜定位有关[4]。

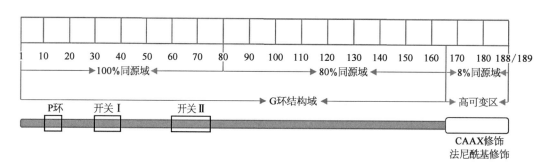

图 11-1　RAS 蛋白的结构域示意图[5]

KRAS 的激活过程从不活跃的 GDP 结合态过渡到活跃的 GTP 结合态,其中 GTP 的 γ-磷酸结合环与开关 I 区 Thr35 和开关 II 区 Gly60 同时形成两个氢键,将 GTP 固定在适当的位置,并将两个开关区域保持在一个活性构象中,然后允许效应蛋白的结合开关 I/开关 II 区域和 GTP 之间的相互作用一直保持,直到发生失活过程。在 GTP 水解后,氢键被扰乱,释放了开关区域,并允许构象恢复到不活跃的 GDP 结合状态[4]。20世纪 80 年代末,金成浩(Sung-Ho Kim)和弗雷德·威廷霍夫(Fred wittinghofer)的团队获得了 RAS 蛋白质的第一个高分辨率晶体结构[6-7]。随着蛋白晶体结构的不断解析,科学家们发现 KRAS 是一个相对尺寸较小和表面光滑的蛋白,其开关区域高度灵活。

11.1.2　KRAS 相关的信号通路

KRAS 通过与 GDP/GTP 的循环结合,将细胞外的信号传导至细胞内,激活下游信号途径。其主要接收来自细胞外酪氨酸激酶受体(receptor tyrosine kinase,RTK)相关的信号刺激、生长因子、趋化因子及钙离子等信号,在细胞膜内侧激活 KRAS,继而传递给下游的信号通路[5,8]。

KRAS 作为一种 GDP/GTP 的二元开关,其状态主要由两种调节蛋白决定:一种是鸟苷核苷酸交换因子(guanine nucleotide exchange factors,GEF),如 SOS 蛋白(son of sevenless,SOS),另一种是 GTP 酶激活蛋白(GTPase‐activating proteins,GAP),如神经纤维蛋白 1(neurofibromin 1,NF1)[9]。在静息状态下,由于 KRAS 固有的 GTPase 活性,KRAS 通常以失活状态与 GDP 结合,能够将 GTP 水解为 GDP[10]。当细胞受到相关刺激,如表皮生长因子(epidermal growth factor,EGF)和表皮生长因子受体(epidermal growth factor receptor,EGFR)的相互作用时,KRAS‐GDP 复合体在 GEFs 存在的情况下,KRAS 与 GDP 的亲和力下降,然后 GDP 被 GTP 取代。GTP 具有更高的亲和力,细胞浓度约为 GDP 的 10 倍[11]。KRAS‐GTP 结合在 G 结构域的 Ⅰ 和 Ⅱ 开关处获得构象改变,然后 KRAS 被激活,以单体或二聚体的形式与下游分子结合,介导一系列信号级联。相比之下,GAPs 通过增强 KRAS 的 GTPase 活性,促进 GDP 与 KRAS 的结合,从而维持 KRAS 的非活性状态(图 11‐2)[12-13]。当体细胞 KRAS 发生突变时会减弱 GAPs 的酶活性,导致 GTP 结合型、活跃的 KRAS 的积累,下游信号过度激活,从而使下游信号的持续发生,导致失控的细胞增殖,发生癌变。

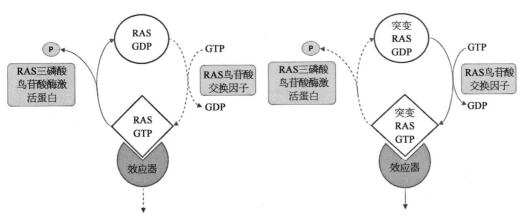

图 11‐2　KRAS 野生型和突变型的激活与失活状态[13]

具体来看,KRAS 的上游活性调节因子 GEFs,包括酪氨酸激酶受体胞内区域激活后的级联因子如生长因子受体结合蛋白 2(growth factor receptorbound protein 2,GRB2)及其招募的蛋白 SOS 组成的 GRB2‐SOS1 复合体,主要在大脑中表达的由谷氨酸受体、钙离子或趋化因子激活的 RAS 蛋白特异性鸟嘌呤核苷酸释放因子(RAS protein-specific guanine nucleotide releasing factor，RAS‐GRF1)，还有一种重要的 GEF 为含 Src 同源 2 结构域蛋白酪氨酸磷酸酶(src homology phosphatase 2，SHP2)，不仅能通过自身磷酸化位点与 GRB1 结合，在 GRB2‐SOS1 复合物的招募中起重要的调节作用的，还可以作为催化酶通过底物的去磷酸化作用提高 KRAS 的活性(图 11‐3)[14-15]。

在 KRAS 下游信号中，RAF/MEK/ERK[Raf 蛋白激酶(raf protein kinase，RAF)/丝裂原活化的细胞外信号调节激酶(mitogen-activated extracellular signal-regulated kinase，MEK)/细胞外调节蛋白激酶(extracellular regulated protein kinases，ERK)]途径是典型的 KRAS 激活下游靶点信号通路之一，该通路主要影响细胞的增殖、分化、迁移等生命活动；还有 PI3K‐AKT‐mTOR[磷脂酰肌醇 3‐激酶(phosphoinositide 3‐kinase，PI3K)-蛋白激酶 B(protein kinase B，PKB，又称 AKT)-哺乳动物雷帕霉素靶蛋白(mammalian target of rapamycin，mTOR)]通路，在细胞增殖、存活、代谢、蛋白质合成和转录等过程中发挥重要作用。除此之外，越来越多的 KRAS 效应因子被发现，多种生物反应的作用共同影响着细胞的增殖、生长、衰老、分化、凋亡和存活，尤其是在 KRAS 依赖的肿瘤细胞的生存中，这些多途径联合的作用共同调控肿瘤细胞的生命活动(图 11‐3)[5]。

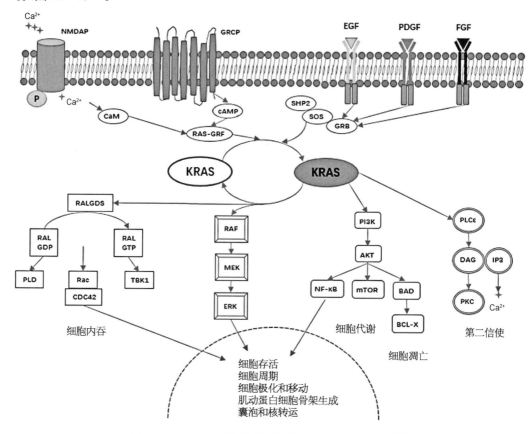

图 11‐3　KRAS 蛋白的激活调节和信号传导示意图[5]

11.1.3　KRAS 突变与肿瘤

1984 年初,在一名肺癌患者的肿瘤活检组织检查中发现了 KRAS 癌基因突变,但在他的正常软组织或白细胞中没有发现,这使得研究者确信,RAS 癌基因不是实验室的人工产物[16]。在随后的几年里,许多实验室开始大规模寻找人类癌症中的 RAS 突变。当时一些最显著的发现是 KRAS 致癌基因在一些主要的人类癌症中频繁激活,如结肠癌、肺癌和胰腺癌[17-19]。癌症体细胞突变目录(catalogue of somatic mutations in cancer, COSMIC)是目前最全面的人类肿瘤突变数据库,COSMIC 数据集证实 KRAS 是 RAS 家族中主要的突变亚型(约占 RAS 突变总数的 85%),在所有被分析的肿瘤中,与 22% 的人类癌症相关,常见于肺癌(17%)、结肠癌(33%)和胰腺癌(61%);NRAS 约占 8%,主要存在于黑色素瘤和许多血液系统恶性肿瘤中;HRAS 约占 3%,突变主要发生在膀胱癌、甲状腺癌和头颈癌等癌症中[20-22]。

KRAS 突变以单碱基错义突变为主,最常见的突变模式是密码子 12 位的甘氨酸突变为半胱氨酸/天冬氨酸/缬氨酸,即 G12C/D/V,此外还有密码子 13 位的突变(G13D,甘氨酸突变为天冬氨酸)和 61 位的突变(Q61H,谷氨酰胺突变为组氨酸)[23-24]。这些突变模式在不同的肿瘤中分布概率不同,如 G12C 突变在肺癌中的比例占到了 44%,而胰腺癌和结肠癌中的突变模式主要为 G12D,分别占到了 49% 和 44%[21]。

密码子 12 的突变将甘氨酸改变为其他具有更大空间分布的残基,一方面影响 KRAS 本身的 GTPase 活性,另一方面影响 GAP 的活性,这两者共同阻碍 GTP 的水解,这会使得 KRAS 的结构锁定在与 GTP 结合的活性状态,持续激活 KRAS 下游的相关信号通路。除此之外,不同突变类型的 KRAS/GTP 的绑定结构,会影响其对下游效应器的激活作用,引起不同的致癌信号的偏向,从而表现出在不同肿瘤中的分布模式不同[25-27]。

11.1.4　KRAS 抑制剂的药物研发策略

鉴于 KRAS 在肿瘤通路中的关键位置,对其抑制剂的研究主要包括干涉或阻断上游或下游信号的间接抑制,以及直接靶向 KRAS 的抑制两个基本的方向。上游信号中包括受体酪氨酸激酶抑制剂,如 EGFR 抑制剂及其相关的其他抑制途径、在膜内磷酸化途径中起重要调节作用的 SHP2 抑制剂,以及 SOS 抑制剂等[28-30];下游信号中的主要抑制发生在与 KRAS 高度相关联的 MEK 蛋白上和 mTOR 蛋白上[31-33],其最终目的都是抑制核内相关转录因子的作用,抑制肿瘤细胞的增殖和迁移等。间接抑制在 KRAS 突变直接驱动的肿瘤上治疗效果欠佳,因此直接靶向 KRAS 突变的药物更为迫切。

直接靶向 KRAS 靶点的探索早期集中在影响 RAS 蛋白膜定位的翻译后修饰相关的法尼酰基转移酶抑制剂,但临床效果不理想[34-35];与此同时,科研界一直在寻找能够直接靶向 KRAS 的更好的结合位点。KRAS 靶点一直被认为是不可成药性蛋白的典型代表,主要是由于 KRAS 相对较小的尺寸和光滑的表面以及 KRAS 开关区域的高灵活性,使其难以开发有效的小分子蛋白变构剂或蛋白-蛋白抑制剂[4],且 KRAS 与 GTP 的高亲和力导致很难有竞争性抑制剂的出现[26];另外,RAS 家族的高度同源性,靶向 KRAS 的药物很可能同时靶向其他 RAS 蛋白,除了影响肿瘤细胞的生存外,很可能影响正常细胞活动所需的 RAS 蛋白,药物的毒性范围会涉及很广。以上都是 KRAS 多年来难以成药的因素。随着近年来对 KRAS 突变型蛋白的晶体结构解析和基于结构的药物设计方法和技术的发展,以及 KRAS 不同突变类型在不同肿瘤中的精准测序和异质性研究,使得靶向特异性突变的 KRAS G12C 的小分子选择性药物有了很大突破。KRAS G12C 新的结合口袋的发现,使得直接靶向 G12C 突变型的 KRAS,降低活性 KRAS - GTP 的水平,或者别构 KRAS - GDP 阻碍其向 GTP 的激活,抑或破坏 KRAS 和下游效应器的作用等多种干涉途径成为可能。以上策略也是针对 KRAS 突变依赖的肿瘤药物开发的主要趋势,除此之外,还有一些新的药物类型,如针对突变 RAS 表位的治疗性癌症疫苗和基于小干扰RNA(siRNA)的靶向致癌 RAS 亚型的方法也在不断开发中[3]。

11.2　KRAS 抑制剂药物

11.2.1　研究进展

目前全球各药物研发公司对以 KRAS 为靶点的药物研发表现出极大的热情,表 11 - 1 列出了处于不同研发阶段的 KRAS 靶点药物。

表 11 - 1　全球在研 KRAS 靶点药物(部分)

药物名称或者代号	分子类型	靶　　点	研究状态	研 发 公 司
GI - 4000	DNA 疫苗	KRAS	临床Ⅱ期	Globe Immune
mRNA - 5671/V941	mRNA 疫苗	KRAS G12D,G12V、G13D,G12C	临床Ⅰ期	Merck Sharp & Dohme LLC
未透露	PROTAC	泛 - KRAS 突变和 KRAS G12D,G12	临床前	Arvinas Inc
LC - 2	PROTAC	KRAS G12C	临床前	[45]
AZD - 4785	寡核苷酸-反义寡核苷酸	KRAS 表达	临床Ⅰ期暂停	AstraZeneca
siG12D - LODER	寡核苷酸-小干扰RNA (siRNA)	KRASG12D	临床Ⅱ期	Silenseed
针对 KRAS G12V 突变-TCR 转导 T 细胞疗法	免疫细胞	KRAS G12V	临床Ⅰ期	Changhai Hospital

续　表

药物名称或者代号	分 子 类 型	靶　　点	研究状态	研 发 公 司
抗 - KRAS G12D mTCR 外周血淋巴细胞	免疫细胞	KRAS G12D	临床 I 期	National Cancer Institute（NCI）
转导抗 - KRAS G12V mTCR 外周血淋巴细胞	免疫细胞	KRAS G12V	临床 I 期	National Cancer Institute（NCI）
ELI - 012	细胞疗法	mKRAS	临床前	Elicio Therapeutics Inc
SBT - 100	新型单域抗体（single-domain antibody，SdAb）	KRAS，P - STAT3	临床前	Singh Biotechnology LLC
ELI - 002	疫苗	mKRAS	临床 I 期	Elicio Therapeutics Inc
mDC3 vaccine	疫苗	KRAS G12C/G12D/ G12R/G12	临床 I 期	University of Pennsylvania
JDQ - 443	小分子	KRAS G12C	临床 III 期	瑞士诺华公司
JAB - 21822	小分子	KRAS G12C	临床 II 期	加科思药业
GFH925	小分子	KRAS G12C	临床 II 期	劲方医药
D - 1553	小分子	KRAS G12C	临床 II 期	益方生物
LY - 3537982	小分子	KRAS - G12C	临床 I 期	Loxo Oncology at Lilly
RMC - 6236	小分子	KRAS multi	临床 I 期	REVOLUTION Medicines Inc
RMC - 6291	小分子	KRAS G12C	临床 I 期	REVOLUTION Medicines Inc
ARS - 3248	小分子	KRAS G12C	临床 I 期	Wellspring Biosciences LLC
BI - 1823911	小分子	KRASG12C	临床 I 期	勃林格殷格翰
D3S - 001	小分子	KRAS G12C	临床 I 期	德昇济医药
HRS - 4642	小分子	KRAS G12D	临床 I 期	恒瑞医药
GDC - 6036	小分子	KRAS G12C	临床 I 期	基因泰克
ABREV01	小分子	泛 KRAS：G12C、G13C，G13D，G12V	临床前	Agastiya Biotech LLC
BBP - 454	小分子	泛 - KRAS	临床前	BridgeBio Pharma Inc
CUE - 103	小分子	KRAS G12V	临床前	Cue Biopharma Inc
ERAS - 3490	小分子	KRAS G12C	临床前	Erasca Inc
MRTX - 1133	小分子	KRAS G12D	临床前	Mirati Therapeutics Inc
RMC - 9805	小分子	KRAS G12D	临床前	REVOLUTION Medicines Inc
RMC - 8839	小分子	KRAS G13C	临床前	REVOLUTION Medicines Inc

续　表

药物名称或者代号	分子类型	靶　　点	研究状态	研 发 公 司
VRTX - 126	小分子	KRAS - G12C	临床前	VRise Therapeutics Inc
BPI - 421286	小分子	KRAS G12C	临床前	贝达药业股份有限公司
JAB - 23400	小分子	KRAS 多突变亚型	临床前	加科思药业
JAB - 23000	小分子	KRAS G12V	临床前	加科思药业
JAB - 22000	小分子	KRAS G12D	临床前	加科思药业
ICP - 915	小分子	KRAS G12C	临床前	诺诚健华
GH - 35	小分子	KRAS G12C	临床前	勤浩医药
JS - 116	小分子	KRASG12C	临床前	上海君实生物医药科技股份有限公司
XNW - 14010	小分子	KRAS G12C	临床前	苏州信诺维医药科技股份有限公司
ZG - 19018	小分子	KRAS G12C	临床前	苏州泽璟生物制药有限公司

目前处于临床阶段的化合物的靶点主要集中在 KRAS G12C 上,而在临床前阶段的药物已经展现出更多的研究方向,针对的靶点突变位点拓宽到 KRAS G12V、KRAS G12D、KRAS G13C 以及 pan - KRAS。常规小分子抑制剂仍旧是主流研究对象,其他药物类型也崭露头角,例如疫苗、寡核苷酸、细胞疗法,及利用蛋白降解靶向嵌合体(proteolysis targeting chimera,PROTAC)等。

1. 寡核苷酸

化学修饰反义寡核苷酸 AZD - 4785,在非临床动物试验中,皮下给药后可以显著降低 KRAS 水平,但在临床患者上未达到预期效果(Clinical Trail. NCT03101839)。siG12D - LODER 是一种针对 KRAS - G12D 的突变型特异性 siRNA,Ⅰ期临床效果较好,在 12 例胰腺癌患者的Ⅰ期临床试验中,联合化疗显示出了良好的效果,2 例达到部分缓解,10 例达到疾病稳定,Ⅱ期临床试验正在进行中[36]。

2. 疫苗

(1)多肽疫苗

在临床Ⅰ/Ⅱ期,Gjertsen 等评估了合成 KRAS 多肽疫苗的安全性和免疫原性,数据显示 2/5 的胰腺癌患者有 T 细胞增殖反应,和无免疫细胞反应的患者相比,中位生存时间从 4.5 个月延长到 10.5 个月[37]。但是单个多肽不能产生足够的表位来激活足够的免疫 T 细胞。

(2)DNA 疫苗

Globe Immune 公司开发的 Tarmogens 技术是用于研究治疗癌症和传染性疾病的靶

向蛋白。利用 Tarmogens 技术开发的肿瘤候选物 GI－4000 系列是一种治疗 RAS 蛋白的变异引起的胰腺癌疫苗。GI－4000 是重组工程酵母(酿酒酵母)的 DNA 疫苗,进入体内后可以表达被删减或者修饰的人类 RAS 蛋白,RAS 蛋白可以被树突状细胞识别,并激发细胞介导的免疫反应[38]。GI－4000 系列有 4 个产品 GI－4014、GI－4015、GI－4016 和 GI－4020 可表达 RAS 常见的突变位点突变,分别是包含在 12 位点的突变 G12V、G12C、G12D 或 G12R 和在密码子 61 位突变位点 Q61R 和 Q61L[39-40],研究者们对 DNA 疫苗的前景抱有很大的期待。

(3) RNA 疫苗

mRNA－5671 是一种由脂质纳米粒递送的 mRNA 疫苗,编码了 KRAS 的 G12D、G12V、G13D、G12C4 多种突变抗原,疫苗进入体内后被抗原递呈细胞(antigen presenting cell, APC)识别翻译,翻译后,抗原表位被主要组织相容性复合物(major histocompatibility complex, MHC)递呈到 APC 细胞表面,刺激细胞毒性 T 细胞和记忆性 T 细介导的免疫反应,达到靶向杀伤肿瘤细胞的作用[41]。

3. PROTAC

Craig M. Crews 团队开发了降解 KRAS G12C 突变体的 PROTAC 分子 LC－2,与 MRTX849 共价结合 KRAS G12C 并招募 E3 连接酶,诱导 KRAS G12C 快速持续降解,导致纯合和杂合子 KRAS G12C 细胞系 MAPK 信号的抑制,是报道的首个可以降解内源性 KRAS G12C 的化合物[42]。Kenneth D. Westover 等把 KRAS G12C 共价突变选择性抑制剂作为弹头结合 E3 连接酶 Cereblon (CRBN)结合,在体外的研究中药物可以结合在细胞的 CRBN 和 KRAS G12C 上,形成 CRBN/KRASG12C 的二聚体,以 CRBN 依赖的方式在效应细胞中降解 GFP－KRAS G12C,但在体内实验中没有达到预期[43]。PTOTAC 有作用范围更广,活性更高,可靶向"不可成药"靶点,提高选择性、活性和安全性和克服药物的耐药性的特殊优势,相信将来在 KRAS 治疗领域也会有不俗的表现。

4. 细胞疗法

长海医院正在临床上做针对 KRAS G12V 突变- TCR 转导 T 细胞疗法,为胰腺癌患者带来福音。虽然细胞疗法是靶向癌症细胞而不是正常细胞,但是临床上也发现了由于转导 TCRs 导致的非预期的交叉反应,造成"off target, off tumor"的现象[44],为细胞疗法的研发提出更大的挑战。

11.2.2　上市药物

Sotorasib(AMG510)于 2021 年 5 月 28 日被 FDA 加速批准上市,是在长达 40 多年 KRAS 突变癌蛋白研究之后,全球首个成药的 KRAS G12C 抑制剂,具有里程碑式的意义。

Lanman BA 等介绍了安进发现 AMG－510 的过程[45]。总体上,基于结构设计,发现喹唑啉酮骨架的结合口袋可以增强结合效力,进一步优化化合物 ADME 的属性。为了更好地优化利用 H95/Y96/Q99 隐袋,要解决轴向手性和构型稳定性问题,可以通过优化隐袋结合芳烃部分来实现。进一步细化研究,解决化合物渗透性、溶解度和口服生物利用度的挑战,最终研发了候选化合物 AMG510。

FDA 在 2022 年 12 月 12 日批准了第 2 款 KRAS 抑制剂——Adagrasib。它在非小细胞肺癌和结直肠癌及其他实体肿瘤治疗中展现出良好的疗效,具有长达 24 h 的半衰期和广泛的组织分布,而且能够穿过血脑屏障。

全球获批 KRAS 抑制剂见表 11 - 2。安进在研发 Sotorasib 的过程中充分利用了 FDA 对治疗靶点没有上市或较少上市药物的鼓励政策,包括优先审批(Priority Review)、突破性疗法(Breakthrough Therapy)、加速批准(Accelerated Approval)、快速通道(Fast Track)[46]。Sotorasib 的研发历程打破了药物研发长达数十年的常规(图 11 - 4)[47]。同样,Adagrasib 也获取 FDA 突破性疗法和加速批准特别审批流程,并获得孤儿药认定资格,缩短了从非临床启动到上市的时间。

表 11 - 2　全球获批 KRAS 抑制剂

药品名称	靶点	适应证	结　构　式	分子量	剂型	给药剂量及方式	企业名称	首次获批情况
Sotorasib	KRAS G12C	NSCLC		560.59	片剂	960 mg,每天一次,口服	安进	FDA,2021 年 5 月
Adagrasib	KRAS G12C	NSCLC		604.10	片剂	600 mg,每天 2 次,口服	Mirati Therapeutics	FDA,2022 年 12 月

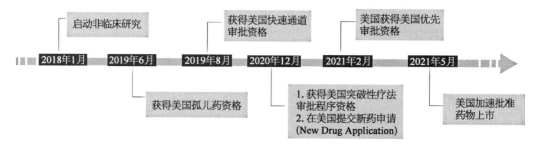

图 11 - 4　Sotorasib 研发的里程碑事件

11.2.3　耐药机制

肿瘤有免疫逃逸,基因不稳定性和易突变的特性,更容易产生药物的耐药性[48],上市不久的 KRAS 抑制剂也面临耐药性的挑战。

肿瘤的耐药机制主要分为 3 大类:原发性耐药、适应性免疫耐药和获得性耐药[49]。

原发性耐药一般伴随着适应性免疫耐药的相关机制。在上皮细胞向间充质细胞转化(epithelial-to-mesenchymal transition, EMT)中,细胞下调上皮细胞基因的表达,上调间充质细胞的表达,以获取更强的运动和侵袭性[50]。Adachi Y 等在 KRASG12C 突变的 NSCLC 肿瘤细胞系中发现,上皮细胞向间充质细胞转化的诱导,可能导致固有性或者获得性耐药的产生[51]。Singh A 等[52] 识别出 KRAS 突变细胞系中 KRAS 依赖性的特征基因表达,证明了某些特征基因的表达缺失和 EMT 相关,而且 EMT 的诱导看起来可以降低 KRAS 的依赖性,从而说明 EMT 对 KRAS 抑制剂产生抵抗。

获得性耐药的情况比较复杂,RAS 基因上游或者下游通路的改变将导致 KRAS 抑制剂失去疗效,造成肿瘤的复发和进一步恶化。Jenny Y Xue 等[53] 在等基因细胞系的体外实验中发现,KRAS G12C 失活状态的细胞对抑制剂比较敏感,会停止复制,进入静止期。其他细胞对 KRAS G12C 产生适应性,重新激活 KRAS 转录。简而言之,肿瘤细胞的 KRAS G12C 循环从活性到非活性的速率均有不均一性,具有 KRAS G12C 活性的细胞可以重新激活 MAPK 信号通道,新产生的 KRAS G12C 将保持活性并对药物产生耐药性,而不能充分表达新型的 KRAS G12C 的细胞则被药物消除。在不同的肿瘤组织中通过不同的作用的机制如受体酪氨酸激酶(receptor tyrosine kinase, RTKs)的上游调节器[如表皮生长因子受体 2(human epidermal growth factor receptor 2, HER2)]、成纤维细胞生长因子受体(fibroblast growth factor receptor, FGFR)、c-间质表皮转化因子(c-mesenchymal-epithelial transition factor, cMET)和 SHP2)、KRAS 直接激活的介质极光激酶 A(aurora kinase A, AURKA)和/或 MAPK 和 PI3K 通路的效应器可能对 KRAS G12C 抑制剂产生耐药性[54]。在体外 cMET 扩增可以导致 MET 激活,使 RAS 循环从无活性状态变成活性状态的转变加强。除了 RAS 介导 MEK-ERK 诱导,不依赖于 RAS,MET 也可以诱导 AKT 的活性[55]。

许多研究[53,56,57]表明 SHP 作为 RTKs 的下游基因,可以介导 KRAS 获得性耐药产生。Zhao YL 等[58] 比对 43 位给予 Sotorasib 治疗的患者在治疗前后的样本,发现有 27 位患者出现了基因扩增多样化[KRAS、NRAS、B-Raf 原癌基因(b-raf proto-oncogene, serine/threonine kinase, BRAF)、EGFR、FGFR2、禽骨髓细胞瘤病病毒癌基因同源物(avian myelocytomatosis viral oncogene homolog, MYC)和其他基因]和基因突变[KRAS,BRAF,NRAS,第 10 号染色体上的磷酸酶和张力蛋白同源体缺失(phosphatase and tensin homolog deleted on chromosome ten, PTEN)、异柠檬酸脱氢酶 NADP(+)1、异柠檬酸脱氢酶 NADP(+)2、肿瘤蛋白 p53(tumor protein p53, TP53)、EGFR、Kelch 样环氧氯丙

烷相关蛋白 1(kelch like ECH associated protein 1，KEAP1)、NF1 和 β 连环蛋白 1 (catenin beta 1，CTNNB1)]，以及基因消除[丢失 PTEN 和细胞周期蛋白依赖性激酶抑制剂 2A/2B(cyclin dependent kinase inhibitor 2A/2B)]；7 位患者中发现 KRAS 的次生突变(V8L，G12D/F/V，V14I 或 Q61H 突变，或基因扩增)。在临床前的人源肿瘤异体移植模型和细胞系的研究中，KRAS(G12C) 的耐药性和 KRAS(G12V G13D)，NRAS (Q61K 或 G13R)，肌肉 RAS 癌基因同源物(muscle RAS oncogene homolog，MRAS) (Q71R)和/或 BRAF(G596R)低等位基因的热点突变相关。

KRAS 突变基因影响肿瘤细胞固有特征，实现获得性耐药。Coelho 等[59]的研究表明突变 KRAS 信号通路通过提升程序性死亡因子配体(programmed death - ligand 1，PD - L1)mRNA 的稳定性，上调表达肿瘤细胞中的 PD - L1。Glorieux C 等[60]研究表明 KRAS G12V 通过促进活性氧(reactive oxygen species，ROS)产生和诱导 FGFR1 表达，从而介导 PD - L1 表达的上调。

Reita D 等[61]将 KRAS G12C 抑制剂的耐药机制分为 2 类，在靶基因组(on-target)和脱靶基因组(off-target)，详见表 11 - 3。

表 11 - 3　KRAS G12C 抑制剂的耐药机制

在靶基因组(KRAS G12C)	脱靶基因组
1. KRAS 在结合口袋Ⅱ区的突变[Y96(酪氨酸)C/D/S，H95(组氨酸)D/Q/R] 2. KRAS 活化突变(G12D*/R*/V，G13D，Q61*R/H，A59S*，A146P*，G12W) 3. KRAS G12C 新型产物 4. KRAS G12C 的扩增	1. 激活野生型的 NRAS 和 HRAS 2. 获取肿瘤功能性突变(MAPK 通路)和其他 3. 丧失肿瘤抑制基因的突变【NF1*(R2637)、PTEN*(N48K，G209V)】 4. 肿瘤基因的融合*【Ret 原癌基因(ret proto-oncogene，RET)、间变性淋巴瘤激酶(anaplastic lymphoma kinase，ALK)、BRAF、转运驱动蛋白 1(trafficking kinesin protein 1，TRAK1)、卷曲螺旋结构域 176(coiled-coil domain-containing，CDCC176)】 5. 基因扩增(cMET) 6. 表型修饰改变(组织学变化和 EMT*)

注：*：在 NSCLC 中尚未发现

患者产生耐药性，一般都是多线并行，但事无绝对，Awad MM 等[62]在 1 位 NSCLC 的患者上发现没有其他耐药机制，仅有 KRAS G12C 的高表达造成的耐药。而在其他的 6 位 NSCLC 的患者上发现了获得性免疫相关变化，包含 RET、MET 扩增突变，BRAF、双特异性丝裂原活化蛋白激酶激酶 1(mitogen-activated protein kinase kinase 1，MAP2K1)/MEK1 和 PI3KCA 的突变。

Ravi Salgia 等[63]把 KRAS 的耐药机制分为耐药的遗传机制和耐药的非遗传机制。研究总结了耐药的遗传机制，可以分为：① 激活 RTKs(EGFR、RET、HER、MET、FGFR2、FGFR3 和 ALK)，这些 KRAS 通路上游调控因子经由野生型的 RAS 基因的通过异常信号；② 产生 KRAS 或者 RAS 家族中其他突变，要么导致避开抑制剂结合或抑制药效,要么导致野生型等位基因的激活;③ 激活 KRAS 的下游通路,包含 RAF(BRAF、RAF1)和 MEK(MAP2K1)蛋白;④ 激活 MAPK 通路,NF1 和不含 CAAX1 的 ras 样基因(ras like without CAAX 1,RIT);⑤ 磷脂酰肌醇-3-激酶的突变(PIK3R1 亚型、PIK3CA 亚型、PTEN)。单用耐药的遗传机制不能解释所有的药物治疗失败的原因,耐药的非遗传机制也起一定作用。Mohanty A 等[64]做的细胞筛选试验,揭示顺铂在 NSCLC 细胞系的耐药的非遗传机制是由于 KRAS 突变造成的。

总之,机体对药物耐药性的机制非常复杂,随着研究的不断深入,对各个靶点间关系的理解会更加完善。

11.3　非临床药代动力学和安全性

针对已上市的两款药物 Sotorasib 和 Adagrasib,本节对其非临床药代动力学及安全性进行了全面总结。

11.3.1　Sotorasib

1. Sotorasib 药代动力学特征

FDA 披露的资料显示,Sotorasib 在小鼠、大鼠、犬和人中药代动力学特征相似,猴体内生物利用度略低,给药后广泛分布至组织中,体内和体外代谢产物鉴定结果未见人特有代谢产物,主要经粪便和胆汁排泄。其非临床药代动力学详细信息见表 11-4。

表 11-4　Sotorasib 的非临床药代动力学研究结果总结[65]

试验类型	试 验 名 称	试 验 结 果
吸收	小鼠、大鼠、犬、猴 PK 试验	1. 小鼠、大鼠、犬和食蟹猴口服生物利用度分别为 40.1%、28.2%～30.3%、34.2%和 3.31% 2. 小鼠、大鼠、犬和食蟹猴口服给药 T_{max} 分别为 0.42 h、0.92～1.2 h、0.45 h 和 1 h 3. 小鼠、大鼠、犬和食蟹猴静脉注射 $T_{1/2}$ 分别为 0.33 h、0.5 h、0.45 h 和 0.71 h
分布	小鼠、大鼠、犬、猴、和人体外血浆蛋白结合试验	1. Sotorasib 与小鼠、大鼠、犬、猴和人血浆结合,平均体外未结合分数分别为 0.071、0.054、0.21、0.066 和 0.112 2. 代谢产物 M24 与小鼠、大鼠、犬、猴和人血浆结合,平均体外未结合分数分别为 0.036、0.008 8、0.006 3、0.021 和 0.026 因此,Sotorasib 和代谢产物 M24 在体外与人血浆蛋白的结合率分别约为 89%和 97%,而代谢产物 M10 和 M18 在体外与人血浆蛋白的结合率分别约为 75%和 83%在所有试验种属中,血浆蛋白结合率与浓度无关
	全血-血浆分配	用 0.1、1 或 10 μM 的 Sotorasib 体外孵育 60 分钟后,小鼠、大鼠、犬、猴、人的平均全血-血浆分配比分别为 0.72、0.60、0.84、2.69 和 0.69

试验类型	试 验 名 称	试 验 结 果
分布	大鼠经口给予^{14}C标记的Sotorasib组织分布试验	雌雄SD大鼠或雄性LE大鼠单次经口给予60 mg/kg的[^{14}C]Sotorasib后,给药后约0.25～1 h主要分配至血浆中,给药后约4～144 h,主要分配至血液细胞中,广泛分布至组织中 1. 在LE大鼠中,肝脏、肾脏、甲状腺、胰腺、眶外泪腺和眶内泪腺中的分布最高。给药后48 h,葡萄膜中未检出。给药至少0.5 h后,[^{14}C]Sotorasib穿过血脑屏障,但在给药后4 h无法检出 2. 在SD大鼠中,肝脏、肾脏、胰腺、眶外泪腺、眶内泪腺、肾上腺和甲状腺中的分布最高,无证据表明[^{14}C]Sotorasib在可定量浓度下穿过血脑屏障
代谢	小鼠、大鼠、犬、猴和人肝微粒体和肝细胞中体外代谢产物鉴定	1. 未检测到人类特有的代谢物 2. 体外人肝微粒体中的质谱总响应≥5%的代谢产物为M18(9.9%)和M24(6.7%) 3. 体外人肝细胞中的质谱总响应≥5%的代谢产物为M10(9.9%)、M18(7.9%)和M24(5.3%) 4. 在大鼠和/或犬的肝细胞和/或微粒体中,也检测到上述主要代谢产物
	大鼠、犬和人血浆中代谢产物鉴定试验	1. 在人血浆中检测到14种代谢物,最高的人体代谢物为M10(11.9%)和M24(15.2%) 2. M10和M24也是大鼠和犬血浆中的主要代谢物,不存在人特有的代谢产物
	大鼠经口给予^{14}C标记的Sotorasib代谢试验	1. 大鼠血浆中较高的代谢产物为M10、M24和M12 2. M18在血浆代谢比例≤0.454%,尿液中的代谢比例≤0.178%,但其在粪便中的放射性剂量≤9.98% 3. 在正常大鼠,粪便中主要代谢物为M12及其下游代谢产物;在胆管插管SD大鼠中,粪便中主要代谢物为M12、M10和M20
	犬经口给予^{14}C标记的Sotorasib代谢试验	主要通过谷胱甘肽结合以及少量氧化脱烷基和葡萄糖醛酸化进行代谢,共有11种代谢产物。其中,M10、M24和M18是人体循环代谢产物,但非人特异性代谢产物
排泄	雄性SD大鼠口服Sotorasib后的排泄试验	雄性胆管插管的SD大鼠单次经口(10 mg/kg)给予Sotorasib后,尿液、胆汁和粪便中的药物回收率较低。经口给药后,尿液、胆汁和粪便中Sotorasib的总回收率为2.2%,代谢产物M24的总回收率为0.69%
	大鼠经口给予^{14}C标记的Sotorasib排泄试验	胆汁和粪便是主要排泄途径,尿液排泄是次要消除途径
	犬经口给予^{14}C标记的Sotorasib后的排泄试验	主要以原型药物经粪便排泄,尿液是次要排泄途径

2. Sotorasib 非临床安全性分析

大鼠和犬可以全部涵盖 Sotorasib 的代谢产物,且药物在 2 个种属中的口服生物利用度相对较高,Sotorasib 在非临床安全性评价中选择大鼠和犬作为一般毒理学的研究种属,表 11-5 列出毒理学中的主要研究结果。

表 11-5　Sotorasib 一般毒理学研究结果总结[65]

试 验 设 计	主 要 毒 性 结 果
大鼠 28 天重复给药毒性试验 口服给药,每天一次,剂量:0、30、100、200 mg/kg (GLP)	**临床病理学:**轻微到轻度的 WBC 增加,红细胞系下降(HGB、RBC 和 HCT) **组织病理学:**肾小管上皮变性/坏死 **结论:**$STD_{10} > 200$ mg/kg
大鼠 3 个月重复给药及 2 个月恢复期毒性试验 口服给药,每天一次,剂量:0、60、180、750 mg/kg (GLP)	**死亡率:**高剂量组 1 只雌性给药后第 126 天安乐死。死亡原因:恶性肾胚细胞瘤 **临床观察:**低剂量组:弓背;中剂量组:流涎、声音异常;高剂量组:腹胀、步态异常、活动减少、脊柱突出、触摸发凉、疑似脱水、闭眼、被毛蓬乱/潮湿、弓背、流涎、皮肤变色、皮肤苍白、瘦弱、声音异常;在恢复期,以上症状均已恢复 **体重和摄食量:**与对照组相比,高剂量组雄性和雌性体重分别下降≤24%和≤12%,摄食量分别下降≤50%和≤47%;在恢复期,雄性大鼠体重下降未完全恢复,恢复期末的体重比对照组低 18% **血液学:**RBC↓、FIB↓、MPV↑、WBC↑、LYMP↑、EOS↑、MONO↑、BASO↑、NEUT↑、LUC↑ **血清生化:**TBIL↑、TCHO↑、P↑、K↑、Ca↓、Cl↓、Na↓(仅雌性)。高于 180 mg/kg 剂量组:CRE 和 UN↑,肾功能不全,与肾小管变性/坏死相关 **尿液分析:**MUV↑、GLU↑和 CRE↑;此外,高剂量组:给药后 PRO 和 LEU 增加,从第 8 天开始肾小管/肾损伤尿液生物标志物增加 **解剖大体观察:**低、高剂量组的睾丸变小,与组织病理发现的严重的生精小管变性相关联。在高剂量组发现肾脏表面粗糙/苍白和变暗,与组织病理的显著和轻度的双侧肾小管变性/坏死相关。高剂量组 1 只大鼠的胰腺较小,与组织病理的腺泡细胞的轻微分泌耗竭相关。中高剂量组出现盲肠扩张、在高剂量组出现结肠和胃扩张 **脏器重量:**与对照组相比,中高剂量组肾脏重量增加(高剂量组雄性动物增重高达 66%),高剂量组雌性平均肝脏重量显著增加(高达 58%),但与组织病理学结果均不相关 **组织病理:**主要靶器官包括肾脏、脾脏和胰腺。肾脏慢性肾小管变性/坏死,表现为肾小管嗜碱性、小管基底膜增厚、小管扩张、小管上皮核拥挤、急性肾小管坏死、肾小管上皮变性/再生、间质纤维化、肾小球硬化、间质混合细胞浸润、皮质和髓质透明管型;脾脏,轻微到轻度的白髓细胞减少,轻微的红髓造血增加;肾上腺,混合细胞浸润,双侧肾皮质坏死;垂体,远侧部轻度色素巨噬细胞;肝脏轻微多灶性坏死;胰岛轻微混合细胞炎症;胰腺轻微/轻度的腺泡细胞分泌耗竭;附睾,单侧精子严重减少;前列腺,单侧轻微的单核细胞浸润;睾丸,严重的单侧生精小管变性 **结论:**$STD_{10} = 180$ mg/kg
犬 28 天重复给药毒性试验 口服给药,每天一次,剂量:0、30、100、300 mg/kg (GLP)	**临床病理学:**轻微到轻度的红系细胞下降,与网织红细胞下降相关联 **结论:**HNSTD≥300 mg/kg
犬 91 天重复给药毒性试验 口服给药,每天两次,剂量:0、100、500 mg/kg (GLP 试验)	**临床观察:**低剂量组:眼睛分泌物、被毛湿润;高剂量组:活动增加、呼吸困难、消化不良、前爪肿胀、消瘦、声音异常 **体重和摄食量:**与对照组相比,≥200 mg/kg 剂量组的平均体重下降≤13%,与摄食量的降低相关 **血液学:**EOS↓、RBC↓、HGB↓、LUC↑ **血清生化:**ALP↑、TBIL↑、TCHO↑、TG↑、CRE↑、P↑、UN↑ **解剖大体观察:**甲状腺苍白变色,且与组织学上明显的滤泡细胞萎缩相关。200 mg/kg 剂量组观察到胆囊内容物异常 **脏器重量:**平均甲状腺/甲状旁腺和胸腺重量降低,平均肝脏和脑垂体重量增加 **组织病理:**主要靶器官包括甲状腺、脑垂体、肝脏和胸腺。1 000 mg/kg 剂量组出现甲状腺增生、肥大;脑垂体肥大;肝脏肥大;皮肤脓肿;胸腺细胞减少;舌部混合细胞性炎症。200 mg/kg 剂量组出现睾丸双侧生精小管萎缩,睾丸双侧精子生成过少 **电子显微镜检查(仅检查对照组和高剂量组雌性动物):**高剂量组雌性犬肝细胞比对照雌性犬肝细胞含有更多糖原 **结论:**HNSTD=1 000 mg/kg

除了一般毒理外,还开展了其他毒性研究,其结果总结如下。

安全药理试验:hERG 试验结果($IC_{50}=54.8\ \mu M$)显示 Sotorasib 对钾离子通道没有明显的抑制作用,代谢产物 M10、M18、M24 在 hERG 试验中的 IC_{50} 大于 $30\ \mu M$,提示导致人的 QT 延长的可能性不大。比格犬心血管系统的安全药理试验结果显示其对心血管系统功能无影响。

遗传毒性试验:Ames 试验、大鼠红细胞微核试验和大鼠碱性彗星试验的结果均是阴性,表明 Sotorasib 无遗传毒性。

生殖毒性试验:大鼠胚胎-胎仔发育毒性试验结果显示,Sotorasib 可引起母体毒性(大鼠体重和摄食量降低),但未发现致畸性。兔胚胎-胎仔发育毒性试验结果显示,Sotorasib 可引起母体毒性(体重降低和摄食量减少,提前安乐死,临床观察异常,羊膜囊内容物异常)和胚胎-胎仔毒性(平均胎仔体重下降 6.6%),但未发现致畸性。

3T3 中性红摄取光毒性试验结果表明,Sotorasib 没有光毒性。

在大鼠重复给药 28 天和 3 个月的试验中,均发现肾小管的变性/坏死,此变化和临床病理结果保持一致,和肾脏重量的变化相关,大鼠重复 3 个月试验中肾脏病变在发生程度和发生率上远高于 28 天试验,与更长给药周期和更高的系统暴露量相关。在 3 个月试验的恢复期结束时,在所有剂量水平下,供试品相关的肾脏变化都有部分恢复,但伴随着间质纤维化和肾小球硬化,这些变化是不可逆的。

为了进一步研究供试品相关的肾脏毒性,在大鼠上开展 7 天单独试验进行机制研究,750 mg/kg 的剂量下,发现肾组织中的 M10 和 M20 浓度上升,这些代谢物沉积在肾小管损伤部位肾 OSOM。虽然在大鼠、犬和人的血浆中有 M10,但犬未见剂量依赖性肾毒性,临床上尚未观察到急性肾毒性。相比人肾脏来讲,大鼠肾脏的半胱氨酸 S-共轭 β 裂解酶活性较大,提示大鼠更容易受到由 β 裂解酶产生的生物活性物导致的肾毒性。

为了获得更高的系统暴露量,犬 3 个月重复给药试验增加给药频率,从每天 1 次变为每天 2 次,但是犬的系统暴露量(1 000 mg/kg,第 1 天,雄性 26.9 $\mu g \cdot hr/mL$,雌性 10.3 $\mu g \cdot hr/mL$)仍比大鼠试验系统暴露量(750 mg/kg,第 1 天,雄性 107 $\mu g \cdot hr/mL$,雌性 126 $\mu g \cdot hr/mL$)和人临床试验的系统暴露量(96 mg/人,32.4 $\mu g \cdot hr/mL$)低。犬 3 个月试验中的毒性靶器官,分别为甲状腺、脑垂体、肝脏和胸腺。

11.3.2　Adagrasib

1. Adagrasib 药代动力学特征

FDA 披露资料中,Adagrasib 在小鼠、大鼠和犬上开展了 PK 研究,使用 [14]C 标记化合物在大鼠上开展了组织分布、代谢和排泄研究。其非临床药代动力学详细信息见表 11-6。

表 11-6　Adagrasib 的非临床药代动力学研究结果总结[66]

试验类型	试验名称	试验结果
吸收	小鼠、大鼠、犬体内 PK 试验	小鼠、大鼠、犬在 30 mg/kg 单次经口给药后,所有种属在给药后约 1~4 h 达到 T_{max}。绝对生物利用度为 25%~65%
分布	大鼠单次经口给予 ^{14}C 标记 Adagrasib 的分布试验	SD 大鼠和 LE 大鼠单次经口给予 100 mg/kg[^{14}C]Adagrasib,在全血和血浆中检测到药物,截至给药后 24 h,全血和血浆中的药物含量相当。24~48 h,全血-血浆浓度比增加,表明全血中的药物消除率小于血浆中的消除率 给药后 8 h,药物几乎分布到两种大鼠的所有组织中。在 LE 大鼠中,药物在垂体、哈氏腺、脑膜、眼和眼葡萄膜中的分布最高,给药后 672 h 葡萄膜和脑膜中以及给药后 168 h 皮肤中仍可检测到药物,药物与 LE 大鼠中黑色素组织的有结合。在 SD 大鼠中,药物在眶内和眶外泪腺、肾上腺和哈氏腺、脾脏、肺和肝脏中的分布最高
代谢	大鼠单次经口给予 ^{14}C 标记 Adagrasib 的代谢试验	定量检测到了 54 种微量代谢产物,鉴别其中的 37 种 主要代谢途径为氧化和谷胱甘肽结合 M10(N-去甲基-Adagrasib)代谢物仅在雄性大鼠血浆中发现
	Adagrasib 在大鼠、犬和人血浆中的体内和体外 CYP 代谢产物鉴定试验	在 Wistar Han 大鼠和比格犬的血浆中,均存在代谢产物 M68 和 M11。M68 在大鼠和犬中的含量低于人,大鼠和人血浆中 M11 的丰度几乎相同
排泄	大鼠单次经口给予 ^{14}C 标记 Adagrasib 的排泄试验	[^{14}C]Adagrasib 在大鼠给药后 72 h 内消除 主要通过肝脏代谢和粪便排泄消除,尿液和胆汁排泄较少。与正常大鼠相比,BDC 大鼠主要通过胆汁进行排泄,而粪便排泄减少,表明大多数[^{14}C]Adagrasib 的代谢物通过胆汁分泌排出体外

2. Adagrasib 非临床安全性分析

Adagrasib 毒理学试验的种属是大鼠和犬,非临床毒性试验结果见表 11-7。

除了一般毒理外,还开展了其他毒性研究,包括安全药理,遗传毒性、生殖毒性和光毒性试验,其结果总结如下。

安全药理试验:hERG 试验结果(IC_{50}=3.8 μM)显示 Adagrasib 对钾离子通道有抑制作用,根据~98% 血浆蛋白结合率换算,在推荐临床剂量下,IC_{50} 约为临床人体内游离稳态 C_{max}(~0.08 μM)48 倍。虽然 hERG 通道研究预测在接受 Adagrasib 治疗的人群中 QTc 延长的风险较低,但 QTc 延长是临床观察到的最常见的不良事件之一(20% 的患者)。大鼠和犬 28 天重复给药均有心脏相关异常病理发现,犬的心脏乳头肌常因为血液动力学改变引起的缺血导致。尽管在犬中的发生率通常存在很大的动物间差异,但研究者认为心脏毒性是严重不良反应,因为此变化在背景数据中不常见。心血管系统的安全药理试验在比格犬中进行,结果显示犬血压、心率、心电图参数正常,实验条件下 Adagrasib 对犬心血管系统功能无影响。呼吸系统、中枢神经系统、肾脏功能安全药理试验整合在重复给药毒性试验中开展。28 天大鼠重复给药试验中,第 21 天濒死动物表现出异常呼吸音,属于呼吸受损(肺泡泡沫状巨噬细胞浸润,与磷脂沉着症相关联)。在犬

表 11‑7   Adagrasib 一般毒理学研究结果总结[66]

试 验 设 计	主 要 毒 性 结 果
大鼠 28 天重复给药及 14 天恢复期毒性试验 口服给药,每天一次,剂量:0、30、150、300 mg/kg (GLP)	**死亡率**:高剂量组从第 15 天开始出现动物死亡,高剂量组中的剩余大鼠在第 23 天进行了安乐死 **临床观察**:高剂量组:身体发凉、俯卧、弓背、消瘦、活动减少、竖毛、皮肤变色(耳和/或足,白色/苍白)、眼分泌物(红色/棕色)、外表蓬乱和异常呼吸音 **体重和摄食量**:高剂量组体重和增重降低,与摄食量减少相关。对雄性大鼠体重的影响更为明显 **血液学**:高剂量组动物在第 23 天安乐死时,WBC↑、NEUT↑和 MONO↑,可能和脾脏、骨骼肌坏死造成的炎症相关联 **血清生化**:高剂量组雌性 ALB↓和 TCHO↑;雄性 ALB↓。雌雄均发现 AST↑,可能和多个组织的变性和坏死(包含骨骼肌和脾脏)相关联 **血凝**:中高剂量组雄性 APTT↓,雌性 FIB↑ **脏器重量**:中高剂量组:脾脏/体重比升高,肝脏/体重比升高;高剂量组肾上腺/体重比升高。中高剂量组:1 只雄性大鼠的胸腺重量不显著的下降 **组织病理**:高剂量组:肾上腺增大,脾脏变色,胸腺小。主要靶器官包括肾脏、肺脏、气管、心脏、脾脏、胰腺和生殖器官,且多个组织中磷脂质沉积引起的细胞空泡化,严重程度随剂量增加而增加。肺泡内泡沫状巨噬细胞和蛋白质蓄积;气管中的上皮中度化生;心脏心肌细胞轻度空泡化;骨骼肌出现极小到轻微变性;脾脏轻微至重度坏死,轻度至重度的泡沫状巨噬细胞浸润和轻度至中度淋巴细胞减少,脾脏重量增加伴随坏死、泡沫状巨噬细胞浸润和脾脏变色;胰腺浅表发现局灶性坏死;雌性卵巢黄体轻度液泡增多,子宫腺上皮轻度至中度液泡化,阴道黏膜轻度萎缩伴黏液化 **结论**:NOAEL=150 mg/kg
大鼠 13 周重复给药毒性试验及 28 天恢复期毒性试验 口服给药,每天一次,剂量:0、10、30、150 mg/kg (GLP)	**体重和摄食量**:与溶媒对照组相比,高剂量组雄性体重和增重降低,雌雄摄食量降低 **血液学**:高剂量组:轻微到中度的非有害的 WBC↑、NEUT↑、LYMP↑和 MONO↑ **血清生化**:高剂量组:AST↑、ALB/GLB↓ **血凝**:高剂量组:第 92 天 FIB↑,恢复期恢复 **脏器重量**:高剂量组:肾上腺、肾脏、肝脏、脾脏重量增加 **组织病理**:主要靶器官为肺、肝、肾上腺和肾。高剂量组肺部出现斑点状、苍白变色;肺泡内发现泡沫状巨噬细胞和嗜酸性细胞聚集。由于缺乏器官功能改变和损伤的相关组织学发现,认为供试品相关病理发现为非有害变化。肝脏胆管上皮细胞轻微空泡化;肾脏肾小管轻微空泡化;肠系膜淋巴巨噬细胞轻微到轻度空泡化;肾上腺皮质轻微空泡化;卵巢巨噬细胞轻微空泡化;脾脏巨噬细胞轻微空泡化 **结论**:NOAEL=150 mg/kg
犬 28 天重复给药及 14 天恢复期毒性试验 口服给药,每天一次,剂量:0、5、10、25 mg/kg (GLP)	**临床观察**:中、高剂量组出现间歇性呕吐 **体重和摄食量**:高剂量组雄性体重、体重增重和摄食量降低 **血清生化**:28 天给药结束后发现 TP↓、ALB↓ **组织病理**:高剂量组主要在骨髓、心脏、肺和脾脏发现相关病理变化。高剂量组雄性中度到重度红细胞生成减少,雌性极小到轻微红细胞生成减少,和网织红细胞、红细胞数量下降相关联;1 只雄性心脏的乳头肌中发现亚急性心肌坏死以及轻度空泡化;2 只雄性和 1 只雌性肺部的肺泡巨噬细胞轻微至轻度增加并伴随细胞空泡化,可能与磷脂沉积相关,考虑到变化的轻微性质,认为是非不良反应。所有剂量组的雄性脾脏发现非有害的淋巴细胞耗竭。经过 14 天恢复期后,组织病理出现恢复或者部分恢复。高剂量 1 只雄性左侧乳头肌仍存在中度心肌纤维化 **结论**:HNSTD=25 mg/kg, NOAEL=10 mg/kg
犬 13 周重复给药毒性试验及 28 天恢复期毒性试验 口服给药,每天一次,剂量:0、5、10、25 mg/kg 或 15 mg/kg (GLP)	**临床观察**:高剂量组中的呕吐、体重减轻和摄食量降低,剂量从 25 mg/kg 下调到至 15 mg/kg **血液学**:给药期末发现 HGB↓、HCT↓和 MCV↓,考虑为非有害变化 **组织病理学**:高剂量组中肺泡、唾液腺腺泡、食管腺周肌膜的极小的炎症细胞浸润。所有相关的变化均可恢复 **结论**:NOAEL=15 mg/kg

28 天和 13 周重复给药试验以及大鼠 13 周重复给药试验中未发现呼吸受损的相关临床症状。在犬 13 周重复给药试验中,恢复期 1 只雄性动物出现步态不正常和不协调,与视神经、大脑的轻微细胞浸润相关联。给药期无中枢神经系统相关临床变化和病理变化。犬重复给药试验中,未发现肾脏相关显著的临床病理变化。大鼠 28 天重复给药毒性试验中,300 mg/kg 高剂量下发现肾损伤,但在大鼠 13 周重复给药试验中,150 mg/kg 的高剂量下未发现肾损伤相关变化。

遗传毒性试验:Ames 试验、染色体畸变试验和大鼠外周血体内微核试验的结果均是阴性,表明 Adagrasib 无遗传毒性。

生殖毒性方面:大鼠胚胎-胎仔发育毒性研究中,在 270 mg/kg 剂量下(根据体表面积换算,约 2 倍人体临床拟用推荐剂量),在器官形成期的孕鼠每天口服 Adagrasib 可导致母体毒性(体重下降和摄食量减少,不良反应导致动物濒死和提前终止试验)和胎仔体重较轻,同时导致骨骼肌畸形(比如四肢弯曲)和骨骼变化(比如弯曲的肩胛骨,波浪状的肋骨,多余的短颈肋骨),这些是继发于母体毒性和导致胎仔体重降低。兔胚胎-胎仔发育研究中,30 mg/kg 剂量下(暴露量约为人体临床拟用推荐剂量的 0.11 倍),在器官形成期的孕兔每天口服 Adagrasib 可导致胎儿体重降低和未骨化的胸骨产仔率增加,骨骼异常和母体毒性相关(平均体重下降和摄食量下降)。在 30 mg/kg 的剂量下,不影响胚胎-胎仔存活。

3T3 中性红摄取光毒性试验结果表明,Adagrasib 没有光毒性。

11.4　临床安全性

对已上市的两款 KRAS 抑制剂,Sotorasib 和 Adagrasib 的临床安全性进行分析和总结。代表药物的临床安全性的数据主要来源于 FDA 公布的药物研究资料和相关药物的使用说明书。

11.4.1　Sotorasib

Sotorasib 在 FDA 获批的原始说明书中披露的信息表明[67],其可造成肝毒性,可能引起肝损伤和肝炎,可造成致命性的间质性肺病/肺炎。

CodeBreaK 100 的临床试验纳入 357 位患者(包含 KRAS G12C 突变的 NSCLC 和其他肿瘤),临床试验中肝毒性的发生率 1.7%(全部等级)和 1.4%(等级 3)。18% 的患者出现 AST/ALT 上升,6% 的肝毒性等级为 3,0.6% 的肝毒性等级为 4。AST/ALT 上升出现的中位数时间是 9 周(0.3~42 周)。由于 AST/ALT 上升,7% 的患者给药暂停或者给药剂量下调,2% 的患者给药停止,此外,在给药暂停或者给药剂量下调的患者中,5% 的患者给予类固醇治疗肝毒性。间质性肺病/肺炎的发生率是 0.8%,所有案例病发开始的严重程度是等级 3 或 4,其中有 1 例致死。间质性肺病/肺炎出现的中位数时间是 2 周(范围

2 到 18 周)。0.6%的患者因为间质性肺病/肺炎终止试验。密切观察间质性肺病/肺炎相关症状(例如咳嗽、发烧、呼吸困难等)。

CodeBreaK 100 的临床试验有 204 位 KRAS G12C 突变的 NSLCL 患者,50%的患者有严重的不良反应。≥2%的患者有严重不良反应:肺炎(8%)、肝毒性(3.4%)和腹泻(2%)。3.4%患者出现致命性的不良反应:呼吸衰竭(0.8%)、局限性肺炎(0.4%)、心脏骤停(0.4%)、心力衰竭(0.4%)、胃溃疡(0.4%)和肺炎(0.4%)。由于药物导致的肝毒性,9%的患者终止试验;因为肝毒性 11%、腹泻 8%、肌肉疼 3.9%、恶心 2.9%、肺炎 2.5%的不良反应,34%患者给药暂停;因为 ALT(2.9%)上升、AST(2.5%)上升,5%的患者剂量下调。总之,最常见的不良反应(≥20%)有腹泻、肌肉痛、恶心、乏力、肝毒性和咳嗽。最常见的临床病理学指标异常(≥25%)有:淋巴细胞下降、血红蛋白下降、肝酶(AST、ALT、ALP)上升、Ca 下降、尿蛋白上升,以及 Na 下降。

11.4.2 Adagrasib

Adagrasib 在 FDA 获批的原始说明书中披露的信息表明[68],其可引起胃肠道不良反应、QT 间期延长、肝毒性以及致命性的间质性肺病/肺炎。

对于临床试验 KRYSTAL-1 和 KRYSTAL-12,共入组了 366 例 NSCLC 和其他实体瘤的患者,超过 25%的患者出现了不良反应,其中 3.8%的病例发生了胃肠道出血;6%的病例出现 QC 间期延长,有室性快速性心律失常或猝死的风险;0.3%的患者出现了药物相关的肝损伤,其中 32%的患者出现 ALT/AST 升高,0.5%的患者因其肝毒性而停止用药;有 4.1%的患者发生了间质性肺病/肺炎,其中 0.8%的患者因间质性肺病/肺炎而停药。

在 116 例的 KRYSTAL-1 的 KRAS G12C-突变、局部晚期或转移性 NSCLC 患者中,57%发生严重不良反应。≥2%的严重不良反应为肺炎(17%)、呼吸困难(9%)、肾损害(8%)、败血症(5%)、缺氧(4.3%)、胸腔积液(4.3%)、呼吸衰竭(4.3%)、贫血(3.4%)、心力衰竭(3.4%)、低钠血症(3.4%)、低血压(3.4%)、肌无力(3.4%)、发热(3.4%)、脱水(2.6%)、腹泻(2.6%)、精神状态改变(2.6%)、肺栓塞(2.6%)、肺出血(2.6%)。11%的患者发生了致死性不良反应,主要因肺炎(3.4%)、呼吸衰竭(1.7%)、猝死(1.7%)、心力衰竭(0.9%)、脑血管意外(0.9%)、精神状态改变(0.9%)、肺栓塞(0.9%)和肺出血(0.9%)。其中,13%的患者因不良反应永久停药,77%患者因不良反应终止用药,28%的患者因不良反应降低用药剂量。

总之,Sotorasib 和 Adagrasib 在肝脏,肺脏等主要脏器都有临床毒性表现。对其的临床不良反应情况进行全面汇总(表 11-8)。

表 11-8　临床安全性总结表[67,68]

临床安全性		Sotorasib	Adagrasib
警告和注意事项	胃肠道	腹泻、恶心、呕吐、便秘、腹部疼痛、胃溃疡	腹泻、恶心、呕吐、便秘、腹部疼痛、胃肠道出血、胃肠道梗阻、结肠炎、肠梗阻、肠道狭窄
	心血管系统	心力衰竭、心脏骤停	QT 间期延长、心衰
	肝脏	肝胆疾病、肝毒性	肝毒性、肝损伤、肝炎
	肺	咳嗽、呼吸衰竭、间质性肺病、致死性肺炎、吸入性肺炎、细菌性肺炎和葡萄球菌性肺炎	咳嗽、呼吸衰竭、肺炎、间质性肺病、肺栓塞、肺出血
	生殖器官	睾丸水肿	无
	其他脏器	背痛、骨痛、肌肉骨骼胸痛、肌肉骨骼不适、肌肉骨骼疼痛、肌痛、颈痛、非心源性胸痛和四肢疼痛、关节痛、皮炎、痤疮样皮炎、皮疹、皮疹-斑丘疹、脓疱疹	肌肉骨骼痛、肾损害、败血症、缺氧、胸腔积液、贫血、低钠血症、低血压
常见临床不良反应	不良反应	疲乏、水肿、食欲下降、皮疹、排痰性咳嗽、上气道咳嗽综合征、劳力性呼吸困难	疲乏、水肿、食欲下降、眩晕、肌肉无力

11.5　靶点安全性综合分析

11.5.1　非临床和临床安全性关联分析

非临床试验和临床试验具有不同程度的相关性,以肝脏为例:在大鼠和犬两个种属中,Sotorasib 均导致胆固醇上升,红细胞下降,但未发现与骨髓组织学相关变化。肝脏作为靶器官,大鼠高剂量组发现胆红素、AST 和 ALT 上升,犬发现胆红素和碱性磷酸酶升高,肝脏重量增加,小叶中心型肝细胞肥大,临床上也发现了 ALT、AST 的上升,肝胆疾病发生率上升的情况。Sotorasib 和 Adagrasib 的非临床和临床安全性关联分析见表 11-9。

表 11-9　非临床和临床安全性关联分析

主要系统		Sotorasib	Adagrasib
循环系统	非临床	无异常	大鼠:心脏心肌细胞轻度空泡化 犬:1 只雄性动物心脏的乳头肌中发现亚急性心肌坏死以及轻度空泡化
	临床	心力衰竭、心搏停止	QT 间期延长、心衰
	关联性	关联性弱,Sotorasib 在非临床无异常发现,Adagrasib 在犬 CV 试验中,未发现相关变化	

主要系统		Sotorasib	Adagrasib
消化系统	非临床	大鼠：流涎、腹胀、瘦弱、体重下降、TBIL↑、TCHO↑、盲肠、结肠和胃扩张。肝脏轻微多灶性坏死；胰岛轻微混合细胞炎症、胰腺小、胰腺轻微/轻度的腺泡细胞分泌耗竭 犬：消化不良、消瘦、体重下降、ALP↑、TBIL↑、TCHO↑、TG↑、胆囊内容物异常、肝脏肥大	大鼠：消瘦。雌性大鼠中发现ALB↓和TCHO↑；雄性大鼠ALB↓。雌雄大鼠均发现AST↑。肝脏胆管上皮细胞轻微空泡化、胰腺浅表发现局灶性坏死、肠系膜淋巴结巨噬细胞轻微到轻度空泡化 犬：间歇性呕吐、TP↓、ALB↓、体重减轻、食管腺周肌膜的极小的炎症细胞浸润
	临床	食欲下降、腹泻、恶心、呕吐、便秘、胃溃疡、肝胆疾病、肝毒性、AST↑、ALT↑	腹泻、恶心、呕吐、便秘、腹部疼痛、胃肠道出血、胃肠道梗阻、结肠炎、肠梗阻、肠道狭窄、肝毒性、肝损伤、肝炎、AST↑、ALT↑、Lipase↑、ALB↓
	关联性	关联性强，动物和人都有胃肠道相关症状，从而导致食欲下降，长期用药，可能导致体重下降；对肝脏的损伤，产生肝毒性（肝酶上升），进而导致肝胆疾病的发生率增加	
呼吸系统	非临床	犬：呼吸困难	大鼠：异常呼吸音；肺泡内泡沫状巨噬细胞和蛋白质蓄积；气管中的上皮中度化生肺部出现斑点状、苍白变色；肺泡内发现泡沫状巨噬细胞和嗜酸性细胞聚集 犬：2只雄性和1只雌性动物肺部的肺泡巨噬细胞轻微至轻度增加并伴随细胞空泡化
	临床	咳嗽、呼吸衰竭、间质性肺病、致死性肺炎、吸入性肺炎、细菌性肺炎和葡萄球菌性肺炎、排痰性咳嗽、上气道咳嗽综合征、劳力性呼吸困难	缺氧、咳嗽、呼吸衰竭、肺炎、间质性肺病、肺栓塞、肺出血
	关联性	存在关联性，在犬试验中发现呼吸困难，此外动物试验中发现肺部的组织病理变化验证了肺部功能受损，造成呼吸音异常，和临床呼吸系统的咳嗽等症状相关联	
皮肤系统	非临床	大鼠：皮肤变色，皮肤苍白 犬：皮肤脓肿	大鼠：皮肤变色（耳和/或足，白色/苍白）
	临床	皮炎，痤疮样皮炎，皮疹，皮疹-斑丘疹，脓疱疹	无
	关联性	存在关联性，均有皮炎和脓肿的相关发现	
造血和淋巴系统	非临床	大鼠：RBC↓、FIB↓、MPV↑、WBC↓、LYMP↑、EOS↑、MONO↑、BASO↑、NEUT↑、LUC↑、脾脏，轻微到轻度的白髓细胞减少，轻微的红髓造血增加 犬：EOS↓、RBC↓、HGB↓、LUC↑、胸腺细胞减少	大鼠：WBC↑、NEUT↑、LYMP↑和MONO↑。脾脏轻微至重度坏死，轻度至重度的泡沫状巨噬细胞浸润和轻度至中度淋巴细胞减少，脾脏重量增加伴随坏死、泡沫状巨噬细胞浸润和脾脏变色；脾脏巨噬细胞轻微空泡化 犬：雄性动物发现中度到重度红细胞生成减少，雌性动物发现极小到轻微红细胞生成减少，雄性动物的脾脏发现非有害的淋巴细胞耗竭
	临床	HGB↓、LYMP↓	贫血、HGB↓、PLT↓、LYMP↓
	关联性	关联性强，均表现出红细胞系参数下降；大鼠白系细胞上升，可能和病理上的炎症变化相关，和临床淋巴细胞下降关联不大	
生殖系统	非临床	大鼠：严重的生精小管变性；附睾，严重的单侧精子减少；前列腺，轻微单侧的单核细胞浸润；睾丸，严重的单侧生精小管变性 犬：睾丸双侧生精小管萎缩，睾丸双侧精子发生过少	大鼠：雌性卵巢黄体轻度液泡增多，子宫腺上皮轻度至中度液泡化，阴道黏膜轻度萎缩伴黏液化；卵巢巨噬细胞轻微空泡化

续　表

主要系统		Sotorasib	Adagrasib
生殖系统	临床	睾丸水肿	无
	关联性	存在关联性,Sotorasib 对睾丸有一定的影响,但非临床并未发现睾丸脏器重量上升,相对地发现生精小管变性或退化,推断睾丸可能变小,和临床上的睾丸水肿表现不一致	
泌尿系统	非临床	大鼠:血清肌酐↑、血清尿素氮↑、尿液平均尿液体积↑、尿液 GLU↑、尿液肌酐↑、高剂量组肾脏表面粗糙/苍白和变暗、在组织学上分别与显著和轻度的双侧肾小管变性/坏死相关、肾脏慢性肾小管变性/坏死表现为肾小管嗜碱性、小管基底膜增厚、小管扩张、小管上皮核拥挤、急性肾小管坏死、肾小管上皮变性/再生、间质纤维化、肾小球硬化、间质混合细胞浸润、皮质和髓质透明管型。肾上腺、混合细胞浸润、双侧肾皮质坏死 犬:前爪肿胀	大鼠:肾脏肾小管轻微空泡化
	临床	水肿	水肿、肾损害、低钠血症 Na↓、Mg↓、K↓、CRE↑
	关联性	存在关联性,Sotorasib 犬出现水肿,大鼠的肾毒性并未在临床上观察到,肾毒性可能与大鼠的独特的代谢有关;Adagrasib 的高剂量组表现出肾损伤,提示可能造成机体电解质紊乱	
其他	非临床	大鼠:弓背、步态异常、活动减少、声音异常 犬:眼睛分泌物、声音异常、甲状腺苍白变色、且与组织学上明显的滤泡细胞萎缩相关、甲状腺增生、肥大;脑垂体肥大	大鼠:身体发凉、俯卧、弓背、活动减少、竖毛、眼分泌物(红色/棕色)、外表蓬乱、骨骼肌出现极小到轻微变性、肾上腺皮质轻微空泡化 犬:犬 13 周重复给药试验中,恢复期 1 只雄性动物出现步态不正常和不协调,和视神经与大脑的轻微的细胞浸润相关联
	临床	腹部疼痛、背痛、骨痛、肌肉骨骼胸痛、肌肉骨骼不适、肌肉骨骼疼痛、肌痛、颈痛、非心源性胸痛和四肢疼痛、关节痛	肌肉骨骼痛、败血症、胸腔积液、低血压、眩晕
	关联性	存在关联性,动物的行为异常和声音异常说明承受一定的痛苦,可能和临床上的疼痛相关联;犬的步态异常,和临床眩晕相关联	

11.5.2　靶点毒性分析

KRAS 基因在肿瘤细胞生长以及血管生成等过程的信号传导通路中起着重要调控作用。正常的 KRAS 基因可抑制肿瘤细胞生长,而一旦发生突变,它就会持续刺激细胞生长,并阻止细胞自我毁灭,从而导致肿瘤的发生。KRAS 抑制剂可以使失常的过程被抑制,诱导细胞凋亡,起到抗肿瘤的作用。为了说明 KRAS 靶点相关毒性情况,本章从以下几方面进行分析。

1. 靶点专一性和脱靶效应

Sotorasib 是 KRAS G12C 的抑制剂,靶点选择性较强,体外试验显示对 KRASG12C 的 IC_{50} 是 92.6 nM 或者～51.9 ng/mL,而对野生型的 KRAS 的 IC_{50} 大于 200 μM。在激

酶筛选试验或体外二级药理筛选试验中,Sotorasib 对其他靶点没有表现出大量的脱靶活性。此外,NSCLC 细胞的半胱氨酸-蛋白质组分析结果显示,Sotorasib 在人 NSCLC 细胞中没有任何与含半胱氨酸蛋白的脱靶结合;在表达 KRASG12C 的人类癌细胞系中共孵育 Sotorasib,发现 ERK1/2 磷酸化降低和细胞活性降低,但在表达其他 KRAS 突变(G12D、G12V、G12S、G13C)细胞或者其他选择性的 MAPK 通路激活突变的细胞(包含表达 EGFRE$^{746\_A750del}$ 基因、融合 EML4-ALK 基因、融合 TPM3-NTRK1 基因或 BRAFV600E 基因的细胞)中未发现相关变化。Sotorasib 可以影响 KRAS 下游信号通路,诱导细胞凋亡和活性 EGFR 的累积[65]。综上所述,由于 Sotorasib 对 KRASG2C 的靶向性非常专一,其脱靶毒性相对较小。

类似地,Adagrasib 也是 KRAS G12C 的抑制剂,对 KRAS-GTP 抑制的 IC$_{50}$ 是 89.9 nM[69],不抑制和影响野生型 KRAS 蛋白。Adagrasib 抑制 KRAS G12C 突变细胞的肿瘤细胞生长和活力,在 KRAS G12C 突变的肿瘤异种移植模型中,导致肿瘤消退,脱靶活性较小。

2. 药物组织分布

一般而言,药物毒性与组织中的药物浓度直接相关联。Sotorasib 在两种大鼠(LE 大鼠和 SD 大鼠)组织分布试验结果显示,肝脏、肾脏、甲状腺、胰腺、眶外泪腺和眶内泪腺的暴露量较高。肝脏血流量丰富,肝组织的药物浓度较高,肝脏中富含多种代谢酶,是主要代谢药物的器官。由于 Sotorasib 有多个代谢产物,因此也就不难理解在毒理试验中发现肝脏是其毒性靶器官之一。除此之外,甲状腺组织药物浓度高,也是毒性靶器官。眶外泪腺和眶内泪腺组织浓度较高,在犬的试验中发现眼睛分泌物。大鼠胰腺较小,和腺泡细胞的极轻微分泌耗竭相关,和胰腺中药物浓度较高也相关。

临床数据显示,Sotorasib 在呼吸系统上的不良反应较多,但是非临床试验中肺脏不是毒性靶器官,只有一些临床观察症状可以关联到临床数据,可能是由于药物在患者中和肿瘤细胞的结合力强,肺组织的药物浓度比正常生理条件下高。这些推测在小鼠肿瘤药效试验中有相似发现,在项目号为 R20190129 的研究中[65],KRASG12C 突变 NCI-H358 异种移植肿瘤小鼠中,分别口服 1、3、10、30、100 mg/kg 的 Sotorasib 后,在大于 3 mg/kg 的剂量下,抑制 ERK1/2 磷酸化呈现剂量依赖性和时间依赖性,给药后 2~48 h 可产生抑制,且在 100 mg/kg 剂量下的抑制性最大。同时,试验检测血浆和肿瘤中的药物浓度,血浆和肿瘤的药物浓度很接近,由此可见,肿瘤部位的药物浓度还是比较高的。

Adagrasib 在大鼠给药后 8 h,药物几乎分布到所有组织中,大鼠和犬多个脏器发现磷脂沉积,造成细胞空泡化的毒性。在临床上,表观分布容积 942 L(57%),也说明药物的分布广泛,有蓄积,加上终末半衰期约为 23 h,药物消除慢,因此在多个脏器或系统中发现不良反应,包含消化系统、肾脏、肝脏、呼吸系统等。

3. 脏器功能

肝脏和肾脏是大多数化合物的代谢和清除主要器官,化合物及其代谢产物对机体肝、肾的毒性都是要特别关注的。Sotorasib 和 Adagrasib 在临床上肝毒性不良反应发生率分别为 25％ 和 37％，且都伴有 AST 和 ALT 的上升，Adagrasib 肾损伤不良反应发生率 36％。除此之外，对于口服药物来讲，消化系统是化合物主要吸收的器官，药物在胃肠道的停留时间较长，对消化系统会产生一定的刺激和影响，临床上出现相对应的恶心、呕吐、腹泻、便秘等症状。Sotorasib 和 Adagrasib 虽然都有相似的不良反应发生，但是 Sotorasib 的发生率较 Adagrasib 低，和药物的半衰期(5 h 和 23 h)和组织暴露差异相关。

4. 种属差异

不同种属对毒性的反应有差异，Sotorasib 肾脏的毒性就是 1 例。大鼠肾脏的半胱氨酸 S-共轭 β 裂解酶活性较大，提示大鼠更容易受到由 β 裂解酶介导的生物活性物导致的肾毒性，而人和犬没有相关的临床病理或者组织病理变化[70,71]。Adagrasib 的非临床试验中大鼠和犬相比，药物在大鼠中的系统暴露量高于犬的系统暴露量，大鼠细胞空泡化程度和泡沫巨噬细胞的存在的情况更为严重。

5. 剂量和毒性

Sotorasib 在毒理试验中犬的靶器官为甲状腺、脑垂体、肝脏和胸腺，大鼠的靶器官为甲状腺、脑垂体、肾脏、肝脏、脾脏、胰腺、胆囊和胸腺。由此可见，犬的毒性靶器官与大鼠的毒性靶器官比较一致，而大鼠的靶器官相对较多，除了考虑种属差异的原因，和 Sotorasib 在大鼠上的有更高系统暴露量也是有一定关联的，药物对脏器有更大的作用强度和更长的作用时间。

6. 药物结构和毒性

化合物的结构决定化合物的物理化学性质(亲脂性、pKa、溶解度和渗透性等)，化合物物理、化学性质不同，导致化合物吸收、分布、代谢、排泄的差异。和 Sotorasib 相比，Adagrasib 可以通过血脑屏障，穿透大脑和脑脊液(临床前数据)，并已证明对脑转移有抗肿瘤活性(临床数据)[69]。此发现可以拓宽药物的适应证，但是也要警惕相关的不良反应，例如眩晕。

11.6　总结与展望

KRAS 靶点抑制剂的研究方向可分为直接靶向 KRAS 或间接调节 KRAS。直接调节 KRAS 靶点主要是针对 KRAS 靶点的突变位点，筛选合适的化合物作为 KRAS 突变位点的抑制剂，又可以细分为靶向 KRAS-G12C 的共价抑制剂，针对 KRAS 其他单个突变位点的抑制剂(例如 KRASG12D 或 KRASG12V 等)，以及针对多个 RAS 靶点的抑制剂(例如 pan-RAS 靶点)。据不完全统计，多个直接针对 KRAS 靶点的研究正在同步进行。间接调节 KRAS 靶点主要通过影响 KRAS 的上、下游通路来改变 KRAS 的作用。多项综述中提到[36,72,73]间接靶向 KRAS 的途径可总结为：1) 核苷酸交换周期的抑制剂，包含 SOS1 抑制剂和 SHP2 抑制剂；2) 靶向 RAS 信号通路，包含① 合成致死筛选；

② EGFR 靶点抑制剂；③ 丝裂原活化蛋白激酶（mitogen-activated protein kinase，MAPK）通路上的 RAF 抑制剂、MEK 抑制剂、ERK 抑制剂；④ PI3K 抑制剂；⑤ 脂肪酸合酶（fatty acid synthase，FASN）抑制剂，KRAS 通过激活脂肪生成和 ERK2 激酶的活性来诱导 FASN，同样地，在 KRAS 突变肺腺癌细胞系上抑制 FASN 上的铜蓝蛋白亚基，可以导致细胞生长的明显下降[74]；⑥ 法尼基转移酶抑制剂（farnesyltransferase inhibitors，FTIs）抑制剂，只有膜结合的 KRAS 才能被激活，并激活下游的信号通路，RAS 蛋白的法尼基化（farnesylation）是其正常生理功能和其致癌突变功能所必需的，法尼基转移酶在早期阶段首次被确定为潜在的治疗靶点[74]；⑦ 其他通路：丝氨酸/苏氨酸激酶 19（Serine/Threonine Kinase 19，STK19）抑制剂、磷酸二酯酶 6δ 亚基（phosphodiesterase 6 delta subunit，PDEδ）抑制剂、AKT 抑制剂，以及 mTOR 抑制剂（请参阅本书其他章节的相关介绍）。

　　KRAS 靶点的不可成药性的问题得到初步解决，但 KRASG12C 抑制剂可能的耐药机制是很复杂，包含共突变的发生，以及耐药的旁路激活等，解决耐药性的思路可以简单分为以下几种[75]：① 垂直组合，在 KRAS 的上下游通路上进行组合，适应性耐药通常涉及多个 RTK 和 RTK 配体的上调，但一个或多个 RTK 配体组合可以在单个肿瘤中占主导地位，为药物联用打下基础。在 NSCLCs 和结直肠癌中，KRASG12C 抑制导致激活上游 EGFR 和/或其他 ERBB 家族，从而导致 KRASG12C 抑制剂单药疗法效果不佳[76, 77]，临床上，KRASG12C 和 EGFR 联用正在进行中。同时，KRAS 和 SHP2 共抑制、和 PI3K 共抑制、和 MEK 共抑制等联用策略都是相似思路。② 水平组合包含 KRASG12C 抑制剂和细胞周期抑制剂（CDK4/6 抑制剂），细胞周期调节功能抑制剂（极光激酶 A/B/C 抑制剂或有丝分裂检查点激酶 WEE1），细胞生长和代谢抑制剂（mTOR 抑制剂）等联合使用。③ 免疫介导的逃避和免疫治疗联合策略包含与趋化因子配体（chemokine cc-motif ligand，CXCL）抑制剂、程序性死亡因子（programmed cell death protein 1，PD-1）/PD-L1 抑制剂、细胞毒 T 细胞相关抗原-4（cytotoxic T-lymphocyte antigen 4，CTLA-4）抑制剂、自噬抑制剂等联用。④ 和常规化疗方法联用。⑤ 新型疗法的兴起包含 PROTAC、siRNA、肿瘤疫苗、细胞疗法、CIRSPR/cas 技术应用[78]等，靶点从单一的突变体转换到 Pan-KRAS，克服抑制剂对 KRAS 等位基因特异性产生的耐药性，还可用于由多个 KRAS 畸变驱动的异质性癌症，拥有更大的患者群体[13]。

　　虽说 KRAS 研发和应用还面临众多问题和挑战，从全球研发布局上看，针对 KRAS 靶点研发的公司仍有很多，科学家也在一步步地优化结构，优化策略，调整思路（例如 pan-KRAS 抑制剂），通过新技术（例如 CIRSPR/cas 技术）解决老问题，探讨更好的解决方案。相信在不久的将来会有一波新药上市，新的联合用药策略在临床上得到验证，为广大患者带来更多的选择和希望。

（丁姗姗，赵晨，程少泽）

参考文献

[1] Malumbres M, Barbacid M. RAS oncogenes: the first 30 years. Nat Rev Cancer, 2003, 3(6): 459-465.

[2] Cox A D, Der C J. Ras history: the saga continues. Small GTPases, 2010, 1(1): 2-27.

[3] Cox A D, Fesik S W, Kimmelman A C, et al. Drugging the undruggable RAS: Mission possible? Nat Rev Drug Disco, 2014, 13(11): 828-851.

[4] Chen H, Smaill J B, Liu T, et al. Small-molecule inhibitors directly targeting kras as anticancer therapeutics. J Med Chem, 2020, 63(23): 14404-14424.

[5] Huang L, Guo Z, Wang F, et al. KRAS mutation: from undruggable to druggable in cancer. Signal Transduct Target Ther, 2021, 6(1): 386-406.

[6] Vos A M, Tong L, Milburn M V, et al. Three-dimensional structure of an oncogene protein: catalytic domain of human c-H-ras p21. Science, 1988, 239: 888-893.

[7] Pai E F, Kabsch W, Krengel U, et al. Structure of the guanine-nucleotide binding domain of the Ha-ras oncogene product p21 in the triphosphate conformation. Nature 1989, 341 (6239): 209-214.

[8] Chen S, Li F, Xu D, et al. The Function of RAS Mutation in Cancer and Advances in its Drug Research. Curr Pharm Des, 2019, 25(10): 1105-1114.

[9] Drugan J K, Rogers-Graham K, Gilmer T, et al. The Ras/p120 GTPase-activating protein (GAP) interaction is regulated by the p120 GAP pleckstrin homology domain. J Biol. Chem, 2000, 275(45): 35021-35027.

[10] Bos J L, Rehmann, H, Wittinghofer A. GEFs and GAPs: critical elements in the control of small G proteins. Cell, 2007, 129(5): 865-877.

[11] Iversen L, Tu H L, Lin W C, et al. Molecular kinetics. Ras activation by SOS: allosteric regulation by altered fluctuation dynamics. Science, 2014, 345(6192): 50-54.

[12] Perayot P Réda H J, Yves L, et al. p120-Ras GTPase activating protein (RasGAP): a multi-interacting protein in downstream signaling. Biochimie, 2009, 91(3): 320-328.

[13] Marco H H, Daniel G, Sandra M, et al. Expanding the reach of precision oncology by drugging All KRAS mutants. Cancer Discov, 2022, 12: 924-937.

[14] Eulenfeld R, Schaper F. A new mechanism for the regulation of Gab1 recruitment to the plasma membrane. J Cell Sci, 2009, 122: 55-64.

[15] Bunda S, Burrell K, Heir P, et al. Inhibition of SHP2-mediated dephosphorylation of Ras suppresses oncogenesis. Nat Commun, 2015, 6: 8859-8870.

[16] Santos E, Martin-Zanca D, Reddy E P, et al. Malignant activation of a K-ras oncogene in lung carcinoma but not in normal tissue of the same patient. Science, 1984, 223(4637): 661-664.

[17] Bos J L, Fearon E R, Hamilton S R, et al. Prevalence of ras gene mutations in human colorectal cancers. Nature, 1987, 327(6120): 293-297.

[18] Forrester K, Almoguera C, Han K, et al. Detection of high incidence of K-ras oncogenes during human colon tumorigenesis. Nature, 1987, 327(6120): 298-303.

[19] Rodenhuis S, van de Wetering M L, Mooi W J, et al. Mutational activation of the K-ras oncogene. A possible pathogenetic factor in adenocarcinoma of the lung. N Engl J Med, 1987, 317(15): 929-935.

[20] Forbes S A, Bindal N, Bamford S, et al. COSMIC: mining complete cancer genomes in the Catalogue of Somatic Mutations in Cancer. Nucleic Acids Res, 2011, 39: 945-950.

[21] Prior I A, Lewis P. D, Mattos C. A comprehensive survey of Ras mutations in cancer. Cancer Res, 2012, 72(10): 2457 - 2467.

[22] Zehir A, Benayed R, Shah R H, et al. Mutational landscape of metastatic cancer revealed from prospective clinical sequencing of 10,000 patients. Nat Med. , 2017, 23(6): 703 - 713.

[23] Wood K, Hensing T, Malik R, et al. Prognostic and Predictive Value in KRAS in Non-Small-Cell Lung Cancer: A Review. JAMA Oncol, 2016, 2(6): 805 - 812.

[24] Martincorena I, Campbell P J. Somatic mutation in cancer and normal cells. Science, 2015, 349(6255): 1483 - 1489.

[25] Hunter J C, Manandhar A, Carrasco MA, et al. Biochemical and structural analysis of common cancer-associated KRAS mutations. Mol Cancer Res, 2015, 13(9): 1325 - 1335.

[26] Ostrem J M L, Shokat K M. Direct small-molecule inhibitors of KRAS: from structural insights to mechanism-based design. Nat Rev Drug Discov, 2016, 15(11): 771 - 785.

[27] Ihle N T, Byers L A, Kim E S, et al. Effect of KRAS oncogene substitutions on protein behavior: implications for signaling and clinical outcome. J Natl Cancer Inst, 2012, 104(3): 228 - 239.

[28] Lu S, Jang H, Zhang J, et al. Inhibitors of Ras-SOS interactions. ChemMedChem, 2016, 11(8): 814 - 821.

[29] Mai T T, Lito P. A treatment strategy for KRAS-driven tumors. Nat Med. 2018, 24 (7): 902 - 904.

[30] Shen D, Chen W, Zhu J, et al. Therapeutic potential of targeting SHP2 in human developmental disorders and cancers. Eur J Med Chem, 2020, 190: 112 - 117.

[31] Brunn G J, Williams J, Sabers C, et al. Direct inhibition of the signaling functions of the mammalian target of rapamycin by the phosphoinositide 3-kinase inhibitors, wortmannin and LY294002. EMBOJ, 1996, 15(19): 5256 - 5267.

[32] Engelman J A, Chen L, Tan X H, et al. Effective use of PI3K and MEK inhibitors to treat mutant Kras G12D and PIK3CA H1047R murine lung cancers. Nat Med, 2008, 14(12): 1351 - 1356.

[33] Britten C D. PI3K and MEK inhibitor combinations: examining the evidence in selected tumor types. Cancer Chemother Pharmacol, 2013, 71(6): 1395 - 1409.

[34] Ahearn I M, Haigis K, Bar-Sagi D, et al. Regulating the regulator: post-translational modification of RAS. Nat Rev Mol Cell Biol, 2011, 13(1): 39 - 51.

[35] Cox A D, Der C J, Philips M R. Targeting RAS membrane association: back to the future for anti-RAS Drug Discovery? Clin Cancer Res, 2015, 21(8): 1819 - 1827.

[36] Moore A R, Rosenberg S C, McCormick F, et al. RAS-targeted therapies: is the undruggable drugged? Nat Rev Drug Discov. 2020, 19(8): 533 - 552.

[37] Gjertsen M K, Bakka A, Breivik J, et al. Ex vivo RAS peptide vaccination in patients with advance pancreatic cancer: results of a phase I / II study. Int J Cancer, 1996, 65(4): 450 - 453.

[38] Stubbs A C, Martin K S, Coeshott C, et al. Whole recombinant yeast vaccine activates dendritic cells and elicits protective cell-mediated immunity. Nat Med, 2001, 7(5): 625 - 629.

[39] Shahda S, O'Neil B. GI - 4000 in KRAS mutant cancers. Expert Opin Investig Drugs, 2014, 23(2): 273 - 278.

[40] Hartley M L, Bade N A, Prins P A, et al. Pancreatic cancer, treatment options, and GI - 4000. Hum Vaccin Immunother, 2015, 11(4): 931 - 937.

[41] Nagasaka M, Potugari B, Nguyen A, et al. KRAS inhibitors- yes but what next? direct targeting of KRAS- vaccines, adoptive T cell therapy and beyond. Cancer Treatment Reviews, 2021, 101:

102309 - 102317.

[42] Bond M J, Nalawansha D A, Ke Li, et al. Targeted degradation of oncogenic KRASG12C by VHL-recruiting PROTACs. ACS Cent Sci, 2020, 6(8): 1367 - 1375.

[43] Zeng M, Xiong Y, Safaee N, et al. Exploring Targeted Degradation Strategy for Oncogenic KRAS G12C. Cell Chem Biol, 2020, 27(1): 19 - 31.

[44] Morgan R A, Chinnasamy N, Abate-Daga D, et al. Cancer regression and neurological toxicity following antiMAGEA3 TCR gene therapy. J Immunother, 2013, 36(2): 133 - 151.

[45] Lanman B A, Allen J R, Allen J G, et al. Discovery of a covalent inhibitor of KRASG12C (AMG 510) for the treatment of solid tumors. J Med Chem, 2020, 63(1): 52 - 65.

[46] FDA, Guidance for Industry: Expedited Programs for Serious Conditions-Drugs and Biologics[EB/OL]. (20200625)[2023 - 01 - 20]. https://www. fda. gov/regulatory-information/search-fda-guidance-documents/expedited-programs-serious-conditions-drugs-and-biologics.

[47] Blair H A. Sotorasib: first approval. Drugs, 2021, 81(13): 1573 - 1579.

[48] Hanahan D, Weinberg R A. Hallmarks of cancer: the next generation. Cell, 2011, 144(5): 646 - 674.

[49] Sharma P, Hu-Lieskovan S, Wargo J A, et al. Primary, adaptive, and acquired resistance to cancer immunotherapy. Cell, 2017, 168(4): 707 - 723.

[50] Yang J, Antin P, Berx G, et al. Guidelines and definitions for research on epithelial-mesenchymal transition. Nat Rev Mol Cell Biol. 2020, 21(6): 341 - 352.

[51] Adachi Y, Ito K, Hayashi Y, et al. Epithelial-to-mesenchymal transition is a cause of both intrinsic and acquired resistance to KRAS G12C inhibitor in KRAS G12C-mutant non-small cell lung cancer. Clin Cancer Res, 2020, 26(22): 5962 - 5973.

[52] Singh A, Greninger P, Rhodes D, et al. A gene expression signature associated with "K- Ras addiction" reveals regulators of EMT and tumor cell survival. Cancer Cell, 2009, 15 (6): 489 - 500.

[53] Xue J Y, Zhao Y, Aronowitz J, et al. Rapid non-uniform adaptation to conformation-specific KRAS(G12C) inhibition. Nature, 2020, 577(7790): 421 - 425.

[54] Akhave N S, Biter A B, Hong D S. Mechanisms of resistance to KRAS G12C targeted therapy. Cancer Discov, 2021, 11(6): 1345 - 1352.

[55] Suzuki S, Yonesaka K, Teramura T, et al. KRAS inhibitor resistance in MET-amplified KRASG12C non-small cell lung cancer induced by RAS- and non-RAS-mediated cell signaling mechanisms. Clin Cancer Res, 2021, 27(20): 5697 - 5707.

[56] Lou K, Steri V, Ge A Y, et al. KRAS(G12C) inhibition produces a driver-limited state revealing collateral dependencies. Sci Signal. 2019, 12(583): 9450 - 9483.

[57] Liu C, Lu H, Wang H, et al. Combinations with allosteric SHP2 inhibitor TNO155 to block receptor tyrosine kinase signaling. Clin Cancer Res, 2021, 27(1): 342 - 354.

[58] Zhao Y L, Murciano-Goroff Y R, Xue J Y, et al. Diverse alterations associated with resistance to KRAS(G12C) inhibition. Nature, 2021, 599(7886): 679 - 683.

[59] Coelho M A, Sophie de Carné Trécesson, Rana S, et al. Oncogenic RAS signaling promotes tumor immunoresistance by stabilizing PD - L1 mRNA. Immunity, 2017, 47(6): 1083 - 1099.

[60] Glorieux C, Xia X J, He Y Q, et al. Regulation of PD - L1 expression in K-ras-driven cancers through ROS-mediated FGFR1 signaling. Redox Biol, 2021, 38: 101780 - 101791.

[61] Reita D, Pabst L, Pencreach E, et al. Direct targeting KRAS mutation in non-small cell lung

cancer: focus on resistance. Cancers (Basel), 2022, 14(5): 1321 - 1339.

[62] Awad M M, Liu S, Rybkin I I, et al. Acquired resistance to KRASG12C inhibition in cancer. N Engl J Med, 2021, 384(25): 2382 - 2393.

[63] Sattler M, Mohanty A, Salgia R, et al. Precision oncology provides opportunities for targeting KRAS-inhibitor resistance. Trends Cancer, 2023, 9(1): 42 - 54.

[64] Mohanty A, Nam A, Pozhitkov A, et al. A non-genetic mechanism involving the integrin beta4/paxillin axis contributes to chemoresistance in lung cancer. iScience, 2020, 23(9): 101496 - 101517.

[65] FDA. Multi-Discipline Review for Sotorasib[EB/OL]. (2021 - 06 - 24)[2022 - 10 - 25]. https://www. accessdata. fda. gov/drugsatfda_docs/nda/2021/214665Orig1s000TOC. cfm.

[66] FDA. Multi-Discipline Review for Adagrasib[EB/OL]. (2023 - 01 - 11)[2023 - 01 - 20]. https://www. accessdata. fda. gov/drugsatfda_docs/nda/2023/216340Orig1s000TOC. cfm.

[67] FDA. Label for Sotorasib [EB/OL]. (2021 - 05 - 28)[2022 - 10 - 25]. https://www. accessdata. fda. gov/drugsatfda_docs/label/2021/214665s000lbl. pdf.

[68] FDA. Label for Adagrasib [EB/OL]. (2022 - 12 - 12)[2023 - 01 - 20]. https://www. accessdata. fda. gov/drugsatfda_docs/label/2022/216340Orig1s000Corrected_lbl. pdf.

[69] Corral de la Fuente E, Olmedo Garcia M E, Gomez Rueda A, et al. Targeting KRAS in non-small cell lung cancer. Front. Oncol, 2022, 11: 792635 - 792645.

[70] Anders MW. Formation and toxicity of anesthetic degradation products. Annu Rev Pharmacol. Toxicol, 2005, 45: 147 - 176.

[71] Green T, Odum J, Nash J A, et al. Perchloroethylene-induced rat kidney tumors: an investigation of the mechanisms involved and their relevance to humans. Toxicol Appl Pharmacol, 1990, 103(1): 77 - 89.

[72] Salgia R, Pharaon R, Mambetsariev I, et al. The improbable targeted therapy: KRAS as an emerging target in non-small cell lung cancer (NSCLC). Cell Rep Med, 2021, 2(1): 100186 - 100200.

[73] Chen K, Zhang Y L, Qian L, et al. Emerging strategies to target RAS signaling in human cancer therapy. J Hematol Oncol, 2021, 14(1): 116 - 138.

[74] Gouw A M, Eberlin L S, Margulis K, et al. Oncogene KRAS activates fatty acid synthase, resulting in specific ERK and lipid signatures associated with lung adenocarcinoma. Proc Natl Acad Sci U S A, 2017, 114(17): 4300 - 4305.

[75] Punekar S R, Velcheti V, Neel B G, et al. The current state of the art and future trends in RAS-targeted cancer therapies. Nature Reviews Clinical Oncology, 2022, 19: 637 - 655.

[76] Xue J Y, Zhao Y L, Aronowitz J, et al. Rapid non-uniform adaptation to conformation-specific KRAS(G12C) inhibition. Nature, 2020, 577(7790): 421 - 425.

[77] Amodio V, Yaeger R, Arcella P, et al. EGFR blockade reverts resistance to KRAS(G12C) inhibition in colorectal cancer. Cancer Discov. 2020, 10(8): 1129 - 1139.

[78] Lee W, Lee J H, Jun S, et al. Selective targeting of KRAS oncogenic alleles by CRISPR/Cas9 inhibits proliferation of cancer cells. Sci Rep, 2018, 8(1): 11879 - 11885.

第 12 章

BRAF 抑制剂药理学机制和安全性

B 型快速加速纤维肉瘤（rapidly accelerated fibrosarcoma B - type，BRAF）激酶是快速加速纤维肉瘤（rapidly accelerated fibrosarcoma，RAF）家族的成员之一，属于丝裂原活化蛋白激酶（mitogen-activated protein kinase，MAPK）信号转导通路中重要的亚型之一，涉及调控细胞的生长、增殖和分化，在多种肿瘤细胞中异常活跃。BRAF 的突变与肿瘤（如甲状腺乳头状癌、黑色素瘤、结肠癌、毛细胞白血病和非小细胞肺癌等）的发生密切相关，同时易激活、易突变和基础高酶活等特点使其成为抗肿瘤药物研发的热门靶标。因此，以 BRAF 为靶点的抗肿瘤抑制剂日益受到广泛关注。本章将讨论 BRAF 靶点的作用机制和信号通路，及获批上市 BRAF 抑制剂药物的非临床安全性和临床安全性，解析 BRAF 靶点的毒性，为开发同类靶点的药物提供参考信息。

12.1 BRAF 靶点作用机制

MAPK 信号转导通路是细胞内最重要的信号通路之一，在基因表达调控和细胞质功能活动中发挥关键作用。RAF 是 MAPK 通路中重要的信号转导因子，承接上游大鼠肉瘤（rat sarcoma，RAS）信号，传递给下游 MAPK 激酶（MAPK kinase，MAPKK，MEK）和细胞外信号调节激酶（extracellular signal-regulated kinase，ERK）信号，影响细胞的生长和分化[1]。BRAF 作为 RAF 家族在 MAPK 信号通路中重要的亚型之一，BRAF 突变可使 BRAF 活性异常增强，从而导致下游 MEK/ERK 信号通路持续异常激活，促进肿瘤细胞增殖，导致肿瘤产生以及侵袭转移[2]。

12.1.1 MAPK 信号转导通路

MAPK 信号通路可以将细胞外信号（如神经递质、激素、细胞因子、细胞应激及细胞黏附等）通过三级激酶级联反应的形式（图 12 - 1）传导到细胞内部，从而调控细胞增殖、分化、凋亡、炎症反应以及血管发育等生物学功能[3]。MAPK 激酶的激酶（MAPK kinase kinase，MAPKKK，MAP3K 或 MEKK）是一类丝/苏氨酸蛋白激酶，被胞外信号激活后将磷酸化下游的 MEK 的丝/苏氨酸，使之被激活；活化后的 MAPKK 将磷酸化下游

MAPK 分子中的"酪氨酸(Try)－X－苏氨酸(Thr)"序列,从而激活 MAPK。激活后的 MAPK 最终作用于胞质蛋白及核内的转录因子,调节细胞的正常功能。在哺乳动物细胞中,目前已发现至少 4 个 MAPK 途径,即 ERK 1/2 途径(又称经典 MAPK 途径)、c－Jun 氨基末端激酶(c－Jun N－terminal kinase,JNK)(又称为应激活化蛋白激酶)途径、p38 激酶途径和 ERK5 途径。不同的信号通路发挥着不同的功能,例如经典 MAPK 途径和 ERK5 途径主要参与调控细胞的生长和分化,与癌症的发生和发展密切相关;JNK 和 P38 通路主要在炎症和细胞凋亡等应激反应中发挥重要作用。

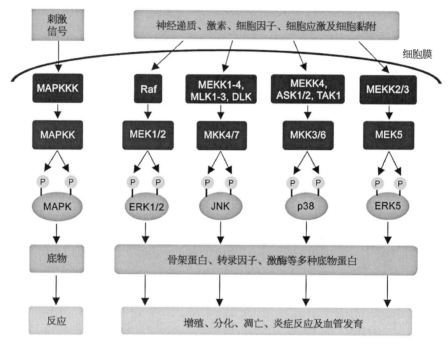

图 12－1　MAPK 信号转导通路[4]

12.1.2　ERK 1/2 信号通路

ERK1/2 信号通路,即 RAS/RAF/MEK/ERK 信号传导通路,发现于 20 世纪 70 年代,是细胞内重要的级联放大信号通路。当对来自肉瘤病毒的致癌基因进行研究时,发现了 RAS[5-8]。在发现 RAS 后不久,从小鼠和禽类逆转录病毒中分离出了 CRAF 的 N 末端截短体[9, 10]。1984 年,James Feramisco 和 Thejas Kamath 首次提出表皮生长因子(epidermal growth factor,EGF)能刺激 RAS 激酶的激活,从而将 RAS 激酶与上游受体酪氨酸激酶信号通路连接起来[11]。随后,在果蝇和秀丽隐杆线虫中进行的研究进一步发现和证实了 EGFR－RAS－RAF 之间的联系[12, 13]。RAF、MEK 和 ERK 的下游被鉴定为有丝分裂原激活的细胞质蛋白激酶[14, 15]。此后,RAF 于 1992 年被鉴定为 MEK 的上游激酶,1993 年被鉴定为 RAS 的直接效应物,勾勒出整个 RAS/RAF/MEK/ERK 信号通路[16-20]。简而言之,MAPK 通路通过细胞表面酪氨酸激酶受体启动,随后使 RAS-二磷酸鸟苷(guanosine-5′-diphosphate,GDP)结合型转变成 RAS-三磷酸鸟嘌呤(guanine triphosphate,GTP)结合型,进而激活下游 RAF 蛋白,活化后的 RAF 使 MEK1/2 上的丝氨酸位点磷酸化而激活,后者再磷酸化 ERK1/2 上的苏氨酸和酪氨酸残基并激活。活化后的 ERK 蛋白进入细胞质或细胞核,磷酸化骨架蛋白、转录因子、激酶等多种底物蛋白,进而参与细胞的增殖、分化、凋亡等各种生理病理过程(图 12-2a)[21, 22]。这些发现描述了膜结合受体产生的信号是如何通过激酶级联信号在细胞内传递的,为理解细胞通信和信号传导树立了里程碑。

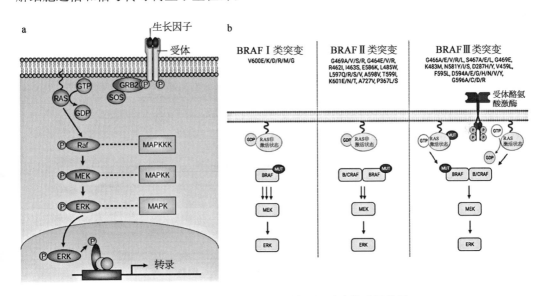

图 12-2 BRAF 在 ERK 1/2 信号通路中的重要作用

a. ERK 1/2 信号通路[22];b. BRAF 突变类型分类[23]

12.1.3 BRAF 靶点

1. RAF 家族

RAF 激酶作为 RAS 下游的关键信号蛋白之一,在 RAS/RAF/MEK/ERK 信号传导通路中发挥着非常重要的作用。RAF 蛋白包括三种亚型:CRAF、BRAF 和 ARAF。CRAF(也称为 RAF-1)是 1984 年发现的第一个 RAF 蛋白[24, 25],随后 1986 年发现了 ARAF[24, 25],1988 年发现了 BRAF[26]。它们共同参与细胞的增殖、分化、生存、附着及血管生成的调节。与此同时,它们的结构也高度保守,都含有 3 个保守区域(conserved regions,CR),分别为 CR1(61～194 D)、CR2(254～269 D)、CR3(335～627 D)。其中,CR1 主要负责与上游的 RAS 和质膜结合,CR2 富含丝氨酸/苏氨酸结构域,可以与 14-3-3 调节蛋白(一类高度保守的酸性小分子蛋白,广泛存在于真核生物细胞)结合[27, 28],CR3 是位于 C 末端的蛋白激酶催化结构域[29, 30],详见图 12-3。CRAF 的完全活化与 ARAF

相似,依赖于 S338、Y341、T491 和 S494 四个氨基酸的同时磷酸化,然而因为 BRAF 中 S446(与 CRAF 中的 S338 同源)持续磷酸化,D448(与 CRAF 的 Y341 同源)与 D449 两个负电荷氨基酸提供活化所需的负电荷,BRAF 只有 S599(与 CRAF 中的 T491 同源)和 T602(与 CRAF 中的 S494 同源)两个磷酸化位点,因此 BRAF 的完全活化仅需要更少数量的残基磷酸化及激酶调节[29, 30],这也是 BRAF 的突变率远远高于 ARAF 和 CRAF 的原因,详见图 12 - 3。基于此,虽然 ARAF、BRAF、CRAF 均可参与肿瘤的形成,但实际上,因为它们在结构上存在的差异(S446 的磷酸化和 D448、D449 提供的负电荷),BRAF 激酶基础活性最强,CRAF 次之,ARAF 最弱[31, 32]。且在 7%～10% 的肿瘤中均发现 *BRAF* 基因突变[33],是 RAS 下游突变率最高的基因。因此,BRAF 成为近年来研究的热点和重点,是多个肿瘤的重要治疗靶标之一[34]。

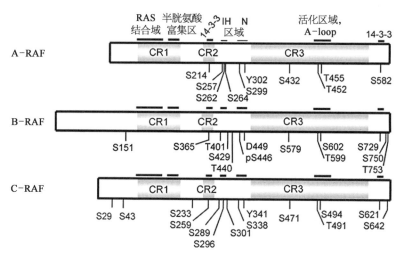

图 12 - 3　三种 RAF 蛋白的结构[29]

2. BRAF 基因突变

在 *BRAF* 突变被首次报告为致癌驱动因子后的近 20 年中[34],有近 300 种不同的 *BRAF* 突变在黑色素瘤、结直肠癌、甲状腺乳头状癌和非小细胞肺癌的肿瘤样本和癌细胞系中被发现[23, 35]。根据信号转导机制和激酶活性的差异,将 *BRAF* 基因突变分为三类:Ⅰ类突变为非 RAS 依赖型的激酶活性单体,即 *V600* 突变造成的激酶持续激活,具有高 BRAF 激酶活性(增加了约 500～700 倍),也是 *BRAF* 最常见的突变类型,如 *V600E/K/D/R/M/G* 突变;Ⅱ类突变为非 RAS 依赖型激酶活性二聚体,具有中等 BRAF 激酶活性,因此需要 BRAF 自身形成二聚体或 BRAF 和 CRAF 共同形成二聚体进而激活下游通路,此突变类型较少见,如 *K601E/N/T*、*L597Q/R/S/V*、*G464E/V/R* 和 *G469A/V/S/R* 突变;Ⅲ类突变为 RAS 依赖型二聚体,此时突变后激酶活性较低或失活,需要依赖于上游的 RAS 信号才能激活 ERK,如 *G466A/E/V/R/L*、*D549A/E/G/H/N/V/Y* 和 *G596A/C/D/R*(图 12 - 2b)[23]。

研究发现，Ⅰ类突变不管是发生率还是攻击性都远远高于Ⅱ类或Ⅲ类突变[36]，而其中最常见的突变（超过 90%）形式为第 15 外显子的第 1 799 位核苷酸上的胸腺嘧啶(T)突变为腺嘌呤(A)，导致其编码的缬氨酸(V)变为谷氨酸(E)，即 *BRAF*[V600E] 突变，缬氨酸(V)突变为赖氨酸(K)(*BRAF*[V600K])次之。它们多见于毛细胞白血病(80%)、黑色素瘤(50%)、甲状腺乳头状癌(45%)、结直肠癌(约 10%)和非小细胞肺癌(约 10%)等[36]。

(1) BRAF 基因突变与毛细胞白血病

毛细胞白血病(hairy cell leukemia, HCL)是一种较少见的 B 淋巴细胞恶性增生性血液系统肿瘤，占白血病的 2%～3%。研究发现，MAPK 信号通路在 HCL 发生、发展过程中起重要作用，而 BRAF 蛋白正是该通路的重要转导因子。在约 80% 的 HCL 患者中均观察到 *BRAF* 突变[37]，因此，*BRAF* 突变是 HCL 患者重要的分子标志物。随着 *BRAF* 突变在 HCL 中的作用日益受到关注，其生物学行为及其临床意义成为近年来的研究热点[37]。维莫非尼是第一款批准上市的 BRAF 抑制剂。根据维莫非尼最新的Ⅱ期临床试验显示，维莫非尼对于治疗复发难治性毛细胞白血病有较好的临床疗效，能显著提高患者的客观缓解率和完全缓解率[38]。

(2) BRAF 基因突变与黑色素瘤

黑色素瘤，通常指恶性黑色素瘤，是由黑色素细胞异常而产生的一种恶性肿瘤，常见于皮肤，亦见于肠道、口腔、黏膜、眼脉络等部位。具有高侵袭性和高转移性，可以在数月至数年的时间内迅速发展为晚期或发生转移，且预后极差[39]。研究表明，早期的黑色素瘤只有约 10% 的患者体内存在 *BRAF* 突变，而在转移性的黑色素瘤的患者中，*BRAF* 突变率高达 90%[40]，这表明黑色素瘤发生 *BRAF* 突变后侵袭能力增强，黑色素瘤的恶性程度和 *BRAF* 的突变具有相关性。在约 50% 的黑色素瘤患者中均存在 *BRAF*[V600E] 或 *BRAF*[V600k] 突变，而 *BRAF*[V600] 突变能够抑制黑色素瘤细胞中免疫原性分化抗原的表达，使得黑色素瘤细胞能够逃离 T 细胞的识别[41, 42]。因此，*BRAF*[V600E] 或 *BRAF*[V600k] 突变阳性的不可切除或转移性黑色素瘤患者可以使用已上市的 BRAF 抑制剂单药或联合 MEK 抑制剂进行治疗，从而达到不损害 T 细胞功能的情况下消除黑色素瘤细胞的这种免疫逃逸行为进而达到治疗目的[43]。

(3) BRAF 基因突变与甲状腺癌

甲状腺恶性肿瘤中最常见的是甲状腺癌，约占全身恶性肿瘤的 1%，绝大部分甲状腺癌起源于滤泡上皮细胞，按病理类型可以分为乳头状癌(papillary thyroid cancer, PTC)(70%)、滤泡状癌(15%)、未分化癌(anaplastic thyroid cancer, ATC)(5%～10%)等。PTC 生长缓慢，恶性程度低；滤泡状癌发展较快，属中度恶性，且有侵犯血管倾向；ATC 发展迅速，高度恶性，预后很差，平均存活 3～6 个月，一年存活率仅 5%～10%。而在 60%～70% 的 PTC 患者和 30%～40% 的 ATC 患者中均发现 *BRAF* 突变(主要是 *BRAF*[V600E])[44]。目前，BRAF 抑制剂达拉非尼联合曲美替尼已被批准用于治疗 *BRAF*[V600E] 突变阳性局部晚期或转移性 ATC 患者。

（4）BRAF 基因突变与结肠癌

结直肠癌（colorectal cancer，CRC）是全球男性第三大最常见癌症，女性第二大最常见癌症[45]。因为细胞不正常地生长，可能侵犯或转移至身体其他部位。CRC 患者症状可能包括粪便中带血、排便习惯改变、体重减轻，以及疲倦感等，其致死的主要原因在于进展期的转移性结肠癌预后极差[46]。在大约 20% 的 CRC 患者中发现了 $BRAF^{V600E}$ 基因突变[45]，且 $BRAF^{V600E}$ 被认为是转移性 CRC 预后不良的标志。

（5）BRAF 基因突变与非小细胞肺癌

非小细胞肺癌（non-small cell lung cancer，NSCLC）是全球最常见的恶性肿瘤之一，也是中国城市人口恶性肿瘤死亡原因的第 1 位。靶向治疗是驱动基因阳性 NSCLC 的重要治疗手段之一。$BRAF$ 基因是继 $EGFR$ 基因突变、间变性淋巴瘤激酶（anaplastic lymphoma kinase，ALK）基因融合和 $ROS1$ 基因重排之后，NSCLC 的又一个重要的驱动基因。NSCLC 中 $BRAF$ 突变率为 $1.5\% \sim 8\%$[36, 47]，通常多发于当前或既往吸烟者和妇女中[36]。目前，BRAF 抑制剂达拉非尼联合曲美替尼已被批准用于治 $BRAF^{V600E}$ 突变的转移性非小细胞肺癌患者。

12.2 BRAF 抑制剂药物

目前已有 3 款 BRAF 抑制剂药物获批上市，现对这些药物进行介绍，表 12-1 列出了药物的关键信息。

维莫非尼（Vemurafenib，Zelboraf®，佐博伏®，维罗非尼，威罗非尼）由罗氏公司研发，是第 1 个被批准用于治疗 BRAF 突变的抗癌药物，也是中国首个获得上市批准的高选择性 BRAF 抑制剂。它适用于治疗 $BRAF^{V600E}$ 突变阳性的不可切除或转移性黑色素瘤，或治疗 $BRAF^{V600}$ 突变的确定肿瘤为 $BRAF^{V600}$ 特定突变阳性后才能使用维莫非尼治疗[48, 49]。

达拉非尼（Dabrafenib，Tafinlar®，泰菲乐®，甲磺酸达拉非尼胶囊）由葛兰素史克研发的一种靶向抗癌药物，共有两种制剂规格：深红色（50 mg 规格）或深粉色（75 mg 规格）胶囊。它适用于单药治疗 $BRAF^{V600E}$ 突变阳性的不可切除或转移性黑色素瘤患者，或联合曲美替尼治疗或辅助治疗（经完全切除后累及淋巴结）$BRAF^{V600E}$ 或 $BRAF^{V600K}$ 突变阳性的不可切除或转移性黑色素瘤患者、$BRAF^{V600E}$ 突变阳性的转移性非小细胞肺癌患者、$BRAF^{V600E}$ 突变阳性局部晚期或转移性甲状腺未分化癌患者、经过治疗后疾病已经进展且没有其他治疗选择的 $BRAF^{V600E}$ 突变阳性 6 岁及以上的不可切除或转移性实体瘤患者。因此，在患者进行治疗前必须经各国监管机构批准的检测方法确定肿瘤为 $BRAF^{V600}$ 特定突变阳性后才能使用达拉非尼治疗，不能用于 BRAF 野生型患者[50, 51]。

Encorafenib（Braftovi®）是由辉瑞公司研发一种口服小分子 BRAF 激酶抑制剂，适用于联合比米替尼治疗 $BRAF^{V600E}$ 或 $BRAF^{V600K}$ 突变阳性的不可切除或转移性黑色素瘤

表 12‑1　已获批上市的 BRAF 抑制剂药物

药物名称	靶点	适应证	结　构　式	分子量	剂型	给药剂量及方式	企业名称	首次获批情况
维莫非尼	BRAF	黑色素瘤，Erdheim‑Chester 病		489.9	片剂	960 mg，每日二次，口服	罗氏	FDA，2011 年 8 月
达拉非尼	BRAF	黑色素瘤，非小细胞肺癌，甲状腺癌，实体瘤		615.7	胶囊	150 mg，每日二次，口服	葛兰素史克	FDA，2013 年 5 月
Encorafenib	BRAF	黑色素瘤，结直肠癌		540.0	胶囊	450 mg（黑色素瘤）或 300 mg（结直肠癌），每日一次，口服	辉瑞	FDA，2018 年 6 月

患者,或联合西妥昔单抗治疗 $BRAF^{V600E}$ 突变阳性转移性结直肠癌患者,不能用于 BRAF 野生型患者。因此,在患者进行治疗前必须经各国监管机构批准的检测方法确定肿瘤为 $BRAF^{V600}$ 特定突变阳性后才能使用该药治疗[52, 53]。

12.3 非临床药代动力学和安全性

根据 FDA 发布的审评意见,对维莫非尼、达拉非尼和 Encorafenib 的非临床药代动力学和安全性进行总结。

12.3.1 维莫非尼

维莫非尼非临床研究[49]主要是在大鼠、犬、小鼠和兔中开展药效学、安全药理学、药代动力学、一般毒理学、遗传毒和生殖毒性实验,而维莫非尼的上市申请中关于药代动力学研究仅披露了毒代动力学内容,详见表 12-2。

表 12-2 维莫非尼非临床毒代动力学研究总结

试 验 类 型	试 验 设 计	试 验 结 果
毒代动力学	大鼠 TK 试验	$T_{max}=2\,h$ 雌性暴露量高于雄性;存在药物蓄积
	比格犬 TK 试验	$T_{max}=9\sim11\,h$ 低剂量组雌雄暴露量无明显差异

在毒理方面,维莫非尼在大鼠和比格犬上开展了一系列的重复给药毒理试验,详见表 12-3。

除了一般毒理外,还开展了一系列的安全药理,遗传毒,生殖毒,光毒性试验其结果总结如下。

安全药理试验:维莫非尼能引起犬浦氏纤维动作电位传导延迟;hERG 的试验结果(IC50=1.24 μM)显示其能抑制钾离子通道;在比格犬的心血管安全药理试验中,引起 RR 和 QT 间期延长,以及房室传导阻滞;在大鼠的呼吸安全药理试验中,能引起呼吸频率增高;结果显示维莫非尼可引起心血管系统的毒性。

遗传毒理试验:Ames、染色体畸变和大鼠体内微核试验的结果都呈现阴性,显示维莫非尼无遗传毒性。

生殖毒性试验:大鼠和家兔的胚胎-胎仔发育毒试验未观察到胎仔畸形或变异,显示维莫非尼对动物的胚胎-胎仔发育无影响。

体外光毒性试验结果呈现阳性。

表 12-3　维莫非尼非临床一般毒理研究总结

试 验 设 计	主 要 毒 性 结 果
SD 大鼠 13 周重复给药及 12 周恢复期毒性试验 灌胃给药，每天一次，剂量：0、10、50、450 mg/kg（GLP）	**临床病理**：高剂量组雌雄大鼠 TC↑（雄性 22%，雌性 58%），各剂量组雌性大鼠出现 AST 和 ALT 呈剂量依赖性降低（恢复期仍存在）；高剂量组雌性大鼠还出现 NEUT 呈剂量依赖性降低（约 26%） **结论**：NOAEL＝50 mg/kg[54]
犬 4 周重复给药及 4 周恢复期毒性试验 灌胃给药，每天二次，剂量：0、75、150 mg/kg（GLP）	**死亡率**：高剂量组 2 只雄性犬死亡，中剂量组 2 只雌性犬死亡，原因可能是肝或肺损伤 **临床观察**：高剂量组动物趾间笼疮或皮肤发红的发生率显著增加，并出现流涎、疼痛症状；中高剂量组呕吐发生率较高，所有剂量组（包括对照组）均出现粪便异常，推测可能与溶剂相关；1 只雄性犬出现左前爪"疣样生长" **体重和摄食量**：摄食量仅在高剂量组的第 1 周出现剂量依赖性降低，恢复期恢复 **心电图**：高剂量组雄性犬出现剂量相关性 QT 和 PR 间期延长 **临床病理**：WBC↑、LYMP↑、EOS↑、BASO↓、NEUT↑、WBC↓、PT↑、APTT↓、GLU↓、BUN↓、ALB↓、A/G↓、TG↑、ALT↑、ALP↑、AST↑、GGT↑、淀粉酶↑ **组织病理**：肝脏坏死、血管周围混合浸润、肝变性、色素沉着；胆囊存在分泌物；垂体出现囊肿、肾脏乳头矿化、脾脏还有铁血黄素沉积、胸腺萎缩伴有重量减轻、心脏出现单核浸润、动脉炎或动脉周围炎。雌性动物的肾脏还存在单核浸润、肾小管空泡化、乳头矿化和管状色素 **结论**：NOAEL＜150 mg/kg[54]
犬 39 周重复给药及 8 周恢复期毒性研究 灌胃给药，每天二次，剂量：0、50、150 或 450→300 mg/kg（GLP）	**死亡率**：高剂量组 2 只动物（1 雄 1 雌）在给药 10 天后处死。尸检时，雌性动物出现十二指肠变色 **临床观察**：给药期间，所有剂量组动物均因疼痛而出现喊叫和挣扎。中高剂量组表现出剂量依赖性过度流涎、呕吐、脱水、软便或畸形粪便以及活动减少；高剂量组出现外表瘦弱、震颤和皮肤发红的体征 **体重和摄食量**：高剂量组动物体重下降（雄性 5%，雌性 7%），停药后恢复，摄食量降低 **临床病理**：ALB↓（雄性 11.4%，雌性 22.9%）、GLB↑（雄性约 13.6%）、A/G↓（25%）、TC↑（34%～75%）、TG↑（211%）、ALT↑、AST↑、ALP↑、GGT↑、WBC↑、NEUT↑、MONO↑、EOS↑、APTT↓、LYMP↑ **病理大体观察**：濒死雌性动物的十二指肠变色 **组织病理**：肝脏中存在极轻微的散在肝细胞变性、库普弗细胞数量轻度至中度增加以及肝细胞和库普弗细胞中存在细胞色素。在濒死雌性动物的胸骨骨髓中存在中度全细胞坏死 **结论**：NOAEL＜100 mg/kg[54]

12.3.2　达拉非尼

在 FDA 审评报告的综述中披露[51]，达拉非尼在动物中表现出较高的口服生物利用度（46%～82%）、中至低程度的清除率，以及较强的蛋白结合率[在所有试验种属（包括人）中＞98%]。体内分布研究表明，达拉非尼广泛分布于大多数主要器官，详见表 12-4。

表 12－4　达拉非尼临床药代动力学研究总结

试验类型	试 验 设 计	试 验 结 果
吸收	大鼠单次 PK 试验(5 mg/kg,10 mg/kg)	给药后的暴露量几乎相同
	大鼠单次 PK 试验(20 mg/kg 的母药、代谢产物 M4、代谢产物 M7、代谢产物 M8)	原药的 AUC_{0-t}＝代谢产物 M4 的 AUC_{0-t} 原药的 AUC_{0-t}＝0.5 倍代谢产物 M7 的 AUC_{0-t} 原药的 AUC_{0-t}＝142 倍代谢产物 M8 的 AUC_{0-t}
	比格犬单次 PK 试验(HPMC 胶囊和明胶胶囊,未披露给药剂量)	HPMC 胶囊的峰暴露量和总暴露量比明胶胶囊高 2 倍
分布	血浆蛋白结合	在大鼠、小鼠、犬、猴和人中蛋白结合率高,均大于 98%
	$[^{14}C]$标记的大鼠组织分布试验(10 mg/kg)	达拉非尼广泛分布于各组织,在给药后 24 h,除肾脏、肾皮质、肾髓质、肝脏和肾上腺髓质外,其余组织浓度均低于定量下限
代谢	体外肝微粒体	主要由 CYP2C8、CYP3A4 和 CYP2C9 代谢
排泄	$[^{14}C]$标记的比格犬的代谢和排泄试验(5、10 mg/kg)	回收率约为 102%～104%,主要通过粪便排泄
	整体/胆管插管大鼠排泄(10 mg/kg)	排泄途径:粪便(90%)＞胆汁＞尿液(1%～3%)

在大鼠和比格犬上开展了一系列的重复给药毒理试验,详见表 12－5。

表 12－5　达拉非尼临床一般毒理研究总结[51]

试 验 设 计	主 要 毒 性 结 果
大鼠 4 周重复给药及 2 周恢复期毒性试验 口服给药,每天一次,剂量:0、5、20、200 mg/kg(GLP)	**组织病理:** 高剂量组动物出现视网膜玫瑰花结、肝脏极轻微肩胛下局灶性坏死、肺部出现轻度混合细胞浸润中度肺炎、脾脏轻度红髓巨噬细胞浸润、睾丸出现显著的双侧生精小管变性;中高剂量组动物胃部出现轻度局灶性角质形成细胞崎变性。恢复期结束后,除肝脏相关异常外,其余结果均可逆 **TK:** 所有剂量组雌雄动物的暴露水平均低于剂量比例,未观察到药物蓄积和性别差异 **结论:** 雄鼠 NOAEL＜5 mg/kg,雌鼠 NOAEL＝200 mg/kg[55]
大鼠 13 周重复给药及 4 周恢复期毒性试验 灌胃给药,每天一次,剂量:0、20、200、400 mg/kg(GLP)	**死亡率:** 高剂量组 1 只雌性动物死亡,原因可能是静脉采血后,颈部/胸部区域出血造成;此外,在该动物前胃中出现非腺体黏膜增生伴空泡变性和炎症的组织病理学变化 **临床观察:** 后爪观察到皮肤病变(干燥、发红、结痂、剥落、丘疹和发炎),发生率呈剂量依赖性升高。恢复期后,中高剂量组少数动物仍观察到皮肤干燥、发红和发炎 **体重和摄食量:** 呈剂量依赖性降低,变化均可逆 **临床病理:** LYMP↑、EOS↑,均可逆 **大体病理:** 淋巴结扩大、皮肤鳞屑、胃增厚、附睾小、睾丸小。除雄性动物皮肤鳞屑外,其余均可逆 **脏器重量:** 与对照组相比,各剂量组脾脏重量增加,雄性中高剂量组睾丸重量降低,均不可逆 **组织病理:** 所有剂量组胃部均观察到组织病理学增生、上皮向下生长和浸润,淋巴结增生,皮肤前爪和后爪出现角化过度;100% 的雄性大鼠显示睾丸变性/耗竭和附睾无精子,与剂量无关,恢复期后,50%动物出现无精症 **TK:** 所有剂量组雌雄动物的暴露水平均低于剂量比例,未观察到药物蓄积和性别差异 **结论:** NOAEL＜20 mg/kg[55]

续　表

试 验 设 计	主 要 毒 性 结 果
犬 4 周重复给药及 2 周恢复期毒性试验 口服给药,每天一次,剂量:0、1、5、50 mg/kg (GLP)	**大体病理**:鼻口部皮肤出现凸起区域,下巴出现小疙瘩,外耳增厚,外耳结节状 **脏器重量**:雄性前列腺重量下降,雌性卵巢重量下降,均可逆 **组织病理**:雄性高剂量组 1 只动物心脏三尖瓣出现出血、轻度局灶性、重度三尖瓣肥大;在皮肤系统上,高剂量组出现外耳轻度棘皮症和局灶、轻度角化过度、溃疡、良性的外耳鳞状细胞乳头状瘤;鼻口出现轻度棘皮症;下巴皮脂腺单核细胞炎性细胞浸润、溃疡;良性颌鳞状上皮细胞乳头状瘤 **结论**:NOAEL=5 mg/kg[55]
犬 13 周重复给药及 4 周恢复期毒性试验 口服给药,每天二次,剂量:0、5、20、60 mg/kg(雄),100 mg/kg(雌)(GLP)	**死亡率**:高剂量组动物均不耐受,在停药 1 周后第 22/23 天进行安乐死。临床体征包括身体虚弱、食欲不振、体重减轻、骨架突出、脱水(轻度至重度)、水样便发生率增加、红牙龈/牙龈炎(一只动物,双侧牙龈糜烂和溃疡,包括骨暴露)、偶发/一过性呕吐、眼分泌物 **临床观察**:所有剂量组多个区域观察到皮肤丘疹,包括鼻口部、耳廓、下颌、腹股沟、阴囊和腹侧胸部。主要在颈部腹侧观察到皮肤病变/皮肤发红/结痂。还观察到后爪和/或前爪肿胀和耳分泌物 **体重和摄食量**:体重下降,摄食量下降 **临床病理**:NEUT↑、MONO↑、TG↑、P↓、ALP↑ **大体病理**:中剂量组出现淋巴结扩大、肺粘连、增厚;低中剂量组出现皮肤增厚、溃疡、胸腺小 **脏器重量**:低中剂量组出现胸腺重量降低 **组织病理**:中高剂量组犬出现皮肤棘皮症、混合细胞浸润、糜烂或结痂、骨髓细胞增多,肺部出现混合细胞浸润、支气管肺泡炎症;中高剂量组雌性犬和高剂量组雄性犬出现心脏房室瓣出血;所有剂量组均有动物出现盲肠或结肠出血、胸腺淋巴衰竭;100%的雄性犬睾丸退化、变性或耗竭,附睾无精子,与剂量无关;雄性犬中高剂量组前列腺部分腺体发育 **TK**:中高剂量组雌雄动物的暴露水平与剂量近似成比例,未观察到药物蓄积,雄性动物的暴露水平是雌雄暴露水平的 2.1~2.5 倍 **结论**:NOAEL<5 mg/kg[55]

除了一般毒理外,还开展了一系列的安全药理、遗传毒、生殖毒、光毒性试验,其结果总结如下。

安全药理试验:hERG 试验的结果(IC_{25}=11.7 μM)显示达拉非尼呈弱 hERG 抑制剂,诱导 QT 间期延长的可能性较低。在比格犬的心血管系统试验,大鼠的呼吸系统和神经系统试验结果都无异常发现。

遗传毒理试验:Ames、体外小鼠淋巴瘤试验和大鼠体内微核试验的结果都呈现阴性,显示达拉非尼无遗传毒性。

生殖毒性试验:大鼠生育力和早期胚胎发育试验中出现着床前丢失显著性增加;在大鼠胚胎-胎仔发育试验中母体的生育力指数降低,黄体、着床和活胎数量减少,着床前和着床后丢失增加,出现胚胎畸形,包括室间隔缺损发生率增加、骨骼发育不完全等。以上结果显示达拉非尼影响母体的生育力,对动物胚胎发育有毒性作用。

体外光毒性试验结果呈阳性。

12.3.3　Encorafenib

在 FDA 审评报告的综述中关于 Encorafenib 非临床药代动力学内容详见表 12-6。

表 12 - 6　Encorafenib 非临床药代动力学研究总结[53]

试验类型	试 验 设 计	试 验 结 果
吸收	大鼠单次静脉注射(5 mg/kg)或经口给药(50 mg/kg)	经口：T_{max}＝2～4 h，$T_{1/2}$＝7.6 h，0～168 h 回收率为 97.4% 静脉：T_{max}＝0.083 h，$T_{1/2}$＝62 h，0～168 h 回收率为 99%
分布	血浆蛋白结合	在大鼠、小鼠、犬、猴和人中蛋白结合率高(74%～99%)
	大鼠单次经口给予 50 mg/kg 或静脉注射 5 mg/kg	经口：快速分布到各组织，但很少分布到中枢神经系统，胆汁和肝脏暴露量最高，在给药后 168 h，除肝脏外，大部分组织低于检测下限 静脉：分布与经口给药结果相似
代谢	大鼠、犬、猴、人肝细胞体外代谢	代谢产物水平均较低，无须进行额外验证
排泄	完整和胆管插管大鼠单次静脉(5 mg/kg)或经口给予(50 mg/kg)	经口：给药后 24 h 内粪便和尿液排泄量分别占给药剂量的 85% 和 12%，原型母体药物分别占 57.8% 和 0.04% 静脉：给药后 24 h 内粪便和尿液排泄量分别占给药剂量的 74% 和 24%，原型母体药物分别占 5.5% 和 0.08%

此外，在大鼠和食蟹猴上开展了 GLP 一般毒理学研究，详见表 12 - 7。

表 12 - 7　Encorafenib 非临床一般毒理研究总结[53]

试 验 设 计	主 要 毒 性 结 果
SD 大鼠 13 周重复给药及 4 周恢复期毒性试验 灌胃给药，每天一次，剂量：0、6、20 或 60 mg/kg (GLP)	死亡率：高剂量组 1 只雄性因灌胃事故导致临床状况恶化而人道处死，与给药无关 临床观察：所有剂量水平：皮肤异常：结痂、干燥、剥落、皮肤发红和/或发白，后爪、前爪和尾部轻微至中度坚实肿胀(高剂量组恢复期仍存在)，恢复期不可逆 体重：体重增加减少，恢复期均恢复 临床病理：WBC↑、嗜中性粒细胞↑、EOS↑、RET↑、ALT↑、AST↑、UREA↑、GLU↑、TC↑、雄性高剂量组 TG↓、雌性中高剂量组 TG↑ 组织病理：中高剂量组睾丸质地异常/软/小，附睾(管状变性、细胞碎片、少精/无精)，胃增生和角化过度；高剂量组雄性动物出现爪增厚和变色(与皮肤角化过度相关)；低中高剂量组后爪上皮增生、角化过度 TK：暴露量呈剂量依赖性增加；所有剂量水平下，雌性动物的暴露量约为雄性动物的 2 倍 结论：NOAEL＝20 mg/kg[56]
食蟹猴 13 周重复给药及 10 周恢复期毒性试验 灌胃给药，每天一次，剂量：0、20、60 mg/kg (GLP)	临床观察：中高剂量组偶发流涎、呕吐，呕吐物中含有药物 体重：体重增加下降，恢复期均恢复 眼科：高剂量组 2 只动物发现显示颗粒状物质、圆形、中心凹被覆盖、病变腹侧呈黄色；随后中心凹上出现水疱样病变伴黄色斑点，中心凹上新形成的水疱伴黄色液体，视神经背侧出现水疱样病变(恢复期部分或完全恢复) 病理：视网膜分离或脱落 TK：个体间暴露量差异很大，暴露随剂量增加而增加 结论：NOAEL＝20 mg/kg[56]

除了一般毒理外，还开展了一系列的安全药理、遗传毒、生殖毒、光毒性试验，其结果总结如下。

安全药理试验：hERG 试验结果（$IC_{50} = 73.4\ \mu M$）显示 Encorafenib 对钾离子通道无抑制作用；食蟹猴的心血管系统试验和大鼠的神经系统和呼吸系统组合试验均显示 Encorafenib 无异常发现。

遗传毒理试验：Ames、人外周血淋巴细胞染色体畸变和大鼠体内微核试验结果显示 Encorafenib 无遗传毒性。

生殖毒性试验：大鼠和家兔的胚胎-胎仔试验结果显示 Encorafenib 可能有生殖毒性，包括大鼠幼崽显示全身水肿、小颌和小眼畸形，家兔幼仔的多发性心脏畸形等。

体外光毒性试验呈阳性。

12.4　临床安全性

BRAF 靶点是黑色素瘤、甲状腺癌、结直肠癌、非小细胞肺癌等肿瘤的重要治疗靶点之一，BRAF 抑制剂药物上市提高了患者的生存期，并改善生活质量。此外，关注临床疗效的同时，我们也需要关注临床中出现的不良反应，只有疗效高且安全的药物才能为患者带去更多的获益。

对已上市的 3 款 BRAF 抑制剂，即维莫非尼、达拉非尼和 Encorafenib 的临床安全性进行分析和总结，其临床安全性数据主要是来源于 FDA 公布的药物研究资料和产品说明书。

12.4.1　维莫非尼

根据 FDA 公布的药物研究资料[49]，在 675 名初治的 $BRAF^{V600}$ 突变阳性的不可切除或转移性黑色素瘤患者中进行的Ⅲ期临床研究（NO25026）和 132 名至少一次既往系统性治疗失败的 $BRAF^{V600}$ 突变阳性的转移性黑色素瘤患者中进行的Ⅱ期临床研究（NP22657）中，维莫非尼治疗黑色素瘤患者后最常见的不良反应（≥30%）包括关节痛、皮疹、脱发、疲乏、光敏反应、恶心、瘙痒和皮肤乳头状瘤。

在 22 名 $BRAF^{V600}$ 突变阳性的 Erdheim-Chester 病患者中的临床研究数据显示，维莫非尼治疗 Erdheim-Chester 病后的最常见的不良反应（>50%）包括关节痛、斑丘疹、脱发、疲乏、心电图 QT 间期延长和皮肤乳头状瘤。

维莫非尼的说明书警告和注意事项信息提示，使用该品可能会产生新的原发性皮肤恶性肿瘤、新发非皮肤鳞状细胞癌或其他恶性肿瘤，也可能对 BRAF 野生型黑色素瘤产生促肿瘤作用。此外，维莫非尼也可能会引起严重的超敏反应（过敏反应、伴嗜酸粒细胞增多症和全身性症状）、严重的皮肤反应（Stevens-Johnson 综合征和中毒性表皮坏死溶解）、QT 延长、肝损伤、光敏反应、严重眼部反应、胚胎-胎儿毒性、放疗增敏作用和放射治疗回忆反应、肾功能衰竭、掌腱膜挛缩症和足跖筋膜纤维瘤病。

12.4.2 达拉非尼

根据 FDA 公布的药物研究资料[51]，在 250 名 $BRAF^{V600E}$ 突变阳性的不可切除或转移性黑色素瘤患者中口服达拉非尼单药治疗后的最常见的不良反应（≥20％）包括皮肤角化症、头痛、发热、关节痛、乳头状瘤、脱发和掌跖红肿综合征。

在 559 名既往未接受治疗的 $BRAF^{V600E}$ 或 $BRAF^{V600K}$ 突变阳性的不可切除或转移性黑色素瘤患者中，应用达拉非尼联合曲美替尼治疗后的最常见的不良反应（≥20％）包括发热、皮疹、发冷、头痛、关节痛和咳嗽；在 435 名至少接受一种研究药物治疗的、$BRAF^{V600}$ 突变阳性的、完全切除的Ⅲ期黑色素瘤患者中给予达拉非尼联合曲美替尼后最常见的不良反应（≥20％）包括发热、疲乏、恶心、头痛、皮疹、寒战、腹泻、呕吐、关节痛和肌痛；在 93 名转移性 $BRAF^{V600E}$ 突变阳性的非小细胞肺癌患者应用达拉非尼联合曲美替尼治疗后最常见的不良反应（≥20％）包括发热、疲乏、恶心、呕吐、腹泻、皮肤干燥、食欲下降、水肿、皮疹、寒战、出血、咳嗽和呼吸困难；在 206 名 $BRAF^{V600E}$ 突变阳性的成人实体瘤患者应用达拉非尼联合曲美替尼治疗后最常见的不良反应（≥20％）包括发热、疲乏、恶心、皮疹、寒战、头痛、出血、咳嗽、呕吐、便秘、腹泻、肌痛、关节痛和水肿；在 48 名 $BRAF^{V600E}$ 突变阳性的难治或复发性实体瘤儿科患者应用达拉非尼联合曲美替尼治疗后最常见的不良反应（≥20％）包括发热、皮疹、呕吐、疲乏、皮肤干燥、咳嗽、腹泻、痤疮性皮炎、头痛、腹痛、恶心、出血、便秘和甲沟炎。

根据 586 名实体瘤患者单独服用达拉非尼和 1 087 名不可切除或转移性黑色素瘤、辅助性黑色素瘤或 NSCLC 的患者服用达拉非尼联合曲美替尼的临床研究数据，其说明书中的警告和注意事项提示，单独或联合曲美替尼使用该品时需注意新的原发性皮肤和非皮肤的恶性肿瘤、出血、心肌病、葡萄膜炎、严重发热反应、严重皮肤毒性、高血糖、溶血性贫血（葡萄糖-6-磷酸脱氢酶缺乏症患者）、胚胎-胎儿毒性等不良反应以及对 BRAF 野生型肿瘤的促肿瘤作用。

12.4.3 Encorafenib

根据 FDA 公布的药物研究资料[53]，在 192 名 $BRAF^{V600E}$ 或 $BRAF^{V600K}$ 突变阳性不可切除或转移性黑色素瘤患者接受 Encorafenib 联合 Binimetinib 治疗后的最常见的不良反应（＞25％）是疲乏、恶心、呕吐、腹痛和关节痛；在 216 名 $BRAF^{V600E}$ 突变阳性转移性结直肠癌的患者接受 Encorafenib 联合西妥昔单抗后的最常见的不良反应（＞25％）是疲乏、恶心、腹泻、痤疮性皮炎、腹痛、食欲下降、关节痛和皮疹。

Encorafenib 说明书中的警告和注意事项信息提示，使用该品时需注意新的原发性皮肤和非皮肤的恶性肿瘤、出血、葡萄膜炎、QT 延长、胚胎-胎儿毒性等不良反应以及对 BRAF 野生型肿瘤的促肿瘤作用。

12.5　靶点安全性综合分析

12.5.1　非临床和临床安全性关联分析

通过对比已上市 BRAF 抑制剂的非临床试验数据和说明书,发现毒性上有较高的关联性和一致性,详见表 12-8。

表 12-8　已上市 BRAF 抑制剂非临床和临床安全性关联分析

主要系统		维莫非尼	达拉非尼	Encorafenib
皮肤	非临床	前爪出现疣状生长,皮肤发红体外光毒性阳性	毒性靶器官,皮肤发炎、干燥、发红、结痂、丘疹(包括鼻口部、耳廓、下颌、腹股沟、阴囊和腹侧胸部)、鳞屑,角化过度、棘皮症、浸润和糜烂体外光毒性阳性	毒性靶器官,皮肤异常,如结痂、干燥、剥落、红/白斑、后爪和前爪及尾部肿胀及变色体外光毒性阳性
	临床	皮疹、光敏反应、脱发、瘙痒、斑丘疹、Stevens - Johnson 综合征和中毒性表皮坏死溶解、伴嗜酸性粒细胞增多症和全身性症状、皮肤乳头状瘤	皮肤角化症、掌跖红肿综合征、脱发、皮疹、皮肤干燥、痤疮性皮炎、乳头状瘤	痤疮性皮炎、皮疹、新的原发性皮肤恶性肿瘤
	关联性	相关性强,非临床毒性可以预测临床安全性。皮肤是达拉非尼和 Encorafenib 的毒性靶器官,3 款药物无论是在非临床还是在临床上均表现出皮肤毒性,甚至出现新的原发性皮肤恶性肿瘤		
消化系统	非临床	肝脏为毒性靶器官,胆固醇呈剂量依赖性升高、肝功能酶(如 ALT、AST)↑、肝细胞变性、淀粉酶↑、ALP↑、流涎、呕吐、脱水、软便或畸形粪便	肝脏为大鼠潜在毒性靶器官,肝脏出现轻度血管灶局门静脉变性胃为大鼠的毒性靶器官,胃部出现轻度局灶性角质形成细胞嵴变性、增生、上皮向下生长和浸润、摄食量降低	ALT↑、AST↑;胃上皮增生和角化过度、偶发流涎、呕吐
	临床	恶心、肝损伤、肾功能衰竭	恶心、腹泻、呕吐、便秘、腹痛、食欲下降	恶心、呕吐、腹痛、食欲下降
	关联性	相关性相对较强,3 款药物的非临床均发现消化系统毒性,肝脏是维莫非尼和达拉非尼的毒性靶器官,胃是达拉非尼的毒性靶器官,临床上出现恶心、腹泻、呕吐等的消化系统毒性,非临床毒性在一定程度上能预测临床的安全性		
免疫系统	非临床	中性粒细胞异常、皮肤发红、EOS↑、MONO↑、胸骨骨髓细胞坏死、BASO↓,动物因疼痛而出现喊叫和挣扎	脾脏巨噬细胞浸润、胸腺淋巴耗竭、红牙龈/牙龈炎(双侧牙龈糜烂和溃疡,包括骨暴露)	嗜中性粒细胞↑、EOS↑
	临床	关节痛(关节炎)、光敏反应	关节痛(关节炎)、皮疹、(严重)发热反应	关节痛(关节炎)、皮疹
	关联性	相关性相对较强,非临床毒性在一定程度上能预测临床毒性。3 款药物在非临床上均表现出一定的免疫系统毒性,如 EOS 升高等,且在临床均出现关节痛(关节炎)、皮疹等的不良反应		

主要系统		维莫非尼	达拉非尼	Encorafenib
眼科	非临床	体外光毒性阳性	大鼠的毒性靶器官,视网膜病变,体外光毒性阳性	犬的毒性靶器官,颗粒状物质和水疱样病变、视网膜分离或脱落,体外光毒性阳性
	临床	严重眼部反应	葡萄膜炎	葡萄膜炎
	关联性	相关性相对较强,虽然维莫非尼非临床毒理试验中未发现和眼相关的毒性,但是在临床上出现了严重的眼部毒性;在达拉非尼和 Encorafenib 的非临床毒理试验结果显示,眼是毒性靶器官,在临床上出现了葡萄膜炎等临床不良反应。因此,总体而言,非临床试验结果对临床试验结果有一定的预测性		
循环系统	非临床	潜在的传导延迟、心室复极化延迟呈剂量依赖性;抑制延迟整流钾电流、RR 异常、QT 间期延长、房室传导阻滞;心脏出现单核浸润、动脉炎或动脉周围炎	犬的毒性靶器官,右房室瓣显著肥大,其特征为局灶性出血伴瓣膜中纤维蛋白沉积	/
	临床	QT 延长	心肌病	QT 延长
	关联性	相关性相对较强,维莫非尼和达拉非尼非临床毒性可预测临床安全性,但是 Encorafenib 非临床并没有发现循环系统相关风险,在临床中却出现 QT 延长		
生殖系统	非临床	生殖毒试验:轻度母体毒性、体重和摄食量降低	一般毒理试验:雄性生殖系统为毒性靶器官,睾丸和附睾的退化/耗竭和无精、有时伴有器官重量减轻;生殖毒试验:胎鼠出现骨骼发育延迟和畸形、心脏畸形;雌性大鼠黄体数量减少、着床前和着床后丢失增加以及胎仔体重降低	一般毒理试验:雄性生殖系统为毒性靶器官,剂量依赖性肾小管变性、少精和细胞碎片;生殖毒试验:大鼠幼崽出现全身水肿、小颌和小眼畸形;高剂量组兔中出现骨骼畸形、多发心脏畸形等
	关联性	非临床研究提示生殖毒风险		

12.5.2　靶点毒性解析

在临床使用时,BRAF 抑制剂常与 MEK 抑制剂进行联用,关于联用时发生的不良反应详见第 13 章,本部分内容主要是对 BRAF 抑制剂单独使用时产生的毒性进行解析。

因为从维莫非尼、达拉非尼和 Encorafenib 的非临床药效学研究中可以发现,它们不仅能够靶向性抑制 $BRAF^{V600}$ 突变,也能在一定程度上抑制 $BRAF^{WT}$。因此,导致使用 BRAF 抑制剂时产生了抑制 BRAF 野生型细胞的 MAPK 通路相关的不良反应和异常激活 BRAF 野生型细胞中的 MAPK 通路相关的不良反应。本章根据 MAPK 通路的激活或是抑制,将靶点毒性进行了分类。

1. MAPK 通路的异常激活

皮肤系统毒性是 BRAF 抑制剂最常见的副作用,临床上表现为皮肤角化症、皮肤干燥、脱发、皮肤乳头状瘤、皮肤鳞状细胞癌、角化棘皮瘤、新发原发性黑色素瘤和基底细胞癌等。Halaban 等[57]的研究中发现,皮肤瘤的产生主要是与 BRAF 野生型细胞中 MAPK

信号通路异常激活相关。一些存在上皮细胞 RAS 突变和/或酪氨酸激酶的突变或扩增的患者使用 BRAF 抑制剂后,可以通过激活细胞中的 CRAF 信号,增加 BRAF - CRAF 的异二聚化,从而激活下游的 ERK 1/2,被激活的 ERK 1/2 触发下游的效应因子,导致 BRAF 野生型细胞中的 MAPK 信号通路异常激活,进而导致鳞状细胞癌或角化棘皮瘤等皮肤瘤的产生[57-59]。因此,研究者认为,BRAF - CRAF 二聚化水平是唯一与 BRAF 抑制剂诱导皮肤和皮外肿瘤发生显著相关的生物标志物,在接受了 BRAF 抑制剂治疗后可以通过检测 BRAF - CRAF 二聚化来判断皮肤和皮外肿瘤发生的可能性[60]。由于皮肤或皮外肿瘤不良反应的发生主要是与 MAPK 通路的异常激活相关,因此在临床使用 BRAF 抑制剂时可以与 MEK 抑制剂或 CRAF 抑制剂进行联合使用,来降低皮肤严重不良反应的发生率,从而保护患者的安全。

在免疫系统方面,临床上表现为关节炎、发热、皮疹及过敏反应等。根据文献调研发现,这些免疫毒性的产生可能是因为 BRAF 抑制剂能激活 NLR 家族 CARD 域蛋白 4(NLR family CARD domain containing 4,NLRC4)和/或半胱氨酸天冬氨酸酶 1(caspase - 1),从而诱导或直接促进促炎性细胞因子 IL - 1β 的分泌,进而导致患者出现发热、皮疹、关节炎等不良反应[61]。但是关于 BRAF 抑制剂如何激活非肿瘤细胞中 NLRC4 或 caspase - 1 或 IL - 1β,研究人员未给出明确答复,只是推测可能是以细胞或微环境形式影响,还需要更多的试验进行进一步的论证;另一方面,有研究观察到,在体外 20 pM ～ 0.2 μM 和体内 30 mg/kg～100 mg/kg 的剂量范围内,BRAF 抑制剂就可以使 T 细胞激活,而这种反常激活却可以被 MEK 抑制剂阻断。所以研究者认为,BRAF 抑制剂虽然可以阻断 BRAF 突变细胞中的 ERK 信号传导,但又可以自相矛盾地激活携带野生型 BRAF 的 T 细胞中的 MEK 信号,增强 ERK 信号传导。虽然文献中未阐述 BRAF 抑制剂如何激活 T 细胞中的 MAPK 信号通路,根据上文关于皮肤毒性的描述,推测 BRAF 抑制剂也是通过激活 CRAF 形成二聚体,从而导致了 T 细胞的异常激活。因此,免疫毒性的产生可能源于 BRAF 抑制剂对 T 细胞的反常激活调节[62-64]。同时也表明,BRAF 抑制剂不太可能损害免疫系统,相反会增强免疫激活,这也是迄今为止大多数研究所支持的观点。

眼是达拉非尼和 Encorafenib 的毒性靶器官,临床上使用 BRAF 抑制剂时均有葡萄膜炎的报道。有文献报告,一般检查点抑制剂[如细胞毒 T 淋巴细胞相关抗原 4(cytotoxic T lymphocyte-associated antigen - 4,CTLA - 4)抑制剂、程序性细胞死亡蛋白 - 1(programmed death - 1,PD - 1)及其配体(PD - L1)抑制剂],或靶向治疗(如 MEK 抑制剂和 BRAF 抑制剂)都会引起葡萄膜炎这样的不良反应产生,且范围从前葡萄膜炎到全葡萄膜炎,并伴有一些类似全身性疾病,例如 Vogt - Koyanagi - Harada(VKH)综合征[65]。根据文献调研发现,可能是因为使用 BRAF 抑制剂破坏眼部原有的免疫赦免环境,而正如上文所描述,BRAF 抑制剂能激活 IL - 1β 的分泌,因此,免疫系统的非特异性激活导致了葡萄膜炎这样不良反应的发生[66,67]。

2. MAPK 通路的抑制

在消化系统方面,使用 BRAF 抑制剂后,临床上出现腹泻、便秘等不良反应。根据文献调研发现,MAPK 通路在胃肠道正常黏膜中通过上游的 EGFR 通路激活,而该通路是氯离子分泌的负调节剂。因此当使用 BRAF 抑制剂时,胃肠道正常黏膜中野生型 BRAF 可能被抑制,导致 EGFR 通路被抑制,进而增加了氯化物的分泌,从而诱导分泌性腹泻等不良反应的产生[68]。

在循环系统方面,临床上表现为 QT 间期延长、心肌病等严重不良反应。一方面,BRAF 是 hERG K$^+$ 通道的强调节剂,BRAF 抑制剂非特异性地抑制野生型 BRAF,从而下调 hERG 通道蛋白量并下调其活性,使复极化减慢,导致 QT 延长[69];另一方面,在一些细胞中,环磷酸腺苷(adenosine cyclophosphate,cAMP)在 BRAF 和小 G 蛋白 Rap-1 的共同刺激下激活 MAPK 通路。事实上,cAMP 的激活刺激了蛋白激酶 A(protein kinaseA,PKA),而 PKA 又通过 Rap-1 激活 BRAF,后者是 BRAF 的选择性激动剂。因此,BRAF 抑制剂可能通过抑制野生型 BRAF 促进 cAMP 的补偿性上调,cAMP 浓度的增加刺激了 PKA,促进 hERG 通道的磷酸化。而 PKA 依赖的 hERG 的磷酸化使通道在动作电位电压下有较弱的开放能力,使复极化减慢,从而导致 QT 延长[70-72]。

在生殖系统方面,因为在 *BRAF* 基因敲除模型中,出现严重的胚胎-胎儿毒性(胚胎致死性、重度生长迟缓和出生后死亡),且人 *BRAF* 基因的先天性突变与严重的遗传疾病相关[73]。因此,不推荐在妊娠期间使用 BRAF 抑制剂,且应告知具有生育能力的女性患者,服用 BRAF 抑制剂可能损害生育能力,应告知男性患者,服用 BRAF 抑制剂存在不可逆的精子发生受损的潜在风险。

以上是针对 BRAF 抑制剂的毒性解析,可以发现,毒性的产生主要是因为 BRAF 抑制剂的脱靶作用导致,对于 MAPK 通路的异常激活所产生的不良反应可以通过联用 MEK 抑制剂或 CRAF 抑制剂等进行缓解或改善,但是对于 MAPK 通路的抑制所产生的不良反应可能需要研究更加高选择性的 BRAF 抑制剂,进而解决相应问题。

12.6 总结与展望

随着各种恶性肿瘤中鉴定出 BRAF 突变,研究人员在设计靶向 BRAF 的安全有效的治疗药物方面投入了大量的精力,越来越多的 BRAF 抑制剂被开发出来,上市药物有维莫非尼、达拉非尼和 Encorafenib 适用于黑色素瘤、甲状腺癌、非小细胞肺癌、结直肠癌等的治疗。迄今为止,它们对携带 *BRAF*^{V600E} 或 *BRAF*^{V600K} 突变的肿瘤患者有效,但是后续面临的风险与挑战依然存在。一方面,BRAF 抑制剂获益持续时间较短,如黑色素瘤患者对于维莫非尼的响应仅为 6 个月;另一方面,BRAF 抑制剂联合其他药物治疗可能需要克服耐药机制,包括可能与上游信号通路中 NRAS 基因的突变活化,CRAF 的过表达,BRAF 蛋白的过表达,下游通路中 MEK 或者 ERK 基因突变活化或过表达等。同时,还需考虑到多药联合使用可能会导致毒性增加。另外，与 BRAF 抑制剂治疗相关的不良反应可能存在临床挑战，大多数副作用需要通过支持性干预、剂量调整或中断治疗来进行管理。

未来，随着对 BRAF 突变如何通过 MAPK 途径传递信号的更深入理解，必将完善对其肿瘤分子机制的认识，开发出更有效、更安全、更有选择性的 BRAF 抑制剂；同时在临床上设计不同的联合用药，开发更有效的联合疗法，为有效干预肿瘤的发生与进展、降低癌症患者死亡率及不良反应的发生率等提供更优的选择。

（胡莎莎，王秋香，黄俊）

参考文献

［1］Santarpia L，Lippman S M，El-Naggar A K．Targeting the MAPK-RAS-RAF signaling pathway in cancer therapy．Expert opinion on therapeutic targets，2012，16(1)：103 - 119.

［2］Rajagopalan H，Bardelli A，Lengauer C，et al．Tumorigenesis：RAF/RAS oncogenes and mismatch-repair status．Nature，2002，418(6901)：934.

［3］Zhang W，Liu H T．MAPK signal pathways in the regulation of cell proliferation in mammalian cells．Cell research，2002，12(1)：9 - 18.

［4］Osaki L H，Gama P．MAPKs and signal transduction in the control of gastrointestinal epithelial cell proliferation and differentiation．Int J Mol Sci，2013，14(5)：10143 - 10161.

［5］Scolnick E M，Rands E，Williams D，et al．Studies on the nucleic acid sequences of Kirsten sarcoma virus：a model for formation of a mammalian RNA-containing sarcoma virus．J Virol，1973，12(3)：458 - 463.

［6］Hager G L，Chang E H，Chan H W，et al．Molecular cloning of the Harvey sarcoma virus closed circular DNA intermediates：initial structural and biological characterization．J Virol，1979，31(3)：795 - 809.

［7］Tsuchida N，Uesugi S．Structure and functions of the Kirsten murine sarcoma virus genome：molecular cloning of biologically active Kirsten murine sarcoma virus DNA．J Virol，1981，38(2)：720 - 727.

［8］Ellis R W，Defeo D，Shih T Y，et al．The p21 src genes of Harvey and Kirsten sarcoma viruses originate from divergent members of a family of normal vertebrate genes．Nature，1981，292(5823)：506 - 511.

［9］Rapp U R，Goldsborough M D，Mark G E，et al．Structure and biological activity of v-raf，a unique oncogene transduced by a retrovirus．Proc Natl Acad Sci U S A，1983，80(14)：4218 - 4222.

［10］Sutrave P，Bonner T I，Rapp U R，et al．Nucleotide sequence of avian retroviral oncogene v-mil：homologue of murine retroviral oncogene v-raf．Nature，1984，309(5963)：85 - 88.

［11］Kamata T，Feramisco J R．Epidermal growth factor stimulates guanine nucleotide binding activity and phosphorylation of ras oncogene proteins．Nature，1984，310(5973)：147 - 150.

［12］Ambrosio L，Mahowald A P，Perrimon N．Requirement of the Drosophila raf homologue for torso function．Nature，1989，342(6247)：288 - 291.

[13] Han M, Golden A, Han Y, et al. C. elegans lin‐45 raf gene participates in let‐60 ras-stimulated vulval differentiation. Nature, 1993, 363(6425): 133‐140.

[14] Ahn N G, Weiel J E, Chan C P, et al. Identification of multiple epidermal growth factor-stimulated protein serine/threonine kinases from Swiss 3T3 cells. J Biol Chem, 1990, 265(20): 11487‐11494.

[15] Rossomando A J, Payne D M, Weber M J, et al. Evidence that pp42, a major tyrosine kinase target protein, is a mitogen-activated serine/threonine protein kinase. Proc Natl Acad Sci U S A, 1989, 86(18): 6940‐6943.

[16] Kyriakis J M, App H, Zhang X F, et al. Raf‐1 activates MAP kinase-kinase. Nature, 1992, 358(6385): 417‐421.

[17] Moodie S A, Willumsen B M, Weber M J, et al. Complexes of Ras. GTP with Raf‐1 and mitogen-activated protein kinase kinase. Science, 1993, 260(5114): 1658‐1661.

[18] Van Aelst L, Barr M, Marcus S, et al. Complex formation between RAS and RAF and other protein kinases. Proc Natl Acad Sci U S A, 1993, 90(13): 6213‐6217.

[19] Zhang X F, Settleman J, Kyriakis J M, et al. Normal and oncogenic p21ras proteins bind to the amino-terminal regulatory domain of c-Raf‐1. Nature, 1993, 364(6435): 308‐313.

[20] Vojtek A B, Hollenberg S M, Cooper J A. Mammalian Ras interacts directly with the serine/threonine kinase Raf. Cell, 1993, 74(1): 205‐214.

[21] Tuveson D A, Weber B L, Herlyn M. BRAF as a potential therapeutic target in melanoma and other malignancies. Cancer Cell, 2003, 4(2): 95‐98.

[22] Kim H J, Bar-Sagi D. Modulation of signalling by Sprouty: a developing story. Nat Rev Mol Cell Biol, 2004, 5(6): 441‐450.

[23] Tabbò F, Pisano C, Mazieres J, et al. How far we have come targeting BRAF-mutant non-small cell lung cancer (NSCLC). Cancer Treat Rev, 2022, 103: 102335.

[24] Huleihel M, Goldsborough M, Cleveland J, et al. Characterization of murine A-raf, a new oncogene related to the v-raf oncogene. Mol Cell Biol, 1986, 6(7): 2655‐2662.

[25] Beck T W, Huleihel M, Gunnell M, et al. The complete coding sequence of the human A-raf‐1 oncogene and transforming activity of a human A-raf carrying retrovirus. Nucleic Acids Res, 1987, 15(2): 595‐609.

[26] Ikawa S, Fukui M, Ueyama Y, et al. B-raf, a new member of the raf family, is activated by DNA rearrangement. Mol Cell Biol, 1988, 8(6): 2651‐2654.

[27] Tzivion G, Gupta V S, Kaplun L, et al. 14‐3‐3 proteins as potential oncogenes. Semin Cancer Biol, 2006, 16(3): 203‐213.

[28] Aitken A. 14‐3‐3 proteins: a historic overview. Semin Cancer Biol, 2006, 16(3): 162‐172.

[29] Roskoski R, Jr. RAF protein-serine/threonine kinases: structure and regulation. Biochem Biophys Res Commun, 2010, 399(3): 313‐317.

[30] Wellbrock C, Karasarides M, Marais R. The RAF proteins take centre stage. Nat Rev Mol Cell Biol, 2004, 5(11): 875‐885.

[31] Marais R, Light Y, Paterson H F, et al. Differential regulation of Raf‐1, A-Raf, and B-Raf by oncogenic ras and tyrosine kinases. J Biol Chem, 1997, 272(7): 4378‐4383.

[32] Mason C S, Springer C J, Cooper R G, et al. Serine and tyrosine phosphorylations cooperate in Raf‐1, but not B-Raf activation. EMBO J, 1999, 18(8): 2137‐2148.

[33] Tie J, Gibbs P, Lipton L, et al. Optimizing targeted therapeutic development: analysis of a

colorectal cancer patient population with the BRAF（V600E）mutation. Int J Cancer，2011，128（9）：2075 - 2084.

［34］ Davies H，Bignell G R，Cox C，et al. Mutations of the BRAF gene in human cancer. Nature，2002，417（6892）：949 - 954.

［35］ Forbes S A，Bindal N，Bamford S，et al. COSMIC：mining complete cancer genomes in the Catalogue of Somatic Mutations in Cancer. Nucleic Acids Res，2011，39（Database issue）：945 - 950.

［36］ Pisapia P，Pepe F，Iaccarino A，et al. BRAF：A Two-Faced Janus. Cells，2020，9（12）.

［37］ Maitre E，Wiber M，Cornet E，et al. ［Hairy cell leukemia］. Presse Med，2019，48（7 - 8 Pt 1）：842 - 849.

［38］ Handa S，Lee J O，Derkach A，et al. Long-term outcomes in patients with relapsed or refractory hairy cell leukemia treated with vemurafenib monotherapy. Blood，2022，140（25）：2663 - 2671.

［39］ Poust J. Targeting metastatic melanoma. Am J Health Syst Pharm，2008，65（24 Suppl 9）：S9 - S15.

［40］ Gorden A，Osman I，Gai W，et al. Analysis of BRAF and N-RAS mutations in metastatic melanoma tissues. Cancer Res，2003，63（14）：3955 - 3957.

［41］ Rose A A N. Encorafenib and binimetinib for the treatment of BRAF V600E/K-mutated melanoma. Drugs Today（Barc），2019，55（4）：247 - 264.

［42］ Dankner M，Rose A A N，Rajkumar S，et al. Classifying BRAF alterations in cancer：new rational therapeutic strategies for actionable mutations. Oncogene，2018，37（24）：3183 - 3199.

［43］ Fedorenko I V，Paraiso K H，Smalley K S. Acquired and intrinsic BRAF inhibitor resistance in BRAF V600E mutant melanoma. Biochem Pharmacol，2011，82（3）：201 - 209.

［44］ Zeng Q，Deng Y，Zhang L，et al. Interstitial lung disease associated with combination therapy of dabrafenib and trametinib in metastatic BRAF（V600E）-mutated poorly differentiated thyroid cancer：A case report and review of the literature. Int J Clin Pharmacol Ther，2022，60（5）：225 - 231.

［45］ Ros J，Baraibar I，Sardo E，et al. BRAF，MEK and EGFR inhibition as treatment strategies in BRAF V600E metastatic colorectal cancer. Ther Adv Med Oncol，2021，13：1758835921992974.

［46］ Ouyang B，Knauf J A，Smith E P，et al. Inhibitors of Raf kinase activity block growth of thyroid cancer cells with RET/PTC or BRAF mutations in vitro and in vivo. Clin Cancer Res，2006，12（6）：1785 - 1793.

［47］ Khunger A，Khunger M，Velcheti V. Dabrafenib in combination with trametinib in the treatment of patients with BRAF V600-positive advanced or metastatic non-small cell lung cancer：clinical evidence and experience. Ther Adv Respir Dis，2018，12：1753466618767611.

［48］ Tsai J，Lee J T，Wang W，et al. Discovery of a selective inhibitor of oncogenic B-Raf kinase with potent antimelanoma activity. Proc Natl Acad Sci U S A，2008，105（8）：3041 - 3046.

［49］ Roche. Vemurafenib lable［EB/OL］.（2020 - 05 - 18）［2022 - 12 - 20］. https：//www. accessdata. fda. gov/drugsatfda_docs/label/2020/202429s019lbl. pdf.

［50］ Hauschild A，Grob J J，Demidov L V，et al. Dabrafenib in BRAF-mutated metastatic melanoma：a multicentre，open-label，phase 3 randomised controlled trial. Lancet（London，England），2012，380（9839）：358 - 365.

［51］ Glaxo Smith Kline. Dabrafenib lable［EB/OL］.（2022 - 06 - 22）［2022 - 12 - 20］. https：//www. accessdata. fda. gov/drugsatfda_docs/label/2022/202806s022lbl. pdf.

［52］ Li Z，Jiang K，Zhu X，et al. Encorafenib（LGX818），a potent BRAF inhibitor，induces senescence accompanied by autophagy in BRAFV600E melanoma cells. Cancer letters，2016，370（2）：332－344.

［53］ Pfizer. Encorafenib lable［EB/OL］.（2022－02－11）［2022－12－20］. https：//www. accessdata. fda. gov/drugsatfda_docs/label/2022/210496s013lbl. pdf.

［54］ EMA. Vemurafenib-Assessment report［EB/OL］.（2011－12－15）［2022－12－20］. https：// www. ema. europa. eu/en/documents/assessment-report/zelboraf-epar-public-assessment-report _ en. pdf.

［55］ PMDA. Dabrafenib-Report on the Deliberation Results［EB/OL］.（2015－04－27）［2022－12－20］. https：//www. pmda. go. jp/files/000233740. pdf.

［56］ EMA. Encorafenib-Assessment report［EB/OL］.（2018－07－26）［2022－12－20］. https：//www. ema. europa. eu/en/documents/assessment-report/braftovi-epar-public-assessment-report_en. pdf.

［57］ Halaban R，Zhang W，Bacchiocchi A，et al. PLX4032，a selective BRAF（V600E）kinase inhibitor，activates the ERK pathway and enhances cell migration and proliferation of BRAF melanoma cells. Pigment Cell Melanoma Res，2010，23(2)：190－200.

［58］ Su F，Viros A，Milagre C，et al. RAS mutations in cutaneous squamous-cell carcinomas in patients treated with BRAF inhibitors. N Engl J Med，2012，366(3)：207－215.

［59］ Gençler B，Gönül M. Cutaneous Side Effects of BRAF Inhibitors in Advanced Melanoma：Review of the Literature. Dermatol Res Pract，2016，2016：5361569.

［60］ Boussemart L，Girault I，Malka-Mahieu H，et al. Secondary Tumors Arising in Patients Undergoing BRAF Inhibitor Therapy Exhibit Increased BRAF-CRAF Heterodimerization. Cancer Res，2016，76(6)：1476－1484.

［61］ Hajek E，Krebs F，Bent R，et al. BRAF inhibitors stimulate inflammasome activation and interleukin 1 beta production in dendritic cells. Oncotarget，2018，9(47)：28294－28308.

［62］ Callahan M K，Masters G，Pratilas C A，et al. Paradoxical activation of T cells via augmented ERK signaling mediated by a RAF inhibitor. Cancer Immunol Res，2014，2(1)：70－79.

［63］ Atkins M B，Larkin J. Immunotherapy Combined or Sequenced With Targeted Therapy in the Treatment of Solid Tumors：Current Perspectives. J Natl Cancer Inst，2016，108(6)：djv414.

［64］ Salzmann M，Benesova K，Buder-Bakhaya K，et al. Arthralgia Induced by BRAF Inhibitor Therapy in Melanoma Patients. Cancers（Basel），2020，12(10).

［65］ Arepalli S，Venkat A G. Uveitis secondary to cancer therapeutics. Annals of Eye Science，2020，5：19.

［66］ Thurau S，Engelke H，McCluskey P，et al. Uveitis in Tumor Patients Treated with Immunological Checkpoint- and Signal Transduction Pathway-Inhibitors. Ocul Immunol Inflamm，2022，30(7－8)：1588－1594.

［67］ Agarwal M，Dutta Majumder P，Babu K，et al. Drug-induced uveitis：A review. Indian J Ophthalmol，2020，68(9)：1799－1807.

［68］ Heinzerling L，Eigentler T K，Fluck M，et al. Tolerability of BRAF/MEK inhibitor combinations：adverse event evaluation and management. ESMO Open，2019，4(3)：e000491.

［69］ Bronte E，Bronte G，Novo G，et al. What links BRAF to the heart function? New insights from the cardiotoxicity of BRAF inhibitors in cancer treatment. Oncotarget，2015，6(34)：35589－35601.

［70］ Dugan L L，Kim J S，Zhang Y，et al. Differential effects of cAMP in neurons and astrocytes. Role of B-raf. J Biol Chem，1999，274(36)：25842 - 25848.

[71] Organ-Darling L E，Vernon A N，Giovanniello J R，et al. Interactions between hERG and KCNQ1 α-subunits are mediated by their COOH termini and modulated by cAMP. Am J Physiol Heart Circ Physiol，2013，304(4)：H589 - 599.

[72] Vossler M R，Yao H，York R D，et al. cAMP activates MAP kinase and Elk - 1 through a B-Raf- and Rap1-dependent pathway. Cell，1997，89(1)：73 - 82.

[73] Sibaud V，Robert C. Pigmentary disorders induced by anticancer agents. Part Ⅱ：targeted therapies. Ann Dermatol Venereol，2013，140(4)：266 - 273.

第13章

MEK 抑制剂的药理学机制和安全性

丝裂原活化蛋白激酶激酶(MAPK kinase，MAPKK，MEK)是经典的 RAS-RAF-MEK-ERK 细胞信号传导通路的重要一环，通过磷酸化激活下游的 ERK，以调控一系列的生物学功能。RAS-RAF-MEK-ERK 信号通路的激活在肿瘤细胞的增殖、分化、侵袭和转移等过程中发挥着重要作用，已成为抗癌药物研发的重要靶点之一。目前已有多款基于 MEK 靶点的小分子抑制获批上市，在治疗黑色素瘤、肺癌、神经纤维瘤等多种恶性肿瘤中展现出良好的疗效。本章简要介绍了 MEK 靶点的发现和作用机制及药物发展现状，对已获批上市四款 MEK 抑制剂的非临床以及临床研究进行梳理和总结，分析非临床和临床安全性的关联性，总结 MEK 抑制剂可能存在的共同毒性，以及这些毒性与靶点作用机制的相关性，希望为后续新一代 MEK 抑制剂的开发提供相关信息。

13.1 MEK 靶点作用机制

丝裂原活化蛋白激酶(mitogen-activated protein kinase，MAPK)信号通路是生物体内重要的信号转导系统之一，参与介导细胞生长、发育、分裂和分化等多种生理及病理过程，并与炎症、肿瘤等多种疾病的发生密切相关。RAS-RAF-MEK-ERK 是 MAPK 通路中参与肿瘤发生和发展的经典信号通路，目前多个已上市和在研药物均以该通路为靶点。作为上游靶点，RAS 和 RAF 是治疗肿瘤的关键靶点，而 MEK 靶点处在相对突变率较高的 RAS 和 RAF 靶点下游，基于该特性，MEK 也成为理想的治疗靶点，弥补上游靶点突变后的耐药情况。

13.1.1 MAPK 信号通路概述

如图 13-1 所示，MAPK 信号转导是以三级激酶级联的方式进行的。首先，MAPK 激酶的激酶(MAPK kinase kinase，MAPKKK)受有丝分裂原刺激磷酸化而激活，在此基础上 MAPKKK 转而磷酸化激活 MAPK 激酶(MAPK kinase，MAPKK)，最后由 MAPKK 磷酸化 MAPK，使其活化进而转入核内，从而调节特定基因的表达[1]。

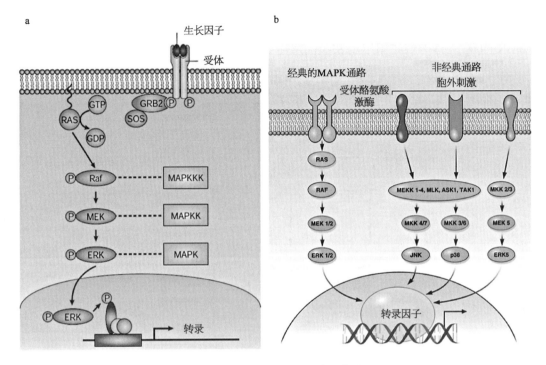

图 13-1　MAPK 信号通路示意图

a. MAPK 信号转导的三级激酶级联方式[1]；b. MAPK 信号通路的四条途径[2]

MAPK 家族的信号通路主要包括细胞外信号调控激酶（extracellular signal-regulated kinase，ERK）、c-Jun 氨基末端激酶（c-Jun N-terminal kinase，JNK）、P38 MAPK 以及 ERK5 四条途径（图 13-1）。ERK、JNK、P38、ERK5 可以由不同的刺激因素激活，形成不同的转导通路，激活各不相同的转录因子，介导不同的生物学效应，但这几条通路存在广泛的相互作用，从而导致通路间产生相互协同或抑制作用[2]。

13.1.2　RAS-RAF-MEK-ERK 通路

经典的 RAS-RAF-MEK-ERK 信号传导通路的激活在肿瘤细胞的增殖、分化、侵袭和转移等过程中发挥着重要作用，已成为抗癌药物研究的重要靶点，见图 13-2。表皮生长因子与受体结合激活酪氨酸激酶，通过衔接蛋白［生长因子受体结合蛋白 2（growth factor receptor-bound protein 2，Grb2)m-SOS复合物］将信号传递给 RAS 蛋白，RAS-GTP 直接与 RAF 相结合，形成一个短暂的膜锚定信号。活化的 RAF 通过磷酸化 MEK 环上的丝氨酸残基而将其激活。MEK 再激活其底物 ERK，进而磷酸化许多与胞质和胞膜相连的底物。RAS-RAF-MEK-ERK 通路中，任何一个蛋白质的功能异常都会导致严重的肿瘤疾病，因此研究人员围绕这一通路开发了一系列治疗药物[3]。

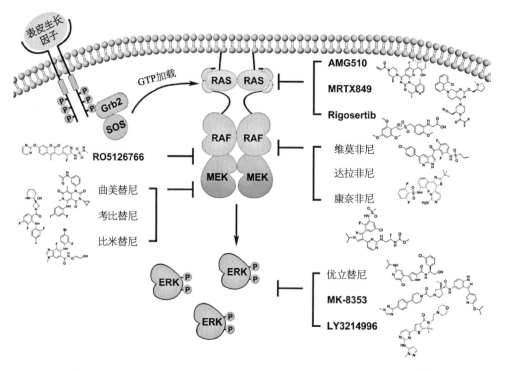

图 13‑2　靶向 RAS‑RAF‑MEK‑ERK 信号通路的抗肿瘤治疗药物[3]

13.1.3　MEK 靶点

ERK 属于 MAPK 家族中的一类,而 MEK 作为 MAPKK 通过酪氨酸和苏氨酸 2 个调节位点的磷酸化激活下游的 ERK,并引发一系列的生物学功能。MEK 家族成员有 2 个,即 MEK1 和 MEK2,两者有相似的基因序列,生物学功能也类似[4]。MEK 抑制剂的结合位点既不是 ATP 结合位点,也不是 ERK1/2 竞争位点,而是临近 MEK 的疏水区位置,从而使 ERK 不能磷酸化。由于为非 ATP 竞争抑制剂,相对而言选择性更好,特异性更强[5]。进一步研究发现,单一的 RAS 或者 RAF 抑制剂的临床疗效有限,而 MEK 抑制剂对于无论是 K‑RAS 还是 BRAF 突变导致的恶性肿瘤均有显著疗效,尤其是在 BRAF 突变的肿瘤细胞株中,MEK 通路的负反馈机制不存在,使得这一类肿瘤细胞株对 MEK 抑制剂的敏感性大大增加[2,5]。

13.2　MEK 抑制剂药物

通过抑制 MEK1/2 能够为携带 RAS/RAF 失调突变的肿瘤患者带来更好的治疗效果。1995 年首个 MEK 抑制剂 PD098059 就已问世,之后数十个 MEK 抑制剂产品进入药物发展的不同阶段。近年来,研究发现 MEK 抑制剂与 BRAF 抑制剂的联合使用能够显著发挥协同作用,提高抗肿瘤活性并控制不良反应。

目前有四款 MEK 抑制剂已获批上市。按照获批的时间顺序,包括了曲美替尼(Trametinib,MEKINIST®,迈吉宁®,2013 年)、Cobimetinib(COTELLIC®,2015 年)、Binimetinib(MEKTOVI®,2018 年)以及 Selumetinib(KOSELUGO®,2020 年),均为 MEK1/2 抑制剂。其中,最早上市,也发展较快的曲美替尼 2013 年在美国上市后,同年在欧洲上市,2016 年在日本上市,2019 年在中国上市。至 2022 年,曲美替尼的适应证从最初的未经 BRAF 抑制剂治疗的具有 BRAF^{V600E} 或 BRAF^{V600K} 突变的不可切除或转移性黑色素瘤的二线治疗,逐步扩展至与达拉非尼联用治疗具有 BRAF^{V600E} 突变的转移性非小细胞肺癌(nonsmall-cell lung cancer, NSCLC)及无治疗方案的具有 BRAF^{V600E} 突变的甲状腺未分化癌(anaplastic thyroid cancer, ATC),详见表 13-1。

表 13-1　MEK 抑制剂已上市药物汇总

药品名称	靶点	适应证	结　构　式	分子量	剂型	给药剂量/方式	企业名称	首次获批情况
曲美替尼	MEK 1/2	单药治疗黑色素瘤;与达拉非尼联用治疗黑色素瘤、NSCLC、ATC		693.53	片剂	2 mg,每天 1 次,口服	诺华	FDA,2013 年 5 月
Cobimetinib	MEK 1/2	与维莫非尼联用治疗黑色素瘤		1 178.71	片剂	60 mg,每天 1 次,口服	基因泰克	FDA,2015 年 11 月
Binimetinib	MEK 1/2	与 Encorafenib 联用治疗黑色素瘤		441.2	片剂	45 mg,每天 2 次,口服	阿雷生物药品公司	FDA,2018 年 6 月
Selumetinib	MEK 1/2	神经纤维瘤		555.76	胶囊	25 mg/m^2,每天 2 次,口服	阿斯利康	FDA,2020 年 4 月

由于药物机制相关,MEK 抑制剂临床上通常与 RAF 抑制剂联用。MEK 抑制剂填补了黑色素瘤的临床靶向治疗空白,为患者提供了显著临床获益,目前已上市药物除曲美替尼已逐步扩展用途,Cobimetinib 及 Binimetinib 的适应证也同样为与 BRAF 抑制剂联用治疗具有 BRAF^{V600E} 或 BRAF^{V600K} 突变的不可切除或转移性黑色素瘤。值得注意的是,最新上市的 Selumetinib 是用于 2 岁及以上的 1 型神经纤维瘤和有症状且不可手术的丛状神经纤维瘤,表明 MEK 抑制剂的应用已拓展至多发性神经纤维瘤。

13.3 非临床药代动力学和安全性

根据 FDA 网站公开的信息,对曲美替尼、Cobimetinib、Binimetinib、Selumetinib 这几款 MEK 抑制剂的非临床药代动力学和安全性进行了总结。

13.3.1 曲美替尼

2013 年由 FDA 批准上市,非临床药代动力学结果显示[6],SD 大鼠和比格犬为非临床研究相关种属,临床前的安全性评价主要在 SD 大鼠和比格犬中进行。具体的非临床药代动力学和毒理学研究结果总结见表 13-2 和表 13-3。

表 13-2　曲美替尼的药代动力学研究结果总结

试　验　类　型		试　验　结　果
吸收	体外渗透性	高渗透性
	大鼠单次 PK 试验(3 mg/kg)	口服生物利用度: 42%±7%;AUC: 6.1±1.1 μM^* hr;C_{max}: 0.47±0.14 μM;$T_{1/2}$: 5.5±0.7 h
	比格犬单次 PK 试验(0.3 mg/kg)	口服生物利用度: 86%±22%;AUC: 2.8±0.7 μM^* hr;C_{max}: 0.13±0.02 μM;$T_{1/2}$: 13.3±3.2 h
分布	血浆蛋白结合	各种属都有很高的结合力,小鼠、大鼠、犬、猴、人的结合率分别为 95%、96%、97%、98%、97%
	[14C]标记的大鼠组织分布 (1 mg/kg)	肝、肠、肾、肾上腺、哈德氏腺、包皮腺、胃黏膜、脑垂体、胰腺、唾液腺和甲状腺中的组织浓度最高,脑组织中较低
代谢	体外肝细胞代谢	体外各种属肝细胞中,曲美替尼主要通过脱酰基、去甲基化、酮形成、单氧化和葡萄糖醛酸化进行代谢
	[14C]标记的 SD 大鼠体内代谢 (1 mg/kg)	检测到的代谢产物比例均小于 10%
	[14C]标记的比格犬体内代谢 (0.5 mg/kg)	代谢的主要途径为氧化、N-去甲基化、去酰化加单氧化和脱氢单氧化
排泄	[14C]标记的大鼠排泄(1 mg/kg)	主要通过粪便和胆汁排泄,少量通过尿液排泄

除了一般毒理外,还开展了其他毒性研究,包括安全药理,遗传毒性和生殖毒性,其结果总结如下。

安全药理试验 hERG 试验的结果(IC_{50}=1.54 μM)显示曲美替尼对钾离子通道有抑制作用。心血管系统的安全药理试验分别在 CD-1 小鼠和比格犬中进行,小鼠试验的结果显示曲美替尼引起左心室功能下降,但比格犬试验的结果显示其对心血管系统功能无影响。另外,还进行了离体兔左心室楔形组织的试验,其结果显示其不影响 QT 间期,但引起 Tp‐e 间期缩短。在大鼠中进行的呼吸系统和神经系统的安全药理试验显示其对呼吸功能和中枢神经系统功能无影响。

表 13‐3　曲美替尼的一般毒理学研究结果总结

试 验 设 计	主 要 毒 性 结 果
SD 大鼠 13 周重复给药及 4 周恢复期毒性试验 口服给药,每天一次,剂量:0、0.25、0.5、1.0 mg/m²(雄),0、0.125、0.25、0.5 mg/m²(雌)(GLP)	**死亡率:**中高剂量组共有 10 只动物(5 雄、5 雌)死亡或安乐死。死亡原因最常见为皮肤毒性 **临床观察:**高剂量组体重和摄食下降;中高剂量组可见皮肤结痂、病变、发红和过敏 **临检:**NEUT↑、MONO↑;LYMP↓、RBC↓、HGB↓、HCT↓;AST↑、ALT↑、P↑、CRE↓、TP↓、ALB↓、K↓ **病理:**主要集中于中高剂量组,包括皮肤毒性[棘皮病、溃疡/糜烂、渗出/结痂、炎症(急性或亚急性)和/或少毛/脱发]、胃肠道毒性(腺黏膜矿化、鳞状黏膜增生和炎症、胃鳞状黏膜糜烂)、肾上腺皮质肥大/增生、髓质细胞过多和骨髓的变性/坏死、肝周细胞空泡化和肝脏内有局灶性或多灶性肝细胞坏死、淋巴结的淋巴细胞增生、卵巢囊肿和黄体数量减少 **TK:**存在明显的性别差异,雌性约为雄性的 1.5 倍;存在药物蓄积 **结论:**雄性的 NOEL 为 0.125 mg/m²,雌性的 NOAEL 为 <0.125 mg/m²[7],毒性靶器官:皮肤、胃肠道、淋巴和造血器官,肝脏、肾上腺和雌性生殖器官
犬 13 周重复给药及 4 周恢复期毒性试验 口服给药,每天一次,剂量 0、0.15、0.3、0.6→0.45 mg/m²(GLP)	**死亡率:**高剂量组 1 只雄性动物,在第 14 天实施安乐死 消化道的病变(胃、结肠和直肠多灶性出血以及胃内溃疡或糜烂)被认为是死亡的主要原因 **临床观察:**中高剂量组出现流涎、肛门前和阴道分泌物;高剂量组出现严重的皮肤结痂、病变和发红;高剂量组体重和摄食量下降 **眼科检查:**在 13 周结束时发现,轻微的弥漫性结膜充血和局灶性角膜混浊以及中度浆液眼分泌物 **临检:**RET↑;RBC↓、HGB↓、HCT↓、LUC↑(13 周时);MONO↑、PLT↑(4 周恢复后) **病理:**最小到轻度的肺脏毒性(大体观察可见肺脏苍白、隆起或深色的区域,这与组织病理学所见的肺脏少量出血、单核细胞浸润、胸膜纤维化和巨噬细胞积聚相一致);中度淋巴结的窦性红细胞增多/出血 **TK:**无性别差异;无药物蓄积 **结论:**雄性的 NOEL 为 0.15 mg/m²,雌性的 NOAEL 为 0.3 mg/m²[7],毒性靶器官:皮肤、胃肠道、肺和淋巴结

遗传毒性试验: Ames 试验、小鼠淋巴瘤 L5178Y 细胞 Tk 基因突变试验和大鼠骨髓微核试验的结果都是阴性,显示曲美替尼无遗传毒性。

生殖毒性试验:大鼠胚胎-胎仔发育(EFD)毒性试验结果呈现曲美替尼能引起胚胎毒性,包括胚胎植入丢失增加、胎仔体重下降(约 20%),以及延迟骨化和大血管畸形。兔胚胎-胎仔发育(EFD)毒性试验结果也同样显示曲美替尼能引起胚胎和胎儿毒性,包括胎儿流产、胚胎植入丢失增加、胎儿体重降低、不完全骨化和腭裂发生率增加、前囟明显增大等异常变化。

13.3.2　Cobimetinib

2015 年由 FDA 批准上市[8],非临床药代动力学结果显示,SD 大鼠和比格犬为非临床研究相关种属,临床前安全性评价主要在 SD 大鼠和比格犬中进行。具体的非临床药代动力学和毒理学研究结果总结见表 13 - 4 和表 13 - 5。

表 13 - 4　Cobimetinib 的非临床药代动力学研究结果总结

试 验 类 型		试 验 结 果
分布	血浆蛋白结合	在小鼠、大鼠、兔、犬、猴、人的结合率均较高(>90%)
	全血-血浆分配比	在大鼠、猴和兔中,全血:血浆比>1,表明在这些种属中主要分布在全血中
	[14C] 标记的大鼠组织分布 30 mg/kg	广泛分布至组织和器官,胃肠道(胃、肠、肝)和胆汁、肺、肾上腺、膀胱、垂体和眼/葡萄膜的暴露水平最高。CNS 暴露量极低
代谢	体外肝微粒体	主要由 CYP3A4 和 3A5 代谢,人血浆中存在葡糖苷酸代谢物至少部分由 UGT2B7 介导
	体内 SD 大鼠 [14C]标记 30 mg/kg	原形药为主要成分
	比格犬 [14C]标记 5 mg/kg	原形药为主要成分
排泄	[14C] 标记的大鼠排泄研究 30 mg/kg	主要通过粪便和胆汁排泄,少量通过尿液排泄

表 13 - 5　Cobimetinib 的一般毒理学研究结果总结

试 验 设 计	主 要 毒 性 结 果
SD 大鼠 4 周重复给药毒性试验 口服给药,每天一次	10 mg/kg 观察到血液学的相关变化,包括 LYMP↓、RBC↓、WBC↓,以及雌性发现卵巢坏死、黄体减少和囊肿 主要靶器官是肾上腺、肝脏、胸腺、淋巴结和皮肤 4 周的毒理研究的 10 mg/kg 动物暴露量为人类 60 mg 剂量水平暴露的 0.67~2.9 倍
大鼠 13 周重复给药及 4 周恢复期毒性试验 口服给药,每天一次,剂量:0、0.3、1 和 3 mg/kg (GLP)	高剂量组有 1 只雄性大鼠死亡,死因不明 **TK**:无性别差异,无药物蓄积 **结论:NOAEL:1 mg/kg**
犬 13 周重复给药及 4 周恢复期毒性试验 口服给药,每天一次,剂量:0、0.3、1.0 和 3.0→1.0 mg/kg(GLP)	**死亡率:**高剂量组 4 只动物(2 雄、2 雌)和中剂量组 1 只雌性死亡 **临床观察:**脱水、外观消瘦、活动减退、卧位、多涎、呕吐、粪便变色/液体、脱发、眼睛分泌物清澈/混浊 **病理:**剂量限制毒性似乎是胃肠道毒性,特别是食道。其他潜在的组织靶器官包括肾脏、肝脏和甲状腺 **TK**:无性别差异;无药物蓄积 **结论:**NOAEL 为 0.3 mg/kg[9],毒性靶器官:胃肠道

除了一般毒理外,还开展了其他毒性研究,包括主要器官的安全药理、遗传毒性、生殖毒性和光毒性,其结果总结如下。

安全药理试验 hERG 试验的结果($IC_{50}=0.5\ \mu M$)显示 Cobimetinib 抑制钾离子通道。心血管系统的安全药理试验在比格犬中进行,结果显示 Cobimetinib 对心血管系统功能无影响。呼吸系统和神经系统的安全药理试验分别在大鼠中展开。呼吸系统的安全药理试验观察到呼吸频率降低,可能与 Cobimetinib 对 μ-阿片受体的脱靶活性有关。神经系统的安全药理试验无异常发现。

遗传毒性试验:Ames 试验、染色体畸变试验和大鼠骨髓微核试验的结果均为阴性,显示 Cobimetinib 无潜在的遗传毒性。

生殖毒性试验:大鼠胚胎-胎仔发育(EFD)毒性试验出现胚胎毒性,包括胚胎植入后丢失的增加、胎儿体重下降和骨骼发育异常、胎儿软组织(大血管)畸形和眼窝的骨骼异常。大鼠围产期(PPND)毒性试验出现动物死亡;存活动物 RBC↑、HGB↑和 HCT↑;TG↓、TBIL↑;LYMP↓;组织病理学发现毒性的器官包括肾脏、肝脏、脾脏和胸腺。

光毒性试验:3T3 中性红摄取光毒性试验的结果(光刺激因子为 2.168)显示 Cobimetinib 可能会产生光毒性以及细胞毒性。

13.3.3　Binimetinib

2018 年由 FDA 批准上市,非临床药代动力学结果显示[10],SD 大鼠和食蟹猴为非临床研究相关种属,临床前安全评价主要在 SD 大鼠和食蟹猴中进行。具体的非临床药代动力学和毒理学研究结果总结见表 13-6 和表 13-7。

表 13-6　Binimetinib 的非临床药代动力学研究结果总结

试 验 类 型		试 验 结 果
吸收	裸小鼠单次给药 30 mg/kg	口服生物利用度 54% AUC_{inf}: 47 256 ng・hr/mL C_{max}: 6 800 ng/mL T_{max}: 2 h
分布	[14C]标记的大鼠组织分布 30 mg/kg	广泛分布,主要分布在血液、胆汁、肾脏、膀胱和胃肠道中,但未分布至中枢神经系统
代谢	体外和体内试验	参与代谢的 CYP 酶为 CYP1A1、1A2、2C19 和 3A4 鉴别的丰度最高的代谢物是 Binimetinib 的葡糖苷酸结合物 未发现特有的人体代谢产物
排泄	[14C]标记的大鼠排泄研究	主要通过粪便和胆汁排泄,少量通过尿液排泄

表 13-7　Binimetinib 的一般毒理学研究结果总结

试 验 设 计	主 要 毒 性 结 果
SD 大鼠 26 周重复给药及 4 周恢复期毒性试验 口服给药，每天一次，剂量：0、1、3、10 mg/kg（GLP）	**临床观察**：中高剂量组牙齿损坏或脱落，皮肤脱毛或结痂；中高剂量组雌性牙齿咬合错位；恢复期高剂量组雌性皮肤仍存在结痂 **临检**：NEUT↑、MONO↑、LUC↑；CK↑、P↑、BUN↑、TBIL↓、TCHO↓ **病理**：所有剂量组肾小管和肾盂矿化、骨髓脂肪细胞增多；高剂量组皮肤炎症和糜烂/溃疡 **TK**：有性别差异，雌性大于雄性；有药物蓄积 **结论**：雄性的 NOAEL 为 3 mg/kg，雌性的 NOAEL 为 1 mg/kg[11]，毒性靶器官：皮肤、肾脏和骨髓
食蟹猴 9 个月重复给药及 3 个月恢复期毒性试验 口服给药，每天一次，剂量：0、0.2、2、5 mg/kg（GLP）	**死亡率**：高剂量组 1 只雌性第 155 天被安乐死，很可能是由于胃肠道毒性（轻度到中度炎症和大肠上皮变性）导致的 **临床观察**：所有剂量组观察到水样便；中剂量组雌性和高剂量组雌雄动物观察到皮肤干燥 **临检**：NEUT↑、MONO↑、LYMP↓；CK↑、P↑、TG↑ **病理**：胃肠道炎症/变性（黏膜的炎症和上皮细胞的变性） **TK**：无性别差异；无药物蓄积 **结论**：NOAEL 为 2 mg/kg[11]，毒性靶器官：胃肠道和皮肤

除了一般毒理外，还开展了其他毒性研究，包括安全药理、遗传毒性和生殖毒性，其结果总结如下。

安全药理试验：hERG 试验的结果（IC_{50}＞30 uM）显示 Binimetinib 对钾离子通道无显著抑制作用。在食蟹猴中展开的心血管安全药理试验显示其能引起 QTc 间期增加，心率和体温的变化。在大鼠中展开的呼吸、神经系统和肾脏安全药理试验均无异常发现。另外，在大鼠中进行的肠胃道安全药理试验显示 Binimetinib 对胃肠道动力无影响，但可能会导致胃液分泌和胃酸的减少。

遗传毒性试验：Ames 试验、小鼠淋巴瘤 L5178Y 细胞 Tk 基因突变试验和小鼠骨髓微核试验均呈阴性。

生殖毒性试验：大鼠胚胎-胎仔发育（EFD）毒性试验结果包括母体体重增加减少、胎儿体重下降和骨骼变异增加。兔胚胎-胎仔发育（EFD）毒性试验结果包括动物死亡、胚胎植入后丢失的增加、流产、胎儿体重下降和内脏畸形等。

13.3.4　Selumetinib

2020 年由 FDA 批准上市，非临床药代动力学结果显示[12]，CD-1 小鼠和食蟹猴为非临床研究相关种属，临床前安全评价主要在 CD-1 小鼠和食蟹猴中进行。具体的非临床药代动力学和毒理学研究结果总结见表 13-8 和表 13-9。

除了一般毒理外，还开展了其他毒性的研究，包括安全药理试验、遗传毒性和生殖毒性和致癌性试验，其结果总结如下。

表 13‑8　Selumetinib 的非临床药代动力学研究结果总结

试验类型		试验结果
吸收	小鼠 50 mg/kg，每天 2 次	AUC_{0-12}：271/258 μg^* hr/mL（雄/雌）；C_{max}：55/63 μg/mL；T_{max}：3.8/1 h
	食蟹猴 5 mg/kg	口服生物利用度：56%；AUC_{0-24}：3.46 μg^* hr/mL C_{max}：2.55 μg/mL；T_{max}：0.5～1 h；$T_{1/2}$：5.6 h
分布	血浆蛋白结合	都有很高的结合力，小型猪、犬、猴、人、小鼠、大鼠的结合率分别为 93.7%、94.6%、97.7%、98.4%、98.9%、99.7%
	全血血浆分配比	大鼠、犬、猴和人的血浆：全血比均＞1，表明 Selumetinib 主要分布在血浆中
	[^{14}C]标记的大鼠组织分布 1 mg/kg	肺、肝、肾和肾上腺的组织浓度最高，脑组织中较低 眼睛中放射性消除的半衰期约为 60 h
代谢	体外肝细胞	经过 CYP 酶介导的Ⅰ相代谢氧化和广泛的 UGT 酶介导的Ⅱ相结合，形成几种葡萄糖醛酸结合物
排泄	[^{14}C]标记的大鼠排泄研究 1 mg/kg	主要通过粪便和胆汁排泄，少量通过尿液排泄

表 13‑9　Selumetinib 的一般毒理学研究结果总结

试验设计	主要毒性结果
CD‑1 小鼠 26 周重复给药及 13 周恢复期毒性试验 口服给药，每天两次，剂量：0、1、5、20 mg/kg（GLP）	**死亡率**：高剂量组 14 只雄性因为尿路发炎和阻塞而提前终止了试验 **临床观察**：意外死亡或终止动物：活动/反应迟钝、立毛、弓背、呼吸异常、苍白、消瘦；体重下降、摄食减少 **临检**：所有剂量组白细胞系变化（NEUT↑、EOS↑、MONO↑、LUC↑）；高剂量组红系指标变化（HCT↓、HGB↓、MCV↓、RBC↑、RET↑）；ALB↓、A/G↓、GLB↓、P↑、Na↑、Ca↑、UREA（雄↑，雌↓）；高剂量组尿液分析（pH↓、Na↑、Cl↑） **病理**：高剂量组动物胃肠道的炎症和糜烂/溃疡性改变与一些动物的早期死亡有关；小鼠肝门静脉区炎症细胞浸润、网织红细胞增多、脾髓外造血和血液参数的变化被认为是继发于胃肠道的侵蚀和炎症变化；此外还有小部分动物发现肝脏轻度多灶性矿化 **TK**：有性别差异，雌性大于雄性；无药物蓄积 **结论**：毒性靶器官：胃肠道、尿路
食蟹猴 26 周重复给药及 13 周恢复期毒性试验 口服给药，每天两次，剂量：0、0.5、1.5、4 mg/kg（GLP）	**死亡率**：无动物死亡 **临床观察**：雌性中剂量和雄性高剂量观察到水样便，与脱水和/或体重下降有关，需要补液治疗 **临检**：雄性高剂量组 HCT↓、HGB↓、RBC↓；雌雄高剂量组 ALB↓、A/G↓、GLB↑、BUN↑、TG↑；雄性高剂量 AST↑、TCHO↓、Ca↓、P↓；雌雄中剂量组 P↑、A/G↓ **TK**：无性别差异；无药物蓄积 **结论**：NOAEL：雄性为 1.5 mg/kg；雌性因为一只动物出现水样便和脱水，因此无法确定 NOAEL 是否为 1.5 mg/kg NOEL：0.5 mg/kg 未观察到胃肠道相关毒性，AST↑、BUN↑、TG↑提示有肝毒性的潜力

续　表

试　验　设　计	主　要　毒　性　结　果
Wistar 大鼠 3 个月重复给药毒性试验 口服给药，每天两次，剂量：0、1、2.5、5、10、20 mg/kg(雄)，0、2.5、5、12.5、25、50 mg/kg(雌)(GLP)	**本试验的目的是确定 2 年致癌性研究的剂量** **死亡率**：20 mg/kg 雄性以及 25 mg/kg 和 50 mg/kg 雌性死亡或提前安乐死 **临床观察**：安乐死动物背部和腹部的皮损和/或结痂、过度梳理/抓挠、蓬乱/竖毛、弓背；存活动物所有剂量组雌性和≥5 mg/kg 雄性，出现剂量依赖性皮肤损伤和/或结痂 **临检**：NEUT↑、MONO↑、WBC↑、PLT↑；AST↑、ALT↑、P↑、ALB↓、GLB↑、A/G↓、TBA↓；PRO/CRE↑ **病理**：皮肤是导致雌性动物在最高剂量时早期死亡的主要靶器官，NEUT 和 WBC 的增加可能与皮肤损伤的发生率增加有关 雌雄动物出现皮肤溃烂，雄性(10 mg/kg)股骨-胫骨关节内骨骺发育不良，胃、肾脏、心脏、主动脉、肠系膜淋巴结、肺脏和舌头等器官发生矿化 **TK**：雌性大于雄性；无药物蓄积 **结论**：毒性靶器官：皮肤和肾脏

安全药理试验：hERG 试验的结果($IC_{50} > 10\ \mu M$)显示 Selumetinib 对钾离子通道无显著抑制作用。心血管安全药理试验是在小型猪中展开，结果显示其对心血管功能无影响。在大鼠中进行的呼吸系统和神经系统安全药理结果均无异常。另外，还展开了胃肠道系统的安全药理，结果显示 Selumetinib 对胃肠道动力和胃分泌无影响，但会影响胃刺激性，导致胃肠道黏膜病变。

遗传毒性试验：Ames 试验和小鼠淋巴瘤 L5178Y 细胞 Tk 基因突变试验结果呈阴性，但小鼠骨髓微核试验的结果呈阳性，主要是由于其为非整倍体诱导剂导致的。FDA 审阅认为非整倍体诱导剂量对应的 C_{max} 是临床剂量的 30～40 倍，因此认为 Selumetinib 不具有遗传毒性。

生殖毒性试验：小鼠生育力与早期胚胎发育(FEED)试验显示 Selumetinib 对雌雄动物的生殖功能无影响，但活胎数略有减少。小鼠胚胎-胎仔发育(EFD)毒性试验中出现胚胎死亡、胎儿平均体重下降、胎儿畸形(包括睁眼、腹壁闭合不全、腭裂)，显示 Selumetinib 对胚胎-胎仔发育有毒性。小鼠围产期(PPND)毒性试验结果显示 Selumetinib 对母体和胎儿生存和发育均有明显的毒性作用，包括母体未产下胎儿并出现临床相关症状(如皮疹、弓背和震颤)，胎儿死亡，后代中观察到透镜状不透明、睁眼、腭裂或后肢向内旋转等发育异常现象。

光毒性试验：3T3 中性红摄取光毒性试验结果呈阴性。

致癌性试验：进行了致癌性研究，包括 6 个月的 CByB6F1 rasH2 转基因小鼠致癌性试验和两年的 Wistar 大鼠致癌性试验。两项致癌性试验的结果均为阴性，显示长期服用 Selumetinib 无致癌性。

综上所述，皮肤和胃肠道为四款药物共有的毒性靶器官。曲美替尼和 Binimetinib 均存在影响心脏功能的潜力。Binimetinib 和 Selumetinib 均存在影响胃肠道功能的潜力。仅 Cobimetinib 观察到呼吸频率的降低与对 μ-阿片受体的脱靶活性有关，其他药物对中枢神经系统和呼吸系统无影响。四款药物均未发现遗传毒性风险。仅 Selumetinib 开展致癌性研究,未发现致癌性风险。四款药物均存在导致生殖毒性的风险,临床应用时应告知孕妇对胎儿的潜在风险,建议采取有效避孕措施。围绕 Cobimetinib 和 Selumetinib 开展的非临床光毒性试验结果为阴性,未围绕曲美替尼和 Binimetinib 开展相关研究,但是曲美替尼有潜在的光安全性问题,因此建议在临床上监测。依赖性潜力为 Cobimetinib 特有的考虑,与其脱靶毒性有关。

13.4　临床安全性

MEK 靶点处于 RAS‐RAF‐MEK‐ERK 通路的下游,通过抑制 MEK1/2 能够为携带 RAS/RAF 突变的肿瘤提高疗效。近年来,研究发现 MEK 抑制剂与 BRAF 抑制剂的联合使用能够发挥协同作用,提高抗肿瘤活性并控制不良反应。基于 MEK 抑制剂的药理特性,除 Selumetinib 外,其他已上市三款药物临床应用均为与 BRAF 抑制剂联用。

13.4.1　曲美替尼

根据 FDA 已公布的药物研究资料[13],曲美替尼说明书中的警告和注意事项包括在与达拉菲尼联用时,出现新发原发性恶性肿瘤(皮肤和非皮肤)、出血、结肠炎和胃肠道穿孔、静脉血栓栓塞、心肌病、眼部毒性(视网膜静脉阻塞、视网膜色素上皮脱落)、间质性肺病/肺炎、严重的发热反应、严重的皮肤毒性、高血糖症和胚胎-胎儿毒性。

在 211 名 BRAF^{V600E} 突变阳性或 BRAF^{V600K} 突变阳性的不可切除或转移性黑色素瘤患者口服曲美替尼单药治疗后的最常见的不良反应($\geqslant$20%)包括皮疹、腹泻和淋巴水肿。

在 559 名未接受既往治疗的、BRAF^{V600} 突变阳性的不可切除或转移性黑色素瘤患者中,应用曲美替尼联合达拉非尼治疗后的最常见的不良反应($\geqslant$20%)包括发热、恶心、皮疹、寒战、腹泻、呕吐、高血压和外周水肿;在 435 名至少接受一剂研究药物治疗的、BRAF^{V600} 突变阳性的、完全切除的Ⅲ期黑色素瘤患者给予曲美替尼联合达拉非尼后最常见的不良反应($\geqslant$20%)包括发热、疲乏、恶心、头痛、皮疹、寒战、腹泻、呕吐、关节痛和肌痛;在 93 名既往未治疗和既往治疗的转移性 *BRAF^{V600E}* 突变阳性的非小细胞肺癌患者应用曲美替尼联合达拉非尼治疗后最常见的不良反应($\geqslant$20%)包括发热、疲乏、恶心、呕吐、腹泻、皮肤干燥、食欲下降、水肿、皮疹、寒战、出血、咳嗽和呼吸困难;在 206 名 BRAF^{V600E} 突变阳性的成人实体瘤患者应用达拉非尼联合曲美替尼治疗后最常见的不良反应($\geqslant$20%)包括发热、疲乏、恶心、皮疹、寒战、出血、咳嗽和呼吸困难;在 100 名 BRAF^{V600E} 突变阳性的罕见癌症患者(包括局部晚期或转移性 ATC 患者)应用曲美替尼联合达拉非尼治疗后最常见的不良反应($\geqslant$20%)情况与其他批准适应证中观察到的情况相似。

13.4.2　Cobimetinib

根据 FDA 已公布的药物研究资料[14],Cobimetinib 说明书中的警告和注意事项包括在与维莫非尼联用时,出现新发原发性恶性肿瘤(皮肤和非皮肤)、出血、心肌病、重度皮肤毒性反应、浆液性视网膜病变和视网膜静脉阻塞、肝毒性、横纹肌溶解、严重光敏性、胚胎-胎儿毒性。

在 247 名 BRAF^{V600} 突变阳性的不可切除或转移性黑色素瘤患者中,应用 Cobimetinib 联合维莫非尼治疗后的最常见的不良反应($\geqslant 20\%$)包括腹泻、光敏反应、恶心、发热和呕吐。

13.4.3 Binimetinib

根据 FDA 已公布的药物研究资料[15],Binimetinib 说明书中的警告和注意事项包括在与 Encorafenib 联用时,出现心肌病、静脉血栓栓塞、眼部毒性(浆液性视网膜病变、视网膜静脉阻塞、葡萄膜炎)、间质性肺病、肝毒性、横纹肌溶解、出血和胚胎-胎儿毒性。

在 192 名 BRAF^{V600} 突变阳性的不可切除或转移性黑色素瘤患者中,应用 Binimetinib 联合 Encorafenib 治疗后的最常见的不良反应($\geqslant 25\%$)包括疲劳、恶心、腹泻、呕吐和腹痛。

13.4.4 Selumetinib

根据 FDA 已公布的药物研究资料[16],Selumetinib 说明书中的警告和注意事项包括心肌病、眼部毒性、胃肠道毒性、皮肤毒性、CPK 升高、维生素 E 升高和出血风险、胚胎-胎儿毒性。值得关注的是,Selumetinib 相关不良反应均为儿童患者中的数据。

在 50 名 1 型神经纤维瘤伴无法手术的丛状神经纤维瘤患者中,应用 Selumetinib 治疗后的最常见的不良反应($\geqslant 40\%$)包括呕吐、皮疹、腹痛、腹泻、恶心、皮肤干燥、疲劳、肌肉骨骼痛、发热、痤疮样皮疹、口腔炎、头痛、甲沟炎和瘙痒。

综合而言,服用 MEK 抑制剂在肿瘤患者中的常见不良反应主要包括(不含严重不良反应)发热、皮疹、恶心、呕吐、腹泻、疲劳等。由于 MEK 抑制剂主要作用于肿瘤患者,因而非严重的常见不良反应很可能由于肿瘤患者对药物的耐受性下降所引起,这在肿瘤临床试验中较为常见,较难判断是否与药物相关或是否为靶点特异性。因此,在后续的非临床和临床安全性关联分析中重点关注临床严重不良反应(主要是警告和注意事项)。

根据上述临床症状所属的器官系统,表 13-10 总结了 4 款上市药物的警告和注意事项的详细信息以及常见不良反应,并进行了汇总、分析和比较。

综上所述,MEK 抑制剂的临床不良反应较集中,除胚胎-胎儿毒性外,临床需关注出血、心肌病、眼部毒性、横纹肌溶解和皮肤毒性,考虑为靶点特异性所致。肝毒性、静脉血栓栓塞、间质性肺病/肺炎等涉及重要系统、脏器,在临床实践中也需重点关注。此外,由于不良反应的发生及频率取决于特定临床试验的试验设计、不良事件的定义、评估和监测方法,本章中横向比较各上市药物的不良反应及其发生率具有一定的局限性。

表 13-10　已上市 MEK 抑制剂临床不良反应汇总

临床不良反应		曲美替尼	Cobimetinib	Binimetinib	Selumetinib
警告和注意事项	皮肤	新发皮肤恶性肿瘤(皮肤鳞状细胞癌、角化棘皮瘤、基底细胞癌、新发原发性黑色素瘤)	新发皮肤恶性肿瘤(皮肤鳞状细胞癌、角化棘皮瘤、基底细胞癌、第二原发性黑色素瘤)		
		严重皮肤毒性(Stevens-Johnson 综合征和伴嗜酸粒细胞增多和系统症状的药疹,可能危及生命或具有致死性)	重度皮肤毒性,如重度皮疹		儿科人群:皮疹(痤疮样皮炎、斑丘疹和湿疹) 未获批瘤种成人患者人群发生了其他皮肤毒性,包括重度掌跖红肿综合征
			光敏性疾病		
	胃肠道	结肠炎和胃肠道穿孔			儿科人群出现严重腹泻及结肠炎; 未获批瘤种成人患者人群发生了严重胃肠道毒性,包括穿孔、结肠炎、肠梗阻
	肝脏		肝毒性(ALT↑、AST↑、ALP↑、TBIL↑)	肝毒性(3~4 级 ALT↑、AST↑、ALP↑)	
	眼部	视网膜静脉阻塞、视网膜色素上皮脱落	浆液性视网膜病变(脉络膜视网膜病变或视网膜脱离)、视网膜静脉阻塞	浆液性视网膜病变、视网膜静脉阻塞、葡萄膜炎	儿科人群出现视力模糊、畏光、白内障和高眼压以及视网膜色素上皮脱离 未获批瘤种成人患者人群中发生了严重眼部毒性,包括视网膜静脉阻塞和视网膜色素上皮脱离
	呼吸系统	间质性肺病/肺炎		间质性肺病/肺炎	
	循环系统	静脉血栓栓塞(深静脉血栓形成和肺栓塞)		静脉血栓栓塞、肺栓塞	
	心肌病	心肌病(左心室射血分数相对基线降低≥10%),包括心力衰竭	心肌病(症状性和无症状性左心室射血分数下降)	心肌病(症状性或无症状性射血分数降低相关的左心室功能障碍)	儿童患者中出现心肌病(左心室射血分数较基线降低≥10%);在扩展其他瘤种的成人患者中出现左心室射血分数降低及左心室功能不全
	运动系统		横纹肌溶解(血清 CPK↑,CRE↑)	横纹肌溶解(血清 CPK↑)	儿科人群中出现 CPK↑,有些伴肌痛扩展瘤种的成人患者中发生横纹肌溶解

临床不良反应		曲美替尼	Cobimetinib	Binimetinib	Selumetinib
警告和注意事项	内分泌系统	高血糖症			
	生殖系统	胚胎-胎儿毒性(临床未观察)	胚胎-胎儿毒性(临床未观察)	胚胎-胎儿毒性(临床未观察)	胚胎-胎儿毒性(临床未观察)
	其他(综合)	出血(关键区域或器官的症状性出血),常见胃肠道出血,致死性事件为脑出血和脑干出血严重发热,伴有低血压、寒战或寒战、脱水或肾衰竭	出血(关键区域或器官的症状性出血),胃肠道出血、生殖系统出血、血尿、脑出血	出血,最常见是胃肠道出血,包括直肠出血(4.2%)、便血(3.1%)和痔出血(1%),在新发或进展性脑转移的情况下发生致死性颅内出血	因辅料中含维生素E,可能导致维生素E摄入过多引发出血风险
常见不良反应		皮疹、腹泻、水肿、发热、恶心、寒战、呕吐、高血压、疲乏、头痛、关节痛、肌痛、皮肤干燥、食欲下降、咳嗽和呼吸困难	腹泻、光敏反应、恶心、发热和呕吐	疲劳、恶心、腹泻、呕吐和腹痛	呕吐、皮疹、腹痛、腹泻、恶心、皮肤干燥、疲劳、肌肉骨骼痛、发热、痤疮样皮疹、口腔炎、头痛、甲沟炎和瘙痒

13.5　靶点安全性综合分析

　　本章分别在13.3和13.4节梳理了四款上市药物的非临床和临床常见的严重不良反应,在13.5章节我们对非临床和临床安全性进行关联性分析,从中归纳得到靶点相关的毒性,并讨论了靶点机制以及信号通路与不良反应的相关性,希望为读者提供一些对于MEK靶点的理解和开发思路。

13.5.1　非临床和临床安全性关联分析

　　围绕四款药物开展了充分的非临床药理毒理研究,非临床研究中表现的毒性反应基本可预测临床毒性,尤其是在心脏毒性、胃肠道毒性和皮肤毒性方面提示了MEK抑制剂的相关风险,为临床研究中规避严重不良反应提供了一定的参考和警示作用。而肝毒性难以通过动物毒理研究试验揭示,但是结合非临床组织分布研究结果发现,肝脏是四款药物主要分布的器官之一,临床相关的肝毒性表现可能与此相关。已上市药物临床均发生明显眼科毒性,而非临床毒理研究中均未观察到该毒性反应,但非临床药代动力学研究中发现,Cobimetinib在眼/葡萄膜的暴露水平较高,Selumetinib在眼睛中放射性消除的半衰期约为60 h,推测这可能是导致临床眼科毒性的原因之一。生殖毒性方面,由于非临床研究中体现了明确的相关风险,临床研究中积极采取严格措施,规避了对孕妇和胎儿的潜在风险。但是临床研究中也表现出了一些无法预测的不良反应,包括眼部毒性、横纹肌溶解、新发皮肤恶性肿瘤以及致死性出血反应。这些反应与靶点的相关性还有待进一步讨论。详细的对比结果见表13-11。

表 13‑11 已上市 MEK 抑制剂非临床和临床安全性关联分析

主要系统		曲美替尼	Cobimetinib	Binimetinib	Selumetinib
皮肤系统	非临床	皮肤结痂、病变、发红和过敏，以及病理改变［棘皮病、溃疡/糜烂、渗出/结痂、炎症（急性或亚急性）］	皮肤毒性并不显著	皮肤脱毛或结痂，皮肤干燥	皮肤损伤和/或结痂以及皮肤溃烂，皮肤是导致早期死亡的主要靶器官
	临床	严重皮肤毒性（Stevens‑Johnson 综合征和伴嗜酸性粒细胞增多和系统症状的药疹）	重度皮疹，光敏性疾病	未见皮肤毒性	皮疹，重度掌跖红肿综合征
		新发皮肤恶性肿瘤	新发皮肤恶性肿瘤	/	/
	关联性	相关性较强，非临床毒性可预测临床反应，且与靶点相关性较大。曲美替尼和 Cobimetinib 临床研究出现了新发皮肤恶性肿瘤，但非临床研究中未发现相关病变			
消化系统	非临床	胃肠道腺黏膜矿化、鳞状黏膜增生和炎症、胃鳞状黏膜糜烂	胃肠道毒性为主要的剂量限制毒性，潜在的靶器官包括肝脏	胃肠道的炎症和糜烂/溃疡性改变，未观察到显著的肝脏毒性	胃肠道的炎症和糜烂/溃疡性改变
	临床	结肠炎和胃肠道穿孔	肝毒性（ALT↑、AST↑、ALP↑、TBIL↑）	肝毒性（3～4 级 ALT↑、AST↑、ALP↑）	严重腹泻、结肠炎、胃肠道穿孔和肠梗阻
	关联性	胃肠道是非临床研究中四个药物共有的毒性靶器官，但是临床研究中，Cobimetinib 和 Binimetinib 未见相关胃肠道反应，而是出现了比较严重的肝毒性，非临床研究中肝毒性虽然不显著，但也有一定的预测作用			
眼科	非临床	/	/	/	/
	临床	视网膜静脉阻塞、视网膜色素上皮脱落	浆液性视网膜病变	浆液性视网膜病变、视网膜静脉阻塞、葡萄膜炎	视力模糊、畏光、白内障和高眼压以及视网膜色素上皮脱离
	关联性	临床均发生明显眼科毒性，非临床均未观察到			
呼吸系统	非临床	最小到轻度的肺脏毒性	/	/	/
	临床	间质性肺病/肺炎		间质性肺病/肺炎	
	关联性	曲美替尼和 Binimetinib 临床出现间质性肺病/肺炎，仅曲美替尼在非临床研究中出现相关变化			
循环系统	非临床	左心室功能下降	hERG 抑制剂，但对心血管系统无影响	QTc 间期的增加和平均心率间歇性下降	/
	临床	心肌病 静脉血栓栓塞	心肌病	心肌病、静脉血栓栓塞、肺栓塞	心肌病
	关联性	心脏毒性的临床-非临床相关性强，机制相关可能性较大			

主要系统		曲美替尼	Cobimetinib	Binimetinib	Selumetinib
运动系统	非临床	/	/	/	/
	临床	/	横纹肌溶解(血清 CPK↑)	横纹肌溶解(血清 CPK↑)	横纹肌溶解(血清 CPK↑)
	关联性	除曲美替尼外,其他药物除临床均出现横纹肌溶解,表现为血清 CPK↑,非临床毒理研究中未发现关联性指证			
生殖系统	非临床	胚胎-胎儿毒性	胚胎-胎儿毒性以及围产期和产后发育毒性	胚胎-胎儿毒性	胚胎-胎儿毒性以及围产期和产后发育毒性
	临床	无临床数据			
	关联性	非临床研究中发现生殖毒性,临床研究中采取了严格措施,规避风险			
其他	非临床	胃肠道最小到轻度的多灶性出血	/	/	/
	临床	出血	出血	出血	出血
	关联性	临床研究中均观察到明显的出血反应,非临床研究中,除曲美替尼有所体现外,其他均未观察到			

13.5.2　MEK 抑制剂毒性解析

由于临床上 MEK 抑制剂多与 BRAF 抑制剂联用,临床不良反应多见于联合给药的临床实践中,而且由于 BRAF 与 MEK 靶点机制通路相同,因而难以详细区分毒性是否为 MEK 靶点单独引起或协同 BRAF 靶点共同导致。以下不良反应均直接分析其与 RAS-RAF-MEK-ERF 通路的关联性。

皮肤毒性是 MEK 抑制剂联用 BRAF 抑制剂其中一个较明显的毒性反应,与表皮生长因子受体(epidermal growth factor receptor,EGFR)抑制剂所导致的皮肤毒性机制相似。MEK 治疗通路的上游调控因子 BRAF 同时也是 EGFR 的下游调控媒介,而 EGFR 通路是调控表皮稳态的关键调控因子,EGFR 通路在角质形成细胞、毛囊和皮脂腺中高表达,其调节角质形成细胞的增殖、分化和存活,并在维持表皮稳态中起关键作用。当下游媒介 MEK 被抑制后,可影响表皮的完整性,导致毛囊和皮脂腺的无菌性炎症,最容易引起的临床表现是毛囊炎样皮疹[17]。因此,皮肤毒性与 BRAF-MEK 治疗机制相关。临床上,皮肤毒性通常为早期发生、一过性,通过及时的临床干预能够有效控制皮肤毒性对患者的影响。

胃肠道毒性也是 MEK 抑制剂临床和非临床均较显著的毒性反应,或与 ERK 通路的作用有关。ERK 通路在胃肠道上皮细胞的增殖、分化、凋亡、迁移和存活中起主要作用,而 MEK1/2 是 ERK 通路的关键调控者。当通过 EGFR 激活 RAS-ERK-BRAF-MEK 通路时,细胞增殖增多而分化减少,因而当阻断该通路的 MEK,预期对胃肠道上皮细胞的效果相反,这可能解释了 MEK 抑制剂导致黏膜损伤进而导致严重的胃肠道毒性[18]。结合非临床组织分布结果,四款药物胃肠道和肝脏暴露水平较高,提示消化系统毒性可能也与药物的组织分布特性相关。

眼科毒性是 MEK 抑制剂特征性的毒性反应,在临床实践中多有报道,多发生于视网膜层面。根据 Huang 等建立的动物模型研究[19],对兔子玻璃体内注射不同剂量的 PD0325901,在较高剂量下,24 h 之内所有兔子都出现了视网膜静脉阻塞;在注射一周后,出现了视网膜水肿、血管衰减和视网膜脱落。在大鼠口服 PD0325901 研究中,虽然大鼠中未出现视网膜闭塞事件,但视网膜基因表达出现明显变化,参与氧化应激、血液-视网膜屏障破坏、炎症反应以及凝血级联激活反应的基因表达上调,因而推测,MEK 抑制剂导致氧化应激和促血栓形成状态,这两者结合共同增加了视网膜阻塞的风险[19]。此外,浆液性视网膜病变也是较 MEK 抑制剂患者较常见的眼部毒性症状。正常情况下,视网膜色素上皮(retinal pigment epithelium,RPE)细胞能够维持血液-视网膜屏障,防止视网膜下积液。Jiang 等发现 RPE 细胞中存在一种液体运输通道蛋白——Aquaporin 1(AQP-1),而 ERK/MEK 途径参与了 RPE 细胞内 AQP-1 蛋白的密度调节,因而推测,MEK 抑制剂可能通过 AQP-1 改变了 RPE 的通透性,从而破坏了其作为屏障防止视网膜下积液的能力,导致 MEK 抑制剂患者中浆液性视网膜病变的高发生率[20]。

呼吸系统方面,仅在曲美替尼和 Binimetinib 中发现间质性肺病/肺炎,非临床研究未能提示这一严重不良反应,此外,咳嗽、呼吸急促等也是 MEK 抑制剂的常见不良反应。MAPK/MEK-ERK 通路是控制纤维化相关的细胞过程的主要通路,包括了细胞的生长、增殖和存活,但这一通路与肺部纤维化在体内的关系尚不清楚。事实上,有动物研究表明,肺上皮细胞中转化生长因子-α(transforming growth factor,TGF-α)的过量表达与间质细胞中 MEK/ERK 通路的激活相关,ERK 通路也与人类纤维化疾病相关,选择性地抑制 MEK 在 TGF-α 模型中甚至可以防止纤维化的进展[21]。

心肌病在 4 款已上市 MEK 抑制剂药物的临床试验中均有报告,虽然相对较罕见,但由于其潜在致命性较强,需要加强临床监测与控制。前文已经提到,RAF-MEK-ERK 信号级联参与调控细胞的增殖、分化和存活,体外研究表明该通路在心肌细胞修复、增殖和生存中也起到重要作用。心脏限制性表达活化 MEK1 的转基因小鼠中发现,这些小鼠发展为肥厚型心肌病伴心功能增强,表明 MEK1-ERK1/2 信号诱导了与心功能增强和部分抗凋亡相关的生理性心肌肥厚[22]。此外,人类罕见常染色体显性遗传病(Leopard、Costello 和 Noonan 综合征)具有相关突变和构成性激活的 RAF-MEK-ERK 通路,患者会发展为肥厚型心肌病,再次说明了该通路在心肌细胞增殖和存活中的关键作用[23]。综上,由于 MEK 对心肌细胞的关键作用,特异性阻断 MEK 产生对心室功能的影响并不意外,但综合临床结果来看,MEK1/2 的抑制并不足以诱发严重的心脏毒性,可能还需要额外的临床和/或遗传因素,如高血压或缺血来表现其表型,这可能解释了 MEK 抑制剂临床试验中心肌病的发生率相对较低[24]。除心肌病这一严重不良反应外,高血压也是

BRAF - MEK 联合治疗下较常见的心血管不良事件,其机制推测与 CD47 相关,BRAF/MEK 被抑制后,ERK 代偿性过度激活导致 CD47 转录,而 CD47 抑制了一氧化氮的刺激,而一氧化氮是血管张力及血压的关键调节因素[24]。

横纹肌溶解/CPK 上升较多见于 MEK 抑制剂的患者,提示临床需关注骨骼肌肉症状及血清 CPK/CRE 检查,及时控制相关风险,由于 MEK - ERK 通路参与细胞的存活调控,推测该严重不良反应与机制相关。

出血风险上升同样也是 MEK 抑制剂的严重不良反应之一,尤其颅内出血,风险极大。各类文献中对于 MAPK 信号级联对血小板的作用并不明确,相关研究使用曲美替尼和 Cobimetinib 进行体外研究,研究显示这 2 款药物均有效抑制血小板 MEK 活性,但曲美替尼并没有改变血小板功能,而 Cobimetinib 在超药理学浓度下可抑制血小板的聚集、激活整合素、α-粒细胞的分泌和黏附[25]。高浓度的 Cobimetinib 的血小板抑制作用与其脱靶毒性相关。研究表明曲美替尼和 Cobimetinib 在临床剂量下不会诱发血小板功能障碍从而导致出血事件发生率上升[25]。因而该严重不良反应与 MEK 抑制剂的机制尚不清楚,也有猜测与患者的诊疗史相关,例如脑部转移瘤手术或放射治疗[26]。

由于非临床均显示明显的胚胎-胎儿毒性,临床上未进行相关研究。有研究显示,MEK1 的失活导致胎盘畸形,这是由于滋养层细胞的增殖和分化缺陷导致胎盘发育和血管化严重延迟,从而解释了胚胎死亡[27]。因此,临床上要求患者在服药及后续观察期间严格避孕。

综上,由于 RAF - MEK - ERK 通路同时参与到其他许多信号级联反应中,在人体各器官、系统内都发挥重要的调控作用,甚至包括尚未研究清晰的调控网络。因而当特异性地抑制 MEK 靶点时,除治疗作用外,还可能出现全身其他部位的多种不良反应,这可能也是小分子肿瘤靶向抑制剂的共同不足之处。

13.6 总结与展望

近年来,MEK 抑制剂发展迅速,从最早获批的曲美替尼到 2020 年上市的 Selumetinib,MEK 抑制剂展现出在黑色素瘤、肺癌、神经纤维瘤等多种恶性肿瘤中的临床疗效。RAS - RAF - MEK - ERK 通路在人体各器官、系统内都发挥重要的调控作用,在发挥抗肿瘤作用的同时,不可避免地会带来诸多不良反应,同时长期用药后的耐药问题也亟待解决。这些待解决的问题也为其进一步发展提供了新的研究方向。MEK 抑制剂和 BRAF 抑制剂在肿瘤治疗中显示出协同作用,增强疗效的同时控制不良反应的发生,成为靶向 MARK 通路的肿瘤治疗的新方向。另外,RAS - RAF - MEK - ERK 通路在上皮细胞、心肌细胞、胚胎细胞的修复、增殖和存活中起到重要作用,因此 BRAF 和 MEK 抑制剂基本上也在皮肤、心脏、眼科方面表现出明显的毒性反应,非临床和临床的关联性也较强。因此,继续关注 MEK 抑制剂和 BRAF 抑制剂联合用药后出现的不良反应与靶点机制以及信号通路的相关性,深入开展 MEK 抑制剂抗肿瘤机制的相关研究,可能为其发挥更好的临床价值,解决耐药问题、减少不良反应方面提供理论依据。除已上市药物外,目前国内外数十款 MEK 抑制剂仍处于临床开发中,整体处于Ⅰ/Ⅱ期[4]。其中,5 款药物(HL‐085、TQ‐B3234、SHR‐7390、CS‐3006 和 FCN‐159)在中国同步开展临床研究。可以看到,适应证仍以黑色素瘤为主,但也逐渐向胆道癌、肝细胞癌、神经脑瘤等拓展,随着 MEK 抑制剂的适应证领域不断拓展,相信未来能够给患者带来更多的帮助。

(白亦君)

参考文献

［1］Kim H J, Bar-Sagi D. Modulation of signalling by Sprouty: a developing story. Nat Rev Mol Cell Biol, 2004, 5(6): 441－450.

［2］Martinelli E, Morgillo F, Troiani T, et al. Cancer resistance to therapies against the EGFR-RAS-RAF pathway: The role of MEK. Cancer Treat Rev, 2017, 53: 61－69.

［3］Yuan J, Dong X, Yap J, et al. The MAPK and AMPK signalings: interplay and implication in targeted cancer therapy. J Hematol Oncol, 2020, 13(1): 113.

［4］Han J, Liu Y, Yang S, et al. MEK inhibitors for the treatment of non-small cell lung cancer. J Hematol Oncol, 2021, 14(1): 1.

［5］Neuzillet C, Tijeras-Raballand A, de Mestier L, et al. MEK in cancer and cancer therapy. Pharmacol Ther, 2014, 141(2): 160－171.

［6］Trametinib Pharmacology Review[EB/OL]. https://www. accessdata. fda. gov/drugsatfda_docs/nda/2013/204114Orig1s000PharmR. pdf.

［7］Trametinib Assessment Report [EB/OL]. https://www. ema. europa. eu/en/documents/assessment-report/mekinist-epar-public-assessment-report_en. pdf.

［8］Cobimetinib Pharmacology Review[EB/OL]. https://www. accessdata. fda. gov/drugsatfda_docs/nda/2015/206192Orig1s000PharmR. pdf.

［9］Cobimetinib Assessment Report [EB/OL]. https://www. ema. europa. eu/en/documents/assessment-report/cotellic-epar-public-assessment-report_en. pdf.

［10］Binimetinib Multi-discipline Review[EB/OL]. https://www. accessdata. fda. gov/drugsatfda_docs/nda/2018/210498Orig1s000MultidisciplineR. pdf.

［11］Binimetinib Assessment Report [EB/OL]. https://www. ema. europa. eu/en/documents/assessment-report/mektovi-epar-public-assessment-report_en. pdf.

［12］Tolba M F. Revolutionizing the landscape of colorectal cancer treatment: The potential role of immune checkpoint inhibitors. Int J Cancer, 2020, 147(11): 2996－3006.

［13］Trametinib Label[EB/OL]. https://www. accessdata. fda. gov/drugsatfda _ docs/label/2022/204114s021lbl. pdf.

［14］Cobimetinib Label[EB/OL]. https://www. accessdata. fda. gov/drugsatfda _ docs/label/2018/206192s002lbl. pdf.

［15］Binimetinib Label[EB/OL]. https://www. accessdata. fda. gov/drugsatfda _ docs/label/2019/210498s001lbl. pdf.

［16］Selumetinib Label[EB/OL]. https://www. accessdata. fda. gov/drugsatfda _ docs/label/2020/

213756s000lbl. pdf.

[17] Russo I, Zorzetto L, Chiarion Sileni V, et al. Cutaneous Side Effects of Targeted Therapy and Immunotherapy for Advanced Melanoma. Scientifica (Cairo), 2018, 2018: 5036213.

[18] Mourad N, Lourenco N, Delyon J, et al. Severe gastrointestinal toxicity of MEK inhibitors. Melanoma Res, 2019, 29(5): 556 - 559.

[19] Huang W, Yang A H, Matsumoto D, et al. PD0325901, a mitogen-activated protein kinase kinase inhibitor, produces ocular toxicity in a rabbit animal model of retinal vein occlusion. J Ocul Pharmacol Ther, 2009, 25(6): 519 - 530.

[20] Jiang Q, Cao C, Lu S, et al. MEK/ERK pathway mediates UVB-induced AQP1 downregulation and water permeability impairment in human retinal pigment epithelial cells. Int J Mol Med, 2009, 23(6): 771 - 777.

[21] Madala S K, Schmidt S, Davidson C, et al. MEK-ERK pathway modulation ameliorates pulmonary fibrosis associated with epidermal growth factor receptor activation. Am J Respir Cell Mol Biol, 2012, 46(3): 380 - 388.

[22] Bueno O F, De Windt L J, Tymitz K M, et al. The MEK1-ERK1/2 signaling pathway promotes compensated cardiac hypertrophy in transgenic mice. The EMBO journal, 2000, 19(23): 6341 - 6350.

[23] Gelb B D, Tartaglia M. RAS signaling pathway mutations and hypertrophic cardiomyopathy: getting into and out of the thick of it. J Clin Invest, 2011, 121(3): 844 - 847.

[24] Arangalage D, Degrauwe N, Michielin O, et al. Pathophysiology, diagnosis and management of cardiac toxicity induced by immune checkpoint inhibitors and BRAF and MEK inhibitors. Cancer Treat Rev, 2021, 100: 102282.

[25] Unsworth A J, Bye A P, Kriek N, et al. Cobimetinib and trametinib inhibit platelet MEK but do not cause platelet dysfunction. Platelets, 2019, 30(6): 762 - 772.

[26] Lee le M, Feun L, Tan Y. A case of intracranial hemorrhage caused by combined dabrafenib and trametinib therapy for metastatic melanoma. Am J Case Rep, 2014, 15: 441 - 443.

[27] Charron J, Bissonauth V, Nadeau V. Implication of MEK1 and MEK2 in the establishment of the blood-placenta barrier during placentogenesis in mouse. Reprod Biomed Online, 2012, 25(1): 58 - 67.

第14章

PI3K 抑制剂的药理学机制和安全性

磷脂酰肌醇-3-激酶(phosphoinositide-3-kinase, PI3K)是一种细胞内肌醇与磷脂酰肌醇(phosphatidyl-inositol, PI)的激酶,是细胞内信号转导的二级信使,参与细胞增殖、发育、分化、凋亡等生命活动[1-2]。PI3K 所介导的信号通路与肿瘤的发生有着密切的关系。通过抑制 PI3K 通路,可以抑制肿瘤的生长和迁移。过去的 20 年里,PI3K 是抗肿瘤药物开发的一个热门靶点。目前全球已有 6 款 PI3K 抑制剂药物获批上市,临床上主要用于治疗血液瘤和乳腺癌。本章将讨论 PI3K 靶点的发现和结构,介绍已上市的 5 款 PI3K 抑制剂药物(Idelalisib、Copanlisib、度维利塞、Alpelisib 和 Umbralisib)的药理机制,梳理 5 款药物的非临床和临床安全性数据及其相关性,分析与靶点相关的毒性等,以期为 PI3K 抑制剂后续的研发提供信息。

14.1 PI3K 靶点作用机制

14.1.1 PI3K 靶点的发现与发展

20 世纪 80 年代中期,研究者发现一条新的细胞信号通路,其与病毒癌基因编码酪氨酸激酶的活性密切相关。1988 年,Cantley 和 Downes 团队发现这种与病毒相关的激酶就是磷脂酰肌醇-3-磷酸激酶,可以将肌醇环中的 $3'OH$ 磷酸化,产生磷脂酰肌醇-3-磷酸。这条由脂质激酶组成的信号通路随后被定义为 PI3K 信号通路[3]。1993 年,科学家在一种真菌的代谢产物中发现了第一个 PI3K 抑制剂,随后开启了对 PI3K 的调控机制的研究。2014 年 9 月,由吉利德开发的第一个 PI3K 抑制剂药物 Idelalisib 获批上市,随后 7 年时间里,不同亚型的 PI3K 抑制剂药物陆续上市。图 14-1 总结了 PI3K 靶点发现和相关药物发展的历程[3]。

14.1.2 PI3K 靶点的结构与机制

PI3K 作为多种蛋白质的配体和功能调节剂,其核心结构由一个 C2 结构域、一个螺旋结构域和一个激酶结构域组成。PI3K 家族可分为 Ⅰ 型、Ⅱ 型和 Ⅲ 型,它们在编码基因、结

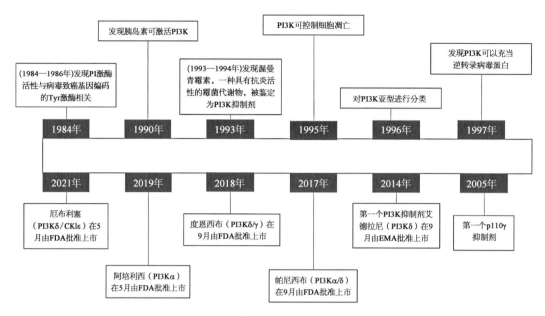

图 14-1 PI3K 靶点发现和相关药物发展历程

构和底物特异性方面有所不同。一般来说,Ⅰ型 PI3K 作用于质膜结合受体和参与小 GTP 酶下游的信号传导,而Ⅱ型和Ⅲ型 PI3K 主要控制膜运输,间接调节信号传导。这些酶除了有催化活性外,还具有支架作用,支架的一个关键功能是稳定与 PI3K 相关的蛋白质[3]。PI3K 抑制剂可使 PI3K 催化活性失活,但不影响 PI3K 蛋白质表达和蛋白质之间的相互作用。

在 PI3K 家族中,研究最深入、最广泛的是能被细胞表面受体所激活的Ⅰ型 PI3K。Ⅰ型 PI3K 主要磷酸化肌醇环 3′OH 上的磷脂酰肌醇-4,5-二磷酸(phosphatidylinositol-4,5-bisphosphate, PIP2),以产生磷脂酰肌醇-3,4,5-三磷酸[phosphatidylinositol(3,4,5)-trisphosphate, PIP3]。在哺乳动物细胞中,Ⅰ型 PI3K 根据调节亚基的差异分为Ⅰ A 和Ⅰ B 两个亚型,它们分别在酪氨酸激酶连接受体和 G 蛋白偶联受体中传递信号。它们的催化亚基由 PI3K 催化核心组成;在 N 末端延伸有 RAS 结合结构域(RBD),可以用于结合小 GTP 酶。哺乳动物有 3 个编码 p85 亚基的基因:磷酸肌醇-3-激酶调节亚基 1(phosphoinositide-3-kinase regulatory subunit 1,PIK3R1)、磷酸肌醇-3-激酶调节亚基 2(phosphoinositide-3-kinase regulatory subunit 2,PIK3R2)和磷酸肌醇-3-激酶调节亚基 3(phosphoinositide-3-kinase regulatory subunit 3,PIK3R3),可产生 5 种基因产物[p85α、p55α、p50α(PIK3R1 编码)、p85β(PIK3R2 编码)和 p55γ(PIK3R3 编码)]。Ⅰ A 型 PI3K 由催化和调节亚基组成的异二聚体,由磷脂酰肌醇-4,5-二磷酸-3-激酶催化亚基 α(phosphatidylinositol-4,5-bisphosphate 3-kinase catalytic subunit alpha,PIK3CA),磷脂酰肌醇-4,5-二磷酸-3-激酶催化亚基 β(phosphatidylinositol-4,5-bisphosphate 3-kinase catalytic subunit beta,PIK3CB),磷脂酰肌醇 4,5-二磷酸 3-激酶催化亚基 δ(phosphatidylinositol-4,5-bisphosphate 3-kinase catalytic subunit delta，PIK3CD)和磷脂酰肌醇-4,5-二磷酸-3-激酶催化亚基 γ（phosphatidylinositol-4,5-bisphosphate 3-kinase catalytic subunit gamma，PIK3Cγ)编码三个高度同源的催化亚基 p110α、p110β 和 p110δ 与 p85 调节亚基形成复合体，使 p85 和 p110 异二聚体保持在无活性的胞质状态。ⅠB 型 PI3K 也是一种二聚体，由与调节亚基 p101 偶联的催化亚基 p110γ 构成。PI3K 在人类的基因组中编码的 p110α 和 p110β，分别由 PIK3CA 和 PIK3CB 编码，表达广泛并调节多项生理过程，包括细胞生长、增殖、分化、运动、存活和细胞内运输，并在葡萄糖稳态中也起关键作用。而 p110δ 和 p110γ，分别由 PIK3CD 和 PIK3CG 编码，优先在白细胞上表达并控制免疫反应的不同方面[3][4]。

　　Ⅱ型 PI3K 包含三种同工型 α、β 和 γ。Ⅱ型 PI3K 由于具有 RAS 结合域(RBD)、螺旋结构域和催化结构域，也被称为单体脂质激酶，不存在调节亚基。Ⅱ型 PI3K 在羧基末端有 C2 结构域，主要磷酸化 PI 和 PIP。因此，Ⅱ型 PI3K 有助于调节膜运输。Ⅲ型 PI3K 与作为调节亚基 p150 构成形成异二聚体。以 PI 为底物，主要参与调控细胞生长与存活[5]。所以，这三类激酶的结构非常相似，在设计用于靶向Ⅰ类 PI3K 的药物时，发生交叉反应的可能性很大，也进一步提示可能出现类似毒性。有关 PI3K 家族的分类与Ⅰ型 PI3K 结构示意图如图 14-2 所示。

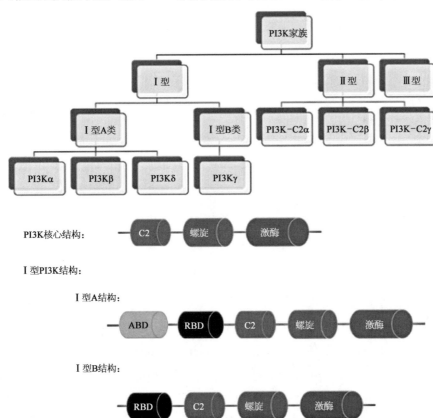

图 14-2　PI3K 家族分类与Ⅰ型 PI3K 结构示意图

C2：C2 催化亚基结构域；ABD：p85 接头结合位点；RBD：Ras 结合结构域

PI3K 位于众多重要信号通路上的关键性信号位置,在许多细胞功能中发挥着核心作用,特别作为在 PI3K-AKT-mTOR 信号通路的上游分子,异常激活可引起一系列级联反应。有关 PI3K 参与调节的信号通路见图 14-3。当上游的 G 蛋白偶联受体或酪氨酸激酶激活时,PI3K 的调节亚基 p85 被募集到质膜附近,通过 PIP2 来催化 PIP3 的合成,结合并激活多种细胞内的靶蛋白,形成一个信号级联复合物[6-8]。质膜上 PIP3 浓度的增加触发了含有 PIP3 结合 Pleckstrin 同源(PH)结构域的蛋白质的募集和下游通路的激活,在包含 PH 结构域的蛋白质中,丙酮酸脱氢酶激酶 1 (pyruvate dehydrogenase kinase 1,PDK1)和蛋白激酶 B(protein kinase B, PKB or AKT)是 PI3K 激活的关键典型下游效应器。在 PDK1 的协助下,PI3K 通过使 AKT 蛋白上的丝氨酸磷酸化位点和苏氨酸磷酸化位点磷酸化而使其激活[10]。

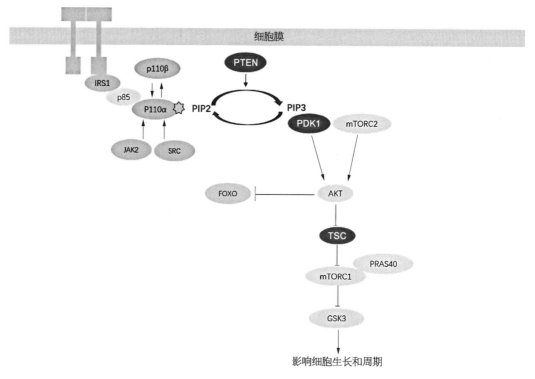

图 14-3　PI3K 信号通路

激活的 AKT 磷酸化一系列控制基本细胞过程的效应蛋白,包括雷帕霉素靶蛋白复合物 1(mammalian target of rapamycin complex 1,mTORC1)可调节细胞生长、翻译和代谢,AKT 通过磷酸化和抑制结节性硬化复合物 2(tuberous Sclerosis Complex 2,TSC2)和 40 kDa 富含脯氨酸的 AKT 底物(proline-rich AKT substrate of 40 kDa,PRAS40)(mTORC1 的两个负调节因子)激活 mTORC1[9, 10]。活化的 AKT 通过磷酸化,尤其可以通过抑制糖原合成激酶 3(glycogen synthase kinase 3,GSK3)以稳定细胞周期 D1 从而调节细胞周期,调节细胞的增殖、分化、凋亡、迁移和葡萄糖稳态等[11]。这条通路调节肿瘤细胞的增殖和存活,与肿瘤的侵袭转移行为也密切相关。PI3K 常见的激活机制是通过磷脂酰肌醇 4,5 –二磷酸 3 –激酶催化亚基 α(phosphatidylinositol – 4,5 – bisphosphate 3 – kinase catalytic subunit alpha, PIK3CA)基因中存在的突变,乳腺癌和头颈癌较为活跃,而肺、膀胱和结直肠腺癌,以及过度生长综合征,通常携带 PIK3CA 激活突变。其他基因的突变也可导致 PI3K 通路过度激活,例如,磷酸酯酶与张力蛋白同源物(phosphatase and tensin homolog, PTEN)中的缺失和突变在许多癌症中很常见,包括前列腺癌和乳腺癌、胶质母细胞瘤和黑色素瘤等,PTEN 的缺失导致 PIP3 的积累和 PI3K 活性的升高[12]。

14.1.3　PI3K 靶点抑制剂的发展

目前共有 6 款 PI3K 抑制剂药物获批上市,药物基本信息详见表 14 – 1。

14.2　PI3K 抑制剂药物

PI3K 抑制剂药物可分为 4 类:① 具有高选择性的 PI3K 亚型抑制剂:如 PI3Kα 抑制剂 Alpelisib 和 PI3Kδ 抑制剂 Idelalisib 和林普利塞;② PI3K 双亚型抑制剂:如 PI3Kδ/α 抑制剂 Copanlisib 和 PI3Kδ/γ 抑制剂度维利塞;③ 泛 PI3K 抑制剂:如 Buparlisib;④ PI3K 多靶点抑制剂,如 PI3K/CK 抑制剂 Umbralisib。不同亚型的 PI3K 抑制剂在不同的肿瘤治疗中起着到不同的治疗效果。然而,在临床应用中,这类药物出现了不同严重程度的副作用。这些副作用包括自身免疫功能障碍、机会性感染、皮肤毒性、高血压和高血糖等[13-14]。了解这类药物的毒性,对临床应用和干预是非常重要的。

14.2.1　高选择性的 PI3K 亚型抑制剂

1. Idelalisib

Idelalisib 是由吉利德公司开发的一款高选择性 PI3Kδ 口服抑制剂。PI3Kδ 参与 B 细胞受体(B cell receptor, BCR)、CD40 受体、趋化因子受体(C – X – C chemokine receptor type 5, CXCR5)、IL – 6 受体和整合素等多种受体的下游信号转导。这些途径可能涉及 B 细胞增殖、迁移以及 B 细胞恶性肿瘤中肿瘤微环境的归巢和维持。体外试验显示,Idelalisib 对 B 细胞急性淋巴细胞白血病(B – cell acute lymphoblastic leukemia, B – ALL)和慢性淋巴细胞白血病(chronic lymphocytic leukemia, CLL)细胞表现出较高的敏感性,对 B 细胞恶性肿瘤具有较大的活性潜力。

Idelalisib 通过结合到催化亚基 p110δ 的 ATP 结合位点来抑制 PI3K 的活性。P110δ 在滤泡性淋巴瘤(小裂细胞淋巴瘤或 NHL)患者的细胞系中过度表达。另外,Idelalisib 的主要人体代谢物 GS – 563117 可抑制淋巴细胞定向激酶(lymphocyte-oriented kinase, LOK)和 STE20 样丝氨酸/苏氨酸蛋白激酶(ste20 – like kinase, SLK),LOK 参与淋巴细

表 14-1　全球已获批上市的 6 款 PI3K 抑制剂总结

药品名称	靶点	适应证	结构式	分子量	剂型	给药剂量	企业名称	首次获批情况
Idelalisib	PI3Kδ	CLL;FL;SLL		415.42	片剂	100/150 mg，口服，BID	诺华	FDA，2014 年 7 月
Copanlisib	PI3Kα/δ	FL		553.44	注射剂	60 mg，静脉滴注，QW	拜耳	FDA，2017 年 9 月
度维利塞	PI3Kδ/γ	CLL;FL;SLL		416.86	胶囊	25/15 mg，口服，BID	Verastem 石药	FDA，2018 年 9 月

续　表

药品名称	靶点	适应证	结　构　式	分子量	剂型	给药剂量	企业名称	首次获批情况
Alpelisib	PI3Kα	乳腺癌 PROS		441.47	片剂	50,125/200 mg，口服，QD	诺华	FDA,2019 年 5 月
Umbralisib	PI3Kδ/CK1ε	MZL;FL		743.75	片剂	800 mg，口服，QD	TG	FDA,2021 年 2 月*
林普利塞	PI3Kδ	FL		588.69	片剂	80 mg，口服，QD	璎黎药业	NMPA,2022 年 11 月

注：PROS：PIK3CA 相关过度生长；TG：TG Therapeutics;BID：每天两次;QW：每周一次;QD：每天一次;*：FDA 于 2022 年 6 月因安全性相忧撤销对 Umbralisib 治疗淋巴瘤的批准

胞迁移,SLK 参与细胞凋亡[15]。2014 年 7 月,Idelalisib 获 FDA 批准用于三种 B 细胞淋巴瘤的治疗,包括与利妥昔单抗联用治疗复发性慢性淋巴白血病(CLL)、单药治疗滤泡性淋巴瘤(follicular lymphoma, FL)和小细胞淋巴瘤(small lymphocytic leukemia, SLL)。然而,Idelalisib 伴有多项黑框警告,临床使用中治疗中止率高,吉利德已宣布终止后续开发计划。

2. Alpelisib

Alpelisib 是一款由诺华公司研发的 PI3Kα 抑制剂。编码 PI3K 催化 α 亚基(PIK3CA)的基因的功能获得性突变,导致 PI3Kα 和下游信号传导、细胞转化和肿瘤发生的激活。2019 年 5 月,FDA 批准 Alpelisib 与氟维司群联用治疗男性或绝经后妇女 HR+/HER2-携带 PIK3CA 突变的晚期转移性乳腺癌。值得一提的是,与其他 PI3K 抑制剂不同,Alpelisib 是首个获批实体瘤适应证的 PI3K 抑制剂。

3. 林普利塞

2022 年 11 月 9 日,国家药品监督管理局(NMPA)正式批准林普利塞的新药上市申请,是一款高选择性 PI3Kδ 口服抑制剂,用于治疗既往接受过至少两种系统性治疗的复发或难治(R/R)滤泡性淋巴瘤(FL)成人患者。

14.2.2 双亚型的 PI3K 抑制剂

1. Copanlisib

Copanlisib 是拜耳公司研发的一款 PI3K 抑制剂,可抑制 PI3Kα 和 δ 两种激酶亚型,被批准用于至少接受过两次系统治疗的复发滤泡性淋巴瘤患者。PI3Kα 和 PI3Kδ 亚型在恶性 B 细胞中表达较高,可通过细胞凋亡和抑制恶性 B 细胞系的增殖来诱导肿瘤细胞死亡。与单独靶向任一亚型相比,双重抑制 PI3Kα 和 δ 可能会产生更强的抗增殖和抗肿瘤活性。2017 年 9 月,FDA 加速批准了 Copanlisib 三线治疗复发性滤泡性淋巴瘤。2021 年 3 月,拜耳公司向中国药品审评中心(CDE)递交 Copanlisib 作为单药疗法用于复发性或难治性滤泡性淋巴瘤(FL)治疗的上市申请,并获优先审评资格。同年 7 月,Copanlisib 和利妥昔单抗联用二线治疗非霍奇金淋巴瘤的上市申请已获国家药品监督管理局(NMPA)药品审评中心(CDE)受理。

2. 度维利塞

度维利塞由 Infinity 研发,可同时抑制 PI3Kδ 和 PI3Kγ 的活性,这种双重抑制可能对来自肿瘤微环境中恶性 B 细胞的生长和存活进行协同作用,共同抑制肿瘤生长。2016 年,Infinity 将度维利塞的开发和商业化权益授予 Verastem Oncology。2018 年 9 月,度维利塞获 FDA 批准上市,用于治疗滤泡性淋巴瘤(FL)。

14.2.3 泛 PI3K 抑制剂

Buparlisib 是诺华公司开发的一款可逆 Ⅰ 型泛 PI3K 抑制剂,作用于 p110α/β/δ/γ,治疗雌激素受体为阳性的乳腺癌患者。目前正在开展临床试验,研究显示 Buparlisib 在体内吸收较快,4 h 内可以达到血药峰值,半衰期约为 40 h。临床上常见的药物相关不良事件为高血糖、恶心、疲乏、转氨酶升高及情绪障碍等,13% 的患者由于 ALT 和 AST 升高和高血糖等不良反应而中断治疗。

14.2.4　PI3K 多靶点抑制剂

Umbralisib 是一款由 TG Therapeutics 研发的 PI3Kδ 和酪蛋白激酶 1 ε(casein kinase 1 epsilon,CK1ε)的小分子抑制剂。PI3Kδ 亚型在白细胞上的表达最高,而 CK1ε 是一种癌蛋白翻译调节因子,与癌细胞包括淋巴恶性肿瘤发病机制有关。这些通路通过调节细胞存活、增殖、趋化性和迁移参与淋巴恶性肿瘤的发病机制。2021 年 2 月,Umbralisib 获 FDA 批准上市,用于二线治疗复发或边缘区淋巴瘤(marginal zone lymphoma,MZL)和三线治疗复发性滤泡性 B 细胞非霍奇金淋巴瘤(FL)。

14.3　非临床药代动力学和安全性总结

本章综合总结目前已上市的 5 款 PI3K 抑制剂:Idelalisib、Copanlisib、度维利塞(duvelisib)、Alpelisib 和 Umbralisib 的非临床药代动力学及安全性研究数据。

14.3.1　Idelalisib

Idelalisib 是 FDA 批准上市的第一个口服 PI3K 抑制剂。药代动力学结果显示 Idelalisib 在大鼠、犬和人类之间相似。临床前安全性评价主要在大鼠和犬上进行。参考 FDA 披露资料[15],其非临床药代动力学及一般毒理学研究结果总结在表 14-2 和表 14-3。

除了一般毒理外,还开展了其他毒性研究,包括安全药理、遗传毒性和生殖毒性,其结果总结如下。

安全药理试验:hERG 试验的结果($IC_{50} > 50\ \mu M$)显示 Idelalisib 对钾离子通道无抑制作用。心血管系统和呼吸系统安全药理试验在比格犬中展开,除了观察到轻微收缩压和平均动脉压升高之外,未见心率,血压,体温和心电图异常,也未见呼吸异常。神经系统的安全药理试验在大鼠中展开,未见 Idelalisib 引起任何异常的变化。

遗传毒性试验:Ames 试验和人外周血淋巴细胞的体外染色体畸变试验的结果呈阴性。大鼠骨髓微核试验雄性动物的结果呈阳性,雌性动物呈阴性。

生殖毒性试验:雄性大鼠生育力试验显示动物的睾丸和附睾重量呈剂量相关性下降,精子浓度下降,但雄性生殖功能未受药物影响。雌性大鼠生育力与早期胚胎发育(FEED)试验观察到胚胎着床后丢失和早期胚胎致死率增加,活胚胎数量减少,但雌性动物生殖功能未受药物影响。大鼠的胚胎-胎仔发育(EFD)毒性试验结果显示 Idelalisib 能引起生殖毒性,包括流产、胚胎着床后丢失增加和平均窝产仔数减少。

表 14‑2　Idelalisib 非临床药代动力学研究总结

试验类型	试验名称	试验结果
吸收	大鼠和犬 PK 试验	大鼠和犬口服生物利用度分别为 39% 和 48% T_{max} 分别为 3.0 h 和 1.0 h $T_{1/2}$ 分别为 1.52 h 和 1.99 h
分布	血浆蛋白结合	0.5～2 μM 下小鼠和大鼠结合率为 20% 和 19% 0.5～20 μM 在犬和人中结合率为 21% 和 16%
分布	SD 和 LE 大鼠单次口服 50 mg/kg [14C]Idelalisib 的组织分布试验	在大多数组织中广泛分布，SD 和 LE 大鼠组织分布结果一致，大鼠（37 个组织中的 35 个广泛分布，除大肠和盲肠外）；给药后 24～48 h 逐渐减少，不同组织分布情况：小肠＞肝脏＞盲肠＞胃＞肾脏 另外，在 LE 大鼠中发现其可分布在眼部葡萄膜和色素沉着的皮肤组织中。表明药物与黑色素有某种结合
代谢	大鼠口服 50 mg/kg [14C]Idelalisib 对血浆、尿液、胆汁和粪便样本中代谢物的分析和鉴定	血浆中循环大部分原型药（约 91%～93%）。给药后 24～72 h，主要通过胆汁和粪便排泄 GS‑563117（M30A）和未确认的结构（M30B）是粪便中的主要代谢物
代谢	犬口服 5 mg/kg [14C]Idelalisib 对血浆、尿液、胆汁和粪便样本中代谢物的分析和鉴定	口服给药后，血浆中存在 59% 的药物 GS‑563117[a]（M30A）是主要代谢物，占 5.35%
排泄	大鼠单次口服 50 mg/kg [14C]Idelalisib 同位素排泄试验	胆汁排泄是主要消除途径
排泄	犬中单次口服 5 mg/kg [14C]Idelalisib 同位素排泄试验	胆汁排泄是主要消除途径

注：[a]：GS‑563117 是 Idelalisib 在人体中主要代谢物，抑制 LOK 和 SLK

表 14‑3　Idelalisib 一般毒理学研究结果总结

试验设计	主要毒性结果
大鼠口服灌胃单次给药试验 给药剂量：0、50、100、150 mg/kg（Non‑GLP）	病理发现主要集中在多个淋巴器官中 B 细胞淋巴细胞耗竭/坏死，骨髓和脾脏中造血细胞耗竭/坏死；胃肠道炎症和肝毒性 未发现雌雄动物暴露量差异
犬口服灌胃给药毒性试验 连续给药剂量：10、25、50 mg/kg 一周单次给药剂量：200 mg/kg	**死亡率**：两只雌性在给予 200 mg/kg 后数小时内死亡。死亡前动物临床观察包括黄色黏液、呕吐、震颤和强直阵挛性抽搐、血管收缩（皮肤和牙龈变白），以及身体发凉，呼吸困难，以及短暂呼吸停止和共济失调 **临床观察**：25 mg/kg 和 50 mg/kg 剂量组摄食量下降和体重减轻、有黄色黏液的松散黑色大便，以及呕吐 **毒代动力学**：雌性暴露量高于雄性 **结论**：MTD＜25 mg/kg
大鼠 28 天重复给药及 4 周恢复期毒性试验 口服灌胃给药，每天一次，剂量：0、50、100、150 mg/kg（GLP）	**死亡率**：中高剂量组都有动物死亡。死亡原因可能是骨髓毒性和舌溃疡。死亡动物 ALT↑、AST↑、ALP↑和 GGT↑，同时 TP↓、GLB↓和 ALB↓ **临床观察**：给药第 3 周开始出现过度流涎（与舌病变相关）；被毛稀疏、结痂、皮肤红肿；高剂量组出现软便 **血液学**：HGB↓伴随 HCT↓和 RBC↓、RET↑，恢复期末 HGB↓、HCT↓和 RBC↓ **组织病理**：靶器官包括骨髓（毒性大，但可逆）、心脏、舌、肝脏和睾丸。舌、心脏、肝可见炎症 **毒代动力学**：雌性暴露量高于雄性

试 验 设 计	主 要 毒 性 结 果
大鼠 13 周重复给药及 4 周恢复期毒性试验 口服灌胃给药，每天一次，剂量：0、25、50、90 mg/kg（GLP）	**死亡率**：低剂量组 5 只雌性动物死亡（含 2 只 TK 动物） **脏器重量**：高剂量组心脏重量在统计学上显著增加；所有雌性动物以及高剂量组雄性大鼠心肌病的发生率和严重程度略有增加。睾丸和附睾重量下降 **毒性靶器官**：主要是心脏（心肌病）、胰腺（炎症）、舌头（炎症和溃烂）和睾丸（精细胞减少）
大鼠 26 周重复给药及 12 周恢复期毒性试验 口服灌胃给药，每天一次，剂量：0、25、50、90 mg/kg（GLP）	**死亡率**：低剂量组 5 只动物死亡，其中 1 只死于恶性淋巴瘤，死亡动物脾脏淋巴细胞减少、胸腺出血和胸腺扩张。高剂量组 1 只雄性动物发现死于心肌病，伴随肾上腺皮质肥大、胰腺炎症和肺中的肺泡巨噬细胞 **血液学**：所有给药组动物 LYMP↑、NEUT↑、MONO↑和 BASO↑ **毒性靶器官**：造血系统、生殖器官、肾脏、心脏、肝、肺和胰腺周围神经的轴突变性
犬 28 天重复给药及 4 周恢复期毒性试验 口服灌胃给药，每天一次，剂量：0、2.5、5、20 mg/kg（GLP）	**死亡率**：高剂量组 1 只动物死亡。死亡动物观察到胃肠道组织黏膜红色，肺叶变红，气管白色，胸腺红色 **临床观察**：给药组动物均出现软便；中高剂量组动物出现眼睛斜视；观察到呕吐和皮肤红斑 **体重**：高剂量组雌性体重下降 **血液学**：所有雌性给药组动物 LYMP↓；所有给药组动物的 BASO↓；有脱水迹象的动物中 HCT↑和 HGB↑。血液学变化明显，提示有骨髓毒性 **大体解剖**：高剂量组存活动物 1/4 雄性和 1/3 雌雄动物胸腺较小，胃肠道组织变红 **组织病理**：提前安乐死动物与 20 mg/kg 雌性动物出现相似肺部、肝脏充血和出血现象 **主要毒性靶器官**：胃肠道、肝脏和淋巴组织
犬 39 周重复给药及 12 周恢复期毒性试验 口服灌胃给药，每天一次，剂量：0、2.5、5、7.5 mg/kg（GLP）	**死亡率**：低和高剂量组各有 1 只动物死亡，死亡动物出现多器官炎症，以及脾脏、胸腺、颌下淋巴结淋巴细胞减少。低剂量死亡动物还出现大脑中度血管周围混合细胞浸润和多灶性微脓肿；脊髓脑膜血管周围轻度混合细胞浸润和直肠轻度粒细胞浸润。高剂量死亡动物观察到十二指肠、空肠、回肠、结肠、盲肠和直肠粒细胞浸润；心脏和肺部的中性粒细胞炎症和中度睾丸曲细精管变性 **毒性靶器官**：淋巴系统（淋巴细胞减少和炎症）和胃肠道（红色区域、炎症变化和隐窝扩张）

14.3.2　Copanlisib

Copanlisib 的非临床药代动力学和毒理学研究结果如表 14 - 4 和表 14 - 5 所示[16]。药代动力学结果显示 Copanlisib 在 wistar 大鼠、比格犬和食蟹猴中的血浆清除率和分布容积非常相似，在大鼠和犬中的药代动力学评估未发现任何暴露量的性别差异，重复给药后未出现药物显著蓄积。非临床安全性评价主要在大鼠和犬上进行。

除了一般毒理外，还开展了其他毒性研究，包括安全药理、遗传毒性、生殖毒性和光毒性，其结果总结如下。

安全药理试验：hERG 试验结果（$IC_{50} > 10\ \mu M$）显示 Copanlisib 对钾离子通道无抑制作用。心血管系统安全药理试验在比格犬中展开，Copanlisib 引起外周血管收缩，导致动脉血压升高，每搏输出量略有降低，短暂心率降低，但 ECG 参数，包括 PQ、QRS、QT、QTcF 间期不受影响。大鼠的神经系统的安全药理试验观察到动物出现立毛、上睑下垂、流涎、四肢张开、向后行走、刻板咀嚼、活动减退和肌张力降低及体温调节异常。大鼠的呼吸系统安全药理试验未观察到异常变化。

表 14‑4　Copanlisib 的非临床药代动力学研究总结

试验类型	试 验 名 称	试 验 结 果
分布	大鼠单次静脉注射 [¹⁴C] Copanlisib 组织分布试验	1. 给药后 1～1.5 h，在大多数组织中分布广泛 2. 胃肠道、甲状腺、肾脏和脾脏中检测到最高浓度（高达血液中 AUC 的 190 倍） 3. 肝脏、骨髓、泪腺和唾液腺、肾上腺、胸腺、棕色脂肪组织和胰腺中检测到高浓度（高达血液中 AUC 的 53 倍） 4. 心肌、肺、睾丸、前列腺、骨骼肌和白色脂肪组织中含有低浓度（可达血液中 AUC 的 10 倍） 5. 大脑中检测到较低浓度（对应血液 AUC 的 24%），可分布至眼壁和色素皮肤等含有黑色素的组织中
	怀孕大鼠单次静脉注射 1 mg/kg [¹⁴C]Copanlisib 的组织分布试验考察血液、器官和胎儿中的分布和消除	1. 母体组织分布：给药 1 h 后迅速而彻底地分布到母体和胎儿器官和组织。胎儿血液/母体血液和胎儿组织/母体血液的 AUC 比率分别为 0.59 和 2.1。母体器官分布水平高于血液中 2. 器官组织分布：脾脏＞肾皮质和外髓质＞肾上腺和颌下腺＞肝脏。乳腺中相对较高的药物和/或代谢物暴露为乳汁分泌提供了证据 3. 胎儿组织分布：胎儿中肝脏＞肾脏＞血液。除了大脑中药物浓度高于母体大脑浓度，其他器官浓度均低于母体器官的浓度，表明可以进入胎盘
	哺乳期大鼠，单次静脉注射 1 mg/kg[¹⁴C]Copanlisib 考察乳汁分布	在一定程度上可以通过乳汁分泌
代谢	在雄性小鼠、雄性大鼠、雌性犬和人中进行 Copanlisib 的体内生物转化研究	雄性小鼠予以 3 mg/kg 后有 97.3% 的原型药；雄性大鼠予以 1 mg/kg 后有 84.1% 的原型和 10.3% 的 M‑1；雌性犬予以 1 mg/kg 后有 95.5% 的原型药；人予以 12 mg 后有 84.4% 的和 4.9% 的 M‑1
排泄	雄性 Wistar 大鼠单次静脉注射 [¹⁴C]Copanlisib 后物质排泄研究	主要通过胆汁/粪便途径排泄（84.6%）在胆管插管的大鼠中，各排泄途径相对丰度分别为尿液（8.6%）、胆汁（41.6%）、粪便（7.9%）。在胃肠道中发现 26.9%，表明有胆汁外排泄

表 14‑5　Copanlisib 一般毒理学研究结果总结

试 验 设 计	主 要 毒 性 结 果
Wistar 大鼠 16 周重复多周期给药及 8 周恢复期毒性试验 静脉滴注，给药 16 周，8 周恢复期（雄性共给药 4 个周期，雌性共给药 3 个周期），给药周期：每周一次，连续给药 3 周，停药 1 周 剂量：0、0.3、1.0、3.0 mg/kg （GLP）	**死亡率**：共 16 只动物死亡 **临床观察**：中高剂量组动物步态和/或后肢拖拽和/或侧卧和/或侧腹凹陷、竖毛和/或呼吸困难（CNS）、肿胀（周长增加）、不同位置的伤口和牙齿苍白。高剂量雌性给药后（第 3 个周期）出现强直性痉挛 **体重**：给药期结束，全组动物体重不同程度下降 **血液学**：中高剂量组 RET↓；高剂量组雄性 WBC↓和 LYMP↓ **血清生化**：高剂量组雄性 TCHO↑、CRE↑、TP↑和 ALB↑，中高剂量组 K↓和 Ca↑、TG↑。高剂量组雄性 AST↑和 K↓。中高剂量组 ALT↑、GLU↓、HbA1c↑、TSH↑和 K↓ **尿液分析**：3 只高剂量组雄性尿液中存在葡萄糖。1 只高剂量组雌性尿液中存在红细胞

试 验 设 计	主 要 毒 性 结 果
	大体解剖：低中剂量组雄性睾丸(增大)，中剂量组雌性子宫(扩张)、雌性动物肾上腺(变色/增大)、脾脏(增大)。高剂量组雄动物肾上腺(变色/增大)、脾脏(增大)、胸腺(小)，下颌淋巴结(肿大)、皮肤/皮下组织(稀疏的毛发，无毛，结痂，溃疡)，恢复期结束发现 1 只大鼠肾上腺(变色/肿大)和皮肤(结痂/增厚/结节)变化 **脏器重量**：高剂量组雄性脾脏、胸腺、睾丸、附睾、前列腺、精囊和腘淋巴结重量减轻；肝脏和心脏重量增加。中剂量组雌性脾脏重量减轻，而肝脏、肾脏、子宫、和心脏、重量增加。低剂量组雌性和高剂量组发现大脑重量增加 **组织病理**：中高剂量组牙齿(牙本质改变、成牙本质细胞变性、牙髓坏死/变性)、胰腺(胰岛细胞增多)、骨髓(细胞减少、髓系细胞生成增加)、脾脏(边缘区细胞耗竭和出现滤泡、淋巴坏死、成熟造血细胞减少、未成熟的造血细胞增多)；胸腺(胸腺皮质细胞耗竭、细胞结构改变、淋巴细胞坏死)、肠系膜和腘淋巴结(细胞耗竭、淋巴结窦组织细胞增多、浆细胞增多症)；乳腺/雄性动物(萎缩)、心脏(局灶性)心肌变性；肺(血管周围淋巴细胞、血管周围粒细胞、中膜肥大、矿化、血管周围水肿、肺泡巨噬细胞、色素、血栓形成)、肝脏(弥漫性枯否细胞活化、门静脉周围炎症、造血、糖原减少/增加、脂肪含量减少)、皮肤/其他(炎症、反应性表皮-增生、结痂、溃疡、血栓性静脉炎)。特别在高剂量组存在睾丸(生发上皮变性)、附睾(精子碎片)、阴道(MONO 浸润)、盲肠(黏膜增厚)、泪腺(MONO 浸润)和皮肤/乳腺区(毛囊炎) 恢复结束时在高剂量组发现牙齿(颜色改变)、心脏(局灶性心肌变性)、雄性生殖器官(睾丸变性、精子碎片)、雌性生殖器官(阴道 MONO 浸润)、胰腺(胰岛细胞增多)和泪腺(MONO 浸润)。免疫系统/骨髓(细胞耗竭、细胞减少)，肺(血管周围淋巴细胞，血管矿化、色素)，盲肠(黏膜增厚)、皮肤(毛囊炎、结痂、炎症、反应性表皮增生)。另外，局灶性肝坏死和 EOS 增多的发生率增加，表明肝毒性延迟发作 **肝药酶代谢情况**：中剂量雌性对硝基茴香醚-O-脱甲基酶↓，高剂量组 N 脱甲基酶↓，高剂量组雌性谷胱甘肽-s-转移酶和 P450 浓度的活性↓。提示肝脏代谢能力降低 **免疫毒性**：高剂量组雄性脾细胞计数和 B 细胞显著↓；中、高剂量组的 IgG 抗体滴度显著降低 **毒性靶器官**：包括肝脏、生殖器官、造血/淋巴系统、心脏、内分泌系统(甲状腺)、皮肤和牙齿
犬 16 周重复给药及 11 周恢复期毒性试验 静脉滴注，给药组第 1~4 组连续每周给药一次，给药 16 周；给药组第 5 组，每周给药一次，连续给药 3 周，停药一周，再每周给药一次，连续 2 周，11 周恢复期 剂量：0、0.1、0.3、1.0 或 0.7 mg/kg (GLP)	**死亡率**：6 只动物死亡 **临床观察**：给药 5~9 周后，中高剂量组出现行为迟缓、流涎、呕吐，粪便异常(例如软便、水样和黏液样)和喘息 **体重与摄食量**：给药期间低剂量组雄性体重 33.8%↓，雌性 21.0%↓。中剂量组雌性体重 25.9%↓。食物摄取量减少与体重降低相对应。恢复期间体重恢复不明显 **眼科学检查**：中剂量组和高剂量组在给药期第 15 周发现比格犬的一只或两只眼睛的晶状体浑浊，并且在恢复期高剂量组的大多数犬中持续存在 **血液学**：低和中剂量组动物的 PCT↑、MPV↑、PDW↑；高剂量组动物 RBC↓、PCV↓、RDW↑、PCT↑、PDW↑、PLT↑、APTS↑、FIB↑、WBC↑、NEUT↑、MONO↑；LYMP↓和 BASO↓明显。恢复期结束时未发现 **血清生化**：高剂量组 GLDH↑、ALB↑、ALP↑、GLB↑、A/G↑、UREA↓，恢复期结束恢复 **大体解剖**：高剂量组 1 只雄性胸腺较小 **脏器重量**：与对照组相比，所有剂量组雄性睾丸重量↓；中高剂量组前列腺重量↓；中剂量组雌性肾上腺重量↑；高剂量组 1 只雄性脾脏重量减轻和肾上腺重量↑；以上变化在恢复期结束时未发现 **组织病理学**：所有动物在注射部位均发现筋膜炎/蜂窝组织炎，高剂量组静脉炎和血栓最为明显。淋巴系统(GALT、下颌和肠系膜淋巴结)的生发中心减少。睾丸轻度萎缩，肾小管萎缩，肾小管体积和细胞结构减少。低和中剂量组出现轻度脾淋巴萎缩。高剂量组出现轻中度胸腺萎缩，附睾精子数量减少，其特征是附睾管中精子数量减少 **毒性靶器官**：包括造血/淋巴系统(GALT、下颌淋巴结、肠系膜淋巴结、脾脏、胸腺)，生殖器官(睾丸和前列腺重量减少、睾丸管状萎缩、附睾少精)和肾上腺

试　验　设　计	主　要　毒　性　结　果
Wistar 大鼠 3 周重复给药及 4 周恢复期毒性试验 静脉输注,每周一次,剂量: 0、0.6、2.0、6.0 mg/kg (GLP)	**死亡率:** 高剂量出现动物死亡。死亡动物状态不佳,体重下降,摄食量减少。解剖发现脾脏和胸腺重量降低和骨髓细胞生成减少,提示免疫抑制 **其他观察:** 中、高剂量组观察到较高的糖基化血红蛋白、较低的羟基丁酸和乙酰乙酸 **毒性靶器官:** 肝脏、生殖器官(不可逆)、造血/淋巴系统、心脏、内分泌系统(甲状腺)、葡萄糖代谢、皮肤和牙齿。大鼠生殖器官的影响包括睾丸(管状萎缩)、附睾(精子碎片和重量减轻)和前列腺(分泌减少和重量减轻)、卵巢(出血囊肿和重量减轻)、子宫(外观变化和重量减轻)。恢复期大部分毒性发现可以恢复,牙齿变色,脱毛,皮肤破损,步态异常未恢复
犬 2 周重复给药及 2 周恢复期亚急性毒性试验 静脉输注,每周一次,剂量: 0、0.2、0.6、2.0 mg/kg (GLP)	**主要观察:** 动物存在免疫抑制和注射部位刺激,在第三周给药之前,所有剂量均出现血压短暂↓ **血液学:** 白细胞/NEUT↑,高剂量组 MONO↑、非典型白细胞↑和红细胞沉降率↑ **血清生化:** β-羟基丁酸↑、AST↑、ALT↑和 TCHO↑ **毒性靶器官:** 淋巴系统和免疫抑制,其中免疫抑制的包括脾脏和胸腺重量降低。其他毒理出现在胃、生殖器官(不可逆)和内分泌系统(甲状腺)

遗传毒性试验:Ames 试验、小鼠淋巴瘤细胞微核试验和小鼠骨髓微核试验的结果都呈阴性,显示 Copanlisib 无潜在的遗传毒性。

生殖毒性试验:大鼠的胚胎-胎仔发育(EFD)毒性试验观察到母体体重降低、摄食量减少、脾脏变小、肝脏变色和硬化,死胎或活胎数量减少;胚胎-胎仔毒性包括胎仔体重较轻,发育迟缓,畸形发生率高(脑积水,眼睛、心脏、主要血管和骨骼系统畸形)。

光毒性试验:体外光毒性试验结果显示 Copanlisib 无光毒性。

14.3.3　度维利塞

度维利塞(duvelisib)的非临床药代动力及毒理学研究结果见表 14-6 和表 14-7[17]。

除了一般毒理外,还开展了其他毒性研究,包括安全药理、遗传毒性和生殖毒性,其结果总结如下。

安全药理试验:hERG 试验结果($IC_{50} > 100\ \mu M$)显示度维利塞对钾离子通道无抑制作用。在食蟹猴中展开的心血管系统安全药理试验和在大鼠中展开的神经系统、呼吸系统的安全药理试验都未显示异常变化。

遗传毒性试验:Ames 试验、人外周血淋巴细胞染色体畸变试验和大鼠骨髓微核试验均呈阴性结果。

生殖毒性试验:大鼠胚胎-胎仔发育(EFD)试验观察到母体死亡,体重和摄食量下降,并出现胚胎-胎仔毒性包括平均胎仔体重降低和胎仔畸形。家兔胚胎-胎仔发育(EFD)试验中也观察到母体动物死亡、体重减轻、摄食量减少和流产,胎儿体重较轻,胚胎着床后丢失和存活胎儿减少,但未观察到胎仔外部畸形或发育变异。

表 14-6　度维利塞的非临床药代动力学研究总结

试验类型	试验名称	试验结果
吸收	小鼠、大鼠、犬、猴 PK 试验	小鼠、大鼠、犬和猴的口服生物利用度分别为：7%,57%,40%～90% 和 40%。T_{max} 为 0.1～3 h
分布	小鼠、大鼠、兔、犬、猴和人血浆蛋白结合（放射标记）	各种属蛋白结合范围在 82.5%～97.8%
	IPI-656（人特有的代谢产物）小鼠、大鼠、兔、猴和人血浆蛋白结合	1、10、100 μM 小鼠、大鼠、兔、猴和人血浆蛋白结合分别为：3.1%～6.7%、4.5%～5.8%、5.2%～7.2%、0.4%～9.7%、1.3%～2.7%
	体内全血/血细胞分配比	大鼠、猴和人血细胞中的分配比分别为 0.76%、0.78% 和 0.51%
	IPI-656 体外全血/血细胞分配比	1、10 和 100 μM 在大鼠，猴和人中的分配比范围为：0.54%～0.82%、0.77%～0.96%、0.66%～0.79%
	LE 和 SD 大鼠单次口服 5 mg/kg [^{14}C]度维利塞组织分布	给药后 1 h，在大多数组织中广泛分布。暴露量最高的组织是肝脏和胃肠道，在大脑和晶状体分布较低
代谢	体外肝微粒体和人肝 S9 代谢	在小鼠和猴的肝微粒体广泛代谢，在人和犬中的代谢程度较低，在大鼠中的代谢程度最低 所有物种的主要代谢途径都是氧化，主要是单氧化（M+16），以及随后的葡糖醛酸化。未见人特异性代谢产物
	人肝细胞体外代谢和 CYP 酶表型鉴定	CYP3A4 是首要参与 I 相代谢的酶 CYP1A2 和 CYP2B6 潜在参与 I 相代谢 CYP2C8、CYP2C9、CYP2C19、CYP2D6 和 CYP2E1 不参与代谢
	大鼠、兔和猴体内代谢产物鉴定	IPI-656 是度维利塞在人体的主要代谢物。IPI-656 在大鼠中暴露较低，在猴和兔中暴露于与人相似
排泄	大鼠排泄试验	由 CYP450 介导的代谢。度维利塞和 IPI-656 的主要消除途径是粪便和肝胆途径。$T_{1/2}$ 为 0.2～5 h

表 14-7　度维利塞一般毒理学研究结果总结

试验设计	主要毒性结果
大鼠 28 天重复给药及 2 周恢复期毒性试验 口服灌胃给药，每天一次，剂量：0、5、50、350 mg/kg（GLP）（额外补充试验）	**死亡率:** 高剂量组给药后第 7 天出现动物死亡 **主要发现:** 高剂量在第 6 天停止给药时观察到血清葡萄糖和淋巴细胞变化的增加，增加的葡萄糖水平与血清胰岛素的变化无关 **组织病理学:** 骨髓和淋巴组织变化（红细胞发育不全、淋巴细胞增生和/或萎缩） **毒性靶器官:** 胃肠道（胃部溃疡、炎症和出血以及萎缩/坏死）、肾上腺（退化、坏死）以及雌雄动物生殖器官（睾丸和子宫萎缩，少精症/无精子症）。雌性中剂量组 2/5 动物观察到红细胞发育不全（骨髓）。由于雌性动物暴露量高于雄性，因此毒性更明显

试 验 设 计	主 要 毒 性 结 果
大鼠 13 周重复给药及 4 周恢复期毒性试验 口服灌胃给药,每天一次,剂量: 0、0.5、5、25 mg/kg(GLP)	**血液学:** 雌雄动物在中高剂量组出现 RDW↑和 PLT↑;低剂量组:雌性动物 WBC↓、LYMP↓和 PLT↑;中剂量组:雄性动物 RET↑;高剂量组:雌雄动物 LUC↓、LYMP↓。以上所有变化在恢复期可以恢复 **骨髓检查:** 所有剂量下,髓系/红系比值为 1.07~1.93∶1.00 **组织病理:** 高剂量组 3/15 雄性胰腺暗处;8/15 雄性睾丸小而软;2/15 雄性动物附睾小 **毒性靶器官:** 淋巴器官(胸腺、脾脏)和雄性睾丸
食蟹猴 28 天重复给药及 2 周恢复期毒性试验 口服给药,每天一次,剂量: 0、5、30、150 mg/kg(GLP)(额外补充试验)	**死亡率:** 高剂量组雌雄各 1 只动物死亡 **体重和摄食量:** 动物的体重下降或增高,食欲不振 **主要发现:** 临床病理变化和解剖病理发现都与血液-淋巴病变(骨髓变化和多淋巴器官/组织中的淋巴耗竭)有关,次要原因包括多个重要器官的炎症和感染。在高剂量组雌性猴子中发现高血糖症,但是血清胰岛素没有同时发生变化。大多数发现在恢复期结束时恢复或部分恢复
食蟹猴 13 周重复给药及 6 周恢复期毒性试验 口服灌胃给药,每天一次,剂量: 0、0.2、1、5 mg/kg(GLP)	**临床观察:** 主要观察到软便和水样便,中高剂量组出现食欲下降,部分动物脱水,可能与度维利塞的免疫抑制作用相关的机会性肠道感染有关。在恢复期间,观察到异常粪便的频率降低 **血液学:** 主要变化集中在高剂量组动物中,其中雄性动物 RET↑,雌雄动物 WBC↑、NEUT↑和 PLT↑ **血清生化:** 所有给药组 LYMP↑、NEUT↑、MONO↑和 BASO↑。中高剂量组雌性第 91 天出现电解质变化,这些变化与腹泻、大小肠炎症和小肠黏膜萎缩有关。包括中剂量和高剂量 K↓,高剂量组氯化物↓。高剂量组雌性尿素↓ **骨髓检查:** 所有剂量下,髓系/红系比值在(0.67~1.85∶1.00)。在具有明显肠道感染迹象猴子中,高剂量组 2 只雄性和 1 只雌性观察到更大的粒细胞系与红细胞系比值,其中 1 例雄性观察到 NEUT↑。相应的骨髓组织病理学发现包括极少至轻微的骨髓细胞过多 **解剖大体观察:** 1/4 高剂量组雄性消瘦和小胸腺。雌性中剂量组 1/4 的动物十二指肠和结肠增厚,1/4 脾脏和胸腺较小。恢复期结束,1 只高剂量组雌性胃肠道变色,组织病理发现与轻中度出血有关 **脏器重量:** 胸腺重量减轻,恢复期未见恢复 **组织病理学:** 主要为淋巴与造血系统和胃肠道与胆囊变化。中高剂量组淋巴与造血系统病变中观察到骨髓细胞过多和淋巴细胞耗竭;多数中高雌雄动物在胃肠道和胆囊中观察到十二指肠变化,盲肠、结肠和轻微胆囊炎症。另外,高剂量组 1 只雄性股胫关节重度纤维蛋白化脓性炎症 **淋巴细胞免疫分型:** B 淋巴细胞(CD45+/CD19+)↓ 总 T 淋巴细胞(CD45+CD3+)↑和细胞毒性 T 淋巴细胞(CD45+CD3+CD8+)↑ **T 细胞依赖性抗体反应(TDAR):** 抗 IgM 和 IgG 抗体在≥1 mg/kg 时,抗 KLH 抗体反应降低

14.3.4　Alpelisib

2019 年获 FDA 批准上市,主要用于治疗男性或绝经后妇女 HR+/HER2-携带 PIK3CA 突变的晚期转移性乳腺癌。除了治疗癌症,在 2022 年 4 月 6 日,诺华(Novartis)宣布,FDA 加速批准 Alpelisib 用于需要接受系统治疗的、患有严重表现的 PIK3CA 相关过度生长谱系(PROS)成人和 2 岁及以上儿童患者。这也是 FDA 批准的首个 PROS 治疗药物。PI3K 抑制剂首次迎来非肿瘤治疗。非临床药代动力学及毒理学研究结果见表 14-8 和表 14-9[18]。

表 14 - 8　Alpelisib 的非临床药代动力学研究总结

试验类型	试验名称	试验结果
吸收	大鼠 PK 试验	口服后迅速吸收 T_{max} 为 0.5 h,生物利用度为 57.3%;$T_{1/2}$ 为 1.5 h
	犬 PK 试验	口服后迅速吸收 T_{max} 为 2 h, $T_{1/2}$ 为 6.2 h。绝对口服生物利用度高
分布	大鼠口服和静脉注射[14C] Alpelisib 后的组织分布	1. 静脉注射和口服给药后在全身迅速分布。组织浓度最高的是肝脏(和胆汁)、肾脏和哈氏腺。大多数组织中的 T_{max} 是在静脉注射给药后 0.25 h 和 1 h 达到 2. 部分有色大鼠的分布与白化大鼠相似,在有色大鼠中观察到,在含有黑色素的结构(眼睛络膜、毛囊和皮肤)中检测到更高水平的药物。这种浓度水平随时间下降,表明药物与黑色素发生特异性结合但可逆。未观察到药物在脑渗透的证据
	[14C] Alpelisib 体外血液分布和血浆蛋白结合,包括小鼠、大鼠、犬和人的血液和血浆中的稳定性	口服或静脉给药后快速在组织中广泛分布,包括在有色大鼠中分布到毛发和眼睛。在不同的属中血浆分配比不同,其中人:54%;大鼠:54%;小鼠:58%;犬:59%。在血浆中未结合蛋白占比为:小鼠:8.8%,大鼠:9.4%,犬:10.8%,人:10.8%
代谢	大鼠,犬和人体外肝细胞代谢产物鉴定	在所有种属的肝细胞中,基于代谢谱中的放射性峰丰度最主要的代谢途径是酰胺水解,形成代谢物 BZG791。Ⅰ 相代谢物由 C 羟基化(M2、M3 和 M5)以及 C-羟基化和脱氢(M6)的组合形成。在大鼠和人肝细胞中观察到代谢物 M2 和 M3,而 M5 和 M6 仅在大鼠中观察到。仅在大鼠肝细胞中仅观察到一种 Ⅱ 相结合物,是一种氧化和葡萄糖醛酸化(M1)的组合。除了代谢物 M5 和 M6 之外,所有在肝细胞体外鉴定的代谢物随后都在大鼠、犬或人体内检测到
	大鼠口服(15 mg/kg)和静脉内(3.4 mg/kg 和 5 mg/kg)给予 [14C] Alpelisib 后的代谢	雄性大鼠(静脉 5 mg/kg)原型药代谢率:65.5%;M2:3.1%;M3:5.1%;BZG791[a](M4):4.0%
排泄	整体/胆管插管大鼠静脉[14C]Alpelisib 排泄研究	主要排泄途径是粪便和尿液。在插管大鼠中 38.3%的药物在给药后 48 h 内通过胆汁中消除

注:[a]:BZG791 是人体的主要代谢物(占循环药物相关物质总量的 26.7%),是一种无活性代谢物,没有遗传毒性

表 14 - 9　Alpelisib 一般毒理学研究结果总结

试验设计	主要毒性结果
大鼠 28 天重复给药及 4 周恢复期毒性试验 口服灌胃给药,每天一次,剂量:0、10、30、80 mg/kg(高剂量组从第 6 天起剂量减至 60 mg/kg,从第 8 天起减至 30 mg/kg)(GLP)	**死亡率:**高剂量组 2 只雄性和 4 只雌性体重严重减轻,提前安乐死(病理发现肠道和骨髓毒性) **临床观察:**80 mg/kg 剂量组出现竖毛,部分闭眼或眼睛有分泌物,在第 8 天剂量降至 30 mg/kg 后症状消失 **体重与摄食量:**所有剂量组均发现体重下降和摄食量减少 **血液学:**RET↓、HGB↓、HCT↓、RBC↓。所有雌性和中剂量组雄性观察到 WBC↓ 和白细胞的相关改变 **血清生化:**雄性在 30 mg/kg 和雌性≥10 mg/kg 时,葡萄糖代谢(胰岛素、葡萄糖、果糖胺)紊乱;雌性和雄性在 30 mg/kg 时出现脂质代谢(TG 和胆固醇)紊乱(提示可能对肝脏有影响)

试 验 设 计	主 要 毒 性 结 果
	解剖大体观察： 30 mg/kg 剂量组观察到脾脏和个别雌性胸腺变小，雌雄均出现门牙变色；>10 mg/kg 剂量组观察到个别雄性前列腺变小 **脏器重量：** >10 mg/kg 剂量组观察到脾脏、胸腺、子宫、垂体、肾上腺(仅限雌性)重量减轻。30 mg/kg 剂量组观察到前列腺、肝脏、肾脏、睾丸、卵巢重量减轻 **组织病理：** 所有剂量组观察到骨髓(细胞减少伴充血/出血)、脾脏(造血减少和淋巴细胞耗竭)、胸腺(淋巴细胞耗竭)、淋巴结(淋巴细胞耗竭和生发中心减少)、内分泌胰腺(胰岛的形态变化)、前列腺(分泌减少)变化。中剂量组观察到阴道(弥漫性上皮萎缩和非典型动情周期伴有子宫萎缩)和垂体(远端部嗜酸粒减少和促卵泡激素/促黄体激素含量增加)的变化，股骨/胫骨(膝关节)和胸骨生长板(干骺端骨小梁骨密度增厚和降低)，牙齿(成牙本质细胞变性、牙本质变薄和牙髓坏死)，舌头、食道，喉和前胃(弥漫性上皮萎缩)、皮肤和乳腺区域(雌性表皮萎缩和弥漫性乳腺萎缩)和泪腺(弥漫性腺泡萎缩) 所有发现在恢复结束时完全或部分恢复
大鼠 13 周重复给药及 8 周恢复期毒性试验 口服灌胃给药，每天一次，剂量：0、2、6、20 mg/kg (GLP)	**临床观察：** 高剂量组雄性 14/30 只动物牙齿苍白 **体重：** 中高剂量组体重增重减少 **临床病理：** 包括淋巴细胞计数减少以及胰岛素和葡萄糖水平↑ **血液学：** 中、高剂量组：WBC↓、LYMP↓和 LUC↓。高剂量组：红系细胞(RBC、HGB)↓、EOS↓和 PLT↑；仅雄性动物中观察到 NEUT↓、BASO↓和 LUC↓ **血生化：** 高剂量组 TG↑；葡萄糖和胰岛素也呈剂量相关性↑，高剂量组增加 10 倍以上，通常在给药后 24 h 逆转 **解剖大体观察：** 高剂量组 5 只雌性门牙苍白，少数雌性子宫扩张 **组织病理：** 中高剂量组淋巴组织、胰腺、脑垂体和牙齿，以及雄性肾脏、雌性皮肤和子宫的变化。此外，给药 4 周后，并未诱导外周血网织红细胞中微核的增加
犬 28 天重复给药及 4 周恢复期毒性试验 口服灌胃给药，每天一次，剂量：0、2、5、15 mg/kg (GLP)	**临床观察：** 高剂量组观察到犬口腔局部萎缩性黏膜改变，牙龈变红和口臭，1 只高剂量组雄性观察到局灶性萎缩性黏膜变化和阴茎黏膜变红 **体重和摄食量：** 给药期末，中高剂量组出现体重↓，高剂量组体重严重↓，并伴有相关的摄食量减少 **血液学：** 高剂量组 WBC↑、FIB↑、GLB↑和 PLT↑，表明炎症发生 **血清生化：** 低剂量雄性和中剂量雌性出现葡萄糖和胰岛素浓度降低。这种增加伴随着葡萄糖水平的变化以及 TG 和胆固醇值的增加，表明葡萄糖代谢紊乱 **解剖大体观察：** 主要发现胸腺变小、消化道和口腔[食道中的白色病灶和胃中心区域(即过渡食道/胃)的红色变色，口腔黏膜的红色病灶/变色(糜烂/溃疡)]。中剂量组 1 只雄性出现口腔黏膜中与糜烂/溃疡相关的单个微红色焦点 **脏器重量：** 高剂量组胸腺重量减轻；中剂量组雄性前列腺重量减轻 **组织病理：** 大部分动物观察到口腔黏膜、舌头或食道的上皮发生退行性/炎症变化，主要包括糜烂/溃疡、弥漫性上皮萎缩、上皮/黏膜下层 NEUT 或混合细胞炎症和/或单细胞坏死。在骨髓中细胞过多，其特征是髓系/红系比率增加。中高剂量组观察到表皮和/或皮肤毛囊出现弥漫性上皮萎缩。高剂量组喉部(上皮萎缩)、胸腺和肠道相关淋巴组织(淋巴耗竭)出现病变，肠系膜和/或咽后淋巴结(淋巴细胞耗竭、生发中心减少和/或 NEUT 浸润、水肿，炎性细胞浸润和/或组织细胞增多症)、胃(幽门区糜烂/坏死、混合细胞炎症)、小和大肠(黏膜中性粒细胞增多症、水肿和/或粒细胞炎症)、胰腺内分泌(胰岛细胞萎缩、细胞质包涵体)和前列腺(腺体萎缩)。另外，低剂量组雄性动物眼角膜上皮有丝分裂增加 所有发现在 4 周时间内完全或部分恢复
犬 13 周重复给药及 8 周恢复期毒性试验 口服灌胃给药，每天一次，剂量：0、0.2、1.0、5.0 mg/kg (GLP)	高剂量组雄性体重增加减少与该组动物食物摄入减少有关。在所有剂量下干扰葡萄糖和胰岛素稳态的临床病理学发现和个别高剂量动物的舌头和淋巴系统的轻微变化有关，镜检发现与药物的药理活性有关。4 周恢复期后，所有发现都完全或部分恢复(在肠系膜淋巴结中，在恢复期后 2 只雄性和 2 雌性动物中观察到少量淋巴样耗竭)

除了一般毒理外,还开展了其他毒性研究,包括安全药理、遗传毒性和生殖毒性,其结果总结如下。

安全药理试验:hERG 试验结果(IC_{50}＝9.4 μM)显示 Alpelisib 对钾离子通道可能有潜在的抑制作用。心血管系统安全药理试验(比格犬),神经系统和呼吸系统的安全药理试验(大鼠)未见任何异常变化。

遗传毒性试验:Ames 试验、体外微核试验、染色体畸变试验和大鼠体内微核试验(伴随在一般毒理试验展开)的结果均呈阴性。

生殖毒性试验:大鼠胚胎-胎仔发育(EFD)毒性试验观察到母体体重下降、胎儿体重下降、胎儿畸形增加等。兔生育力与早期胚胎发育试验观察到母体体重下降、摄食量下降、流产、胎儿体重下降、发育畸形等。

14.3.5　Umbralisib

皮肤毒性试验:在给药期间 BN 大鼠观察到明显的皮肤损伤,组织学变化主要提示有皮肤炎症。

2021 年获 FDA 批准上市,用于二线治疗 MZL 和三线治疗 FL。非临床药代动力学及一般毒理学研究结果总结在表 14 - 10 和表 14 - 11[19]。

表 14 - 10　Umbralisib 的非临床药代动力学研究结果总结

试验类型	试验名称	试验结果
吸收	小鼠和犬 PK 试验	犬单次口服 1 mg/kg 和静脉 30 mg/kg,口服生物利用度为 33.52%。T_{max} 为 0.7 h,$T_{1/2}$ 为 37.13 h 小鼠单次口服 20 mg/kg 和静脉 1 mg/kg,口服生物利用度＞47%,T_{max} 为 0.5 h,$T_{1/2}$ 为 2.4 h
分布	雄性 CD - 1 小鼠的物质平衡和雄性 C57BL/6 小鼠单次口服 [14C]Umbralisib 后全身放射自显影的组织分布	给药后 1～2 h,药物在大多数组织中快速广泛分布 组织分布:小肠＞肝脏＞脂肪＞胃＞肾脏
代谢	小鼠,大鼠,犬,猴和人肝微粒体代谢稳定性	1 h 后药物在各种属中代谢丰度为:小鼠 74.47%;大鼠 42.67%;犬 76.94%;猴 76.83% 和人 85.83%
排泄	雄性 CD - 1 小鼠的物质平衡和雄性 C57BL/6 小鼠单次口服 [14C]Umbralisib 后全身放射自显影的组织分布	主要通过粪便排泄,在整体大鼠尿液和粪便中的相对丰度分别为 4.21% 和 88.79%

除了一般毒理外,还开展了其他毒性研究,包括安全药理、遗传毒性和生殖毒性,其结果总结如下。

表 14-11　Umbralisib 一般毒理学研究结果总结

试 验 设 计	主 要 毒 性 结 果
小鼠 26 周重复给药及 4 周恢复期毒性试验 口服灌胃给药,每天一次,剂量:0、30、100、300 mg/kg(GLP)	死亡率:各剂量组都出现动物死亡或被安乐死,死亡数量呈剂量相关性,死亡原因与出现溃疡性皮炎有关 临床观察:高剂量组 2 只动物出现步态异常,3 只出现背部弓起,12 只出现毛色发黄,2 只活动减少,2 只身体发凉 血液学:中高剂量组雄性 LYMP↓,所有剂量下雌性 LYMP↓,中高剂量组动物中 WBC↓、BASO↓、HGB↓ 和 HCT↓。这些变化在恢复期时恢复 血清生化:所有剂量下雄性动物均观察到 ALP↑、CRE↑、TCHO↑ 和 ALB↑。中高剂量组雌性动物中 BUN↑ 和 TG↑。这些变化在恢复期时恢复 脏器重量:中高剂量组肝脏相对重量(肝/脑比)↑。恢复期结束时恢复 组织病理:雄性动物肝脏和脾脏,所有剂量下均见肝脏肥大。恢复期未见病理变化
犬 13 周重复给药及 4 周恢复期毒性试验 口服灌胃给药,每天一次,剂量:0、30、100、250 mg/kg(GLP)	临床观察:粪便异常(软便和水样便),呕吐 血液学:HGB↓ 和 HCT↓ 血清生化:高剂量组 TP↓、ALB↓、GLB↓、电解质↓、TCHO↓ 和 TG↓。这些变化可能与体重减轻、呕吐、摄食量减少有关。恢复期未见异常 脏器重量:中高剂量组脾脏重量减轻,雄性睾丸和附睾重量减轻 组织病理:胸腺萎缩和淋巴结淋巴样耗竭
犬 39 周重复给药及 4 周恢复期毒性试验 口服灌胃给药,每天一次,剂量:0、10、30、100 mg/kg(GLP)	死亡率:1 只高剂量组动物由于状况不佳(主要是消瘦和水样便)在第 183 天(第 26 周)被安乐死 临床观察:中高剂量组动物在第 95 天(第 13 周)普遍消瘦,伴有稀便。恢复期可以恢复 体重与摄食量:所有剂量组动物体重下降明显,但由于用罐头食品喂养,高剂量组体重增加,低中剂量组体重增加不明显 血液学:中高剂量组 BASO↓、RBC↓、HGB↓ 和 HCT↓。恢复期结束时恢复 血清生化:高剂量组 ALT↑、ALB↓ 和 TP↓。变化小,并且可逆 脏器重量:给药期结束,胸腺重量减轻。恢复期结束时恢复 组织病理:在淋巴结和胸腺中观察到细胞数量减少与药物相关

安全药理试验:hERG 试验的结果(IC$_{50}$>100 μM)显示 Umbralisib 对钾离子通道无抑制作用。心血管系统的安全药理试验是伴随在 13 周的重复给药的一般毒理学试验中进行,结果显示 Umbralisib 对心血管功能无影响。此外,神经系统的安全药理试验是伴随在小鼠的 26 周重复给药的一般毒理学试验中展开,未观察到异常变化。呼吸系统的安全药理试验是在小鼠中展开的,结果显示高剂量对小鼠潮气量和呼吸频率有影响。

遗传毒性试验:Ames 试验、TK6 细胞体外微核试验和小鼠骨髓微核试验的结果呈阴性。

生殖毒性试验:小鼠生育力与早期胚胎发育(FEED)试验观察到雄性动物的睾丸和附睾重量均显著降低,精子数量减少及精子活力降低。小鼠胚胎-胎仔发育(EFD)毒性试验观察到胚胎丢失和骨骼异常增加,包括腭裂率增加等。家兔胚胎-胎仔发育(EFD)毒性试验观察到母体毒性(如摄食量下降和体重减轻)和胎仔毒性(如体重明显降低)。

14.4　临床安全性

本节将对已批准上市的 5 款 PI3K 抑制剂的临床安全性进行分析和总结。临床安全性数据主要来源于 FDA 公布的药物研究资料和相关药物的使用说明书。

14.4.1　Idelalisib

Idelalisib 在 FDA 获批的说明书显示：Idelalisib 在临床上开展了联合疗法和单药研究。218 例复发的 CLL 患者在临床上接受了 8 剂利妥昔单抗，同时口服两次 150 mg Idelalisib 进行联合治疗。其中，54 名受试者报告了严重不良反应，最常见的严重不良反应有肺炎（17%）、发热（9%）、败血症（8%）、发热性中性粒细胞减少症（5%）和腹泻（5%）。11 名患者发生出现肝毒性和腹泻或结肠炎导致给药终止。由于出现转氨酶升高、腹泻或结肠炎以及皮疹等不良反应或临检数据异常，39 名受试者给药终止，16 名受试者在试验后期降低给药剂量。在对 146 例惰性非霍奇金淋巴瘤患者单药研究的临床试验中，受试者同样每天口服两次 150 mg Idelalisib，有 73 名患者报告了严重不良反应，其中包括肺炎（15%）、腹泻（11%）和发热（9%）。另外，78 名受试者因为出现腹泻、肺炎和转氨酶升高导致研究中断或停药。FDA 对可能发生的肝毒性、腹泻、肺炎和肠穿孔进行黑框警告，提示在临床应用时进行监测，当这些症状进一步严重时需要终止治疗[20]。

14.4.2　Copanlisib

Copanlisib 是唯一通过静脉注射的 PI3K 抑制剂药物，FDA 获批的说明书显示，临床上主要对至少两次接受过全身治疗的复发性滤泡性淋巴瘤成年患者进行研究。在接受此单一疗法的 168 名患有滤泡性淋巴瘤和其他血液恶性肿瘤的患者中，有 44 名患者出现严重不良反应，其中发生频率较高的是肺炎（8%）和高血糖症（5%）。部分患者出现最常见的不良反应有高血糖、腹泻、虚弱、高血压、白细胞减少、中性粒细胞减少、恶心、下呼吸道感染和血小板减少。另外，不良反应导致 36 名（21%）患者剂量下调和 27 名（16%）患者停药。剂量下调的最常见原因是出现高血糖症（7%）、中性粒细胞减少症（5%）和高血压（5%）；而停药的原因是患者发生肺炎（2%）和高血糖（2%）[21]。Copanlisib 在 FL 的适应证治疗中获得 FDA 的快速批准，但同时也要求临床应用中对该药在患者中出现的不良反应进行监测，并根据反应的严重程度和持续性进行终止治疗的判断。

14.4.3　度维利塞

度维利塞在 FDA 获批的说明书显示，在临床上对 442 名先前接受过治疗的血液系统恶性肿瘤患者进行研究，其中，CLL/SLL 占 69%，FL 占 22%。313 名 CLL/SLL 患者中，158 名患者单一接受每天口服两次 25 mg 度维利塞，155 名患者同时接受至少 10 剂奥法木单抗。12%单药治疗患者和4%接受联合治疗的患者在最后一次给药后30天内发生致命的不良反应。115名接受单药治疗的患者报告了严重的不良反应,最常见的严重不良反应是感染(31%)、腹泻或结肠炎(18%)。由于患者出现腹泻或结肠炎、感染和皮疹,56名患者停止治疗;46名患者进行剂量下调。96例复发或难治性FL患者中,58%的患者因为出现腹泻或结肠炎、肺炎、肾功能不全、皮疹和败血症报告为严重的不良反应。而20%的患者出现常见不良反应有腹泻或结肠炎、恶心、疲劳、肌肉骨骼疼痛、皮疹、中性粒细胞减少、咳嗽、贫血、发热、头痛、黏膜炎、腹痛、呕吐、转氨酶升高和血小板减少。出现腹泻或结肠炎和皮疹的不良反应导致29%的患者停用度维利塞,23%的患者因出现转氨酶升高、腹泻或结肠炎、脂肪酶升高和感染常见不反应进行剂量下调。FDA在度维利塞的用药注意事项中进行了风险提示,临床医生需要注意患者在使用的过程中出现上述不良反应进行监测和注意,必要时中断治疗[22]。

14.4.4 Alpelisib

Alpelisib是首款在非肿瘤领域获批的PI3K抑制剂药物,用于治疗具有PIK3CA相关过度生长谱(PROS)严重表现的2岁及以上的成人和儿童患者。Alpelisib在FDA获批的说明书显示,临床上57名2岁及以上患有严重或危及生命的PROS的患者接受Alpelisib治疗,患者中位年龄为14岁(患者年龄为2~50岁)。12%的患者发生严重不良反应,两名或两名以上患者发生脱水和蜂窝组织炎。11%的患者因不良反应而中断给药,其中两名或更多患者因发生头晕和呕吐需要中断给药。5%的患者因出现脱发、记忆障碍和软组织感染的不良反应而进行剂量下调。这些患者中出现最常见的不良反应(发生率≥10%)包括腹泻、口腔炎和高血糖。最常见的3级或4级临检数据异常(发生率≥2%)有葡萄糖增加、HGB减少、磷酸盐减少、胆红素增加、钠减少和血小板减少。在扩大临床应用研究中发现,PROS患者中经常出现因食欲下降导致代谢和营养障碍,皮肤和皮下组织出现瘙痒、皮疹和痤疮[23]。

14.4.5 Umbralisib

Umbralisib临床上用于复发或难治性边缘区淋巴瘤患者曾经接受过至少一次抗CD20的治疗和已经接受过治疗的复发或难治性滤泡性淋巴瘤患者。Umbralisib在FDA获批的说明书显示,临床上接受治疗的335名患者中,221名患有边缘区淋巴瘤(37%)和滤泡性淋巴瘤(63%),其中18%的患者发生了严重不良反应,发生率>2%的严重不良反应包括腹泻-结肠炎(4%)、肺炎(3%)、脓毒症(2%)和尿路感染(2%),<1%的患者发生剥脱性皮炎的致命不良反应。14%的患者因不良反应停药,其中≥5%的患者因出现腹泻-结肠炎(6%)和转氨酶升高(5%)停药。11%的患者由于不良反应下调给药剂量,其中≥4%的患者因报告出现腹泻-结肠炎降低给药量。43%的患者由于不良反应而终止给药,这些患者因出现包括腹泻性结肠炎(18%)、转氨酶升高(7%)、中性粒细胞减少(5%)、

呕吐(5%)和上呼吸道感染(5%)需要中断给药。患者出现的最常见(≥15%)的不良反应包括临床生化数据异常、肌酐升高、腹泻-结肠炎、疲劳、恶心、中性粒细胞减少、转氨酶升高、肌肉骨骼疼痛、贫血、血小板减少、上呼吸道感染、呕吐、腹痛、减少食欲和皮疹。FDA建议患者在用药前阅读有关可能出现的发热、腹泻、腹痛等，出现黄疸、皮炎等症状需要及时向医生进行汇报，并主要提示服用 Umbralisib 可能会出现的致命性感染、中性粒细胞减少症、腹泻或结肠炎、肝毒性和严重的皮肤反应[24]。

目前 FDA 批准上市的 5 款 PI3K 抑制剂药物，4 款是针对肿瘤适应证，尤其是血液恶性肿瘤，1 款针对非肿瘤适应证。虽然 PI3K 抑制剂取得了一定疗效，但同时也带来了严重的副作用和耐受性问题。这些药物发生的不良反应存在共性，例如 Idelalisib 和度维利塞虽然绝对活性差距很大，但是对Ⅰ型 PI3K 的 4 个亚型的选择性却十分相似，两者的不良反应症状也基本一致。这些药物的安全性与靶点的选择性密切相关，所出现的毒性表现十分相似[25]。根据上述临床症状所属的器官系统，表 14 - 12 总结了目前上市的 5 款PI3K 抑制剂的临床安全性，表中带有黑框的是药物使用说明书中的黑框警告。

表 14 - 12　已上市五款 PI3K 抑制剂药物临床不良反应汇总

	临床不良反应	Idelalisib	Copanlisib	度维利塞	Alpelisib	Umbralisib
		PI3Kδ	PI3Kα、PI3Kδ	PI3Kγ、PI3Kδ	PI3Kα	PI3Kδ 和 CK1
警告和注意事项	造血和淋巴系统	中性粒细胞减少症、过敏、败血症和发热	中性粒细胞减少症	败血症、中性粒细胞减少症	过敏反应和过敏性休克：包括呼吸困难、潮红、发热或心动过速	败血症和尿路感染、中性粒细胞减少症
	胃肠道	**20%的患者出现严重腹泻或结肠炎和肠穿孔(腹痛、寒战、发热、恶心或呕吐)**	腹泻、恶心、呕吐、腹痛、胃肠道出血	**严重的腹泻或结肠炎、腹痛、粪便黏液或带血**	严重腹泻：包括导致脱水和急性肾损伤	严重腹泻或非感染性结肠炎
	心血管系统	高甘油三酯血症	26%的患者出现高血压	不适用	不适用	不适用
	肝脏	**14%的患者发生致命和/或严重的肝毒性，ALT或 AST↑超过正常上限 5 倍**	不适用	肝毒性↑、转氨酶↑和总胆红素↑，ALT和/或 AST↑	肝毒性↑、转氨酶↑	肝毒性↑、转氨酶↑、ALT↑和/或 AST↑
	肺	**严重肺炎、临床表现包括间质浸润和组织肺炎。联合给药出现非感染性肺炎**	非感染性肺炎	**下呼吸道感染和非感染性肺炎，出现咳嗽、呼吸困难、缺氧**	严重肺炎，包括急性间质性肺炎和间质性肺病	不适用
	胰腺	不适用	高血糖	不适用	高血糖，包括酮症酸中毒	不适用

临床不良反应		Idelalisib	Copanlisib	度维利塞	Alpelisib	Umbralisib
		PI3Kδ	PI3Kα、PI3Kδ	PI3Kγ、PI3Kδ	PI3Kα	PI3Kδ 和 CK1
警告和注意事项	皮肤	联合给药中出现 SJS 和 TEN；剥脱性皮炎、皮疹和皮肤病	剥脱性皮炎皮疹、瘙痒和皮疹（斑丘疹）	**伴有嗜酸性粒细胞增多和 DRES 和 TEN；瘙痒、红斑或斑丘疹**	皮疹、SJS、多形性红斑 EM、TEN 以及伴 EOS 增多和 DRESS	剥脱性皮炎、红斑和皮疹（主要斑丘疹）
	生殖器官	在大鼠中致畸、对胎儿有潜在风险	胚胎毒性、对胎儿有潜在风险	胚胎毒性、对胎儿有潜在风险	胚胎毒性、对胎儿有潜在风险	胚胎毒性
常见临床不良反应	临床检查	NEUT↓ TG↑、ALT↑ 和 AST↑	WBC↓、NEUT↓ 和 PLT↓	转氨酶↑、TBIL↑、ALT↑ 和 AST↑	HGB↓、磷酸盐↓、Na↓ 和 PLT↓、GLU↑、TBIL↑	PLT↓ CRE↑ 和转氨酶↑
	不良反应	高血糖、腹泻、发热、疲劳、恶心、咳嗽、肺炎、腹痛、寒战和皮疹	高血糖、腹泻、全身力量和能量↓、高血压、下呼吸道感染	腹泻或结肠炎、皮疹、疲劳、发热、咳嗽、恶心、上呼吸道感染、肺炎、肌肉骨骼疼痛和贫血	腹泻、口腔炎和高血糖	腹泻-结肠炎、疲劳、恶心、呼吸道感染、呕吐、腹痛、减少食欲和皮疹

注：＊：SJS：stevens - johnson 综合征(SJS)；EM：多形性红斑(EM)；TEN：中毒性表皮坏死松解症(TEN)；DRESS：全身性症状(DRESS)

　　通过对比这些药物的临床不良反应不难发现，无论是单亚型还是双亚型的抑制剂，临床上的不良反应均存在差别，但主要集中于免疫、胃肠道、肝脏、肺脏、皮肤和生殖系统。例如，Copanlisib 与度维利塞都是双亚型抑制剂，分别针对 PI3Kα/PI3Kδ 和 PI3Kγ/PI3Kδ，临床上两者不良反应十分类似，但是度维利塞的临床不良反应更为严重，同时带有四项黑框警告，而 Copanlisib 针对含有 PI3Kα 亚型的抑制剂，临床患者出现独特的高血压和高血糖，其中出现高血糖与针对单亚型 PI3Kα 的 Alpelisib 一致，但有着同样单亚型 PI3Kδ 的 Idelalisib 却未报道相关现象。这或许与 PI3Kα 被抑制相关，有关靶点毒性解析的详细分析将在下个章节进一步讨论。

14.5　靶点安全性综合分析

14.5.1　非临床和临床安全性关联分析

　　已上市的 5 款 PI3K 抑制剂药物的非临床安全数据基本可以预测其临床上的主要不良反应，临床上的不良反应与非临床毒性关联性主要集中在胃肠道、肝脏、皮肤、造血与淋巴系统和肺部。有提示意义的主要是生殖毒性。表 14 - 13 对 PI3K 抑制剂的非临床与临床的关联性进行了分析和总结。

表 14-13　已上市 PI3K 抑制剂非临床和临床安全性关联分析

主要系统		Idelalisib	Copanlisib	度维利塞	Alpelisib	Umbralisib
亚型		PI3Kδ	PI3Kα/δ	PI3Kδ/γ	PI3Kα	PI3Kδ/CK1ε
心血管与神经系统	非临床	大鼠出现药物相关心肌浸润、纤维化、心脏重量增加	刻板舔舐、摇摆步态、触摸时发声和肌张力降低。也观察到其他明显的 CNS 影响迹象，包括立毛、上睑下垂、流涎、四肢活动、倒退、刻板咀嚼和活动减少	犬出现高血压	未见异常	未见/未披露该不良反应
	临床	未见/未披露该不良反应	高血压	未见/未披露该不良反应	未见/未披露该不良反应	未见/未披露该不良反应
	关联性	4 种药物临床未见对心血管系统和神经系统的影响，关联性弱				
消化系统	非临床	动物出现胃肠道炎症，体重降低，软便。舌头（浸润、出血、溃疡）。胃肠道为主要毒性靶器官	牙齿变色，体重降低。胆固醇、甘油三酯、肌酐和白蛋白升高，并改变葡萄糖稳态。还观察到尿量和电解质排泄增加、肠蠕动抑制、胰岛素抵抗和高血糖症	体重与摄食量下降，胃肠道出现炎症	牙齿变色，体重与摄食量下降，胃肠道出现炎症	体重与摄食量下降，胃肠道出现炎症
	临床	严重腹泻或结肠炎和肠穿孔	未报道	严重的腹泻或结肠炎	严重腹泻，包括脱水和急性肾损伤	严重腹泻或非感染性结肠炎
	关联性	关联性高，胃肠道为靶器官				
呼吸系统	非临床	大鼠高剂量组动物出现肺泡巨噬细胞。犬长毒死亡动物出现肺部炎症	肺部有炎症	肺部有炎症	未见/未披露该不良反应	小鼠呼吸功能受影响
	临床	肺炎	肺炎	肺炎	急性间质性肺炎和间质性肺病，个别患者发生非感染性肺炎	肺炎
	关联性	与临床相关性好				
皮肤系统	非临床	大鼠中出现皮肤红肿，犬中高剂量组皮肤出现红斑	未见/未披露该不良反应	未见/未披露该不良反应	皮疹，Brown Norway（BN）大鼠出现大面积溃疡和结痂。皮肤伴随炎症	未见/未披露该不良反应

续　表

主要系统		Idelalisib	Copanlisib	度维利塞	Alpelisib	Umbralisib
皮肤系统	临床	Stevens-Johnson综合征和中毒性表皮坏死松解症	剥脱性皮炎、剥脱性皮疹、瘙痒和皮疹(包括斑丘疹)	伴EOS增多和全身性症状(DRESS)和中毒性表皮坏死松解症(TEN)	Stevens-Johnson综合征(SJS)、多形性红斑(EM)、中毒性表皮坏死松解症(TEN)以及伴EOS增多和全身性症状(DRESS)	剥脱性皮炎病、红斑和皮疹(主要是斑丘疹)
	关联性	与临床相关性好,尤其在Alpelisib药物中做了专门的皮肤毒性,与临床出现症状基本一致				
造血和淋巴系统	非临床	淋巴耗竭、脾脏和胸腺重量减轻、胸腺出血和坏死、骨髓和粒细胞增生,有骨髓毒性	免疫抑制、红细胞、细胞压积、淋巴细胞和碱性粒细胞减少。毒性靶器官包括造血/淋巴系统(下颌淋巴结、肠系膜淋巴结、脾脏、胸腺),恢复期可逆	淋巴耗竭和继发效应,如多器官炎症、应激和感染T细胞依赖性抗体反应(TDAR)降低	骨髓、脾脏、胸腺或淋巴结的炎症和/抑制作用	白细胞下降、碱性磷酸酶升高以及淋巴耗竭。淋巴细胞水平降低
	临床	过敏、败血症和发热以及中性粒细胞减少症	中性粒细胞减少症	败血症,下呼吸道感染和中性粒细胞减少症	过敏反应和过敏性休克。包括呼吸困难、潮红、发热或心动过速	肺炎、败血症和尿路感染和中性粒细胞减少症
	关联性	相关性好,出现免疫抑制和感染				
生殖系统	非临床	尽管睾丸和附睾重量降低,精子数量减少,对雄性动物生殖功能或生育能力没有影响。对妊娠动物有母体毒性,对胚胎有毒性和致畸性	睾丸、附睾和前列腺有不同程度的重量降低和组织变性。对雌性动物卵巢、子宫、阴道有影响。药物可经乳汁排泄,可以透过胎盘。对胚胎有毒性和致畸性	对雄性动物睾丸(生精上皮萎缩、重量减轻、软睾丸)和附睾(体积小、少精症/精子症)发现,以及雌性动物卵巢(重量减轻)和子宫(萎缩)。对胚胎有发育毒性和致畸性	对动物生殖器官有影响。具有胚胎发育毒性和致畸性	睾丸和附睾重量减少,对动物生殖器官有影响。具有胚胎发育毒性和致畸性
	临床	未见/未披露该不良反应	未见/未披露该不良反应	未见/未披露该不良反应	未见/未披露该不良反应	未见/未披露该不良反应
	关联性	临床未开展生殖毒性研究,无法对应,但在药物临床应用时告知孕妇和胎儿的潜在风险,建议采取有效避孕措施				
其他	非临床	肝毒性:肝酶升高、肝脏重量增加、炎症、肝细胞坏死	大鼠中尿量和电解质排泄增加、肠蠕动抑制、胰岛素抵抗和高血糖症	肝脏毒性和高血糖	胰岛素和葡萄糖水平增加	肝脏重量增加
	临床	肝毒性	高血糖和高血压	未见/未披露该不良反应	高血糖,部分患者发生明显的ALT和/或AST↑	严重肝毒性
	关联性	相关性好,出现的肝脏毒性和高血糖与毒理学研究中动物表现关联性一致				

PI3K 参与细胞内重要的信号转导。在前面介绍 PI3K 家族的内容中，PI3K 酶可以分成三种类型（Ⅰ型、Ⅱ型和Ⅲ型），其中Ⅰ型 PI3K 抑制剂常与治疗恶性肿瘤相关，Ⅰ型 PI3K 酶一般以 α、β、δ 和 γ 4 种亚型存在[26]。针对 PI3K 酶的不同亚型开发药物，在临床治疗中看到不同的疗效和毒性。比如，α 和 β 亚型在全身表达广泛，而 δ 和 γ 亚型优先在白细胞上表达，这在成药性上为血液恶性肿瘤提供了一个有吸引力的靶点，但是由于淋巴细胞信号和生物学的改变，δ 和 γ 亚型的抑制导致出现感染和自身免疫毒性[27]。临床上使用 PI3Kδ/γ 抑制剂的患者会出现不同程度的自身免疫和感染。另外，普遍表达的 PI3Kα 亚型对细胞生长和代谢，尤其是葡萄糖稳态至关重要，而 PI3Kδ/γ 特异性抑制剂对葡萄糖稳态影响较小，因此只有 PI3Kα 抑制剂 Copanlisib 和 Alpelisib 在临床上报道出现高血糖。临床患者出现不同程度的与靶点相关的毒性表现，为非临床与临床出现的靶点毒性一致性提供了有力支持。

Idelalisib 对 PI3K 酶的 δ 亚型具有选择性，PI3Kδ 在白细胞上表达广泛，上市后批准用于二线治疗复发的 FL、联合利妥昔单抗治疗复发的 CLL 以及 SLL。虽然 Idelalisib 的疗效很好，但临床上出现严重的免疫抑制和感染，并且在联合给药中最为明显。最常见的严重免疫抑制毒性是结肠炎、肝炎和肺炎，因此在说明书中被要求添加黑框警告。在非临床研究阶段，大鼠和犬的长期毒性研究中，都出现了严重的淋巴系统和胃肠道毒性，人与动物试验中出现的毒性具有一定的共性，在靶点毒性机制部分中将进一步进行对这些毒性机制进行探究与讨论。

Copanlisib 是一种泛 PI3K 抑制剂，在 α 和 δ 亚型中有较好的活性，临床上不良反应主要集中在与 δ 相关的免疫毒性和 α 相关的高血糖，相比而言，高选择性 PI3K 抑制剂出现毒性反应的程度较轻，不良反应少，似乎具有良好的耐受性和有效性。在大鼠长期毒性研究中，观察到胰岛素抵抗和高血糖症，证实抑制 PI3Kα 可能增加高血糖风险，提示临床医生在患者入组时可以更好地预判可能出现的毒性风险。

通过总结和对比 5 款上市 PI3K 抑制剂的非临床和临床研究，发现主要的毒性可分为三类：免疫抑制、骨髓抑制和感染。然而，针对不同亚型的抑制剂，也出现了一些独特且显著的毒性提示，例如高血糖、高血压和精神异常。值得一提的是，对 B 细胞的恶性增殖产生抑制效应时也会对其他造血系细胞产生毒性[28]。这也解释了为什么临床上患者会出现更严重的红细胞减少、淋巴细胞耗竭、免疫抑制，甚至出现骨髓毒性。后面章节中将尝试对上述出现的毒性机制进行分析和讨论。

14.5.2　PI3K 抑制剂毒性解析

了解 PI3K 亚型及其分布组织可以帮助临床医生预判临床上可能存在的风险。PI3Kα 激活胰岛素受体酪氨酸激酶特定的上游序列，PI3Kδ 常作为酪氨酸激酶受体的下游序列，当 T 细胞、B 细胞受体、自然杀伤性受体、Fc 受体及 Toll 样受体被激活时，PI3Kδ 会被特定招募到免疫细胞中发挥作用[29-30]。PI3Kγ 由调节亚基 p84/p87 或 p101 和催化亚基 p110γ 组成,PI3Kγ 通过 G 蛋白 βγ 亚基激活信号,也可被 Ras 蛋白激活[31]。PI3Kγ 在炎症和肿瘤中控制着免疫刺激与抑制间的转换。通过表 14 - 14,回顾和整理构成 ⅠA 和 ⅠB 型 PI3K 异二聚体的催化、调节亚基的基因、蛋白质名称及在正常组织与肿瘤环境中的分布特点[32]。

表 14 - 14　Ⅰ型 PI3K 催化和调节亚基蛋白,基因及组织分布特点

类型	催化亚基		调节亚基		组织分布	
	蛋白	基因	蛋白	基因	正 常 组 织	肿瘤环境
ⅠA 型	p110α	PIK3CA	p85α	PIK3R1	分布广泛,参与糖代谢、促进血管生成	肿瘤细胞增殖
	p110β	PIK3CB	p85 - β	PIK3R2	分布广泛,参与糖代谢,血管生成抑制,炎症发生和免疫调节	肿瘤细胞增殖迁移
	p110δ	PIK3CD	P55 - γ/α	PIK3R1/3	主要分布于白细胞和神经元,参与炎症发生,血管生成和免疫调节	肿瘤免疫反应
ⅠB 型	p110γ	PIK3CG	p101/p84/p87PIKRAP	PIK3R5/6	主要分布于白细胞、心肌细胞,参与血管生成,炎症发生和免疫调节	肿瘤血管生成、迁移和肿瘤免疫反应

PI3Kγ 和 PI3Kδ 抑制剂显示影响巨噬细胞活化(包括极化和吞噬作用)、抑制调节性 T 细胞,抑制骨髓细胞和中性粒细胞。大多数这些变化导致细胞毒性 T 细胞的激活,从而促进癌细胞的杀伤[33]。另外,研究发现使用 PI3K 抑制剂会导致短期和长期的代谢反应变化,一方面影响肿瘤的营养供应,另一方面影响血糖和胰岛素水平,造成糖代谢异常[34]。不同的 PI3K 抑制剂在结构、药代动力学特性(包括生物利用度和半衰期的差异)和给药频率上存在一些差异,针对不同亚型的抑制剂还会出现类似的毒性表现。PI3K 抑制剂在肿瘤治疗中发挥着良好的药效,但因与免疫、骨髓和代谢有关的安全性担忧,限制了其临床使用范围。

14.5.3　免疫相关毒性机理

PI3K 亚型在免疫系统中发挥多重作用,这些亚型抑制剂(如 Idelalisib 和度维利塞)在临床上用于直接靶向某些白血病或与免疫疗法进行联用。PI3K 抑制剂可能会对患者的免疫系统产生负面影响,总结发现这 5 款已上市的药物中,最常被提及免疫异常有关的毒性是肺炎、肝炎和结肠炎。试验证明,敲除 PI3Kδ 或 γ 不会影响小鼠的生存能力、生育能力或寿命,但在免疫异常的条件下,这些小鼠表现出 B 细胞和 T 细胞、NK 细胞、树突状细胞和肥大细胞、巨噬细胞、嗜碱性粒细胞、嗜酸性粒细胞和中性粒细胞的失调[46-47]。PI3Kδ 酶在调节 T 淋巴细胞功能中很重要,调节性 T 细胞(Treg)通常表达 CD4、CD25 及

更特异性的叉头框蛋白 P3(Forkhead box P3，FOXP3)，FOXP3＋Treg 参与维持免疫系统的外周耐受及下调过程。在 PI3Kδ 抑制剂存在的情况下，通过抑制 Treg 细胞活性和增加 CD8＋介导的细胞毒性 T 淋巴细胞活性，导致自身免疫毒性发生。这种抑制也会导致正常组织受损发生炎症[35][36]。PI3Kδ 除了对 Treg 的功能十分重要外，还在外周 T 细胞向 Th1 及 Th2 细胞谱系的分化中扮演重要角色[18]。其确切的发生机制尚不清楚，比较可靠的推测是 PI3K 介导的 AKT 磷酸化减少会导致叉头盒蛋白 O1(Forkhead Box O1，FOXO1)和 BACH2 磷酸化水平降低，同时核转录活性增加[38][39]。

肺炎是 PI3K 抑制剂在临床上出现较为频繁的与免疫异常相关的不良反应。在一项对 Idelalisib 与 Entospletinib[一种脾酪氨酸激酶(Spleen tyrosine kinase，SYK)抑制剂，可降低 PI3K 上游的 BCR 通路活性]联用的二期临床研究中，观察到患者自身免疫性肺炎的高频出现，同时在患者外周血中监测到 Th1 相关的 IFNγ、白细胞介素 IL－7、IL－6 和 IL－8(增加免疫细胞募集)的升高[40-42]。

另外一个与免疫介导有关的不良反应是结肠炎、腹泻、恶心和呕吐，通常在 PI3K 抑制剂用药数月甚至长达一年内发生。PI3K 在肠道免疫、运动和神经传递中发挥作用，在肠道中，PI3K 向 Toll 样受体和 T 细胞受体的下游发出信号，以在面对共生菌和致病菌时调节免疫稳态。PI3K 通路失调可导致炎症性肠病及其相关癌症[43]。在 Idelalisib 与 Rituximab 开展联合用药的一项二期临床研究中，64％的受试患者出现腹泻症状，其中接受结肠镜检查的 14 位患者中大多数出现 T 细胞浸润，结肠炎的结肠活检研究显示，上皮内淋巴细胞增多，CD3＋/CD8＋细胞毒 T 淋巴细胞和 CD25＋/FOXP3＋Treg 增多，出现隐窝细胞凋亡和中性粒细胞浸润[21]。Idelalisib 诱导的结肠炎的部分机制被认为由于通过对肠道病原体的反应而增强炎症反应。

PI3K 调节 B 细胞和 T 细胞的发育、激活和分化[44]。PI3K 抑制剂可以增强炎症、破坏外周耐受并促进自身免疫，这种增强的炎症反应发生在身体暴露于病原体最多的部位(皮肤、气道和肠道)，导致治疗限制性皮疹、肺炎和结肠炎[39]。虽然皮疹已被报道在靶向治疗、化学疗法、免疫疗法、放射疗法和干细胞移植的副作用，但斑丘疹是泛 PI3K 和双重 PI3K/mTOR 抑制剂报道的常见毒性之一[45]。

14.5.4　其他特殊毒性机理

PI3K 在血压的动态平衡中发挥多样性的作用，以 PI3Kγ 为例，研究人员发现了一个编码 PI3Kγ 的单核苷酸多态性位点同血压之间的联系，而胰岛素依赖型的血管收缩则是 PI3K 抑制剂相关高血压的另一种可能机制。临床上对 33 名患者开展的研究表明，PI3K 抑制剂相关性高血压发生率为 70％左右，除与 γ 亚型密切相关外，还同 α 和 δ 亚型存在相关性[46]。PI3K 在葡萄糖稳态中发挥重要作用，调节 β 细胞分泌胰岛素是调节葡萄糖稳态的关键过程，但在 β 细胞系或分离的胰岛试验中发现，在 PI3K 抑制剂持续抑制 30～90 分钟时，胰岛素分泌增多，其中大部分作用是由于 PI3Kα 的介导[16]。当 PI3K 活性受到抑制,特别是 PI3Kα 活性受抑时机体会出现高血糖现象。PI3Kα 信号的改变是造成胰岛素依赖型糖尿病的主要因素之一,在激酶活性缺失突变的杂合子小鼠模型中,机体由于肌肉摄入葡萄糖能力受损及肝糖原异生过程的增加而出现葡萄糖不耐受的情况[46-48]。肝脏中的胰岛素作用对于维持正常血糖至关重要,肝脏中的葡萄糖储存(糖原生成)、分解(糖酵解)和产生(糖原分解和糖异生)均受胰岛素调节。特异性敲除肝脏的 PI3Kα 导致糖尿病综合征、胰岛素敏感性降低、葡萄糖耐量降低、糖异生增加和瘦素血症以及血脂降低[20]。遗传学研究表明,用 PI3Kα 或泛 PI3K 抑制剂对小鼠进行急性治疗会导致丙酮酸产生的葡萄糖糖异生增加。肌肉和肝脏中的胰岛素信号转导需要 PI3K 的参与,抑制这些组织中的 PI3K 会损害胰岛素信号转导,导致胰岛素抵抗。因此,诱导高胰岛素血症和高血糖很可能阻止高剂量充分抑制肿瘤中的 PI3K 信号转导[49]。目前上市的几款药物都有非常高比例的高血糖和高血压的不良反应。

14.6 总结与展望

PI3K 信号通路在细胞生长、增殖和存活中起着重要作用,抑制 PI3K 成为肿瘤治疗中具有吸引力的靶点。PI3K 通路已被证明是治疗复发难治性淋巴瘤的高产靶点。鉴于 PI3K 在全身多种细胞类型中的存在,且观察到多种独特的副作用。与传统的细胞毒性化学疗法相比,PI3K 抑制剂的耐受性似乎相对较好。然而,作为单一疗法使用的 PI3K 抑制剂的临床试验显示出有限的临床疗效,这可能与患者对于 PI3K 抑制的抗性和 PI3K 抑制剂的耐受性差。早期,各大药企主要开发泛 PI3K 抑制剂,由于疗效不足、毒性问题以及缺乏与临床活性相关的生物标志物而停止。尤其引起的高血糖代谢等带来剂量受限,导致没有找到很好的临床窗口,最终没有找到合适的适应证。临床上这些致命或严重不良反应,使得目前为数不多的 5 款已上市的药物从安全性,耐受性角度考虑陆续撤市。

关于 PI3K 抑制剂最佳使用仍然存在许多问题,需要针对特定癌症选择最合适的药物、给药方案和可能的合理组合策略。PI3K 不同亚型在特定的肿瘤和疾病中发挥不同的作用,高选择性 PI3K 抑制剂在肿瘤治疗中有着不错的前景,表现出更高的特异性和更低的毒性。目前没有更新的药物体现良好的安全性,此外,一些 PI3K 抑制剂的治疗用途和有效性还存在挑战。围绕这类抑制剂进行下一步临床开发时,可以重点探索耐受性更好、更有效的新给药方案,研究和克服 PI3K 耐药或协同作用的新组合[47]。此外,上述毒性和经验提醒我们,在批准的适应证之外,用于一般肿瘤学实践之前,需要对这些药物和组合进行密切监测和严格的临床测试。

围绕这类抑制剂开展的临床前动物研究比较充分,在动物研究中的毒性提示与临床一致性良好,通过对于该信号通路机制、异构体以及不同异构体的组织分布差异的了解,将有助于医生预判药物可能的毒性[48]。早期研发中 PI3K 抑制剂的开发需要更精准地识别肿瘤环境,在肿瘤治疗中充分发挥药效[41]。未来,PI3K 抑制剂的临床研究应该更多地考虑优化给药方案,降低药物毒性,精准患者分层,积极开发联合疗法。

（李冰纯）

参考文献

［1］ Whitman M, Downes C P, Keeler M, et al. Type I phosphatidylinositol kinase makes a novel inositol phospholipid, phosphatidylinositol-3-phosphate. Nature, 1988, 332: 644-646.

［2］ Traynor-Kaplan A E, Harris A L, Thompson B L, et al. An inositol tetrakisphosphate-containing phospholipid in activated neutrophils. Nature, 1988, 334(6180): 353-356.

［3］ Vanhaesebroeck B, Stephens L, Hawkins P. PI3K signalling: the path to discovery and understanding. Nature reviews Molecular cell biology, 2012, 13(3): 195-203.

［4］ Pongas G, Cheson B D. PI3K signaling pathway in normal B cells and indolent B-cell malignancies//Seminars in oncology. WB Saunders, 2016, 43(6): 647-654.

［5］ Greenwell I B, Flowers C R, Blum K A, et al. Clinical use of PI3K inhibitors in B-cell lymphoid malignancies: today and tomorrow. Expert review of anticancer therapy, 2017, 17(3): 271-279.

［6］ Engelman J A, Luo J, Cantley L C. The evolution of phosphatidylinositol 3-kinases as regulators of growth and metabolism. Nature Reviews Genetics, 2006, 7(8): 606-619.

［7］ Vivanco I, Sawyers C L. The phosphatidylinositol 3-kinase-AKT pathway in human cancer. Nature Reviews Cancer, 2002, 2(7): 489-501.

［8］ Ward S G, Finan P. Isoform-specific phosphoinositide 3-kinase inhibitors as therapeutic agents. Current opinion in pharmacology, 2003, 3(4): 426-434.

［9］ Solit D B, Basso A D, Olshen A B, et al. Inhibition of heat shock protein 90 function down-regulates Akt kinase and sensitizes tumors to Taxol. Cancer research, 2003, 63(9): 2139-2144.

［10］ Kong D, Yamori T. Advances in development of phosphatidylinositol 3-kinase inhibitors. Current medicinal chemistry, 2009, 16(22): 2839-2854.

［11］ Vivanco I, Sawyers C L. The phosphatidylinositol 3-kinase-AKT pathway in human cancer. Nature Reviews Cancer, 2002, 2(7): 489-501.

［12］ Luo J, Sobkiw C L, Hirshman M F, et al. Loss of class IA PI3K signaling in muscle leads to impaired muscle growth, insulin response, and hyperlipidemia. Cell metabolism, 2006, 3(5): 355-366.

［13］ Vanhaesebroeck B, Perry M W D, Brown J R, et al. PI3K inhibitors are finally coming of age. Nature Reviews Drug Discovery, 2021, 20(10): 741-769.

［14］ Castel P, Toska E, Engelman J A, et al. The present and future of PI3K inhibitors for cancer therapy. Nature cancer, 2021, 2(6): 587-597.

［15］ FDA. Pharmacology Review for Zydelig [EB/OL]. (2015-02-06)[2022-11-29]. https://www. accessdata. fda. gov/drugsatfda_docs/nda/2014/205858Orig1s000PharmR. pdf.

［16］ FDA. Pharmacology Multi-Discipline Review for Aliqopa [EB/OL]. (2017-10-16)[2022-11-29]. https://www. accessdata. fda. gov/drugsatfda_docs/nda/2017/209936Orig1s000MultidisciplineR. pdf.

［17］ FDA. Pharmacology Multi-Discipline Review for Copiktra [EB/OL]. (2018-10-16)[2022-11-29]. https://www. accessdata. fda. gov/drugsatfda_docs/nda/2018/211155Orig1Orig2s000MultidisciplineR. pdf.

[18] FDA. Multi-Discipline Review for Piqray[EB/OL]. (2019 - 06 - 18)[2022 - 11 - 30]. https://www. accessdata. fda. gov/drugsatfda_docs/nda/2019/212526Orig1s000MultidisciplineR. pdf.

[19] FDA. Multi-Discipline Review for Ukoniq [EB/OL]. (2020 - 03 - 05)[2022 - 11 - 30]. https://www. accessdata. fda. gov/drugsatfda_docs/nda/2021/213176Orig1Orig2s000MultidisciplineR. pdf.

[20] FDA, Label for Zydelig[EB/OL]. (2016 - 09 - 21)[2022 - 12 - 1]. https://www. accessdata. fda. gov/drugsatfda_docs/label/2014/205858lbl. pdf.

[21] FDA, Label for Aliqopa [EB/OL]. (2019 - 05 - 24)[2022 - 12 - 1]. https://www. accessdata. fda. gov/drugsatfda_docs/label/2017/209936s000lbl. pdf.

[22] FDA, Label for Copiktra [EB/OL]. (2019 - 09 - 26)[2022 - 12 - 02]. https://www. accessdata. fda. gov/drugsatfda_docs/label/2018/211155s000lbl. pdf.

[23] FDA, Label for Piqray [EB/OL]. (2020 - 09 - 01)[2022 - 12 - 03]. https://www. accessdata. fda. gov/drugsatfda_docs/label/2019/212526s000lbl. pdf.

[24] FDA, Label for Ukoniq [EB/OL]. (2021 - 02 - 05)[2022 - 12 - 03]. https://www. accessdata. fda. gov/drugsatfda_docs/label/2021/213176s000lbl. pdf.

[25] Flinn I W, Miller C B, Ardeshna K M, et al. Dynamo: a phase 2 study demonstrating the clinical activity of duvelisib in patients with relapsed refractory indolent non-hodgkin lymphoma. Blood, 2016, 128(22): 1218.

[26] Curran E, Smith S M. Phosphoinositide 3-kinase inhibitors in lymphoma. Current opinion in oncology, 2014, 26(5): 469.

[27] Hutter G, Zimmermann Y, Zoellner A, et al. Mode of action of different PI3K-inhibitors in mantle cell lymphoma. Haematologica, 2016: 271.

[28] Stark A K, Sriskantharajah S, Hessel E M, et al. PI3K inhibitors in inflammation, autoimmunity and cancer. Current opinion in pharmacology, 2015, 23: 82 - 91.

[29] Zhao Y, Qian Y, Sun Z, et al. Role of PI3K in the progression and regression of atherosclerosis. Frontiers in pharmacology, 2021, 12: 632378.

[30] Chen K, Iribarren P, Gong W, et al. The essential role of phosphoinositide 3-kinases (PI3Ks) in regulating pro-inflammatory responses and the progression of cancer. Cell Mol Immunol, 2005, 2(4): 241 - 252.

[31] Germena G, Hirsch E. PI3Ks and small GTPases in neutrophil migration: two sides of the same coin. Molecular immunology, 2013, 55(1): 83 - 86.

[32] Buchanan C M, Lee K L, Shepherd P R. For better or worse: the potential for dose limiting the on-target toxicity of PI 3-kinase inhibitors. Biomolecules, 2019, 9(9): 402.

[33] Bauer T M, Patel M R, Infante J R. Targeting PI3 kinase in cancer. Pharmacology & therapeutics, 2015, 146: 53 - 60.

[34] Bauer T M, Patel M R, Infante J R. Targeting PI3 kinase in cancer. Pharmacology & therapeutics, 2015, 146: 53 - 60.

[35] Janku F, Yap T A, Meric-Bernstam F. Targeting the PI3K pathway in cancer: are we making headway?. Nature reviews Clinical oncology, 2018, 15(5): 273 - 291.

[36] Castel P, Toska E, Engelman J A, et al. The present and future of PI3K inhibitors for cancer therapy. Nature cancer, 2021, 2(6): 587 - 597.

[37] Furman R R, Sharman J P, Coutre S E, et al. Idelalisib and rituximab in relapsed chronic lymphocytic leukemia. New England Journal of Medicine, 2014, 370(11): 997 - 1007.

[38] Patton D T, Garden O A, Pearce W P, et al. Cutting edge: the phosphoinositide 3-kinase p110δ is

critical for the function of CD4＋ CD25＋ Foxp3＋ regulatory T cells. The Journal of Immunology, 2006, 177(10): 6598 – 6602.

[39] Stark A K, Sriskantharajah S, Hessel E M, et al. PI3K inhibitors in inflammation, autoimmunity and cancer. Current opinion in pharmacology, 2015, 23: 82 – 91.

[40] Hanker A B, Kaklamani V, Arteaga C L. Challenges for the Clinical Development of PI3K Inhibitors: Strategies to Improve Their Impact in Solid TumorsWhat Limits the Success of PI3K Inhibitors?. Cancer discovery, 2019, 9(4): 482 – 491.

[41] Curran E, Smith S M. Phosphoinositide 3-kinase inhibitors in lymphoma. Current opinion in oncology, 2014, 26(5): 469.

[42] Curigliano G, Shah R R. Safety and tolerability of phosphatidylinositol – 3-kinase (PI3K) inhibitors in oncology. Drug safety, 2019, 42: 247 – 262.

[43] Ward S M, Brennan M F, Jackson V M, et al. Role of PI3 — kinase in the development of interstitial cells and pacemaking in murine gastrointestinal smooth muscle. The Journal of Physiology, 1999, 516(3): 835 – 846.

[44] So L, Fruman D A. PI3K signalling in B-and T-lymphocytes: new developments and therapeutic advances. Biochemical Journal, 2012, 442(3): 465 – 481.

[45] YangJ N J. Targeting PI3K in cancer: mechanisms and advances in clinical trials. MolCancer, 2019, 18(1): 26.

[46] Knight Z A, Gonzalez B, Feldman M E, et al. A pharmacological map of the PI3-K family defines a role for p110α in insulin signaling. Cell, 2006, 125(4): 733 – 747.

[47] Rodon J, Dienstmann R, Serra V, et al. Development of PI3K inhibitors: lessons learned from early clinical trials. Nature reviews Clinical oncology, 2013, 10(3): 143 – 153.

[48] Esposito A, Viale G, Curigliano G. Safety, tolerability, and management of toxic effects of phosphatidylinositol 3-kinase inhibitor treatment in patients with cancer: a review. JAMA oncology, 2019, 5(9): 1347 – 1354.

[49] Elmenier F M, Lasheen D S, Abouzid K A M. Phosphatidylinositol 3 kinase (PI3K) inhibitors as new weapon to combat cancer. European journal of medicinal chemistry, 2019, 183: 111718.

mTOR 抑制剂的药理学机制和安全性

雷帕霉素哺乳动物靶标(mammalian target of rapamycin，mTOR)是一种苏氨酸/丝氨酸激酶，属于磷脂酰肌醇 3 激酶相关激酶(phosphatidylinositol‑3 kinase-related kinases，PIKK)家族蛋白，通过与不同蛋白质结合形成复合物[mTOR 复合物 1(mTORC1)和复合物 2(mTORC2)]，对细胞生长、代谢、自噬、凋亡和免疫应答等重要生物学功能发挥调节作用。mTOR 信号的失调与癌症、自身免疫性疾病、肥胖、神经变性、传染病和衰老有关[1-4]。mTOR 抑制剂能够抑制由于该信号通路异常引起的癌基因的转化、肿瘤的生长和肿瘤血管生成[5]。mTOR 靶点首个药物雷帕霉素的发现距今已有近 60 年的历史，但作为一个长青靶点，针对 mTOR 的开发不断有新突破。到目前为止，已有 4 款 mTOR 抑制剂获批上市，适应证包括器官移植的排斥反应、自身免疫抑制以及抗肿瘤等。本章介绍了 mTOR 靶点的作用机制，已上市的 mTOR 抑制剂药物和发展状况，重点分析了已上市药物的非临床和临床毒性，及其两者之间的关联性，并探索毒性与靶点的相关性，以期为 mTOR 抑制剂的后续开发和应用提供信息。

15.1 mTOR 靶点作用机制

mTOR 位于 PI3K‑AKT 通路的下游，具有高度保守性，mTOR 因雷帕霉素的发现而得名，其结构复杂，由多个结构域组成，包含 FAT 结构域(focal adhesion targeting region，FAT)、激酶结构域、FRB 结构域(FKBP‑rapamycin-binding domain，FRB)等结构单元，共同构成 mTOR 通路的核心。通过这些结构域，mTOR 与几种蛋白相互作用形成两个不同的 mTOR 复合物(mTORCs)，分别称为 mTORC1 和 mTORC2。mTORC1 主要调节细胞生长和代谢，它包含 mTOR、mTOR 调节相关蛋白 Raptor、mLST8 和富含脯氨酸的 PRAS40 蛋白，通过诱导合成代谢、抑制分解、促进细胞的生长，驱动细胞周期。同时，mTORC1 是自噬信号传导的关键负调节因子，它整合了肿瘤微环境中的生存途径(PI3K/Akt)和营养状态。而 mTORC2 主要控制细胞增殖和存活，mTOR 与 Rictor、mLST8 和压力激活的丝裂原活化蛋白激酶(mitogen-activated protein kinase，MAPK)相互作用蛋白 Sin1 形成 mTORC2，活化生长因子，调节细胞生长、代谢以及细胞骨架(图 15‑1)[6]。

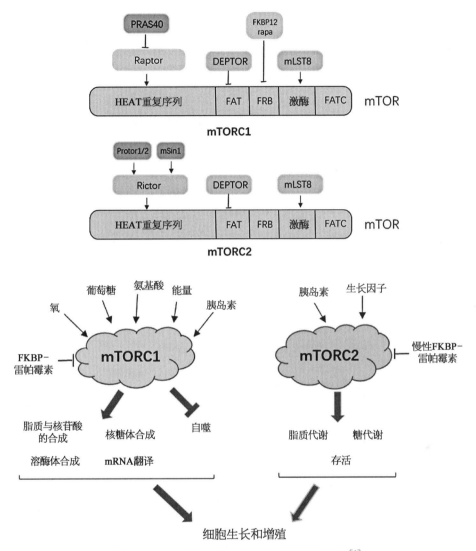

图 15 - 1　mTORC1 和 mTORC2 的组成和功能[6]

PRAS40：40 kDa 的富含脯氨酸蛋白激酶 B 底物蛋白；Raptor：mTOR 调节相关蛋白；DEPTOR：含有
DEP 结构域的 mTOR 相互作用蛋白；FKBP12：FK506 结合蛋白 12；mLST8：mTOR 相关蛋白，LST8 同
源物；FAT：C 端黏着斑靶向（FAT）结构域；FRB：FKBP12 雷帕霉素结合结构域；FATC：FATC 结构域；
Protor1/2：mTOR 调节亚基；mSin1：哺乳动物应激激活的蛋白激酶相互作用蛋白；Rictor：对雷帕霉素不
敏感的 mTOR 伴侣

15.2　mTOR 抑制剂药物

15.2.1　雷帕霉素和 mTOR

雷帕霉素（Rapamycin）是由一种链霉菌（Streptomyces hygroscopicus）合成的天然化
合物,最初从 Rapa Nui 岛的土壤中分离获得,因土壤来源地而得名[7]。1975 年,美国惠氏公司在实验室里分离出雷帕霉素。从结构上来说,雷帕霉素及其衍生物均为大环内酯类化合物,但是其作用机制与环孢霉素 A、FK506(又称他克莫司)不同,早期在实验室常用于 FK506 作用机制研究的阴性对照药物[7]。经过多年研究,其被证明具有抗真菌、免疫抑制和抗肿瘤等活性,并于 1999 年被 FDA 批准用于治疗器官移植时的排斥反应。雷帕霉素(英文名:sirolimus,商品名:RAPAMUNE;中文名又称西罗莫司,后文中所述雷帕霉素与西罗莫司含义相同)是第一个获批的 mTOR 靶向药物。

mTORC1 通过磷酸化修饰其下游的核糖体蛋白 S6 激酶 beta-1(ribosomal protein S6 kinase beta-1,S6K1)和真核翻译起始因子 4E 结合蛋白 1(eukaryotic translation initiation factor 4E-binding protein 1,4EBP 蛋白),激活下游的基因表达,从而影响细胞的增殖、血管生成等生理过程。mTORC1 的结构包括 HEAT 重复序列、FAT 结构域、FATC(C 末端 FAT)结构域、激酶和 FRB[8]。HEAT 重复序列位于 mTOR N 段,是 mTOR 多聚化所必需的;FAT、FATC 域和激酶均是 mTORC1 磷酸化所必需的结构。第一代 mTOR 抑制剂西罗莫司及其衍生物(rapalogs)均结合于 FRB-FK506 结合蛋白 12(FK506-binding protein 12,FKBP12),并与 mTOR 形成三元复合物,发挥别构调节作用,抑制 mTORC1 的下游通路。西罗莫司与 mTORC1 的结合是不可逆的。短期使用西罗莫司对 mTOR 不产生影响,但是长期使用会破坏 mTOR2 的结构[9]。

15.2.2 mTOR 靶点抑制剂研究现状

目前 mTOR 抑制剂被用于开发治疗癌症、神经退行性疾病、心血管疾病、糖尿病、肥胖以及延缓衰老等多种疾病。根据与 mTOR 结合的位点不同,抑制剂通常分为三代。第一代 mTOR 抑制剂来源于西罗莫司,属于抗生素类变构抑制剂,通常被称为西罗莫司及其类似物,它与 FKBP12 结合,FKBP12 随后与 mTOR 的 FRB 结构域结合并抑制 mTOR 活性。第二代 mTOR 抑制剂也被称为 mTOR 激酶抑制剂,属于 ATP 竞争抑制剂,与激酶结构域结合。第三代 mTOR 抑制剂是前两代抑制剂的独特组合,被称为新型 mTOR 抑制剂(rapalinks),它同时针对 FRB 和 mTOR 的激酶结构域[10][11][12]。目前已获批的 mTOR 抑制剂都属于第一代 mTOR 抑制剂。表 15-1 汇总了已上市 mTOR 抑制剂的信息。

已上市的第一代西罗莫司及衍生物主要结合在 mTORC1,这些抑制剂的作用机制始于与 FKBP12 形成复合物,进而与 mTOR FRB 结构域结合,诱导构象变化,从而抑制 mTORC1 激酶活性。但是这将会同时抑制 mTORC1 的负反馈调节能力,比如 mTORC1 活化时通过磷酸化 S6K1,进而抑制 mTORC2 的调节能力,导致包括 PI3K/Akt 在内的致癌途径的反馈激活,阻碍抑制剂的有效性。除此之外,西罗莫司及衍生物与 FKBP12 的脱靶作用还将导致促凝血的副作用。西罗莫司作为第一个被发现的天然药物,它的 IC_{50} 值为 0.1 nM,生物半衰期为 50 h,但单药在癌症治疗中的疗效不高,口服后水溶性差并且不稳定,且易产生耐药性,基于此,几种西罗莫司衍生物已经被开发出来,其中比较有代表性

表 15 - 1　已上市 mTOR 抑制剂

药品名称	靶点	适应证	结　构	分子量	剂型	给药剂量/方式	企业名称	获批日期及机构
西罗莫司	mTOR	肾移植后排斥反应 成人和 6 岁及以上儿童结节性硬化相关面部血管纤维瘤 血管周上皮样细胞瘤 伴有 TS 的面部血管纤维瘤的治疗		914.17	口服液	低、中级免疫风险的肾移植患者：首次 6 mg/d，维持剂量 2 mg/d 高免疫风险的肾移植患者：首次 15 mg/d，维持剂量 5 mg/d 口服、凝胶(局部)	惠氏；诺贝尔制药	FDA，1999 年 9 月
Temsi-rolimus	mTOR	RCC		1 030.29	注射液	25 mg/week，静脉 30～60 分钟输注	惠氏	FDA，2007 年 5 月
依维莫司	mTOR	RCC 肾移植和肝移植后的排异反应		958.24	片剂	10 mg/d，口服	诺华	FDA，2009 年 3 月
Fyarro	mTOR	PEComa		914.2	冻干粉	100 mg/m²，静脉滴注 30 分钟	Aadi Biosciences	FDA，2021 年 11 月

注：RCC：晚期肾细胞癌；PEComa：局部晚期不可切除性或转移性恶性血管周围上皮样细胞瘤

的是两种水溶性的衍生物,分别为 2007 年 FDA 批准惠氏公司的 Temsirolimus 注射液,用于晚期肾细胞癌,以及 2009 年 FDA 批准诺华的依维莫司(Everolimus)口服制剂,用于治疗晚期肾细胞癌[14]。Temsirolimus 是由西罗莫司的 42 位羟基(—OH)与 2,2-二羟甲基丙酸酯化得到的前药,该衍生物具有较好的稳定性和溶解性,作用时间较长(IC_{50} = 1.76 μM,半衰期为 17 h)。而依维莫司则是通过西罗莫司与乙二醇醚化而获得,因此具有更好的稳定性和水溶性（$IC_{50}=5\sim6$ nM，半衰期为 30 h）。除此之外，西罗莫司衍生物还包括一些计算机辅助药物设计的半合成分子、白蛋白结合性纳米颗粒注射用混悬液（Fyarro）等，被开发用于肉瘤和乳腺癌以及局部晚期不可切除性或转移性恶性血管周围上皮样细胞瘤（malignant，PEComa）成人患者等多种适应证。同时，因为 PI3K 和 mTOR 催化域之间具有结构相似性，推动了 ATP 竞争性双 PI3K/mTOR 抑制剂的开发，这些药物针对 PI3K 和两种 mTOR 复合物，抗肿瘤活性可能更高。多家制药公司开发了 PI3K/mTOR 双抑制剂，并在 Ⅰ/Ⅱ 期临床试验中进行了测试[13]。

15.3 非临床药代动力学和安全性

根据 FDA 网站资料，以下对已上市的代表性 mTOR 抑制剂的非临床研究资料进行汇总比较。

15.3.1 西罗莫司

西罗莫司的非临床药代动力学研究结果见表 15-2，一般毒理学研究结果见表 15-3。

表 15-2 西罗莫司的非临床药代动力学研究结果总结

试验类型	试验名称	试验结果
吸收	小鼠、大鼠、兔子、猴 PK 试验	1. 雄性小鼠：单次灌胃给予 5 000 mg/kg，C_{max} 在 8 h 后达到峰值为 3.03 ± 0.2 μg/mL，$T_{1/2}$ 约 6.6 ± 0.8 h，AUC_{0-last} 为 49.8 ± 2.8 mg. hr/mL 2. 大鼠单次灌胃给予 9.5 mg/kg 后检测原型药及 3 个主要代谢产物的 PK：原型药的半衰期很短，T_{max} 为 0.5 h，C_{max} 为 361 ng/mL。主要代谢产物的 C_{max} 和 T_{max} 分别为：113 ng/mL 和 0.5 h(M2)，46 ng/mL 和 1.0 h(M3)，62 ng/mL 和 1.0 h(M5) 3. 猴重复静脉给予 0.01、0.025 mg/kg 剂量，第 23 天平均血药浓度为 21 ± 5 ng/mL(0.01 mg/kg)和 40 ± 6 ng/mL(0.025 mg/kg) 4. 在新西兰大白兔中清除率基本与猴子一致，略低于大鼠
分布	全血/血浆分配比	1. 人和食蟹猴较为接近，全血/血浆比分别为 9.3～13.6 和 8.0～13.3 2. 大鼠的全血/血浆比为 1.7～6.6，小鼠为 0.9～1.8
	组织分布	食道、肺脏、肝脏、肾脏、脾脏、膀胱和唾液腺中存在，能通过胎盘和血脑屏障
代谢	体外肝微粒体代谢	1. 大鼠：西罗莫司被转化成至少 8 种代谢物，其中主要是通过氧化途径，可能依赖于 P-450 依赖的多功能氧化酶解，另外一个途径是降解。首过效应可能是氧化和降解的过程的结合 2. 大鼠、犬、猴子及人：所有种属中均通过 NADPH 依赖的途径转化
	猴口服[14C]西罗莫司后的代谢产物鉴定	给予 5 mg/kg 后，主要以原型药存在，主要转化类型为去甲基化结合单羟基化。猴代谢产物类型与健康人或肾脏移植治疗后的患者体内代谢形式高度一致
	大鼠口服西罗莫司或[14C]西罗莫司后的代谢产物鉴定	给予 1.3 mg/kg 的西罗莫司或[14C]西罗莫司后，被广泛代谢，主要转化类型为单羟基化、二羟基化、去甲基化结合单羟基化

续　表

试验类型	试验名称	试 验 结 果
排泄	大鼠口服[14C]西罗莫司后的排泄	主要经粪便排泄。给药 7 天后,整体的回收率达到 97.1%,其中,粪便占整体回收率的 97.4%,尿液占整体回收率的 2.6%
	猴子口服[14C]西罗莫司后的排泄	主要经粪便排泄。给药 7 天后,整体的回收率达到 97.3%～98.2%,其中,粪便回收率为 90.3%±2.0%,尿液回收率为 7.6%±1.6%

表 15-3　西罗莫司一般毒理学研究结果总结

试 验 设 计	主 要 毒 性 结 果
小鼠单次给药毒性试验 口服给药,观察 2 周,剂量:500、800 mg/kg (Non-GLP)	**死亡率:**500 mg/kg 剂量组出现 1 只雄性死亡 **临床观察:**上眼睑下垂、被毛凌乱、活动减少
小鼠单次给药毒性试验 静脉给药,观察 2 周,剂量:150、250 mg/kg (Non-GLP)	**死亡率:**250 mg/kg 剂量组给药后 4 h 发现 1 只雌性死亡 **临床观察:**上眼睑下垂、给药后 4 h 活动下降
大鼠单次给药毒性试验 口服给药,观察 2 周,剂量:500、800 mg/kg (Non-GLP)	**临床观察:**500 mg/kg 剂量组:上眼睑下垂、活动下降、眼睛及口部出现红色色素沉着;800 mg/kg 剂量组:眼睛及口部出现红色色素沉着、被毛凌乱。对照组也有类似症状发现,分析与 DMA 毒性有关(溶媒成分:20% DMA)
大鼠单次给药毒性试验 静脉给药,观察 2 周,剂量:250 mg/kg (Non-GLP)	**死亡率:**给药后 4 h,给药组 2 只雄性和 1 只雌性死亡 **临床观察:**尾巴苍白、活动减少、共济失调、呼吸急促
大鼠 28 天重复给药毒性试验 静脉给药,每天 1 次,剂量:0.025、0.75、1.5 mg/kg (Non-GLP)	**体重和摄食量:**中高剂量体重↓、摄食量↓ **血液学:**低剂量组雄性 HCT↑、HGB↑、RBC↑、LYMP↑,中高剂量组观察到 RET↓、PLT↓和 LYMP↓,ALT↓、ALP↓、PLG↓、ALB↓,部分可见血糖↑ **脏器重量:**中高剂量组肝肾重量↓ **组织病理:**中高剂量组可见胰腺空泡、睾丸和精囊萎缩、肺巨噬细胞增多 **结论:**NOAEL 为 0.025 mg/kg
犬 5 天重复给药毒性试验 口服,每天给药,给药 5 天,观察 10 天,剂量:200 mg/kg (Non-GLP)	**体重和摄食量:**雄性体重降低 **临床观察:**雄性:呕吐、腹泻、厌食、体重减低、牙龈红色斑点;雌性:呕吐、腹泻 **血液学:**MONO↑、LYMPH↑ **解剖大体观察:**心脏、肝脏、胆囊及牙龈病变、垂体出现小斑点病变、心室肌出现斑点病变及坏死 **组织病理:**肝中区变性、胸腺萎缩
犬 7 天重复给药毒性试验 静脉注射,每天给药,给药 1～7 天,剂量:0.5、1.0、2.0、5.0、10.0 mg/kg (Non-GLP)	**死亡率:**1.0 mg/kg 剂量组一只雄性于第 7 天死亡;10.0 mg/kg 剂量组 1 只雌性于第 9 天安乐死。死亡动物解剖发现坏死性肠炎、胃溃疡、回肠套叠和支气管肺炎伴呕吐物。安乐死动物解剖发现胃溃疡、肠道淋巴组织坏死 **体重和摄食量:**所有动物体重降低、摄食降低 **临床观察:**腹泻、血便、活动减少 **组织病理:**脾脏梗死(5 mg/kg)、肾上腺皮质肥大(10 mg/kg)

试 验 设 计	主 要 毒 性 结 果
犬 28 天重复给药毒性试验 静脉注射,每天给药,剂量:200 mg/dog (12.98～37.03 mg/kg) (Non‐GLP)	**死亡率**:第 20 天死亡 1 只;第 25 天安乐死 1 只 **体重和摄食量**:体重减低,摄食减少 **临床观察**:活动降低,乳腺肿大、下垂、流涎和口腔黏膜溃疡、脱水、皮肤干燥、脱毛和眼分泌物
食蟹猴 28 天重复给药毒性试验 灌胃口服,每天给药,剂量:0、5、10、15 mg/kg (Non‐GLP)	未见明显不良反应
食蟹猴重复给药毒性试验 静脉注射,每天给药,给药 7～22 天,剂量:0、0.5、1.0、2.50、10.0 mg/kg (Non‐GLP)	**体重和摄食量**:给药后一周动物出现轻微体重降低
食蟹猴 28 天重复给药毒性试验 静脉注射,每天给药,剂量:0、0.25、0.75、2.50 mg/kg (Non‐GLP)	**体重和摄食量**:下降明显,呈现剂量依赖性(最高达 21%) **组织病理**:所有给药组均发现结肠炎及淋巴萎缩(脾脏、淋巴结和胸腺);在中剂量组发现心脏、肝脏和胆囊外周动脉水肿;低剂量组发现心肌出血 **结论**:NOAEL 为 0.25 mg/kg

注:DMA:二甲基乙酰胺;PEG300:聚乙二醇 300

　　除了一般毒理外,还开展了其他毒性研究,包括主要器官的安全药理、遗传毒性、生殖毒性,其结果总结如下。

　　安全药理试验:安全药理试验主要在 non‐GLP 条件下进行,对中枢神经系统、肾脏、肺功能等进行研究,有很多研究是与环孢霉素 A 进行对比,没有超过一般毒理试验的特殊发现。

　　遗传毒性试验:Ames 试验、小鼠淋巴瘤细胞 TK 基因突变试验、CHO 细胞染色体畸变试验、小鼠微核试验结果呈阴性,表明西罗莫司没有遗传毒性。

　　生殖毒性试验:在西罗莫司的大鼠胚胎-胎仔发育毒性试验中,可见雄性大鼠体重和摄食量下降,生殖器官重量降低、睾丸矿化、附睾精子减少。雌性大鼠可见子宫重量降低、胚胎吸收增加、胎仔数量及存活率降低。在西罗莫司与环孢菌素联用的大鼠胚胎-胎仔发育毒性试验中,发现联合给药组母体动物体重增重下降,妊娠子宫重量及平均活胎数量降低,胎仔死亡率高于单药给药组。新西兰兔胚胎-胎仔发育毒性试验中,可见母体动物体重和摄食量减少、无粪便、活动减少,以及胎盘出血、早产和流产。

15.3.2　Temsirolimus

　　Temsirolimus 是西罗莫司的类似物,人体静脉和口服给药后可转化为西罗莫司,因此可以看作是西罗莫司的前药。大鼠和猴静脉给药时,Temsirolimus 很少转化为西罗莫司,大鼠和猴口服给药的主要代谢物为西罗莫司。非临床药代动力学和一般毒理学研究结果见表 15‐4 和表 15‐5。

表 15-4　Temsirolimus 的非临床药代动力学研究结果总结

试验类型	试验名称	试验结果
吸收	/	预估大鼠和猴的生物利用度分别为~5%和~22% [^{14}C]Temsirolimus 单次口服给予大鼠(1.5 mg/kg)和猴(7.5 mg/kg),可被快速吸收,大鼠的 T_{max} 为 1.5 h,猴的 T_{max} 为 1~2 h,大鼠和猴的 $T_{1/2}$ 分别为 56 h 和 38 h。与血浆中相比,全血中的 AUC 更高,$T_{1/2}$ 更长,总清除率在血浆中比全血中高
分布	血浆蛋白结合	人:在 Temsirolimus 浓度为 10 和 100 ng/mL 的红细胞悬液中,85%~87%的[^{14}C]Temsirolimus 与人血浆蛋白结合
分布	大鼠单次静脉组织分布	组织分布(AUC_{0-168})从高到低依次为胸腺、肾上腺/胃、垂体、肝脏、甲状腺、大肠、胰腺、小肠、脾脏、淋巴结、肾脏、心脏、唾液腺、肺脏、骨髓、皮肤、大脑/肌肉、脂肪、骨骼、血浆、血液和眼
代谢	体外肝微粒体代谢	CD-1 小鼠:微粒体孵育后主要检测到 5 种代谢产物,主要通过还原、氧化、开环和水解产生西罗莫司 人主要通过 NADPH 依赖的途径代谢,而大鼠较少通过 NADPH 依赖的途径代谢 CYP3A4 参与人体 NADPH 依赖的途径代谢
代谢	大鼠、猴和人的体内代谢	大鼠:7.5 mg/kg 单次口服给药,西罗莫司占 Temsirolimus 峰值的 11%~23% 猴:7.5 mg/kg 单次口服给药,西罗莫司占 Temsirolimus 峰值的 9%~19% 大鼠和猴静脉给予 Temsirolimus,未检测到或检测到极低水平的西罗莫司 人体静脉给药后,Temsirolimus 很快代谢为西罗莫司和西罗莫司的氧化代谢物
排泄	静脉给药物质平衡	大鼠:在给药后 168 h,回收率 104%,通过尿液排泄占 3.8%,通过粪便排泄占 100%;给药后 24 h,回收率 81%,可见排泄速度较快 猴:在给药后 168 h,回收率 96%,主要也是通过粪便排泄;给药后 24 h,回收率 34%,与大鼠不同

注:/:资料中未提及

表 15-5　Temsirolimus 的一般毒理学研究结果总结

试验设计	主要毒性结果
小鼠单次给药毒性试验 静脉给药,剂量:0、150 mg/kg (GLP)	**临床观察**:给药组动物活动减少、上睑下垂
大鼠单次给药毒性试验 静脉给药,剂量:0、50、100 mg/kg (GLP)	**死亡**:对照组和所有给药组均有动物死亡,但可能与溶媒乙醇有关 **临床观察**:20 mL/kg 的静脉给药容量,以及乙醇作为溶媒,可能是导致自主活动减少的原因
大鼠 26 周重复给药及 13 周恢复期毒性试验 静脉给药,每周 1 次,剂量:0、0.1、0.5、2.5 mg/kg (GLP)	**死亡率**:7 只动物死亡,包括 2 只对照、2 只低剂量、1 只中剂量和 2 只高剂量,与供试品的相关性不明 **血液学及血凝**:雄性:NEUT↑、LYMP↓、APTT↑、FIB↑ **血清生化**:雄性:TCHO↑、TG↑、K↓、P↓、GLU↑、雌性 T4↑,以上改变通常可恢复 **眼科**:继发于高血糖症的皮质性白内障 **器官重量**:垂体、脾脏、胸腺、心脏、睾丸和前列腺重量降低 **组织病理**:淋巴萎缩、骨髓细胞过多、多组织巨噬细胞浸润、心肌病、肝脏坏死和脂肪变、脾脏含铁血黄素沉着、白内障、卵巢囊肿

试 验 设 计	主 要 毒 性 结 果
大鼠 26 周重复给药毒性试验 灌胃给药,每天一次,剂量: 0、0.03、0.1、0.3 mg/kg (GLP 试验)	**死亡率:** 2 只动物死亡,对照组和低剂量组各 1 只,病理可见肝脏和肺脏组织炎症,推测与制剂有关 **血液学及血凝:** RET↓、FIB↑、APTT↑ **血清生化:** AST↑、ALT↑、ALP↑、TCHO↑、AMS↑ **组织病理:** 肺泡巨噬细胞浸润、自发性心肌病、肝脏坏死、胸腺出血、子宫膨大
食蟹猴 39 周重复给药及 13 周恢复期毒性试验 静脉给药,每周 1 次,剂量: 0、0.1、0.5、2.5 mg/kg (GLP)	**死亡率:** 低、高剂量组各有 1 只动物死亡,死亡动物可见消瘦、粪便异常、淋巴萎缩;低剂量组死亡动物可见盲肠结肠黏膜糜烂、囊肿和混合炎性细胞浸润;高剂量组死亡动物可见红系细胞↓、纤维蛋白原↑ **临床观察:** 粪便异常、血便、皮疹、注射局部反应 **血液学及血凝:** RBC↓、HGB↓、HCT↓、WBC↑、NEUT↑、MONO↑、FIB↑ **血清生化:** ALB↓、GLB↑、TCHO↑、GLU↑ **脏器重量:** 肾上腺↑、睾丸↓、垂体↓、卵巢↓ **组织病理学:** 淋巴萎缩(淋巴结、肠相关淋巴组织、胸腺)、睾丸小伴随管状变性、附睾未成熟;各剂量组(包括对照组)可见的多器官炎症反应推测与制剂相关

　　除了一般毒理外,还开展了其他毒性研究,包括主要器官的安全药理、遗传毒性、生殖毒性,其结果总结如下。

　　安全药理试验:在食蟹猴和大鼠上开展了 Temsirolimus 的心血管安全药理试验,除食蟹猴首次给药后 1.5 h 内出现心率下降外,未见其他心血管系统指标异常。大鼠 FOB 试验结果显示,Temsirolimus 对神经系统功能没有影响。大鼠呼吸系统安全药理试验结果显示,Temsirolimus 给药后 2 h 引起大鼠呼吸速率下降(约 9%~11%)。

　　遗传毒性试验:Ames 试验、CHO 细胞染色体畸变试验、小鼠淋巴瘤细胞 TK 基因突变试验结果均呈阴性,表明 Temsirolimus 没有遗传毒性。

　　生殖毒性试验:在大鼠生育力与早期胚胎发育试验中,Temsirolimus 引起雄性大鼠生育力下降,包括睾丸和附睾变小、附睾重量降低、睾丸生精上皮变性、附睾管内细胞碎片和少精子症、精子活性降低。雌性大鼠可见着床前丢失率升高、每窝的着床位点数量减少、胚胎-胎仔的吸收率增加、着床后丢失增加、每窝胎仔数量减少、胚仔体重降低。大鼠胚胎-胎仔发育毒性试验中,未见母体毒性,胚胎-胎仔毒性主要为吸收胎率升高、着床后丢失增加、每窝胎仔数量减少(由于吸收胎及着床后丢失)、胎仔体重降低、胸骨和椎体中心骨化率降低。在兔胚胎-胎仔发育毒性试验中,未见母体毒性,胚胎-胎仔毒性主要为平均妊娠子宫重量降低、晚期吸收胎和总吸收胎增加、着床后丢失增加、每窝胎仔数少。胎仔体重降低、脐疝、胸骨融合、胸骨分叉、肋骨凹陷、耻骨不完全骨化、额骨不完全骨化的发生率升高。

15.3.3　依维莫司

　　依维莫司的非临床药代动力学和一般毒理学研究结果见表 15-6 和表 15-7。

表 15-6　依维莫司的非临床药代动力学研究结果总结

试验类型	试验名称	试验结果
吸收	小鼠同位素标记 PK 试验	口服生物利用度大约为 5%
	小鼠静脉 PK	AUC 为 18.7 μg·h/mL 静脉给药后血药浓度在 8 h 内几乎维持在较高水平,之后 8～72 h 平稳下降
	人及猴单次和多次给药 PK	人和食蟹猴给予依维莫司,血液样本中发现了西罗莫司,其含量从人的 3.0%～5.2% 到猴子的 7.8%～10.7% 不等
分布	血浆蛋白结合	1. 依维莫司以浓度依赖的方式与血浆蛋白结合,与小鼠血浆蛋白结合率为 99.9%,高于大鼠(93%)和人(75%)以及猴(84%) 2. 依维莫司在猴和人血浆中的半衰期较短,在小鼠血浆中的半衰期较长,约 20 h
	大鼠组织分布	1. 大鼠给药后放射性分布广泛,在肝脏、胃肠道和免疫系统组织中浓度最高,主要通过粪便快速清除 2. 白化大鼠和有色大鼠口服和静脉给药后,放射标记的依维莫司和/或其代谢产物在有色大鼠的组织中分布相似,并且对黑色素没有亲和力,主要分布在血管外腔 3. 在妊娠第 13 天和第 17 天口服给予(0.9 mg/kg)的妊娠大鼠,可观察到依维莫司及代谢产物的胎盘转运 4. 依维莫司可迅速进入乳汁。与血液相比,依维莫司在乳汁中较集中,这可能与乳汁中的脂质含量和依维莫司的亲脂性有关 5. 对原型药和脑内总放射性浓度的检查似乎表明原型药比代谢物更好地穿过脑血屏障 6. 与其他研究一样,依维莫司在 0.5 mg/kg 剂量下,在大鼠体内主要经粪便排泄。在整个 21 天的给药期间,组织分布集中在消化/胃肠道。与单次给药相比,多次给药后可见蓄积。脂肪酸复合物和羟化水解代谢物的代谢模式在组织和排泄中均可见
代谢	小鼠单次给药生物转化试验	小鼠口服依维莫司主要排泄途径为粪便清除。主要通过水解/脱水和羟基化形式代谢,与人和猴子的研究结果一致,P40、P42、P50 和 P57 是主要的代谢产物。人血液中发现代谢物 P36,但在小鼠血液中没有(或只有微量)
	猴单次给药生物转化试验	在食蟹猴体内验证了依维莫司的药代动力学后,分析了血液、粪便和尿液中的代谢物。开环水解和羟基化为主要代谢形式,与人体代谢类似
排泄	小鼠单次静脉和口服药代和排泄试验	无论是静脉注射还是口服,放射性物质都能在 48 h 内迅速排出(>96%)。口服或静脉注射时,几乎全部为粪便(>95%)排泄
药物相互作用	体外代谢抑制试验	CYP3A4 被认为是人体代谢依维莫司的主要酶。该酶的抑制剂(酮康唑、伊曲康唑)被证明可以抑制依维莫司的生物转化

表 15-7　依维莫司的一般毒理学研究结果总结

试验设计	主要毒性结果
小鼠单次给药毒性试验 灌胃给药,观察 14 天,剂量:2 000 mg/kg	1 只雌性体重轻微下降,2 只动物可见轻微呼吸困难

续　表

试 验 设 计	主 要 毒 性 结 果
大鼠单次给药毒性试验 灌胃给药,观察 14 天,剂量: 2 000 mg/kg(GLP)	未见动物死亡或其他异常
大鼠 4 周重复给药及 2 周恢复期毒性试验 灌胃给药,每天一次,剂量:0、0.5、1.5、5 和 15 mg/kg (GLP)	**体重和摄食量:**除 0.5 mg/kg 剂量组雌性外,各剂量组动物可见平均体重增长和摄食量降低 **眼科:**5 mg/kg 和 15 mg/kg 剂量组出现眼部晶状体浑浊 **血液学:**临床病理表现与血液浓缩的现象一致(所有剂量组的 HCT、HGB 和 RBC 均增加,尽管没有明显的剂量关系)。部分剂量组 MCV 和 MCH ↓、PLT ↓、MONO ↑,特别是在 15 mg/kg 剂量组。在 15 mg/kg 剂量组雌性中可见球形红细胞高发。除 MONO 和 PLT 外,其余血液学指标在恢复期可恢复 **脏器重量:**垂体、附睾、精囊、卵巢、前列腺、脾脏、睾丸、胸腺\子宫重量下降;肺脏重量增加。性器官、肺和脑垂体的影响在恢复期未见恢复趋势 **组织病理:**胸腺髓质萎缩、慢性心肌炎、晶状体前皮层纤维肿胀和断裂、泡沫状肺泡巨噬细胞、生殖细胞丧失伴睾丸变性、精囊萎缩、前列腺萎缩、卵巢间质细胞肥大、子宫萎缩、唾液腺分泌颗粒耗竭。肾上腺皮质的肾小球带和/或束状带的微空化可能与应激有关。慢性心肌炎由轻到重,可见单核细胞、炎性细胞和成纤维细胞,但无成熟胶原蛋白。肺巨噬细胞电镜检查显示磷脂沉着症。心脏、眼科和生殖器官的影响在恢复期未见恢复趋势 **评述:**以往西罗莫司的研究结果表明,大鼠对于大环内酯类免疫抑制剂是比较敏感的。尽管大鼠给予西罗莫司的眼毒性与高血糖相关联,但在该研究中未见到该关联性
大鼠 4 周重复给药及 2 周恢复期毒性试验 灌胃给药,每天一次,剂量:0、0.1、0.25、0.5 和 1.5 mg/kg (GLP)	**体重和摄食量:**高剂量组体重和摄食量降低 **眼科:**高剂量组仅在部分动物身上表现出眼部效应(晶状体混浊) **血液学:**在雄性(≥0.5 mg/kg)和雌性(≥0.25 mg/kg)中观察到血液学影响(血液浓缩和 PLT ↓的迹象) **血清生化:**在 0.5 mg/kg 剂量下 TCHO ↑、TG ↑和 ALB ↓。雄性(≥0.25 mg/kg)和雌性(1.5 mg/kg)AMS 活性升高。高剂量组雄性尿量略有减少 **脏器重量:**≥0.25 mg/kg 剂量:胸腺、垂体、附睾和精囊、卵巢、子宫重量降低 **组织病理:**胸腺髓质萎缩、慢性心肌炎、心肌纤维化(高剂量组雄性 1 只);弥漫性肺泡巨噬细胞、卵巢间质细胞增生、子宫和宫颈萎缩、唾液腺分泌颗粒耗竭 **评述:**本研究中观察到的血液淀粉酶升高在之前大鼠 4 周重复给药毒性中未见
大鼠 26 周重复给药及 4 周恢复期毒性试验 灌胃给药,每天一次,剂量:0、0.05、0.1、0.15、0.5 和 1.5 mg/kg (GLP)	**死亡:**1.5 mg/kg 剂量组 1 只雄性在第 23 周出现供试品相关的死亡。死亡前临床观察主要为足部病变,其他发现包括 HGB ↓、WBC ↑(与 MONO ↑相关),显微镜检查可见足部的炎症和溃疡 **临床病理:**红系参数(PCV、HGB 和 RBC)和 NEUT ↑、PLT ↓、TCHO\TG ↓、AMS ↑、ALB\Fe ↓ **脏器重量:**垂体重量降低、脾脏重量增加,部分组可见胸腺、胰腺、生殖器官的重量降低 **组织病理:**主要靶组织/器官是淋巴器官(淋巴结和胸腺)、肾脏、肺、脾脏(含铁血黄素沉着症)、胃(腺组织急性炎症和黏膜增生/肥大)、甲状腺(卵泡细胞肥大、空泡化和卵泡内胶体减少)和雄性生殖器官(附睾和睾丸:精子数量减少、生殖细胞耗竭、精子细胞巨细胞和管状空泡化等)。这些病变的发生率和严重程度呈剂量依赖性趋势;影响主要出现在 1.5 mg/kg 组。淋巴管萎缩和含铁血黄素增多分别与胸腺重量减少和脾脏重量增加相一致。恢复期结束时,这些反应大部分得到恢复

试 验 设 计	主 要 毒 性 结 果
小型猪 4 周重复给药毒性试验 灌胃给药,每天一次,剂量:0、1.5、5.0 和 15.0 mg/kg (GLP)	**死亡率**:高剂量组出现动物死亡、肠道出现异常、动物健康状况差 **临床观察**:各给药组均可见腹泻 **体重和摄食量**:降低 **血液学**:LYMP↓、PLT↓ **血清生化**:BUN↑、CRE↑、α2 和 β1 球蛋白↑、TCHO↑;各给药组均观察到 ALB↓、α1 和 β2 球蛋白↓、A/G↓ **脏器重量**:垂体、睾丸、胰腺、卵巢、子宫重量降低 **组织病理**:各剂量组均出现胸腺、睾丸、卵巢、皮肤病变,在中高剂量组还出现胰腺、脾脏和肾上腺髓质病变,及胸骨细胞减少等症状
食蟹猴 4 周重复给药及 2 周恢复期毒性试验 灌胃给药,每天一次,剂量:0、1.5、5.0 和 15.0 mg/kg (GLP)	**血液学**:中高剂量组红系参数(HCT,HGB,RBC)降低、WBC↑(主要是由于 NEUT 和 MONO↑),各给药组 FIB↑ **血清生化**:血清 AST 和 ALT↑(高剂量组)、P↓(所有剂量组)、ALB↓(中、高剂量组)、尿钠(高剂量组)降低,中、高剂量组血清 GLB↑(丙种球蛋白除外) **脏器重量**:所有给药组的胸腺重量均下降,一些高剂量组动物的胰腺重量降低 **组织病理**:中高剂量组动物的胸腺髓质萎缩和肠道组织细胞增生,所有剂量组均出现脾淋巴萎缩,中、高剂量组动物出现轻微皮肤损伤,大多数不良反应在恢复期后未出现
食蟹猴 26 周重复给药及 4 周恢复期毒性试验 灌胃给药,每天一次,剂量:0、1.5、5.0 和 15.0 mg/kg (GLP)	**死亡**:中高剂量组出现动物死亡,临床观察主要为皮肤溃疡等 **体重和摄食量**:5.0 mg/kg 组在第 3 周之后出现摄食量下降 **血液学**:HGB↓、HCT↑、FIB↑ **血清生化**:TCHO↑、TG↑ **脏器重量**:胸腺、睾丸、甲状腺、胰腺重量下降 **组织病理**:胸腺皮质和髓质萎缩、淋巴滤泡萎缩和髓质耗竭、脾脏萎缩(生发中心)、小肠巨噬细胞聚集、大肠黏膜炎症、溃疡和皮肤擦伤、心肌变性和心肌坏死、心肌炎、胰腺外分泌细胞脱颗粒、肾上腺细胞质空泡化、卵巢滤泡发育减少、滤泡闭锁和肾髓质小管扩张
食蟹猴 52 周重复给药及 4 周恢复期毒性试验 灌胃给药,每天一次,剂量:0、0.1、0.3 和 0.9 mg/kg (GLP)	**死亡率**:高剂量组出现动物死亡(3/8),于第 39 周终止 **临床观察**:腹泻 **体重和摄食量**:减少 **血液学**:红细胞参数和淋巴细胞↓、杆状核细胞百分比↑ **血凝**:FIB↑ **脏器重量**:睾丸和附睾重量减少 **组织病理**:大肠充血、肠系膜淋巴结肿大、肠胃炎症、睾丸/精囊/前列腺不成熟

　　除了一般毒理外,还开展了其他毒性研究,包括主要器官的安全药理、遗传毒性、生殖毒性及致癌性试验,其结果总结如下。

　　安全药理试验:在猪上开展了心血管安全药理试验,未见其对猪心血管系统的影响。大鼠 FOB 试验结果显示,依维莫司对神经系统功能有影响,可引起大鼠运动活动的增加、逃避反应增加、瞳孔直径增加。在豚鼠上开展了呼吸系统安全药理试验,结果显示,依维莫司对气道阻力和动态顺应性没有影响,但能拮抗组胺引起的气道反应性。

　　遗传毒性试验:Ames 试验、小鼠淋巴瘤细胞 TK 基因突变试验、V79 细胞染色体畸变试验、小鼠骨髓微核试验结果均为阴性,表明依维莫司没有遗传毒性。

　　生殖毒性试验:在大鼠生育力与早期胚胎发育试验中,依维莫司引起雄性大鼠生育力下降,包括睾丸和附睾出现组织病理学改变、精子数量减少、睾丸激素水平下降,生育力指数降低。大鼠胚胎-胎仔毒性试验中未见母体毒性,但依维莫司可穿过胎盘,引起胚胎-胎仔毒性,包括着床前和着床后丢失增加、早期吸收胎率升高、骨骼发育迟缓、胎仔畸形率升高、有 14 根肋骨的胎仔发生率升高。在兔胚胎-胎仔发育毒性试验中,可见体重和摄食减少、死亡等母体毒性,以及晚期吸收胎率的增加。给药组兔的畸胎率略有增加(无统计学意义)。大鼠围产期毒性试验中,依维莫司没有引起母体毒性或分娩毒性(妊娠持续时间,死胎或分娩的活仔数),但可见 F1 代仔鼠的存活率和体重下降。对 F1 代仔鼠的形态发育、运动活动、学习能力或生育力均无影响。

致癌性试验:CD-1 小鼠和大鼠致癌性试验结果表明,依维莫司无致癌性。

15.4　临床安全性

本节对已上市的三种代表性 mTOR 抑制剂临床安全性进行分析和总结。临床安全性数据主要来源于所有 FDA 公布的药物研究资料和相关药物的使用说明书。

15.4.1　西罗莫司

西罗莫司在 FDA 获批的说明书中披露的信息显示[15]:西罗莫司在临床上的不良反应包括增加对感染、淋巴瘤和恶性肿瘤的易感性,肝移植患者死亡率过高和肝动脉血栓形成,肺移植患者支气管吻合裂开,超敏反应,剥脱性皮炎,血管性水肿,液体蓄积和伤口愈合,高甘油三酯血症,高胆固醇血症,环孢菌素与西罗莫司的长期组合肾功能下降,蛋白尿,间质性肺病。

在临床研究中观察到的最常见(≥30%)的不良反应有:外周水肿、高甘油三酯血症、高血压、高胆固醇血症、肌酐升高、便秘、腹痛、腹泻、头痛、发烧、尿路感染、贫血、恶心、关节痛、疼痛和血小板减少症。在临床试验中,以下不良反应导致停药率>5%:肌酐升高、高甘油三酯血症和血栓性血小板减少性紫癜(TTP)。

发生频率≥3%,但<20%的不良反应有:全身出现脓毒症、淋巴囊肿、带状疱疹、单纯疱疹;心血管发现静脉血栓栓塞(包括肺栓塞、深静脉血栓形成)、心动过速;消化系统口腔炎;血液和淋巴系统发现血栓性血小板减少性紫癜/溶血性尿毒症综合征(TTP/HUS)、白细胞减少症;代谢/营养异常,包括愈合异常、乳酸脱氢酶(LDH)增加、低钾血症;肌肉骨骼系统骨坏死;呼吸系统中发现肺炎、鼻出血;皮肤发生黑色素瘤、鳞状细胞癌、基底细胞癌;泌尿生殖系统肾盂肾炎,在环孢素与西罗莫司的长期组合中肾功能下降(肌酐升高)。

发生频率较低(<3%)的不良反应包括淋巴瘤/移植后淋巴组织增生性疾病、分枝杆菌感染(包括结核分枝杆菌)、胰腺炎、巨细胞病毒(CMV)和 Epstein-Barr 病毒。

15.4.2　Temsirolimus

Temsirolimus 在 FDA 获批的说明书中披露的信息显示[16]：Temsirolimus 最常见的不良反应(发生率 30%)是皮疹、乏力、黏膜炎、恶心、水肿和厌食。最常见的实验室异常(发生率 30%)是贫血、高血糖、高脂血症、高甘油三酯血症、碱性磷酸酶升高、血清肌酐升高、淋巴细胞减少、低磷血症、血小板减少、AST 升高和白细胞减少。

Temsirolimus 开展了一项关键性的Ⅲ期临床试验,比较 Temsirolimus 单药、IFN-α 单药和两药联用的有效性和安全性,Temsirolimus 单药组的 OS 和 PFS 均显著高于 IFN-α 组,但是在联用组两药之间未能产生协同作用。这一研究中,最常见的不良反应(发生率 >30%)是皮疹、乏力、黏膜炎、恶心、水肿和厌食。最常见的实验室异常(发生率 >30%)为贫血、高血糖、高脂血症、高甘油三酯血症、碱性磷酸酶升高、血清肌酐升高、淋巴细胞减少、低磷血症、血小板减少、低钙血症、AST 升高和白细胞减少。最常见的 3/4 级不良反应(发生率 5%)包括乏力、呼吸困难、皮疹和疼痛。最常见的 3/4 级实验室异常(发生率 5%)包括高甘油三酯血症、贫血、低磷血症、高血糖、淋巴细胞减少和中性粒细胞减少。与 Temsirolimus 相关的罕见严重不良反应包括间质性肺病、肠穿孔和急性肾功能衰竭。以上这些临床安全性发现与同靶点其他药物相似。

15.4.3　依维莫司

依维莫司(Everolimus)在 FDA 获批的说明书中披露的信息显示[17]：依维莫司最常见的不良反应(发生率 30%)是口腔炎、感染、虚弱、乏力、咳嗽和腹泻。

在进行了Ⅰ期临床研究后,进行了一项随机、双盲的安慰剂对照的临床试验 C2240,试验在至少接受过一次抗 VEGFR TKI(血管内皮生长因子受体酪氨酸激酶抑制剂)治疗的晚期肾细胞癌患者中进行,研究招募了 416 名患者,这些患者之前服用过舒尼替尼或索拉菲尼,在试验中 277 名接受依维莫司治疗,给药剂量为 10 mg/d,另外 139 名服用安慰剂。研究的主要研究终点为 PFS,次要研究终点为 OS、ORR 和 QoL。这一研究也是依维莫司获批用于治疗 RCC 的主要依据。在该研究中,在 97% 接受依维莫司治疗的患者和 93% 接受安慰剂治疗的患者中观察到了治疗后出现的不良反应。依维莫司最常见的不良反应与其他西罗莫司类药物相似。前 5 位的 3/4 级不良事件为贫血(10%)、呼吸困难(8%)、高血糖(6%)、疲劳(6%)和淋巴细胞减少(4%)。研究 C2240 中观察到的 20% 或以上患者的不良反应为口腔炎(44%)、乏力(33%)、腹泻(30%)、咳嗽(30%)、皮疹(29%)、恶心(26%)、厌食(25%)、外周水肿(25%)、呼吸困难(24%)、呕吐(20%)和发热(20%)。最常见的实验室不良反应是贫血(92%)、淋巴细胞减少(50%)、高胆固醇血症(77%)、高甘油三酯血症(73%)和高血糖(57%)。在超过 4% 的患者中观察到的 3 级或 4 级不良反应为淋巴细胞减少(17%)、肺炎(14%)、贫血(13%)、呼吸困难(8%)、疲劳(6%)、高血糖(6%)和口腔炎(4%)。依维莫司组因急性呼吸衰竭(1.9%)、感染(1.1%)

和肾衰竭(0.4%)死亡,安慰剂组未出现因不良反应导致的死亡。认为需要重点关注的不良事件包括口腔炎/口腔黏膜炎/溃疡、造血减少/细胞减少、皮疹和类似疾病、代谢疾病、肾脏疾病、肺部疾病、出血和血栓栓塞疾病、肝脏疾病和中枢神经系统疾病。

表15-8对已上市的三个mTOR激酶抑制剂西罗莫司、Temsirolimus和依维莫司的临床安全性进行了总结。

表15-8 mTOR激酶抑制剂临床研究毒性总结

	临床安全性	西罗莫司	Temsirolimus	依维莫司
警告和注意事项	神经系统	/	味觉障碍、失眠、抑郁	头痛、味觉障碍
	造血和淋巴系统	贫血 血小板↓、白细胞↓、淋巴囊肿	贫血 血红蛋白↓、淋巴细胞↓、中性粒细胞↓、血小板↓、白细胞↓	血红蛋白↓、淋巴细胞↓、中性粒细胞↓、血小板↓
	胃肠道	恶心、腹泻	黏膜炎、食欲不振、恶心、腹泻、腹痛、便秘、呕吐	腹泻、恶心、食欲下降、呕吐、厌食
	心血管系统	高血压、高胆固醇、高甘油三酯、高肌酐、血栓性血小板减少性紫癜(TTP)、瘀斑	/	/
	呼吸、胸部和纵隔	呼吸困难、间质性肺炎	呼吸困难、咳嗽、鼻出血、咽炎、鼻炎	咳嗽、非感染性肺炎、呼吸困难、鼻出血
	泌尿系统	面部水肿、肾功能下降、蛋白尿、排尿困难	尿路感染	/
	肌肉骨骼及连接组织	背痛	背痛、关节痛、肌痛	四肢疼痛
	皮肤及皮下组织	单纯疱疹感染、多毛症、剥脱性皮炎	皮疹、瘙痒、指甲障碍、皮肤粉刺	口腔炎、皮疹、瘙痒、黏膜炎症
常见临床不良反应	临床检查	血小板↓、白细胞↓、胆固醇↑、甘油三酯↑、肌酐↑	血红蛋白↓、淋巴细胞↓、中性粒细胞↓、血小板↓、白细胞↓	血红蛋白↓、淋巴细胞↓、中性粒细胞↓、血小板↓
	不良反应	发冷、发烧、面部水肿	无力、水肿、疼痛、发热、体重下降、头疼、胸痛、寒战	感染、乏力、水肿、发热、血糖升高、甘油三酯升高

注:/:资料中未提及

15.5　靶点安全性综合分析

15.5.1　非临床和临床安全性关联分析

表15-9比较了3种代表药物的非临床安全性和临床试验中安全性的发现,其中非

临床试验中发现的安全性问题很多也在后面的实际临床用药中被发现。3 款药物的非临床安全性和临床安全性均具有相似性。

表 15-9　mTOR 靶向药物的非临床安全性和临床安全性相关性分析

主要系统		西罗莫司	Temsirolimus	依维莫司
消化系统	非临床	犬给药后出现呕吐、腹泻、血便等临床症状,解剖发现结肠炎、坏死性肠炎、胃溃疡、回肠套叠和支气管肺炎伴呕吐物	猴子给药后粪便异常、血便,病理发现盲肠结肠黏膜糜烂、囊肿和混合炎性细胞浸润	大鼠解剖发现胃(腺组织急性炎症和黏膜增生/肥大),食蟹猴给药发现动物摄食降低,小肠巨噬细胞聚集、大肠黏膜炎症、溃疡
	临床	恶心、腹泻	黏膜炎、食欲不振、恶心、腹泻、腹痛、便秘、呕吐	腹泻、恶心、食欲下降、口腔炎
	关联性	关联性较强,3 种药物临床均出现腹泻、恶心等消化道不良反应,非临床均出现胃肠道毒性		
呼吸系统	非临床	小鼠出现呼吸困难,在大鼠试验中解剖发现支气管肺炎伴呕吐物	大鼠中弥漫性肺泡巨噬细胞浸润	大鼠中弥漫性肺泡巨噬细胞浸润
	临床	呼吸困难、间质性肺炎	呼吸困难、咳嗽、鼻出血、咽炎、鼻炎	非感染性肺炎、呼吸困难
	关联性	关联性较强,临床及非临床均出现呼吸困难,且伴随肺部炎症		
皮肤系统	非临床	被毛凌乱、皮肤干燥,小鼠中发现嘴部出现红色色素沉着	/	食蟹猴及小型猪试验中发现皮肤损伤及溃疡
	临床	单纯疱疹感染、多毛症、剥脱性皮炎	皮疹、瘙痒、指甲障碍、皮肤干燥、粉刺	皮疹
	关联性	具有一定关联性,皮肤均出现炎症等		
造血和淋巴系统	非临床	红细胞压积、血红蛋白、红细胞、淋巴细胞增加;网织红细胞、血小板和淋巴细胞减少、肺泡中巨噬细胞浸润、胸腺萎缩	RBC 计数降低、血红蛋白减少、中性粒细胞增加、单核细胞增加、淋巴结萎缩	血小板计数下降、中性粒细胞和单核细胞增加、胸腺萎缩
	临床	贫血、血小板↓、白细胞↓、淋巴囊肿	贫血、血红蛋白↓、淋巴细胞↓、中性粒细胞↓、血小板↓、白细胞↓	/
	关联性	存在关联性,除依维莫司临床外,临床和非临床均出现造血和淋巴系统毒性		
生殖系统	非临床	睾丸和精囊萎缩、兔胚胎-胎仔发育毒性、胎儿畸形或死亡	生育力下降、胚胎-胎仔发育毒性、胎儿畸形或死亡	附睾和睾丸:精子数量减少、生殖细胞耗竭、精子细胞巨细胞和管状空泡化等、子宫重量降低 大鼠中观察到轻微胚胎-胎仔发育毒性
	临床	未开展	未开展	未开展
	关联性	临床未开展生殖毒性研究,但三款药物均发现非临床生殖毒性 临床应用时应告知孕妇对胎儿的潜在风险,建议采取有效避孕措施		

主要系统		西罗莫司	Temsirolimus	依维莫司
泌尿系统	非临床	肾脏重量降低	/	食蟹猴中观察到肾上腺细胞质空泡化病变
	临床	面部水肿、肾功能下降、蛋白尿、排尿困难	尿路感染	/
	关联性	存在部分关联性,药物临床上出现肾功能下降,感染等,在非临床发现较轻微肾脏病变		

注:/:资料中未提及

15.5.2　靶点毒性解析

mTOR 接收上游的不同信号,传递细胞内的一系列复杂的信号,调节细胞的生长和环境稳态。目前已上市的 mTOR 靶向药物作用都是通过结合 mTORC1,以别构调节的方式抑制 mTOR 下游的信号通路,特别是 S6K1 和 4EBP 蛋白,从而起到免疫抑制和抑制肿瘤细胞生长的作用。尽管这些药物的药代动力学属性不同,也产生了一些药效上的差异,但是在非临床安全性评价和临床上都产生了一些共同的副作用。这些副作用包括各种代谢、血液、呼吸和皮肤等方面的毒性。即使在相同的剂量和相同的应用中,mTOR 抑制剂的耐受性范围也从极好到使人衰弱,有时也可能是致命的(肺炎),并可能在治疗开始后的不同时间点(从几天到几年)发生。此外,一些副作用的发生率,如肺炎或黏膜皮肤效应,似乎随着药物剂量的增加而增加,另外,这些副作用大多是特殊的和不可预测的。这些毒性特征表明与 mTOR 抑制剂相关的副作用不一定是由 mTOR 抑制引起的,也可能由脱靶效应引起的,有待进一步研究[18]。

1. 骨髓抑制

由于 mTOR 广泛参与许多重要生理过程,如蛋白质、核苷酸和脂类合成,免疫抑制是 mTOR 抑制剂的主要药理学作用机制,骨髓抑制是毒理试验中常见不良反应。mTOR 抑制剂以剂量依赖的方式促进骨髓抑制,通过清除上游 PI3K/AKT 信号通路介导的细胞增殖信号,抑制细胞毒性 T 淋巴细胞(CTL)激活、调节辅助性 T 淋巴细胞(Th)分化、促进调节性 T 淋巴细胞(Treg)增殖、抑制树突状细胞(DC)成熟动员功能等,发挥免疫抑制作用,进一步引起贫血、血小板减少和中性粒细胞减少,在临床研究和非临床研究中均可见造血和淋巴系统一致的改变[19]。研究表明,mTOR 调节红细胞的生长和增殖,该通路功能障碍可导致贫血。巨核细胞数量减少是非免疫性药物性血小板减少症的主要原因,抑制 PI3K/AKT 信号通路可诱导正常人巨核细胞凋亡。临床上中性粒细胞减少症和血小板减少症在 mTOR 抑制剂治疗的患者中分别占 20% 和 40%[20][21],这与非临床中可见的血小板计数下降相一致。骨髓是中性粒细胞的重要生存介质,中性粒细胞减少症的主要机制是由于骨髓抑制或外周淋巴系统被破坏而不能产生中性粒细胞。

2. 口腔炎

口腔炎是 mTOR 抑制剂临床最常见的剂量限制性毒性反应之一,多为Ⅰ级或Ⅱ级[24]。mTOR 抑制剂相关口腔炎的特征包括小的、灰色的、明显的卵圆形溃疡,周围有红斑环,类似于阿弗斯溃疡。药物引起的黏膜炎主要是由于口腔上皮基底层细胞受到抑制[22]。口腔黏膜一旦受损,细菌就会大量滋生。大多数 mTOR 抑制剂具有免疫抑制作用,增加了病情的严重性,并使患者面临口腔感染的风险[24]。口腔黏膜炎是 mTOR 抑制剂治疗的常见并发症,也是肿瘤试验中剂量降低和中止的重要原因。在新药开发中应研究预防和管理策略,以提高耐受性以及确保长期给药研究的开展[22]。

3. 呼吸系统

大多数 mTOR 抑制剂可诱导肺炎,3％接受依维莫司的患者发生肺炎。已知 mTOR 抑制剂可以导致肺炎作为一类副作用,≥2 级肺炎需要停止治疗并考虑添加类固醇。目前肺毒性的机制尚不完全明确,但一种可能的机制包括 mTOR 抑制剂对肺泡上皮和内皮的直接损伤。同时,由于 mTOR 在调节先天免疫和适应性免疫系统中起着至关重要的作用,免疫介导是可能的机制之一[23][24],如迟发性超敏反应、抗原暴露于反应性 T 淋巴细胞和细胞因子生成增加。mTOR 信号的抑制因子 Rtp801 可促进肺泡炎症,介导香烟烟雾所致的肺损伤。另外,有报道使用西罗莫司治疗的患者的支气管肺泡灌洗液中存在大量 CD4 阳性细胞,包括肥大细胞在内的炎症细胞显著增加,均提示 mTOR 可能的免疫介导引起的毒性[25][26]。

4. 代谢相关疾病

在 3 种代表性的 mTOR 靶向药物的非临床研究中均可见胆固醇、甘油三酯和血糖等代谢相关参数升高,这与临床研究中可见的高血糖、高脂血症、高血压和胰岛素抵抗等代谢相关疾病相关联。低温电镜下获得的 mTORC2 结构显示,RICTOR 和 mSIN1 共同产生空间位阻,抑制 mTOR 上的 FKBP12 西罗莫司复合物结合位点,从而使 mTORC2 对西罗莫司急性抑制不敏感[24, 25]。尽管如此,长时间的西罗莫司治疗可以抑制 mTORC2 信号[25]。有证据表明 mTORC2 是脂肪生成、脂肪分解和脂肪生成调节的关键控制器,因此 mTOR 靶向药物可导致血脂升高[26]。另外,PI3K/AKT/mTOR 通路对胰岛素受体(IR)和胰岛素受体底物(IRS)蛋白具有下游调控作用,并作为关键效应因子参与胰岛素代谢作用。经 IRSs 激活后,PI3K/AKT/mTOR 通路调控一系列下游信号,包括糖原合成酶激酶 3β(GSK3β)和叉头箱蛋白 O1(foxO1),分别增加糖原的产生和抑制糖异生基因的表达,从而降低葡萄糖水平。因此,抑制该通路可能导致血糖升高。

以上这些副作用可能与药物靶点有较强的关系。从脏器称重、组织病理和临床观察上,各种证据都表明淋巴器官受到药物作用影响最大,这也是最直接的药理学作用。此外,在生殖毒性方面,各药物的雄性和雌性的生殖器官和生殖能力均受到影响,这可能是和药物对细胞生长中相关信号通路的抑制有关,研究认为对于性腺的影响与 mTOR 抑制剂抑制 p70 S6 激酶有关,p70 S6 激酶调节生殖细胞增殖、减数分裂和凋亡,在动物模型中,西罗莫司通过磷脂酰肌醇-3激酶通路放大卵泡中的信号。然而,给药组和对照组的血清促卵泡激素(follicle-stimulating hormone,FSH)和黄体生成素(luteinizing hormone,LH)水平相似[27]。

mTOR抑制剂作为广泛用于临床的免疫抑制剂和抗肿瘤药物,显现出较多的副作用,大多数是中度的,但有时是严重的或致命的,也是导致药物停药的重要原因。这些副作用与药物的种类有关,且作用大多是剂量依赖性的,并可随着剂量的降低而消退。这些副作用的生物学机制尚不完全清楚,但可能涉及mTOR抑制剂的抗增殖和免疫抑制的特性。

15.6 总结与展望

mTOR在生长和发育的众多生理过程中起关键的调节作用,但是其作用机制复杂,药物研发难度很大。mTOR靶点的药物研发从天然存在的化合物开始,经过结构修饰,改善其药代特性,拓展了药物的适应证药物上市后又反过来促进了基础研究的发展,在已上市药物的帮助下,研发人员对mTOR的结构特性、mTOR信号通路的复杂性以及很多药理学上的反应都有了深入的理解,在此基础上研发了二代、三代mTOR抑制剂。

第二代mTOR抑制剂与西罗莫司及其衍生物不同,mTOR激酶抑制剂选择性靶向mTOR的活性激酶位点,能够同时抑制mTORC1和mTORC2的催化结构域,从而防止PKB磷酸化。目前针对激酶活性抑制的mTOR抑制剂主要聚焦于小分子,多种抑制剂的开发已经进入Ⅱ期临床试验阶段,且具有更加广泛的肿瘤适应证类型,该类抑制剂克服了西罗莫司的不足,更容易靶向mTOR结合位点,对肿瘤细胞的生长抑制作用更强[28]。二代抑制剂的代表性分子是化合物AZD8055和Vistusertib,两种化合物都能抑制mTORC1和mTORC2,导致下游蛋白S6K1、4E-BP1和PKB的浓度依赖性磷酸化阻滞。尽管AZD8055被赋予很多关注,但由于肝毒性,其治疗实体瘤和淋巴瘤的临床试验已经终止。而Vistusertib毒性较小,针对多种类型癌症的多项Ⅱ期临床试验最近已完成[28]。

第三代mTOR抑制剂又被称为RapaLink,自从2013年,Yang等解析了mTOR复合物的晶体结构后,第三代mTOR抑制剂的研发思路逐渐清晰[29]。RapaLink一方面与FRB结构域结合,通过别构调节抑制mTORC1,另一方面通过结合到mTOR本身的ATP结合口袋,阻断mTOR复合物的催化活性[30]。这类抑制剂主要将ATP竞争性抑制剂通过不同类型的连接链连接到西罗莫司类似物的大环核上,从结构上看,属于西罗莫司与ATP竞争性抑制剂的双重的设计策略。代表性例子是将二代口服小分子抑制剂Sapanisertib与西罗莫司连接,能够同时结合两个位点,从而克服基于西罗莫司以及衍生物或mTOR激酶抑制剂的单药治疗后出现的耐药,同时,多重活性还将提高药物的选择性和疗效[31,32]。

目前所有已获批的 mTOR 抑制剂都属于第一代 mTOR 抑制剂。近年来,受市场前景吸引,mTOR 抑制剂成为医药企业研发的热点之一。全球多家企业都在积极布局 mTOR 抑制剂市场,包括辉瑞公司、礼来、诺华,以及德琪医药、江苏开拓药业等企业,多款 mTOR 抑制剂已获批开展临床试验。尽管 mTOR 激酶抑制剂取得了初步成功,但由于多种原因,它们尚未发挥其治疗潜力:① 抑制 mTOR 会激活多种针对上游信号通路的反馈回路,激活后可促进癌细胞存活和进一步转移[32]。② mTOR 在生长和细胞分裂中起巨大作用,完全阻断 mTOR 信号通路对健康组织极为有害,可能在临床上带来较多的不利影响,在一定程度上限制了 mTOR 靶点在非肿瘤适应证中长期用药的开发[33]。③ mTORC1 抑制自噬,用 mTOR 抑制剂治疗可能会诱导自噬,从而促进癌细胞存活,如 AZD8055 所见[34]。④ 任何增加 mTOR 催化活性的临床相关 mTOR 突变都可能大大降低此类抑制剂在癌细胞中的效率[35]。随着我们对 mTOR 作用机制认识的不断加深,可能通过对蛋白质相互作用等进行调节,未来将有更多的药物诞生。这些药物可能将 mTOR 靶点的适应证进一步拓展,非临床安全性评价可以在早期阶段为药物评价提供指导和预示作用。

(马秀英,蔡文建)

参考文献

[1] Sabatini D M. Twenty-five years of mTOR: Uncovering the link from nutrients to growth. Proceedings of the National Academy of Sciences, 2017, 114(45): 11818 - 11825.

[2] Saxton R A, Sabatini D M. mTOR signaling in growth, metabolism, and disease. Cell, 2017, 168: 960 - 976.

[3] Takei N, Nawa H. mTOR signaling and its roles in normal and abnormal brain development. Front Mol Neurosci, 2014, 7: 28.

[4] Villa E, Ali E S, Sahu U, et al. Cancer cells tune the signaling pathways to empower de novo synthesis of nucleotides. Cancers (Basel), 2019, 11(5): 688.

[5] Afzal O, Altamimi A S A, Mubeen B, et al. mTOR as a Potential Target for the Treatment of Microbial Infections, Inflammatory Bowel Diseases, and Colorectal Cancer. Int J Mol Sci, 2022, 23 (20): 12470. Published 2022 Oct 18.

[6] Sabatini D M. Twenty-five years of mTOR: Uncovering the link from nutrients to growth. Proceedings of the National Academy of Sciences, 2017, 114(45): 11818 - 11825.

[7] Battaglioni S, Benjamin D, Walchli M, et al. mTOR substrate phosphorylation in growth control. Cell, 2022, (11): 185.

[8] Pópulo H, Lopes J M, Soares P. The mTOR signalling pathway in human cancer. Int J Mol Sci, 2012, 13: 1886 - 1918.

[9] Li J, Kim S G, Blenis J. Rapamycin: one drug, many effects. Cell metabolism, 2014, 19(3): 373 - 379.

[10] Xu T, Sun D, Chen Y, et al. Targeting mTOR for fighting diseases: a revisited review of mTOR inhibitors. European journal of medicinal chemistry, 2020, 199: 112391.

［11］ Zhou H Y, Huang S L. Current development of the second generation of mTOR inhibitors as anticancer agents. Chinese journal of cancer, 2012, 31(1): 8.

［12］ Xie J, Wang X, Proud C G. mTOR inhibitors in cancer therapy. F1000Research, 2016, 5.

［13］ Hua H, Kong Q, Zhang H, et al. Targeting mTOR for cancer therapy. Journal of hematology & oncology, 2019, 12(1): 1 - 19.

［14］ 王翰林, 龙程, 黄夏梦, 等. mTOR 靶点莫司类药物在肿瘤中作用的研究进展. 中国医院药学杂志, 2020, 22: 40.

［15］ FDA. Label for Rapamtcin［EB/OL］. (2001 - 03 - 30)［2022 - 05 - 23］. https://www. accessdata. fda. gov/drugsatfda_docs/nda/99/21083A. cfm.

［16］ FDA. Label for Temsirolimus［EB/OL］. (2018 - 03 - 30)［2022 - 05 - 23］. https://www. accessdata. fda. gov/drugsatfda_docs/label/2018/022088s021s023lbl. pdf.

［17］ FDA. Label for Everolimus［EB/OL］. (2020 - 06 - 16)［2022 - 05 - 23］. https://www. accessdata. fda. gov/drugsatfda_docs/nda/2010/021560s000pharmr. pdf.

［18］ Pallet N, Legendre C. Adverse events associated with mTOR inhibitors. Expert opinion on drug safety, 2013, 12(2): 177 - 186.

［19］ Zhang Y, Yan H, Xu Z, et al. Molecular basis for class side effects associated with PI3K/AKT/mTOR pathway inhibitors. Expert opinion on drug metabolism & toxicology, 2019, 15(9): 767 - 774.

［20］ Hong J C, Kahan B D. Sirolimus-induced thrombocytopenia and leukopenia in renal transplant recipients: risk factors, incidence, progression, and management12. Transplantation, 2000, 69(10): 2085 - 2090.

［21］ Webster A C, Lee V W S, Chapman J R, et al. Target of rapamycin inhibitors (sirolimus and everolimus) for primary immunosuppression of kidney transplant recipients: a systematic review and meta-analysis of randomized trials. Transplantation, 2006, 81(9): 1234 - 1248.

［22］ Martins F, de Oliveira M A, Wang Q, et al. A review of oral toxicity associated with mTOR inhibitor therapy in cancer patients. Oral oncology, 2013, 49(4): 293 - 298.

［23］ Aparicio G, Calvo M B, Medina V, et al. Comprehensive lung injury pathology induced by mTOR inhibitors. Clinical and Translational Oncology, 2009, 11(8): 499 - 510.

［24］ Duran I, Goebell P J, Papazisis K, et al. Drug-induced pneumonitis in cancer patients treated with mTOR inhibitors: management and insights into possible mechanisms. Expert opinion on drug safety, 2014, 13(3): 361 - 372.

［25］ Lamming D W, Ye L, Katajisto P, et al. Rapamycin-induced insulin resistance is mediated by mTORC2 loss and uncoupled from longevity. science, 2012, 335(6076): 1638 - 1643.

［26］ Schultze S M, Hemmings B A, Niessen M, et al. PI3K/AKT, MAPK and AMPK signalling: protein kinases in glucose homeostasis. Expert reviews in molecular medicine, 2012, 14.

［27］ Kaplan B, Qazi Y, Wellen J R. Strategies for the management of adverse events associated with mTOR inhibitors. Transplantation reviews, 2014, 28(3): 126 - 133.

［28］ Vilar E, Perez-Garcia J, Tabernero J. Pushing the Envelope in the mTOR Pathway: The Second Generation of InhibitorsSecond Generation of mTOR Inhibitors. Molecular cancer therapeutics, 2011, 10(3): 395 - 403.

［29］ Yang H, Rudge D G, Koos J D, et al. mTOR kinase structure, mechanism and regulation. Nature, 2013, 497(7448): 217 - 223.

［30］ Rodrik-Outmezguine VS, Okaniwa M, Yao Z, et al. Overcoming mTOR resistance mutations with a new-generation mTOR inhibitor. Nature，2016，534(7606)：272－276.

［31］ Flemming A. Bivalent mTOR inhibitors — the next generation. Nature Reviews Drug Discovery，2016，15(7)：455.

［32］ Tian T，Li X，Zhang J. mTOR signaling in cancer and mTOR inhibitors in solid tumor targeting therapy. Int J Mol Sci，2019，20：755.

［33］ Zou Z，Tao T，Li H，et al. mTOR signaling pathway and mTOR inhibitors in cancer：progress and challenges. Cell Biosci，2020，10：31.

［34］ Tao Z，Li T，Ma H，et al. Autophagy suppresses self-renewal ability and tumorigenicity of glioma-initiating cells and promotes Notch1 degradation. Cell Death Dis，2018，9：1063.

［35］ Hassan B，Akcakanat A，Sangai T，et al. Catalytic mTOR inhibitors can overcome intrinsic and acquired resistance to allosteric mTOR inhibitors. Oncotarget，2014，5：8544－8557.

第 *16* 章

PARP 抑制剂的药理学机制和安全性

聚腺苷二磷酸核糖聚合酶(poly ADP - ribose polymerase，PARP)是一类将 ADP - 核糖基团转移至靶蛋白,进而在维持基因组稳定性和调节信号通路等方面发挥重要作用的蛋白质超家族。PARP 抑制剂通过抑制肿瘤细胞 DNA 损伤修复,造成 DNA 损伤累积,最终杀死肿瘤细胞。目前已有多款 PARP 抑制剂获批上市。本章我们以已上市的两款 PARP 抑制剂奥拉帕利和他拉唑帕利为例,梳理 PARP 抑制剂的非临床毒性反应以及临床试验不良反应,分析非临床和临床安全性的关联性,以及靶点相关的毒性等,为 PARP 抑制剂的研发提供信息。

16.1 PARP 靶点作用机制

PARP 家族包括 PARP1 ～ 3、PARP5a、PARP5b、PARP6 等 18 个成员。其中,PARP1 是家族中最主要的成员,其在细胞中承担着 PARP 家族 90％以上的功能,是 DNA 损伤修复中的关键作用因子。最近的数据表明,PARP - 1 和 PARP - 2 在先天和适应性免疫反应中发挥特异性作用。PARP - 1 和 PARP - 2 除了在获得性免疫系统细胞成分的发育和功能中发挥作用外,还参与天然免疫反应的细胞的不同功能,包括中性粒细胞、巨噬细胞、树突状细胞和自然杀伤细胞[1]。

人体细胞在正常生理状态下可以产生大量 DNA 单链断裂,PARP 可以通过碱基切除修复途径介导这些 DNA 单链断裂的修复。PARP 抑制剂通过抑制 PARP 酶催化活性和 PARP 捕获,使 DNA 单链断裂无法修复并且大量堆积,进而产生大量的 DNA 双链损伤。DNA 双链断裂的主要修复途径为非同源末端连接修复和同源重组修复。非同源末端连接修复途径虽然修复速度快,但是会发生修复错误,导致基因组不稳定性;而同源重组修复途径具有精确度高的特点,修复后的 DNA 具有高保真性。当细胞存在同源重组修复缺陷时,PARP 抑制剂导致的大量 DNA 双链断裂无法修复或者依赖容易错配的非同源末端连接修复途径修复,二者作用叠加,增加细胞死亡。这种当两个非致死性突变基因单独发生时不会导致细胞死亡,而同时发生时可引起细胞凋亡的现象,被称为协同致死机制。

协同致死是目前抗肿瘤药物领域新的研究方向之一。PARP 抑制剂是首款根据协同致死原理研发的抗癌药。乳腺癌易感基因(breast cancer gene，BRCA)是参与 DNA 双链损伤修复的关键基因,具有 BRCA1 或 BRCA2 基因突变的人在细胞修复 DNA 双链损伤时存在缺陷,会导致同源重组修复功能失常,增加患癌的风险。PARP 抑制剂能够进一步地干扰 DNA 损伤的修复。当细胞不能进行自我修复时就会死亡。而正常细胞由于存在 BRCA1 或 BRCA2 基因,能够通过同源重组修复机制对 PARP 抑制剂造成的影响进行修复,使得 DNA 损伤能够正常修复,不会造成细胞死亡[2]。因此,PARP 抑制剂作为一种分子靶向肿瘤药物,可以精准治疗 BRCA1 和 BRCA2 基因突变的卵巢癌患者。

　　PARP 抑制剂肿瘤细胞毒作用有两个核心机制,分别是通过抑制 PARP 酶催化活性和在 DNA 复合物上捕获 PARP(图 16 - 1)[3]。PARP 抑制剂对癌细胞的杀伤力大于敲除 PARP 基因本身,这意味着 PARP 抑制剂的抗癌效果不仅仅在于抑制 PARP 的活性,背后可能还有其他的原因。PARP 抑制剂竞争性结合到 PARP 酶上之后,与受损 DNA 结合的 PARP-1 和 PARP-2 被捕获在 DNA 上,并且造成其他的 DNA 修复蛋白也无法结合 DNA,这使 DNA 断裂不仅不能被修复,而且还从单链断裂变成双链断裂,最终导致细胞死亡[3]。因此,PARP 抑制剂的 PARP-DNA 捕获的机制是引起直接细胞毒性的重要机制。

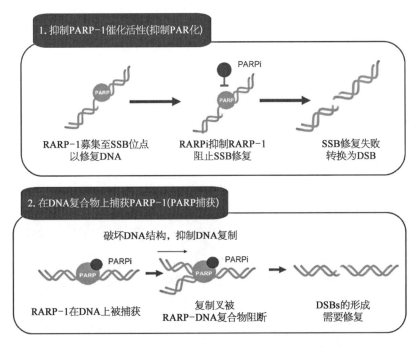

图 16 - 1　PARP 抑制剂抗肿瘤细胞的两个核心机制

16.2　PARP 抑制剂药物的研发

　　PARP 的内源性底物为烟酰胺腺嘌呤二核苷酸(nicotinamide adenine dinucleotide,

NAD+），目前上市的 PARP 抑制剂基本上是 PARP1 抑制剂，大多模拟 NAD+中烟酰胺结构。芳酰胺结构为这类抑制剂的最主要结构特征，通过与 PARP1 的 NAD+烟酰胺部分结合位点特异性结合，PARP1 抑制剂可以阻止 PARP1 对底物蛋白的 ADP-核糖基化，捕获 PARP1、DNA 复合物，使得 PARP1 不能从 DNA 受损部位释放，从而阻止 DNA 的损伤修复作用[4]。

16.2.1 上市药物

PARP1 抑制剂起初是作为癌症疗法中放疗和化疗的增敏剂使用的，其通过抑制被放疗或化疗损伤的癌细胞的 DNA 修复过程来达到协同抗癌作用。根据协同致死原理，PARP 抑制剂可选择性杀伤肿瘤细胞的同时，对正常体细胞产生的影响较小。

但随着协同致死概念的引入，使得 PARP1 抑制剂单一用药用于治疗 BRCA 突变的癌症成为可能。目前已被 FDA 和 NMPA 获准上市的 PARP 抑制剂及其适应证总结见表 16-1。奥拉帕利是第一个上市的小分子 PARP1/2 抑制剂，在治疗具有 BRCA1/2 基因缺陷的乳腺癌和卵巢癌方面取得了令人满意的效果。2014 年，由阿斯利康研发的奥拉帕利被 FDA 批准上市，用于 BRCA 突变的晚期卵巢癌患者的单药治疗。随后几年，奥拉帕利又被批准用于复发性卵巢癌患者的维持治疗、突变卵巢癌患者的一线维持治疗、生殖系 BRCA 突变、人类表皮生长因子受体（human epidermal growth factor receptor 2，HER2）阴性乳腺癌的治疗、生殖系 BRCA 突变转移性胰腺癌一线含铂化疗后的维持治疗、同源重组修复缺陷阳性晚期卵巢癌患者与贝伐珠单抗联用的一线治疗，以及同源重组修复突变的转移性去势抵抗性前列腺癌[5]。2022 年 8 月，FDA 撤回奥拉帕利的用于治疗有害或疑似有害生殖细胞系 BRCA 突变的晚期卵巢癌患者的适应证。

第二个 PARP1/2 抑制剂 Rucaparib 于 2016 年被批准上市，用于治疗接受过两次及以上化疗的 BRCA 突变的晚期卵巢癌患者。2018 年，Rucaparib 被批准用于复发性卵巢癌患者的维持治疗，2020 年又被批准用于 BRCA 突变的转移性去势抵抗性前列腺癌的治疗[6]。2022 年 6 月，FDA 撤回 Rucaparib 的用于治疗接受过两次及以上化疗的 BRCA 突变的晚期卵巢癌患者的适应证。

尼拉帕利于 2017 年被 FDA 批准，适应证是铂类治疗完全或部分响应的复发性上皮卵巢癌，2020 年又被批准用于输卵管癌和原发性腹膜癌的维持治疗[7]。2022 年 9 月，FDA 撤回尼拉帕利用于治疗同源重组缺陷（homologous recombination defect，HRD）阳性的晚期卵巢癌、输卵管癌或原发性腹膜癌成人患者的适应证。

他拉唑帕利于 2018 年 10 月被批准用于转移性乳腺癌的治疗，生殖系 BRCA 突变、HER2 阴性局部晚期或转移性乳腺癌的治疗[8]。他拉唑帕利是目前活性最强的 PARP1 抑制剂，也是 PARP1/2 亚型选择性最好的药物。目前上市的 PARP 抑制剂的亚型选择性并不高，在抑制 PARP1 的同时也会不同程度地抑制 PARP2 的活性，从而导致慢性贫血等副作用。即便是亚型选择性最好的他拉唑帕利，对 PARP1 的抑制活性也仅比 PARP2 高出一倍。

另外,恒瑞的氟唑帕利,以及百济神州帕米帕利已经在中国上市。氟唑帕利于 2020 年 12 月被 NMPA 批准用于既往经过二线及以上化疗的伴有胚系 BRCA 突变的铂敏感复发性卵巢癌、输卵管癌或原发性腹膜癌患者的治疗,并于 2021 年 6 月获批用于铂敏感复发性上皮性卵巢癌、输卵管癌或原发性腹膜癌成人患者在含铂化疗达到完全缓解或部分缓解后的维持治疗。帕米帕利于 2021 年获批用于既往经过二线及以上化疗的伴有胚系 BRCA 突变的复发性晚期卵巢癌、输卵管癌或原发性腹膜癌患者的治疗。

表 16 - 1　PARP 抑制剂已上市药物汇总

药品名称	靶点	适应证	结　构　式	分子量	剂型	给药剂量及方式	企业名称	首次获批情况
奥拉帕利	PARP	卵巢癌,乳腺癌,胰腺癌,前列腺癌		434.5	片剂	300 mg 每天两次,口服	阿斯利康	FDA,2014 年 12 月
Rucaparib	PARP	卵巢癌,前列腺癌		323.4	片剂	600 mg 每天两次,口服	辉瑞	FDA,2016 年 12 月
尼拉帕利	PARP	卵巢癌,输卵管癌和原发性腹膜癌		320.4	胶囊	200, 300 mg 每天一次,口服	默克	FDA,2017 年 3 月
他拉唑帕利	PARP	乳腺癌		380.3	胶囊	1 mg, 0.75 mg 每天一次,口服	辉瑞	FDA,2018 年 10 月
氟唑帕利	PARP	卵巢癌、输卵管癌或原发性腹膜癌		472.4	胶囊	150 mg 每天两次,口服	恒瑞医药	NMPA,2020 年 12 月
帕米帕利	PARP	卵巢癌、输卵管癌或原发性腹膜癌		298.3	胶囊	60 mg 每天两次,口服	百济神州	NMPA,2021 年 6 月

16.2.2　PARP 抑制剂抗肿瘤作用

PARP 抑制剂通过抑制肿瘤细胞 DNA 损伤修复,造成 DNA 损伤累积,最终杀死肿瘤细胞。PARP 抑制剂药物的适应证包括卵巢癌、乳腺癌、前列腺癌以及胰腺癌等。

1. 卵巢癌

卵巢癌的前期治疗很大程度依赖手术和铂类化疗,一旦手术有残留病灶及铂类治疗结束后,患者很大概率会出现复发,如果复发发生在化疗结束后 6 个月内,被称为铂耐药复发,若在化疗结束后 6 个月及以上复发,被称为铂敏感复发。目前批准用于卵巢癌的 PARP 抑制剂有奥拉帕利、尼拉帕利和 Rucaparib[9-12]。奥拉帕利及尼拉帕利批准用于铂敏感复发患者在含铂化疗达到完全或部分缓解后的维持治疗,可以显著延长患者的中位无进展生存时间。SOLO-1 研究结果显示,奥拉帕利用于一线维持治疗可以显著提高 BRCA 突变卵巢癌患者的无进展生存时间[5]。由此可见,PARP 抑制剂的出现让卵巢癌的治疗发生重大改进。

2. 乳腺癌

接受奥拉帕利治疗的胚系 BRCA 突变和转移性 HER2 阴性乳腺癌的患者,比标准治疗的无进展生存时间延长 2.8 个月[5]。这是首次发现 PARP 抑制剂能够提高转移性遗传性乳腺癌的无进展生存时间。围绕另一个 PARP 抑制剂他拉唑帕利也开展了相似的研究。Litton 等发现胚系 BRCA1/2 突变的晚期乳腺癌患者,单药他拉唑帕利的无进展生存时间相比于标准治疗延长 3 个月[13]。长期以来,由于缺乏有效的分子靶点,三阴乳腺癌的靶向治疗效果不佳,PARP 抑制剂的出现为三阴乳腺癌的靶向治疗提供了可能。

3. 前列腺癌

转移性去势抵抗性前列腺癌中,有近 1/4 的患者携带 BRCA1/2、ATM 等同源重组修复相关基因突变,以及其他 DNA 损伤修复通路基因突变。因此,PARP 抑制剂为解决这一难题提供了可能。2020 年 5 月,FDA 批准 PARP 抑制剂 Rucaparib 用于携带有害的 BRCA 基因突变,并且已经进行过雄激素受体靶向治疗和紫杉醇化疗的转移性去势抵抗性前列腺癌患者的治疗。同月,FDA 批准奥拉帕利用于胚系或 HR 突变并经恩杂鲁胺/阿比特龙治疗的转移性去势抵抗性前列腺癌。两款药物接连上市,预示着转移性去势抵抗性前列腺癌进入 PARP 抑制剂治疗的时代。

4. 胰腺癌

虽然癌症的治疗从放化疗发展到分子靶向治疗,但是近些年胰腺癌的治疗进展仍然还是通过化疗方案的改进实现的。胰腺癌的靶向治疗难度很大。胰腺导管腺癌标本的全转录组综合分析发现,胰腺癌组织中也存在许多 DNA 修复缺陷的基因突变,使得 PARP 抑制剂发挥作用成为可能。2019 年 7 月,POLO 临床试验评估奥拉帕利用于种系 BRCA 突变转移性胰腺癌一线含铂化疗后的维持治疗的疗效,结果显示和安慰剂组相比,奥拉帕利治疗后患者无进展生存时间延长 3.6 个月[5]。PARP 抑制剂的出现可以丰富胰腺癌靶向治疗的手段。

16.3　非临床药代动力学和安全性

目前已有多款 PARP 抑制剂获批上市。本章我们以已上市的两款 PARP 抑制剂奥拉帕利和他拉唑帕利为例,梳理 PARP 抑制剂的非临床毒性反应以及临床试验不良反应,分析非临床和临床安全性的关联性,以及靶点相关的毒性等,为 PARP 抑制剂的研发提供信息。

16.3.1　奥拉帕利

奥拉帕利的非临床非临床药代动力学研究结果总结见表 16 - 2,一般毒理学研究结果总结见表 16 - 3。

表 16 - 2　奥拉帕利的非临床非临床药代动力学研究总结

试验类型	试验名称和试验设计	试 验 结 果
吸收	小鼠药代动力学	静脉注射 $T_{1/2}$:雄性 0.65 h;雌性 1.0 h。口服 $T_{1/2}$:1.74~2.35 h(雌性和雄性)。口服 T_{max}:0.33~0.75 h(雌性和雄性)。口服生物利用度:雄性 11.0%~55.4%;雌性 14.2%~59.9%
	[14C]奥拉帕利在大鼠中的吸收、代谢和排泄研究	口服 $T_{1/2}$:雄性 2.5 h;雌性 3.0 h。口服 T_{max}:雄性 1.0 h;雌性 2.0 h。口服生物利用度:雄性 17.2%;雌性 19.2%。AUC:雌性显著高于雄性
	[14C]奥拉帕利在雄性犬中的吸收和排泄研究	口服 $T_{1/2}$:4.61 h。口服 T_{max}:1.0 h。口服生物利用度:78.9%
分布	[14C]奥拉帕利体外血浆蛋白结合	未结合部分 f_u 小鼠:28.4%~30.6%,大鼠:26.5%~27.3%,犬:38.1%~45.3%,人:8.8%~18.1%
	[14C]奥拉帕利人体内血浆蛋白结合	人体内血浆蛋白结合与体外血浆蛋白结合无显著差异
	全血血浆分布	全血/血浆分配比(B/P)小鼠:0.67,大鼠:0.71,犬:0.79~0.92,人:0.60~0.74
	[14C]奥拉帕利口服给药,大鼠中的 QWBA(定量全身自显影)研究	肝脏、葡萄膜和肾脏中检测到最高的放射性浓度,组织分布无明显性别差异
	[14C]奥拉帕利口服给药,荷瘤鼠中的 QWBA(定量全身自显影)研究	胃肠道和肝脏中检测到最高的放射性浓度,给药后 96 h 仅可在为肠道内容物、肝脏和肿瘤组织中检测到放射性,肝脏和肿瘤组织中的 $T_{1/2}$ 分别为 25.7 h 和 36.0 h
代谢	[14C]奥拉帕利口服给药,大鼠、犬、人体内代谢产物鉴定	大鼠、犬和人血浆中奥拉帕利主要以母药形式存在,占比约为 70%~100%,大鼠和人血浆中主要有 3 个代谢产物,没有人特异性的代谢产物
排泄	[14C]奥拉帕利口服给药,大鼠排泄研究	给药后 24 h,总放射性回收率约为 92%,主要排泄途径为粪便,雄性和雌性中粪便排泄占比分别为 89% 和 73%

表 16-3 奥拉帕利的一般毒理学研究结果总结

试 验 设 计	主 要 毒 性 结 果
大鼠 28 天重复给药及 28 天恢复期毒性试验 口服给药,每天一次,剂量:0、5、15、40 mg/kg (GLP)	**临床观察:**给药最后一周所有高剂量组动物流涎,划动 **体重和摄食量:**高剂量组雄性动物体重比对照组稍低(7%)且体重增加减少(18%),恢复期后体重比对照组低 14% **血液学:**高剂量组雌性动物:HGB↓、RBC↓、PCV↓、WBC↓、LYMP↓、%RET↑、MCV↑、MCH↑、HDW↑、RDW↑、PLT↑,恢复期后 WBC↓、LYMP↓ **尿液分析:**高剂量组给药期后和恢复期后尿量均增加(50%) **组织病理:**高剂量组:骨髓造血增加,肝淤血和红细胞流失,脾脏造血增加,肾脏肾小管矿化,胸腺萎缩 **结论:**主要毒性器官是造血器官、肝脏、肾脏,恢复期后没有明显发现
大鼠 26 周重复给药毒性试验 口服给药,每天一次,剂量:0、5、15、30 mg/kg(雄性),0、1、5、15 mg/kg(雌性)(GLP)	**临床观察:**高剂量组小比例的动物出现流涎 **体重和摄食量:**雌性高剂量组体重比对照组低(10%)且体重增加减少(21%);摄食量无区别 **血液学:**高剂量组:HGB↓、RBC↓、MONO↓(13 周)、MONO↑(21 周) **血清生化:**所有剂量组 UREA↓,高剂量组:TP↓、GLB↓、Ca↓(雌性) **脏器重量:**胸腺、肝脏、脾脏重量降低(高剂量组为主),肺、心脏、肾脏的重量也有变化 **结论:**主要毒性器官是造血器官
犬 28 天重复给药及 28 天恢复期毒性试验 口服给药,每天一次,剂量:0、2.5、5、15 mg/kg (GLP)	**血液学:**中低剂量组(第 8 天、第 15 天)以及高剂量组(给药期内):RET↓、PLT↓、WBC↓、LYMP↓,恢复期后正常 **解剖大体观察:**中高剂量组发现胰脏发白、膀胱发红,高剂量组发现小肠发红,恢复期后仍然存在 **脏器重量:**中高剂量组发现前列腺重量变高,恢复期后正常 除骨髓外,其他发现在恢复期后仍然存在 **组织病理:**小比例地出现骨髓萎缩、脾脏色素沉积、肾脏淤血、淋巴球性胃炎、空肠淤血、盲肠微脓疡、膀胱炎、前列腺炎、甲状旁腺囊肿,除骨髓外,其他的发现恢复期后仍然存在 **结论:**主要毒性器官是造血器官,2.5 mg/kg 及以上剂量发现剂量依赖性的网织红细胞、血小板、总粒细胞以及淋巴细胞减少,与骨髓萎缩和红细胞发育迟缓等病理改变一致,主要在 5 mg/kg 及以上剂量发现极少或轻微的脾脏、胃肠道、肾脏、膀胱、甲状旁腺以及前列腺的病理改变
犬 26 周重复给药毒性试验 口服给药,每天一次,剂量:0、1、310 mg/kg (GLP)	**体重和摄食量:**雄性动物:中低剂量组比对照组的体重增加量高 30%,高剂量组没有区别;雌性动物:高剂量组比对照组的体重增加量高 70%。摄食量没区别 **血液学:**中高剂量组:RBC↓、PLT↓、HDW↑、RDW↑、RET↓、WBC↓、LYMP↓、NEUT↓、MONO↓、BASO↓、EOS↓ **解剖大体观察:**中高剂量组发现乳腺颜色和形状异常 **脏器重量:**高剂量组胸腺重量降低,脾脏、甲状腺、心脏和睾丸重量变化 **组织病理:**小比例地出现肝脏巨噬细胞色素沉积、前列腺炎、胃黏膜相关淋巴组织、胸腺退化 **结论:**主要毒性器官是造血器官,3 mg/kg 及以上剂量发现红细胞总量、网织红细胞、血小板以及粒细胞减少,极少或轻微的胃和前列腺炎症,1 mg/kg 和 10 mg/kg 发现色素巨噬细胞和肝巨噬细胞,肝脏功能没有明显的改变

除了一般毒理外,还开展了其他毒性研究,包括安全药理、遗传毒性以及生殖毒性试验,其结果总结如下。

安全药理试验:hERG 试验结果($IC_{50} = 226\ \mu M$)显示奥拉帕利抑制钾离子通道的作用微弱或不会抑制钾离子通道。比格犬心血管和呼吸系统试验表明,奥拉帕利对心血管和呼吸系统功能没有影响。大鼠 Irwin's 神经系统试验结果表明,奥拉帕利对神经系统没有影响。

遗传毒性试验：Ames 试验结果为阴性，CHO 细胞染色体畸变试验、大鼠骨髓微核试验结果均为阳性。

生殖毒性试验：在大鼠生育力与早期胚胎发育试验中，奥拉帕利引起雌性大鼠体重下降、动情周期延长、着床率降低、早期宫内及着床后的存活率降低。奥拉帕利引起雄性大鼠体重下降、流涎和毛发减少，对雄性大鼠的交配和生育力无影响。在大鼠胚胎-胎仔发育毒性试验中，奥拉帕利导致早期宫内死亡和子代存活率下降，并发现胎仔眼睛、脊椎、头骨和胸膈的畸形，以及骨骼和内脏的异常。

16.3.2　他拉唑帕利

他拉唑帕利的非临床药代动力学研究结果总结见表 16-4，一般毒理学研究结果总结见表 16-5。

表 16-4　他拉唑帕利的非临床药代动力学研究总结

试验类型	试验名称和试验设计	主要发现和结论
吸收	大鼠药代动力学	药代动力学参数 $T_{1/2}$，C_{max}，AUC 无显著性别差异。口服生物利用度：42.6%～73.3%
	犬药代动力学	药代动力学参数 $T_{1/2}$，C_{max}，AUC 无显著性别差异。口服生物利用：51.1%～86.7%
分布	血浆蛋白结合	小鼠：95.3%～95.8%，大鼠：89.7%～90%，犬：62.8%～64.1%，猴：66%～68.7%，人：73.3%～74.5%
	$[^{14}C]$他拉唑帕利在大鼠中的吸收、分布和排泄	平均全血血浆分配比：0.572（雌雄合并）。大多数组织的达峰时间 T_{max} 在 SD 雄性大鼠和 LE（Long-Evans）雄性大鼠中分别为 1 h 和 4 h。在胃肠道内容物中检测到最高浓度。雄性 SD 大鼠肝脏、肾脏组织浓度最高；雄性 LE 大鼠肝脏、肾脏、眼葡萄膜、淋巴结和皮肤组织浓度最高。大鼠口服给药后，在脑脉络膜丛中可检测到放射性，SD 大鼠和 LE 大鼠中分别可达各自血浆浓度的 58% 和 38%
	$[^{14}C]$他拉唑帕利在犬中的吸收、分布和排泄	平均全血血浆分配比：0.931（雌雄合并）
代谢	$[14C]$他拉唑帕利口服给药，大鼠体内，血浆、粪便和尿液中的代谢产物鉴定	血浆：母药 95.6%，M1 0.70%（仅雄性），M2 2.33%。粪便：母药 64.9%，M1 1.96%，M2 1.12%。尿液：母药 20.4%，M1 1.33%（仅雄性）
	$[14C]$他拉唑帕利口服给药，犬体内，血浆、粪便和尿液中的代谢产物鉴定	血浆：母药 83.7%，M2 8.53%，M6 5.78%。粪便：母药 35.5%，M1 0.43%，M2 10.5%，M8 2.47%。尿液：母药 14.7%，M1，M2，M4，M6，M8，M5，M7≤1.5%
排泄	$[^{14}C]$他拉唑帕利在大鼠中的吸收、分布和排泄	粪便为主要排泄途径，粪便和尿液排泄比例分别为 72% 和 23%
	$[^{14}C]$他拉唑帕利在犬中的吸收、分布和排泄	平均回收率约为 94%。粪便为主要排泄途径，粪便和尿液排泄比例分别为 67% 和 23%

表 16 - 5　他拉唑帕利一般毒理学研究结果总结

试 验 设 计	主 要 毒 性 结 果
大鼠 13 周重复给药及 4 周恢复期毒性试验 口服给药，每天一次，剂量：0、5、15、50/40 μg/kg（GLP）	**死亡率**：共 6 只动物出现与供试品相关的死亡 高剂量组 5 只雄性和 1 只雌性在试验第 49 天濒死，被提前安乐死。临床观察异常包括体重下降、耳、眼、脚苍白和活动减少；临检异常包括 RBC↓、HCT↓、RET↓、WBC↓、PLT↑；GLU↑、BUN↑、TG↑、Na↓、K↓、Cl↓；组织病理学变化主要包括骨髓细胞减少、肝细胞单个细胞坏死 **临床观察**：高剂量组活动减少，耳、眼、脚苍白 **体重**：中、高剂量组雄性体重降低 **血液学**：RBC↓、HGB↓、HCT↓、MCV↑、MCH↑、WBC↓、NEUT↓、LYMP↓、MONO↓、BASO↓；PT↓ **血清生化**：TP↓、GLB↓、TG↓、GLU↑、A/G↑ **尿液分析**：尿液体积增加，尿液比重下降 **脏器重量**：脾脏↑；高剂量组雌性胸腺↓，雄性睾丸和附睾↓ **解剖大体观察**：肾脏大、形状异常、胰腺变色、睾丸小，子宫大 **组织病理**：主要靶器官包括睾丸、附睾、骨髓、淋巴结、胸腺。组织病理变化主要包括睾丸生精小管上皮变性/萎缩，附睾精子减少、细胞碎片以及导管上皮空泡化；骨髓细胞减少，骨髓中髓系与红系前体细胞的比例升高，骨髓肥大细胞浸润；颌下淋巴结肥大细胞浸润，肠系膜淋巴结淋巴细胞减少；胸腺淋巴细胞减少
比格犬 13 周重复给药及 4 周恢复期毒性试验 口服给药，每天一次，剂量：0、1.5、5、10 μg/kg（GLP）	**死亡率**：对照组 1 只雄性在试验第 86 天濒死，提前安乐死，濒死原因不能确定，未发现供试品相关的死亡 **临床观察**：短暂的呕吐，粪便异常，眼部分泌物 **血液学**：RBC↓、HGB↓、HCT↓、MCV↑、RET↓、PLT↓、WBC↓、NEUT↓、LYMP↓、BASO↓ **血清生化**：TCHO↓、TG↓ **脏器重量**：高剂量组附睾↓ **解剖大体观察**：肺黄褐色或红色变色，附睾小 **组织病理**：主要靶器官包括雄性生殖器官和骨髓。组织病理变化主要包括附睾细胞碎片，精子减少，睾丸节段性发育不全，生精小管上皮变性/萎缩；骨髓中髓系与红系前体细胞的比例升高

　　除了一般毒理外，还开展了其他毒性研究，包括安全药理、遗传毒性、生殖毒性和光毒性试验，其结果总结如下。

　　安全药理试验：hERG 试验结果（IC50 >100 μM）显示他拉唑帕利抑制钾离子通道的作用较小。比格犬心血管系统试验和大鼠神经系统试验结果表明，他拉唑帕利对心血管系统和神经系统没有影响。大鼠呼吸系统试验结果表明，他拉唑帕利可引起大鼠潮气量降低，但呼吸频率没有统计学意义增加，分钟通气量没有变化。

　　遗传毒性试验：Ames 试验结果为阴性，人外周血淋巴细胞体外染色体畸变试验、大鼠骨髓微核试验结果均为阳性。

　　生殖毒性试验：在大鼠胚胎-胎仔发育毒性试验中，他拉唑帕利引起母体死亡和胎仔死亡及吸收，并导致活胎出现骨骼（肋骨、颅骨、脊椎骨、胸骨）和脏器（眼睛、尾巴）畸形和变异。

　　3T3 中性红摄取体外光毒性试验的 IC50 为 9.202 μg/mL，大鼠体内光毒性试验结果为阴性。

16.4　临床安全性

PARP 抑制剂的临床不良反应主要集中在血液毒性和非血液毒性。PARP 抑制剂引起的罕见严重不良反应包括骨髓增生异常综合征(myelodysplastic syndrome，MDS)/急性骨髓性白血病(acute myeloid leukemia，AML)，肺炎以及静脉血栓栓塞(venous thromboembolic events，VTE)[5-8]。目前几种 PARP 抑制剂均可导致不同程度的骨髓抑制，主要包括中性粒细胞减少、血小板减少和贫血等[14]。

PARP 抑制剂与其他化疗药物一样，也会产生细胞毒性。其中，胃肠道反应是其最常见的非血液学毒性，绝大多数表现为恶心、呕吐(几乎都是低级别的)，也有少部分患者有腹泻、腹痛的反应。疲劳是 PARP 抑制剂的另一副作用。肝、肾功能损害常见于奥拉帕利和 Rucaparib，常表现为转氨酶升高和肌酐升高，一般无明显症状，随时间推移可逐渐恢复正常。尼拉帕利可引起血压升高和心悸，停药后多可恢复[14]。另外，根据药物作用机制及非临床动物生殖毒性试验结果，PARP 抑制剂有生殖毒性，可导致胎儿损害。

16.4.1　奥拉帕利

奥拉帕利的单药随机临床试验(SOLO-1、SOLO-、OlympiAD、POLO 和 PROfound)包含 2 135 名患者每天两次口服 300 mg 片剂，另有其他临床试验包含 766 名患者每天两次口服 400 mg 胶囊。这些临床试验中，56% 的患者服用奥拉帕利至少 6 个月，28% 的患者至少服药一年[5]。

这些临床试验发现奥拉帕利的主要常见(在 10% 患者中出现)不良反应包括恶心(60%)、疲劳(55%)、贫血(36%)、呕吐(32%)、腹泻(24%)、食欲减退(22%)、头痛(16%)、味觉障碍(15%)、咳嗽(15%)、中性粒细胞减少(14%)、呼吸困难(14)、晕眩(12%)、消化不良(12%)、白细胞减少(11%)以及血小板减少(10%)[5]。

奥拉帕利的罕见严重不良反应包括 MDS/AML(1.5%)，肺炎(0.8%)以及 VTE(7%)。使用警告还包括告知孕妇对胎儿的潜在风险，建议有生育能力的女性患者在奥拉帕利治疗期间和治疗后 6 个月内采取有效的避孕措施，建议有生育能力女伴的男性在奥拉帕利治疗期间和治疗后 3 个月内采取有效的避孕措施[5]。

16.4.2　他拉唑帕利

在他拉唑帕利的单药随机临床试验 EMBRACA 中，412 名患者每天一次服用 1 mg 他拉唑帕利，65% 的患者出现不良反应停药，53% 患者进行减少药量，最终 5% 的患者由于不良反应终止服药[8]。

他拉唑帕利的主要常见(在 20% 患者中出现)不良反应包括疲劳(62%)、贫血

（53%）、恶心（49%）、中性粒细胞减少（35%）、头痛（33%）、血小板减少（27%），呕吐（25%）、斑秃（25%）、腹泻（22%）以及食欲减退（21%）[8]。

他拉唑帕利可造成罕见严重不良反应 MDS/AML（0.3%），需要检测患者的用药前和用药后每个月的血液毒性指标，一旦确诊 MDS/AML 立即停药。他拉唑帕利可能影响造血，导致贫血，中性粒细胞减少和/或血细胞减少。他拉唑帕利也可导致胎儿毒性，建议告知孕妇对胎儿的潜在风险以及采取有效避孕措施（表 16 - 6）[8]。

表 16 - 6　奥拉帕利与他拉唑帕利的临床不良反应汇总

临 床 安 全 性		奥拉帕利	他拉唑帕利
警告和注意事项	造血和淋巴系统	骨髓增生异常综合征/急性髓系白血病，静脉血栓栓塞	骨髓增生异常综合征/急性髓系白血病，骨髓抑制
	心血管系统	不适用	不适用
	神经系统	不适用	不适用
	肺	肺炎	不适用
	生殖器官	胎儿毒性	胎儿毒性
常见不良反应	不良反应	贫血、中性粒细胞减少、血小板减少、疲劳、呕吐、腹痛、呼吸困难	贫血、中性粒细胞减少、血小板减少、疲劳、恶心、呕吐、呼吸困难

总体来看，PARP 抑制剂是相对安全和可耐受的，其毒副反应是可控的。不同 PARP 抑制剂的不良反应特征相似，但不同药物具体的不良反应发生率和严重程度等各异。轻度或中度不良反应更为多见，对 PARP 抑制剂的耐受性高于化疗。不良反应具有明显的剂量相关性，大部分不良反应可以通过暂停治疗、减量、对症治疗等方法得到控制。大部分不良反应出现在开始服药的前 3 个月，之后毒性症状逐渐缓解。血液学不良反应、胃肠道不良反应以及疲劳最常见。大部分 3～4 级不良反应为血液学不良反应，是导致减量、中断和停止用药的最主要原因，12% 或更低比例的患者因不良反应而终止用药，大部分患者可长期用药维持治疗[14]。2022 年，FDA 接连撤回几种 PARP 抑制剂的适应证，针对卵巢癌二线维持治疗到底适用于全人群还是 BRCA 突变人群，在临床引起热议。

16.5　靶点安全性综合分析

16.5.1　非临床和临床安全性关联分析

PARP 抑制剂的主要临床不良反应与非临床毒性反应基本一致，见表 16 - 7 奥拉帕利与他拉唑帕利的临床与非临床安全性对比分析。

表 16-7　奥拉帕利与他拉唑帕利的临床与非临床安全性对比分析

主要系统		奥拉帕利	他拉唑帕利
造血和淋巴系统	非临床	在大鼠和犬长毒试验中均发现血液毒性	在大鼠和犬长毒试验中均发现血液毒性
	临床	贫血、中性粒细胞减少、血小板减少	贫血、中性粒细胞减少、血小板减少
	关联性	关联性较强,两款药物在非临床和临床均存在造血和淋巴系统毒性	
消化系统	非临床	在犬长毒试验中发现胃肠道的组织学变化	在犬长毒试验中发现胃肠道的组织学变化
	临床	胃肠道反应,绝大多数低级别的恶心、呕吐,少部分严重腹泻、腹痛	胃肠道反应,绝大多数低级别的恶心、呕吐,少部分严重腹泻、腹痛
	关联性	关联性较强,两款药物在非临床和临床均存在消化系统毒性	
生殖系统	非临床	在大鼠生殖毒性试验中发现胚胎-胎儿毒性	在大鼠生殖毒性试验中发现胚胎-胎儿毒性,在大鼠和犬的一般毒理试验中雄性生殖系统是主要靶器官
	临床	未开展	未开展
	关联性	临床未开展生殖毒性研究,不好比较,但药物临床应用时告知孕妇对胎儿的潜在风险,建议采取有效避孕措施	
其他	非临床	大鼠和犬长毒试验中均发现血液毒性,犬呼吸试验未见异常	大鼠和犬长毒试验中均发现血液毒性,犬呼吸试验未见异常
	临床	罕见不良反应(MDS/AML,肺炎,VTE)	罕见不良反应(MDS/AML,肺炎,VTE)
	关联性	血液毒性的罕见不良反应关联性较强,两款药物在非临床和临床均存在血液学相关毒性;而在肺脏的罕见不良反应方面,非临床和临床关联性弱	

临床上贫血、中性粒细胞减少、血小板减少等血液学毒性症状,在大鼠和犬长毒试验中均发现血液毒性;临床上比较常见的有恶心、呕吐、疲劳等非血液学毒性症状,犬长毒试验中发现胃肠道的组织病理学变化;在大鼠生殖毒性试验中发现胚胎-胎儿毒性,据此推断在人体也有生殖毒性。PARP 抑制剂引起的罕见严重不良反应包括骨髓增生异常综合征/急性骨髓性白血病 MDS/AML、肺炎以及静脉血栓栓塞 VTE,与染色体畸变试验阳性,大鼠和犬长毒试验中均发现血液毒性相关,但犬心血管和呼吸试验未见异常。

16.5.2　靶点毒性解析

PARP 抑制剂的不良反应可能与药物靶点的作用机制和脱靶效应相关。血液毒性是 PARP 抑制剂常见的类效应。临床上奥拉帕利、Rucaparib、尼拉帕利和他拉唑帕利都有贫血、中性粒细胞减少和血小板减少等主要的血液毒性不良反应,但其发生的频率和强度在不同的 PARP 抑制剂间存在差异。从血液毒性不良反应的发生频率来看[9],奥拉帕利和 Rucaparib 的血液毒性低于尼拉帕利和他拉唑帕利。PARP 抑制剂的血液毒性与

PARP 亚型抑制活性和 PARP – DNA 捕获能力相关。PARP 抑制剂对 PARP1 不同的捕获能力可能与骨髓毒性有关,PARP – 2 抑制可能与贫血相关。几种 PARP 抑制剂对 PARP 酶活性的抑制、酶亚型选择性相似,但是他拉唑帕利对 PARP – DNA 捕获能力比其他 3 种 PARP 抑制剂约高 100 倍[15-17],这与他拉唑帕利的血液毒性高一致。另外,Rucaparib 对 PARP2 抑制作用比其他 3 种抑制剂稍弱[15-17],可能与其贫血发生率较低有关。

PARP 抑制剂的血液毒性与骨髓暴露量相关。一项动物试验在临床相关治疗剂量下,头对头对比 4 种 PARP 抑制剂下小鼠体内骨髓的血浆分布比例,以及骨髓浓度蓄积。奥拉帕利在骨髓分布相对更少且不在骨髓中蓄积,这可能与奥拉帕利最低的血液学不良反应相关;而尼拉帕利在骨髓分布最多且在骨髓中蓄积,这可能与尼拉帕利的血液学不良反应较高相关[18]。

PARP 抑制剂的某些不良反应与其脱靶效应有关。所谓的脱靶效应,是指 PARP 抑制剂在较低的药物浓度范围内就可能引起 PARP – 1/2 靶点以外的功能蛋白抑制从而导致的不良反应。每种 PARP 抑制剂具有单独的分子大小和修饰,对每种抑制剂的非靶向激酶谱的研究意义重大。近期一项体外激酶结合测试研究了 4 种已上市的 PARP 抑制剂与 392 种激酶的体外结合情况,研究发现尼拉帕利和 Rucaparib 与大量激酶结合,具有明显的脱靶效应,而他拉唑帕利只与两种激酶结合,奥拉帕利不与测试的任意一种激酶结合,脱靶作用最低[19]。尼拉帕利对 DYRK1A 有独特的抑制作用,而 DYRK1A 与多巴胺、5 羟色胺和去甲肾上腺素等神经递质的水平密切相关,因此尼拉帕利对 DYRK1A 的作用很可能和其导致的高血压发生率更高有关[20]。PARP 抑制剂有不同的多重药理作用,在目前已上市的 PARP 抑制剂中,奥拉帕利的脱靶效应预计最小,这可能解释了 PARP 抑制剂具有各自独特的毒性谱的原因。

16.6　总结与展望

PARP 抑制剂在肿瘤治疗领域作用显著,但在临床应用开发中还存在许多的挑战。首先,目前已上市的 PARP 抑制剂如奥拉帕利等,具有水溶性小、难穿透血脑屏障等问题,需要在研发新的 PARP 抑制剂时给予充分的考虑。其次,已上市的 PARP 抑制剂在抑制 PARP1 的同时都会不同程度地抑制 PARP2 的活性,连亚型选择性最好的他拉唑帕利,对 PARP1 的抑制活性也仅比 PARP2 高一倍,由于对 PARP2 的抑制被认为与慢性贫血等副作用相关,下一步亟待研发出特异性抑制 PARP1、亚型选择性更高的 PARP 抑制剂。再次,PARP 抑制剂虽然特异性靶向同源重组缺陷的细胞,但研究发现 PARP 抑制剂对正常组织 DNA 产生积累性损伤,所以对新的 PARP 抑制剂的安全性仍需要关注。另外,PARP 抑制剂的耐药性及耐药机制需要留意,是否需要联合用药治疗也需要深入探索。是作为单药使用,还是进行联合治疗需要进一步的探索,而且仍需要研究 PARP 抑制剂的耐药机制。通过对以上几方面内容的进一步探索，期待 PARP 抑制剂未来能在肿瘤治疗以及其他医疗领域方面发挥更加重要的作用。

（傅紫东，伍中山）

参考文献

[1] van Beek L. PARP Power：A structural perspective on PARP1，PARP2，and PARP3 in DNA damage repair and nucleosome remodelling. Int J Mol Sci, 2021, 22(10)：5112.

[2] Farmer，Targeting the DNA repair defect in BRCA mutant cells as a therapeutic strategy. Nature，2005，434(7035)：917 - 921.

[3] Min A，Im S. PARP inhibitors as therapeutics：Beyond modulation of PARylation. Cancers (Basel)，2020，12(2)：394.

[4] LaFargue C J. Exploring and comparing adverse events between PARP inhibitors. Lancet Oncol，2019，20(1)：e15 - e28.

[5] FDA. Label for Olaparib. (2018 - 09 - 27)[2022 - 05 - 30]. https：//www. accessdata. fda. gov/drugsatfda_docs/label/2018/206162s011lbl. pdf.

[6] FDA. Label for Rucaparib. (2021 - 09 - 30)[2022 - 05 - 30]. https：//www. accessdata. fda. gov/drugsatfda_docs/label/2021/209115s009lbl. pdf.

[7] FDA. Label for Niraparib. (2021 - 07 - 27)[2022 - 05 - 30]. https：//www. accessdata. fda. gov/drugsatfda_docs/label/2021/208447s022s024lbl. pdf.

[8] FDA. Label for Talazoparib. (2021 - 09 - 20)[2022 - 05 - 30]. https：//www. accessdata. fda. gov/drugsatfda_docs/label/2021/211651s008lbl. pdf.

[9] Mehta P，Bothra S J. PARP inhibitors in hereditary breast and ovarian cancer and other cancers：a review. Adv Genet，2021，108：35 - 80.

[10] Moore K. Maintenance olaparib in patients with newly diagnosed advanced ovarian cancer. N Engl J Med，2018，379(26)：2495 - 2505.

[11] Coleman R L. Rucaparib maintenance treatment for recurrent ovarian carcinoma after response to platinum therapy (ARIEL3)：a randomised，double-blind，placebocontrolled，phase 3 trial. The Lancet，2017，390(10106)：1949 - 1961.

[12] González-Martín A. Niraparib in patients with newly diagnosed advanced ovarian cancer. N Engl J Med，2019，381(25)：2391 - 2402.

[13] Litton J K. Talazoparib in patients with advanced breast cancer and a germline BRCA mutation. N Engl J Med，2018，379(8)：753 - 763.

[14] PARP 抑制剂不良反应管理的中国专家共识(2021 年版). 中国实用妇科与产科杂志,2021,37(11)：1119 - 1130.

[15] Donawho C. ABT - 888，an orally active poly(ADP-ribose) polymerase inhibitor that potentiates DNA-damaging agents in preclinical tumor models. Clin Cancer Res，2007，13：2728 - 2737.

[16] Murai J. Stereospecific PARP trapping by BMN 673 and comparison with olaparib and rucaparib. Mol Cancer Ther，2014，13(2)：433 - 443.

[17] Pilié P G，Gay C M，Byers L A. PARP Inhibitors：extending benefit beyond BRCA-mutant cancers. Clin Cancer Res，2019，25：3759 - 3771.

［18］Leo E. A head-to-head comparison of the properties of five clinical PARP inhibitors identifies new insights that can explain both the observed clinical efficacy and safety profiles. Cancer Res，2018，78(13_Supplement)：273.

［19］Antolin A A. The kinase polypharmacology landscape of clinical PARP inhibitors. Sci Rep，2020，10(1)：2585.

［20］Sandhu D. Identification of different side effects between PARP inhibitors and their polypharmacological multi-target rationale. Br J Clin Pharmacol，2022，88(2)：742－752.

第 *17* 章

CDK4/6 抑制剂的药理学机制和安全性

周期蛋白依赖性激酶(cyclin-dependent kinases，CDKs)是涉及细胞周期调控机制的一个重要蛋白。周期蛋白(cyclin)和 CDK 共同形成周期蛋白/CDK 复合体，激活特异性 CDK，调控细胞周期。CDK4/6 是细胞周期从细胞生长(G1)期进入 DNA 合成(S)期的检查点，此过程的下调和过度表达会导致细胞异常增生和癌症的发生。因此，靶向 CDK4/6 已成为一种新型的抗癌药物的研发策略。本章概述了 CDK4/6 靶点的作用机制，回顾了该靶点发现历史及研究现状，并重点对 FDA 已批准上市的 4 款 CDK4/6 抑制剂药物的非临床和临床安全性数据进行了总结，对靶点相关的毒性进行解析，为 CDK4/6 靶点药物的后续研究提供一些参考。

17.1 CDK4/6 靶点作用机制

17.1.1 靶点发现

细胞周期是指细胞从一次有丝分裂结束至下一次有丝分裂结束的全过程。细胞周期包含 G1 期、S 期、G2 期和 M 期。DNA 复制发生在 S 期，G1 期主要是为 DNA 合成做准备。在细胞周期的调控机制中，涉及 2 个最重要的蛋白质是周期蛋白(cyclin)和周期蛋白依赖性激酶(CDK)。目前已经有 13 种 CDK 和 20 多种与之相互结合的周期蛋白被发现[1]。

周期蛋白 D(cyclin D)于 1991 年被 3 个不同的研究组发现。周期蛋白 D 包括 3 种不同的类型：D1、D2 和 D3，它们在不同的细胞谱系中单独或组合表达[2]。1992 年，周期蛋白依赖性激酶 4(cyclin-dependent kinases 4，CDK4)的发现证实了其可与 3 种周期蛋白 D 中的任意一种结合产生酶活性[3]。2 年后，与 CDK4 特性非常相似的周期蛋白 D 依赖性激酶 6(cyclin-dependent kinases 6，CDK6)被发现。CDK4 和 CDK6 的氨基酸序列有 71% 的相似性。

17.1.2　作用机制

周期蛋白 D 与 CDK4/6 结合形成具有酶活性的全酶复合物,周期蛋白 D - CDK4/6 复合物控制细胞周期从 G1 期到 S 期的进展。视网膜母细胞瘤蛋白(retinoblastoma protein, RB)是视网膜母细胞瘤或其他肿瘤细胞中的一种由肿瘤抑制基因(Rb)编码的蛋白质。RB 蛋白在细胞分裂时,会经历周期性的磷酸化。周期蛋白 D - CDK4/6 复合体使 RB 蛋白磷酸化,释放转录因子 E2F,诱导进入 S 期所需的靶基因表达。当 RB 蛋白低磷酸化时会抑制细胞周期向 S 期的进展[4]。CDK4/6 抑制剂通过抑制 RB 磷酸化,使细胞周期阻滞在 G1 期,从而抑制肿瘤的发展进程[5],周期蛋白 D - CDK4/6 作用机制图见图 17 - 1。

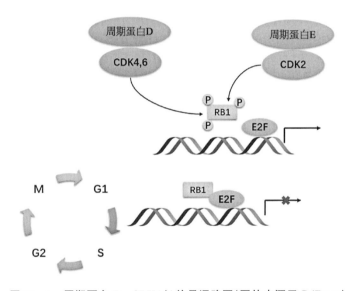

图 17 - 1　周期蛋白 D - CDK4/6 信号通路图(图片来源于 SciDraw)

CDK4/6 在许多癌症中均过度活跃[6],导致细胞增殖失控。通过抑制 CDK4/6 靶点可以将细胞周期阻滞在 G1 期,利用这种机制,可以抑制肿瘤细胞的增殖[7]。

除了在调整细胞周期方面发挥作用以外,CDK4/6 可以调节癌细胞的新陈代谢。CDK4/6 抑制剂处理胰腺癌细胞后可诱导肿瘤细胞代谢重编程。CDK4/6 的抑制,使得细胞中线粒体数目和溶酶体数量增加,mTOR 信号通路被激活,且增加了氧化磷酸化的速度,这个过程可能是 RB1 依赖的。此外,CDK4/6 可以磷酸化和失活 TFEB(transcription factor EB,溶酶体生成的主要调节因子),并通过这种机制减少溶酶体的数量。CDK4/6 的抑制激活了 TFEB,使溶酶体数量增加[8]。

CDK4/6 抑制剂不仅可以诱导肿瘤细胞周期阻滞,还可以促进抗肿瘤免疫。一项研究通过 CDK4/6 抑制剂治疗乳腺癌临床试验的系列活检开展转录组学分析,证实了这一现象。CDK4/6 抑制剂活化内源性逆转录病毒元件在肿瘤细胞中的表达,从而增加细胞内双链 RNA 的水平。这反过来刺激Ⅲ型干扰素的产生,从而增强肿瘤抗原呈递。此外,CDK4/6 抑制剂显著抑制调节性 T 细胞的增殖,从机制上讲,CDK4/6 抑制剂对肿瘤细胞和调节性 T 细胞的作用与 E2F 和 DNA 甲基转移酶 1 的活性降低有关。以上两点促进了细胞毒性 T 细胞介导的肿瘤细胞清除,并且可以通过增加免疫检查点而进一步增强。CDK4/6 抑制剂能够增加肿瘤免疫原性,这为 CDK4/6 抑制剂与免疫疗法针对抗癌治疗的联用提供了可能[9]。

17.1.3　CDK4/6 靶点与其他通路联用

CDK4/6 抑制剂与雌激素受体联用已成为 ER 阳性 HER2 阴性乳腺癌患者的标准治疗手段,然而此类疗法的耐药性却阻碍了疾病治疗的进程。大约有 50% 的女性患者产生了耐药性[10]。因此,开发更多治疗策略来克服耐药性非常重要。目前许多制药公司在开发 CDK4/6 与其他药物联用的治疗方法。

1. CDK4/6 与 PI3K - mTOR 通路抑制剂联用

CDK4/6 与磷脂酰肌醇 3 -激酶-哺乳动物雷帕霉素靶蛋白(PI3K - mTOR)通路之间是串联的,因此这些通路的联合抑制使得阻断肿瘤生长成为可能。在 ER -阳性的细胞系中,CDK4/6 的耐药性依赖于导致 Rb 磷酸化的补偿性 PI3K 非经典 cyclin D1 - CDK2 途径的激活。利用 ER -阳性的乳腺癌细胞系,已证明 PI3K 和 CDK4/6 的联合使用可以下调 cyclin D1,从而克服单用 CDK4/6 的耐药性[11]。有证据显示,对 CDK4/6 的抑制不仅抑制了 Rb 磷酸化,还减少了 TSC2 的磷酸化,从而降低了 mTORC1 的活性。与这个结果一致的是,体内结果也佐证了 CDK4/6 使 PDX 对 HER2 靶向疗法敏感。

2. CDK4/6 与免疫疗法联用

CDK4/6 抑制剂除诱导细胞周期阻滞外,还可以诱发抗肿瘤免疫反应。CDK4/6 抑制剂介导的增强的免疫反应主要与免疫检查点相关。已有研究表明 CDK4/6 和 PD1 抑制剂对肿瘤的生长有协同抑制的作用[12]。免疫疗法还是一个新兴的领域,后续需要更多的研究数据来探索其与 CDK4/6 联用的策略。

17.2　CDK4/6 抑制剂药物

17.2.1　研究进展

第一代和第二代 CDK 抑制剂是泛 CDK 抑制剂。由赛诺菲开发的第一代 CDK 抑制剂盐酸弗拉平度(Flavopiridol)可抑制 CDK1/2/4/6/7/9,尽管它可以诱发细胞周期 G1/G2 期的阻滞,但由于它同时抑制 CDK7/9,会抑制转录。由于临床上较大的毒性反应,盐酸弗拉平度的研发于 2012 年终止。由默克公司开发的第二代 CDK 抑制剂 Dinaciclib,是针对 CDK1/2/5/9 的强效抑制剂,在临床Ⅱ期观察到对实体瘤无效或毒性较大[13]。第一代和第二代泛 CKD 抑制剂失败的主要原因是缺乏明确的作用机制且治疗窗较窄。

第一代和第二代 CDK 抑制剂的开发失败,提示了药物化学家应该寻找更加强效、更具选择性的药物。2015 年 CDK4/6 抑制剂的哌柏西利的出现打破了这一局面。截至目前,共有 5 款 CDK 抑制剂上市,其中 FDA 批准了 4 款,分别是哌柏西利(Palbociclib)、瑞波西利(Ribociclib)、阿贝西利(Abemaciclib)和曲拉西利(Trilaciclib),这 4 款药物陆续被 NMPA 批准。另有 1 款是 NMPA 批准的恒瑞医药的达尔西利(Dalpiciclib)。详见图 17-2。

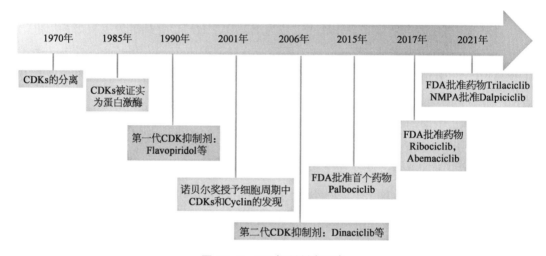

图 17-2　DK 抑制剂发展史

17.2.2　已上市药物

乳腺癌在女性中是致死率第二高的癌症。乳腺癌的亚型是基于激素受体(HR)的表达来分类的,例如雌激素受体(ER)和/或孕酮受体(PR)阳性患者占了 75% 的比例,人表皮生长因子受体 2(HER2)过表达或扩增大约占 20%(其中一半是 HR 阳性)。缺乏以上三种受体的乳腺癌通常为三阴乳腺癌(TNBCs),占 5%~10%[14]。FDA 批准的前 3 款药物和 NMPA 的 1 款药物均是针对 HR 阳性、HER2 阴性的乳腺癌。CDK/4/6 抑制剂也被广泛地用于其他适应证的研究,FDA 批准的第 4 款药物对广泛期小细胞肺癌患者化疗-介导的骨髓抑制有很好的疗效。表 17-1 详细列举了 FDA 已批准上市 4 款药物和 NMPA 已批准上市 1 款药物的特点。

17.3　非临床药代动力学和安全性

对目前已上市的 4 款 CDK4/6 抑制剂,包括哌柏西利、瑞波西利、阿贝西利和曲拉西利的非临床药代动力学和安全性数据进行总结。

表 17 - 1　全球获批 CDK4/6 抑制剂

药品名称	靶点	适应证	结构式	分子量	剂型	给药剂量及方式	企业名称	首次获批情况
哌柏西利	CDK4,CDK6	HR +/HER2 - 晚期乳腺癌联用		447.54	胶囊	125 mg，每天一次，连续给药 3 周，停药 1 周，口服	辉瑞	FDA, 2015 年 2 月
瑞波西利	CDK4,CDK6	HR +/HER2 - 晚期乳腺癌联用		552.64	片剂	600 mg，每天一次，连续给药 3 周，停药 1 周，口服	诺华	FDA, 2017 年 3 月
阿贝西利	CDK4,CDK6,CDK9	HR +/HER2 - 晚期乳腺癌联用/单用		506.59	片剂	150 mg，每天两次持续给药，口服	礼来	FDA, 2017 年 9 月
曲拉西利	CDK4,CDK6	广泛期小细胞肺癌 (ES - SCLC) 成人患者化疗引起的骨髓抑制		519.48	冻干制剂	240 mg/m²，静脉输注 30 min	G1 Therapeutics	FDA, 2021 年 2 月
达尔西利	CDK4,CDK6	ER +/HER2 - 复发或转移性乳腺癌联用		572.68	片剂	150 mg，每天一次，连续给药 3 周，停药 1 周，口服	恒瑞	NMPA, 2021 年 12 月

17.3.1 哌柏西利

哌柏西利是 FDA 批准上市的全球首个 CDK4/6 抑制剂，哌柏西利与来曲唑联用，用于 HR+/HER2-晚期乳腺癌[15]。临床前安全性评价使用大鼠和犬进行毒理试验。其非临床药代动力学及一般毒理学研究结果总结见表 17-2 和表 17-3。

表 17-2　哌柏西利的非临床药代动力学研究结果总结

试验类型	试验名称	试验结果
吸收	大鼠、犬、猴 PK 试验	1. 大鼠、犬、猴的游离碱口服生物利用度分别为 53%、37% 和 23% 2. T_{max} 为 3～19 h。$T_{1/2}$ 为 2.3～4.9 h(大鼠)、10.8～20.7 h(犬)、4.7～5.3 h(猴)
分布	血浆蛋白结合	在小鼠、大鼠和人中血浆蛋白结合率分别为 81%～87%。在犬中为 54%～61%
	红细胞/全血细胞分配比	在小鼠、大鼠、犬、猴和人血细胞中的分配比分别为 1.36、0.94、1.0、1.09 和 2.44
	LE 大鼠口服[14C]哌柏西利后的组织分布	1. 给药后 2.5、5、10、15、24、72、168 h 后，分别在 44、49、47、41、33、15、8 种组织中检测到 2. 给药后 5 h，在心脏、心肌和腔静脉血中达到 C_{max}，在心肌和静脉血中持续到 15 h，在肝血中持续到 24 h 3. 可穿越血脑屏障
代谢	体外肝细胞代谢	在大鼠和人肝细胞体中的代谢产物相似
	细胞色素 P450 酶代谢反应表型	CYP3A 是参与代谢的主要代谢酶
	大鼠口服[14C]哌柏西利后的代谢	1. 主要代谢途径是硫酸酯化 sulfation(M11)。M11 在雌雄大鼠粪便中分别占 75.4% 和 37.9% 2. M12 和 M14 是两个主要的循环代谢产物
	犬口服[14C]哌柏西利后的代谢	1. 主要代谢途径是氧化 2. M16 是粪便中的主要代谢产物。M16 在雌雄犬粪便中分别占 15.9% 和 13.7%
排泄	整体/胆管插管大鼠口服[14C]哌柏西利后的排泄	主要通过粪便和胆汁排泄，在整体雌雄大鼠粪便中的相对丰度分别为 89.9% 和 82.8%，在胆管插管雌雄大鼠胆汁中的相对丰度分别为 81.3% 和 50.1%
	犬口服[14C]哌柏西利后的排泄	主要通过粪便排泄，在雌雄犬粪便中的相对丰度分别为 76.5% 和 72%
药物-药物相互作用	人肝微粒体中细胞色素 P450 同工酶的时间依赖性抑制	对 CYP1A2、CYP2A6、CYP2B6、CYP2C8、CYP2C9、CYP2C19 和 CYP2D6 均不具有时间依赖性抑制作用，对 CYP3A 具有时间依赖性抑制作用
	冻存人肝细胞中评价对细胞色素 P450 同工酶的诱导作用	在浓度为 3 μM 时，不是 CYP1A2、CYP2B6、CYP2C8 和 CYP3A4 的诱导剂

表 17 - 3　哌柏西利一般毒理学研究结果总结

试 验 设 计	主 要 毒 性 结 果
大鼠单次给药毒性试验 口服给药,剂量:125、250、500、1 000、2 000 mg/kg (Non - GLP)	**死亡率**:≥1 000 mg/kg 剂量组观察到死亡 **临床观察**:≥500 mg/kg 剂量组观察到毒性 **结论**:胃肠道是主要靶器官
犬单次给药毒性试验 口服给药,剂量:1、3、10、30、100、60、30 mg/kg (Non - GLP)	**死亡率**:60 mg/kg 剂量组观察到雄性犬死亡 **临床观察**:≥30 mg/kg 剂量组观察到毒性 **结论**:主要毒性表现是胃肠道反应和骨髓抑制
大鼠 2 周重复给药毒性试验 口服给药,每天一次,剂量:雄性≤600 mg/kg,雌性≤300 mg/kg (Non - GLP)	**死亡率**:雄性≥300 mg/kg 剂量组观察到死亡 **结论**:≥300 mg/kg 剂量组观察到骨髓和胃肠道毒性,雌性≤100 mg/kg 剂量组未观察到毒性。胃肠道毒性和骨髓毒性在雄性大鼠中更明显。300 mg/kg 剂量组,雄性的暴露量比雌性高得多。雌雄之间的毒性差异是由暴露量差异引起的
大鼠 2 周重复给药毒性试验 口服给药,每天一次,剂量:雄性≤200 mg/kg,雌性≤400 mg/kg (GLP)	**死亡率**:雄性 200 mg/kg 剂量组和雌性 400 mg/kg 剂量组观察到死亡 **结论**:主要的毒性包括骨髓坏死、淋巴组织缺失和循环血细胞减少;睾丸变性与剂量相关,所有剂量均出现气管坏死和黏膜萎缩在内的肺部变化;胃肠道毒性和骨髓毒性在雄性中更加显著;观察到的毒性在恢复期可以恢复;≥100 mg/kg 剂量组的雄性中有微核形成,表明有致畸变的可能
大鼠 15 周重复给药及 4 周恢复期毒性试验 口服给药,每天一次,连续给药21 天,间隔 7 天,28 天为 1 个循环,共 4 个循环,共 15 周,恢复期4 周 剂量:0、10、30、100 mg/kg(雄性),0、50、100、200 mg/kg(雌性) (GLP)	**死亡率**:1 只高剂量组雄性动物于第 79 天死亡。死亡原因:后爪肿胀、后肢活动能力受损、呼吸异常、活动减少、四肢发黄,一周内体重减轻 13% **临床观察**:未预期的死亡:在安乐死之前观察到呼吸急促和弓背 **终末解剖**:给药组观察到剂量相关的动物的挣扎,雌性更加敏感 **体重和摄食量**:雄性中观察到剂量相关的体重下降(24% ↓),体重下降在恢复期恢复;在雌性中观察到剂量相关的摄食量下降(28% ↓),摄食量下降在每个停药的 7 天循环内恢复 **血液学**:RBC ↓、HGB ↓、HCT ↓、RET ↓、NEUT ↓、MONO ↓、BASO ↓、EOS ↓,这些变化是剂量相关的,且在雄性中的变化更大;PLT ↓,此变化与剂量无关 **血清生化**:雄性高剂量组 ALT ↑、AST ↑、ALP ↑、GGT ↑、BUN ↑、ALB ↓、A/G ↓;这些变化与肝脏损伤和胆汁淤积相关;雄性高剂量组 GLU ↑ **尿液分析**:雄性高剂量组的部分大鼠尿液中检测到葡萄糖和管型 **解剖大体观察**:相关变化可见于胸腺、睾丸、附睾、前列腺、肾脏、肝脏、肺、肠系膜淋巴结。在显微镜下,胸腺体积的减小与淋巴细胞的减少有关。较小和/或较软的睾丸和较小的附睾分别与生精小管内的精子发生减少和附睾中的精子减少症相关。肾脏内的苍白变色在显微镜下与肾小管上皮的空泡变化和肥大有关。雄性高剂量组肝脏、前列腺的苍白变色可能与红细胞参数降低有关 **脏器重量**:雄性肾上腺 ↑、脾 ↓、睾丸 ↓、附睾 ↓、前列腺 ↓ 和胸腺 ↓;雌性脾脏 ↓ 和胸腺 ↓;恢复期末,睾丸和附睾的变化未恢复 **组织病理**:雄性供试品相关的变化可见于肾上腺、骨髓、肾、肺、淋巴结、胰腺、脾脏、睾丸、附睾和胸腺;雌性供试品相关的变化可见于骨髓、肺、淋巴结和脾脏。这些变化在恢复期结束时可恢复 **结论**:雄性 30 mg/kg 剂量下,肾毒性严重程度有限且为可逆,MTD 为30 mg/kg;雌性在 200 mg/kg 剂量下,造血淋巴系统的毒性可逆,MTD 为200 mg/kg

试 验 设 计	主 要 毒 性 结 果
大鼠 27 周重复给药及 12 周恢复期毒性试验 口服给药，每天一次，连续给药 21 天，间隔 7 天，共 27 周，恢复期 12 周。 剂量：0、10、30、100 mg/kg（雄性）；雌性：0、50、100、300 mg/kg（雌性） （GLP）	**死亡率**：7 只高剂量组雄性死亡，死亡原因：足部见黏液瘤样变性、空泡巨噬细胞浸润和中性粒细胞炎症、前列腺炎症（中等）、肠系膜淋巴结炎症（显著）和肠系膜血栓；1 只中剂量组雌性死亡，死亡原因：主动脉破裂 **临床观察**：未预期的死亡：弓背，脚肿，牙齿变色（变白），消瘦，多动，呼吸不规律，皮肤发黄，毛发粗糙 **终末解剖**：雄性高剂量组观察到：僵硬的姿态；睾丸变小；足、腿、腹部、阴茎或口周区域肿胀；白色门牙；外表消瘦；活动减退；侧卧；粪便异常；清澈或红色的口腔分泌物；眼睛、足、耳朵、尾巴或口腔黏液苍白；呼吸不规律；身体发凉；耳朵、整个身体、足、鼻子或尾巴皮肤变色（黄色）；足、鼻子、阴茎或尾巴皮肤变色（红色）；整个头部、鼻、口周的毛发变色（红色）和毛发粗糙。恢复期末，外表消瘦和毛发粗糙在部分雄性中未恢复 **体重和摄食量**：体重剂量相关性下降（雄性 38％ ↓，雌性 14％ ↓），体重下降在恢复期恢复；高剂量组中观察到摄食量下降（雄性 28％ ↓，雌性 17％ ↓），高剂量组雄性摄食量在恢复期超过对照组，雌性摄食量恢复 **眼科检查**：雄性高剂量组眼底退化，归因于晚期白内障 **血液学**：RBC ↓、HGB ↓、HCT ↓、RET ↓、LYMP ↓、MONO ↓、LUC ↓、EOS ↓，这些变化在雌雄大鼠中均有，且在雄性中的变化更大；PLT ↑，这些变化在恢复期完全恢复 **血清生化**：雄性高剂量组 ALT ↑、AST ↑、ALP ↑、BUN ↑、GLU ↑；ALP 和 BUN 升高在恢复期末未恢复；ALP 的升高与糖异生相关，与葡萄糖的升高和胰岛素的降低有关；胰岛素和 C-肽在雌雄高剂量组大鼠中降低，胰岛素降低与晶状体变性、胰岛细胞空泡形成、成釉细胞变性和/或肾小管上皮细胞空泡形成相关 **解剖大体观察**：雄性大鼠的相关变化可见于肾上腺、肾脏、肺、门齿、脾脏、胸腺、淋巴结、胃肠道、附睾、精囊和睾丸，在恢复期末恢复；仅在高剂量组的 1 只雌性大鼠中观察到胸腺变小 **脏器重量**：雄性动物肾上腺 ↑、脾 ↓、睾丸 ↓、附睾 ↓，恢复期末完全恢复或观察到恢复的趋势 **组织病理**：雄性供试品相关的变化可见于胰腺、眼睛、牙齿、肾脏、血液淋巴系统、生殖系统、胸腺、肾上腺皮质、皮肤、肺和胃，这些变化在恢复期末可恢复或观察到恢复的趋势；雌性供试品相关的变化可见于胰腺、眼睛、胸腺和淋巴结，这些变化在恢复期末可恢复或部分恢复 **结论**：由于在 10 mg/kg（低剂量组）中观察到雄性肝和肾毒性，在雌性中观察到 50 mg/kg（低剂量组）中的晶状体变性和胰腺变化，胰岛素水平降低，因此该试验没有 NOAEL。雄性大鼠 MTD 为 30 mg/kg，雌性大鼠 MTD 为 300 mg/kg
犬 2 周重复给药毒性试验 口服给药，每天一次，剂量：≤20 mg/kg （Non-GLP）	**死亡率**：≥10 mg/kg 剂量组观察到死亡 **结论**：所有剂量组观察到骨髓抑制，及胃肠道毒性反应
犬 3 周重复给药毒性试验 口服给药，每天一次，剂量：雄性 ≤2 mg/kg （GLP）	**血液学**：所有的剂量均出现时间和剂量依赖性的血液学指标降低 **结论**：≥0.6 mg/kg 剂量组观察到骨髓和淋巴细胞减少，睾丸变性；骨髓、淋巴组织和血液学指标的变化均可恢复
犬 15 周重复给药及 4 周恢复期毒性试验 口服给药，每天一次，连续给药 21 天，间隔 7 天，28 天为 1 个循环，共 4 个循环，剂量：0、0.2、0.6、2 mg/kg （GLP）	**临床观察**：高剂量组观察到水样便和耳廓红肿 **体重和摄食量**：在第 4 个给药循环时，观察到轻微的体重下降（雄性 4％ ↓，雌性 5％ ↓），体重下降在恢复期恢复；未观察到摄食量下降 **血液学**：RBC ↓、NEUT ↓、MONO ↓、LYMP ↓、EOS ↓、PLT ↓，这些变化是剂量相关的；所有的变化在恢复期末恢复 **解剖大体观察**：相关变化可见于胸腺、睾丸和附睾。在显微镜下，胸腺体积的减小与淋巴细胞的减少和胸腺重量减少有关。较小的睾丸和附睾与生精小管内的精子发生减少和附睾中的精子减少症相关

试 验 设 计	主 要 毒 性 结 果
	脏器重量：睾丸↓、胸腺↓；恢复期末，睾丸的变化未恢复 组织病理：骨髓造血细胞数量减少、淋巴结细胞数量减少和胸腺细胞数量减少；雄性动物还可见睾丸中生精小管变性，附睾中有精子减少症、管内细胞碎片的病变；雄性动物睾丸和附睾的变化在恢复期结束时未恢复 结论：毒性靶器官为胸腺、骨髓、肠道相关淋巴组织、睾丸和附睾
犬 27 周重复给药及 12 周恢复期毒性试验 口服给药，每天一次，连续给药 21 天，间隔 7 天，共 27 周，剂量：0、0.2、0.6、3 mg/kg (GLP)	血液学：RET↓、WBC↓，这些变化在给药间隔期可部分或全部恢复；RBC↓、PLT↓、MCV↑、MCH↑、RDW↑、MPV↑，这些变化在给药间隔期未恢复；所有的血液学变化在恢复期均恢复 组织病理：雄性高剂量组和雌性中、高剂量组，肠道相关淋巴组织、肠系膜淋巴结、脾脏和/或胸腺中骨髓细胞减少（造血）和/或淋巴细胞减少；供试品相关的变化可见于雄性，所有剂量组都观察到睾丸中生精小管变性；雄性睾丸和附睾的变化在恢复期结束时未恢复，在低高剂量组的雄性中出现生精小管（睾丸）轻度变性，伴有或不伴有管内细胞碎片（附睾） 结论：与 15 周的犬 GLP 试验相比，未发现新的毒性

除了一般毒理外，还开展了其他毒性研究，包括安全药理、遗传毒性、生殖毒性和光毒性试验，其结果总结如下。

安全药理试验：hERG 试验结果（$IC_{50} = 3.2\ \mu M$）显示哌柏西利对钾通道有抑制作用。心血管系统试验在比格犬上开展，哌柏西利引起比格犬 QT-间期或 QTc 间期延长、心率减慢、RR 间期延长和收缩压增加。呼吸系统试验在麻醉犬上开展，静脉给药 5 mg/kg 后导致麻醉犬呼吸功能指标的改变，包括每分通气量和呼吸频率的增加，以及顺应性、呼气峰流量和潮气量的降低。大鼠神经系统试验结果显示，哌柏西利给药引起大鼠活动轻度减少。

遗传毒性试验：哌柏西利的 Ames 试验、人外周血淋巴细胞体外染色体畸变试验结果呈阴性。大鼠骨髓微核试验、CHO-WBL 细胞体外微核试验呈阳性，提示哌柏西利是非整倍体诱变剂。

生殖毒性试验：哌柏西利对大鼠生育力和早期胚胎发育没有影响；在大鼠和兔的胚胎-胎仔发育毒性试验中，哌柏西利给药后产生母体毒性和胚胎-胎仔毒性，包括母体的体重和摄食量下降，以及胎仔骨骼变异的发生率增加。

3T3 中性红摄取体外光毒性试验结果表明，哌柏西利不具有光毒性。

17.3.2　瑞波西利

瑞波西利是 FDA 批准上市的第二款 CDK4/6 抑制剂。瑞波西利与来曲唑联用，用于 HR+/HER2-晚期乳腺癌[16]。临床前安全性评价使用大鼠和犬进行毒理试验。其非临床药代动力学及一般毒理学研究结果总结在表格中，见表 17-4 和表 17-5。

表 17-4　瑞波西利的非临床药代动力学研究结果总结

试验类型	试验名称	试　验　结　果
吸收	小鼠、大鼠、犬和猴 PK 试验	小鼠、大鼠、犬和猴中瑞波西利游离碱口服生物利用度为 65%、37.1%～55%、63.8%～85.6%和 16.6% $T_{1/2}$ 为 18 h(犬)～4.69 h(猴)
分布	血浆蛋白结合	在大鼠、犬和人中血浆蛋白结合率分别为 80%、66%和 70%
	全血/血浆分配比	在大鼠、犬和人血细胞中的分配比分别为 0.9、1.3 和 1.01
	白化鼠(albino)口服和静脉给药[14C]瑞波西利后的组织分布	1. 口服给药后,分布在除脑外的其他组织中,并快速消除 2. 静脉给药后,浓度最高的组织包括甲状腺、肾脏、松果体、垂体、肾上腺髓质和脾脏。口服给药后,浓度最高的组织包括垂体、包皮腺、甲状腺和脾脏 3. 静脉给药后可穿越血脑屏障
代谢	体外肝细胞代谢	在小鼠、大鼠、犬、猴和人肝细胞中的代谢产物相似
	[3H]瑞波西利体外代谢(反应性中间体形成的调查)	1. 与人肝微粒体孵育,有共价结合的瑞波西利-蛋白加成物产生。在人、大鼠、犬肝细胞中检测到瑞波西利-蛋白加成物 2. CYP3A4,含黄素的单加氧酶 3(FMO-3)是导致形成反应性中间体的主要原因(临床 PK 数据) 3. 人肝细胞中具有一定分子量的细胞蛋白形成了加成物
	细胞色素 P450 酶代谢反应表型	CYP3A4 是参与代谢的主要代谢酶
	大鼠口服[14C]瑞波西利后的代谢	在大鼠中的主要代谢途径为磷酸酯化
	犬口服[14C]瑞波西利后的代谢	在犬中的主要代谢途径为氧化
排泄	犬口服[14C]瑞波西利后的排泄	主要通过粪便和尿液排泄,在粪便和尿液中的相对丰度分别为 68.8%和 18.5%

表 17-5　瑞波西利一般毒理学研究结果总结

试　验　设　计	主　要　毒　性　结　果
大鼠 4 周重复给药及 4 周恢复期毒性试验 口服给药,每天一次,剂量:0、25、75、150 mg/kg (GLP)	**临床观察:** ≥75 mg/kg 剂量组唾液分泌增加和罗音增加 **体重和摄食量:** 高剂量雄性体重和摄食量略有下降 **血液学:** 给药组 RBC↓、RET↓、NEUT↓、EOS↓ **组织病理:** 供试品相关的变化可见于骨髓(细胞过少)、胸腺(淋巴耗竭)、淋巴结(生发中心减少和淋巴耗竭)、肺(肺泡巨噬细胞)和睾丸(精子发生障碍);除了骨髓细胞减少之外,所有的变化都是可逆的或显示出可逆的趋势
大鼠 27 周重复给药毒性试验 口服给药,每天一次,连续给药 21 天,间隔 7 天,28 天为 1 个循环,剂量:0、25、75、150 mg/kg(雄性),0、50、150、300 mg/kg(雌性) (GLP)	**死亡率:** 2 只高剂量组雄性于第 120 天和第 149 天死亡 **临床观察:** 前 6 周,中、高剂量组观察到口腔分泌物 **体重:** 雄性中观察到的体重下降(13%↓);在雄性低、中、高剂量观察到体重增加的减少(11%↓,15%↓,24%↓),在雌性高剂量观察到体重增加的减少(11%↓) **血液学:** 高剂量组贫血,MCV↑、MCH↑、RET↓、LYMP↓、MONO↓、PLT↑、FIB↑;中剂量组贫血、PLT↑、FIB↑;低剂量组 PLT↑

续　表

试 验 设 计	主 要 毒 性 结 果
	血清生化：雄性高剂量组 TP↓、AST↑ **尿液分析**：尿 pH↓ **解剖大体观察**：雄性高剂量组肺(变色)和小睾丸 **脏器重量**：高剂量组胸腺↓、睾丸↓、附睾↓、肝↑和肾↑ **组织病理**：雄性供试品相关的变化可见于肺、肝、肾、胸腺、淋巴结、骨髓、睾丸、附睾；雌性供试品相关的变化可见于肺、肝、肾、胸腺、淋巴结、骨髓 **结论**：当雄性≥75 mg/kg 和雌性 300 mg/kg 时，毒性靶器官包括肝脏(胆管上皮空泡化)、肾(肾小管上皮变性/再生)、胸腺、淋巴结、骨髓(细胞过少)和雄性生殖器官(睾丸变性)，可观察到恢复迹象
犬 2 周重复给药及毒性试验 口服给药，每天一次，剂量：0、5、15、25 mg/kg (Non-GLP)	**临床观察**：高剂量组给药后 0.5～1 h 出现呕吐和流涎 **体重和摄食量**：高剂量组中一半的犬体重显著下降，与摄食量的下降相关联 **血液学**：给药组 NEUT↓、LYPM↓、MONO↓、ESO↓、BASO↓；中高剂量组 FIB↑ **血清生化**：ALP↑、ALT↑、AST↑、TBIL↑、TG↓、Na↓、Cl↓、P↓、K↓、Ca↓、Mg↓；高剂量组 ALB↓、GLB↓ **组织病理**：镜下发现包括肝内外胆管上皮增生/肥大、单细胞变性、胆管周围纤维化、炎性细胞、小胆管增生、胆总管壁泡沫状巨噬细胞；胆囊增生/肥大伴壁和动脉坏死、胆汁浓缩、肝巨噬细胞中的铁和脂褐质阳性色素、门静脉周围肝细胞溶解、门脉动脉坏死和肝门区动脉病变；脾脏、淋巴结和肠淋巴组织中的生发中心和/或淋巴耗竭减少，淋巴结和肠淋巴组织中出现泡沫状巨噬细胞和棕色色素沉积；肋骨肋软骨交界处软骨细胞和软骨柱的轻微减少；轻微的皮肤表皮萎缩
大鼠 15 周重复给药及 4 周恢复期毒性试验 口服给药，每天一次，连续给药 21 天，间隔 7 天，28 天为 1 个循环，剂量：0、1、3、10 mg/kg (GLP)	**血液学**：中高剂量组 RBC↑、WBC↑；高剂量组 PLT↑ **组织病理**：高剂量组可见肝胆、胆囊、淋巴器官、肠道和皮肤病理变化。主要表现为肝内主要胆管增生/肥大伴管周纤维化和炎性细胞、小胆管增生、胆囊内胆汁淤积、浓缩胆汁伴结石、动脉病、出血；胸腺、骨髓、脾脏和肠系膜淋巴结中的淋巴耗竭；十二指肠和空肠萎缩、绒毛变短伴有腺体扩张和透明栓；皮肤萎缩；靶器官包括睾丸(生精小管变性)、附睾(上皮空泡形成、管腔细胞碎片、精子减少)、胸腺(退化)和淋巴结(淋巴耗竭)。除了在睾丸中看到的显示出可逆性趋势的萎缩性变化外，其他变化在恢复期末未恢复
犬 39 周重复给药毒性试验 口服给药，每天一次，连续给药 21 天，间隔 7 天，28 天为 1 个循环，剂量：0、1、3、10 mg/kg (GLP)	**血液学**：高剂量组贫血，MCV↑、MCH↑、WBC↓、NEUT↓、LYPM↓、MONO↓、ESO↓、BASO↓；中高剂量组 RET↓ **血清生化**：雄性高剂量组胆固醇↓ **脏器重量**：雄性中高剂量组可见睾丸/脑重比↓ **组织病理**：雄性供试品相关的变化可见于胸腺、脾、淋巴结、骨髓、睾丸、附睾；雌性供试品相关的变化可见于胸腺、脾、淋巴结、骨髓 **结论**：毒性靶器官包括睾丸(生精小管变性)、附睾(管腔细胞碎片和精子减少)和淋巴组织(细胞减少)

　　除了一般毒理外，还开展了其他毒性研究，包括安全药理、遗传毒性、生殖毒性试验，其结果总结如下。

　　安全药理试验：hERG 试验结果(IC$_{50}$ 值为 53 μM)显示瑞波西利对钾通道的抑制作用。比格犬心血管安全药理试验表结果明，瑞波西利可引起比格犬 QTc 间期的延长，与临床上观察到的 QTc 延长一致。瑞波西利对大鼠呼吸系统和中枢神经系统没有影响。

　　遗传毒性试验结果：Ames 试验、人外周血淋巴细胞体外染色体畸变试验、大鼠骨髓微核试验结果均为阴性,表明瑞波西利不具有遗传毒性。

生殖毒性试验:在大鼠胚胎-胎仔发育毒性试验中,瑞波西利给药产生母体毒性和胚胎-胎仔毒性,导致孕鼠早期死亡和体重降低,以及胎仔体重降低和骨骼变化。在兔胚胎-胎仔发育毒性试验中,瑞波西利导致胎仔体重降低,并有致畸作用,胎仔畸形(小眼症、小肺叶、降主动脉上的额外血管、主动脉弓上的额外血管和膈疝)、内脏变异(缺少副肺叶、融合肺叶、小副肺叶)和骨骼变异(额外的第 13 根肋骨、畸形的舌骨、指骨数量减少)的发生率增加。

17.3.3 阿贝西利

阿贝西利是 FDA 批准上市的第三款 CDK4/6 抑制剂。阿贝西利可单用,也可与阿那曲唑或来曲唑联用,治疗 HR+/HER2-晚期乳腺癌[17]。临床前安全性评价使用大鼠和犬进行毒理试验。其非临床药代动力学及一般毒理学研究结果总结见表 17-6 和表 17-7。

表 17-6 阿贝西利的非临床药代动力学研究结果总结

试验类型	试 验 名 称	试 验 结 果
吸收	大鼠 PK 试验	大鼠中游离碱口服生物利用度为 29.9%～59.5% $T_{1/2}$ 为 3.2～10.3 h
分布	血浆蛋白结合	在小鼠、大鼠、犬和人中表现出较高程度的蛋白结合率,血浆蛋白结合率分别为 98%～99%、98%～99%、95%～97% 和 96%～98%
	雄性 SD 大鼠和雌性 LE 大鼠口服[14C]阿贝西利后的组织分布	1. 给药后在胃肠道中浓度最高 2. 在 SD 大鼠中,浓度最高的组织为包皮腺、眶外泪腺、哈氏腺、眶内泪腺、甲状腺和垂体。浓度较高的组织为肾脏、脾脏、肝脏、唾液腺和肾上腺髓质。中等浓度的组织为睾丸。给药后 8 h,脑组织中的浓度较低
代谢	整体/胆管插管大鼠口服[14C]阿贝西利后的代谢	1. 在大鼠血浆中母药占比为 74%～81%,M2 占比为 5%～9%,M13 占比为 5%～9%。在粪便中,母药占比为 36%,M1 占比为 10%,M2 占比为 38%,M14 占比为 4%。在尿液中,母药和代谢物占比小于 1.5% 2. 胆管插管大鼠,粪便中母药占比为 13%,M2 占比为 19%。胆汁中 M2 占比为 12%,M7 占比为 5%,母药和其他代谢物占比小于 4%
	犬口服[14C]阿贝西利后的代谢	在犬血浆中,母药占比为 90%～100%。M2 占比为 15%～18%。在粪便中,母药占比为 11%,M2 占比为 46%,M20 占比为 6%,M1 占比为 6%,M14、M18、M21 和 M22 占比小于 5%。在尿液中,母药和代谢产物占比小于 1%
排泄	整体/胆管插管雄性 SD 和雌雄 LE 大鼠口服[14C]阿贝西利后的排泄	1. 主要通过粪便排泄,在粪便和尿液中的相对丰度分别为 91% 和 3% 2. 胆管插管的大鼠中,通过粪便、胆汁和尿液排泄的相对丰度为 35%、51.6% 和 6.6%
	犬口服[14C]阿贝西利后的排泄	主要通过粪便排泄,在粪便和尿液中的相对丰度分别为 86% 和 2%～3%

表 17–7　阿贝西利一般毒理学研究结果总结

试 验 设 计	主 要 毒 性 结 果
大鼠 4 周重复给药及 4 周恢复期毒性试验 口服给药,每天一次,剂量：0、10、30、50 mg/kg (GLP)	**临床观察**：中高剂量组流涎、部分闭眼、脱水、活动减少,脊椎突出,消瘦,大便异常,皮毛稀薄,脱毛,干燥,片状,红色或结痂的皮肤 **体重**：剂量依赖性的体重增加降低,最高达到 25% **血液学**：中高剂量组 WBC↑、NEUT↑、BASO↑；与多个器官中观察到的炎症相关 **组织病理**：各剂量组供试品相关的变化可见于附睾、睾丸、前列腺和精囊,包括器官重量下降、萎缩、管内细胞碎片、坏死、生殖细胞变性/耗竭和精子细胞滞留；中高剂量组供试品相关变化可见于肾脏(小管空泡化/变性、炎症)、肺(巨噬细胞积聚、支气管肺泡炎症)、乳腺(腺体萎缩)、骨骼肌(肌纤维变性/坏死)和皮肤(角化不全、硬膜外增生、溃疡)；阿贝西利靶向具有快速分裂细胞的器官,包括淋巴器官、胃肠道和雄性生殖器官
大鼠 3 个月重复给药毒性试验 口服给药,每天一次,剂量：0、3、10、30 mg/kg (GLP)	**体重**：低、中、高剂量组雄性大鼠的体重下降(5%↓、17%↓、32.1%↓)；在雌性低、中、高剂量观察到体重下降(6.5%↓、9.1%↓、17.8%↓) **摄食量**：雄性中观察到低、中、高剂量的摄食量下降(7%↓、10%↓、30%↓)；在雌性低、中、高剂量观察到摄食量下降(10%↓、15%↓、19%↓) **血液学和血凝**：RBC↓、HGB↓、HCT↓、%NEUT↓、%ESO↓、%MONO↓、APTT↓ **血清生化**：TBIL↓、BUN↑、CRE↑、CK↓ **尿液分析**：尿 pH↓、尿体积↓ **解剖大体观察**：中高剂量组观察到肾上腺、前列腺、精囊(仅限高剂量组)和胸腺变小；高剂量组的肾脏、淋巴结和脾脏变色(苍白和凸起的病灶) **脏器重量**：中高剂量组肾上腺、垂体、前列腺、甲状腺、肝脏、脾脏和胸腺的重量减轻 **组织病理**：雄性供试品相关的变化可见于心脏(心肌病)、肾(肾小管变性和坏死、肾小管髓质空泡化)、肝(肝细胞空泡化)、肺(肺泡巨噬细胞蓄积、间质炎症)、淋巴结(颌下淋巴结滤泡细胞减少、肠系膜淋巴结滤泡细胞减少和细胞增多)、小肠(隐窝增生)、脾脏(被膜纤维化)、睾丸(变性、生精小管扩张)、胸腺(淋巴细胞减少)；雌性供试品相关的变化可见于肾(肾小管变性和坏死、肾小管髓质空泡化)、肺(肺泡巨噬细胞蓄积、间质炎症)、淋巴结(颌下淋巴结滤泡细胞减少、肠系膜淋巴结滤泡细胞减少和细胞增多)、小肠(隐窝增生)、胸腺(淋巴细胞减少) **结论**：剂量≥10 mg/kg 时,主要靶器官为淋巴器官、肾、肺和小肠
犬 4 周重复给药及 4 周恢复期毒性试验 口服给药,每天一次,剂量：0、1、3、10 mg/kg (GLP)	**死亡率**：高剂量组 2 只犬由于严重的胃肠道和血液学毒性而安乐死 **临床观察**：高剂量组活动减少、震颤、触冷、脱水、呕吐、虚弱、半闭眼睛以及软便、水样便、红色和黑色的粪便；给药第 13/14 天,高剂量组停止给药 **体重和摄食量**：高剂量组体重减轻、摄食量减少 **血液学**：WBC↑ **血清生化**：胆固醇升高 3.5 倍左右 **组织病理**：主要靶器官是淋巴器官(细胞减少、红细胞增多/出血)、胃肠道(增生、出血、萎缩、淋巴耗竭、坏死)、雄性生殖器官、肺(支气管肺泡炎症)和肾上腺(免疫浸润、细胞质嗜酸性粒细胞增多)；睾丸和附睾的毒理学发现发生在所有剂量组,包括生精上皮萎缩和变性以及少精症/无精子症。恢复期末,骨髓、胃肠道、雄性生殖器官、淋巴器官和肺(巨噬细胞聚集、纤维化和出血)仍未恢复
犬 3 个月重复给药毒性试验 口服给药,每天一次,剂量：0、0.3、1、3 mg/kg (GLP)	**临床观察**：雄性红色皮肤,雌性皮肤干燥；高剂量组 1/3 的雄性非持续性惊厥,中剂量组 1/3 的雄性和高剂量组 2/3 雌性观察到震颤；高剂量组 1/3 雌性步态异常；中剂量和高剂量组 1/3 动物脊柱突出 **体重**：雄性中观察到低、中、高剂量的体重下降(1.3%↓、4.6%↓、1.3%↓)；在雌性低、中、高剂量观察到体重下降(4.1%↓、4.1%↓、6.8%↓) **血液学**：RBC↓、HGB↓、HCT↓、PLT↓、RET↓、WBC↓、LYMP↓、NEUT↓、MONO↓、ESO↓、BASO↓ **血清生化**：BUN↑、TCHO↑

续　表

试　验　设　计	主　要　毒　性　结　果
	解剖大体观察：所有剂量组可见肾上腺（深色变色），脾脏（肿大、苍白点），睾丸（软、小），胸腺（小），中高剂量组可见肺（变色、苍白或暗点），高剂量组可见膀胱（厚） **脏器重量**：中高剂量组胸腺和睾丸重量降低 **组织病理**：雄性供试品相关的变化可见于骨髓（造血细胞减少）、附睾（细胞碎片、少精症/无精子症、嗜中性粒细胞炎症）、胆囊（上皮细胞空泡化、固有层细胞聚集）、肾上腺（皮质空泡化、色素沉积）、前列腺（尿道扩张）、肺（腺泡炎症、巨噬细胞聚集、肉芽肿、骨化生）、淋巴结（细胞增多）、脾脏（含铁血黄素沉着、色素沉积增加）、胃（幽门黏液出血、幽门出血）、睾丸（萎缩、生精小管变性/坏死）、胸腺（出血、淋巴细胞减少）；雌性供试品相关的变化可见于骨髓（造血细胞减少）、胆囊（上皮细胞空泡化、固有层细胞聚集）、肾上腺（皮质空泡化、色素沉积）、肾（髓质炎症）、肺（腺泡炎症、巨噬细胞聚集、肉芽肿、骨化生）、脾脏（含铁血黄素沉着、色素沉积增加）、胃（幽门黏液出血、幽门出血）、胸腺（出血、淋巴细胞减少） **结论**：靶器官包括淋巴器官、肾上腺、肺和雄性生殖器官

除了一般毒理外，还开展了其他毒性研究，包括安全药理、遗传毒性、生殖毒性试验，其结果总结如下。

安全药理试验：hERG 试验结果（$IC_{50} = 1.65\ \mu M$）显示阿贝西利对钾通道有抑制作用。心血管安全药理结果表明，阿贝西利引起比格犬收缩压、舒张压及平均动脉压的降低。阿贝西利对大鼠呼吸系统和中枢神经系统没有影响。

遗传毒性试验：阿贝西利的 Ames 试验、CHO 细胞体外染色体畸变试验结果呈阴性，代谢产物 M20 和 M2 的染色体畸变结果呈阳性。

生殖毒性试验：在大鼠胚胎-胎仔发育毒性试验中，阿贝西利导致胎仔体重下降，以及胎仔骨骼（肋骨、颅骨、椎骨、胸骨）和心血管畸形和变异。

17.3.4　曲拉西利

曲拉西利是 FDA 批准上市的第四款 CDK4/6 抑制剂。曲拉西利在适应证方面有很新的突破，它与铂-依托泊苷或拓扑替康联用，用于减轻广泛期小细胞肺癌（ES-SCLC）成人患者化疗引起的骨髓抑制[18]。临床前安全性评价使用大鼠和犬进行毒理试验。其非临床药代动力学及一般毒理学研究结果总结见表 17-8 和表 17-9。

除了一般毒理外，还开展了安全药理和遗传毒性试验，其结果总结如下。

安全药理试验：hERG 试验结果（IC_{50} 值为 $20\ \mu M$）显示曲拉西利对 hERG 钾通道的抑制作用。心血管系统试验在比格犬上开展，结果表明曲拉西利可引起比格犬心率增加，不会引起 QT 间期延长。

遗传毒性试验：曲拉西利的 Ames 试验结果呈阴性，人外周血淋巴细胞体外染色体畸变试验结果呈阳性。

表 17-8　曲拉西利的非临床药代动力学研究结果总结

试验类型	试验名称	试验结果
吸收	大鼠、犬重复给药试验(来自 7 天重复给药毒理试验)	$T_{1/2}$ 随着剂量增加而增加, $T_{1/2}$ 为 3~9 h(大鼠)、1~9 h(犬)
分布	血浆蛋白结合	在小鼠、大鼠、犬、猴和人中血浆蛋白结合率分别为 76.4%~82.7%、82.7%~93.6%、62%~64.4%、64.5%~71.3%和 69.6%~71.7%
	大鼠、犬静脉注射[14C]曲拉西利后的组织分布	1. 给药后在大多数组织中检测到 2. 在白化鼠中,浓度较高的组织有甲状腺、肾脏、哈氏腺、肾上腺、泪腺、脾脏和肝脏。在色素大鼠中,眼/眼葡萄膜和脑膜中药物浓度较高 3. 在犬的骨髓中检测到,确认了在药理作用预期部位分布
代谢	细胞色素 P450 酶代谢反应表型	CYP3A4 是参与曲拉西利代谢的主要代谢酶
	肝细胞代谢产物鉴定	人肝细胞代谢产物与大鼠和犬中代谢产物相似
	大鼠静脉注射[14C]曲拉西利后的代谢	1. 在大鼠中,没有超过 10%占比的代谢产物 2. 在血浆中,母药占大多数;雌性大鼠中 M6 占比较高,约 7%
	犬静脉注射[14C]曲拉西利后的代谢	在犬中,仅检测到母药和 M6。M6 的暴露量是母药的 1.5 倍
排泄	整体/胆管插管大鼠静脉注射[14C]曲拉西利后的排泄	主要通过胆汁和粪便排泄
	犬静脉注射[14C]曲拉西利后的排泄	主要通过胆汁和粪便排泄
药物-药物相互作用	冻存人肝细胞中评价对细胞色素 P450 同工酶的诱导/抑制作用	在浓度为 40 μM 时,降低 CYP1A2、CYP2B6 和 CYP3A4 的 mRNA 水平,轻微增加 CYB2B6 的 mRNA 水平

表 17-9　曲拉西利一般毒理学研究结果总结

试验设计	主要毒性结果
大鼠单次给药毒性试验 静脉推注,剂量:0、50、150、75 mg/kg(300、900、600、300 mg/m²) 静脉输注,剂量:0、150、250 mg/kg(900、1 500 mg/m²) (Non-GLP)	**死亡率**:使用 5%葡萄糖为溶媒,静脉推注的致死剂量为 150 mg/kg;使用羟丙基-β-环糊精(30%HPBCD)溶媒静脉推注,75 mg/kg 是致死剂量;静脉输注 30 分钟,250 mg/kg 的剂量组出现死亡 **临床观察**:使用 5%葡萄糖为溶媒,超过 50 mg/kg 的剂量大鼠不能耐受;临床体征(剂量相关)包括活动减少、呼吸困难、虚脱 **解剖大体观察**:所有动物肉眼可见黑色斑驳的肺部,部分动物观察到膀胱增大(充满红色液体)
大鼠单次或 3 次重复给药及 2 周恢复期毒性试验 静脉输注 30 分钟,1 次或 3 次,剂量:10、25、50 mg/kg(60、150、300 mg/m²) (Non-GLP)	**血液学**:造血功能(网织红细胞计数)降低和白细胞减少,为可逆的;单次给药(25,50 mg/kg):RBC↓、LYMP↓、RET↓;多次给药(10、25、50 mg/kg):RBC↓、LYMP↓、NEUT↓、MONO↓、RET↓、PLT↓

续　表

试　验　设　计	主　要　毒　性　结　果
大鼠 14 天重复给药及 3 周恢复期毒性试验 口服,剂量: 0、2、5、15、30 mg/kg (Non - GLP)	**血液学**: RBC↓、RET↓、PLT↓、NEUT↓、MONO↓、ESO↓、BASO↓、LYMP↓ **组织病理**: 造血减少(骨髓细胞减少,胸腺和脾淋巴细胞减少),脾重降低 **结论**: 所有剂量组均有毒性发现,NOAEL 为 2 mg/kg;曲拉西利在口服给药后,暴露量按剂量成比例增加。总血浆 AUC 暴露与静脉注射暴露相似,C_{max} 与静脉注射相比较低(约低 33%～40%)
大鼠 4 周重复给药毒性试验 口服给药,每天一次,剂量: 0、1、3、10 mg/kg (GLP)	**体重**: 体重均有轻度下降(雄性 3%～16%↓,雌性 3%～24%↓),高剂量组恢复期结束后未恢复 **血液学**: RBC↓、RET↓、WBC↓、NEUT↓、EOS↓、LYMP↓、PLT↓ **脏器重量**: 胸腺和脾脏重量降低(不完全可逆),甲状腺/甲状旁腺重量降低(可逆) **组织病理**: 主要靶器官为淋巴器官(淋巴耗竭,骨髓造血减少:细胞减少,红系和骨髓细胞减少),脾脏,肺(肺泡组织细胞增生症),主要发生在高剂量组 **毒代动力学**: 曲拉西利在口服给药后,暴露量按剂量成比例增加。总血浆 AUC 暴露与静脉给药暴露相似,C_{max} 与静脉给药相比较低(约低 33%～40%)
大鼠 1 周重复给药及 2 周恢复期毒性试验 静脉给药,每天一次,结合神经观察组合试验。剂量: 0、1、10、25 mg/kg (GLP)	**死亡率**: 1 只低剂量组雄性动物于第 6 天死亡,1 只中剂量组雄性动物于第 11 天死亡。死亡原因: 伴有源自静脉给药导致的细菌感染的心力衰竭 **血液学**: RBC↓、RET↓、PLT↓、NEUT↓、MONO↓、LYMP↓ **脏器重量**: 动物脏器重量变化可见胸腺、脾脏、肾上腺、卵巢、子宫(雌性)重量减少;肝脏重量增加;胸腺的变化为有害变化 **组织病理**: 中高剂量组动物,在胸骨骨髓中观察到骨髓细胞减少和充血/出血增加。骨髓检查结果与药物放大的药理学作用一致。在高剂量组中观察到胸腺皮质淋巴细胞减少,与胸腺重量减少一致 **结论**: 毒性主要见于血细胞计数和造血组织,这与放大的药理学作用一致,血液学参数在恢复期末恢复;红细胞、血小板和白细胞观察到剂量相关性减少,高剂量组中血液学的相关变化考虑为有害变化;NOAEL 为 10 mg/kg,LOAEL 为 25 mg/kg
犬 2 周重复给药毒性试验 口服给药,每天一次,剂量: 0、15、45 mg/kg (Non - GLP)	**临床观察**: 观察到体重减轻、食物消耗减少、流涎、呕吐、粪便软/松散的症状 **血液学**: 造血减少(骨髓细胞减少,脾脏和肠固有层淋巴细胞减少);RET↓、PLT↓、WBC↓
犬 1 周重复给药及 2 周恢复期毒性试验 静脉给药,每天一次,剂量: 0、1、5、15 mg/kg (GLP)	**临床观察**: 中剂量组的 1 只犬和高剂量组的 4 只犬的给药部位/肢体发生水肿。高剂量组的 1 只犬出现了给药部位的疼痛,显微镜下表现为溃疡和纤维蛋白性脂膜炎伴血栓形成。根据组织病理学结果,这些临床体征被认为与药物有关,为有害变化 **血液学**: 中高剂量组观察到 RET↓,其下降与剂量相关,恢复期可见恢复趋势,但未完全恢复;高剂量组观察到 NEUT↓、MONO↓、LYMP↓,认为是有害变化;NEUT 和 MONO 的变化在恢复期观察到恢复的趋势,但未完全恢复;LYMP 的变化在恢复期末完全恢复 **解剖大体观察**: 高剂量组雄性中观察到注射部位相关病变,在显微镜下与溃疡和纤维蛋白性脂膜炎伴血栓对应。这一发现被认为是有害变化 **脏器重量**: 脏器重量变化可见于胸腺、卵巢(雌性)↓ **组织病理**: 在所有剂量水平下,胸腺皮质淋巴细胞减少,这与较低的平均胸腺重量、中高剂量组淋巴细胞计数减少相关联;中剂量组观察到派尔集合淋巴结和淋巴结中生发中心的体积减小;雄性中剂量组和雌性高剂量组观察到骨髓细胞减少,这与高剂量组骨髓充血/出血的增加相关;高剂量组卵巢重量偏低,镜下未观察到组织相关改变 **结论**: 曲拉西利引起剂量依赖性造血减少;胸腺重量下降,与镜下胸腺皮质淋巴细胞减少相关;雌性动物观察到与剂量相关的、可逆的卵巢重量降低,无相关的组织病理学病变;NOAEL 为 5 mg/kg,LOAEL 为 15 mg/kg

17.4　临床安全性

对已上市的四款 CDK4/6 抑制剂代表药物的临床安全性进行分析和总结。代表药物的临床安全性数据主要是来源于 FDA 公布的药物研究资料和相关药物的使用说明书。

17.4.1　哌柏西利

根据 FDA 已公布的药物研究资料[19]，哌柏西利在临床上开展了联合用药和单药研究。在 160 例患者中，接受哌柏西利和来曲唑的 83 例患者中有 7 例(8%)和接受单独来曲唑的 77 例患者中有 2 例(3%)因不良反应永久停药。对于接受哌柏西利和来曲唑联合治疗的患者，导致停药的不良反应包括中性粒细胞减少症(6%)、乏力(1%)和疲劳(1%)。在接受哌柏西利和来曲唑的患者中最常报告的严重不良反应是肺栓塞(83 例中的 3 例；4%)和腹泻(83 例中的 2 例；2%)。与单用来曲唑组(34%)相比，在哌柏西利和来曲唑组(55%)中观察到感染事件发生率增加。≥3 级中性粒细胞减少症通过剂量减少和/或剂量延迟或临时临床停药进行管理，因中性粒细胞减少症导致的永久停药率为 6%。哌柏西利在临床上最常见的不良反应(发生率≥10%)是中性粒细胞减少、白细胞减少、疲劳、贫血、上呼吸道感染、恶心、口腔炎、脱发、腹泻、血小板减少、食欲下降、呕吐、虚弱、周围神经病变和鼻出血。患者如果发生了 3 级或 4 级的中性粒细胞减少症，建议中断剂量、减少剂量或延迟开始治疗周期。与单独接受来曲唑治疗的患者相比，接受哌柏西利联合来曲唑治疗的患者报告的感染率和肺栓塞发生率更高。哌柏西利的特别警告和注意事项包括中性粒细胞减少症、感染以及肺栓塞。

17.4.2　瑞波西利

根据 FDA 已公布的药物研究资料[20]，瑞波西利在临床上开展了联合用药和单药研究。668 名患者接受了瑞波西利和来曲唑、安慰剂和来曲唑治疗。在接受瑞波西利和来曲唑的患者中，分别有 45% 和 7% 由于不良反应的发生而导致了剂量降低和永久停药。接受安慰剂和来曲唑的患者中，分别有 3% 和 2% 由于不良反应的发生导致了剂量降低和永久停药。瑞波西利常见的临床最常见的不良反应(发生率≥20%)是中性粒细胞减少、恶心、疲劳、腹泻、白细胞减少、脱发、呕吐、便秘、头痛和背痛。最常见的 3 和 4 级不良反应(>2%)是中性粒细胞减少、白细胞减少、肝功能检查异常、淋巴细胞减少和呕吐。瑞波西利显示出浓度依赖性的延长 QT 间期，在瑞波西利和来曲唑治疗的患者中，1 名患者(0.3%)发生 3 级低钾血症和 2 级 QT 延长猝死。在临床试验中，观察到转氨酶升高。瑞波西利和安慰剂组分别报告了 3 级或 4 级 ALT(10%：1%)和 AST(7%：2%)升高。中性粒细胞减少是最常报告的不良反应(75%)，在接受瑞波西利和来曲唑的患者中有 60% 发生 3 或 4 级中性粒细胞计数下降。瑞波西利的特别警告和注意事项包括 QT 间期延长、肝脏毒性和中性粒细胞减少症。

17.4.3 阿贝西利

根据 FDA 已公布的药物研究资料[21]，阿贝西利在临床上开展了联合用药和单药研究。441 名患者接受阿贝西利和氟维司群、安慰剂和氟维司群。在接受阿贝西利和氟维司群的患者中，有 9% 的患者由于不良反应的发生而导致了中止用药。在接受安慰剂和氟维司群的患者中，有 3% 的患者由于不良反应而中止用药。导致接受阿贝西利和氟维司群的患者永久停药的不良反应是：感染（2%）、腹泻（1%）、肝毒性（1%）、疲劳（0.7%）、恶心（0.2%）、腹痛（0.2%）、急性肾损伤（0.2%）和脑梗死（0.2%）。治疗期间或 30 天随访期间，接受阿贝西利和氟维司群的患者中有 18 例（4%），安慰剂和氟维司群治疗的患者有 10 例（5%）。接受阿贝西利和氟维司群患者死亡的原因包括 7 例（2%）患者死于基础疾病、4 例（0.9%）死于败血症、2 例（0.5%）死于肺炎、2 例（0.5%）死于肝毒性，以及 1 例（0.2%）死于脑梗死。最常见不良反应（≥20%）是腹泻、疲劳、中性粒细胞减少、恶心、感染、腹痛、贫血、白细胞减少、食欲减退、呕吐和头痛。最常报告（≥5%）的 3 级或 4 级不良反应是中性粒细胞减少、腹泻、白细胞减少、贫血和感染。接受阿贝西利和氟维司群的患者中有 86% 发生腹泻，单独使用阿贝西利有 90% 的患者发生腹泻。接受阿贝西利和氟维司群的患者中有 46% 发生中性粒细胞减少，单独使用阿贝西利有 37% 发生中性粒细胞减少。阿贝西利和安慰剂组分别报告了 ≥3 级 ALT（4%：2%）和 AST（2%：3%）增加。接受阿贝西利和氟维司群的患者有 5% 发生静脉血栓栓塞，用氟维司群和安慰剂治疗患者中有 0.9%。阿贝西利的特别警告和注意事项包括腹泻、中性粒细胞减少症、肝脏毒性、静脉血栓栓塞。

17.4.4 曲拉西利

根据 FDA 已公布的药物研究资料[22]，曲拉西利的安全性在 3 项临床试验中进行了评价。在每个化疗日，患者在化疗前通过 30 分钟静脉输注接受曲拉西利 240 mg/m²。在 240 名广泛期小细胞肺癌患者中，开展了 3 项随机、双盲、安慰剂对照试验。试验 1 针对新诊断的广泛期小细胞肺癌且之前未接受过化疗的患者，患者在接受依托泊苷、卡铂和阿特珠单抗之前分别使用曲拉西利和安慰剂。试验 2 针对新诊断的广泛期小细胞肺癌且之前未接受过化疗的患者，患者在接受依托泊苷和卡铂之前使用曲拉西利和安慰剂。试验 3 针对新诊断的广泛期小细胞肺癌且之前接受过化疗的患者，患者在接受拓扑替康之前使用曲拉西利和安慰剂。30% 接受曲拉西利治疗的患者发生严重不良反应。

以上 3 项临床研究发现，超过 3% 的患者发现严重不良反应包括呼吸衰竭、出血和血栓形成。9% 接受曲拉西利治疗的患者因不良反应而永久停药。导致永久停药的不良反应包括肺炎（2%）、虚弱（2%）、注射部位反应、血小板减少、脑血管意外、缺血性中风、输液相关反应、呼吸衰竭和肌炎。5% 接受曲拉西利的患者观察到致命的不良反应。接受曲拉西利治疗的患者的致命不良反应包括肺炎（2%）、呼吸衰竭（2%）、急性呼吸衰竭（<1%）、咯血（<1%）和脑血管意外（<1%）。最常见的不良反应（≥10%）是疲劳、低钙血症、低钾

血症、低磷血症、天冬氨酸氨基转移酶升高、头痛和肺炎。在接受曲拉西利的患者中,发生率与接受安慰剂的患者相同或更高的最常报告的≥3 级不良反应(≥5%)是低磷血症。曲拉西利的特别警告和注意事项包括注射部位反应、急性药物超敏反应和间质性肺病/肺炎。

综上所述,FDA 已批准上市的 4 款 CDK4/6 抑制剂药物,前 3 款均是针对晚期乳腺癌,1 款针对非肿瘤适应证。前 3 款药物的临床不良反应看到了一些共性,如 3 款药物都观察到了中性粒细胞减少症。瑞波西利和阿贝西利均看到了肝脏毒性,哌柏西利、瑞波西利分别出现了肺栓塞和肺动脉血栓。第 4 款药物曲拉西利是静脉注射,临床上看到了注射部位反应以及低钙血症、低钾血症、低磷血症等不良反应。目前上市的 4 款 CDK4/6 抑制剂的临床安全性的临床警告和注意事项、常见不良反应汇总见表 17-10。

表 17-10　哌柏西利、瑞波西利、阿贝西利、曲拉西利的临床安全性总结

临床安全性		哌柏西利	瑞波西利	阿贝西利	曲拉西利
警告和注意事项	造血和淋巴系统	中性粒细胞减少症感染	中性粒细胞减少症	中性粒细胞减少症	急性药物超敏反应
	胃肠道	N/A	N/A	腹泻	N/A
	心血管系统	N/A	QT 间期延长	静脉血栓栓塞症	N/A
	肝脏	N/A	肝脏毒性	肝脏毒性	N/A
	肺	肺栓塞	肺动脉血栓	N/A	间质性肺病/肺炎
	生殖器官	胚胎-胎仔毒性	胚胎-胎仔毒性	胚胎-胎仔毒性	胚胎-胎仔毒性
	其他脏器	N/A	N/A	N/A	注射部位反应,包括静脉炎和血栓性静脉炎
常见临床不良反应	不良反应	发生率≥10%的不良反应:中性粒细胞减少、白细胞减少、疲劳、贫血、上呼吸道感染、恶心、口腔炎、脱发、腹泻、血小板减少、食欲减退、呕吐、乏力、周围神经病变和鼻出血	发生率≥20%的不良反应:中性粒细胞减少、恶心、疲劳、腹泻、白细胞减少、脱发、呕吐、便秘、头痛和背痛	发生率≥20%的不良反应:腹泻、中性粒细胞减少、恶心、腹痛、感染、疲劳、贫血、白细胞减少、食欲减退、呕吐、头痛和血小板减少	发生率≥10%的不良反应:疲劳、低钙血症、低钾血症、低磷血症、天冬氨酸转氨酶升高、头痛和肺炎

17.5　靶点安全性综合分析

17.5.1　非临床和临床安全性关联分析

目前已获批上市的 4 款 CDK4/6 靶点药物的非临床安全性与临床安全性具有较强的相关性。表 17-11 从循环系统、消化系统、呼吸系统、造血和淋巴系统、生殖系统及其他 6 个方面分类比较非临床与临床毒性及其关联性。

表 17-11　已上市 CDK4/6 抑制剂非临床和临床安全性关联分析

主要系统		哌柏西利	瑞波西利	阿贝西利	曲拉西利
循环系统	非临床	QTc 间期延长、心率降低、QT-间期、RR 间期和收缩压增加	剂量依赖性 QTc 间期延长	犬中血压降低、收缩压、舒张压及平均动脉压降低	/
	临床	/	QT 间期延长	/	/
	关联性	存在关联性,如瑞波西利 QTc 间期延长,存在心脏特异性毒性			
消化系统	非临床	胃肠道毒性反应:体重下降和摄食减少、胰岛素水平降低	呕吐和流涎、体重显著下降、胆管增生/肥大伴管周纤维化和炎性细胞、小胆管增生/增殖	胃肠道毒性反应:食物消耗降低、体重减轻、呕吐	肝脏出现微局灶性炎症、轻微肝细胞空泡形成、ALT 和 AST 升高、血液学指标降低
	临床	恶心、腹泻、食欲下降、呕吐、虚弱	恶心、疲劳、腹泻、呕吐、便秘、头痛、背痛严重的肝脏毒性、ALT 和 AST 升高	腹泻、腹痛、恶心和呕吐、食欲不振	AST 升高
	关联性	关联性较强,前 3 款药物均出现腹泻、恶心,具有胃肠道毒性 瑞波西利和曲拉西利临床和非临床均有肝脏毒性,关联性很强			
呼吸系统	非临床	气管坏死和黏膜萎缩的肺部变化、大鼠活动轻度下降、每分钟通气量和呼吸频率的增加、顺应性、呼气峰值流量和潮气量的降低	/	巨噬细胞积聚、支气管肺泡炎症	呼吸困难、肺部斑驳病变、肺泡中巨噬细胞增多 大鼠出现动物死亡、体温降低及呼吸困难
	临床	肺栓塞、上呼吸道感染、肺动脉血栓引起的呼吸困难、呼吸急促、心跳加快、随深呼吸加重的剧烈胸痛	呼吸困难	肺部炎症(肿胀)、肺部血块	间质性肺病/肺炎
	关联性	关联性较强,哌柏西利、阿贝西利和曲拉西利在非临床均出现肺部病变,临床都观察到肺部炎症			
造血和淋巴系统	非临床	胸腺、肠道相关淋巴组织、肠系膜淋巴结中存在骨髓细胞减少(造血)和/或淋巴细胞减少、血液学指标降低	骨髓(细胞过少)、胸腺(淋巴耗竭)、淋巴结(生发中心减少和淋巴耗竭)、血液学变化包括中性粒细胞、淋巴细胞、单核细胞、嗜酸性粒细胞和嗜碱性粒细胞轻度至中度减少	多器官出现炎症、淋巴器官(细胞减少、红细胞增多/出血)、红细胞量、血小板、单核细胞和嗜酸性粒细胞出现可逆减少	骨髓细胞减少、造血减少、胸腺淋巴细胞减少、脾重和脾造血减少、血液学指标降低
	临床	中性粒细胞减少症、贫血、血小板减少、鼻出血、疲劳、白细胞减少、感染、口腔炎	中性粒细胞减少症、白细胞减少	静脉血栓栓塞、红细胞计数低(贫血)	低钙血症、低钾血症、低磷血症
	关联性	关联性较强,4 款药物都有造血和淋巴系统毒性,均导致骨髓抑制			

主要系统		哌柏西利	瑞波西利	阿贝西利	曲拉西利
生殖系统	非临床	母体和胎儿体重增加减少、颈肋(骨骼变异)的发生率增加 母体体重和食物消耗减少、前爪小指骨变异的发生率增加 雄性睾丸中存在生精小管变性、曲细精管(睾丸)轻度变性	怀孕大鼠死亡、母体和胎儿体重增加减少 胎儿体重增加减少、胎儿畸形、骨骼变异发生率增加 睾丸(生精小管变性、精子发生障碍)、附睾(管腔细胞碎片和精子减少)	胎儿体重增加减少、骨骼(肋骨、颅骨、椎骨、胸骨)和心血管畸形和变异风险升高 附睾、睾丸、前列腺和精囊变化,包括器官重量下降、萎缩、管内细胞碎片、坏死、生殖细胞变性/耗竭和精子细胞滞留 乳腺腺体(腺体萎缩)	未开展生殖毒性试验,基于已上市 3 款药物分析,可能会对胚胎-胎儿和产后产生不利影响卵巢重量降低
	临床	未开展	未开展	未开展	未开展
	关联性	临床未开展生殖毒性研究,但 4 款药物在非临床安全评估中都出现了生殖毒性,提示临床上可能出现的风险。4 款药物临床应用时应告知孕妇对胎儿的潜在风险,用药期间及停药 3 周后,需有效避孕			
泌尿系统	非临床	/	/	肾小管空泡形成/变性、炎症	/
	临床	/	/	急性肾损伤 需关注肾脏风险	/
	关联性	阿贝西利非临床观察到肾脏炎症,临床有肾损伤,并同时提示关注肾脏风险			

注：/：资料中未提及

17.5.2　靶点毒性解析

已上市的 4 款 CDK4/6 抑制剂在结构上具有类似的母核结构,均通过 CYP3A4 代谢,哌柏西利、瑞波西利和阿贝西利在给药方式和适应证方面较为相似,都是口服制剂,适应证以晚期乳腺癌为主。但曲拉西利是通过静脉输注给药,适应证是小细胞肺癌。与阿贝西利相比,哌柏西利和瑞波西利亲脂性更高和侧链结合位点更大,4 款 CDK4/6 抑制剂都能够有力地抑制 CDK4 和 CDK6 的酶活性,阿贝西利对 CDK9 也有一定的抑制作用。哌柏西利、瑞波西利、阿贝西利和曲拉西利 IC_{50} 和 $t_{1/2}$ 数值比较见表 17-12。

表 17-12　IC_{50} 和 $t_{1/2}$ 比较

	哌柏西利	瑞波西利	阿贝西利	曲拉西利
IC_{50}	CDK4：11 nM CDK6：15 nM	CDK4：8 nM CDK6：39 nM	CDK4：2 nM CDK6：10 nM CDK9：57 nM	CDK4：1 nM CDK6：4 nM
$t_{1/2}$	28.8 h	32 h	18.3 h	14 h

  4 款药物在临床和非临床毒性方面有一些共性。同时，由于它们在结构、药代动力学特性等方面仍有一些细微的差异，也导致了其临床和非临床的毒性的差异。

  第一是骨髓抑制毒性。4 款药物都有较强的血液和淋巴系统毒性。哌柏西利、瑞波西利和阿贝西利在临床上观察到相似的骨髓抑制毒性，包括中性粒细胞减少症、白细胞减少症、贫血、淋巴细胞减少症。曲拉西利血液和淋巴系统毒性主要表现为低钙血症、低钾血症、低磷血症等。非临床试验中均观察到了对应的血液学变化，包括骨髓细胞减少、淋巴细胞减少和血液学指标降低。4 款药物中的骨髓抑制毒性是与 CDK6 密切相关的靶点毒性。有研究表明，除了在细胞周期中的调节作用，CDK6 在造血干细胞分化中起关键作用，$Cdk6$ 缺失会导致造血系统的缺陷，如胸腺细胞发育缺陷和红细胞数量减少[23]。哌柏西利和瑞波西利由于结构上较高的相似性，这两款药物的有效性和毒性早期临床数据非常相似，临床上主要导致骨髓抑制（中性粒细胞减少症、贫血症、血小板减少症），并有累积剂量效应。哌柏西利和瑞波西利的 $t_{1/2}$ 的大于 24 h，因此每天给药 1 次。连续给药造成的药物蓄积会导致较大的骨髓抑制毒性，这两款药物给药 3 周后，需停药 1 周。相比而言，阿贝西利的 $t_{1/2}$ 较小，每天给药 2 次，可以连续给药。而阿贝西利对骨髓抑制的程度相对较小。

  第二是胃肠道毒性。哌柏西利、瑞波西利和阿贝西利在临床上观察到了口腔炎、恶心、腹泻、呕吐等较强的胃肠道反应。曲拉西利的胃肠道反应表现为上腹部疼痛。哌柏西利、瑞波西利和阿贝西利的非临床毒理试验中，动物出现呕吐、食欲下降和体重减轻的症状。这类药物胃肠道毒性可能是由于细胞周期阻滞造成，特别是与快速增殖的胃肠道组织中 CDK4/6 抑制相关[24]。与其他 3 款药物不同的是，阿贝西利的胃肠道毒性较大，这与阿贝西利抑制 CDK9 靶点有关。有研究表明，评估 CDK 在正常组织中的分布时，观察到 CDK9 主要存在于胃肠道上皮细胞中，这证实了在动物中发现的毒性，CDK9 的毒性主要是通过其对正常胃肠道上皮细胞的作用产生的[25]。阿贝西利非临床药代动力学中组织分布研究结果显示，给药后在胃肠道中浓度最高，这也解释了阿贝西利导致的胃肠道毒性、腹泻的发生率和严重程度相对更高，阿贝西利 3 级腹泻发生率为 13%，而哌柏西利和瑞波西利中同时出现的胃肠道毒性则相对更轻，哌柏西利 3 级腹泻发生率为 4%，瑞波西利 3 级腹泻发生率为 1%。

  第三是肺相关疾病。哌柏西利、阿贝西利和曲拉西利在临床上分别观察到肺栓塞、肺部炎症和间质性肺病/肺炎，非临床可见动物呼吸困难、活动减少以及肺部病变。瑞波西利在临床上的不良反应为呼吸困难。这提示了 CDK4/6 抑制剂在临床上与肺炎、间质性肺病相关，及早发现并快速启动干预措施非常重要。FDA 在这类药物的处方信息和说明书中发出了肺部感染的警告，但其认为如按处方使用，CDK4/6 抑制剂的总体获益大于风险[26]。有研究表明，哌柏西利引起的肺部感染增加可能与细胞周期阻滞导致的细胞衰老相关。衰老的细胞（例如成纤维细胞或上皮细胞）可以促进炎症细胞因子、生长因子和细胞外基质（ECM）调节蛋白的显著增加，这种现象被称为衰老相关分泌表型（SASP）[27]。

  不同于其他 3 种 CDK4/6 抑制剂，曲拉西利主要用于化疗前预防性给药，作为一款强效的 CDK4/6 抑制剂,在化疗给药前 4 h,通过诱导骨髓造血干细胞和祖细胞短暂的细胞周期阻滞,降低化疗中的骨髓抑制。曲拉西利的适应证为小细胞肺癌,该癌症中 RB1 基因缺失、突变率高达 90%[28],因此,曲拉西利在发挥预防骨髓抑制作用的同时,不会影响小细胞肺癌化疗的疗效。

遗传毒性方面,哌柏西利大鼠骨髓微核试验呈阳性,阿贝西利体外染色体畸变试验中代谢产物呈阳性,曲拉西利体外染色体畸变试验呈阳性。整体而言,CDK4/6 抑制剂遗传毒性阳性率较高,这与 CDK 本身为细胞周期调控靶点相关。

生殖毒性方面,哌柏西利、瑞波西利和阿贝西利均在生殖毒性试验中观察到了毒性,包括母体和胎仔的体重降低、骨骼变异等。在一般毒理试验中,哌柏西利、瑞波西利和阿贝西利均在雄性动物中观察到睾丸、附睾等的组织病理变化,并在恢复期未能恢复。曲拉西利在一般毒理试验中,观察到雌性动物卵巢重量降低。曲拉西利上市时间较晚,参考前 3 款药物生殖毒性结果,认为有生殖毒性风险,但未单独开展生殖毒性试验。CDK4/6 抑制剂具有较强的生殖毒性,其毒性与靶点相关。CDK4 的表达在精子发生的早期阶段最高,此时精原细胞正在活跃地进行有丝分裂,并在后期阶段减少。CDK6 的表达与 CDK4 相比较低,主要集中在第一波精子发生期间未成熟的睾丸[29],这与在非临床毒理试验中看到的雄性动物的相关变化对应。此外,CDK4、CDK6 和所有的 D 周期蛋白均在卵母细胞中表达,特别是在卵母细胞发育的后期[30],这与生殖毒性试验中观察到的母体及胎仔的毒性变化相关。

17.6　总结与展望

CDK4/6 抑制剂作为晚期乳腺癌治疗的明星药物,中国多家公司也在相继布局,在 CDK4/6 靶点药物的临床前开发过程中,需要重点关注靶点机制引起的安全药理毒性、遗传毒性以及生殖毒性的风险;同时,对于一般毒性的开展,需要考虑 CDK4/6 抑制剂的毒性共性,包括骨髓毒性、免疫细胞毒性,以及肺脏、肾上腺、胃肠道的毒性表现。

随着 CDK4/6 靶点药物的不断开发,对 CDK4/6 抑制剂的一些耐药机制已经出现,未来需要根据不同的耐药机制,选择不同的靶向药。开发优化 CDK4/6 靶向疗法的联合疗法,通过总结这些联合用药的毒理表现,可以为药物的开发提供一定的参考和思路。例如,与 PI3K/mTOR 抑制剂、FGFR 抑制剂、免疫检查点抑制剂如 PD‑1、CTLA‑4 等的联用。CDK4/6 PROTAC 药物的开发也是一个新的思路,PROTAC 药物具有高选择性、相对低的毒性和无耐药性的优势。除了已上市 3 款药物的 HR+/HER2‑乳腺癌适应证,更多类型的乳腺癌适应证也在开发中,例如目前治疗手段还较为有限的 HER2+乳腺癌以及三阴乳腺癌。此外,从抗肿瘤适应证到其他适应证的拓展也正在开发中,阿贝西利就是一个很好的例子。

（冯燕,马秀英）

参考文献

［1］ Malumbres M，Barbacid M. Cell cycle，CDKs and cancer：a changing paradigm. Nature Reviews Cancer，2009，9(3)：153 - 166.

［2］ Sherr C J，Beach D，Shapiro G I. Targeting CDK4 and CDK6，from discovery to therapy. Cancer Discov，2016，6(4)：353 - 367.

［3］ Matsushime H，Ewen M E，Strom D K，et al. Identification and properties of an atypical catalytic subunit (p34PSK-J3/cdk4) for mammalian D type G1 cyclins. Cell，1992，71(2)：323 - 334.

［4］ Adon T，Shanmugarajan D，Kumar H Y. CDK4/6 inhibitors：a brief overview and prospective research directions. RSC Adv，2021，11(47)：29227 - 29246.

［5］ Asghar U，Witkiewicz A K，Turner N C. et al. The history and future of targeting cyclin-dependent kinases in cancer therapy. Nature Reviews Drug Discovery，2015，14(2)：130 - 146.

［6］ Sheppard K E，McArthur G A. The cell-cycle regulator CDK4：an emerging therapeutic target in melanoma. Clinical Cancer Research，2013，19(19)：5320 - 5328.

［7］ Gao X，Leone G W，Wang H. Cyclin D-CDK4/6 functions in cancer. Advances in cancer research，2020，148：147 - 169.

［8］ Fassl A，Geng Y，Sicinski P. CDK4 and CDK6 kinases：From basic science to cancer therapy. Science. 2022，375(6577)：eabc1495.

［9］ Goel S，DeCristo M J，Watt A C，et al. CDK4/6 inhibition triggers anti-tumour immunity. Nature，2017，548(7668)：471 - 475.

［10］ Presti D，Quaquarini E. The PI3K/AKT/mTOR and CDK4/6 pathways in endocrine resistant HR＋/HER2－metastatic breast cancer：Biological Mechanisms and New Treatments. Cancers (Basel) 2019，11(9)：1242.

［11］ O'Brien N A，McDermott M S J，Conklin D，et al. Targeting activated PI3K/mTOR signaling overcomes acquired resistance to CDK4/6-based therapies in preclinical models of hormone receptor-positive breast cancer. Breast Cancer Res，2020，22(1)：1 - 17.

［12］ Sobhani N，D'Angelo A，Pittacolo M，et al. Updates on the CDK4/6 Inhibitory Strategy and Combinations in Breast Cancer. Cells，2019，8(4)：321.

［13］ Paruch K，Dwyer M P，Alvarez C，et al. Discovery of dinaciclib (SCH 727965)：a potent and selective inhibitor of cyclin-dependent kinases. ACS Medicinal Chemistry Letters，2010，1(5)：204 - 208.

［14］ Cretella D，Ravelli A，Fumarola C，et al. The anti-tumor efficacy of CDK4/6 inhibition is enhanced by the combination with PI3K/AKT/mTOR inhibitors through impairment of glucose metabolism in TNBC cells. J Exp Clin Cancer Res，2018，37(1)：1 - 12.

［15］ FDA. Pharmacology Review for Palbociclib［EB/OL］. (2015 - 03 - 13)［2022 - 12 - 31］. https：//www. accessdata. fda. gov/drugsatfda_docs/nda/2015/207103Orig1s000PharmR. pdf.

［16］ FDA. Multi-Discipline Review for Ribociclib［EB/OL］. (2017 - 03 - 28)［2022 - 12 - 31］. https：//www. accessdata. fda. gov/drugsatfda_docs/nda/2017/209092Orig1s000MultidisciplineR. pdf.

［17］ FDA. Multi-Discipline Review for Abemaciclib［EB/OL］. (2017 - 10 - 31)［2022 - 12 - 31］. https：//www. accessdata. fda. gov/drugsatfda_docs/nda/2017/208716Orig1s000MultidisciplineR. pdf.

［18］ FDA. Non-clinical Review for Trilaciclib［EB/OL］. (2021 - 03 - 12)［2022 - 12 - 31］. https：//www. accessdata. fda. gov/drugsatfda_docs/nda/2020/214200Orig1s000PharmR. pdf.

［19］ FDA. Label for Palbociclib［EB/OL］. (2015 - 02 - 03)［2022 - 12 - 31］. https：//www.

accessdata. fda. gov/drugsatfda_docs/label/2015/207103s000lbl. pdf.

[20] FDA. Label for Ribociclib [EB/OL]. (2017 - 03 - 13)[2022 - 12 - 31]. https://www. accessdata. fda. gov/drugsatfda_docs/label/2017/209092s000lbl. pdf.

[21] FDA. Label for Abemaciclib [EB/OL]. (2018 - 02 - 26)[2022 - 12 - 31]. https://www. accessdata. fda. gov/drugsatfda_docs/label/2018/208855s000lbl. pdf.

[22] FDA. Label for Trilaciclib [EB/OL]. (2021 - 02 - 12)[2022 - 12 - 31]. https://www. accessdata. fda. gov/drugsatfda_docs/nda/2020/214200Orig1s000lbl. pdf.

[23] Scheicher R, Hoelbl-Kovacic A, Bellutti F, et al. CDK6 as a key regulator of hematopoietic and leukemic stem cell activation. Blood, The Journal of the American Society of Hematology, 2015, 125(1): 90 - 101.

[24] Thibault S, Hu W, Hirakawa B, et al. Intestinal toxicity in rats following administration of CDK4/6 inhibitors is independent of primary pharmacology CDK4/6 inhibitors and intestinal toxicity. Molecular Cancer Therapeutics 2019, 18(2): 257 - 266.

[25] Noblejas-López M M, Gandullo-Sánchez L, Galán-Moya E M, et al. Antitumoral activity of a CDK9 PROTAC compound in HER2-Positive breast cancer. International Journal of Molecular Sciences, 2022, 23(10): 5476.

[26] FDA warns about rare but severe lung inflammation with Ibrance, Kisqali, and Verzenio for breast cancer. [EB/OL]. [2019 - 9 - 13]. https://www. fda. gov/drugs/drug-safety-and-availability/fda-warns-about-rare-severe-lung-inflammation-ibrance-kisqali-and-verzenio-breast-cancer.

[27] Birnhuber A, Egemnazarov B, Biasin V, et al. CDK4/6 inhibition enhances pulmonary inflammatory infiltration in bleomycin-induced lung fibrosis. Respiratory Research, 2020, 21: 1 - 5.

[28] Knudsen E S, Witkiewicz A K. The strange case of CDK4/6 inhibitors: mechanisms, resistance, and combination strategies. Trends in cancer, 2017, 3(1): 39 - 55.

[29] Zindy F, den Besten W, Chen B, et al. Control of spermatogenesis in mice by the cyclin D-dependent kinase inhibitors p18(Ink4c) and p19(Ink4d), Mol. Cell. Biol. 2001, 21(9): 3244 - 3255.

[30] Kohoutek J, Dvořák P, Hampl A. Temporal distribution of CDK4, CDK6, D-type cyclins, and p27 in developing mouse oocytes, Biol. Reprod. 2004, 70(1): 139 - 145.

第 *18* 章

XPO1 抑制剂的药理学机制和
安全性

核输出蛋白(exportin‐1，XPO1)也称为染色体区域维护 1(chromosome region maintenance，CRM1)，是一种位于细胞核膜上的运输蛋白，涉及肿瘤抑制蛋白和细胞生长调节剂的核出口功能。XPO1 蛋白在多种癌症中过度表达，导致肿瘤抑制因子如 p53 和 FOXO 的异常胞质定位和降解。因此，利用核输出选择性小分子抑制剂(selective inhibitors of nuclear export，SINE)抑制 XPO1，有可能恢复细胞正常的肿瘤抑制功能，达到抗肿瘤效果。本章将梳理已上市(塞利尼索，2019 年 FDA 获批上市)和进入临床阶段的 SINE 化合物的非临床和临床数据，探讨现有 XPO1 靶点小分子抑制剂的作用机制和药物的安全性，以及针对 XPO1 靶点新的药物开发趋势，以期为该靶点的新药开发提供信息。

18.1　XPO1 靶点作用机制

18.1.1　XPO1 结构及其介导的核输出机制

双层核膜的结构是真核生物的重要标志之一。小分子化合物可通过主动扩散的方式跨越核膜，但对于分子量大于 40 kD 化合物，如 mRNA、蛋白和大分子复合物，则需要依赖核质转运受体介导的主动运输过程进行跨核膜转运[1]。核运输蛋白受体主要是转运蛋白 B(karyopherin. B)家族，由 19 个成员组成，分为核输出蛋白受体和核输入蛋白受体。每个核运输蛋白受体通过识别特定的序列来确定特定的货物蛋白(cargo protein)和 RNA，通常这些信号序列被称为核输入信号(nuclear localization signal，NLS)[2]和核输出信号(nuclear export signal，NES)。核输出蛋白有 7 个成员：XPO1‐7，其中 XPO1、XPO2、XPO4、XPO6、XPO7 的主要功能是介导蛋白质的输出，而 XPO3 和 XPO5 则参与 tRNAs 和前体的输出[3]。

在核输出蛋白成员中，有关 XPO1 的研究最广泛成熟。XPO1 的结构特征是一个内表面呈凹面而外表面呈凸面的环状蛋白，见图 18‐1a。XPO1 蛋白的示意图展现了一般的环状构象,并显示了其作为核输出受体至关重要的三个结构基序:NES 结合槽、H9 环以及 C-末端延伸。Ras 相关的核蛋白 GTP(ras-related nuclear protein GTP,RanGTP)与受体的内表面结合,NESs 与受体外表面的疏水沟槽对接。NES 结合槽的开/关状态是由另外两个 XPO1 结构元件的构象重排进行调节的,这两个元件分别是 H9 环和 C-端延伸,在核输出信号结合和释放的循环中起着至关重要的作用。

　　XPO1 能结合含有疏水性出核转运信号的货物蛋白或 RNAs。出核转运信号由 8～15 个氨基酸残基组成,其中 3～4 个疏水性氨基酸残基相间排列,其通用的排列模式如下:Φ-x(2-3)-Φ-x(2-3)-Φ-x-Φ 中(Φ 为亮氨酸 Leu、缬氨酸 Val、异亮氨酸 Ile、苯丙氨酸 Phe 或甲硫氨酸 Met;X 为任意氨基酸残基)。Ile555、Met556、Thr575、Val576、Lys579 和 Leu580 形成的 XPO1 的 NES 结合缝隙。XPO1 分子表面的 NES 结合槽示意图见图 18-1b。富含亮氨酸的 NES 停靠在凹槽中,主要与几个 XPO1 残基进行疏水相互作用。位于 NES 结合槽内或附近的两个非疏水氨基酸(C528 和 E571)对于 XPO1 的靶向性及其在癌症中的潜在作用非常重要。一方面,氨基酸 E571 在某些血液恶性肿瘤中反复发生突变,这表明该特定残基的突变可能是某些类型癌症的驱动事件;另一方面,很多临床相关 XPO1 抑制剂作用的关键靶标都在 C528 氨基酸上,它们与该残基共价结合并通过物理占据凹槽来阻断 NES 结合。除此之外,NES 序列通常存在于很多细胞或病毒的蛋白质中[4]。

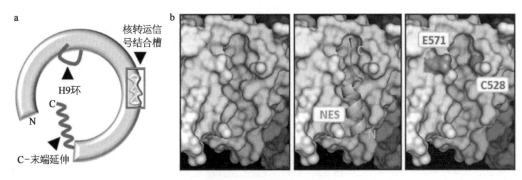

图 18-1　XPO1 的结构

a. XPO1 的结构特征:NES 结合槽、H9 环以及 C-末端延伸;b. XPO1 分子表面的 NES 结合槽的详细视图:左图显示空凹槽,中图显示与凹槽结合的"富含亮氨酸"的 NES 肽,右图显示残基 E571 和 C528,E571 是几种血液恶性肿瘤的突变的热点。C528 是 XPO1 抑制药物(如塞利尼索)靶向残基。这些化合物与 C528 共价连接并物理占据凹槽,阻止 NES 结合[4]

　　根据人类蛋白表达数据库(human protein atlas,HPA)的数据,XPO1 在正常人体组织中广泛分布,组织特异性较低,包括内分泌系统(如甲状腺、肾上腺),呼吸系统(鼻咽、气管、肺),胃肠道系统,生殖系统,皮肤,骨髓,淋巴系统(如扁桃体),神经系统(如皮层、海马体、基底核),肌肉(如心肌、骨骼肌)等都有广泛分布[19]。

　　最新研究发现 XPO1 介导 280 多种特异性蛋白的核质运输[1]。XPO1 介导转运的核蛋白包括了几乎所有的已知肿瘤抑制蛋白、细胞周期调节蛋白、糖皮质激素受体、免疫反应调节蛋白、化疗靶点和真核细胞起始因子 4E 结合的癌蛋白 mRNAs[5]。XPO1 介导的核输出机制如图 18-2 所示[12]。在细胞核内,XPO1、原癌基因产物 RanGTP 与含有 NES 的货物蛋白结合,形成稳定的 XPO1-RanGTP-Cargo Protein 出核转运复合体,并通过 XPO1 与核孔蛋白的相互作用,穿越核孔复合体(nuclear pore complex,NPC)的中央通道;进入细胞质后,在 Ras 相关核蛋白 GAP(ras-related nuclear protein GAP,RanGAP)的作用下,RanGTP 被水解为 Ras 相关核蛋白 GDP(ras-related nuclear protein GDP,RanGDP),出核转运复合体解聚,货物蛋白被释放。XPO1 和 RanGDP 再返回细胞核内开始下一轮的循环。

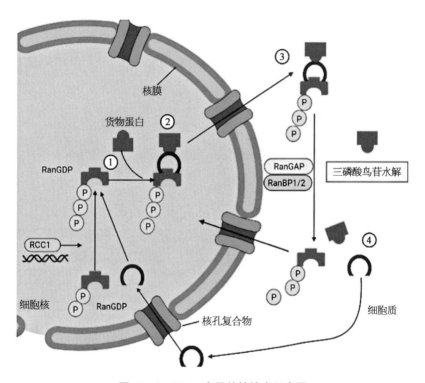

图 18-2　XPO1 介导的核输出示意图

18.1.2　XPO1 靶点相关适应证

　　XPO1 介导转运的货物蛋白不但包含各种与肿瘤相关的蛋白,还包含一些介导免疫和炎症通路的蛋白或细胞因子。XPO1 还参与病毒感染过程中核酸等物质的运输过程,进而调控病毒复制。XPO1 抑制剂的适应证研究已从血液肿瘤到实体瘤,并进一步拓展到非肿瘤领域。

　　1. XPO1 与肿瘤

　　各种相关蛋白的亚细胞定位和核质穿梭是细胞维持正常细胞周期及增殖调控所必需的条件之一,并影响多种重要的细胞功能,包括细胞生长与存活、增殖与凋亡、炎症反应、细胞转化、血管生成、细胞黏附和转移侵袭等。具有核质穿梭功能的肿瘤相关蛋白有p53、p21、RB1、腺瘤性结肠息肉（APC）、FoxOs 等（图 18-3）。当这些蛋白定位于细胞核时，能有效抑制细胞生长以及存活，而当 XPO1 过量表达时，则过量定位于细胞质，并失去抑癌功能，从而促进肿瘤细胞的生长与增殖[3]。

特异性蛋白的异常核或胞浆定位可影响肿瘤的侵袭性、转移倾向、疾病复发和治疗抵抗，所有这些都会影响肿瘤患者的预后。XPO1 介导多种肿瘤相关蛋白和核质运输，除了直接影响特异性蛋白的核质定位来调节一些癌细胞的增殖分化外，XPO1 还通过调节某些特异性蛋白的核质定位来间接地调节癌症相关的信号通路，从而影响癌细胞的增殖和分化。在输出蛋白中，只有 XPO1 负责运输含 NES 的核蛋白如 p53、RB1 和 p27。XPO1在癌症患者（包括胰腺癌、胃癌、前列腺癌和结直肠癌患者）中过度表达，其与疾病进展、治疗耐药、较差的总生存期（OS）或无进展生存期（PFS）有关。这些观察结果表明 XPO1 作为癌症治疗靶点具有相当大的价值（图 18-3）。

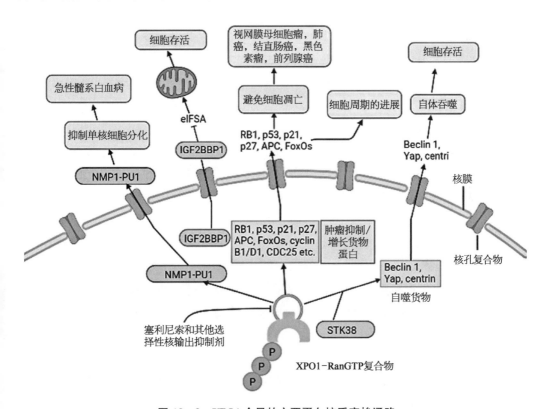

图 18-3　XPO1 介导的主要蛋白核质穿梭通路

XPO1 抑制剂可与 XPO1-Cys528 结合，并占据 XPO-1 的结合口袋，阻止 XPO1-RanGTP-Cargo Protein 复合物的形成，导致核内肿瘤抑制因子数量增加、转录活性上调，继而上调抑制肿瘤蛋白 mRNA 的翻译，诱导肿瘤细胞凋亡，从而抑制肿瘤的发生与发展。XPO1 介导核输出以及肿瘤发生机制见图 18-3。在几乎所有恶性肿瘤（包括血液肿瘤和实体瘤)中发现 XPO1 突变和(或)过度表达。理论上,XPO1 具有非常广泛的抗肿瘤作用。

多年来,一些选择性的核输出蛋白抑制剂已被开发出来。塞利尼索是全球首款且目前唯一一款口服型选择性核输出抑制剂,已经获得 FDA、EMA、NMPA、澳大利亚治疗商品管理局(therapeutic goods administration,TGA)等监管机构的批准,其适应证包括复发/难治性多发性骨髓瘤和复发/难治性弥漫大 B 细胞淋巴瘤。塞利尼索联合不同方案治疗复发/难治性多发性骨髓瘤的研究较多。此外,塞利尼索还可以用于治疗其他血液肿瘤,如 B 细胞淋巴瘤、髓系白血病、淋巴细胞白血病等。其他小分子抑制剂,包括 Eltanexor(曾用代号 KPT-8602)、Felezonexor(曾用代号 SL-801)、KPT-185 等在进行体外细胞毒性实验时,均表现出靶向 XPO1 的对血液恶性肿瘤及实体瘤细胞系的广泛抗肿瘤活性。对于大部分肿瘤细胞系,XPO1 抑制剂的 IC_{50} 值为 $20\sim2\,000$ nmol/L,对 95% 的肿瘤细胞系表现出低于 500 nmol/L 的 IC_{50} 值,但 XPO1 抑制剂对正常细胞的毒性却很小。由于 XPO1 抑制剂具有独特的逆转肿瘤耐药性的功能,尤其对于难治性、耐药性、转移复发性肿瘤效果显著,因此其与常规抗肿瘤化疗药物及靶向药物的联合协同效应将成为未来临床转化研究及应用的发展方向[3]。

2. XPO1 与其他适应证

XPO1 作为核转运蛋白,对介导免疫应答、炎症反应的蛋白也具有调控作用。其通过干预核转录因子(nuclear transcription factor - κB,NF - κB),环氧化酶 2(Cyclooxygenase,COX2),过氧化物增殖激活受体(peroxisome proliferator-activated receptor,PPARγ)等信号通路调控机体免疫反应,从而参与自身免疫疾病、感染性疾病的发生发展。同时,XPO1 还参与病毒感染过程中核酸等物质的运输过程,进而调控病毒复制。因此,XPO1 被认为是抗病毒治疗的潜在靶点。

Trinayan Kashyap 等[6]研究和既往研究认为核输出蛋白 XPO1 在冠状病毒(severe acute respiratory syndrome coronavirus,SARS-CoV)蛋白的复制和发病机制中具有直接的作用:XPO1 负责某些 SARS-CoV 蛋白的核输出,包括 ORF3b、ORF9b 和核衣壳,这些蛋白帮助病毒逃避固有免疫。此外,冠状病毒感染导致 XPO1 依赖的神经胶质瘤肿瘤抑制因子候选区基因 2(glioma tumor suppressor candidate region gene 2,GLTSCR2)的细胞质定位,进而造成 β-干扰素(interferon β,IFN-β)减弱,从而更利于病毒进行复制。因此,抑制 XPO1 对阻止病毒的复制和传播,预防和治疗 COVID-19 具有潜在的积极作用。

Kyropharm 的另一款 XPO1 抑制剂 Vedinexor 的临床前研究表明其具有广谱抗感染活性,包括抵御流感病毒株、人类免疫缺陷病毒(HIV)、呼吸道合胞病毒(RSV)、丙型肝炎病毒(HCV)、疱疹病毒(EBV)等[7],目前在 I 期临床试验阶段。

在临床前研究中,Vedinexor 也表现出对自身免疫疾病的治疗潜力,可显著抑制系统性红斑狼疮(SLE)小鼠模型骨髓生发中心 B 细胞、浆细胞以及浆母细胞的数量。其与蛋白酶体抑制剂如硼替佐米联用可发挥对 SLE 的协同治疗作用。

在一些肌肉萎缩性侧索硬化症（ALS）病例中，由突变体 C9orf72 基因产生的异常 RNA 会阻碍 RanGAP 介导的核输入，导致蛋白质在应激颗粒中累积。BIIB-100 通过与 XPO1 靶点结合，可以调节蛋白的核转运，从而减少应激颗粒的堆积。目前 BIIB-100 已进入临床 I 期试验阶段[8, 9]。

另外一种机制研究发现，XPO1 可能通过促进细胞自噬过程治疗与年龄相关的疾病。自噬是细胞通过回收自己的细胞蛋白质或磨损细胞器来重建自身的过程。在这一过程中，细胞会吞噬这些蛋白质或细胞器，将其包裹到被称为自噬体的囊泡中，该囊泡会与溶酶体融合形成自噬溶酶体，降解其所包裹的内容物，以此来实现细胞代谢和某些细胞器的更新。经 SINE 处理的人类 Hella 细胞中，细胞核内自噬转录因子水平同样会增加，自噬体、溶酶体等自噬活性的标记物也会增加。自噬过程的转录调节涉及转录因子 HLH-30/TFEB，改变 HLH-30/TFEB 的核输出可以调节自噬。该研究小组认为，XPO1 抑制剂可以刺激人类细胞自噬，但目前研究只能证明这一策略可以作为增加细胞自噬和治疗阿尔茨海默病（AD）、肌萎缩侧索硬化征（ALS）和其他与年龄相关疾病的潜在手段，未来他们将通过更多神经退行性疾病模型来测试此类药物[10]。

18.2　XPO1 抑制剂药物

对 XPO1 的了解和研究始于 20 世纪 90 年代发现的第一种 XPO1 特异性抑制剂来普霉素 B（LMB），其结构如图 18-4 所示。1997 年，Wolf 等[11] 首次发现 LMB 能抑制 HIV-1 Rev 蛋白以及 RRE（rev response element），一种与 Rev 结合的高度结构化的病毒 mRNA 的出核转运。而后的研究表明，LMB 可通过完全不可逆结合 XPO1 第 528 位半胱氨酸（Cys528）来抑制出核转运复合物的形成，并进一步抑制 DNA 合成及 DNA 聚合酶的活性[15]。后来有多种类似结构的天然抑制剂（如 Ratjadone 类、Anguinomycins 和 Goniothalamin、Valtrate、Acetoxychavicol acetate、姜黄素）被发现。以这些不可逆的天然抑制剂为工具，研究进一步发现了 XPO1 识别的货物蛋白出核转运信号序列 NES，以及 XPO1 对核质运输、有丝分裂、肿瘤形成发展等的生物学作用。因此，XPO1 成为抗肿瘤潜力靶点。

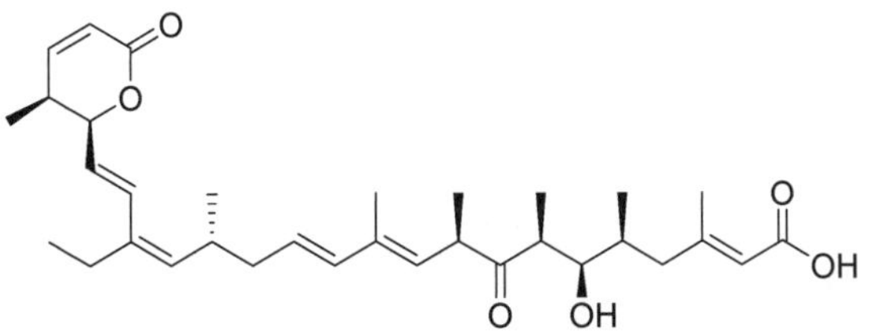

图 18-4　来普霉素 B 结构

研究者尝试开发此类天然抑制剂，但由于这些化合物对 XPO1 具有很强的特异性，不可逆地阻断了恶性和非恶性细胞的核输出，LMB 治疗难治性癌症患者的临床 I 期试验时出现了严重的全身毒性，包括恶心和呕吐、严重的厌食和不适（即使是低剂量），因此这些试验被中止[11]。

　　2010 年以后,在来普霉素 B 和相关化合物的早期失败后,研究人员使用基于共识诱导配合对接(consensus-induced fit docking,cIFD)结构的药物开发方法来最小化 XPO1 结合口袋中的相互作用点数量,开发了一系列新型小分子 XPO1 抑制剂,即选择性核输出抑制剂(SINE)。SINE 化合物的可水解烯酮基团与远离 XPO1 碱基残基的区域结合,使这些药物成为缓慢可逆抑制剂。因此,SINE 化合物可以与 XPO1 结合足够长的时间以诱导癌细胞死亡,同时也允许一定程度的核输出,使正常细胞能够继续发挥功能或至少存活。经过近 10 年的研究,XPO1 抑制剂塞利尼索获得了多家监管机构的上市批准。

　　XPO1 生物学非临床和临床靶向研究主要进展时间线如图 18-5 所示。

18.2.1　XPO1 抑制剂结构优化

　　目前已上市的 XPO1 抑制剂仅有塞利尼索一款药物。除已上市的塞利尼索外,深耕 XPO1 靶点 10 余年的 Karyopharm 公司的新一代的 XPO1 抑制剂,如推进较快的二代 Eltanexor(KPT-8602)维持了相似的母核结构,保留缓慢可逆结合的特点,并进行了结构优化,使得 Eltanexor 具有较低的血脑屏障渗透性和较大的安全窗口,推测将适用于更多不同的肿瘤适应证。

　　Karyopharm 公司另外两款 XPO1 抑制剂 Verdinexor(KPT-335)和 BIIB-100 (KPT-185/KPT-350)也已进入临床阶段。相对于非共价抑制剂,共价抑制剂通过与靶蛋白共价键结合的方式增强了与靶标的亲和性,这是共价抑制剂表现其高生物活性的根本原因。然而如果脱靶,共价抑制剂这种强亲和性可能也会发生在脱靶靶点上,带来较强的脱靶毒性。作为新一代的 XPO1 抑制剂,Vedinexor 采取可逆结合 XPO1 蛋白的形式,理论上其安全性更优,主要适应证为自身免疫和抗感染领域。

　　小野制药、百健、德琪医药通过获得 Karyopharm 公司多个 XPO1 抑制剂不同地区的开发转让权益,加入 XPO1 抑制剂开发的赛道。

　　日本 CanBas 公司研究发现了一种 XPO1 的可逆型共价抑制剂 CBS9106(Felezonexor),后授权给 Steamline Therapeutics 公司开发并已经进入临床试验阶段(NCT02667873)[12]。中国君实生物通过自主研发,已有 2 款 XPO1 抑制剂进入临床 I 期试验阶段,其适应证为实体瘤。

　　新一代 XPO1 抑制剂的适应证从多发性骨髓瘤拓展到骨肉瘤、前列腺癌等实体瘤,甚至拓展到非肿瘤领域如流感、肌萎缩性脊髓侧索硬化症等。

　　在药物化学理论研究方面,杨永亮课题组提出了可逆型 XPO1 共价抑制剂的假说:可逆型 XPO1 共价抑制剂的迈克尔受体上的活性碳原子不仅需要取代基,而且该活性碳原子附近还需要有两个吸电子羰基以增强其亲电性[1]。可逆型共价抑制剂的结合力介于不可逆共价抑制剂和可逆非共价抑制剂之间,与可逆型非共价抑制剂相比,生物活性高,特异性强,具有较好的药代动力学特性,与不可逆的共价抑制剂相比,由于亲和性比不可逆型共价抑制剂要低,脱靶后产生的药物毒性小很多,所以可逆型共价抑制剂将是医药界重点关注的一类药物[1]。

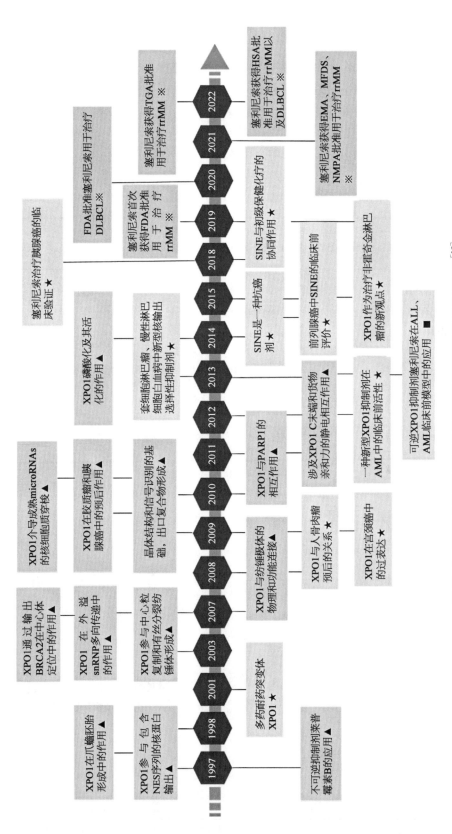

图 18 - 5　XPO1 生物学和临床前/临床靶向研究主要进展的时间线[12]

▲：与 XPO1 生物学相关的里程碑发现，★：XPO1 抑制剂在临床前/临床中的发现，※：SINE 化合物塞利尼索主要获批适应证

汇总已上市和临床阶段的 XPO1 抑制剂见表 18‐1 和表 18‐2。

表 18‐1　已上市 XPO1 抑制剂研发进展表

药物名称	适应证	结　构　式	分子量	剂型	给药剂量/方式	企业名称	获批情况	蛋白结合特点
塞利尼索（KPT‐330）	多发性骨髓瘤（rrMM）弥漫性大 B 细胞淋巴瘤（rrDLBCL）		443.31	片剂	口服	Karyopharm Therapeutics Inc；德琪医药；小野制药	FDA，2019 年 7 月	缓慢可逆/共价/Cys528 位点

表 18‐2　临床阶段 XPO1 抑制剂研发进展表

药物名称	治疗方案	结　构　式	分子量	研究进展	公司	蛋白结合特点
Eltanexor（KPT‐8602）	单药/联合地塞米松		428.29	Ⅱ期临床试验，2022 年 2 月 FDA 授予骨髓增生异常综合征治疗药物 Eltanexor（KPT‐8602）孤儿药资格	Karyopharm Therapeutics Inc；德琪医药中；小野制药	缓慢可逆/共价/Cys528 位点
Felezonexor（CBS9106，SL‐801）	单药		419.83	Ⅰ期临床试验	CanBas. Co. Ltd Steamline Theraputics，Inc	可逆/共价/Cys528
WJ‐01024	/	未知	未知	Ⅰ期临床试验	苏州君境生物医药科技有限公司	NA/共价/NA
WJ‐01075	/	未知	未知	Ⅰ期临床试验	苏州君境生物医药科技有限公司	NA/共价/NA
Verdinexor（KPT‐335）	单药		442.32	Ⅰ期临床试验	Karyopharm Therapeutics Inc；德琪医药	可逆/共价/Cys528
BIIB‐100	/		449.36	Ⅰ期临床试验	Karyopharm Therapeutics Inc/百健	未知

18.2.2　联合用药

许多癌症的耐药性涉及药物代谢导致的化学失活、DNA 修复的改变、药物外排系统的激活、药物靶点和/或靶点的修饰，以及药物靶点、肿瘤抑制因子或与细胞增殖相关的蛋白质的胞内错定位等。过度的核输出会促进癌症和药物耐药性的形成。因此，从机制上来说，抑制 XPO1 是克服多种形式的抗癌药物耐药性的独特策略。

增强的 XPO1 活性导致肿瘤抑制蛋白（TSP），如 p53 的胞质滞留。这些蛋白质的错误定位导致其功能失活，从而获得治疗耐药。XPO1 过表达还可以促进转录延长因子 E2F7 在某些癌症类型（如头颈部鳞状细胞癌）中的输出，由于细胞质中鞘氨醇激酶 2（sphingosine kinase 2，SphK2）的抑制，从而导致蒽环霉素（anthracycline）耐药。同样，增加 ATP 依赖性 RNA 解旋酶（DEAD－Box helicase 17，DDX17）和拓扑异构酶 2α（TOP2A）的输出可分别对吉非替尼或阿霉素产生耐药性。核输出 NF－κB 信号通路的重要成员，如 NF－κB、p65 和 p50 的抑制剂，可激活该通路并导致依鲁替尼耐药。顺铂化合物的耐药性也与通过 XPO1 的核输出有关。一项机制研究表明，细胞质中的重组人半乳糖凝集素 3（galectin 3）调节 β-链蛋白（β－catenin）并诱导对顺铂类药物的耐药性。核 galectin3 向细胞质的输出增强了这种调节作用，随后促进了对顺铂类化合物的耐药。p53、蛋白磷酸酶 2A（PP2A）等的核输出也与酪氨酸激酶抑制剂，尤其是伊马替尼或新型 PI3K 抑制剂 CYH33 的耐药性有关（图 18－6）[12]。

XPO1 抑制剂体外细胞水平的研究显示，当 XPO1 抑制剂与化疗试剂如 ABT－737、BRAF 抑制剂、乙酰化试剂美法仑、铂类化合物、蛋白酶抑制剂硼替佐米以及来那度胺等联用时，能够显著地增加 XPO1 抑制剂促凋亡、抗增殖的功能。在体外试验中，目前与 XPO1 抑制剂有协同作用的药物包括阿霉素、硼替佐米、卡非佐米以及美法仑等[1]。另外，塞利尼索可在临床上联用地塞米松治疗多发性骨髓瘤。

围绕塞利尼索后期开展的三项 III 期研究：STORM、BOSTEN 和 STOMP 均证实了塞利尼索的联合用药潜力。塞利尼索与经典药物联用展现出显著治疗优势。在 STORM 试验中联用地塞米松；在 BOSTEN 试验中联用地塞米松、硼替佐米；而在 STOMP 试验中，研究者几乎尝试了所有多发性骨髓瘤的治疗药物，揭示了塞利尼索联用经典药物的强大潜力。

18.3　XPO1 抑制剂非临床药代动力学及安全性

目前全球唯一上市的 XPO1 抑制剂仅有塞利尼索，进入临床阶段的 XPO1 抑制剂进展最快的是进入 II 期临床的 Eltanexor。本节我们将根据塞利尼索上市审评资料和 Eltanexor 已公布的文献资料汇总二者的非临床数据。

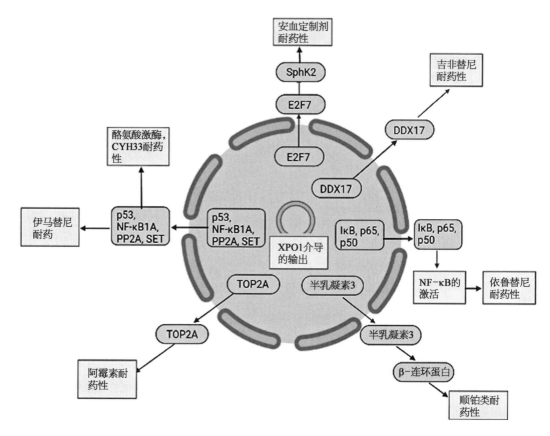

图 18-6 XPO1 在获得性耐药中的作用

18.3.1 塞利尼索

塞利尼索是 Karyopharm 公司研发的唯一上市的 XPO1 抑制剂。塞利尼索的药代动力学在不同种属中进行研究,包括小鼠、大鼠、犬以及猴。口服给药后,塞利尼索经胃肠道吸收,生物利用度在大鼠中为 61%,在猴子中为 68%,达到最大血浆浓度的中位时间(t_{max})为 0.5~4.0 h。塞利尼索的大鼠口服给药组织分布([^{14}C]化合物,QWBA)试验表明,肾脏、肝脏和小肠的放射性浓度最高。口服塞利尼索原型化合物是体循环中最丰富的药物相关化合物。在尿液样本中观察到多种次要代谢物,表明塞利尼索代谢是通过 I 相代谢(氧化、水解和 N-脱烷基化)和 II 相代谢(与葡萄糖醛酸和谷胱甘肽分解产物结合)进行的。塞利尼索大部分(≈75%)随粪便排出,少量(约 16%)随尿液排出。单次口服塞利尼索的消除半衰期($T_{1/2}$)大鼠为 5.27 h,猴子为 3.62 h(表 18-3)。

塞利尼索的临床前毒理种属选择大鼠和猴,两者都因食物摄入量减少导致体重下降。大鼠的主要毒性靶器官为雌雄生殖器官、肾上腺、骨髓和淋巴器官,猴的主要毒性靶器官为淋巴器官,如脾脏、胸腺和淋巴结[12],塞利尼索的非临床安全试验总结见表 18-4。

表 18‐3　塞利尼索药代动力学研究总结

试验类型	试 验 名 称	试 验 结 果
吸收	大鼠单次给药 IV：5 mg/kg；PO：10 mg/kg	1. 口服生物利用度 61.2% 2. 达峰时间 T_{max} 在给药后 0.5～4 h 3. 血浆半衰期 $T_{1/2}$ 在 5.27 h
	猴单次给药 IV：2 mg/kg；PO：10 mg/kg	1. 口服生物利用度在 67.5% 之间 2. 达峰时间 T_{max} 在给药后 0.5～4 h 3. 血浆半衰期 $T_{1/2}$ 为 3.62 h
分布	人血浆蛋白结合率	人血浆蛋白结合度为 95%
	全血-血浆分配比	当浓度为 0.01～10 μM 时，全血 vs. 血浆为 0.63～0.69
	大鼠组织分布（[^{14}C]化合物，QWBA）	1. 在肾脏、肝脏和小肠的放射性浓度最高 2. 与色素组织无特异性结合，大脑中也有分布
代谢	大鼠体内试验（[^{14}C]化合物，QWBA）	大鼠中原型药物在 8 h 内达到 91%，给药 168 h 后，大部分放射性物质通过粪便（54%～87%）和尿液（约 27%）被清除
	猴体内试验	主要的代谢途径是氧化。葡萄糖醛酸化（M6）、N‐脱烷基化（M7，KPT‐452）、酰胺水解（M9）、N‐脱烷基化与氧化结合（M4）。此外，还有 N‐葡萄糖醛酸（M5）、半胱氨酸偶联（M1）、半胱氨酸甘氨酸偶联（M3）和谷胱甘肽偶联（M2）。即 Ⅰ 相代谢包括（氧化、水解和 N‐脱烷基化）和 Ⅱ 相代谢（与葡萄糖醛酸和谷胱甘肽分解产物）
排泄	大鼠口服[^{14}C]排泄研究	主要通过粪便和胆汁排泄，少量通过尿液排泄

表 18‐4　塞利尼索一般毒理试验研究总结

试 验 设 计	主 要 毒 性 结 果
SD 大鼠 13 周重复给药及 4 周恢复期毒性试验 口服，剂量：0.25、1、4 mg/kg（给 3 天停 4 天）（GLP）	**体重**：高剂量组：雄性↓（−5.5%），雌性↓（−10.3%） **血液学**：低剂量组：雄性 EOS↓（−31%）；中剂量组：雄性 PLT↓（−27%）和雌性 PLT↓（−25%），雄性 APTT↓（−9%），雄性 EOS↓（−31%）；高剂量组：雄性 PLT↓（−41%）和雌性 PLT↓（−31%），雄性 APTT↓（−13%），雄性 EOS↓（−68%），雌性 MONO↑（100%），EOS↓（雄性通过恢复期−33%） **临床生化**：高剂量组：雄性 TP↓（−8%），雄性 GLB↓（−8%），雄性 GLU↓（−12%）和雌性 GLU↓（−20%），雄性 CRE↓（−24%）和雌性 CRE↓（−24%） **解剖大体观察**：睾丸小而软，附睾小，子宫内有透明液体，胸腺小 **组织病理**：镜下发现主要集中在雄性和雌性生殖器官、脾脏、肾上腺皮质、骨髓。低中高剂量组都可见雄性睾丸精曲小管和生殖细胞变性，精子滞留，附睾可见管腔内精子减少，精囊分泌降低。雌性中高剂量组可见轻或中度的卵巢黄体增多。脾脏淋巴滤泡减少，边缘区和动脉周围淋巴鞘减少。胸骨骨髓细胞减少。肾上腺皮质细胞肥大。以上镜检变化随剂量增加，发生率和严重程度都相应增加 **毒代动力学**：C_{max} 和 AUC_{last} 随剂量增加而呈线性增加；雌性大鼠的暴露量（C_{max} 或 AUC_{last}）普遍略高于雄性；给药 13 周无药物蓄积 **结论**：毒性靶器官为雌雄生殖器官、肾上腺皮质、骨髓和淋巴器官

续　表

试 验 设 计	主 要 毒 性 结 果
食蟹猴 13 周重复给药及 4 周恢复期毒性试验 口服/鼻饲给药，剂量：0.1、0.3、1 mg/kg；给 3 天停 4 天，或给 2 天停 5 天（GLP）	**体重**：剂量依赖性体重增加下降，雄性和雌性分别达到 7.3%和−8.4% **血液学**：高剂量组：雄性 RBC↓（−16%），雌性 RET↓（−33%），雌性 MONO↓（−56%），PLT 剂量依赖性下降高达−31%（雄性），WBC 的剂量依赖性下降高达−37%（雌性） **解剖大体观察**：胸腺减小 **器官重量**：高剂量组：胸腺↓（雄性，包括绝对重量和与体重或脑重的相对重量）中剂量组：（雌性，包括绝对重量和与体重或脑重的相对重量） **组织病理**：淋巴器官（脾脏、胸腺、淋巴结），表现出淋巴样细胞耗减 **TK**：雌雄暴露量随剂量依赖性增加，药物暴露无性别差异，给药 13 周无药物蓄积 **结论**：毒性靶器官为淋巴器官（脾脏、胸腺、淋巴结），表现为淋巴细胞耗减

大鼠毒理试验发现造血/淋巴样发育不良的毒性，雌性大鼠肝脏重量增加和/或小叶中心肝细胞肥大和/或有丝分裂现象增加。猴子表现出胃肠道反应和淋巴/血液衰竭，红细胞、血小板、单核细胞和白细胞的降低。在多次给药毒性研究中大鼠和猴子给予塞利尼索 13 周，塞利尼索≥1 mg/kg 时，大鼠附睾和睾丸中的精液、精细胞和生精细胞减少；当塞利尼索≥2 mg/kg 时，大鼠卵巢卵泡减少；当塞利尼索≥1.5 mg/kg 时，猴子睾丸单细胞坏死（表 18 - 4）。以上剂量按照系统暴露量计算，分别约为人体推荐剂量（80 mg）的 0.11、0.28 和 0.53 倍。除了对大鼠雄性生殖器官的影响外，其他影响在某种程度上是可逆的[13, 14]。

除了一般毒理外，还开展了其他毒性研究，包括安全药理、遗传毒性和生殖毒性，其结果总结如下。

安全药理试验 hERG 试验结果（$IC_{50}=20.6\ \mu M$）显示塞利尼索抑制钾离子通道的作用较弱。心血管系统安全药理研究是伴随食蟹猴的一般毒理试验展开的，试验结果显示塞利尼索对心率、血压、心电图（ECG）参数，包括 PR、RR、QRS、QT 和 QTcB 间隔等无影响。呼吸和神经系统的安全药理分别在大鼠中进行，试验结果显示塞利尼索能引起呼吸频率、潮气量、每分通气量下降等。

遗传毒理试验：Ames 试验、染色体畸变试验和大鼠体内微核试验的结果呈阴性。

生殖毒性试验：大鼠胚胎-胎仔发育（EFD）毒性试验的结果显示母体毒性，如体重显著降低、着床后流产、胚胎毒性有骨骼变异，包括不完全或延迟骨化和胎儿体重降低。

18.3.2　Eltanexor

Eltanexor 是由 Karyopharm 公司推出的第二个口服 XPO1 抑制剂，还处于临床试验早期阶段。在多个实体瘤（例如肝癌、前列腺癌、胰腺癌、结肠癌、乳腺癌等）异种移植模型中，Eltanexor 展示出良好的抗肿瘤活性[15]。

从相关报道看，Eltanexor 旨在解决塞利尼索血脑屏障渗透率较高、容易产生神经毒性的问题。Eltanexor 披露的临床前数据如表 18 - 5 所示[15]。

表 18-5　Eltanexor 已披露临床前数据表

	塞利尼索	Eltanexor	试验数据
与 XPO1 结合方式	缓慢可逆共价抑制剂	缓慢可逆共价抑制剂	透析及二硫苏糖醇处理以去除未结合的/去结合的 Eltanexor,其试验结果表明 Eltanexor 具有和塞利尼索相似的结合动力学,都需要较长孵育时间与 XPO1 结合并抑制 XPO1 活性
对 XPO1 的抑制活性	EC_{100}: 5 $\mu mol/L$	EC_{100}: 10~20 $\mu mol/L$	Eltanexor 需要更高的浓度才能完全抑制 XPO1
血脑屏障透过率	Eltanexor<塞利尼索		中枢神经系统穿透力实验评估了小鼠,大鼠和猴子 3 种哺乳动物
血浆蓄积	无蓄积(大鼠和猴)	无蓄积	详见塞利尼索上市审评资料和文献[15]

非临床研究结果显示,塞利尼索具有良好的药效学和药代动力学特征。与塞利尼索相比,Eltanexor 在体外模型试验中显示出相似的体外疗效,且其与塞利尼索有相似的结合动力学,即缓慢可逆的方式结合 XPO1。除此之外,与第一代 XPO1 抑制剂塞利尼索相比,Eltanexor 还有较低的血脑屏障渗透、较广的治疗窗口、较强的耐受性等优点[15]。

18.4　临床安全性

在 XPO1 抑制剂中,塞利尼索是目前唯一一款通过 FDA 批准上市的核输出抑制剂,是可用于治疗 rrMM 以及 DLBCL 的药物。随后陆续通过了 NMPA、EMA、TGA、MFDS 等监管机构的批准上市。第二代 XPO1 抑制剂 Eltanexor 由于其具有比第一代抑制剂更好的非临床特性而被批准进入临床阶段。目前,针对 Eltanexor 抑制剂的多项临床试验也正在如火如荼地开展。

18.4.1　塞利尼索

塞利尼索可通过阻断 XPO1,可逆性地抑制抑白蛋白和致癌蛋白 mRNA 的核输出,导致肿瘤抑制蛋白(tumor suppressor proteins, TSPs)在细胞核中积累、癌蛋白减少、细胞周期停止以及癌细胞凋亡,而正常细胞不受影响。塞利尼索有独特的不良反应,可能原因包括其独特的作用机制和良好的组织渗透性,以及透过血脑屏障的特性。

根据塞利尼索的上市说明书[13],警告和注意事项包括血小板减少、中性粒细胞减少、胃肠道毒性、低钠血症、严重感染、神经毒性、胚胎胎儿毒性和白内障。

在 214 例多发性骨髓瘤患者中评估塞利尼索和地塞米松联合治疗的安全性,其中包括 83 例五重难治性多发性骨髓瘤疾病的患者[16]。最常见的不良反应(≥30%)为恶心(75%)、血小板减少(75%)、疲劳(66%)、贫血(60%)、食欲下降(56%)、体重减轻(49%)、腹泻(47%)、呕吐(43%)、低钠血症(40%)、中性粒细胞减少(36%)和白细胞减少(30%)。

最常见的严重不良反应(≥3%)是肺炎(7.5%)、败血症(6.1%)、血小板减少症(4.7%)、急性肾损伤(3.7%)和贫血(3.3%)。

塞利尼索联合地塞米松临床试验中报告的不良反应见表18-6。

表18-6 XPO1抑制剂塞利尼索临床研究毒性总结

临床安全性		塞利尼索					
警告和注意事项	造血和淋巴系统	血小板减少症、嗜中性白细胞减少症					
	胃肠道	恶心、呕吐、腹泻					
	神经系统	神志不清、头晕					
	代谢与营养失调	低钠血症、厌食、脱水					
分 类		药物不良反应/发生率			3～4级不良反应		
		十分常见	常见	罕见	十分常见	常见	罕见
常见临床不良反应	感染	肺炎、上呼吸道感染	败血症	/	/	肺炎、败血症、菌血症	上呼吸道感染
	血液和淋巴系统紊乱	血小板减少症、贫血、嗜中性白细胞减少症、白细胞减少症、淋巴细胞减少	发热性中性粒细胞减少	/	血小板减少、贫血、嗜中性白细胞减少症、白细胞减少症、淋巴细胞减少	发热性中性粒细胞减少	/
	代谢与营养失调	低钠血症、脱水、食欲下降、高血糖症、低钾血症	低钙血症、低磷血症、高钾血症、低镁血症、高淀粉酶血症、高尿酸血症、高脂血症	肿瘤溶血综合征	低钠血症	脱水、降低食欲、低钾血症、高血糖症、低钙血症、高钾血症、高淀粉酶血症、高尿酸血症、高脂血症	肿瘤溶血综合征
	精神疾病	精神错乱的状态、失眠	谵妄、幻觉	/	/	精神错乱的状态、失眠	谵妄、幻觉
	神经系统紊乱	头晕、味觉障碍、头痛	周围神经病变、晕厥、味觉丧失、品味障碍、平衡障碍、认知障碍、干扰注意、记忆障碍	脑病变	/	晕厥、认知障碍	周围神经病变、脑病
	眼病	视力模糊	白内障、视力损害	/	/	白内障	视力模糊、视力受损

续　表

分　类		药物不良反应/发生率			3～4 级不良反应		
		十分常见	常见	罕见	十分常见	常见	罕见
常见临床不良反应	心脏疾病	/	心动过速	/	/	/	/
	血管疾病	/	低血压	/	/	/	低血压
	呼吸系统,胸腔和纵隔疾病	呼吸困难、鼻衄、咳嗽	/		/	呼吸困难	鼻衄
	肠胃疾病	恶心、腹泻、呕吐、腹痛、便秘	消化不良、口干、腹部不适、肠胃气胀	/	/	恶心、腹泻、呕吐、便秘	腹痛
	皮肤和皮下组织疾病	/	脱发、盗汗、瘙痒	/	/	/	/
	肌肉骨骼和结缔组织疾病	/	肌肉痉挛、高肌酸血症	/	/	/	肌肉痉挛、高肌酸血症
	肾脏和泌尿系统疾病	/	急性肾损伤	/	/	急性肾损伤	/
	一般病症和用药部位情况	疲劳、发热、衰弱	一般身体健康状况恶化、全身不适、步态障碍、畏寒	/	疲劳	全身乏力、身体健康恶化、疼痛	发热
	调查	体重↓	AST↑、ALT↑、ALP↑	/	/	ALT↑	体重↓、AST↑

综上所述,塞利尼索在多种血液恶性肿瘤和实体瘤中均具有明显的抗肿瘤效果,并且具有服用方便、吸收快的特点,以及具备良好的药代动力学特性,因此塞利尼索在临床试验中取得了比较好的成果,但其不良反应发生率很高,且 60.2% 为严重不良事件(SAE),91% 的患者因剂量不耐受而降低剂量使用。从临床不良反应类型看,塞利尼索无黑框警告及重要脏器毒性,最常见的非血液学不良反应有恶心、呕吐等。最常见的血液学不良反应为血小板减少。在 2019 年初,塞利尼索由于毒性大及不良反应比较严重而遭受过 FDA 的质疑[15]。

18.4.2　Eltanexor

在临床前动物模型中,与第一代化合物塞利尼索相比,Eltanexor 显著改善了体重降低的毒性反应,表现出了更低的血脑屏障渗透性(约 30 倍)及较广的治疗窗口,因此具有更好的耐受性,从而能实现更高频次的给药以及高浓度、长时间的药物暴露。Eltanexor 目前正在复发和/或难治性 MM、结直肠癌、去雄抵抗性前列腺癌或高危骨髓增生异常综合征患者中进行试验(NCT02649790)。

评估 Eltanexor 加或不加地塞米松对复发难治性 MM(rrMM)患者的安全性、耐受性和有效性的 I 期研究中,纳入 34 例患者,结果表明当与地塞米松联合给药时,Eltanexor 显示出显著的疗效,ORR 为 33%,CBR 为 60%,并且 80% 患者的骨髓瘤标志物较基线有所降低。研究显示,≥10% 的患者发生治疗相关不良反应事件(TRAE),任何级别最常见的 TRAE 是血小板减少症(82%)、恶心(54%)和中性粒细胞减少症(51%)。最多常见的 G3 或 G4 TRAE 为血小板减少症(54%)、中性粒细胞减少症(33%)和贫血(18%)[17]。此外,Eltanexor 通常具有良好的耐受性。在所有剂量和方案中,这些经过大量预处理的患者的中位 PFS 为 4.47 个月,表明临床获益和耐受性。虽然本研究未达到最大耐受剂量(maximum tolerated dose,MTD),但基于总体的安全性和有效性数据,每周 20 mg Eltanexor(QD* 5)加 20 mg 地塞米松(第 1 天、第 3 天)是推荐的 II 期剂量。这些结果支持了 XPO1 抑制剂治疗 MM 的新方法。

一项 II 期临床研究评估了 Eltanexor 联合地塞米松治疗 rrMM 患者的安全性和耐受性。共纳入 20 例患者,结果表明,≥3 级会出现恶心、呕吐的现象。4 级中性粒细胞减少,持续>5 天;发热性中性粒细胞减少(ANC<1E9/L,发热>38.5℃);4 级血小板减少症或 3 级血小板减少症伴出血。结果显示,地塞米松与 Eltanexor 联合使用是安全的,可以提高 Eltanexor 抗 MM 活性[18]。

综上所述,恶心、疲劳、贫血、腹泻、体重减轻和中性粒细胞减少是最常见的 1/2 级不良反应。3/4 级不良反应包括血小板减少、中性粒细胞减少、贫血和白细胞减少、低钠血症。Eltanexor 为第二代 XPO1 抑制剂,旨在解决塞利尼索不良反应严重的问题。虽然目前有关 Eltanexor 的临床试验比较少,但是其较低的中枢神经系统渗透性能带来更广的安全窗和良好的耐受性,有望改善当下 XPO1 抑制剂存在的不良反应,在未来成为热点药物之一[15]。

18.5 靶点安全性综合分析

18.5.1 非临床和临床安全性关联分析

塞利尼索的非临床毒性主要表现为胃肠道毒性、淋巴系统毒性和生殖系统毒性,在毒理种属大鼠和猴的毒性试验中表现比较一致,并且这些非临床毒性表现较好地预测了临床试验血液学毒性和胃肠道毒性。但是塞利尼索的非临床试验没有提示神经毒性风险,有近 30% 使用塞利尼索治疗的患者出现了神经系统的不良反应。

综合非临床和临床试验的安全性结果,塞利尼索说明书中列明不良反应警告包括血小板减少、嗜中性白细胞减少症、胃肠道毒性、低血钠症感染(但大部分与中性粒细胞减少症无关)、神经毒性、胚胎-胎儿毒性。塞利尼索非临床和临床安全性比较见表 18-7。

表 18‑7　XPO1 抑制剂非临床和临床安全性比较

主要系统		塞利尼索
造血和淋巴系统	非临床	嗜酸性粒细胞减少、血小板降低、单核细胞增加,红细胞相关参数减少 大鼠:胸腺小、脾淋巴滤泡损耗、胸骨骨髓细胞减少 猴:靶器官:淋巴器官(脾脏、胸腺、淋巴结),表现出淋巴样细胞减少
	临床	血液和淋巴系统紊乱:血小板减少、贫血、嗜中性白细胞减少症、白细胞减少症、淋巴细胞减少、发热性中性粒细胞减少、易发肺炎、上呼吸道感染
	关联性	关联性较强
生殖系统	非临床	大鼠:睾丸退化、生殖细胞变性、附睾小、子宫内有透明液体;生殖Ⅱ段显示有胚胎胎儿毒性
	临床	未开展
	关联性	不适用,有待更多相关的临床数据统计
消化系统	非临床	体形消瘦、食欲不振、腹泻 总蛋白、球蛋白、葡萄糖降低
	临床	食欲下降、脱水、恶心、腹泻、呕吐、体重下降、消化不良、口干、腹部不适、肠胃气胀、腹痛 天门冬氨酸转氨酶升高、丙氨酸转氨酶升高、血碱性磷酸酶升高
	关联性	关联性较强
皮肤系统	非临床	皮肤松弛
	临床	脱发、瘙痒
	关联性	关联性较强
呼吸系统	非临床	长毒未见肺和呼吸道病变。大鼠呼吸安全药理出现呼吸频率、潮气量、每分通气量下降
	临床	呼吸困难、鼻衄、咳嗽
	关联性	有部分关联性
神经系统	非临床	大鼠和猴长毒未发现神经毒性,大鼠神经安全药理仅出现体温下降
	临床	精神紊乱、失眠、头晕、味觉障碍、头痛、晕厥、周围神经病变、脑病变
	关联性	关联性较弱
眼病	非临床	长毒未见眼科病变
	临床	视力模糊、白内障、视力损害
	关联性	关联性较弱
其他	非临床	长毒未见相关症状或病变
	临床	急性肾损伤、肌肉痉挛,高肌酸血症、心动过速、低血压
	关联性	关联性较弱

18.5.2 靶点毒性解析

小分子化合物的毒性往往与药物靶点的作用机制、与靶点的结合,以及组织分布等相关。已报道的 XPO1 小分子多为 XPO1 共价抑制剂、缓慢结合抑制剂,几乎都与 XPO1 蛋白疏水口袋的 Cys528 位点结合,大部分具有类似的化学结构,血脑屏障渗透性高,如美国 Karyopharm 公司的一系列核输出小分子抑制剂 SINE,它们结构类似,属于 N - azolylacrylate 类化合物。所以,已上市的塞利尼索与处于临床阶段和非临床阶段的 XPO1 小分子抑制剂虽然在药代动力学上有各自的特点,但主要的毒性特点趋于一致。

XPO1 在正常组织中的组织特异性较低,分布广泛,如淋巴系统、生殖系统、胃肠道系统、神经系统都有分布,已报道的 XPO1 共价抑制剂和缓慢结合抑制剂,与正常组织的 XPO1 靶点结合能力也很强,很容易在这些组织中产生脱靶毒性(非肿瘤部位的在靶结合 on target, off tumor)。塞利尼索临床前的组织分布结果佐证了这些脱靶毒性的产生原因,毒性靶器官同时也是药物组织分布浓度最高的器官。大鼠口服给药组织分布([^{14}C]化合物,QWBA):肾脏、肝脏和小肠的放射性浓度最高。与色素组织无特异性结合,大脑中也有分布。塞利尼索在非临床和临床都表现出严重的胃肠道毒性(如体重下降、食欲降低、腹泻等),淋巴系统毒性(如血小板减少、粒细胞减少、脾脏/胸腺/淋巴结淋巴细胞减少等),以及生殖毒性。塞利尼索临床前呼吸系统安全药理提示,大鼠给药 ≥10 mg/kg 在给药 300 分钟后呼吸频率、潮气量、每分通气量下降。临床毒性常见呼吸困难、鼻衄、咳嗽。

因塞利尼索具有较高的血脑屏障渗透,神经系统的较高药物暴露极易出现神经毒性。塞利尼索在临床试验中有发生率较高的神经毒性(30.2%),这类神经毒性限制了药物的使用。30% 使用塞利尼索治疗的患者出现神经不良反应,包括头晕、晕厥、意识水平低落和精神状态改变(包括神志不清),9% 的患者出现严重不良反应(3~4 级),而临床前的神经系统安全药理试验和一般毒理实验中没有相关提示,但大鼠神经系统安全药理提示大鼠给药 50 mg/kg 后,体温显著下降。

分析神经毒性临床和非临床不完全一致的原因,可能有如下几个方面:一方面,临床试验中研究者可以通过询问来了解测试者的神经系统不良反应,而这些信息在动物实验中无法获取;另一方面,从披露信息分析,神经安全药理试验为单次给药试验,而临床试验多次重复给药,神经毒性可能由累积给药导致;一般毒理试验重复给药的暴露量低于临床使用剂量下的暴露量(人:45 mg/m^2,AUC$_{0-t}$～4 500 ng* h/mL;大鼠 13 周毒理最高剂量 4 mg/kg,AUC$_{last}$～2 600 ng* h/mL;食蟹猴 13 周毒理最高剂量 1 mg/kg,AUC$_{last}$～1 500 ng* h/mL),如增大动物试验剂量可能会暴露某些神经毒性。

塞利尼索安全窗不大,非临床的给药频率采用给药 3 天停药 4 天或给药 2 天停药 5 天,临床使用时每周给药 2~3 次,降低给药频率来保证用药安全性。根据上市审评数据,塞利尼索临床试验严重不良反应发生率为 60.2%,91% 的受试者因剂量不耐受而降低剂量使用。安全性是这类药物继续优化的重要方向,比如降低血脑屏障透过率的 Eltanexor,有望降低神经毒性;使用可逆非共价结合 XPO1 的新一代小分子抑制剂,有望缓解 XPO1 共价抑制剂和缓慢结合抑制剂,与正常组织的 XPO1 靶点强结合产生的脱靶毒性。

18.6 总结与展望

根据新思界产业研究中心发布的《2022—2027 年中国多发性骨髓瘤治疗行业应用市场需求及开拓机会研究报告》显示,多发性骨髓瘤是全球第二大血液肿瘤,每年新发病例 16 万人,中国患者数量逐年上升,预计 2030 年中国多发性骨髓瘤患者将为 26.63 万,复发难治多发性骨髓瘤患者将为 21.48 万。多发性骨髓瘤的患病率逐年上升,而可用的治疗药物包括环磷酰胺等传统化疗、硼替佐米等蛋白酶体抑制剂、沙利度胺等免疫调节剂、CD38 单抗等多年未有创新。

2019 年,来自 Kayopharm 的第一个 XPO1 抑制剂塞利尼索(曾用代号 KPT‐330)上市,塞利尼索虽然处于多发性骨髓瘤的末线用药,但塞利尼索临床上主要与多发性骨髓瘤的其他经典药物联用,随着临床对这种联用优势的不断验证和认可,塞利尼索的市场将有望与经典药物并行增加。

XPO1 介导 280 多种蛋白的核输出过程[1],抑制 XPO1,可以调节其介导的货物蛋白相关的作用,具有广泛的潜在生物学意义。现有 XPO1 不可逆或缓慢可逆抑制剂的脱靶效应和血脑屏障的高渗透性带来了安全窗限制,这也限制了非肿瘤适应证的开发。随着针对 XPO1 的小分子抑制剂药物化学的设计不断优化,以及 XPO1 的生物学功能和机制逐渐完善,与不同适应证的关系进一步阐明,预测新一代安全性好的 XPO1 抑制剂在抗感染和自身免疫等非肿瘤适应证领域的应用也将不断拓展。

中国德琪医药通过授权获得 Kayopharm 的 XPO1 抑制剂在中国的管线,并顺利于 2021 年 12 月获得塞利尼索的上市许可,用于治疗多发性骨髓瘤,同年,中国临床肿瘤大会更新了恶性血液病诊疗指南,新增三项塞利尼索联用治疗方案:塞利尼索＋地塞米松、塞利尼索＋地塞米松＋泊马度胺,以及塞利尼索＋地塞米松＋硼替佐米,给亟须创新疗法治疗复发难治性骨髓瘤的中国患者带来了新希望。中国其他公司如君实等也通过自主研发加入 XPO1 赛道。未来必将有更多产品涌现,为患者带来更多用药选择。

(陈晓玲,赵乐)

参考文献

[1] 张晓娥,杨永亮. XPO1/CRM1 介导的核质运输与疾病治疗. 生命的化学,2015, 35(4):525‐530.

[2] Lee B J, Cansizoglu A E, Suel K E, et al. Rules for nuclear localization sequence recognition by karyopherin beta 2. CELL, 2006, 126(3):543‐558.

[3] 刘沁颖,应敏刚,郑秋红. 出核转运抑制剂的抗肿瘤临床转化研究进展. 中国肿瘤生物治疗杂志,2016,23(1):106‐113.

［4］ Sendino M, Omaetxebarria M J, Rodríguez J A. Hitting a moving target: inhibition of the nuclear export receptor XPO1/CRM1 as a therapeutic approach in cancer. Cancer Drug Resist, 2018, 1(3): 139 - 163.

［5］ 张甲辉,干亮. XPO1抑制剂在血液系统恶性肿瘤中的研究进展. 中国癌症防治杂志,2020, 12(5): 7.

［6］ Tk A, Jm B, Cjw A, et al. Selinexor, a novel selective inhibitor of nuclear export, reduces SARS-CoV - 2 infection and protects the respiratory system in vivo. Antiviral Research, 2021, 192, 105115.

［7］ Meng W, Gao S J. Targeting XPO1 enhances innate immune response and inhibits KSHV lytic replication during primary infection by nuclear stabilization of the p62 autophagy adaptor protein. Cell Death & Disease, 2021, 12(1): 29.

［8］ Dolgin E. The brain's traffic problems. Science, 2019, 363(6424): 221 - 223.

［9］ Gittings L M, Sattler R. Recent advances in understanding amyotrophic lateral sclerosis and emerging therapies. Fac Rev. 2020, 9 - 12.

［10］ Silvestrini M J, Johnson J R, Kumar A V, et al. Nuclear export inhibition enhances HLH - 30/TFEB activity, autophagy, and lifespan. Cell Reports, 2018, 23(7): 1915 - 1921.

［11］ Wolff B, Sanglier J J, Wang Y. Leptomycin B is an inhibitor of nuclear export: inhibition of nucleo-cytoplasmic translocation of the human immunodeficiency virus type 1 (HIV - 1) Rev protein and Rev-dependent mRNA - ScienceDirect. 1997.

［12］ Azmi A S, Uddin M H. The nuclear export protein XPO1- from biology to targeted therapy. Nature Reviews Clinical Oncology, 2020.

［13］ FDA. Multi-Discipline review ［EB/OL］. (2019 - 7 - 3)［2022 - 5 - 23］. XPOVIO (Selinexor) MULTI-DISCIPLINE REVIEW (fda. gov).

［14］ 张芳,闫泰山,赵艳. 治疗复发难治性多发性骨髓瘤新药: selinexor. 中国新药与临床杂志,2020, 39(5): 277 - 280.

［15］ 苏铮,刘连奇,李微. 第二代XPO1抑制剂——eltanexor. 临床药物治疗杂志,2019(8): 4.

［16］ EMA. Summary of product characteristics (annex I). (2021 - 5)［2022 - 5 - 23］. Nexpovio, INN-selinexor (europa. eu).

［17］ Cornell R F, Baz R, Richter J, et al. A phase 1 clinical trial of oral eltanexor in patients with relapsed or refractory multiplemyeloma. Am J Hematol. 2022, 97(2): E54 - E58.

［18］ Cornell R F, Rossi A C, Baz R, et al. A phase 1/2 study of the second generation selective inhibitor of nuclear export (SINE) compound, KPT - 8602, in patients with relapsed refractory multiple myeloma. Blood, 2016, 128(22): 4509.

［19］ Http://www. proteinatlas. org ［EB/OL］. ［2022 - 5 - 23］.

第 *19* 章

HIF‐2α 抑制剂的药理学机制和安全性

低氧诱导因子(hypoxia-inducible factor，HIF)是机体感知和调节细胞内氧浓度变化的重要元素。对于几乎所有的动物细胞而言，快速响应并适应氧气变化的能力都是至关重要的。机体在缺氧的情况下，如高原环境、短时期窒息或局部损伤，会产生细胞自适应过程，通过诱导血管新生或红细胞生成，诱导细胞代谢适应，如糖酵解过程[1]等，来适应缺氧的条件，该过程称为缺氧应答。然而在肿瘤微环境中也会存在类似的假性缺氧条件，由此引发的缺氧应答会增加肿瘤细胞的生存和发展。因此，以 HIF 为靶点的抑制剂成为抗肿瘤药物研发的一个重要的分支领域。本章重点介绍 HIF‐2α 相关的蛋白结构基础、作用机制、以 HIF 为靶点的抑制剂成药及发展现状，以及目前已上市药物的非临床安全性和临床安全性的综合分析等，为今后 HIF‐2α 相关药物的研发提供信息。

19.1 HIF‐2α 靶点作用机制

19.1.1 HIF‐α 靶点的发现

20 世纪 60 年代，科学家们发现在缺氧环境下促红细胞生成素(erythropoietin，EPO)是机体调整低氧适应的重要因素。Semenza 等在 EPO 调控区(非编码蛋白序列)鉴定出一段与低氧诱导相关的保守 DNA 序列，将这段序列连接到非低氧诱导基因后，其表达也受低氧调控，这一序列因此被命名为低氧应答元件(hypoxia response element，HRE)。相应地，1992 年 Semenza 等研究发现了可以与 HRE 特异性结合的影响 DNA 转录的蛋白复合物，该蛋白复合物只在低氧环境下稳定存在，常氧时几乎消失，鉴于这种特性而将其命名为低氧诱导因子 1(hypoxia-inducible factor 1，HIF‐1)[2]。1997 年，Tian 等发现了第二种低氧诱导因子 HIF‐2，由内皮 PAS 区域 1(endothelial PAS domain protein 1，EPAS1)基因编码，因此又称为 EPAS1[3]。2019 年，诺贝尔生理学或医学奖授予了三位科学家威廉·凯林(William G. Kaelin Jr)、彼得·拉特克利夫(Sir Peter J. Ratcliffe)与格雷格·赛门扎(Gregg L. Semenza),以表彰他们在细胞感知和适应氧气供应方面的一系列发现。

HIF 是由 α 亚基和 β 亚基组成的异源二聚体,其中氧敏感型的 α 亚基有三个亚型 HIF-1α、HIF-2α 和 HIF-3α,氧不敏感型的 β 亚基也有三个亚型 HIF-1β、HIF-2β 和 HIF-3β。HIF-α 蛋白含量受氧的严格调控,只存在于低氧环境下,而 HIF-β 蛋白为组成型,其含量与氧的浓度无关[3, 4]。

作为转录因子,HIF-α 在缺氧条件下被诱导激活,进入细胞核内与 HIF-β 形成转录因子复合物,从而进一步促进细胞中与低氧环境适应最相关的三种基因的表达,包括刺激血红细胞生成的激素 EPO、促进血管生成的血管内皮细胞生长因子(vascular endothlial growth Factor,VEGF),以及抑制细胞进行有氧呼吸,让更多的葡萄糖参与糖酵解的丙酮酸脱氢激酶 1(pyruvate dehydrogenase kinase isozyme 1,PDK1),从而使细胞或局部缺氧组织调整代谢机制,对缺氧环境作出应答和适应性调整[5]。

适应性低氧调节对机体的作用主要体现在两方面,一是对组织氧化损伤和炎症具有保护作用,二是对应低氧环境做出快速的代谢调整,缺氧调节过度也会导致损伤机体的反应发生,如遗传性红细胞增多症、慢性缺血性心肌病和阻塞性睡眠呼吸暂停等。HIF-α 作为抗肿瘤药物的靶点,主要是基于肿瘤微环境的假性缺氧利用了机体的低氧调节机制、调整代谢模式、促进肿瘤组织的血管生成等,从而促进肿瘤的发展和迁移。这一通路的关键信号分子包括 HIF-α,以及调节 HIF-α 羟基化标记,使得羟基化 HIF-α 被泛素化识别后降解的特异性脯氨酸羟化域酶(prolyl hydroxylase domain-containing enzymes,PHD)。因此,HIF-α 和 PHD 成为包括肿瘤在内的多种疾病治疗的重要靶点[6, 7]。

转录调控因子普遍缺乏结构稳定的小分子结合口袋和变构调节位点,另外其调控机制尚未完全阐明,往往是蛋白质中"不可成药"的靶标,HIF 就是一例。自从 2009 年以来,美国得州西南医学中心的科研人员首次发现了对于实现功能性 HIF-2α 与 HIF-1β 异二聚体化组装至关重要的结合腔[8],由此开启了针对 HIF-2α 靶点的小分子抑制剂药物研究。

19.1.2 HIF-α 靶点结构及生物活性调控机制

1995 年,Semenza 及其团队开始对 HIF 进行广泛的研究,解析了该转录因子蛋白复合体的结构。研究表明,HIF 是由两个均具有螺旋-环-螺旋(basic-helix-loop-helix,HLH)结构的氧敏感型的 α 亚基(HIF-1α、HIF-2α 和 HIF-3α)和氧不敏感型的 β 亚基(HIF-1β、HIF-2β 和 HIF-3β)组成的异二聚体蛋白。在 HIFs 蛋白 3 个不同亚型的 α 亚基中均含有氧依赖降解区(oxygen-dependent degradation domain,ODD)和 N 端反式激活结构域(N-trans-activation domain,N-TAD),HIF-1α 和 HIF-2α 还包含一个 C 端反式激活结构域(C-trans-Activation Domain,C-TAD)(图 19-1)。ODD 是对氧敏感的关键区域,也是蛋白质结构中唯一能够感知氧气浓度变化的亚单位,不仅决定着 HIF

蛋白的稳定性,同时也决定了蛋白质的生物活性[9]。

在正常的氧水平下,HIF-α 的两个特定位点会被 PHD 羟基化标记,这一改变使得肿瘤抑制蛋白冯-希佩尔-林道(Von Hippel-Lindau, pVHL)能够识别并结合 HIF-α,从而被 E3 泛素连接酶识别后进行泛素化降解。而在缺氧环境下,由于氧底物的限制,PHD 活性降低,HIF-α 无法被羟化标记,导致 HIF-α 的稳定性增加,不会与 VHL 结合,而是直接进入细胞核,与 HIF-β 形成转录复合蛋白,结合到 DNA 的 HRE 片段,从而激活、调节体内多种基因的功能,促进氧气的供应与运输[8](图 19-2)。

值得注意的是,在一些生长因子、细胞因子,如胰岛素、胰岛素样生长因子、血小板源性生长因子等的刺激下,HIF-α 在正常氧浓度下也可稳定存在。除了氧浓度之外,HIF-α 的浓度也受到许多其他因子的影响,如 Pl3K/AKT 的激活、mTOR 的激活等原癌或抑癌信号的失调均会促进 HIF-α 的转录及翻译。VHL 基因突变也会导致 HIF-α 的稳定性增加,从而提高其作为转录因子的转录效率[10]。

HIFs 在生物体内的转化信号通路和氧感知机制可总结为:在常氧条件下,通过 HIF-PHD-VHL 通路降解 HIF-α;在缺氧条件下,PHD 底物缺乏,HIF-α 无法降解,转而入核通过 HIF-α/HIF-β 异二聚体转录复合蛋白,作为核转录调控因子引发下游 EPO、VEGF 及 PDK1 等的表达。

HIF 对机体生理过程的影响几乎涵盖了全部方面,包括细胞代谢、机体运动、胚胎发育、免疫应答、呼吸等。与此同时,HIF 在疾病方面,尤其是在肿瘤微环境中也扮演着至关重要的调控作用。由于肿瘤细胞的快速扩增,更容易造成缺氧微环境,从而诱导 HIF 相关基因的表达,促进血管增生,促进肿瘤细胞的增殖、迁移和侵袭。虽然 HIF-1α 和 HIF-2α 有着 42% 的相同氨基酸序列,但许多研究表明二者在血管生成调控中存在差别,HIF-1α 主要调控血管新生,而 HIF-2α 主要调控血管功能性成熟[11]。更重要的是,HIF-2α 因其独特的小分子结合口袋,展现出更具有靶向肿瘤疾病的成药性。

19.1.3 HIF-2α 相关的疾病作用机制

1. HIF-2α 与肿瘤

HIF-2α 与肿瘤增生有关,体外研究发现 HIF-2α 可以诱导神经母细胞瘤细胞肥大,并且能够减少其增殖速率,然而 HIF-2α(1-485)变异钝化型能够减少细胞体积并且加快细胞的增殖。体内实验发现 HIF-2α 过高表达的小鼠能够引起肿瘤结节的形成,结节生长的速度尽管比对照组要慢,但是高度血管化,表达 HIF-2α(1-485)生物神经母细胞瘤生长快,然而血管化很差并且很快趋向于坏死。神经母细胞瘤高表达的 HIF-2α 与干细胞特性、转移性疾病和较差的预后有关,表明 HIF-2α 在神经母细胞瘤生物学调控中起重要作用。减少 PI3K 的表达可以减少 HIF-2α mRNA 与蛋白质的表达并且能使体外肿瘤血管化减少。此外,HIF-2α 的表达也在许多实体肿瘤中被频繁检出,比如肾癌、胶质癌、膀胱癌、乳腺癌、卵巢癌、头颈部肿瘤等。

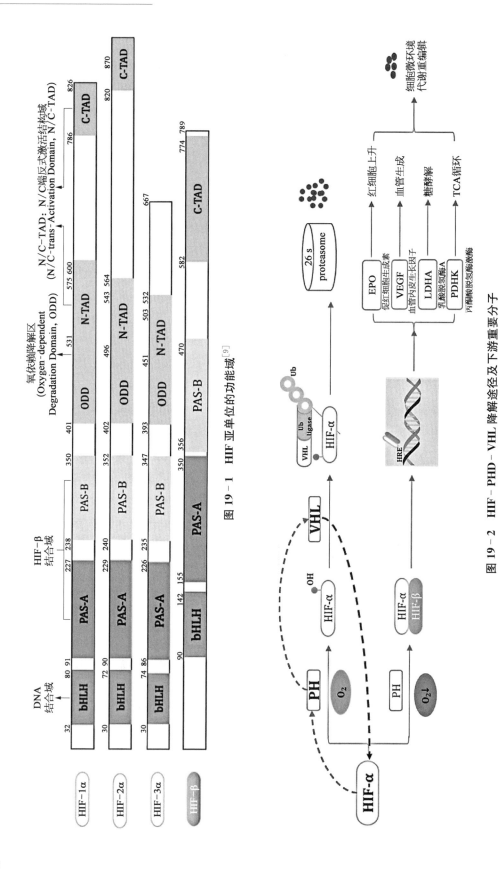

图 19 - 1 HIF 亚单位的功能域[9]

图 19 - 2 HIF - PHD - VHL 降解途径及下游重要分子

VEGF 是 HIF 最主要的下游靶向蛋白,利用药物抑制 VEGF 已被证明是一种强有效的治疗肿瘤的方法。许多研究表明,HIF－2α 更易与 VEGF 的启动子结合,与 VEGF mRNA 的表达高度相关,而且在小鼠肝脏血管瘤中,VEGF 及其他和血管生成相关的基因表达主要由 HIF－2α 调控。在直肠肿瘤中,与选择性敲除 HIF－1α 相比,敲除 HIF－2α 后更能引起 VEGF 水平的下降。在神经母细胞瘤中,VEGF mRNA 的表达在 HIF－2α 基因表达之后出现,进一步说明在很多肿瘤组织中 VEGF 的表达主要由 HIF－2α 调控[10, 12, 13]。

2. 与肾脏肿瘤的关系

有研究表明,在肾透明细胞癌(clear cell renal cell carcinoma, ccRCC)中,VHL 缺失导致 HIF－α 的稳定存在,与氧张力无关。在该肿瘤的相关研究中,HIF－1α 是一种肿瘤抑制因子,可在体内和体外抑制 VHL 缺陷型 ccRCC 的增殖;然而,在 30%～40% 的 ccRCC 患者中,HIF－1α 表达缺失。与 HIF－1α 的作用相反,HIF－2α 是 ccRCC 中关键的致癌蛋白。过量的 HIF－2α 对 ccRCC 的促进作用主要通过其靶基因的过表达来实现。因此,HIF－2α 对 ccRCC 的影响是多方面的。表 19－1 总结了 HIF－2α 相关基因与 ccRCC 进展的关系。

表 19－1　受 HIF－2α 调控的 ccRCC 进展相关基因[14]

功　　能	基　　因	描　　述
血管生成	VEGFA	血管内皮生长因子 A
	PDGFB	血小板衍生生长因子 B
	FIK1	血管内皮生长因子受体-2
	IL－6	白介-6
	ANGPT1	Tie2 血管生成素蛋白 1/TEK 受体酪氨酸激酶
	ADM	肾上腺髓质素
细胞周期和增殖	CCND1	细胞周期蛋白 D1
	TGF－α	转化生长因子-a
	c－Myc	Myc 原癌基因
	SLC7A5	大中性氨基酸转运蛋白(LAT) 1
转移	CXCR4	C－X－C 基序趋化因子受体 4
	MMP2	基质金属蛋白酶 2
	MMP9	基质金属蛋白酶 9
	SK1	鞘氨醇激酶 1
新陈代谢	GAS6/AXL	生长停滞特异性 6/AXL 受体酪氨酸激酶
	GLUT1	葡萄糖转运蛋白 1
	PLIN2	围脂滴蛋白 2

在 ccRCC 中,HIF - 2α 积累导致许多血管生成因子过表达,例如 VEGFA 及其最重要的受体 VEGFR2。VEGFA 和 VEGFR2 的结合是血管生成效应的主要启动子,通过诱导 VEGF 合成促进肿瘤血管生成的细胞因子白介素- 6 等共同促进肿瘤的生长和发展。

ccRCC 的代谢过程也与 HIF - 2α 密切相关。HIF - 2α 通过上调 GLUT1 使细胞适应缺氧来加速细胞糖酵解过程。2011 年,Chan 等发现沉默 GLUT1 可以促进 RCC 细胞系 RCC4 的凋亡[14]。Perilipin - 5(PLIN2)是另一个 HIF - 2α 靶基因,可促进细胞内脂质堆积的形成,从而使 ccRCC 细胞清晰可见,形成透明细胞的形态。

总之,HIF - 2α 失控调节数百个缺氧相关基因的表达,其中一些基因可以通过各种机制促进 ccRCC 的进展。与目前治疗肾细胞癌的抗血管生成疗法相比,靶向 HIF - 2α 的疗法可能调节大部分缺氧相关信号通路,因此,可能是一种更有效的选择[15]。

3. 与肿瘤的其他关系

研究发现肿瘤细胞通过各种机制诱导缺氧,例如高新陈代谢速率和高氧消耗,从而引起内皮功能障碍或由于对血管的各种作用而破坏氧气的输送,制造慢性缺氧环境,激活 HIF 信号通路,加速肿瘤的生长。

慢性缺氧环境会导致 HIF 激活 ABC 转运蛋白(ATP - binding cassette transporter)[16],这种蛋白就像一个药物泵,它会把化疗药物从肿瘤细胞内泵出来,降低药物浓度,同时 HIF 也会抑制肿瘤细胞自身的代谢、衰老和凋亡,这些因素共同作用形成了肿瘤细胞化疗中的一种抵抗机制。

放疗是临床上肿瘤治疗的一种常规物理治疗手段,主要是通过在肿瘤组织中产生活性氧破坏肿瘤细胞的 DNA 从而杀死肿瘤细胞。但是活性氧也会激活 HIF,从而导致 VEGF 水平的升高,继而导致血管再生,提高肿瘤细胞的存活率。

靶向治疗药阿瓦斯汀(Bevacizumab, Avastin)是临床上用于抗肿瘤血管生成的 VEGFR 抑制剂单抗药物,主要是抑制肿瘤血管的生成,降低对肿瘤组织的血氧供给。这会加剧肿瘤细胞的慢性缺氧环境生成而激活 HIF,从而诱导 VEGF 水平的升高,促进肿瘤血管的生成,形成肿瘤细胞对阿瓦斯汀的抗药性。

上述研究表明 HIF 与肿瘤的生长、放化疗抵抗、肿瘤药物的耐药性等有很大关系,且 HIF - 2α 的高表达常常与肿瘤的预后呈负相关。因此,HIF - 2α 抑制剂已成为肿瘤相关疾病的热门研究靶点。

除上述疾病作用机制之外,HIF - 2α 还与低氧性肺动脉高压[17]、类风湿性关节炎[18]、慢性阻塞性肺病[19]等多种疾病的作用机制相关,为其治疗提供了新的策略。

19.2　HIF - 2α 靶点抑制剂药物

作为转录因子,HIF - 2α 长期以来一直被认为是不可靶向的,因为转录因子大多缺少同小分子抑制剂的结合位点。但是,美国得州西南医学中心的科研人员在 HIF - 2α 的

PAS－B结构域内发现了一个大约 290 Å^3 的结合腔[18]，该区域对于实现功能性 HIF－2α 与 HIF－1β 异二聚体化组装至关重要，有可能插入小分子抑制剂使 HIF－2α 蛋白发生别构，而无法与 HIF－1β 发生异二聚体化（图 19－3）。

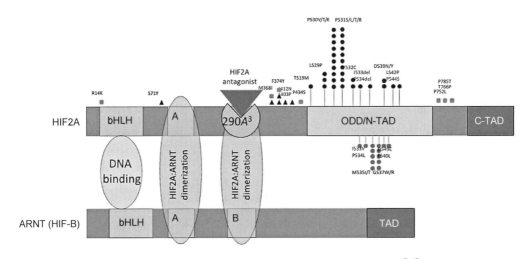

图 19－3　HIF－2α 和 HIF－1β 的二聚体化别构抑制位点[20]

HIF－2α 活性异常是 ccRCC 等癌症的关键致癌驱动因素，这些癌症的标志性特征是 HIF－2α 蛋白的过度积累，通常是由于 VHL 基因失活所致。VHL 抑癌基因的突变引起的一种罕见的常染色体显性遗传性疾病被称为冯·希佩尔-林道综合征（Von Hippel-Lindau disease，VHL 综合征）。患者表现为多器官肿瘤综合征，包括中枢神经系统血管母细胞瘤、视网膜血管母细胞瘤、肾癌或肾囊肿、胰腺肿瘤或囊肿、肾上腺嗜铬细胞瘤、内耳淋巴囊肿瘤和生殖系统囊肿等病变。

据国外报道，VHL 病的发病率为 1/（91 000～36 000）。VHL 基因编码 VHL 蛋白，并与延长因子 B 和 C 组成 VBC－E3 泛素连接酶复合体，降解下游的 HIF－α。VHL 蛋白的缺失或失活导致其下游底物 HIF－α 上调，进而促进一系列促癌因子的表达，是该病的主要发病机制[21]。

目前的 HIF－2α 靶点药物一方面以蛋白别构口袋为主要设计依据，改进小分子抑制剂的结构；另一方面通过调控 HIF 相关的 siRNA，调节 HIF－2α 的表达。以 VHL 综合征机制为主要研究思路，主要靶向 VHL 综合征相关肿瘤；除此之外，一些在研的临床项目正在拓展 HIF－2α 抑制剂在其他实体瘤方面的研究和应用。

2021 年 8 月，FDA 批准了第一款口服 HIF－2α 小分子抑制剂 Belzutifan，又称 Welireg™（图 19－4），它也是目前全世界唯一获批上市的 HIF－2α 靶点抑制剂药物。Belzutifan 可阻断肿瘤细胞生长、增殖以及阻止异常血管的形成[22]，临床上用于治疗无须立即手术的 VHL 综合征相关肾细胞癌、中枢神经系统血管母细胞瘤或胰腺神经内分泌肿瘤[23]。

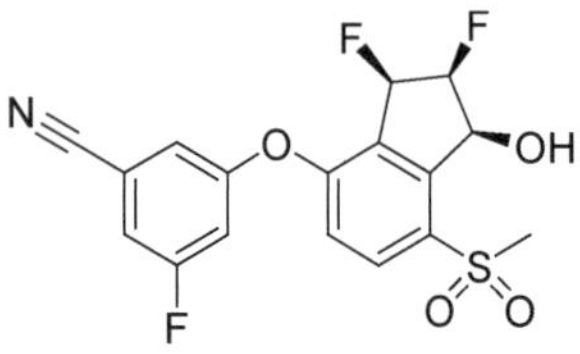

图 19-4 Belzutifan 的结构

Belzutifan（代号 PT2977、MK-6482）的开发经历了曲折的过程。Peloton Therapeutics 最早开发了 PT2977，该公司于 2019 年被默沙东以 22 亿美元收购，PT2977 也拥有了一个新的研发代号 MK-6482。2016 年，Peloton 的研究人员与合作者在临床前细胞及动物模型中验证了先导化合物 PT2399 的有效性[27]，但该备选化合物的药代动力学有其局限性。因此，Peloton 进一步优化基于 PT2399 的结构，通过基于结构的药物设计（structural-based drug design，SBDD）方法，最终确定了 PT2385。PT2385 在 PK/PD、药效、PK 和代谢谱分析序列中均表现出优于 PT2977 的结果，最终确定 PT2385 作为临床候选药物[28, 29]。但是，PT2385 受其严重的葡萄糖醛酸苷代谢物的影响而限制了其药代动力学的剂量。Peloton 的研究人员通过将 PT2385 中的双链二氟基团更改为邻二氟基团即 PT2977，提高了 HIF-2α 的活性，减少了二期代谢，降低亲脂性并显著改善药代动力学特性。PT2977 的临床药代动力学表现出比 PT2385 更高的暴露量，临床剂量使用也低得多，每天只需一次给药[8]。

PT2977 基于一项Ⅱ期临床试验积极的中期结果（MK-6482-004 试验，N=61）通过优先审查程序获得批准。此前，FDA 已授予该药物突破性疗法认定（breakthrough therapy designation，BTD）和孤儿药资格（orphan drug designation，ODD）。根据《中国 Von Hippel-Lindau 病诊治专家共识》报告，VHL 综合征为遗传病，中国尚无有效的治疗方法。PT2977 已于 2021 年 9 月在中国获批临床试验默许，有望为中国 VHL 综合征患者提供有效的治疗手段[24]。

目前，PT2977 正在多个临床研究中进行评估。除了治疗 VHL 相关 ccRCC 的Ⅱ期试验（NCT03401788）之外，MK-6482 临床开发计划还包括治疗晚期 RCC 的Ⅲ期试验（MK-6482-005、NCT04195750）、治疗晚期实体瘤包括晚期肾癌的Ⅰ/Ⅱ期剂量递增和剂量扩展试验（NCT02974738）等[25]。

19.3　Belzutifan 非临床药代动力学及安全性

Belzutifan(PT2977)的非临床安全性研究结果见表 19-2 和表 19-3[26]。

除了一般毒理外，还开展了其他毒性研究，包括安全药理、遗传毒性和生殖毒性，其结果总结如下。

安全药理试验：心血管系统安全药理试验是伴随比格犬 13 周长毒试验展开，试验未观察到 Belzutifan 相关的变化。

遗传毒性试验：Ames 试验、人体外周血淋巴细胞微核试验和大鼠骨髓微核试验的结果都呈阴性。

表 19 - 2 Belzutifan 的非临床药代动力学研究结果总结

试验类型	试 验 名 称	试 验 结 果
吸收	雄性 SD 大鼠单次静脉注射和灌胃药代动力学研究	1. 雄性大鼠在进食状态下单次静脉注射 1 mg/kg PT2977 后：$T_{1/2}$ 为 1.09 h, AUC_{0-inf} 为 1.02 μg · h/mL, Cl 为 983 mL/h/kg, Vss 为 1.27 L/kg 2. 雄性大鼠在进食状态下单次灌胃 10 mg/kg PT2977 后：C_{max} 为 0.28 μg/mL, T_{max} 为 1.33 h, $T_{1/2}$ 为 5.30 h, AUC_{0-inf} 为 1.78 μg · h/mL,生物利用度为 17.5%
	雄性比格犬单次静脉注射和灌胃药代动力学研究	1. 雄性犬在空腹状态下单次静脉注射 1 mg/kg PT2977 后：$T_{1/2}$ 为 9.65 h, AUC_{0-inf} 为 12.25 μg · h/mL, Cl 为 1.35 mL/h/kg, Vss 为 1.81 L/kg 2. 雄性犬在空腹状态下单次灌胃 5 mg/kg PT2977 后：C_{max} 为 1.51 μg/mL, T_{max} 为 2 h, $T_{1/2}$ 为 17.2 h, AUC_{0-inf} 为 25.29 μg · h/mL,生物利用度为 33%
分布	全血/血细胞分配比	1 μM PT2977 在不同种属之间分配比相似,在小鼠、大鼠、犬、猴子和人血细胞中分配比为 0.88~1.06
	血浆蛋白结合率	小鼠 56%；大鼠 55%；犬 61%；猴 2%；人 45%
	雄性大鼠灌胃 PT2977 后,测定 PT2977 及其代谢产物 PT3317 的组织分布研究	雄性大鼠单次口服 30 mg/kg PT2977： 1. 给药 4 h 后,血浆和组织中达到 C_{max} 2. PT2977 暴露量最多的组织为小肠和肝脏 3. 代谢产物 PT3317 浓度低于 PT2977,仅在肝脏、血浆和小肠中检测到 4. PT2977 和 PT3317 在小肠冲洗液中的含量在 4 h 时到达最高,分别为 0.633 mg 和 0.039 mg
	大鼠灌胃 ^{14}C - PT2977 后的组织分布研究	白化 SD 大鼠,单次灌胃 10 mg/kg ^{14}C - PT2977： 1. 放射性暴露最高的组织是肝脏(M/F)、盲肠(M/F)、肾脏(M/F)、瞬膜腺(M/F)、小肠(M/F)、心肌(F) 和脂肪有色 LE 大鼠,单次灌胃 10 mg/kg ^{14}C - PT2977： 2. 在 0.5 h 和 4 h,放射性暴露最高的组织为肝脏(M/F)、肾脏(M/F)、小肠(M/F)、心肌(M)、瞬膜腺(M) 和眼葡萄膜束(M)
代谢	体外肝微粒体代谢	1. ^{14}C - PT2977 在大鼠、犬、和人肝微粒体中均观察到主要代谢产物 M16 (PT3317,一种葡糖苷酸结合物) 2. 未见人特异性代谢产物 3. 与重组人 UGT 酶孵育形成 UGT2B17(鉴定为 PT3317)
	大鼠灌胃 ^{14}C - PT2977 后的代谢研究	1. PT2977 代谢生成 23 种放射性组分(14/23 已鉴别) 2. 在血浆中,PT2977 是主要成分,其放射性含量分别为 46%(M) 和 59% (F)；丰度第二高的成分为 M2(未鉴别)代谢产物,占放射性的 24% (M) 和 30%(F)。在两种性别动物中观察到的其他代谢产物为 M9、M11 和 M15,含量≤10% 3. 在胆汁中的代谢产物谱显示 M4 是主要组分,约占放射性的 20%。观察到的其他代谢产物为共有代谢产物 M8/M9(M8 和 M9 综合值为 22.8%)、M16/PT3317(9%M,7%F)、M7(10%M,11%F)、M6(7%)、M11 和 M12(≤5%)
排泄	大鼠灌胃 ^{14}C - PT2977 后的排泄研究	在整体大鼠尿液和粪便中的相对丰度分别为 19% 和 72%,在胆管插管大鼠粪便、尿液、胆汁中的相对丰度分别为 1.5%、12% 和 83%

表 19-3　Belzutifan 的一般毒理学研究结果总结

试 验 设 计	主 要 毒 性 结 果
大鼠 4 周重复给药及 4 周和 13 周恢复期毒性试验 口服给药,每天 2 次,剂量:0、3、10、100 mg/kg (GLP)	**血液学:** 剂量依赖性贫血,白细胞和中性粒细胞减少,雌性更为明显 **血清生化:** 中高剂量组均观察到碳酸氢盐水平降低(高达 24%),雌性中观察到甘油三酯升高;临床病理学结果可逆 **解剖大体观察:** 部分大鼠心肌肥大伴有镜下心肌肥大可能是对贫血的代偿性反应 **组织病理:** 所有剂量均引起不可逆的雄性生殖系统显著损伤(睾丸中高达中度生精障碍、生殖细胞退化和多核巨细胞,附睾中高达显著少精症和细胞碎片) **结论:** 雄性 NOAEL 为 6 mg/kg,雌性 NOAEL 为 200 mg/kg
大鼠 13 周重复给药及 28 天和 26 周恢复期毒性试验 口服给药,每天 2 次,剂量:1、3、10、100 mg/kg (GLP)	**死亡率:** 2 只低剂量组和 1 只高剂量组动物死亡,与供试品关系不能确定 **血液学:** 给药期可见红系参数下降,包括 RBC↓、HGB↓、HCT↓,高剂量组 RET↓。除高剂量组(M,31%RET)外,其余血液学参数在第 28 天恢复期结束时部分或完全恢复;26 周恢复期结束时,雄性组 RET 仅部分可逆(~11%) **血凝:** 所有剂量下,APTT↓(M);28 天恢复期可恢复,26 周恢复期再次下降,且不呈剂量依赖性 **血清生化:** 给药期末,≥6 mg/kg 剂量组 Cl↓、HCO_3↓;所有剂量组的 Fe 和 TG 均出现不同程度的下降。在第 28 天恢复期结束时,除了雌性 TG 外,其他指标均部分或完全恢复 **解剖大体观察:** 雄性附睾和睾丸缩小和/或变软,主要发生在≥20 mg/kg 剂量组;20 mg/kg 剂量组 1 只雄性阴茎增大和肿胀;个别给药组雄性肝脏变色(发红或苍白)或肿大 **器官重量:** 雄性睾丸重量减轻与组织病理学变性/萎缩有关。附睾重量减轻与继发于睾丸的精子减少症和/或细胞碎片增加和精浆生成减少相关;这些变化在 26 周恢复期结束后未恢复 在≥20 mg/kg 剂量下,雄性心脏重量呈可逆性增加(具有统计学意义);但缺乏相关性,且在雌性中不存在该变化 **雄性生殖评估:** 精子活力:≥6 mg/kg 剂量组大鼠的精子活力下降,≥20 mg/kg 剂量组的部分动物恢复期时未能恢复 精子计数:≥6 mg/kg 时,精子浓度呈剂量依赖性降低 精子形态:在≥6 mg/kg 时,精子畸形率呈剂量依赖性增加。在恢复期第 28 天,异常精子持续存在,在恢复期 26 周时显示出部分可逆性,但在 20 mg/kg 剂量组,仍有高达 77% 的异常精子 总体而言,这些结果与≥6 mg/kg 剂量组,睾丸和附睾中观察到的变性和/或萎缩相关 **组织病理:** 严重的附睾精子减少症状,且高剂量组恢复期末恢复;不同程度的附睾细胞碎片,附睾筛状改变,且恢复期末部分恢复 不同程度的精子异常或减少,增殖期生殖细胞凋亡/脱落,支持细胞空泡化,间质细胞增生/肥大,在恢复期末部分恢复 所有组别,单侧/双侧肾小管嗜碱性粒细胞轻微增加,仅雄性组别部分恢复;给药期末轻微的双侧肾盂扩张,部分恢复 所有组别,出现不同程度的肝细胞坏死,肝细胞空泡化和张力性脂沉积,28 天恢复期末大部分不可逆 **26 周恢复期末仅观察了雄性动物,主要发现如下:** ≥6 mg/kg 剂量组均出现了严重的附睾精子减少症状;睾丸生精小管萎缩、变性;轻微的局灶性生殖细胞脱落等 单侧肾盂扩张,肾脏囊肿 肝脏,高剂量组肝细胞仍未恢复;所有组别的肝细胞空泡化、张力性脂沉基本恢复,肝内胆管普遍出现轻微增生 给药期末,高剂量 1 只雄性出现严重的阴茎炎症;雄性所有组别均出现不同程度的前列腺炎症,恢复期末未恢复或部分恢复;所有给药组出现不同程度的睾丸精管变性和萎缩,恢复期末部分恢复

试 验 设 计	主 要 毒 性 结 果
	结论： 1. 高剂量 1 例雄性动物死亡，可能与 PT2977 相关 2. 导致红细胞参数降低、碳酸氢盐和甘油三酯升高 3. 毒性靶器官为**肝脏和雄性生殖器官** 4. 雄性 NOAEL 为 2 mg/kg，雌性 NOAEL 为 200 mg/kg
比格犬 4 周重复给药及 4 周和 13 周恢复期毒性试验 口服给药，每天 1 次，剂量：0、1、5、30 mg/kg（GLP）	**结论：** 1. 关键的研究结果是可逆的红细胞参数和网织红细胞减少，与股骨和胸骨骨髓中多达中度的细胞过少有关 2. 在主要研究结束时，犬的雄性生殖器官无相关的变化。恢复期后，异常精子在中、高剂量组略有增加，但缺乏组织病理学相关因素 3. NOAEL 为 30 mg/kg
比格犬 13 周重复给药及 28 天恢复期毒性试验 口服给药，每天 1 次，剂量：0、1、5、30 mg/kg（GLP）	**血液学：**给药期末，所有剂量组 RBC↓、HGB↓、HCT↓、WBC↓、LYMPH↓、BASO↓、LUC↓、RET↓；恢复期，中、高剂量组雌性动物的 WBC 和 LYMP 仍降低，BASO、LUC 的降低部分恢复 **血清生化：**给药期末，AST↓、TRIG↓、CREA(F)↓、LDH↓、Fe↓；恢复期时，中高剂量组雌性 AST↓不可逆，铁在所有剂量水平上都进一步降低，在雌性动物中呈剂量依赖性。雌性动物中，脂肪酶呈剂量依赖性增加 **解剖大体观察：**胸腺较小，显微镜检查有明显的淋巴细胞减少 **脏器重量：**脾脏：所有剂量的雄性，低剂量组雌性均下降，除高剂量雄性外，其余均可逆；睾丸：中高剂量组可逆增加（22%）；胸腺：低剂量时雄性下降，中高剂量部分可逆性下降；子宫：恢复时，各剂量组均下降 **雄性生殖评估：**给药期末，在精子活力、浓度或形态方面没有明显的与 PT2977 相关的变化；恢复期末，高剂量组 1 只动物精子活度/浓度均下降，精子形态异常；左侧睾丸轻度局灶性管状发育不全 **组织病理：** 给药期末，高剂量组雄性发现轻微的色素枯否细胞增加，肝细胞坏死/炎症，中剂量组在恢复期末有一只雄性轻微肝纤维化；雄性支气管肺轻微的组织细胞增生，间质性炎症；在所有组别中均发现胸腺淋巴细胞增加，给药组有显著差异，且恢复期末均未恢复或部分恢复；给药组雄性均出现轻微甲状腺单侧囊肿，且高剂量组恢复期末未恢复 **结论：** 1. 所有动物均存活 2. 红细胞参数降低，碳酸氢盐可逆性升高 3. 靶器官为雄性生殖器官 4. NOAEL 为 30 mg/kg

注：M：雄性；F：雌性

生殖毒性试验：大鼠胚胎-胎仔发育（EFD）毒性试验结果显示 Belzutifan 能引起母体体重降低、着床后丢失增加、活胎减少、胎仔体重下降、肋骨畸形和骨骼骨化减少。

光毒性：Belzutifan 无光毒性。

19.4　Belzutifan 临床安全性研究

Belzutifan(PT2977)的上市资料中显示，其临床数据主要来自一项 Ⅱ 期中期、单臂、开放标签研究，旨在评估患有 VHL 疾病，并诊断为局限性/肺转移性 ccRCC，未接受过全身抗肿瘤治疗的受试者的安全性[23]。在每日给药的 61 例受试者中,15％的患者因接受 PT2977 治疗发生严重不良反应,包括贫血、缺氧、过敏反应、视网膜脱落和视网膜中央静脉阻塞;3.3％的患者因接受 PT2977 治疗发生不良反应而停药,导致停药的不良反应为头晕和阿片类药物过量(各 1.6％);39％的患者因接受 PT2977 治疗发生不良反应而中断给药,≥2％的不良反应表现为疲乏、血红蛋白降低、贫血、恶心、腹痛、头痛和流感样疾病;13％的患者因接受 PT2977 治疗发生不良反应而降低给药剂量,最常报告需要降低给药剂量的不良反应为疲乏(7％);发生率≥25％的不良反应(包括实验室检查异常)有:血红蛋白降低(93％)、贫血(90％)、疲劳(64％)、肌酐升高(64％)、头痛(39％)、头晕(38％)、血糖升高(34％)和恶心(31％)。以上数据详见表 19.5。

与 PT2977 结构类似的另一个在研药物 PT2385 的一项 I 期研究中,剂量递增和扩展阶段分别纳入了 26 例和 25 例患者。该试验纳入了晚期 ccRCC 患者,既往治疗的中位次数为 4 次(1～7 次),ECOG 评分为 1 分[27]。最常见的(10％)治疗期间出现的不良事件(TEAE)包括贫血(45％)、外周水肿(39％)和疲乏(37％)。外周水肿与血栓栓塞事件或心血管毒性无关;最常见的 3 级以上 AE 为贫血(10％,均为 3 级)、缺氧(10％,均为 3 级)、淋巴细胞减少(8％,4％,3 级;4％,4 级)和低磷血症(8％,均为 3 级)。1 例患者因接受 1 200 mg、BID 给药而发生严重 AE、缺氧。共发生 5 次中断给药(剂量范为 400～1 800 mg, BID)2 次降低给药剂量(800 mg, BID;1 200 mg, BID)。无患者因发生 AE 而停止治疗,研究期间无患者死亡。停药原因(n＝43)为疾病进展(n＝41,95％),患者决定(n＝1,2％)和姑息性放疗(n＝1,2％)。

表 19-4 列出了 Belzutifan (PT2977)的临床安全性研究数据。

表 19-4　Belzutifan (PT2977)的临床安全性总结

临床安全性	Belzutifan[23]
造血和淋巴系统	贫血,在开始使用该药物治疗前监测贫血,并在整个治疗过程中定期监测。密切监测 UGT2B17 和 CYP2C19 双代谢不良的患者,因为暴露的潜在增加可能会增加贫血的发生率或严重程度。按临床指示为患者输血。对于血红蛋白<9 g/dL 的患者,暂停服药,然后根据贫血的严重程度,以减少剂量恢复或永久停服该药物
呼吸系统	缺氧,该药物可引起严重缺氧,可能需要停药、补充氧气或住院治疗。在开始使用 PT2977 治疗前监测氧饱和度,并在整个治疗过程中定期监测。对于运动后血氧饱和度降低(例如,脉搏血氧计<88％或 P_aO_2≤55 mm Hg),可以考虑暂停使用,直到运动时脉搏血氧计>88％,然后以相同剂量或降低剂量恢复使用
泌尿系统	不适用
生殖系统	**胚胎-胎儿毒性**,建议有生育潜力的女性在使用该药物治疗期间和最后一次给药后 1 周内使用有效的非激素避孕药,因为该药物可以使一些激素避孕药无效。建议有生育潜力的女性伴侣的男性患者在使用药物治疗期间和最后一次给药后 1 周内采取有效的避孕措施
其他	缺氧

续　表

临床安全性		Belzutifan[23]
不良反应	临床检查	ALT↑、AST↑、血糖↑、肌酐↑ 血红蛋白↓、白细胞↓、钙↓ 磷酸盐↓
	不良反应	上呼吸道感染、呼吸困难、高血压、视力障碍、贫血、疲劳、头痛、头晕、和恶心、便秘、腹痛、关节痛、肌痛、体重增加和过敏反应

19.5　靶点安全性综合分析

19.5.1　非临床和临床安全性关联分析

HIF－2α 是调节氧适应的重要蛋白,在高等动物体内均有表达。从非临床安全性数据中得到的毒性提示,可能和临床安全性具有某些程度上的关联性和一致性,是分析靶点毒性的重要数据来源。

从 PT2977 的非临床安全性研究内容的数据得知,HIF－2α 抑制剂在大鼠的 4W 和 13W 的试验中,主要毒性表现是红细胞参数降低、碳酸氢盐和甘油三酯升高。红细胞参数的降低,继而有可能导致贫血引发的心肌代偿性反应。在犬的 4W 和 13W 试验中也发现了红细胞的减少,以及精子异常的情况。这些由于 HIF－2α 的抑制引起的 EPO 水平的变化,导致红细胞生成减少的现象同样延伸到了临床不良反应中。临床试验数据表明,HIF－2α 抑制剂在受试者中出现的最常见的不良反应为血红蛋白降低、贫血和缺氧。PT2977 的 II 期临床试验中血红蛋白降低概率高达 93%、贫血率为 90%,这同样与 HIF－2α 的抑制会降低 EPO 水平有关。

HIF－2α 抑制剂另外一个值得关注的毒性是生殖毒性。在非临床数据中可以看到,部分雄性大鼠的生殖器出现了不可逆的病理损伤,继发于睾丸的精子减少/异常等,表明雄性生殖器是主要的靶器官之一。在犬的 13 周重复给药、恢复期 4 周的一般毒性研究中,高剂量组 1 只恢复期雄性动物精子异常、无精子活力且计数较低,组织病理观察显示极轻微的单侧局灶性小管发育不全。

HIF－2α 抑制剂的生殖和发育毒性在动物试验中明确提示在所有试验剂量水平均出现发育毒性,在一定剂量下($\geqslant$60 mg/kg)可导致胚胎和胎儿死亡。PT2977 的说明书中以黑框警告的形式标出其胚胎-胎儿毒性。

对于 HIF－2α 抑制剂在非临床安全性数据中出现的肝脏毒性,以及在大鼠和犬的 13 周重复给药试验均出现的 AST 不可逆性升高现象,在临床安全性数据中也有明显的一致性——在 PT2977 的 II 期临床试验中,分别有 16% 和 20% 的患者出现 AST 和 ALT 升高。非临床研究内容中,大鼠的 DMPK 数据显示,MK－6482 的 ^{14}C 标记后放射性暴露最高的组织是肝脏,可能与化合物本身的性质有关。

关于 Belzutifan(PT2977)非临床和临床毒性数据的关联性分析详见表 19-5。

表 19-5　HIF-2α 抑制剂非临床和临床安全性关联分析

主要系统		Belzutifan
消化系统	非临床	毒性靶器官为肝脏
	临床	ALT↑、AST↑
	非临床	NA
	临床	恶心、便秘、腹痛、腹泻
	关联性	肝脏毒性关联性较强,非临床未提及胃肠道信息
造血和淋巴系统	非临床	红细胞参数降低、碳酸氢盐和甘油三酯升高
	临床	血红蛋白降低、贫血和缺氧
	关联性	关联性强,均出现造血和淋巴系统毒性
生殖毒性	非临床	1. 部分雄性大鼠的生殖器出现了不可逆的病理损伤,继发于睾丸的精子减少/异常等,**雄性生殖器是主要的靶器官之一** 2. HD 1 只恢复期雄性动物精子异常、无精子活力且计数较低的毒性,病理组织病理学显示有极轻微的**单侧局灶性小管发育不全** 3. 生殖和发育毒性在动物试验中明确提示在所有**试验剂量水平均出现发育毒性**,在≥60 mg/kg 剂量下可导致胚胎和胎儿死亡
	临床	未开展生殖毒性研究
	关联性	有潜在的生殖毒性风险,在临床应用时应告知有生育潜力的女性对胎儿的潜在风险,建议男女均应在服药期中采取有效避孕措施

19.5.2　靶点毒性解析

HIF-2α 靶点的毒性问题主要从两个方向展开,一是 HIF-2α 的生物学功能和病理状态下的靶点分布差异;另一个是与 HIF-2α 靶点抑制剂药物的适应证相关的生物学信息来解析该靶点的毒性。

第一,HIF-2α 蛋白的生物学功能主要体现在机体在缺氧状态下的快速响应,比如脑梗、心脏缺血等,HIF-2α 会迅速在细胞里积累,只需要 4~5 分钟就能够达到很高的浓度。在常氧状态下,HIF-2α 被 PHD 羟基化标记后,会被 VHL 识别进而通过 E3 泛素化降解;因此,HIF-2α 在常氧状态下几乎无法积累,该蛋白低表达甚至不表达。

但作为肿瘤组织的 HIF-2α 靶蛋白表达显著上升,因为癌细胞进行的代谢过程主要是无氧呼吸,即温伯格效应——癌细胞的快速增殖,加上肿瘤血管中结构和功能异常,导致实体瘤内的氧利用率降低;实体瘤内采用低氧模式有利于糖酵解,将相对较少的丙酮酸分配给耗氧的线粒体,增加的糖酵解作用使糖酵解中间体转化为各种生物合成物质途径,包括产生核苷和氨基酸的途径;促进了组装新细胞所需的大分子和细胞器的生物合成。因此,HIF－2α 被肿瘤细胞中的低氧条件诱导高表达,作为一个转录因子,它的功能在于能进一步促进细胞中三种基因的表达:① EPO,促红细胞生成素,刺激血红细胞的生产,帮助初期的肿瘤发展新生血管;② VEGF,血管内皮细胞生长因子,促进血管生成,强力促进肿瘤迁移和侵袭;③ PDK1,丙酮酸脱氢激酶,抑制细胞进行有氧呼吸,让更多的葡萄糖参与糖酵解,组装癌细胞大规模增值所需要的生物大分子。

基于以上生物学途径,HIF－2α 抑制剂的最主要的毒性反应也表现在降低 EPO 之后导致的红细胞参数的下降,继而引发贫血。这也是在非临床和临床安全性数据中发现的出现概率最高的不良反应,与靶点的作用机制一致。

第二,HIF－2α 靶点抑制剂药物的主要适应证是肾细胞癌。每分钟有 1 升左右的血液流经肾脏,所以肾脏能够快速有效地监测到血液中氧含量的变化。当血液中氧含量较低时,肾脏就会快速响应,大量合成 EPO;肾脏感受到血液中氧气浓度增加后会减少 EPO的合成,进而降低骨髓中的红细胞含量。因此,肾脏是对氧最敏感的器官之一,并且对血氧浓度的调节有着最重要的作用。

肾癌也是低氧效应最明显的肿瘤,大量的患者基因数据表明,*VHL* 突变在肾癌中发生比例高达 70% 左右。VHL 突变导致 HIF－2α 积累,引发下游 EPO 和 VEGF 的表达升高,而 HIF－2α 抑制剂切断了 EPO 和 VEGF 的高表达,一方面切断了肿瘤细胞的氧供应和血管增长,另一方面也降低了肾脏表达的 EPO 水平,从而出现红细胞含量降低,继而引发贫血。贫血也是非临床研究和临床研究中一致出现的毒性反应,且成为临床研究中不良反应率最高的毒性反应。

促红细胞生成素(erythropoietin,EPO),是一种主要在肾脏合成的激素,其合成受雄激素的调节;同时,EPO 的水平也会对雄激素形成负回馈调节。当 HIF－2α 抑制剂导致EPO 的水平降低后,雄激素的水平也跟着降低,进而影响雄性生殖相关的活性,包括精子的活性降低等,在非临床试验中观察到的毒性反应[28]。

除此之外,胎仔发育的异常与 HIF－2α 抑制剂导致的 EPO 和 VEGF 水平降低均有密切关系。有研究证实 EPO 可通过旁分泌功能促进生殖细胞发育[29, 30],研究表明采用雄激素受体阻断剂氟他胺(Flu)建立胚胎型隐睾模型,证实 EPO 降低胚胎期 Flu 暴露后隐睾发生率,促进隐睾生殖细胞发育[31]。由于间质细胞是雄激素的主要来源,VEGF 和其受体共表达于 Leydig 细胞质中,证明 VEGF 与生精功能的调节有关,通过调节雄激素合成来影响精子的发生[32]。此外,还有研究发现 VEGF 不仅通过作用于男性生殖道细胞的 VEGFR 对男性生殖起着调节作用,而且通过对精子细胞的直接调节作用,影响女性妊娠的概率[33]。EPO 除了作为造血细胞生长因子外,还与许多非造血生物功能相关,有很多文献研究表明 EPO 对心肌细胞具有保护作用。当 EPO 水平降低后,心肌细胞中的能量供给受阻,从而引发心肌细胞代偿性活动增加,加重患者的疲劳感。

以上红细胞降低、贫血、疲劳、雄性生殖功能受损及胎仔发育受损的毒性表现均与 HIF-2α 抑制剂引起的 EPO 水平降低有关。在肾癌患者中，HIF-2α 在肾脏中高度表达，从而使得肾脏成为该抑制剂的主要靶器官，但同时，患者肾脏合成 EPO 的功能受损。由此可见，HIF-2α 靶点的毒性主要来自 EPO 直接或间接相关的生物功能。

19.6　总结与展望

常氧条件下，HIF-α 蛋白主要通过 HIF-PHD-VHL 途径降解，PHD 对 HIF-α 的羟基化在 HIF-α 的生物水平控制上就显得格外重要，PHD 就成为 HIF-α 的间接靶点。现有药物罗沙司他、伐度司他就是小分子的低氧诱导因子脯氨酰羟化酶（HIF-PHD）抑制剂，间接诱导 HIF-α 对 EPO 的调节，治疗肾病患者贫血症。但这一类药物对 HIF-α 没有选择性，也因此会出现血栓和促进肿瘤生长的毒性作用。

HIF-2α 靶点研究领域的先驱公司 Peloton Therapeutics 为 HIF-2α 的小分子结合抑制剂的开发奠定了重要的结构基础。从 2009 年开始发现 HIF-2α 的可靶向结合腔[34]，到筛选优化先导别构抑制剂，随后成立 Peloton 公司并于 2021 年最终把候选化合物推向临床，完成有效性临床概念验证，实现了该靶点小分子抑制剂的快速临床转化。核转录因子非常难成药，但 HIF-2α 靶点中可直接结合位点的发现将该靶点成药性大大推进了一步。除了本章提到的靶蛋白抑制剂外，已有研究发现了可直接作用于 HIF-2α 蛋白的小分子激动剂。这些研究为双向调节 HIF-2α 通路活性带来了可能性，也初步证明 HIF-2α 可作为治疗癌症和贫血的潜在双面靶标，用于更精准地调节 EPO 水平相关的贫血或肿瘤。

目前全球有多款 HIF-2α 抑制剂在临床及临床前研究阶段，主要用于治疗 VHL 相关的实体瘤、心血管疾病等。除小分子抑制剂外，针对 HIF-2α 还有多款 siRNA 药物正在开发，但这些药物多数都是 HIF-2α 的间接靶点药物，通过靶向 PHD 或 VHL 间接影响 HIF-2α 的水平，借助其下游通道，改善相应的病理指标。在这些药物中，实际直接靶向的药物类型很少。

HIF-2α 抑制剂对下游因子，如 VEGF 的抑制作用，可用于 VEGF 靶点抑制药物的联合或耐药治疗；对放化疗产生的抵抗也有一定的辅助作用。这些都使得 HIF-2α 抑制剂，无论是小分子药物，还是内源性调节物质都具有很好的开发潜力。

（赵晨，郭新月）

参考文献

[1] Kung A L, Wang S, Klco J M, et al. Suppression of tumor growth through disruption of hypoxia-inducible transcription. Nature Medicine, 2001，6(12)：1335-1340.

[2] Wang G L，Semenza G L. Purification and characterization of hypoxia-inducible factor 1. Journal of Biological Chemistry，1995，270(3)：1230-1237.

[3] 韩永建. 低氧诱导因子 2α 的研究进展. 重庆医学，2016，45(34)：4855-4858.

[4] 孙海香. 缺氧诱导因子(HIF-2α)通过 TFDP3 诱导肝癌细胞凋亡分子机制及临床研究. 上海：复旦大学，2010.

[5] Compernolle V，Brusselmans K，Acker T，et al. Loss of HIF-2α and inhibition of VEGF impair fetal lung maturation，whereas treatment with VEGF prevents fatal respiratory distress in premature mice. Nature medicine，2002，8(7)：702-710.

[6] 王明道，杨日芳，张万忠，低氧诱导因子脯氨酸羟化域酶抑制剂研究进展. 国际药学研究杂志，2016，43(2)：249-259.

[7] Favier J，Lapointe S，Maliba R，et al. HIF2α reduces growth rate but promotes angiogenesis in a mouse model of neuroblastoma. BMC cancer，2007，7：1-10.

[8] Yu Y，Yu Q，Zhang X. Allosteric inhibition of HIF-2α as a novel therapy for clear cell renal cell carcinoma. Drug discovery today，2019，24(12)：2332-2340.

[9] Li Z，You Q，Zhang X. Small-molecule modulators of the hypoxia-inducible factor pathway：development and therapeutic applications. Journal of Medicinal Chemistry，2019，62(12)：5725-5749.

[10] Mohlin S，Hamidian A，von Stedingk K，et al. PI3K-mTORC2 but not PI3K-mTORC1 regulates transcription of HIF2A/EPAS1 and vascularization in neuroblastomaIGF-Induced PI3K-mTORC2 controls transcription of HIF2α. Cancer Research，2015，75(21)：4617-4628.

[11] 高瞻，肖军，李小薇. 低氧诱导因子 HIF-2α 调控红细胞生成的研究进展. 临床输血与检验，2021，23(5)：561-564.

[12] 李鑫，王凯宇，姜洋. 低氧诱导因子在肿瘤中的表达. 生物化工，2018，4(5)：127-133.

[13] Brusselmans K，Compernolle V，Tjwa M，et al. Heterozygous deficiency of hypoxia-inducible factor-2α protects mice against pulmonary hypertension and right ventricular dysfunction during prolonged hypoxia. The Journal of clinical investigation，2003，111(10)：1519-1527.

[14] Chan D A，Sutphin P D，Nguyen P，et al. Targeting GLUT1 and the warburg effect in renal cell carcinoma by chemical synthetic lethality. Science translational medicine，2011，3(94)：94ra70.

[15] Yu Y，Yu Q，Zhang X. Allosteric inhibition of HIF-2α as a novel therapy for clear cell renal cell carcinoma. Drug Discovery Today，2019，24(12)：2332-2340.

[16] Wigerup C，Påhlman S，Bexell D. Therapeutic targeting of hypoxia and hypoxia-inducible factors in cancer. Pharmacol Ther，2016，164：152-169.

[17] Tissot van Patot M C，Gassmann M. Hypoxia：adapting to high altitude by mutating EPAS-1，the gene encoding HIF-2α. High altitude medicine & biology，2011，12(2)：157-167.

[18] Huh Y H，Lee G，Lee K B，et al. HIF-2alpha-induced chemokines stimulate motility of fibroblast-like synoviocytes and chondrocytes into the cartilage-pannus interface in experimental rheumatoid arthritis mouse models. Arthritis Res Ther，2015，17(1)：1-11.

[19] Yoo S，Takikawa S，Geraghty P，et al. Integrative analysis of DNA methylation and gene expression data identifies EPAS1 as a key regulator of COPD. Plos Genetics，2015，11(1)：e1004898.

[20] Toledo R A. New HIF2α inhibitors：potential implications as therapeutics for advanced pheochromocytomas and paragangliomas. Endocrine-related cancer，2017，24(9)：C9-C19.

[21] 北京医学会罕见病分会. 中国 von Hippel-Lindau 病诊治专家共识. 中华医学杂志，2018，

98(28)：5.

［22］华创证券医药团队. HIF－2α 抑制剂 Belzutifan 治疗 VHL 相关肾细胞癌疗效优异［EB/OL］. （2021－11－28）［2023－3－22］. https：//m. hibor. com. cn/wap＿detail. aspx？id＝202ed097dcbf5244989c5db788f2fea7.

［23］FDA, WELIREGTM (belzutifan) tablets，for oral use Initial U. S. 2021［EB/OL］. （2021－08）［2023－3－22］. https：//www. accessdata. fda. gov/drugsatfda＿docs/label/2021/215383s000lbl. pdf.

［24］药物临床试验等级与信息平台. 评价帕博利珠单抗联合 Belzutifan（MK－6482）及仑伐替尼，或 MK－1308A 联合仑伐替尼在一线 ccRCC 的有效性和安全性［EB/OL］. （2022－09－12）［2023－3－22］. http：//www. chinadrugtrials. org. cn/clinicaltrials. searchlistdetail. dhtml.

［25］ClinicalTrials. gov. Belzutifan［EB/OL］. ［2023－3－22］. https：//clinicaltrials. gov/ct2/results？cond＝&term＝Belzutifan&cntry＝&state＝&city＝&dist.

［26］FDA, Multi-Discipline Review［EB/OL］. （2021－09－10）［2023－3－22］. https：//www. accessdata. fda. gov/drugsatfda＿docs/nda/2021/215383Orig1s000MultidisciplineR. pdf.

［27］Courtney K D, Infante J R, Lam E T, et al. Phase I dose-escalation trial of PT2385，a first-in-class hypoxia-inducible factor－2α antagonist in patients with previously treated advanced clear cell renal cell carcinoma. Journal of Clinical Oncology, 2018，36(9)：867－874.

［28］McManus J F, Nguyen N Y N, Davey R A, et al. Androgens stimulate erythropoiesis through the DNA-binding activity of the androgen receptor in non-hematopoietic cells. European journal of haematology, 2020，105(3)：247－254.

［29］David R B, Sjaastad Ø V, Blom A K, et al. Ontogeny of erythropoietin receptor mRNA expression in various tissues of the foetal and the neonatal pig. Domestic Animal Endocrinology, 2005，29(3)：556－563.

［30］Foresta C, Mioni R, Bordon P, et al. Erythropoietin and testicular steroidogenesis：the role of second messengers. European Journal of Endocrinology, 1995，132(1)：103－108.

［31］扶溢瑶,何大维,曾广平. 促红细胞生成素促进胚胎期氟他胺诱导隐睾生殖发育的实验研究. 第三军医大学学报,2015,37(24)：2422－2426.

［32］艾庆燕,马莉,苗乃周. VEGF 对雄性生殖系统的作用. 陕西医学杂志,2008,9：1240－1242.

［33］巫新春,曹云霞. VEGF 及其受体在生殖系统的表达和作用. 国外医学：计划生育分册,2005,24(5)：219－222.

［34］Key J, Scheuermann T H, Anderson P C, et al. Principles of ligand binding within a completely buried cavity in HIF2 alpha PAS-B. Journal of the American Chemical Society, 2009，131(48)：17647－17654.

第20章

IDH1/2 抑制剂的药理学机制和安全性

异柠檬酸脱氢酶(isocitrate dehydrogenase，IDH)是一种重要的细胞内代谢酶，其主要功能是催化氧化脱羧反应，将异柠檬酸分解代谢产生 α-酮戊二酸、还原型烟酰胺腺嘌呤二核苷酸磷酸(nicotinamide adenine dinucleotide phosphate，NADPH)和二氧化碳。研究发现 IDH1 和 IDH2 相关突变而引起的 DNA 异常甲基化是部分癌症的发病机制，如神经胶质瘤、急性白血病、胆管癌和软骨瘤等。突变后的 IDH1/2 催化异柠檬酸氧化脱羧产生 2-羟基戊二酸，替代了 α-酮戊二酸，导致整体高甲基化表型，促进肿瘤的发生和发展。目前已有三款 IDH 抑制剂获批上市。本章概述突变型 IDH1/2 抑制剂的药理作用机制，并对三款已上市药物的非临床和临床安全性进行了总结，旨在为新型 IDH 靶向药物的设计提供参考。

20.1 IDH 靶点作用机制

IDH 因其在细胞内三羧酸循环中的作用而闻名，它催化异柠檬酸氧化脱羧产生 α-酮戊二酸和二氧化碳。三羧酸循环(tricarboxylic acid cycle)可简称为 TCA 循环，亦作柠檬酸循环，是有氧呼吸的第三阶段(图 20-1)。该循环以循环中一个重要中间体柠檬酸命名，因为柠檬酸是一种三元羧酸，该反应又称为三羧酸循环。柠檬酸循环整合了细胞内碳水化合物、脂肪和蛋白质的代谢。因此，IDH 是人体正常代谢途径中非常重要的一种酶[1]。

IDH1 和 IDH2 是同源二聚体同工酶，参与异柠檬酸氧化脱羧生成 α-酮戊二酸的过程。IDH1 存在于细胞胞质溶胶和过氧化物酶体中，IDH2 作为一种线粒体酶存在。与野生型 IDH 相比，突变型 IDH(mutant IDH，mIDH，包括 mIDH1 和 mIDH2)的催化结构域中关键的氨基酸残基发生了变化，导致异柠檬酸氧化脱羧后形成 2-羟基戊二酸，而非 α-酮戊二酸(见图 20-1 虚线框中的内容和图 20-2)。与 α-酮戊二酸相比，2-羟基戊二酸中 2 位上的酮基被羟基所取代。虽然 2-羟基戊二酸与 α-酮戊二酸结构相似，但 2-羟基戊二酸可作为 α-酮戊二酸的拮抗剂竞争性抑制多种 α-酮戊二酸依赖性双加氧酶，其中包括组蛋白赖氨酸脱甲基酶和十/十一易位酶，导致组蛋白和脱氧核糖核酸(deoxyribonucleic acid，DNA)的异常甲基化，最终改变了干细胞和祖细胞分化的表观遗传控制(图 20-3)。

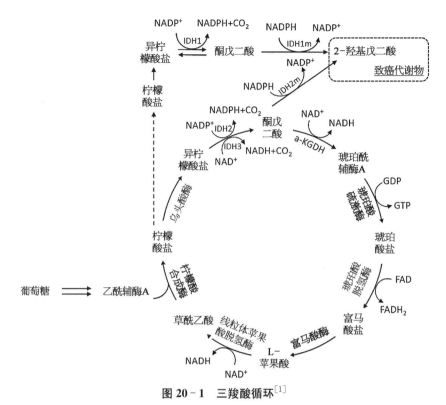

图 20-1 三羧酸循环[1]

NAD+：烟酰胺腺嘌呤二核苷酸、辅酶Ⅰ，还原形式为 NADH；NADP+：烟酰胺腺嘌呤二核苷酸磷酸、辅酶Ⅱ，还原形式为 NADPH；IDH1/2：异柠檬酸脱氢酶 1/2；IDH1/2m：突变型异柠檬酸脱氢酶 1/2；FADH2：还原型黄素二核苷酸；GDP：三磷酸鸟苷；GTP：二磷酸鸟苷；a-KGDH：α-酮戊二酸脱氢酶

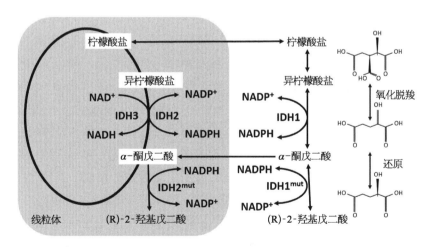

图 20-2 野生型 IDH 和突变型 IDH 的亚细胞定位及其参与的化学反应[2]

NAD+：烟酰胺腺嘌呤二核苷酸、辅酶Ⅰ，还原形式为 NADH；NADP+：烟酰胺腺嘌呤二核苷酸磷酸、辅酶Ⅱ，还原形式为 NADPH；IDH1/2/3：异柠檬酸脱氢酶 1/2/3；IDH1/2mut：突变型异柠檬酸脱氢酶 1/2；灰色底纹表示线粒体内部

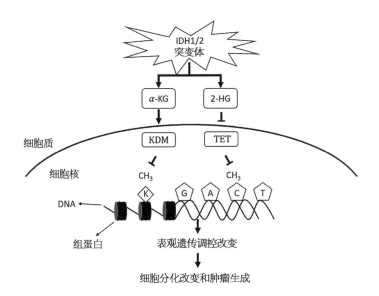

图 20-3　IDH1/2 突变的肿瘤发生机制[3]

IDH1/2：异柠檬酸脱氢酶 1/2；α-KG：α-酮戊二酸 KDM；2-HG：2-羟基戊二酸；KDM：组蛋白赖氨酸脱甲基酶；TET：十/十一易位双加氧酶；CH₃：甲基；K：赖氨酸；G：鸟嘌呤；A：腺嘌呤；C：胞嘧啶；T：胸腺嘧啶；箭头表示促进作用，T 形线条表示抑制作用

组蛋白是一种为染色体提供结构支持的蛋白质。每条染色体都包含一个长 DNA 分子，其形态必须要适合能长期稳定地存在于细胞核中。为此，DNA 包裹在组蛋白复合物周围，使染色体具有更紧凑的形状。组蛋白作为 DNA 缠绕的线轴在基因调控中发挥作用。如果没有组蛋白，染色体中未缠绕的 DNA 将非常长（人类 DNA 的长宽比超过 1 000 万：1）。例如，每个人类二倍体细胞（含有 23 对染色体）都具有约 1.8 m 长的 DNA，但它在组蛋白上缠绕形成大约 90 μm（0.09 mm）长的染色质。当在有丝分裂期间复制时，染色质会变构成约 120 μm 长的染色体。常见的组蛋白异常包括乙酰化、甲基化和磷酸化[4]。DNA 甲基化是一种将甲基添加到 DNA 分子中的生物学过程。甲基化可以在不改变核酸序列的情况下改变 DNA 片段的活性。DNA 甲基化对于机体的正常发育至关重要，并且与许多关键生命过程相关，包括基因组印记、X 染色体失活、转座子的抑制、衰老和癌变。异常的 DNA 甲基化导致基因被错误活化并转录表达，是肿瘤发生的重要机制[5]。

IDH1 和 IDH2 基因突变在多种人类癌症中均有发现。Davis 等对 900 多例肿瘤患者进行测序，结果显示，高达 70% 的继发性神经胶质瘤和 16%～17% 的急性髓系白血病中都出现了 IDH/IDH2 突变[1]。突变型 IDH 与野生型 IDH 以同源或异源二聚体的形式存在于癌细胞中。组蛋白和 DNA 的异常甲基化为 IDH 突变肿瘤的主要特征，可影响干细胞的正常分化并导致肿瘤发生。但反过来，这两项特征也成为 IDH 突变的良好生物标记和新型的药物开发靶点[6]。

20.2 IDH 抑制剂药物

20.2.1 发展历史

随着 IDH1 和 IDH2 突变在血液瘤和胶质瘤等实体瘤中的发现及其对肿瘤发生发展作用机制的研究,过去 10 年靶向 mIDH 的小分子药物快速发展。从 2012 年首个小分子抑制剂被开发到首个 mIDH2 抑制剂 Enasidenib 获得 FDA 批准仅用了 5 年的时间。从 2014 年首个 mIDH1 抑制剂艾伏尼布用于急性髓系白血病患者至 2018 年该药的血液瘤适应证获得 FDA 批准仅用了 4 年时间。2022 年 12 月,FDA 又批准了一款新的 mIDH1 抑制剂 Olutasidenib,为急性髓系白血病患者提供了新的重要的治疗选择。

IDH 靶向药物从靶点发现到药物开发成功,并快速惠及患者是肿瘤代谢靶向药物开发的成功范例(图 20-4)。本章节主要对已获批上市的 IDH 靶向药物进行介绍。

20.2.2 已上市 mIDH1 抑制剂

目前,已获批上市的 IDH1 靶向药物有两款,分别为艾伏尼布 Ivosidenib 和 Olutasidenib,已获批上市的 IDH2 靶向药物仅有一款,为 Enasidenib,见表 20-1。

表 20-1 已上市 mIDH 小分子抑制剂

药品名称	靶点	适应证	结 构 式	分子量	剂型	给药剂量/方式	企 业 名 称	获批情况
艾伏尼布	mIDH1	IDH1 突变的急性髓系白血病、胆管癌		583.0	片剂	250 mg 口服	Agios Pharmaceuticals Inc	FDA, 2018 年 7 月
Olutasidenib	mIDH1	IDH1 突变的急性髓系白血病		354.8	胶囊	150 mg 一天两次 口服	Forma Therapeutics, Inc.	FDA, 2022 年 12 月
Enasidenib	mIDH2	IDH2 突变的急性髓系白血病		569.5	片剂	50 mg、100 mg 口服	新基公司和 Agios Pharmaceuticals Inc.	FDA, 2017 年 8 月

1. 艾伏尼布

艾伏尼布的商品名为拓舒沃®(TIBSOVO®)。2018 年,艾伏尼布在美国获批用于 IDH1 突变的复发或难治性急性髓系白血病。2019 年,FDA 批准了艾伏尼布的补充新药申请,用于治疗新诊断的年龄至少为 75 岁或因为其他合并症无法使用强化化疗的急性髓

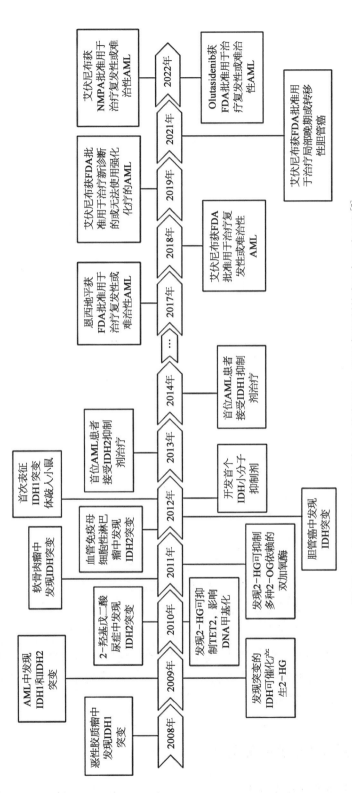

图 20 - 4　IDH 突变在恶性肿瘤中的发现及 mIDH 抑制剂的发现与开发历程[7]

系白血病成人患者。2021 年,FDA 批准艾伏尼布用于 IDH1 突变的经治的局部晚期或转移性胆管癌成人患者。在中国,艾伏尼布于 2022 年 2 月获得国家药品监督管理局批准上市,用于采用经充分验证的检测方法诊断为携带易感 IDH1 突变的复发性或难治性急性髓系白血病成年患者。

艾伏尼布可有效抑制第 132 位氨基酸(精氨酸)点突变(即 R123 位点突变)的 IDH1 蛋白的活性,减少肿瘤细胞中的 2-羟基戊二酸,并逆转 IDH1 突变所诱导的组蛋白和 DNA 异常甲基化,从而抑制恶性增殖血细胞的分化。Popovici-Muller 等使用体外研究证明了艾伏尼布对 α-酮戊二酸底物和 NADPH 辅因子的非竞争性抑制行为,这被认为是导致艾伏尼布成为 mIDH1 R132H(第 132 位的精氨酸突变为组氨酸)同型二聚体的快速平衡抑制剂的原因。同时,艾伏尼布也被认为是野生型 IDH1 同型二聚体的缓慢结合抑制剂[8]。

2. Olutasidenib

Olutasidenib 的商品名为 REZLIDHIA®。2022 年 12 月,FDA 批准了 Olutasidenib 的新药上市申请,用于治疗成人复发或难治性急性髓系白血病。同期 FDA 还批准了雅培实时 IDH1 检测方法,以筛选适合使用 Olutasidenib 的患者。Olutasidenib 的作用机制与艾伏尼布相同。根据 FDA 的审评综述,在一项开放标签、单臂、多中心的临床试验中,147 例被诊断为带有 IDH1 R132(第 132 位精氨酸)突变的复发或难治性急性髓系白血病患者在接受 Olutasidenib 治疗后,完全缓解或部分血液学改善的完全缓解率达 35%,反应时间中位数为 1.9 个月(0.9~5.6 个月),缓解持续时间中位数为 25.9 个月[9]。

20.2.3 已上市 mIDH2 抑制剂

Enasidenib 的商品名为 IDHIFA®。2017 年,FDA 通过优先审评批准了 Enasidenib 的新药上市申请,用于治疗经 FDA 批准的检测产品检测证实具有 IDH2 基因突变的复发性或难治性急性髓系白血病成年患者。Enasidenib 在澳大利亚和加拿大也获得了批准上市。

Enasidenib 可以有效抑制第 140 和 172 位精氨酸点突变(即 R140 和 R172 位点突变)的 IDH2 突变蛋白的活性,降低肿瘤细胞线粒体中的 2-羟基戊二酸水平,并逆转 IDH2 突变所诱导的组蛋白和 DNA 异常甲基化,从而抑制恶性增殖血细胞的分化[10]。根据 FDA 的审评综述,在一项开放标签、单臂、多中心的临床试验中,199 例被诊断为带有 IDH2 突变的复发/难治性急性髓系白血病患者在接受 Enasidenib 治疗后,完全缓解或部分血液学改善的完全缓解率为 23%,缓解持续时间中位数为 8.2 个月[11]。

20.3 非临床药代动力学及安全性

本章以已上市药物艾伏尼布、Olutasidenib 和 Enasidenib 为例,对 mIDH 抑制剂的非临床药代动力学及安全性进行总结。

20.3.1　艾伏尼布

根据 FDA 网站公开的相关资料,艾伏尼布的非临床药代动力学数据和一般毒理学数据将分别总结于表 20 - 2 和表 20 - 3。

表 20 - 2　艾伏尼布的非临床药代动力学研究结果总结

试验类型	试验名称	主要发现/结论
吸收	大鼠、犬、猴 PK 试验	大鼠、犬、猴的艾伏尼布游离碱口服生物利用度分别为 40%、26% 和 54%；T_{max} 为 3~19 h。$T_{1/2}$ 为 3 h(大鼠)~13 h(猴)
分布	血浆蛋白结合	0.2、1、10 μM 艾伏尼布在不同种属中的血浆蛋白结合率分别为：小鼠 87.7%~89.8%、大鼠 85.4%~89.3%、犬 97.2%~98.1%、猴 81.7%~90.2% 和人 91.6%~95.8%
	全血/血细胞分配比	1 μM 艾伏尼布在大鼠、犬、猴和人血细胞中的分配比分别为 0.49%、0.10%、0.16% 和 0.41%
	Sprague Dawley(SD)大鼠口服艾伏尼布后的脑组织分布	在脑组织和脑脊液中的药物浓度与血浆中相比分别为 4.11%(脑/血浆)和 0.971%(脑脊液/血浆)
	LE 大鼠口服[14C]艾伏尼布后的组织分布	1. 给药后 1~2 h,[14C]艾伏尼布在大多数组织中广泛分布 2. [14C]艾伏尼布可穿越血脑屏障 3. [14C]艾伏尼布可分布至眼葡萄膜和色素皮肤等含有黑色素的组织中 4. 组织分布：肝脏>脂肪>泪腺>肾上腺
代谢	体外肝微粒体代谢	在大鼠、犬、猴和人肝微粒体中的代谢产物相似,共 4 种代谢产物(M1 - M4),均为单氧化产物。未见人特异性代谢产物
	大鼠和猴体内代谢(结合在 7 天重复给药毒性试验中进行)	大鼠和猴血浆中均观察到 2 种主要代谢产物(M1 和 M2,单氧化产物),在两个种属中的相对丰度相似。与大鼠相比,猴血浆中观察到额外的代谢产物(M5 和 M6)
	大鼠口服[14C]艾伏尼布后的代谢产物鉴定	[14C]艾伏尼布的主要代谢途径包括氧化(M1 - M4)、N - 脱烷基(M30)、谷胱甘肽结合(M22)和半胱氨酸结合(M24)
排泄	整体/胆管插管大鼠口服[14C]艾伏尼布后的排泄	主要通过粪便排泄,在整体大鼠尿液和粪便中的相对丰度分别为 7.17% 和 91.1%,在胆管插管大鼠尿液、胆汁、粪便中的相对丰度分别为 6.91%、32.4% 和 58.8%
药代动力学药物相互作用(临床药理)*	代谢酶活性抑制和诱导	1. CYP3A4 抑制剂联用可引起艾伏尼布 AUC 增加,但对 C_{max} 没有影响。与 CYP 诱导剂联用可引起艾伏尼布 AUC 降低 2. 为 CYP3A4 诱导剂,与 CYP3A4 底物联用可导致 CYP3A4 底物的 AUC 降低 3. 与胃酸减少介质(如质子泵抑制剂、H2 受体拮抗剂、抗酸药)联用对艾伏尼布的药代动力学没有影响 4. 对 CYP2B6、2C8、2C9 具有诱导作用

续　表

试验类型	试验名称	主要发现/结论
药代动力学药物相互作用(临床药理)*	转运体底物研究	P-gp 的底物,不是 OATP1B1、OATP1B3 的底物
	转运体抑制研究	对有机阴离子转运蛋白 3(organic anion transporters 3,OAT3)和 P-gp 具有抑制作用,对 BCRP、OATP1B1、OATP1B3、有机阴离子转运蛋白 1(organic anion transporters 1,OAT1)、有机阳离子转运蛋白 2(organic cation transporter 2,OCT2)不具有抑制作用

注:[14C]艾伏尼布为使用放射性14C 标记的艾伏尼布;*:未在非临床药代动力学研究中进行,为临床药理的研究内容

表 20-3　艾伏尼布一般毒理学研究结果总结

试验设计	主要毒性结果
大鼠 28 天重复给药及 14 天恢复期毒性试验 灌胃给药,每天两次,剂量:0、50、250、1 000 mg/kg(GLP)	**死亡率:** 高剂量组 5/24 雄性动物和 9/24 雌性动物在试验过程中死亡或被安乐死,死因主要为小叶中央型肝细胞中度变性/坏死伴出血。出血也见于淋巴结、心脏和肺,与凝血功能异常(PT↑、APTT↑)相关。其他组织病理学改变见于肾(肾小管坏死、皮质和髓质小管空泡化)、小肠(萎缩)、骨(股骨头和髋骨细胞减少、出血和坏死)、胃(糜烂)和淋巴结(下颌淋巴结中性粒细胞浸润、急性炎症和/或腋窝淋巴窦组织细胞增加伴巨噬细胞空泡化) **脏器重量及组织病理:** 所有剂量组肝脏(重量增加、小叶中央至弥漫性轻度肝细胞肥大、局灶性/多灶性肝细胞坏死)、肾脏(轻微/轻度肾小管空泡化和/或髓质坏死)、脾脏(红髓轻微/轻度金棕色细胞内色素、髓外造血)和甲状腺(甲状腺/甲状旁腺重量增加、滤泡细胞轻/中度肥大/增生)的变化。中高剂量组垂体(远侧部空泡化)和腺胃(轻微/轻度糜烂)的变化。高剂量组骨髓(胸骨和/或股骨髓腔内局灶性间质细胞增生、少量出血和/或坏死)、直肠、胸腺、子宫和非腺胃(亚急性炎症、轻微/轻度黏膜下水肿、坏死和溃疡)的变化 **结论:** 毒性靶器官:所有剂量组:肝脏、肾脏、脾脏、甲状腺;中高剂量组:垂体、腺胃;高剂量组:骨髓、直肠、胸腺、子宫、非腺胃
大鼠 3 个月重复给药及 28 天恢复期毒性试验 灌胃给药,每天两次,剂量:0、10、50、250 mg/kg(GLP)	**体重:** 高剂量组体重下降。与对照组相比,在给药期末和恢复期末分别下降 11% 和 3.2% **血液学:** 给药期末,中高剂量组 RBC↓、HGB↓、HCT↓、RET↑、RDW↑、HDW↑,高剂量组 MCHC↓。在恢复期末,除中高剂量组 RDW↑、HDW↓外,其余变化均已恢复 **血清生化:** 给药期末,所有剂量组 TCHO↑、K↓,中高剂量组 TP↑,高剂量组 SDH↑、ALB↑、GGT↑、A/G↓。在恢复期末,除高剂量组 ALT↑、AST↑、SDH↑外,其余变化均已恢复 **血凝:** 所有剂量组 PT↑、APTT↑ **尿液分析:** 中高剂量组 K 外排增加,停药后可恢复 **解剖大体观察:** 给药期末,中高剂量组甲状腺增大,高剂量组肝脏增大、变色、暗红、肿胀。恢复期末,除高剂量组甲状腺增大外,其余变化均已恢复 **脏器重量:** 给药期末,中高剂量组肝脏、甲状腺/甲状旁腺重量增加,可在恢复期内部分恢复 **组织病理:** 给药期末,观察到肝脏弥漫性肝细胞肥大(所有剂量组)、包膜下纤维化、棕色色素(中高剂量组)和肝细胞包膜下坏死(高剂量组),甲状腺/甲状旁腺滤泡细胞增生/肥大(所有剂量组),脾脏髓外造血、棕色色素(中高剂量组),骨髓造血增加(高剂量组)。恢复期末,肝脏和甲状腺变化部分恢复,其余变化已完全恢复 **结论:** 毒性靶器官包括肝脏、甲状腺、骨髓和脾脏

试 验 设 计	主 要 毒 性 结 果
食蟹猴 28 天重复给药及 14 天恢复期毒性试验 鼻饲给药,每天两次,剂量:0、15、45、135 mg/kg(GLP)	死亡率:高剂量组 1 只雄性死亡,死因与胃肠道不适导致的呕吐和二次误吸有关 心电图:高剂量组雌性动物观察到 QTcB 间期延长,1 只雄性动物和 1 只雌性动物出现室性二联率 脏器重量、组织病理:高剂量组肝脏重量增加、肝细胞肥大 结论:毒性靶器官包括肝脏和心脏
食蟹猴 3 个月重复给药及 28 天恢复期毒性试验 鼻饲或经胃插管给药,每天两次,剂量: 0、15、45、90 mg/kg(GLP)	临床观察:所有剂量组动物腹泻,停药后可恢复 心电图:中高剂量组 QTcB 间期延长(>30 秒),其暴露量分别为 500 mg 临床推荐剂量下暴露量(AUC)的 0.7 和 2.3 倍 脏器重量:中高剂量组肝脏重量增加,停药后可恢复 组织病理:所有剂量组观察到肝细胞轻度肥大 结论:毒性靶器官包括肝脏和心脏

除了一般毒性外,还开展了其他毒性研究,包括安全药理、遗传毒性和生殖毒性,其结果总结如下。

安全药理试验:艾伏尼布对钾离子通道的抑制性研究(hERG)结果是 $IC_{50} = 12.6\ \mu M$,另外,对钙离子通道[hCaV1.2(α1C/β2a/α2δ1)]和钠离子通道(hNaV1.5、hKvLQT1/hminK)的试验结果是 $IC_{50} > 30\ \mu M$。体内心血管安全药理试验在食蟹猴中展开,试验中观察到 QT 间期延长 12%～25% 和 QTcB 间期延长 8%～12%,以上体外和动物试验的结果显示艾伏尼布有潜在的心血管毒性的风险。

遗传毒理试验:Ames 试验、人外周血淋巴细胞微核试验和大鼠体内骨髓微核试验的结果都是阴性。

生殖毒性试验:大鼠胚胎-胎仔发育(EFD)毒性试验观察到胎仔体重下降,骨骼发育异常(肋骨骨化减少、胸骨未骨化)。兔胚胎-胎仔发育(EFD)毒性试验观察到母体体重增量减少、摄食量下降、流产、胎仔体重下降、骨骼和内脏变化。

20.3.2　Olutasidenib

根据 FDA 网站公开的相关资料,Olutasidenib 的非临床药代动力学数据和一般毒理学数据将分别总结于表 20-4 和表 20-5。

除了一般毒理外,还开展了其他毒性研究,包括安全药理、遗传毒性和生殖毒性,以及光毒性,其结果总结如下。

安全药理试验:Olutasidenib 对 $hERG(I_{Kr})$ 抑制作用的 IC_{50} 为 $11.8\ \mu M$(该浓度是临床推荐剂量 150 mg、每天两次下游离药物 Cmax 的 17 倍),对 hCaV1.2(α1C/β2a/α2δ1)和 hNaV1.5 抑制作用的 IC_{50} 分别为 $43.3\ \mu M$ 和 $86.1\ \mu M$。心血管系统的安全药理研究采用了家兔的 Langendorff 离体心脏灌流系统进行研究,结果显示 Olutasidenib 未引起兔心电图 QT 间期延长或其他参数变化。但考虑到 Olutasidenib 在 28 天重复给药毒性试验中引起猴心电图 QTc 间期的进行性延长,因此 Olutasidenib 仍被认为具有一定的心血管安全性。

表 20‑4 Olutasidenib 的非临床药代动力学研究结果总结

试验类型	试验名称	主要发现/结论
吸收	小鼠、猴 PK 试验	1. 猴口服生物利用度为 73.2%，$T_{1/2}$ 为 14.8 h 2. 小鼠口服生物利用度为 83.4%，$T_{1/2}$ 为 7.11 h
分布	血浆蛋白结合	不同种属中的血浆蛋白结合率分别为：小鼠 95.7%、大鼠 94.4%、猴 90.8%和人 92.6%
分布	SD 大鼠和 LE 大鼠口服 [14C]Olutasidenib 后的组织分布	1. 在 SD 大鼠组织中呈双相分布。在 SD 大鼠和 LE 大鼠中均分布较高的组织为小肠、盲肠和肝脏 2. 在 LE 大鼠含色素组织（如眼葡萄膜和含色素的皮肤）中的放射性浓度高于在白化 SD 大鼠相应组织中的浓度，且持续时间更长
分布	CD‑1 小鼠血浆和脑组织 PK 试验	1. 可穿越血脑屏障，口服给药后 2 h，4 h，7 h 可在脑组织中检测到 2. 给药后 7 h，在血浆和脑中的平均浓度比值为 0.339
代谢	体外肝细胞稳定性和肝微粒体稳定性	1. 在体外大鼠、犬和人肝细胞中的固有清除率分别为 25.9、8.4 和 3.2 μL/min/10^6 细胞 2. 在人肝微粒体中非常稳定，在大鼠、犬和猴肝微粒体中也比较稳定
代谢	肝细胞代谢产物鉴定	1. 共 3 种代谢产物（M1～M3），代谢途径包括氧化、羟基化及羟基化后的葡萄糖醛酸化 2. 未见人特异性代谢产物。M1 为猴和人的主要代谢产物，相对丰度分别为 53.9%和 72.59%，在大鼠和犬中未检测到 M1
代谢	大鼠和猴体内血浆代谢产物鉴定	1. 在大鼠和猴体内血浆中的代谢途径包括 N‑去烷基化、N‑去甲基化、氧化脱氰、水解后羧酸化、双氧化、脱氢、葡萄糖醛酸化或其组合 2. 大鼠中没有相对丰度超过 10%的代谢产物；猴中仅有葡萄糖醛酸化代谢产物的相对丰度超过 10%
排泄	整体/胆管插管大鼠口服 [14C] Olutasidenib 后的排泄	1. 在整体大鼠体内广泛代谢，原型药回收率小于 0.3% 2. 通过胆汁和肾脏排泄的比例很低，在胆管插管大鼠中胆汁的放射性回收率仅为 6.63%
药代动力学药物相互作用（临床药理）*	代谢酶活性抑制和诱导	1. 是 CYP3A4 的底物，与 CYP3A4 抑制剂联用对 Olutasidenib 的药代动力学没有具有临床意义的影响。与 CYP3A4 诱导剂联用可引起 Olutasidenib 的 C_{max} 和 AUC 降低 2. 是 CYP3A4、2B6、1A2、2C8 和 2C9 的诱导剂 3. 对 CYP1A2、2B6、2C8、2C9、2C19、2D6、3A4/5 没有抑制作用
药代动力学药物相互作用（临床药理）*	转运体底物研究	1. 是 P‑gp 的底物 2. 不是 BCRP、胆汁酸盐输出泵（the bile salt export pump，BSEP）、多药耐药相关蛋白 2，3，4（multidrug resistance-associated protein 2，3 and 4，MRP2、MRP3、MRP4）的底物
药代动力学药物相互作用（临床药理）*	转运体抑制研究	1. 对 P‑gp、BCRP、OATP1B1、OATP1B3、有机阴离子转运蛋白 3（organic anion transporters 3，OAT3）、有机阳离子转运蛋白 2（organic cation transporter 2，OCT2）、多药和毒素外排转运蛋白 1 和 2K（multidrug and toxin extrusion protein 1 and 2K，MATE1、MATE2K）具有抑制作用 2. 对 BESP、MRP2、MRP3、MRP4 或有机阴离子转运蛋白 1（organic anion transporters 1，OAT1）无抑制作用

注：[14C]Olutasidenib 为使用放射性[14]C 标记的 Olutasidenib；*：未在非临床药代动力学研究中进行，为临床药理的研究内容

表 20 - 5　Olutasidenib 一般毒理学研究结果总结

试 验 设 计	主 要 毒 性 结 果
SD 大鼠 13 周重复给药及 4 周恢复期毒性试验 灌胃给药,每天两次,剂量:0、25、100、250 mg/kg (GLP)	**死亡率:**9/118 动物死亡,其中 2 只动物被认为与 Olutasidenib 相关,一只死因为腺胃糜烂,另一只死因不明 **体重:**高剂量组雄性和雌性体重分别下降 16% 和 15%,可在恢复期内恢复 **临床观察:**仅高剂量组 1 只雄性见虚弱、消瘦、毛发直立,1 只雌性见腹部肿胀,这两只动物在第 71 天安乐死 **血液学:**给药期末,中高剂量组 HGB↓、HCT↓、MCV↓ 和/或 MCH↓、EOS↓、RET↑、LYMP↑、MONO↑。以上变化整体上均可在恢复期内恢复 **血清生化:**给药期末,高剂量组 ALB↓、A/G↓、Na↓、Cl↓、GLB↑,高剂量组雄性 TG↓,高剂量组雌性 BUN↓,中高剂量组雄性 TCHO↑。恢复期末,除高剂量组 ALB↓外,其余变化均已恢复 **尿液分析:**中高剂量组雌性和高剂量组雄性尿量增加,高剂量组雌性尿比重下降,中高剂量组雄性尿酮和尿胆红素增加,糖尿 **脏器重量:**所有剂量组肝脏重量增加、甲状腺重量下降,中高剂量组肾脏重量增加,高剂量组雄性和中高剂量组雌性肾上腺重量增加。恢复期末,除高剂量组雌雄仍可见肾上腺重量增加,雄性见甲状腺重量增加外,其余变化已恢复 **组织病理:**各剂量组均可见肝脏(髓外造血、肝细胞肥大、坏死、空泡)、肾脏(肾小管萎缩、矿化、碱性小管、细胞核增大)和甲状腺(滤泡细胞肥大)变化,发生率具有显著剂量依赖性。除肾脏碱性小管和细胞核增大外,其余变化均在恢复期内恢复 **毒代动力学:**雌性(C_{max} 和 AUC_{0-last})的暴露量约为雄性的两倍。重复给药后低剂量组可见蓄积,中高剂量组未见蓄积 **结论:**毒性靶器官包括肾脏、肝脏和甲状腺
食蟹猴 28 天重复给药及 28 天恢复期毒性试验 灌胃给药,每天两次,剂量:0、15、50→25、150→100→50 mg/kg	**死亡率:**高剂量组 1 只雌性由于胃肠道黏膜萎缩而安乐死 **体重:**供试品相关的体重增量下降 **临床观察:**包括溶媒对照在内的各剂量组均出现胃肠道症状。该症状具有剂量依赖性,高剂量组见稀便、呕吐和红色呕吐物。胃肠道症状可能部分与溶剂中的聚乙二醇(15)-羟基硬脂酸酯辅料相关。中高剂量组因严重胃肠道症状在试验期间下调了给药剂量 **心电图:**高剂量组观察到 QTc 间期随重复给药而进行性延长,可在给药中止后恢复 **血液学:**RBC↓、HGB↓、HCT↓、RET↑、PLT↑、APTT↑ **组织病理学:**肝脏多核细胞、胃肠道黏膜萎缩
食蟹猴 13 周重复给药及 4 周恢复期毒性试验 灌胃给药,每天两次,剂量:0、15、35→28、75 mg/kg。中剂量组在第 38 天下调给药剂量,高剂量组在第 36 天给药一次后暂停给药,在第 38 天停止给药 (GLP)	**死亡率:**7/36 动物死亡。中剂量组 1 只雄性由于消瘦和尾部坏死在第 35 天安乐死。高剂量组 3 只雄性和 2 只雌性在第 22 天到第 37 天之间安乐死,1 只雌性在恢复期第 2 天安乐死,这些动物可见消瘦、粪便异常和肝脏组织病理学变化 **临床观察:**高剂量组可见震颤、呕吐、摄食量下降、黄疸、黏膜苍白、液体粪便和/或消瘦 **血液学:**雌雄动物红系参数下降(RBC↓、HGB↓、HCT↓),白系参数(WBC↑、MONO↑、NEUT↑)和血小板(PLT↑)升高。雌性动物见剂量依赖性的 RET↓,高剂量组雄性见 RET↑。以上变化均可在恢复期内恢复 **血清生化:**中高剂量组见 ALT↑、AST↑、ALP↑、GGT↑、TCHO↑、TG↑、TBIL↑、GLB↑、ALB↓ **尿液分析:**给药期第 24 天可见胆红素尿和相关的尿液颜色异常,该变化可恢复 **脏器重量:**给药期末可见剂量依赖性的肝脏重量增加和胸腺重量下降。恢复期内仍可见高剂量组的肝脏重量增加 **解剖大体观察:**中高剂量组见黑色或深红色肝脏,高剂量组见皮肤/皮下组织发黄 **组织病理:**在肝脏(肝细胞变性、胆管增生、混合细胞浸润、肝细胞色素沉积)、胸腺(淋巴细胞减少)、肠系膜淋巴结(淋巴细胞减少、巨噬细胞空泡化)和胰腺(腺泡细胞分泌减少)中观察到供试品相关的组织病理学变化。恢复期末仍可见轻度肝细胞变性和胆管增生,其余变化均可恢复 **毒代动力学:**暴露量未见性别差异。随着给药剂量增加,暴露量以低于剂量相关的比例增加。低剂量组动物重复给药后未见蓄积 **结论:**靶器官包括胃肠道、肝脏、胰腺、淋巴和造血系统

遗传毒理研究：Ames 试验、人淋巴细胞微核试验和大鼠骨髓微核试验的结果均呈阴性。

生殖毒性试验：大鼠胚胎-胎仔发育（EFD）毒性试验观察到部分胎仔前肢未骨化指骨的增加。所有给药组均发现肋骨增加，增加个数与剂量相关。兔胚胎-胎仔发育（EFD）毒性试验观察到胎仔有多生肋骨的现象。

光毒性试验：体外 3T3 细胞中性红摄取试验的结果呈阳性。LE 含色素大鼠体内光毒性试验观察到 Olutasidenib 对色素皮肤或非色素皮肤会产生光毒性（在紫外暴露后48 h 观察到 1 度红斑，持续 72 h）。

20.3.3 Enasidenib

根据 FDA 网站公布的相关资料，Enasidenib 的非临床药代动力学数据和一般毒理学数据将分别总结于表 20－6 和表 20－7。

表 20－6 Enasidenib 的非临床药代动力学研究结果总结

试验类型	试 验 名 称	主要发现/结论
吸收	食蟹猴单次或重复口服给药后的药代动力学	1. 吸收率中等；T_{max} 为 3～4 h；口服生物利用度约为 40% 2. 与禁食动物相比，喂食动物的口服暴露量下降 3. 重复给药后暴露量增加（＞2 倍），提示存在蓄积
分布	血浆蛋白结合	0.2、1、10 μM Enasidenib 在小鼠、大鼠、犬、猴和人中的血浆蛋白结合率分别为 95.1%～95.8%、89.6%～90.2%、92.3%～92.9%、92.6%～93.7%和 98.3%～98.7%。血浆蛋白结合率不随给药浓度而变化
	LE 大鼠单次口服[14C]Enasidenib 后的组织分布	1. 放射性分布广泛，在小肠、肝脏、胃、肾皮质、肾上腺、哈氏腺、胰腺和棕色脂肪中观察到最高浓度。大多数组织中的放射性在给药后 96 h 已低于定量下限，给药后 168 h 放射性基本完全消除 2. 可分布至眼葡萄膜和色素皮肤等含有黑色素的组织中 3. 可通过血脑屏障。大鼠单次口服剂量为 50 mg/kg 时，表现出较低的脑脊液穿透率（0.3%）和中等的脑组织穿透率
代谢	SD 大鼠、比格犬、食蟹猴和人体外肝细胞代谢	主要代谢途径包括 N-脱烷基、氧化、丁基羟基化、葡萄糖醛酸化、葡萄糖醛酸化与氧化联合。犬、猴和人中的主要代谢产物为 M1（M401，AGI-1690，N-脱烷基产物），大鼠中的主要代谢产物为 M2（M489b，AGI-17011，羟基化产物）
	SD 大鼠、比格犬和食蟹猴体内代谢	在不同种属血浆中的代谢产物相似，未见人特异性代谢产物，但相对丰度存在差异。犬和猴单次给药后血浆中的主要代谢产物为 M1（N-脱烷基产物）和 M2（氧化产物），但大鼠 5 天重复给药后血浆中 M1 和 M2 的相对丰度＜1% 在人血浆中，M1 为主要代谢产物，相对丰度＜10%
	大鼠单次口服[14C]Enasidenib 后的代谢产物鉴定	主要代谢产物包括氧化产物 M2 和 M6（M489a）、谷胱甘肽结合产物 M4、葡萄糖醛酸化产物 M10、N-脱烷基和氧化产物 M13

续　表

试验类型	试 验 名 称	主要发现/结论
代谢	临床药理(人体内代谢和代谢酶表型鉴定)*	1. 放射性研究表明,Enasidenib 占循环中药物相关物质的 89%,主要代谢产物为 AGI-16903,占循环中药物相关物质的 10% 2. 体外研究表明,多种 CYP450 酶,如 CYP1A2、2B6、2C8、2C9、2C19、2D6、3A4),以及非 CYP,如 UGT1A1、1A3、1A4、1A9、2B7、2B15 参与了 Enasidenib 的代谢。AGI-16903 的代谢也由多种酶介导,包括 CYP1A2、2C19、3A4 和 UGT1A1、1A3、1A9
排泄	大鼠单次口服 [^{14}C] Enasidenib 后的排泄	主要以原形药的形式经粪便排泄(约占给药量的 43%~73%),可能代表药物未被吸收的部分 吸收的药物通过胆汁代谢和排泄,或通过尿液排泄(很少)
药代动力学药物相互作用(临床药理)*	代谢酶活性抑制和诱导	对 CYP1A2、2B6、2C8、2C9、2C19、2D6、3A4 和 UGT1A1 具有抑制作用,对 CYP2B6、3A4 具有诱导作用。主要代谢产物 AGI-1690 对 CYP1A2、2B6、2C8、2C9、2C19 和 2D6 具有抑制作用
	转运体底物研究	不是 P-gp、BCRP、MRP2、OAT1、OAT3、OATP1B1、OATP1B3 或 OCT2 的底物。主要代谢产物 AGI-1690 是 P-gp 和 BCRP 的底物,不是 MRP2、OAT1、OAT3、OATP1B1、OATP1B3 或 OCT2 的底物
	转运体活性抑制	对 OAT1、OCT2 具有抑制作用,对 MRP2、OAT3 不具有抑制作用。主要代谢产物 AGI-1690 对 BCRP、OAT1、OAT3、OATP1B1、OCT2 具有抑制作用,对 P-gp、MRP2、OATP1B3 不具有抑制作用

注:[^{14}C]Enasidenib 为使用放射性^{14}C 标记的 Enasidenib;*:未在非临床药代动力学研究中进行,为临床药理的研究内容

表 20-7　Enasidenib 非临床安全性研究结果总结

试 验 设 计	主 要 毒 性 结 果
SD 大鼠 28 天重复给药及 14 天恢复期毒性试验 灌胃给药,每天两次,剂量:0、10、30、100 mg/kg	**死亡率:**高剂量组 10/24 雄性动物和 12/24 雌性动物在试验早期死亡,死因与包括多个器官的出血、坏死、变性和/或萎缩的毒性反应相关 **体重:**给药期末,中高剂量组观察到体重下降,与对照组相比下降>10%。该变化在恢复期末未完全恢复 **血液学:**血细胞减少 **血清生化:**TP↓、ALB↓、GLB↓(与骨髓细胞减少、肌萎缩和消瘦相关联);CK↑(与骨骼肌变性/坏死相关联)、转氨酶↑(与肝脏重量增加和变性/增生相关联) **脏器重量:**高剂量组肝脏重量增加 **组织病理:**中高剂量组观察到唾液腺、胃道、肝脏、胰腺、肾脏、肾上腺、胆囊、造血和淋巴系统、骨骼肌、垂体和雌雄生殖系统(睾丸变性、附睾水肿、肉芽肿、精子减少、前列腺和精囊萎缩,子宫和阴道萎缩,动情周期紊乱)的变化,主要发现包括萎缩、耗竭、细胞减少、空泡化、变性/再生、炎症、出血、糜烂、坏死和/或凋亡。恢复期末,睾丸和附睾中的变化未完全恢复 **毒代动力学:**重复给药后暴露量增加(首次给药/末次给药的比例为 C_{max}:2.35/3.24,$AUC_{0-12\,h}$:2.68/5.90) **结论:**毒性靶器官包括唾液腺、胃肠道、肝脏、胰腺、肾脏、肾上腺、膀胱、造血和淋巴器官、骨骼肌、垂体和生殖系统

试 验 设 计	主 要 毒 性 结 果
SD 大鼠 90 天重复给药毒性试验 灌胃给药，每天两次，剂量：0、5、20 mg/kg (GLP)	**体重**：高剂量组体重下降 **血液学**：高剂量组 EOS↓，未见相关联的组织病理学变化 **血清生化**：低、高剂量组 TBIL↑ **解剖大体观察**：高剂量组睾丸和附睾变软 **脏器重量**：高剂量组睾丸和附睾重量下降 **组织病理**：低、高剂量组睾丸生精小管变性、胰腺腺泡细胞萎缩、空泡化伴细胞凋亡。高剂量组附睾中精子减少 **毒代动力学**：随着剂量增加，药物系统暴露量以高于剂量相关的比例增长，未见性别差异 **结论**：在本试验中，SD 大鼠对高剂量可耐受。毒性靶器官为睾丸和附睾。NOAEL 为 5 mg/kg/dose，每天两次（雄性）和 20 mg/kg/dose，每天两次（雌性）
犬 7 天重复给药及 14 天恢复期毒性试验 灌胃给予 Enasidenib 前药 AGI-14405，每天两次，剂量：0、5、15、50 mg/kg	**死亡率**：所有(3/3)高剂量组动物均在给药第 1 天因濒死的临床体征、低血压、心动过速和 QT 间期延长被安乐死。镜下见动脉变性/坏死，胰腺细胞凋亡增加，肠道和脾脏中性粒细胞浸润，淋巴结淋巴耗竭，Peyer 氏斑和胸腺坏死 **心电图**：所有剂量组观察到心率增加，PR 和 RR 间期缩短。中高剂量组观察到 QT 间期延长 **血清生化**：中剂量组 TBIL↑、P↑ **脏器重量**：中剂量组肝脏、肾脏、肾上腺重量增加，脾脏重量下降 **组织病理**：所有剂量组观察到肾皮质（空泡化增加）、肝脏（肝细胞胞浆清亮）和骨髓（细胞增生，单细胞坏死和/或细胞减少）的变化。中高剂量组观察到心脏（动脉变性/坏死、出血和/或急性炎症）和脾脏（淋巴耗竭）的变化 **毒代动力学**：AGI-14405 暴露量低于活性成分 Enasidenib 暴露量的 0.4%，因此犬心血管毒性被认为与 Enasidenib 相关。在 MTD 剂量下，第 6 天犬中的 Enasidenib 暴露量约比 100 mg 临床推荐剂量下患者低 20 倍 **结论**：MTD 为 50 mg/kg/dose，每天两次
食蟹猴 28 天重复给药及 14 天恢复期毒性试验 鼻饲给药，每天两次，剂量：0、2、5、12 mg/kg	**死亡率**：高剂量组 1 只雄性动物死亡，死因为大肠溃疡性炎症 **体重**：高剂量组体重增重下降，恢复期内未完全恢复 **临床观察**：中高剂量组观察到震颤、呕吐、消瘦、食欲不振、软/黏液便、腹泻、面部发红和/或肛殖区棕色物质。低剂量组动物观察到呕吐和软便 **血液学**：高剂量组 RBC↓、HGB↓、HCT↓ **血清生化**：高剂量组 A/G↓、BUN↓、GGT↓ 和 TBIL↑、TCHO↑。恢复期末，高剂量组 GLB↑ 和 BUN↓ **脏器重量**：高剂量组雄性动物心脏绝对和相对重量增加（>10%），肝脏重量增加（>10%） **组织病理**：给药期末，中高剂量组观察到轻微至重度股骨骨骺发育不良。高剂量组雄性动物观察到心脏、胆囊、附睾和胃等多组织轻至中度动脉周围炎。恢复期末，高剂量组一只动物观察到附睾动脉周围炎
食蟹猴 90 天重复给药毒性试验 鼻饲或经胃插管给药，每天两次，剂量：0、2、6 mg/kg (GLP)	**临床观察**：高剂量组雌性动物消瘦 **体重**：低、高剂量组体重下降 **血液学**：高剂量组 LYMP↓、MONO↓、EOS↓ **血清生化**：低、高剂量组 A/G↓；高剂量组 TBIL↑ **脏器重量**：低、高剂量组胸腺重量下降；高剂量组肝脏重量增加 **组织病理**：低、高剂量组观察到胸腺退化/萎缩、股骨远端和胫骨近端骨骺厚度下降；高剂量组观察到肝细胞胞质稀疏、胸骨骨髓细胞轻中度下降、胰腺腺泡细胞脱颗粒 **毒代动力学**：随着剂量增加，药物系统暴露量以高于剂量相关的比例增长，未见性别差异 **结论**：在本试验中，食蟹猴对高剂量可耐受。毒性靶器官包括胸腺、肝脏、骨和胰腺。NOAEL 为 6 mg/kg/dose，每天两次

除了一般毒理外,还开展了其他毒性研究,包括安全药理、遗传毒性和生殖毒性,其结果总结如下。

安全药理试验:Enasidenib 对 hERG(I_{Kr})和 hCaV1.2(α1C/β2a/α2δ1)抑制作用的 IC_{50} 分别为 9.02 和 16.8 μM,对 hNaV1.5 和 hKvLQT1/hminK 抑制作用的 IC_{50} > 30 μM。心血管系统的安全药理试验在比格犬和食蟹猴中展开。在犬的试验中观察到心率增加(伴随 PR、RR 和 QT 间期缩短),收缩压、舒张压和平均血压下降,另外还观察到 QTcV 间期延长。在食蟹猴的试验中,未观察到心率、血压、脉压、体温、心电图间期(PR、QRS、RR、QT、OTcB)或波形的变化。在给予 Enasidenib 前药 AGI-14405 的重复给药毒性试验中观察到致死性的低血压和心动过速,该试验 MTD 剂量下的暴露量显著低于临床试验患者中的暴露量。结合犬心血管安全药理学研究的结果,Enasidenib 被认为具有显著的心血管安全性风险。

遗传毒性试验:Ames 试验、染色体畸变试验和大鼠骨髓微核试验的结果均呈阴性。

生殖毒性试验:大鼠胚胎-胎仔发育(EFD)毒性试验观察到母体消瘦、体重和摄食量下降、体重增量减少,大鼠妊娠子宫重量下降、产仔数/活胎数减少、吸收增加、着床后丢失增加。胎仔体重下降、胸骨未骨化。兔胚胎-胎仔发育(EFD)毒性试验观察到孕兔消瘦、少/无粪便、妊娠体重增量减少和摄食量下降、流产等。

20.4　临床安全性

对艾伏尼布、Olutasidenib 和 Enasidenib 在 FDA 披露的临床安全性研究资料进行了总结[9, 11, 12, 14-16],见表 20-8。

20.4.1　艾伏尼布

艾伏尼布、Olutasidenib 和 Enasidenib 在临床上最严重的不良反应均为分化综合征,临床表现包括发热,呼吸困难,急性呼吸窘迫,肺浸润,胸膜或心包积液,体重迅速增加或外周水肿,淋巴结肿大,骨痛,低血压,肝、肾或多器官功能障碍。FDA 对此发出了黑框警告。根据 FDA 的审查数据,在艾伏尼布和 Enasidenib 的关键性临床试验(艾伏尼布:NCT02074839;Enasidenib:NCT01915498)中,接受艾伏尼布和 Enasidenib 治疗的急性髓系白血病患者有 19%(艾伏尼布:34/179;Enasidenib:41/214)出现了分化综合征,发病时间分别为给药后的 1～78 天和 1～86 天,中位发病时间分别为 20 天和 19 天,其中分别有 68% 和 66% 的患者严重程度达到 3 级或以上,6% 和 5% 具有致命性。基线骨髓原始细胞达 48% 或以上,及外周血原始细胞达 25%(艾伏尼布)/15%(Enasidenib)或以上可能是分化综合征发病的高风险因素。与未发生分化综合征的患者相比,发生分化综合征的患者完全缓解率较低[17]。在 Olutasidenib 的临床试验中也观察到了相似的发病率:16%(25/153)的患者发生了分化综合征,8% 达到了 3 或 4 级,1% 具有致命性。发病时间为给

表 20‐8　已上市 mIDH 抑制剂临床研究安全性总结

临床安全性		艾伏尼布	Olutasidenib	Enasidenib
警告和注意事项	全身性疾病	分化综合征*	分化综合征*	分化综合征*
	心血管系统	QTc 间期延长	/	/
	免疫系统	吉兰-巴雷综合征	/	/
	消化系统	/	肝毒性	/
	生殖系统	/	/	存在胚胎毒性
常见临床不良反应	临床检查	WBC↓、HGB↓、PLT↓、K↓、Na↓、Mg↓、Ca↓、MONO↓血糖↑、ALP↑、AST↑、尿酸↑、CRE↑、心电图 QT 间期↑	K↓、Na↓ALP↑、AST↑、ALP↑、脂肪酶↑、TBIL↑、CRE↑、尿酸↑、WBC↑、LYMP↑	Ca↓、P↓、K↓TBIL↑、WBC↑（非感染性髓系增生）
	不良反应	腹泻、疲劳、水肿、恶心、呕吐、食欲减退、关节痛、呼吸困难、腹痛、黏膜炎、皮疹、分化综合征、肌痛	恶心、疲劳、关节痛、便秘、呼吸困难、发热、皮疹、黏膜炎、腹泻	白细胞增多、腹泻、恶心、呕吐、食欲减退、肿瘤溶解综合征、分化综合征

注：*：FDA 黑框警告；/：不适用

药后的 1 天至 18 个月，可伴或不伴有白细胞增多。在这 25 例患者中，有 19 例（76％）在治疗结束或给药中断后可恢复。

此外，QT（QTc）间期延长和室性心律失常，以及吉兰-巴雷综合征（也称为格林-巴利综合征，Guillain‐Barré syndrome）也是艾伏尼布的严重安全性问题。在艾伏尼布单药治疗的临床试验（试验编号：AG120‐C‐001，共纳入 258 例恶性血液瘤患者）中，9％的患者 QTc 间期大于 500 ms，1 例患者发生室颤。与已知可导致 QTc 间期延长的药物（如抗心律失常药物、氟喹诺酮类药物、三唑类抗真菌药物、5‐HT3 受体拮抗剂）或 CYP3A4 抑制剂同时使用可能会增加 QTc 间期延长的风险。先天性长 QTc 综合征、充血性心衰、电解质异常或正在服用延长 QTc 间期药物的患者需谨慎使用艾伏尼布，并加强心电监测。出现 QTc 间期延长并伴随危及生命的心律失常症状的患者需永久停用艾伏尼布。吉兰-巴雷综合征是一种因免疫系统攻击外周神经系统导致的肌肉运动、感觉和温触觉神经功能障碍的疾病，表现为急性肌无力、麻痹和刺痛等。吉兰-巴雷综合征在艾伏尼布临床试验中的发生率不足 1‰（2/258），但发生吉兰-巴雷综合征的患者需永久停用艾伏尼布。

艾伏尼布在 AML 患者中的常见（发生率≥25％）临床不良反应和实验室异常包括白细胞减少、腹泻、血红蛋白减少、血小板减少、血糖升高、疲劳、ALP 升高、水肿、钾减少、恶心、呕吐、磷酸盐减少、食欲下降、钠减少、白细胞增多、镁减少、AST 升高、关节痛、呼吸困难、尿酸升高、腹痛、肌酐升高、黏膜炎、皮疹、心电图 QT 延长、分化综合征、钙减少、中性粒细胞减少、肌痛。

艾伏尼布在胆管癌患者中的常见(发生率≥15%)临床不良反应包括乏力、恶心、腹痛、腹泻、咳嗽、食欲下降、腹水、呕吐、贫血、皮疹,常见(发生率≥10%)实验室异常包括为血红蛋白降低、AST升高、胆红素升高。

20.4.2　Olutasidenib

除分化综合征外,肝毒性是 Olutasidenib 最严重的临床不良反应,主要表现为 ALT、AST、ALP 和胆红素升高等。在纳入 153 例复发或难治性 AML 患者的 Olutasidenib 关键性临床试验中,23%的患者出现了肝毒性,13%达 3 级或以上,出现肝毒性的时间为给药后的 1 天至 17.5 个月(中位时间为给药后的 1.2 个月)。在临床试验中,一名使用 Olutasidenib 联合阿扎胞苷治疗的患者死于药物性肝损伤并发症,因此不建议 Olutasidenib 与阿扎胞苷等药物联用。

Olutasidenib 的常见(发生率≥20%)临床不良反应和实验室变化包括 AST 升高、ALT 升高、钾降低、钠降低、ALP 升高、恶心、肌酐升高、疲劳、关节痛、便秘、淋巴细胞升高、胆红素升高、白细胞增多、尿酸升高、呼吸困难、发热、皮疹、脂肪酶升高、黏膜炎和腹泻。

20.4.3　Enasidenib

除分化综合征外,Enasidenib 的另一项警告和注意事项是胚胎-胎仔毒性。药物作用机制和非临床研究结果提示其存在生殖毒性。

Enasidenib 的常见(发生率≥20%)临床不良反应包括胃肠道症状(恶心、呕吐、腹泻、食欲减退)和胆红素升高。常见(发生率≥2%)的严重临床不良反应包括非感染性白细胞增多(10%)、腹泻(6%)、恶心(5%)、呕吐(3%)、食欲减退(3%)、肿瘤溶解综合征(5%)和分化综合征(8%),其中分化综合征和白细胞增多是导致临床试验中止的最常见不良反应。胆红素升高和钙、钠、磷降低是 Enasidenib 最常见的临床实验室变化。

20.5　靶点安全性综合分析

20.5.1　非临床和临床安全性关联分析

分化综合征的发病机制尚未被充分阐明,但认为与白细胞的迅速分化及细胞因子(如白介素-1、白介素-6、白介素-8、肿瘤坏死因子 α)和黏附因子(如 CD116、CDw65、VLA-4、CD11a/CD54)的大量释放相关[18]。临床上通常依据受试者的不良反应、关键体征和实验室异常结果对分化综合征进行判断。白细胞计数升高是分化综合征最常见的实验室异常指标[17]。根据文献报道,艾伏尼布和 Enasidenib 可通过抑制 2-羟基戊二酸的形成诱导髓系细胞分化[19, 20]。因此,分化综合征可能是 mIDH 靶点相关的不良反应。吉兰-巴雷综合征是自身免疫性疾病,由免疫系统错误地攻击周围神经系统引起神经脱髓鞘所致[21]。该病为感染后疾病,2/3 的患者在该病发病前有呼吸道或胃肠道感染的历史,在大约 50% 的吉兰-巴雷综合征患者中可以确定一种特定类型的先前感染。与该病相关的前发感染病原体包括空肠梭菌、巨细胞病毒、EB 病毒、肺炎支原体、流感嗜血杆菌、A 型流感病毒、戊型肝炎病毒等[22]。虽然没有吉兰-巴雷综合征与 mIDH 抑制剂相关的机制研究报道,但由于 mIDH 抑制剂可诱导髓系细胞分化,从而影响免疫系统功能,因此艾伏尼布的吉兰-巴雷综合征临床不良反应被认为可能与药理作用相关。在非临床一般毒理学试验中未观察到分化综合征或吉兰-巴雷综合征的毒性表现,考虑可能是因为受试动物为健康动物,无法模拟药物在疾病状态下的作用。

艾伏尼布的非临床安全性研究较好地预测了其在临床上的心血管安全性风险,在临床中观察到的 QT(QTc)间期延长和室性心律失常在猴的心血管安全药理学和一般毒理学试验中均可观察到。此外,在非临床研究中观察到红系抑制、凝血功能下降和骨髓/脾脏的功能代偿,在临床中也观察到了红系抑制和血小板减少,两者具有关联性。但在临床中观察到的白细胞减少未在非临床研究中发现。在非临床研究中观察到的胃肠道毒性,如胃肠道和肝脏中的组织病理学变化,及肝功能损伤相关的血清生化参数变化,与在临床研究中观察到的胃肠道不良反应和血清生化参数变化相一致。在非临床研究中观察到轻度的肾功能损伤,与在临床中观察到的水肿和低电解质相关联。在大鼠的一般毒理学试验中观察到了艾伏尼布对甲状腺的毒性,但在临床研究中未观察到甲状腺的功能异常,考虑可能与非临床研究中的给药剂量偏高相关。大部分的临床实验室异常,如血红蛋白减少、低钾和转氨酶升高等,在大鼠的一般毒理学试验中已被观察到。

Olutasidenib 在非临床动物种属中的主要毒性反应为胃肠道毒性和肝胆毒性,与临床试验中观察到的毒性特征相一致。体外研究发现 Olutasidenib 对 hERG 钾离子通道具有中度抑制作用,在高剂量下可引起猴心电图 QTc 间期延长,在临床研究中同样观察到了患者 QT 间期延长的不良反应,但发生率较低(<10%)。该毒性反应具有显著的剂量依赖性,因此这一差别考虑与给药剂量相关。在 Olutasidenib 的大鼠毒理试验中观察到了甲状腺毒性,但未在猴毒性试验或临床试验中发现相关变化。Döhler 等研究表明,大鼠和人的甲状腺结合蛋白存在差异,大鼠的甲状腺更容易受到药物作用产生肥大/增生,因此这类变化对临床的指导意义不大[23]。此外,Olutasidenib 在非临床研究中观察到了轻度的光毒性,但未在临床研究中发现相关不良反应。

与艾伏尼布不同,在 Enasidenib 的临床研究中未观察到显著的 QT 间期延长或其他心脏毒性反应,与非临床毒性研究的结果不一致。在 Enasidenib 的大鼠、犬和猴的一般毒理学试验中均观察到骨髓抑制,但在临床研究中观察到髓系增生和非感染性白细胞升高;在大鼠、犬和猴的一般毒理学试验中均观察到了胆红素升高,该变化同时也是 Enasidenib 在临床上最常见的不良反应之一。临床药理学研究表明,Enasidenib 对 UGT1A1 具有抑制作用,因此胆红素升高可能与 UGT1A1 抑制导致的胆红素代谢障碍相关,不是由肝损伤所引起。

艾伏尼布、Olutasidenib 和 Enasidenib 的非临床和临床安全性关联分析见表 20-9。

表 20-9　已上市 mIDH 抑制剂非临床和临床安全性关联分析

主要系统		艾伏尼布	Olutasidenib	Enasidenib
循环系统	非临床	体外：对 hERG（I_{Kr}）的 IC_{50} 为 12.6 μM 猴：QT/QTcB 间期延长、室性二联率	体外：对 hERG（I_{Kr}）的 IC_{50} 为 11.8 μM 猴：QTc 间期延长	体外：对 hERG（IKr）和 hCaV1.2（α1C/β2a/α2δ1）的 IC50 分别为 9.02 和 16.8 μM 犬：急性心率增加伴 PR/RR/QT 间期缩短、延迟性 QTcV 间期延长。急性血压下降、延迟性血压上升
	临床	QTc 间期延长、室性心律失常	QT 间期延长	在一项针对 IDH2 突变晚期恶性血液病患者的开放标签研究中进行了评估，结果表明 Enasidenib 不具有促 QTc 间期延长的潜力
	关联性	存在关联性。艾伏尼布在非临床和临床研究中均表现出促心律失常潜力。Olutasidenib 仅在高剂量下具有延长猴心电图 QT 间期的作用，在临床中也出现该不良反应，但发生率较低（<10%）。虽然 Enasidenib 在非临床研究中具有较强的心脏毒性（强于艾伏尼布），但并未在临床中表现出促心律失常潜力		
消化系统	非临床	大鼠：肝功能损伤血清生化参数变化（TCHO↑、TP↑、SDH↑、GGT↑、ALT↑、AST↑）、肝脏、胃、直肠组织病理学变化 猴：腹泻、肝脏重量增加、肝细胞肥大	大鼠：ALB↓、尿酮、胆红素尿、糖尿、肝脏重量增加、肝脏和胃组织病理变化 猴：消瘦、呕吐、摄食量下降、稀便、粪便异常、黄疸、肝功能损伤血清生化参数变化（ALT↑、AST↑、ALP↑、GGT↑、TBIL↑）、黏膜苍白、胆红素尿、肝脏重量增加、肝脏和胰腺组织病理变化	大鼠：肝脏重量增加、转氨酶升高、胃肠道、肝脏、胰腺组织病理变化 犬：TBIL↑ 猴：呕吐、消瘦、食欲减退、软/黏液便、腹泻、肛殖区棕色物质、BUN↓、TBIL↑、TCHO↑、肝脏重量增加
	临床	腹泻、恶心、呕吐、食欲下降、腹痛	恶心、便秘、黏膜炎、腹泻、腹痛、恶心、肝毒性（ALT↑、AST↑、ALP↑、胆红素↑）、脂肪酶↑	腹泻、恶心、呕吐、食欲减退、TBIL↑
	关联性	关联性强，三款药物在非临床和临床研究中均表现出胃肠道毒性。Olutasidenib 的肝毒性在非临床和临床研究中均较强		
泌尿系统	非临床	大鼠：肾功能损伤（血 K 下降、尿液中 K 外排增加）、肾脏组织病理学变化	大鼠：尿量增加、尿比重下降、肾脏组织病理学变化	大鼠：肾脏组织病理学变化 犬：肾脏重量增加伴组织病理学变化
	临床	水肿，血清生化参数变化（K↓、Na↓、Mg↓、Ca↓）	K↓、Na↓、肌酐↑	Ca↓、P↓、K↓
	关联性	关联性强		
皮肤系统	非临床	/	/	/
	临床	皮疹	皮疹	/
	关联性	关联性不强		

主要系统		艾伏尼布	Olutasidenib	Enasidenib
造血和淋巴系统	非临床	大鼠：红系抑制（RBC↓、HGB↓、HCT↓）、凝血功能下降（PT↑、APTT↑）、骨髓/脾脏代偿（RET↑、RDW↑、HDW↑、骨髓/脾脏组织病理学变化、肝脏造血增加、脾脏髓外造血）	大鼠：红系抑制（HGB↓、HCT↓、MCV↓和/或MCH↓、RET↑）、炎症（EOS↓、LYMP↑、MONO↑）猴：红系抑制（RBC↓、HGB↓、HCT↓、RET↓）、炎症（WBC↑、MONO↑、NEUT↑）、凝血功能异常（PLT↑、APTT↑）	大鼠：血细胞减少、骨髓细胞减少犬：骨髓细胞增生、单细胞坏死和/或细胞减少猴：RBC↓、HGB↓、HCT↓、LYMP↓、MONO↓、EOS↓、骨骺发育不良/厚度下降、骨髓细胞减少
	临床	红系抑制、白细胞减少、血小板减少（WBC↓、HGB↓、PLT↓、MONO↓）	白细胞升高	非感染性白细胞升高
	关联性	艾伏尼布：存在一定关联性，临床研究中出现的红系抑制和凝血功能下降可以在非临床研究中观察到，但白细胞减少未在非临床研究中观察到Olutasidenib：存在一定关联性，在非临床研究中观察到炎症和相关的白细胞及白细胞亚群升高，在临床研究中也观察到白细胞升高。但在非临床研究中观察到的红系抑制和凝血功能异常未在临床研究中观察到Enasidenib：关联性不强，在非临床中表现为骨髓抑制，但在临床中可诱导髓系增生，导致非感染性白细胞数量升高		
内分泌系统	非临床	大鼠：甲状腺重量增加、甲状腺和垂体组织病理学变化	大鼠：甲状腺重量下降和组织病理变化、肾上腺重量增加	/
	临床	/	/	/
	关联性	关联性不强。非临床研究中观察到的变化未在临床研究中发现		
其他	非临床	/	/	/
	临床	分化综合征、吉兰-巴雷综合征	分化综合征	分化综合征
	关联性	关联性不强。非临床研究中未观察到分化综合征或吉兰-巴雷综合征的相关表现，可能是由于非临床研究中的受试动物为健康动物，无法模拟受试物在疾病状态下的作用		

20.5.2 靶点毒性解析

大体上，mIDH 抑制剂的非临床安全性具有一致性，最主要的非临床毒性包括胃肠道毒性、肝毒性、骨髓抑制和心脏毒性。在一般毒理学试验中，高剂量下的艾伏尼布和 Enasidenib 均表现出对心脏、胃肠道、肝脏、肾脏、垂体、胸腺和骨髓的毒性作用，Olutasidenib 也表现出对胃肠道、肝脏和肾脏的毒性作用。此外，三款药均具有生殖毒性。

三款 mIDH 抑制剂均在非啮齿类动物的毒理试验中观察到心脏毒性，但与艾伏尼布和 Olutasidenib 相比，Enasidenib 在非临床研究中的心脏毒性更强：以 45 mg/kg 及以上剂量单次给予艾伏尼布可在猴中引起 QT 间期延长，该变化具有可逆性。以 135 mg/kg 每天两次的剂量给予 28 天艾伏尼布可在猴中引起 QT 间期延长和室性心律失常；以 150→100→50 mg/kg 每天两次剂量给予 28 天的 Olutasidenib 可在猴中引起 QT 间期延长,该变化具有可逆性;以 5 mg/kg 每天两次及以上剂量(其暴露量显著低于临床推荐剂量下在患者中的暴露量)给予 7 天的 Enasidenib 可在犬中引起急性心率增加和 PR/RR/QT 间期缩短、延迟性 QTcV 间期延长,急性血压下降和延迟性血压上升,心脏重量变化和组织病理学变化。Enasidenib 在 50 mg/kg 每天两次的剂量下可在犬中引起致死性的低血压、心动过速和 QT 间期延长。以 12 mg/kg 每天两次的剂量给予 28 天的 Enasidenib 在猴中也导致了心脏重量增加和组织病理学变化。除抑制 IDH 导致的靶点相关的心脏毒性外,Enasidenib 也对 A3R 具有脱靶抑制作用,而抑制 A3R 会对心血管系统造成不良影响[13],这可能是 Enasidenib 在非临床中的心脏毒性强于艾伏尼布的原因。但意外的是,与艾伏尼布和 Olutasidenib 不同,Enasidenib 并未在临床上表现出心脏毒性。在一项针对 IDH2 突变的晚期恶性血液病患者的开放标签研究中对 Enasidenib 的心脏毒性进行了评估,结果表明 Enasidenib 不具有促 QTc 间期延长的潜力[11]。

分化综合征均为艾伏尼布、Olutasidenib 和 Enasidenib 最严重的临床不良反应,考虑分化综合征的发生机制可能与抑制 IDH 的药理作用相关。由于临床给药途径为口服给药,艾伏尼布、Olutasidenib 和 Enasidenib 均可引起较强的胃肠道反应,Olutasidenib 还表现出较强的肝毒性,这也与药物的非临床组织分布研究结果相一致(在大鼠放射性组织分布试验中,肝脏是艾伏尼布放射性最高的组织,而小肠、盲肠和肝脏,以及小肠、肝脏和胃分别是 Olutasidenib 和 Enasidenib 放射性排名前三的组织),但除此之外,mIDH 抑制剂的临床不良反应差别较大。艾伏尼布主要表现为心脏毒性、骨髓抑制、水肿、皮疹、发热、咳嗽、疼痛等,而 Enasidenib 的主要临床不良反应为非感染性白细胞升高和胆红素升高,且未见显著的心脏毒性。

20.6　总结与展望

FDA 批准 mIDH2 和 mIDH1 抑制剂用于急性髓系白血病治疗是肿瘤代谢领域的重要里程碑。针对突变型 IDH1 或 IDH2 的选择性抑制剂已成功应用于复发或难治性急性髓性白血病,以及晚期或转移性胆管癌,还有较大的潜力应用于骨髓增生异常综合征、慢性粒单核细胞白血病、骨髓增生性肿瘤等髓性恶性肿瘤,以及胶质瘤、软骨肉瘤等实体瘤的治疗,并将为这类患者人群提供更多的治疗选择[6]。

使用 mIDH 抑制剂提高疗效和预防复发的策略正在临床试验中进行评估,包括与标准疗法(强化化疗、低甲基化治疗)的治疗组合,以及与针对急性髓系白血病耐药的药物组合,如受体酪氨酸激酶抑制剂、聚腺苷二磷酸-核糖聚合酶抑制剂。

目前有 9 款 mIDH 小分子抑制剂正处于临床Ⅰ期和Ⅱ期研究中,包括 4 款 mIDH1 选择性抑制剂、2 款 mIDH2 选择性抑制剂和 3 款 mIDH1/2 双重抑制剂。此外,针对 mIDH 靶点的疫苗也在开发中,为 IDH 突变的急性髓系白血病患者更好的预后带来了希望(表 20 - 10)。

表 20-10　在研 mIDH 小分子抑制剂

药 品 名 称	IDH 亚型	适 应 证	企 业 名 称	研究阶段
IDH305	mIDH1	急性髓系白血病、胶质瘤	诺华制药集团	临床Ⅱ期
Safusidenib（DS-1001b）		急性髓系白血病、胶质瘤	第一三共株式会社	临床Ⅱ期
HH2301		急性髓系白血病	上海海和药物研究开发股份有限公司	临床Ⅰ期
BAY1436032		急性髓系白血病、实体瘤	拜耳股份公司	临床Ⅰ期
TQB3455	mIDH2	急性髓系白血病	正大天晴药业集团南京顺欣制药有限公司	临床Ⅰ期
SH1573		急性髓系白血病	南京圣和药业股份有限公司	临床Ⅰ期
Vorasidenib（AG-881）	mIDH1/2	急性髓系白血病、实体瘤	Agios Pharmaceuticals	临床Ⅰ期
HMPL-306		急性髓系白血病、实体瘤	和记黄埔医药（上海）有限公司	临床Ⅰ期
LY3410738		骨髓增生异常综合征、慢性粒单核细胞白血病、骨髓增生性肿瘤	礼来公司	临床Ⅰ期
IDH1 多肽疫苗	IDH1^{R132H}	胶质瘤	美国海德堡国家肿瘤疾病中心	临床Ⅰ期
PEPIDH1M 疫苗	IDH1^{R132H}	胶质瘤	美国杜克大学	临床Ⅰ期

注：IDH1^{R132H}：IDH1 蛋白第 132 位的精氨酸突变为组氨酸

尽管已有多种代谢酶被作为研究肿瘤靶向治疗的靶点，但特定肿瘤类型对抑制剂单药或者联合其他疗法的反应性都有待阐明。靶向特定代谢酶的肿瘤代谢疗法的可塑性也将成为一大挑战。无论未来的发展如何，致力于靶向肿瘤代谢，以及协同肿瘤免疫治疗都是重要的发展方向[24]。

（章梦琦，张晓琳，伍中山）

参考文献

[1] Davis M，Pragani R，Popovici-Muller J，et al. ML309：A potent inhibitor of R132H mutant IDH1 capable of reducing 2-hydroxyglutarate production in U87 MG glioblastoma cells，in Probe Reports from the NIH Molecular Libraries Program. National Center for Biotechnology Information（US）：Bethesda（MD），2010.

[2] Tommasini-Ghelfi S，Murnan K，Kouri F M，et al. Cancer-associated mutation and beyond：The emerging biology of isocitrate dehydrogenases in human disease. Science Advances，2019，5（5）：

eaaw4543.

[3] Yang H, Ye D, Guan K L, et al. IDH1 and IDH2 mutations in tumorigenesis: mechanistic insights and clinical perspectives. Clin Cancer Res, 2012, 18(20): 5562 - 5571.

[4] Redon C, Pilch D, Rogakou E, et al. Histone H2A variants H2AX and H2AZ. Current Opinion in Genetics & development, 2002, 12(2): 162 - 169.

[5] Audia J E, Campbell R M. Histone modifications and cancer. Cold Spring Harbor Perspectives in Biology, 2016, 8(4): a019521.

[6] Golub D, Iyengar N, Dogra S, et al. Mutant isocitrate dehydrogenase inhibitors as targeted cancer therapeutics. Frontiers in Oncology, 2019, 9: 417.

[7] Issa G C, DiNardo C D. Acute myeloid leukemia with IDH1 and IDH2 mutations: 2021 treatment algorithm. Blood Cancer J, 2021, 11(6): 107.

[8] Popovici-Muller J, Lemieux R M, Artin E, et al. Discovery of AG - 120 (Ivosidenib): A first-in-class mutant IDH1 inhibitor for the treatment of IDH1 mutant cancers. ACS Medicinal Chemistry Letters, 2018, 9(4): 300 - 305.

[9] FDA. Multi-discipline review for olutasidenib[EB/OL]. (2022 - 12 - 27)[2023 - 03 - 10] https://www. accessdata. fda. gov/drugsatfda_docs/nda/2022/215814Orig1s000MultidisciplineR. pdf.

[10] Ward P S, Patel J, Wise D R, et al. The common feature of leukemia-associated IDH1 and IDH2 mutations is a neomorphic enzyme activity converting alpha-ketoglutarate to 2-hydroxyglutarate. Cancer Cell, 2010, 17(3): 225 - 234.

[11] FDA. Multi-discipline review for enasidenib[EB/OL]. (2017 - 08 - 24)[2023 - 03 - 10] https://www. accessdata. fda. gov/drugsatfda _ docs/nda/2017/209606Orig1s000MultidisciplineR. pdf. 2017.

[12] FDA. Multi-discipline review for ivosidenib[EB/OL]. (2018 - 08 - 15)[2023 - 03 - 10] https://www. accessdata. fda. gov/drugsatfda_docs/nda/2018/211192Orig1s000MultidisciplineR. pdf.

[13] Nishat S, Khan LA, Ansari ZM, et al. Adenosine A3 receptor: A promising therapeutic target in cardiovascular disease. Current cardiology reviews, 2016, 12(1): 18 - 26.

[14] FDA. Label for ivosidenib[EB/OL]. (2018 - 08 - 15)[2023 - 03 - 10] https://www. accessdata. fda. gov/drugsatfda_docs/nda/2018/211192Orig1s000Lbl. pdf.

[15] FDA. Label for olutasidenib[EB/OL]. (2022 - 12 - 27)[2023 - 03 - 10]. https://www. accessdata. fda. gov/drugsatfda_docs/nda/2022/215814Orig1s000lbl. pdf.

[16] FDA. Label for enasidenib[EB/OL]. (2017 - 08 - 24)[2023 - 03 - 10]. https://www. accessdata. fda. gov/drugsatfda_docs/nda/2017/209606Orig1s000Lbl. pdf.

[17] Norsworthy K J, Mulkey F, Scott E C, et al. Differentiation syndrome with ivosidenib and enasidenib treatment in patients with relapsed or refractory IDH-mutated AML: A U. S. Food and Drug Administration systematic analysis. Clin Cancer Res, 2020, 26(16): 4280 - 4288.

[18] Stahl M, Tallman M S. Differentiation syndrome in acute promyelocytic leukaemia. Br J Haematol, 2019, 187(2): 157 - 162.

[19] DiNardo C D, Stein E M, de Botton S, et al. Durable remissions with ivosidenib in IDH1-mutated relapsed or refractory AML. N Engl J Med, 2018, 378(25): 2386 - 2398.

[20] Stein E M, DiNardo C D, Fathi A T, et al. Molecular remission and response patterns in patients with mutant-IDH2 acute myeloid leukemia treated with enasidenib. Blood, 2019, 133 (7): 676 - 687.

[21] Shahrizaila N, Lehmann H C, Kuwabara S. Guillain-Barré syndrome. Lancet (London, England),

2021，397(10280)：1214 - 1228.

[22] van den Berg B, Walgaard C, Drenthen J, et al. Guillain-Barre syndrome：Pathogenesis, diagnosis, treatment and prognosis. Nat Rev Neurol，2014，10(8)：469 - 482.

[23] Döhler K D, Wong C C, von zur Mühlen A. The rat as model for the study of drug effects on thyroid function：consideration of methodological problems. Pharmacology & therapeutics. Part B：General & systematic pharmacology，1979，5(1 - 3)：305 - 318.

[24] Stine Z E, Schug Z T, Salvino J M, et al. Targeting cancer metabolism in the era of precision oncology. Nature reviews. Drug Discovery，2022，21(2)：141 - 162.

第21章

CD19 靶点抗体药物的药理学机制和安全性

CD19(cluster of differentiation 19)是 B 细胞表面的跨膜受体蛋白,参与 B 细胞活化、信号传导及生长调节。CD19 在正常和肿瘤 B 细胞以及滤泡树突细胞中特异性表达,相较于 CD20、CD21、CD22 和 CD79B 来说,CD19 是表达最广泛且高度均质性的分子。B 细胞恶性肿瘤是常见的血液恶性肿瘤,尽管很多患者对目前的一线治疗有反应,但复发率高,预后差,其仍然是难治的恶性肿瘤之一[1]。近年来,CD19 作为治疗 B 细胞恶性肿瘤的药物靶点受到了极大关注[2]。此外,CD19 作为重要的标记物被广泛应用于白血病、淋巴瘤及免疫系统疾病的诊断和预后判断。自 2014 年贝林妥欧(blinatumomab)双抗上市以来,已有多个以 CD19 为靶点的抗肿瘤药物获批上市,包括单抗、双抗、抗体药物偶联物(antibody drug conjugates, ADC)和嵌合抗原受体 T 细胞免疫疗法(chimeric antigen receptor T - cell immunotherapy, CAR - T),另有多款新药处于临床研究阶段。本章通过对以 CD19 为靶点的抗体药物的文献查询以及相应药物 FDA 申报资料的查询,比较了这些药物临床前和临床毒性反应的差异,并对各个毒性进行了分析,以期能够对以 CD19 为靶点的生物药毒性有所了解,从而更好地指导新药的研发。

21.1 CD19 靶点抗体药作用机制

人 CD19 属于免疫球蛋白(Ig)超家族[3,4],是分子量为 95KD 的跨膜糖蛋白。它由位于人 16 号染色体 16p11.2 短臂上的 CD19 基因编码。该基因含有 15 个外显子和编码 CD19 分子的代码,含有 556 个氨基酸[5]。CD19 为 I 型单个跨膜蛋白(结构见图 21 - 1),胞外段含有两个 C2 型 Ig 样结构域,被一个较小的潜在二硫键连接的非 Ig 样结构域所分割,胞内含有由多个氨基酸残基构成的磷酸化信号结构域。CD19 和其他已知的免疫球蛋白之间没有显著的同源性[6],其胞内结构域高度保守,由 242 个氨基酸组成,在 C 末端附近有 9 个酪氨酸残基[7]。多项研究表明,CD19 的生物学功能高度依赖于该区域内的三个酪氨酸残基:Y391、Y482 和 Y513。实验表明,苯丙氨酸在 Y482 和 Y513 两个位置取代酪氨酸时会抑制其他 7 个酪氨酸的磷酸化[6, 8~9]。当这些高度保守的酪氨酸残基被激活后,一方面使得 CD19 募集更多的蛋白激酶 Lyn,进一步增强 BCR‑Igα/Igβ 信号的磷酸化,促进 BCR 信号的传递和加强;另一方面,CD19 还能激活其他信号通路,尤其是 PI3K 通路,其在 B 细胞的 BTK 和 PLC‑γ2 信号通路的充分活化中担任重要的上游信号角色。

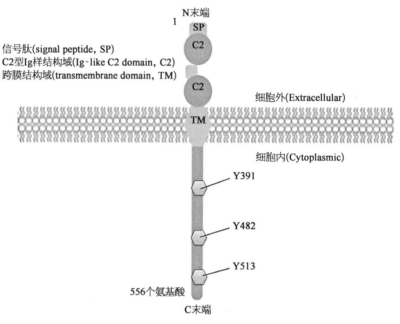

信号肽(signal peptide, SP)
C2型Ig样结构域(Ig‑like C2 domain, C2)
跨膜结构域(transmembrane domain, TM)

N末端
1
SP
C2
C2
细胞外(Extracellular)
TM
细胞内(Cytoplasmic)
Y391
Y482
Y513
556个氨基酸
C末端

图 21 ‑ 1　CD19 的蛋白结构[10]

21.1.1　CD19 靶点发现

1983 年,Lee M. Nadler 团队通过使用 B4 单克隆抗体首次将 CD19 鉴定为人 B 淋巴细胞的 B4 抗原[11]。CD19 在 B 细胞恶性肿瘤中广泛且高度表达(104~105 个 CD19 分子/B 细胞),影响的细胞周期包括从前 B 细胞开始,参与 B 细胞的增殖和分化调控,直至 B 细胞分化为成熟的浆细胞前[12]。并且,CD19 的表达在疾病的不同阶段持续稳定,从初始诊断至复发难治阶段,CD19 均保持高度的表达。这些特征使 CD19 成为可靠的靶标,提示 CD19 适合不同疾病阶段的患者,以及慢性淋巴细胞白血病(chronic lymphocytic leukemia, CLL)、急性淋巴细胞白血病(acute lymphoblastic leukemia, ALL)、非霍奇金淋巴瘤(non-hodgkin's lymphoma, NHL)、华氏巨球蛋白血症(waldenstrom's macroglobulinemia, WM)等一系列 B 细胞来源的恶性增殖性疾病。另外,CD19 在造血干细胞中不表达,这意味着 CD19 的靶向治疗后不会影响干细胞正常增殖分化,B 细胞的免疫功能可以恢复[13],对患者后期免疫系统的恢复具有重大意义。

21.1.2　CD19 靶向药物和作用机制

靶向 CD19 的免疫治疗策略包括嵌合抗原受体修饰 T 细胞（chimeric antigen receptor T - Cell immunotherapy，CAR - T）、双特异性抗体、ADC、Fc 优化免疫增强抗体等（图 21 - 2）。以上靶向策略在药物设计方面各有侧重。目前，针对各类型药物均已有代表性产品获批上市，并在 B 细胞淋巴瘤治疗方面表现出了显著的疗效。双特异性 T 细胞接合器（bispecific T cell engagers，BiTE）：[CD19&CD3]贝林妥欧单抗，是由两条可变单链（single-chain fragment variable，scFv）通过一个小连接肽链接组成，同时靶向位于 T 细胞表面的 CD3 和 B 细胞表面的 CD19（图 21 - 2a 和图 21 - 2b）。贝林妥欧单抗，作为一种新型双特异性抗体，除了可以同时靶向 B 细胞 CD19 和 T 细胞 CD3，连接 T 细胞和癌细胞，使得 T 细胞接近癌细胞而达到杀伤效果；在与 T 细胞结合后还可以进一步激活 T 细胞信号通路，使 T 细胞表达 CD69、CD25，上调细胞黏附分子（CD2），短暂释放炎症因子，使得 T 细胞活化，并促使 T 细胞增殖。

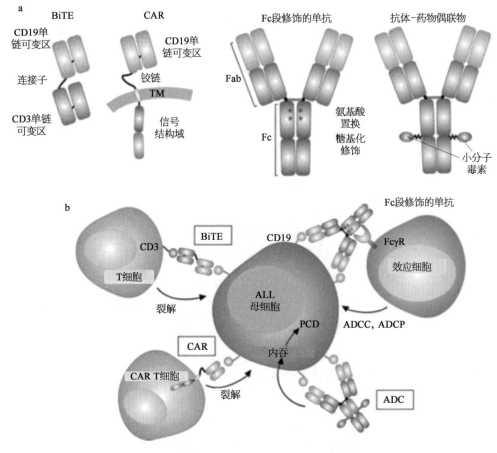

图 21 - 2　CD19 抗体构建的设计和 CD19 靶向策略[14]

单克隆抗体药物,CD19 抗体通过提高对效应细胞上激活型 Fcγ 的亲和力,显著增强抗体依赖性细胞介导的细胞毒性(antibody-dependent cell-mediated cytotoxicity,ADCC)和抗体依赖性细胞吞噬(antibody-dependent cellular phagocytosis,ADCP),从而改善肿瘤细胞杀伤的关键机制。此外,单抗药物通过对 Fc 域修饰后包含 2 个氨基酸取代 S239D 和 I332E 的单抗 Tafasitamab,和 Fc 域糖基化修饰的伊奈利珠单抗(Inebilizumab),改善了外源性抗体可能引起的免疫原性,并以此改善其药代动力学性能(图 21 - 2a)。

在抗体偶联药物中,抗体起着靶向 CD19 的作用,运输细胞毒性药物到 CD19 阳性的肿瘤细胞,待结合后,ADC 抗原复合物被肿瘤细胞内吞,细胞毒部分被释放,触发程序性细胞死亡(programmed cell death,PCD)(图 21 - 2b)。如由人源化 CD19 单克隆抗体通过连接子与吡咯并苯并二氮杂䓬(pyrrolobenzodiazepine,PBD)二聚体细胞毒素偶联而成的 Loncastuximab tesirine,通过抗体药物的靶向性,将细胞毒性小分子化合物准确递送到肿瘤细胞中,同时兼顾靶向性和杀伤性。

靶向 CD19 的 CAR - T 细胞通过嵌合细胞外 CD19 单链抗体识别细胞表面的目标抗原 CD19 而被激活,增殖并产生细胞毒性,同时借助 T 细胞的适应性免疫反应来杀伤 CD19+ 的靶细胞(正常 B 细胞和 CD19 肿瘤细胞)(图 21 - 2a 和图 21 - b)。目前以 CD19 为靶点的 CAR - T 类产品有 6 款已上市,其中 FDA 批准 5 款(Tisagenlecleucel、阿基仑赛、Brexucabtagene autoleucel、Lisocabtagene maraleucel 和瑞基奥仑赛),NMPA 批准 2 款(阿基仑赛、瑞基奥仑赛)。

21.2　CD19 靶点抗体药物

正是由于 CD19 的表达在大多数 B 细胞肿瘤中高度保守,表达于 90% 以上 B 淋巴细胞起源的肿瘤细胞表面[15],因此作为淋巴瘤和白血病的潜在治疗靶点,已经取得了令人瞩目的成绩。各种靶向 CD19 的双特异性抗体、ADC、Fc 工程化抗体和 CAR - T 细胞等免疫治疗方法在临床试验中取得了令人鼓舞的结果。目前已获批上市的针对 CD19 的抗体类药物共有 4 款,其中 1 款双抗、2 款单抗及 1 款 ADC。另有 6 款 CAR - T 类产品。由于 CAR - T 类产品和抗体类药物作用机理不同,毒性也不相同,将在本书其他章节中展开讨论。本章节主要分析以抗体类为代表的靶向 CD19 的药物类型,详见表 21 - 1。

在上述以 CD19 为靶点的抗体类药物中,贝林妥欧单抗是一种串联型 scFv,不含 Fc 结构,分子量较小,渗透性高,可以到达大分子抗体难以抵达的部位与抗原发生结合,但半衰期较短($T_{1/2}$),仅 2 h,和常规抗体相比有较大的不同。本章仅对具备完整 Fc 结构的三款 CD19 抗体药物(包括伊奈利珠单抗、Tafasitamab 和 Loncastuximab tesirine)及其安全性做简要介绍。

表 21-1　全球获批靶向 CD19 的抗体药物

药物名称	靶点	适应证	抗体类型	分子量	剂　型	给药剂量及方式	企业名称	首次获批情况
贝林妥欧单抗	CD19* CD3	前体B细胞成淋巴病-淋巴瘤	靶向CD19和CD3的串联型scFv	54 kDa	35 μg冻干粉	在第一个疗程第1～7天应予以9 μg/天,第8～28天予以28 μg/天;后续的疗程则第1～28天均为28 μg/天。每个疗程包括4周连续静脉输注和2周休息间隔	安进	FDA,2014年
伊奈利珠单抗	CD19	视神经脊髓炎	人源化IgG1单克隆抗体	149 kDa	注射液,100/瓶(10 mg/mL)	静脉输注约90分钟,初始剂量:300 mg静脉输注,两周后第二次300 mg静脉输注,后续剂量(从第一次输注起6个月开始):每6个月单次300 mg静脉输注	Viela Bio	FDA,2020年
Tafasitamab	CD19	复发或难治性弥漫性大B细胞淋巴瘤	人源化IgG1/2杂交Fc结构域修饰	150 kDa	冻干粉注射液,200 mg/瓶	建议剂量为12 mg/kg,静脉输注;周期1:28天周期中的第1、4、8、15、22天;周期2和3:每个28天周期的第1、8、15和22天;周期4及之后:每个28天周期的第1天和第15天	Xencor	FDA,2020年
Loncastuximab tesirine	CD19	复发/难治性弥漫性大B细胞淋巴瘤	ADC(人源化IgG1单克隆抗体)	151 kDa	注射液,10 mg/瓶	静脉输注超过30分钟,每3周0.15 mg/kg,连续2个周期。后续循环每3周0.075 mg/kg	ADC Therapeutics	FDA,2021年

21.3　非临床药代动力学及安全性

根据 ICHS6《生物技术药物的临床前安全性评价》和 S9《抗肿瘤药物非临床评价》指导原则,3 款抗体类药物均开展了相应的非临床试验。

种属选择:均为抗体药物,因此均对临床前试验动物相关种属的选择进行了阐述。

一般毒理:均开展了重复给药毒性试验,给药周期最短为 4 周,最长为 6 个月。

安全药理：ICHS6 指导原则中提到"安全药理学研究是检测与潜在毒性相关的功能性指标，这些功能性指标可以通过单独的研究也可以结合在毒性研究中考察"。鉴于此项规定，这几款抗体均未开展单独的安全药理学试验，伴随在重复给药毒性试验中进行评估。

生殖毒理：根据 ICHS9，有遗传毒性且在一般毒理学试验中靶向快速分裂细胞（如 crypt 细胞、骨髓）的药物，或者归属于确定可引起生殖毒性的药物类别，这些生殖毒性试验在上市时也不是必需的。因此 3 款抗体中，只有伊奈利珠单抗开展了单独的生殖毒理试验，而 Loncastuximab tesirine 和 Tafasitamab 没有进行生殖和发育毒性研究，这是因为 Tafasitamab 在临床上与来那度胺联合使用，而来那度胺是一种已知的致畸和胚胎-胎儿毒物，不需要进行生殖和发育毒性研究；在 Loncastuximab tesirine 中，因为载荷小分子 SG3199 具有影响活跃分裂细胞的细胞毒性，即基因毒性，预计具有胚胎/胎儿毒性和致畸性，因此也未进行生殖和发育毒性研究。

组织交叉反应（tissue cross-reactivity，TCR）：3 款抗体均进行了 TCR 试验。

遗传毒性试验：根据 S6 的建议，均未开展。ADC 药物的载荷小分子 SG3199 仅开展了体外遗传毒性的研究，均呈阳性，根据其作用机理，未进一步开展其他遗传毒性试验。

致癌性试验：根据 S9 的建议，均未开展。

对 3 款抗体药的临床前数据进行总结，所有材料均来源于 FDA 申报资料。

21.3.1　伊奈利珠单抗

伊奈利珠单抗是一款靶向 CD19 的人源化 IgG1κ 单克隆抗体[16]，通过重组 DNA 技术在中国仓鼠卵巢（chinese hamster ovary，CHO）细胞悬浮培养中制备，分子量为 149 kDa，用于治疗水通道蛋白-4（AQP4-IgG）血清反应阳性的视神经脊髓炎谱系病（neuromyelitis optica spectrum disorder，NMOSD）成人患者。伊奈利珠单抗与 CD19 具有很高的亲和力。因 CD19 广泛表达于分泌抗体的浆母细胞和一些浆细胞（均为 B 细胞），伊奈利珠单抗利用 Fc 部分招募 NK 细胞和巨噬细胞，通过 ADCC 和 ADCP 消耗表达 CD19 的浆母细胞和浆细胞，减少抗原呈递并减少促炎症因子生成。伊奈利珠单抗与 CD19 结合后，表达 CD19 的浆母细胞和浆细胞迅速从循环系统中耗竭，从而达到治疗的目的。

在种属选择试验中，伊奈利珠单抗仅和人的 CD19 结合，和非人灵长类（non human primate，NHP）、兔子、啮齿类均没有结合，因此选择人 CD19 转基因小鼠（huCD19 Tg 小鼠）进行临床前试验。

该单抗主要进行了 huCD19 Tg 小鼠的毒理学试验，包括单次给药，4 周、2 个 13 周和 26 周重复给药毒性试验。5 个毒理学试验毒性发现类似，包括外周血 B 淋巴细胞的严重减少；靶器官主要为脾脏、淋巴结和骨髓。在 26 周的重复给药毒性试验中，还观察到皮肤的损伤溃烂等，可能与动物免疫力降低导致感染相关。安全药理伴随在重复给药毒性试验中开展，未发现供试品相关的临床症状。具体临床前研究结果见表 21-2 和表 21-3。

表 21‑2　伊奈利珠单抗的亲和力试验以及非临床药代动力学研究总结

试验类型	试验设计	试验结果
亲和力试验	标准的靶点结合试验	仅和人的 CD19 结合，和 NHP、兔子、啮齿类均没有结合，因此选择人 CD19 转基因小鼠(huCD19 Tg 小鼠)进行临床前试验
PK	huCD19 Tg 小鼠数据来源于 26 周重复给药毒性试验首次给药后 TK 参数，3、30 mg/kg	单次给 3 mg/kg，C_{max} 在雌雄动物分别为 41.0 和 56.7 $\mu g/mL$，$AUC_{0\sim7d}$ 分别为 141 和 166 day* $\mu g/mL$，$T_{1/2}$ 分别为 7.74 天和 19.4 天；单次给药 30 mg/kg，C_{max} 在雌雄动物中分别为 529 和 654 $\mu g/mL$，$AUC_{0\sim7d}$ 分别为 1 610 和 1 820 day* $\mu g/mL$，$T_{1/2}$ 分别为 12.0 天和 21.3 天

表 21‑3　伊奈利珠单抗一般毒理学研究结果总结

试验设计	主要毒性结果
huCD19 Tg 小鼠单次给药毒性试验 静脉注射，主试验动物于第 8 天安乐死，恢复期动物于第 26 天安乐死 剂量：0、2.5、10、40 mg/kg (Non‑GLP)	唯一的发现是预期的药理学活性的放大(B 细胞耗竭)，包括剂量依赖性的脾脏白髓 B 细胞数量↓、淋巴结皮质旁 T 细胞区↑、脾脏红髓增生恢复期结束时，中剂量和高剂量组脾脏和淋巴结 B 细胞↓ 外周血和骨髓免疫表型显示与剂量相关的 B 细胞耗竭，对前 B 细胞、未成熟 B 细胞和成熟 B 细胞的影响最大，对原 B 细胞影响不大
huCD19 Tg 小鼠 4 周重复给药及 35 周(雌性)或 37 周(雄性)恢复期毒性试验 静脉注射，每周 1 次，共给药 5 次，剂量：0、0.675、3.71、36.6 mg/kg (GLP)	**血液学**：给药结束时，绝对 LYMP 计数的下降与 B 淋巴细胞的严重下降相关。雌雄动物在中剂量和高剂量时 B 淋巴细胞下降幅度相似，低剂量组雌性比低剂量组雄性稍轻；各剂量组在不同的时间点恢复 **组织病理**：所有给药组，均观察到预期的脾脏和淋巴结中的 B 细胞区的细胞耗竭。在恢复期恢复，未观察到与 B 细胞耗竭相关的组织病理学变化
huCD19 Tg 小鼠 13 周重复给药及 36 周恢复期毒性试验 静脉注射，每周一次，剂量：0、0.5、3、30 mg/kg (GLP)	**血液学**：给药期末，所有剂量水平下观察到外周血、脾脏和骨髓 B 淋巴细胞的剂量相关性↓。恢复期结束时，脾脏和骨髓中的 B 淋巴细胞水平完全恢复。外周血 B 淋巴细胞水平在不同的时间点恢复 **组织免疫表型**：在所有剂量水平下，脾脏和骨髓中的 B 淋巴细胞预期↓(在中剂量和高剂量被认为是 100% 耗竭)。在恢复期结束时，脾脏和骨髓中的 B 细胞水平完全恢复 **组织病理**：脾脏白髓 B 细胞↓、肠系膜和纵隔淋巴结皮层滤泡 B 细胞↓，呈剂量相关性。恢复期末完全恢复
huCD19 Tg 小鼠 13 周重复给药及 45 周恢复期毒性试验 每周一次，皮下给药剂量：0、3、30 mg/kg； 静脉注射：30 mg/kg (GLP)	**死亡率**：5 只对照动物，8 只给药动物在试验期间死亡。给药组 8 只动物被认为与供试品相关(4 只低剂量组，3 只高剂量 SC 组，1 只高剂量 IV 组)，死亡动物主要发现为广泛的皮肤损伤，被认为和免疫抑制相关 **临床观察**：动物皮肤溃疡，剂量相关性不明确，但是在给药组增多，恢复期完全恢复，认为和免疫抑制相关 **血液学**：给药组剂量相关的 LYMP↓、EOS↓；恢复期 EOS 未恢复 **血清生化**：GLB↓、A/G↑，恢复期未恢复 **组织病理**：靶器官为脾脏和淋巴结，脾白髓 B 细胞缺失、淋巴结滤泡数量和细胞数量严重↓，恢复期基本恢复
huCD19 Tg 小鼠 26 周重复给药及 36 周恢复期毒性试验 静脉注射，每周一次，剂量：0、3、30 mg/kg	**死亡率**：恢复期低剂量有 2 只动物由于皮肤损伤/溃烂安乐死 **临床观察**：在低剂量组和高剂量组的个别动物观察到有头部和颈部皮肤溃疡，认为和免疫抑制有关 **血液学**：低剂量和高剂量组均观察到 B 淋巴细胞↓，恢复期末，低剂量组基本恢复，高剂量组未完全恢复。NEUT↑，恢复期恢复；EOS↑，恢复期部分恢复 **IPT**：给药组动物在给药期结束时，观察到脾脏和骨髓中的 B 淋巴细胞↓，在恢复期结束时几乎完全恢复 **组织病理**：主要表现在脾脏、淋巴结和骨髓。显微镜下观察到给药组所有动物 B 细胞↓、脾白髓↓、B 细胞区↓、淋巴结淋巴滤泡数量和细胞数量↓，以及骨髓细胞↓。在恢复期末，脾脏和淋巴结的病变部分恢复

除了一般毒性研究外,还进行了生殖毒性试验和组织交叉反应试验,其结果总结如下。

生殖毒性试验:在 huCD19 Tg 小鼠生育力和早期胚胎发育试验中,血液学结果显示,给药组雌性母体动物外周血 B 淋巴细胞总数严重减少,包括对照组在内的所有剂量组中,胎仔血液 B 淋巴细胞水平严重低于母体动物(部分原因是胎仔免疫系统尚未成熟),但各组胎仔血液中均检出表达小鼠 CD19 的 B 淋巴细胞,且水平相近。表达 huCD19 的 B 细胞可以在对照组胎仔血液中检测到(低于成年动物),但在给药组的胎仔血液中均未检测到。给药组胎仔肝组织表达 huCD19 的 B 细胞严重减少(对照组:60.7%,低剂量组:0.32%,高剂量组:0.15%)。在 huCD19 Tg 小鼠围产期毒性试验中,未观察到药物对 F0 代的影响,给药组 F1 代生殖功能评估可见早期吸收率、总吸收率和着床后丢失率略高,但未观察到与药物相关的胎仔畸形。F1 代在出生后 50 天进行免疫毒性评估,可见给药组的 B 淋巴细胞总量比对照组少(97% 和 100%),其他免疫细胞亚群没有受到影响。在出生后 357 天,所有亚群(包括 B 淋巴细胞)的平均绝对计数与对照组水平相似。

TCR 试验在人、huCD19 Tg 小鼠和 Fisher 大鼠组织上开展,特异性结合仅见于人的脾、淋巴结、扁桃体、胸腺和胃肠道。在 huCD19 Tg 小鼠的组织中观察到类似的结合。虽然在大鼠组织中发现了一些特定的结合,但被确定为细胞质结合,与毒理学无关。

21.3.2 Tafasitamab

Tafasitamab 是一款人源化 IgG1/2 杂交 Fc 结构域修饰的 CD19 靶向免疫增强单克隆抗体[17],可与前 B 淋巴细胞和成熟 B 淋巴细胞表面表达的 CD19 抗原结合。与 CD19 结合后,通过凋亡和免疫效应机制介导 B 细胞溶解,包括 ADCC 和 ADCP 效应。

两个氨基酸的修饰被引入 Tafasitamab 的 Fc 结构域,增强了与 Fcγ 受体的亲和力,免疫效应增强,包括增强的 ADCC 和 ADCP。Tafasitamab 介导的 B 细胞裂解包括:① 招募免疫效应细胞,如 NK 细胞、γδT 细胞和巨噬细胞;② 通过直接作用导致细胞凋亡。此外,临床上使用 Tafasitamab 与抗肿瘤药来那度胺的联用来增加疗效。来那度胺的抗肿瘤作用是通过抑制细胞增殖和凋亡,以及通过免疫刺激功能激活 T 细胞和 NK 细胞。NK 细胞是 Tafasitamab 介导的 ADCC 的重要效应细胞群。临床前研究了 Tafasitamab 与来那度胺联合使用的疗效,结果显示,与两种单一治疗方案相比,联合用药在体外 ADCC 试验中会导致抗肿瘤活性增加,体内试验中药效也有所增加,因此临床上采用 Tafasitamab 和来那度胺联用的策略。

Tafasitamab 与人 CD19 抗原的平均解离常数(KD)大约为 0.4 nM,与表达 CD19 的人、食蟹猴和恒河猴的淋巴细胞具有相似的结合力,但与犬、兔子、大鼠和小鼠的 CD19 淋巴细胞表现低亲和力。在 TCR 中,Tafasitamab 在人和食蟹猴中未检测到脱靶结合;Tafasitamab 主要结合在人和食蟹猴含有单核白细胞的大多数组织中,包括外周血淋巴细胞和骨髓中造血前体细胞。基于以上发现,食蟹猴被选为相关毒理学种属。

Tafasitamab 的非临床安全评价包括 8 周和 13 周的食蟹猴重复给药毒理学试验。主要的毒性发现是外周血 B 淋巴细胞的显著减少，以及骨髓、淋巴结和脾脏 B 细胞的减少。非临床研究结果见表 21-4 和表 21-5。

表 21-4　Tafasitamab 的亲和力和药代动力学试验总结

试验类型	试验设计	试验结果
亲和力试验	标准的靶点结合试验	以浓度依赖的方式与转染人 CD19 人胚胎肾（HEK）293 细胞结合，EC50＝4.8 nM。与人、食蟹猴、恒河猴 CD19 的结合力相当；与犬、兔子、啮齿类 CD19 的结合力较弱，因此选择食蟹猴进行临床前安全性试验
PK	食蟹猴静脉注射，单次给药，5 个剂量组，0.3～100 mg/kg	典型的 2 室 PK 模型，在不同的试验间，PK 参数也是一致的。PK 参数表观分布容积（V_{ss}）为 52.6～124.3 mL/kg，清除率（CL）为 4.31～7.37 mL/kg，$T_{1/2}$ 为 7.7～14.2 天，在 2～100 mg/kg 剂量之间呈线性关系，无性别差异

表 21-5　Tafasitamab 的一般毒理学研究结果总结

试验设计	主要毒性结果
食蟹猴 8 周重复给药及 90 天恢复期毒性试验 静脉输注 1 h，2 周 1 次，剂量：0、2、10、50 mg/kg（GLP）	**血液学**：外周血 B 细胞显著↓、LYMP↓、WBC↓、脾脏重量↓、脾脏生发中心细胞↓。在恢复期第 90 天，B 细胞在低中剂量组完全恢复，但高剂量组仅恢复至基础值的 53% **组织病理**：给药组脾脏均有生发中心细胞↓，且呈剂量相关性。在恢复期恢复，仅 1 只高剂量雄性动物在试验第 147 天生发中心细胞继续↓ **ADA**：47% 的动物呈现 ADA 阳性，ADA 加速 Tafasitamab 的清除
食蟹猴 13 周重复给药及 132 天恢复期毒性试验 静脉输注 1 h，每周 1 次，剂量：0、10、30、100 mg/kg（GLP）	**临床观察**：对照组(2/10)，低剂量组(2/20)和高剂量组(6/10)动物给药期间震颤，给药结束后恢复。在给药期间，高剂量雄性和中高剂量雌性的体温升高有统计学意义的差异，恢复期恢复 **血液学**：NEUT 短暂↓ **血清生化**：IgG↓、IgM↓ **CK**：所有剂量组雌性动物在第 1 次和第 3 次注射结束后 4 h IL-6 值↑ **IPT**：所有给药组动物在给药期间外周血 B 细胞(CD3-CD20+)耗竭；恢复期结束时恢复。部分动物的 NK 细胞在第 1 周↓，给药期间恢复。骨髓、淋巴结和脾脏中 CD20+ B 细胞的↓与外周血中 B 细胞的↓一致，并且是可逆的 **组织病理**：给药期结束，观察到脾脏、肠系膜和下颌淋巴结缺乏生发中心。恢复期恢复 **ADA**：低剂量组一只动物测到 ADA 阳性 **T 细胞依赖性抗体反应(TDAR)**：通过钥孔戚血蓝素(keyhole limpet hemocyanine，KLH)和破伤风类毒素疫苗(Tetanus Toxoid vaccine，TT)评价 T 细胞免疫应答，可降低 TDAR

除了一般毒性研究外，还进行了安全药理试验、生殖毒性试验和组织交叉反应试验，其结果总结如下。

安全药理试验：伴随在食蟹猴 8 周和 13 周重复给药毒性试验中开展，未发现药物对重要器官(心血管、呼吸、中枢神经系统)功能的不良影响。

生殖毒性试验:因 Tafasitamab 在临床上和来那度胺联合使用,而来那度胺是一种已知的致畸和胚胎-胎儿毒物,因此未单独开展生殖毒性试验,仅在食蟹猴 13 周重复给药毒性试验中,对生殖系统进行了标准组织病理学评估,并对雌性动物的月经周期进行了评估,未发现药物对雌性动物月经周期的影响,组织病理学检查也未发现雌雄动物生殖器官的变化。

TCR 试验在人和食蟹猴组织上开展,食蟹猴组织与人组织的染色基本一致,均未发现脱靶结合。在许多组织中,Tafasitamab-异硫氰酸荧光素(Fluorescein Isothiocyanate,FITC)既与血液中的淋巴细胞结合,也与单个核细胞(根据形态和位置推测为 B 淋巴细胞)结合。骨髓中部分造血前体细胞也被染色。

21.3.3　Loncastuximab tesirine

Loncastuximab tesirine 是一款 ADC 药物[18],由一种人源化 IgG1κ 抗人 CD19 单克隆抗体,通过蛋白酶可裂解的缬氨酸-丙氨酸连接子,与吡咯并苯并二氮杂䓬(pyrrolobenzodiazepine,PBD,也称为 SG3199)二聚体细胞毒素偶联而成。Loncastuximab tesirine 的平均药物/抗体比(drug antibody ratio,DAR)约为 2.3,DAR 值为 0~6。PBD 是链霉菌属中天然存在的一类抗生素。Loncastuximab tesirine 一旦与表达 CD19 的细胞结合,就会被细胞内化,随后释放出细胞毒素 SG3199,该毒素不可逆地与 DNA 结合,产生阻止 DNA 链分离的强力链间交联,从而破坏复制等必要的 DNA 代谢过程,最终导致细胞死亡。

Loncastuximab tesirine 的单克隆抗体成分 RB4v1.2 仅对人 CD19 具有选择性,且不与任何临床前实验动物种属的 CD19 存在交叉反应,但研究者仍选择食蟹猴作为 Loncastuximab tesirine 非临床安全性评估的种属,并对选择食蟹猴的科学性进行了阐述:① 在该种属获得的药代动力学 PK 参数大都能够预测人的 PK 参数;② 与其他非临床动物种属相比,在食蟹猴上产生免疫原性的可能性较低;③ 对于载荷小分子 SG3199 的皮肤毒性的观察,对预测人类的皮肤毒性更有价值。除此以外,研究者还选择大鼠和犬对毒素 SG3199 的毒性进行了评估。

载荷小分子 SG3199 开展了大鼠和犬 4 周重复给药毒理学试验。主要的毒理学发现包括造血系统的毒性、肝毒性、肾脏毒性和胃肠道改变等。具体结果见表 21-6 表 21-7。

除了一般毒理外,还开展了其他毒性研究,包括遗传毒性试验和光毒性试验,其结果总结如下。

遗传毒性试验:Ames 试验中,由于所有测试浓度的细胞毒性,无法评估 SG3199 的致突变性。体外细胞染色体畸变试验、人淋巴细胞体外微核试验结果为阳性。

光毒性试验结果表明,SG3199 具有光毒性。

表 21 - 6　SG3199 的非临床药代动力学研究结果总结

试验类型	试验名称	试验结果
吸收	大鼠 PK： 数据来源于大鼠 4 周重复给药毒性试验，IV 给药，给药剂量 0.1、0.5、1 μg/kg	根据第 1 天给药后的数据，SG3199 系统性暴露量随着剂量的增加而增加，没有性别差异，没有蓄积。SG3199 在大鼠体内快速清除，平均半衰期为 0.143～0.690 h，SG3199 剂量越高，平均半衰期越长。第 1 天的平均清除率为 1 040～1 520 mL/h/kg
分布	血浆蛋白结合	大鼠、食蟹猴和人类血浆蛋白结合率分别为 97%、93% 和 94%
	大鼠组织分布	分布迅速而广泛，大多数组织在药后 2 h（第 1 个采样点）达到最大放射性。SG3199 在含黑色素组织、脑、脊髓中未见明显分布
代谢	体外肝细胞代谢产物鉴定	大鼠和食蟹猴为最相关种属
	体外肝微粒体代谢产物鉴定	大鼠和人的代谢特征最接近
排泄	大鼠排泄研究	在单次静脉注射后，主要排泄途径是粪便、胆汁和少量尿液
药物药物相互作用（Drug - drug interaction，DDI）	转运体底物和抑制研究	SG3199 是 BCRP、OATP1B1、OAT 1、OAT 3、OCT2、OCT1、MATE1、MATE2-K 和 BSEP 的抑制剂，不是 P-gp 和 OATP1B3 的抑制剂。是 P-gp 的底物，但不是 BCRP、OATP1B1、OATP1B3 或 OCT1 的底物 SG3199 不是细胞色素 P450 酶的抑制剂，主要代谢酶为 CYP3A4/5 和非 CYP 介导的代谢

表 21 - 7　SG3199 一般毒理学研究结果总结

试验设计	主要毒性结果
大鼠 4 周重复给药毒性试验 静脉注射，每天 1 次，剂量：0.1、0.5、1 μg/kg	1. 剂量限制性毒性为肝毒性（黄疸） 2. 对造血系统的毒性（RBC↓、WBC↓和 PLT↓；造血功能降低或骨髓 LYMP↓）、肝毒性（肝酶↑、黄疸和/或肝细胞肥大、胆管增生、门脉周围纤维化和肝脏色素沉积）、肾脏毒性（BUN↑或电解质失衡）和胃肠道改变
犬 4 周重复给药毒性试验 静脉注射	1. 剂量限制毒性为食欲不振和体重减轻 2. 对造血系统有毒性（RBC↓、WBC↓、PLT↓；造血功能↓、骨髓 LYMP↓）、肝毒性（肝酶↑、黄疸和/或肝细胞肥大、胆管增生、门脉周围纤维化和肝脏色素沉积）、肾脏毒性（BUN↑或电解质失衡）和胃肠道改变 3. 皮肤角化过度，食管鳞状上皮出现溃疡和萎缩

Loncastuximab tesirine 的非临床安全评价包括 4 周和 13 周的食蟹猴重复给药毒理学试验，主要的毒理学发现为皮肤黑点伴随表皮色素沉着、红系细胞的减少伴随骨髓造血细胞减少、生殖系统的病变、肺部的纤维化，以及心肌的变性。在 Loncastuximab tesirine 研究中观察到的毒性病变和在单独载荷小分子 SG3199 重复给药中观察到的病变类似，而 Loncastuximab tesirine 的毒性作用是主要由载荷小分子 SG3199 导致。具体临床前研究结果见表 21 - 8 和表 21 - 9。

表 21-8　Loncastuximab tesirine 的亲和力和药代动力学试验总结

试验类型	试验设计	试验结果
亲和力试验	标准的靶点结合试验	仅和人 CD19 结合,和其他种属均不结合
PK	血浆稳定性	在食蟹猴或人血浆中 37℃ 的稳定性长达 7 天
	体内 PK(数据来源于食蟹猴 4 周重复给药毒性试验和 13 周重复给药毒性试验)	检测了总抗体、结合抗体和解离 SG3199 在动物体内清除缓慢,最大血药浓度在给药后 1.5 h,猴子的半衰期为 8~17 天,暴露量随剂量水平的增加而成比例地增加,无明显的性别差异,多次给药后无蓄积,总抗体和 ADC 结合抗体的暴露量相当。在 4 周重复给药研究中,解离的 SG3199 暴露量低或低于定量下限

表 21-9　Loncastuximab tesirine 的一般毒理学研究结果总结

试验设计	主要毒性结果
食蟹猴 4 周重复给药毒性试验 静脉输注 30 分钟,每 3 周给药 1 次,共 2 次,恢复期未知 剂量:0、0.3、0.6 mg/kg (GLP)	**临床观察**:高剂量组观察到皮肤黑点(与显微镜下表皮色素沉着相关) **血液学**:高剂量组 HCT↓和 HGB↓;在第 14 天和第 20 天,所有剂量组观察到 PLT 短暂↑,具有统计学意义 **血液生化**:高剂量 AST↑、GLDH↑2 倍。高剂量组恢复期观察到 CRE↑ **尿液**:雄性动物高剂量组,SG 在第 20、28 天下降;在第 20 天,与对照组相比,尿 CRE↑2 倍 **组织病理**:主要发生在高剂量组。以肾小管变性和扩张为特征的肾脏病变,1 只雌性动物在恢复期观察到肺部轻度纤维化(胸膜/胸膜下),皮下脂肪和胆囊浆膜脂肪↑,睾丸萎缩伴精子发生 **结论**:主要的毒性为骨髓抑制、皮肤病变、肾脏毒性
食蟹猴 13 周重复给药及 12 周恢复期毒性试验 静脉输注 30 分钟,每 3 周给药 1 次,共 5 次,剂量:0、0.075、0.15、0.3 mg/kg (GLP)	**临床观察**:所有剂量组观察到皮肤黑点和/或变色;至恢复期结束,雄性动物均恢复,雌性动物未恢复 **体重和摄食量**:高剂量组动物体重↓ **血液学**:中高剂量组在第 92 天观察到 HCT↓和 HGB↓ **血凝**:高剂量组雄性动物在第 36 天和第 78 天,中高剂量组动物在第 57 天,APTT 有统计学意义↑。高剂量组给药后期,APTT↑。恢复期可恢复 **血生化**:所有变化均发生在高剂量组:1 只雄性动物 BUN 在第 92 天增加了约 2 倍;给药后期观察到 ALB↓;GLB↑约 20%。恢复期可恢复 **解剖大体观察**: 高剂量组所有动物的四肢、头部、注射部位和/或躯干上观察到黑色、棕色或灰色皮肤斑点;肾脏体积增大,颜色苍白;雄性睾丸和附睾均出现双侧形状异常、质地松软、颜色苍白且体积小 恢复期剖检,在中高剂量组给药动物中观察到心脏颜色苍白,左心房质地硬和/或心脏增大 **脏器重量**: 所有剂量组胸腺重量↓,无明显的剂量反应关系;高剂量组:睾丸重量↓,雄性肾脏重量↑,雄性肺脏重量↑。附睾、睾丸和肺部的器官重量变化不可逆 在恢复期间,中高剂量组各有 1 只雌性动物心脏的绝对重量和相对重量↑ **组织病理**: 肾脏:在所有剂量组,肾小管肾病出现在肾单位的远端部分(远端小管和集合管),以一种或多种变化为特征:管状变性、再生、BASO↑、髓线紊乱、皮质髓质连接处乳头状隆起、皮质管状扩张、乳头管状细胞肥大/异型性、皮质髓质连接处和髓线处水肿/细胞外基质沉积、小管内有透明物质、可变炎症和/或纤维化。肾脏变化与高剂量组 1 只雄性和 2 只雌性动物血清 CRE 值略有增加相关

续　表

试 验 设 计	主 要 毒 性 结 果
	生殖系统：低剂量组 1 只雄性和中剂量组 2 只雄性睾丸生殖细胞轻度到轻微的耗竭/退化，双侧生精小管萎缩，生发上皮高度多灶性降低，精子发生紊乱，生殖细胞退变，部分生精小管仅含支持细胞。高剂量组所有雄性动物中，生殖细胞严重耗竭/变性，其特征是管腔中只有支持细胞，完全没有成熟精子。但是，鉴于所有雄性动物都存在精原细胞，申报方认为，对雄性生殖器官的副作用预期会随着时间的推移而逆转 骨髓：中高剂量组，骨髓细胞↓，表现为 RBC↓，与血液学数据相关 肺：在给药期中高剂量组，观察到肺的轻度至中度纤维化（胸膜/胸膜下）和肺多灶性水肿、肺泡出血、急性炎症和坏死，在 12 周恢复期结束时恢复或部分恢复。特别是 1 只高剂量雄性动物肺除可见明显的胸膜纤维化外，还有严重的急性炎症（肺泡：NEUT、LYMP 和巨噬细胞），水肿坏死。这与肺重量的增加和剖检时异常肺叶和粘连有关。该动物较瘦，与试验前相比 ALB↓、ALB↑和 FIB↑，与炎症反应一致 心脏：所有剂量组动物中，出现心脏的心肌退行性改变，表现为心肌细胞退行性病变、空泡化、核肿胀和间质水肿 **骨髓涂片**：骨髓涂片显示成熟红细胞%（EMAT%）↓、相应的总红细胞%（MERT%）↓、髓系成熟细胞%（MMAT%）↑、相应的总髓系细胞%（MMYT）↑、个别的髓系增殖细胞%（MYPR%）↑。髓系细胞%和红系细胞%的上升导致髓系/红系（M∶E）比例轻微到显著↑ **ADA**：7 只动物的 8 份样本在 ADA 筛查试验中呈阳性。在确认试验中，7 只动物的 7 个样本被证实为 ADA 阳性。ADA 阳性的动物暴露量低于同组其他动物 **结论**：主要的毒性为骨髓抑制、皮肤病变、肾脏毒性

除了一般毒性研究外，还进行了安全药理试验、生殖毒性试验和组织交叉反应试验，其结果总结如下。

安全药理试验：伴随在食蟹猴 4 周和 13 周重复给药毒性试验中开展，未发现药物对重要器官（心血管、呼吸、中枢神经系统）功能的不良影响。但是在 13 周重复给药毒性试验中，与给药前相比，在第 78 天观察到 PR 间隔略有延长，收缩压、舒张压和平均动脉压升高，但尚在正常波动范围内。申办方认为这种情况也值得关注，因为在临床患者中观察到心包积液和潜在的心脏毒性。

生殖毒性试验：由于 SG3199 具有生殖毒性，未单独开展 Loncastuximab tesirine 的生殖发育毒性试验，仅在重复给药毒性试验中对生殖系统进行了评估。在重复给药毒性试验中发现了生殖系统的组织病理变化。

TCR 试验中，在大多数人体组织标本中的单个核和星状细胞中，Loncastuximab tesirine 具有抗原特异性的膜-胞质染色，没有发现脱靶结合。

3 款药物均为人源化的 IgG1 单抗，其中伊奈利珠单抗和 Tafasitamab 为抗体药物，通过 ADCC 和 ADCP 作用杀伤 CD19 阳性的 B 淋巴细胞。临床前的主要毒性发现为预期的药理学放大作用，即外周血 B 淋巴细胞的耗竭，组织病理学也表现为脾脏、胸腺和淋巴结 B 淋巴细胞生发中心的减少。Loncastuximab tesirine 是 ADC 药物，临床前主要的毒性发现为载荷小分子相关的毒性作用，包括骨髓毒性、生殖毒性和皮肤相关的毒性。

21.4　临床安全性

3 款药开展了多种不同的临床试验,本节仅对 FDA 批准的说明书中临床试验体现的副反应进行总结,以下数据均来源于说明书。

21.4.1　伊奈利珠单抗

根据伊奈利珠单抗 FDA 说明书[19]中的描述,伊奈利珠单抗的主要警示不良反应是输液相关反应、感染、IgG 和 IgM 的水平降低。伊奈利珠单抗是一种人源化 IgG1 单克隆抗体,已知 IgG1 免疫球蛋白可穿过胎盘屏障,引起胚胎毒性风险。

伊奈利珠单抗的疗效和安全性主要在一项命名为 Study 1 的临床试验中评估,这是一项多中心、多国、随机、双盲、安慰剂对照研究,且具有开放标签延长期的临床试验。在这项试验中,最常见的不良反应(>10%),包括尿路感染(20%)、鼻咽炎(13%)、输液反应(12%)、关节痛(11%)和头痛(10%)。在实验室参数方面,观察到总免疫球蛋白水平降低、NEUT 降低和 LYMP 的降低。

21.4.2　Tafasitamab

在 Tafasitamab 的 FDA 说明书[20]中,警示的不良反应包括输液相关反应、骨髓抑制、感染和胚胎毒性风险。

Tafasitamab 的安全性在一项单臂、开放标签Ⅱ期研究中(L - MIND)进行了评估。患者(n=81)静脉注射 Tafasitamab 12 mg/kg 与来那度胺联合用药,最多 12 个周期,然后单用 Tafasitamab 治疗,直到疾病进展或出现不可接受的毒性。在接受治疗的患者中,57%的患者治疗时间超过 6 个月,42%的患者治疗时间超过 1 年,24%的患者治疗时间超过 2 年。接受治疗的患者中有 52%发生严重不良反应;≥6%的患者严重不良反应包括感染(26%)、肺炎(7%)和发热性 NEUT 减少症(6%)。5%的患者发生致命不良反应,包括脑血管意外(1.2%)、呼吸衰竭(1.2%)、进行性多灶性白质脑病(1.2%)和猝死(1.2%)。25%的患者因不良反应永久停用 Tafasitamab 或来那度胺,15%的患者因不良反应永久停用 Tafasitamab;导致 Tafasitamab 永久停用的最常见不良反应是感染(5%)、神经系统疾病(2.5%)、呼吸、胸椎和纵隔疾病(2.5%)。69%的患者因不良反应而中断 Tafasitamab 或来那度胺的剂量,65%的患者因不良反应而中断 Tafasitamab 的剂量。需要中断 Tafasitamab 剂量的最常见不良反应是血液和淋巴系统疾病(41%)和感染(27%)。最常见的不良反应(>20%)主要为:嗜中性白细胞减少症、疲劳、贫血、腹泻、PLT 减少症、咳嗽、发热、周边水肿、呼吸道感染和食欲降低。

与所有治疗性蛋白质一样,Tafasitamab 具有潜在的免疫原性。抗体形成的检测高度依赖于检测的敏感性和特异性。总的来说,没有观察到抗 Tafasitamab 抗体。在 L -

MIND 试验中有 2.5% 的(2/81)复发或难治性 DLBCL 患者中预先检测到抗抗体,但是在药物动力学、疗效或安全性方面没有观察到有临床意义的差异。

21.4.3　Loncastuximab tesirine

在 Loncastuximab tesirine 的 FDA 说明书[21]中,警示不良反应为胸腔积液和水肿,骨髓抑制,感染,皮肤反应和胚胎毒性。在一项混合了临床研究数据的统计中,共 215 例患者中,最常见的不良反应(20%)包括 PLT 减少、转氨酶升高、NEUT 减少、贫血、高血糖、疲劳、低白蛋白血症、皮疹、水肿、恶心、咳嗽和肌肉骨骼疼痛。

在其中一项命名为 LOTIS-2 的开放标签,单臂临床试验中,共有 145 名患者入组。28% 的患者发生严重不良反应;在 ≥2% 的患者中,最常见的严重不良反应为发热性 NEUT 减少症、肺炎、水肿、胸腔积液和败血症;1% 的患者因感染发生致命不良反应。19% 的患者因不良反应而永久中断治疗;导致永久停用(≥2%)的不良反应为 γ-谷氨酰转移酶升高、水肿和积液。8% 的患者因不良反应而出现剂量减少;导致剂量减少≥4% 的不良反应是 γ-谷氨酰转移酶增加。49% 的患者因不良反应而导致剂量中断;导致剂量中断≥5% 的不良反应为 γ-谷氨酰转移酶升高、NEUT 减少、PLT 减少和水肿。其中 134 例患者在治疗后检测出抗体,抗药抗体对药代动力学、疗效或安全性的潜在影响尚不清楚。

综上所述,伊奈利珠单抗和 Tafasitamab 抗体药物在临床上的毒性反应主要为抗体相关的输液反应、药理学机制引起的骨髓抑制、由 B 细胞减少或骨髓抑制导致的感染,以及胚胎毒性。Loncastuximab tesirine 的临床毒性则主要是由载荷小分子 SG3199 引起的肝酶的升高、骨髓抑制、由骨髓抑制导致的感染,以及由于光毒性引起的皮肤毒性。具体的临床警告和注意事项见表 21-10。

表 21-10　CD19 单抗的临床警告和注意事项

临床安全性	伊奈利珠单抗	Tafasitamab	Loncastuximab tesirine
输液相关反应	患者在第一个疗程观察到输注反应,输液反应包括头痛、恶心、嗜睡、呼吸困难、发烧、肌痛、皮疹或其他体征或症状	80% 的输注相关反应发生在周期 1 或 2,体征和症状包括发热、发冷、皮疹、潮红、呼吸困难和高血压	不适用
感染	最常见感染包括尿路感染(20%)、鼻咽炎(13%)、上呼吸道感染(8%)和流感(7%)	患者在治疗期间和最后一次给药后发生致命和严重感染,包括机会性感染。在 L-MIND 中,81 例患者中 73% 出现感染。最常见的感染为呼吸道感染(24%)、尿路感染(17%)、支气管炎(16%)、鼻咽炎(10%)和肺炎(10%)。在 81 例患者中,30% 发生了 3 级或更高级别的感染。最常见的 3 级或更高级别感染是肺炎(7%)。81 例患者中有 2.5% 报告感染相关死亡	致命和严重的感染,包括机会性感染。3 级或 3 级以上感染发生率为 10%,致命感染发生率为 2%。最常见的 3 级以上感染包括败血症和肺炎

续　表

临床安全性	伊奈利珠单抗	Tafasitamab	Loncastuximab tesirine
免疫抑制	如果持续使用伊奈利珠单抗,可能会出现进行性和长期的低免疫球蛋白血症,如IgG 和 IgM 的降低、NEUT降低和 LYMP 计数减少	可引起严重或重度骨髓抑制,包括NEUT 减少症、PLT 减少症和贫血。在 L‑MIND 中,25%的患者出现 3 级 NEUT 减少症,12%的患者出现 PLT 减少症,7%的患者出现贫血症。4 级 NEUT 减少 25%,PLT 减少 6%。NEUT 减少导致3.7%的患者停止治疗	包括 NEUT 减少症,PLT 减少症和贫血。32%的患者出现 3或 4 级 NEUT 减少,20%的患者出现 PLT 减少,12%的患者出现贫血。21%的患者出现 4级 NEUT 减少,7%的患者出现 PLT 减少。3%出现发热性NEUT 减少
胚胎毒性风险	根据临床前生殖毒性数据,伊奈利珠单抗可导致胎仔 B细胞淋巴细胞减少,即使 B淋巴细胞恢复到正常水平,抗体反应也降低。建议有生育潜力的女性在使用期间和最后一次使用后至少 6 个月内使用有效的避孕措施	根据其作用机制,孕妇给药时可能导致胎儿 B 细胞衰竭,需告知孕妇对胎儿的潜在风险。建议有生育潜力的女性在治疗期间和最后一次给药后至少 3 个月内使用有效的避孕措施	根据其作用机制,孕妇用药时会对胎儿造成伤害,因为它含有一种基因毒性化合物(SG3199),并影响活跃的分裂细胞。告知孕妇对胎儿的潜在风险。建议有生育潜力的女性在治疗期间和最后一次给药后的 9 个月内使用有效的避孕措施。建议有生育潜力的女性伴侣的男性患者在治疗期间以及最后一次给药后的 6 个月内使用有效的避孕措施
积液和水肿	不适用	不适用	3级水肿占 3%(主要为外周性水肿或腹水),3级胸腔积液占3%,3 级或 4 级心包积液占1%
皮肤反应	不适用	不适用	3级皮肤反应占 4%,包括光敏反应、皮疹(包括剥脱性和斑丘疹)和红斑

21.5　靶点安全性综合分析

21.5.1　非临床和临床安全性关联分析

根据对 3 款 CD19 抗体药物非临床安全性和临床安全性的分析,2 款单克隆抗体药物伊奈利珠单抗和 Tafasitamab 的非临床发现和临床安全性是有关联的,特别是骨髓抑制和感染在临床前和临床试验中均有观察到。2 款抗体在临床中都有不同程度的输液反应,但是在临床前试验中,未定义明确的输液反应,因此是否相关不太确定。

在 FDA 的申报材料中申报方提到 Loncastuximab tesirine 导致细胞死亡主要由有效载荷 SG3199 驱动的,在动物身上观察到的毒性通常也在患者身上观察到。SG3199 和Loncastuximab tesirine 临床前观察的骨髓抑制和临床上的骨髓抑制以及由骨髓抑制导致的感染是相关的;临床前的皮肤毒性和临床的皮肤毒性也是相关的;临床前 ADC 给药的动物中发现了肺部的炎症及纤维化,在临床患者身上发现了肺炎和败血症,认为也具有相关性;临床前观察到心肌的变性,在临床患者中观察到心包积液和潜在的心脏毒性,认为也具有相关性。

关于生殖毒性,3 款药物均有,但毒性机制有差异。伊奈利珠单抗进行了生殖发育毒性试验,观察到了胎仔 B 淋巴细胞的减少,抗体反应降低,具有生殖毒性。Tafasitamab 根据作用机理来说具有潜在的生殖毒性,而且临床和已知有生殖毒性的药物来那度胺联用,具有生殖毒性。Loncastuximab tesirine 重复给药毒性试验中观察到的对生殖器官的毒性,与小分的作用机制相关(作用于活跃分裂的细胞),在临床上未进行考察,但是根据化合物的作用机理,也具有生殖毒性。3 款药物非临床和临床的具体关联性分析见表 21 - 11。

表 21 - 11　非临床和临床毒性关联性分析

不良反应		伊奈利珠单抗	Tafasitamab	Loncastuximab tesirine(ADC)
输液反应	非临床毒性	未观察到	给药后 4 h 短暂的 IL - 6↑,给药期间震颤,体温↑	不适用
	临床毒性	可引起输液反应,包括头痛、恶心、嗜睡、呼吸困难、发烧、肌痛、皮疹或其他体征或症状	81 例患者中有 6% 发生输注相关反应	不适用
	关联性	无直接证据	可能有相关性	不适用
骨髓抑制	非临床毒性	B 细胞严重↓、LYMP↓	外周血 B 细胞显著↓,伴绝对淋巴细胞↓,白细胞计数↓	HCT 和 HGB 显著↓
	临床毒性	IgG 和 IgM 水平降低、NEUT↓、LYMP↓	嗜中性白细胞减少症、PLT 减少症,贫血	NEUT 减少症、PLT 减少症
	关联性	关联性较强,在临床前和临床均观察到骨髓抑制		关联性较强,在临床前和临床均观察到骨髓抑制,骨髓毒性主要来源于 SG3199
感染和炎症	非临床毒性	感染导致皮肤溃烂	未观察到	肺的轻度至中度纤维化(胸膜/胸膜下)和肺多灶性水肿、肺泡出血、急性炎症和坏死
	临床毒性	感染	感染和肺炎	机会性感染、败血症和肺炎
	关联性	关联性较强,骨髓抑制导致免疫抑制,感染风险增加		
皮肤毒性	非临床毒性	不适用	不适用	SG3199 具有光毒性,四肢、头部、注射部位和/或躯干上观察到黑色、棕色或灰色皮肤斑点,与镜下见表皮色素沉着关联
	临床毒性	不适用	不适用	严重的皮肤反应,包括光敏反应、皮疹(包括剥脱性和斑丘疹)和红斑
	关联性	不适用	不适用	关联性较强,主要是小分子 SG3199 的毒性导致

	不良反应	伊奈利珠单抗	Tafasitamab	Loncastuximab tesirine(ADC)
心脏毒性	非临床毒性	不适用	不适用	心脏的心肌退行性改变,PR间隔略有延长,收缩压、舒张压和平均动脉压升高,增加幅度在动物变异范围内之的
	临床毒性	不适用	不适用	临床患者中观察到心包积液和潜在的心脏毒性
	关联性	不适用	不适用	可能有关联性
生殖毒性	非临床毒性	胎仔B淋巴细胞↓、抗体反应降低	未单独考察,在重复毒性试验中对生殖器官无影响	未单独考察,在重复毒性试验中对生殖器官有毒性;SG3199根据作用机理有生殖毒性
	临床毒性	无数据	无数据	无数据
	关联性	采取合适的避孕措施		

21.5.2 靶点毒性解析

针对在临床前和临床试验中主要观察的这几款 CD19 靶点药物的毒性进行解析。

B 细胞耗竭:CD19 靶点主要表达在 B 细胞上,从 2 款单抗伊奈利珠单抗和 Tafasitamab 的临床前数据来看,主要的毒性反应是 B 细胞的耗竭,这和 2 款抗体药物的作用机制是相关的。2 款药物都是以 B 细胞上的 CD19 为靶点,抗体与 CD19 结合后,通过凋亡和免疫效应机制介导 B 细胞溶解,包括 ADCC 和 ADCP 作用。在疾病模型动物或者患者身上,表现出对 B 细胞淋巴瘤的杀伤。在临床前毒理学评价当中,使用的均为健康动物,因此在模型动物上的药效学效应就转变成了毒理学的效应。在临床上,除了药效效应的 CD19 阳性 B 肿瘤细胞减少或消失,也观察到了白细胞(主要是 NEUT)和 PLT 的减少,说明该类抗体在发挥药效的同时,也带来了相应的毒副作用,存在脱靶毒性。

感染:B 淋巴细胞耗竭的继发效应导致了感染,是间接和药物作用的靶点相关的。在临床前动物实验(伊奈利珠单抗)中观察到皮肤的溃烂,推测是和免疫力降低导致的继发感染相关;临床试验中,患者的感染发生非常常见,也和免疫细胞的减少相关。

输液相关反应:2 款抗体药物引起的输液反应是抗体类药物常见的临床副反应,和靶点相关性较低,主要由抗体类药物本身导致。输液反应包括速发型反应(immediate reactions)或迟发型反应(delayed reactions)[22]。速发型反应通常在给药后的最初几小时内出现[22, 23],不同的抗体类药物引起的速发型输液反应在病因(etiology)和症状(presentation)方面具有较高的异质性,常表现为轻度至重度潮红、寒战、发热、心动过速、高血压、呼吸困难、恶心、呕吐及晕厥症状[23, 24]。2 款生物药在临床试验中均出现不同程度、不同症状的输液反应,和文献描述一致。输液反应发生的机制可能和 IgE、IgG、细胞因子释放,免疫复合物沉积以及补体的激活等相关[25]。因此,抗体类药物在输注之前,都会预先给予药糖皮质激素等免疫抑制剂药物进行预防给药。

3 款药物均有生殖毒性,但 ADC 药物与 2 款抗体类药物的毒性机制是不一样的。2 款抗体类药物的毒性主要是基于其作用机制导致的 B 淋巴细胞减少,同时 IgG 可以通过母体胎盘,在伊奈利珠单抗进行的生殖发育毒性试验中,也观察到了胎仔 B 淋巴细胞的减少,其具有生殖毒性。而 ADC 药物的生殖毒性主要来源于其载荷小分子 SG3199,SG3199 作用于活跃分裂的细胞,因此对生殖细胞具有毒性,在临床前的试验中也观察到了对生殖系统的毒性作用。

对于该靶点唯一的一款 ADC 药物,既能观察到与其他 2 款抗体类药物一致的感染和骨髓抑制,根据 FDA 资料,认为骨髓抑制是由载荷小分子 SG3199 导致的,感染为骨髓抑制导致的继发反应。除此之外,载荷小分子引起了其他的一些副反应,临床前表现为肝酶升高、皮肤色素沉积、肾脏毒性;临床表现为水肿和积液、皮疹、肝酶升高和血液学毒性,这些变化被认为与 SG3199 PDB dimer 有关,因为这些毒性已经在其他 PBD 化合物中发现,包括 SJG136、Rovalpituzumab tesirine、Camidanlumab tesirine 和 FDA 发表的关于 SG3199 毒性的综述一致[26]。对载荷小分子的研究中观察到个别动物心肌变性和 QTc 的延长,这项副作用在临床试验中也有相关报道,在临床患者中观察到心包积液和潜在的心脏毒性,FDA 认为这种现象是值得注意的。

综上,以 CD19 为靶点的抗体药物的毒性,主要为机制相关引起的 B 细胞的耗竭(药效作用的延伸),以及由 B 细胞耗竭引起的骨髓抑制和感染,引起生殖毒性的机理虽然有差异,但均具有生殖毒性。不过由于目前以该靶点上市的药物仅有 3 个,该靶点是否有其他相关的毒性反应,在未来还需要更多上市药物数据的支持。

21.6　总结与展望

目前,全球共有 220 款 CD19 靶点药物(研发进行中),仅 1 款为小分子合成药物,其余都是生物药,其中临床 I 期最多(55.91%)。唯一一款小分子合成药物是艾伯维和 California Institute for Biomedical Research 共同开发的 CLBR - 001/SWI - 019,目前处于临床 I 期,适应证为 B 细胞淋巴瘤。由此可见,针对 CD19 靶点药物的研发依然以生物药为主。

CD19 单克隆抗体、双抗,ADC 和 CAR - T 均有已批准的药物上市。CAR - T 已经有 6 款针对 CD19 的产品上市,但并不是所有的患者都适合 CAR - T 疗法,再加上 CAR - T 疗法的巨额费用,让很多患者望而生畏。可以预见,以 CD19 为靶点的单抗和 ADC 药物将继续被广泛用于淋巴瘤、白血病和自身免疫性疾病的治疗。

(张长青)

参考文献

［1］ Michael T T, Lubomir S. Novel immunotherapies for B-Cell lymphomas and leukemias. 2016, 23(5)：e1157 - e1181.

［2］ James N K, Steven A R. Treating B-cell cancer with T cells expressing anti-CD19 chimeric antigen receptors，Nat Rev Clin Oncol，2013，10(5)：267 - 276.

［3］ Carter R H, Barrington R A. Signaling by the CD19/CD21 complex on B cells. Curr Dir Autoimmun，2004，7：4 - 32.

［4］ Thierry M D, Thierry M J. AceView：a comprehensive cDNA-supported gene and transcripts annotation. Genome Biol 2006，7 (Suppl 1：S12)：11 - 14.

［5］ Zhou L J, Ord D C, Omori S A, et al. Structure of the genes encoding the CD19 antigen of human and mouse B lymphocytes. Immunogenetics 1992，35(2)：102 - 111.

［6］ Tedder T F. CD19：a promising B cell target for rheumatoid arthritis. Nat Rev Rheumatol 2009，5(10)：572 - 577.

［7］ Carter R H, Wang Y, Brooks S. Role of CD19 signal transduction in B cell biology. Immunol Res 2002，26(1 - 3)：45 - 54.

［8］ Del Nagro C J, Otero D C, Anzelon A N, et al. CD19 function in central and peripheral B-cell development. Immunol Res 2005，31(2)：119 - 131.

［9］ Sato S，CD19 is a central response regulator of B lymphocyte signaling thresholds governing autoimmunity，J Dermatol Sci 1999，22(1)：1 - 10.

［10］ Wang K Ml. CD19：a biomarker for B cell development，lymphoma diagnosis and therapy. Experimental Hematology & Oncology，2012，1：36.

［11］ Nadler L M, Anderson K C, Marti G, et al. B4, a Human B Lymphocyte-Associated Antigen Expressed on Normal，Mitogen-Activated，and Malignant B Lymphocytes，Journal of Immunotherapy，1983，131(1)：244 - 250.

［12］ Blanc V, Bousseau A, Caron A, et al. SAR3419：an anti-CD19-Maytansinoid immunoconjugate for the treatment of B-cell malignancies. Clin Cancer Res，2011，17(20)：6448 - 6458.

［13］ Fritsch G, Stimpfl M, Kurz M, et al. Characterization of hematopoietic stem cells. Ann N Y Acad Sci，1995，770：42 - 52.

［14］ Christian K, Matthias P, Martin G, et al. (2018) Perspectives of Fc engineered antibodies in CD19 targeting immunotherapies in pediatric B-cell precursor acute lymphoblastic leukemia. OncoImmunology，2018，7：8，e1448331 - e1448332.

［15］ Francis J, Dharmadhikari A V, Sait S N J, et al. CD19 expression in acute leukemia is not restricted to the cytogenetically aberrant populations Leuk Lymphoma，2013，54(7)：1517 - 1520.

［16］ FDA. Drug Approval Package：UPLIZNA. (2020 - 07 - 06). https：//www. accessdata. fda. gov/drugsatfda_docs/nda/2020/761142Orig1s000TOC. cfm.

［17］ FDA. Drug Approval Package：MONJUVI. (2020 - 08 - 27). https：//www. accessdata. fda. gov/drugsatfda_docs/nda/2020/761163Orig1s000TOC. cfm.

［18］ FDA. Drug Approval Package：ZYNLONTA. (2021 - 05 - 24). https：//www. accessdata. fda. gov/drugsatfda_docs/nda/2021/761196Orig1s000TOC. cfm.

［19］ FDA. UPLIZNATM (inebilizumab-cdon) injection, for intravenous use Initial U. S. Approval：(2020 - 06 - 11). https：//www. accessdata. fda. gov/drugsatfda_docs/label/2020/761142s000lbl. pdf.

［20］ FDA. MONJUVI® (tafasitamab-cxix) for injection, for intravenous use Initial U. S. Approval：

(2020 - 07 - 31). https://www.accessdata.fda.gov/drugsatfda_docs/label/2020/761163s000lbl. pdf.

[21] FDA. ZYNLONTA® (loncastuximab tesirine-lpyl) for injection, for intravenous use Initial U. S. Approval: (2021 - 04 - 23). https://www.accessdata.fda.gov/drugsatfda_docs/label/2021/761196s000lbl. pdf.

[22] Corominas M, Gastaminza G, Lobera T. Hypersensitivity reactions to biological drug. J Investig Allergol Clin Immunol, 2014, 24(4): 212 - 225.

[23] Ghislaine A C I. Hypersensitivity reactions to therapeutic monoclonal antibodies: phenotypes and endotypes. J Allergy Clin Immunol, 2018, 142(1): 159 - 170.

[24] Enrico M, Alessandra V, Andrea M. Acute infusion reactions induced by monoclonal antibody therapy. Expert Rev Clin Immunol, 2011, 7(1): 55 - 63.

[25] 宫新江,邵雪,张旻,等. 抗体类药物超敏反应研究进展. Chinese Journal of New Drugs 2019, 28 (21): 2651 - 2657.

[26] Saber H. An FDA oncology analysis of toxicities associated with PBD-containing antibody-drug conjugates. Regulatory Toxicology and Pharmacology, 2019, 107: 104429.

第22章

CD20 抗体药物药理学机制和安全性

CD20(cluster of differentiation 20)是位于 B 细胞上的一种非糖基化磷蛋白,主要在前 B 细胞到成熟 B 细胞阶段表达。大量研究已证实 CD20 是人类 B 淋巴细胞表面特异性分子标记物,对 B 淋巴细胞的增殖和分化具有调节作用。绝大部分的 B 淋巴细胞瘤都有 CD20 的表达,CD20 分子易与抗体结合,且结合后不易脱落、不内化,成为治疗 B 细胞淋巴瘤的理想靶抗原。目前,抗 CD20 单克隆抗体是治疗 B 细胞淋巴瘤的重要靶向药物。同时,因 CD20 在免疫通路上的作用,也被用于一些自身免疫疾病的治疗。本章对 CD20 的结构、药理作用机制以及抗 CD20 单克隆抗体的研究进展进行综述,重点介绍近年来几代抗 CD20 单克隆抗体药物的特点,非临床和临床的毒性,并对靶点相关毒性进行解析。

22.1 CD20 靶点作用机制

22.1.1 CD20 靶点作用机制简介

CD20 属于白细胞分化抗原家族,广泛存在于成熟的未分化的 B 细胞表面和恶性 B 淋巴细胞的表面。白细胞分化抗原最明显的特征是会在不同谱系的白细胞正常分化成熟的不同阶段及活化过程中出现或消失。CD20 最初由 Stashenko 等发现[1],作为调节 B 细胞增殖、分化的有效工具。虽然 CD20 的生理性配体及其介导的 B 细胞增殖和分化的机制尚不十分明确,但越来越多的临床实践及研究表明 CD20 是人类 B 细胞表面特异性分子标记物,对 B 淋巴细胞的增殖和分化具有重要的调节作用。CD20 也是治疗 B 细胞淋巴瘤的重要靶点,以 CD20 为靶点研发成功的药物在治疗 B 细胞淋巴瘤中发挥了关键作用。

在人体内,CD20 属于 *MS4A1* 基因编码的 MS4A1 蛋白家族,由 297 个氨基酸组成,其结构分为 3 个部分(图 22-1),包括 2 个胞外结构区(小环和大环)、4 个不连续跨膜结构区,以及 2 个胞内区。其中,胞内区形成 N 末端和 C 末端,包含丰富的苏氨酸-丝氨酸基序以及一些保守的磷酸化序列。根据磷酸化的差异,产生 3 种 CD20 异构体,分子量分别为 33 kDa、35 kDa 和 37 kDa,发挥不同的生物学作用。目前,已上市药物可作用于大环或小环区,利妥昔单抗通过与大环上的一个不连续构象表位结合,包括氨基酸残基 170～173(ANPS)和 182～185(YCYSI),启动多种免疫效应功能,属于 I 型 CD20 抗体。奥法妥木单抗与大环和小环区均有结合,属于 I 型 CD20 抗体。奥妥珠单抗与大环区结合,属于 II 型抗 CD20 单克隆抗体[1-3]。

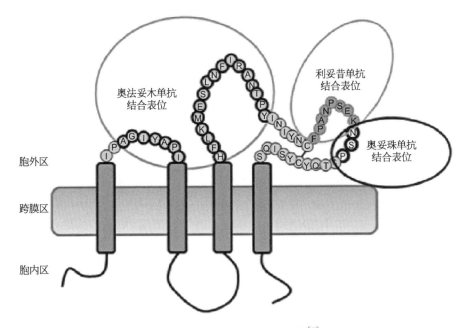

图 22 - 1 CD20 四重跨膜结构[3]

研究发现,抗 CD20 单克隆抗体通过 3 种不同机制介导 B 细胞的清除[4-5]:① 补体依赖的细胞毒作用(complement dependent cytotoxicity,CDC);② 抗体依赖细胞介导的细胞毒作用(antibody-dependent cell-mediated cytotoxicity,ADCC);③ 直接生长抑制和诱导细胞凋亡的作用(direct cell death,DCD)。CDC 的作用原理为通过抗体和抗原的特异性结合,活化补体后形成膜攻击复合物(membrane attack complex,MAC),MAC 能形成跨越靶细胞膜的孔道,使靶细胞内外的离子可以自由交换,从而溶解靶细胞以达到治疗的目的。ADCC 的作用机制为抗体与靶细胞表面的抗原特异性结合,巨噬细胞、中性粒细胞等细胞借助抗体的 Fc 片段与 FcγR(IgG Fc 段受体)结合,从而杀伤靶细胞。DCD 的机制包括 Caspase 非依赖的细胞凋亡和溶酶体介导的细胞死亡等。

I 型和 II 型 CD20 抗体作用于 CD20 的位点不同,其主要作用机制也不同。奥妥珠单抗经过人源化处理,对鼠抗恒定区和可变区以人源序列进行替换,可产生仅在互补决定区(CDR)保留鼠源序列,较利妥昔单抗人鼠嵌合抗体降低了产物的免疫原性,引起人体免疫应答的风险更低,I 型抗体结合 CD20 四聚体会导致脂筏上 FcγR II b 介导的 CD20 内吞,从而被快速清除。而 II 型抗 CD20 单克隆抗体内吞减少,不易被体内循环快速清除,抗体稳定性更高。由于抗体 Fc 区域残留岩藻糖基会干扰抗体与免疫效应细胞的结合,经糖基化修饰的Ⅱ型抗 CD20 单克隆抗体去除岩藻糖残基,对 FcγRⅢa 和 FcγRⅢb 的亲和性增加,可更有效地与表达 FcγRⅢ 的效应细胞发生相互作用,增加免疫效应细胞招募能力并促进活化[6]。Ⅱ型抗 CD20 单克隆抗体在人肿瘤细胞体外试验中可诱导产生更强的 ADCC 效应,较Ⅰ型抗体诱导 ADCC/ADCP 的作用强 35 倍[7-8]。抗 CD20 单克隆抗体可能的作用机制及异同点见表 22-1 和图 22-2。

表 22-1　三代抗 CD20 单克隆抗体代表药物作用机制的比较

抗　体	利妥昔单抗	奥法妥木单抗	奥妥珠单抗
抗体结合类型	Ⅰ	Ⅰ	Ⅱ
IgG 亚型	IgG1	IgG1	IgG1
抗体结构	嵌合小鼠/人	全人源化	人源化
CD20 结合表位	大环区	大环区和小环区	大环区
脂筏结合	++	+++	−
ADCC	++	++	++++
CDC	++	++++	+
DCD	+	+	++++

CD20 与钙离子信号传导：钙离子流动对细胞的生物学功能有重要影响。钙池可调控钙离子进入(store-operated calcium entry, SOCE),激活钙离子通道来提高细胞内的钙离子浓度,是淋巴细胞提高胞内钙离子浓度的主要方式。SOCE 所引起钙离子流的强度和持续时间,将影响 CD20 与抗原结合后细胞的功能。研究表明,抗 CD20 单克隆抗体与 CD20 分子的跨膜区结合,继而使 Ca 通道持续激活、胞内 Ca 离子浓度升高,使细胞停止于 G1 期,影响 B 细胞的增殖过程[2]。

22.1.2　CD20 靶点的分布

CD20 的分布和表达[9]：首先,CD20 抗原表达于 95% 以上 B 淋巴瘤细胞及一定分化阶段的正常 B 淋巴细胞,而不表达于造血干细胞、T 细胞、正常血细胞及其他正常组织细胞。该分布特点使其在临床治疗中具有特殊意义,即使杀伤了所有表达 CD20 的 B 淋巴瘤细胞及正常的 B 细胞,原始正常 B 细胞群仍可以不受影响,能够继续成熟并重建 B 细胞群,同时人体内其余的免疫相关细胞可以维持正常的免疫防护作用。这一结论也在抗 CD20 单克隆抗体非临床和临床试验中得到证实。其次,CD20 通常高密度稳定表达于 B 淋巴瘤细胞表面,每个细胞表面可表达 250 000 个分子,使单克隆抗体很容易在肿瘤细胞表面富集,并发生桥连作用,结合后不易脱落和内化,增强跨膜信号的转导,充分激活补体

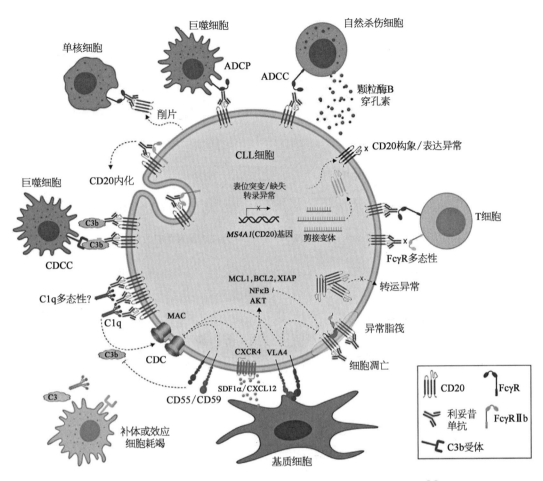

图 22-2　靶向 CD20 单克隆抗体抗肿瘤机制及可能的耐药机制[2]

（经典途径），这对补体介导的 CDC 效应非常重要，同时也保证了抗体杀伤 B 细胞的专一性与高效性。因此，CD20 成为治疗 B 细胞淋巴瘤的理想靶抗原。

22.2　抗 CD20 单克隆抗体药物

22.2.1　发展历程

　　1997 年，第一个抗 CD20 单克隆抗体获批上市，其成功开发和应用促使该类药物迅速发展，被探索的适应证和领域也越来越多，已衍生出三代产品，见图 22-3。

22.2.2　上市药物

　　截至 2022 年 12 月 31 日，已有 7 款靶向 CD20 单克隆抗体药物上市（见表 22-2），以及多款生物类似药上市，根据人源化程度和 Fc 片段修饰，可分为三代：① 第一代，鼠源或

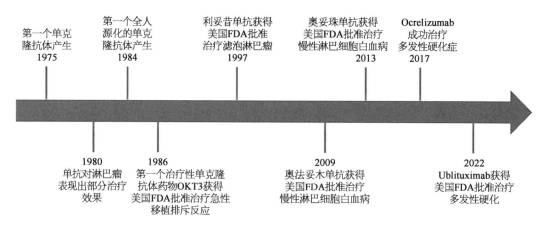

图 22-3　抗 CD20 单克隆抗体药物的发展历史

嵌合抗体，代表药物利妥昔单抗；② 第二代，人源化抗体，以奥法妥木单抗为代表，主要为降低第一代的免疫原性，减少了不良反应，但抗体的亲和力有一定的下降；③ 第三代，Fc片段经过糖基化改造修饰，降低免疫原性，以奥妥珠单抗为代表。对于已成功上市且应用于临床的经典药物，其新的适应证也不断被拓展；同时，具有极大潜力的新型药物不断涌现，大部分进入临床和临床前研究，具有免疫原性更小、药物活性更高的趋势[10-11]。

1. 第一代抗 CD20 单克隆抗体

第一代抗 CD20 单克隆抗体药物以利妥昔单抗为代表，属于人鼠嵌合抗体，含 1 328个氨基酸残基，通过 CDC 和 ADCC 杀伤淋巴瘤细胞。最初以 NHL 为适应证，包括DLBCL 和 FL 两个亚型，在 DLBCL 临床治疗方案的选择上，R-CHOP(R：利妥昔单抗，C：环磷酰胺，H：阿霉素，O：长春新碱，P：强的松)是一线治疗的标准选择[12-15]。在 FL治疗中，显著改善了患者的 PFS 和 OS，可用于单药治疗，也可以联合化疗的一线治疗及一线治疗后巩固或维持治疗，也可用于二线的复发治疗和维持治疗。后来随着对 B 细胞及其作用机制的深入认识，该抗体被发现适用于多种自身免疫性疾病，但由于其人源化程度为 67%～70%，部分患者会对其治疗无效、耐药或产生不良反应。因此，同期开发上市了另外两个放射性核素标记药物 Ibritumomab 和 Tositumomab，采用放射免疫治疗，但因临床推广上的困难，并未带来更广泛的应用，第二代单克隆抗体应运而生。

2. 第二代抗 CD20 单克隆抗体

第二代抗 CD20 单克隆抗体是人源化抗体或全人源抗体，其与人的同源性达到 90%～100%，以奥法妥木单抗为代表。相比利妥昔单抗，奥法妥木单抗在细胞膜表面更易结合CD20 抗原，并有较慢的脱离速率和更高的补体活性[16]。体外试验结果证明，奥法妥木单抗的 Fab 区域与 CD20 分子结合，Fc 区域通过调节免疫因子的功能而导致 B 细胞裂解，能有效诱导对利妥昔单抗产生耐药性的细胞凋亡和 CD20 低表达的恶性 B 细胞产生 CDC细胞毒性。目前，已在美国和欧洲获批用于治疗氟达拉滨和阿仑珠单抗治疗无效的CLL。第二代抗 CD20 单克隆抗体人源化程度得到了极大的提高，但抗体的特异性及与抗原

表 22 - 2　已获批上市的靶向 CD20 单克隆抗体药物汇总

药品名称	靶点	适应证	类型	分子量(kDa)	剂型	给药剂量及方式	企业名称	首次获批
利妥昔单抗	CD20	FL、DLBCL、CLL、RA 等	嵌合小鼠/人 IgG1	144	注射剂	NHL：375 mg/m²静脉输注	罗氏	FDA：1997 年11 月
Ibritumomab	CD20	NHL	小鼠 IgG1	148	注射剂	与利妥昔单抗联用5.0 mCi(总抗体量1.6 mg)；0.3～0.4 mCi/kg静脉推注	百健	FDA，2002 年2 月
Tositumomab	CD20	FL	小鼠 IgG2a	150	注射剂	已退市,不详述	GSK	FDA，2003 年6 月
奥法妥木单抗	CD20	CLL，MS	全人源IgG1	149	注射剂	CLL：第 1 次,300 mg,每周1 次；第 2～8 次,2 000 mg,每周 1 次；第 9～12 次,2 000 mg,每 4 周 1 次静脉输注	GSK	FDA，2009 年10 月
Ocrelizumab	CD20	MS	人源化IgG1	146	注射剂	300 mg，600 mg,静脉输注	罗氏	FDA，2017 年3 月
奥妥珠单抗	CD20	CLL，FL	人源化IgG1	146	注射剂	1 000 mg,静脉输注	罗氏	FDA，2013 年11 月
Mosunetuzumab	CD20/CD3	FL	全人源IgG1	146	注射剂	1～60 mg静脉输注	罗氏	EMA，2022 年6 月
Ublituximab	CD20	MS	嵌合小鼠/人 IgG1	147	注射剂	MS：第 1 次,150 mg；第 2 次(2 周后),450 mg；之后,450 mg,每 24 周1 次静脉输注	TG	FDA，2022 年12 月

结合的亲和力却出现一定程度的降低。为了保证药物的疗效,研究人员尝试着对抗体的 Fc 段进行改造,从而产生了第三代抗 CD20 单克隆抗体[17]。

3. 第三代抗 CD20 单克隆抗体

第三代 CD20 治疗性单克隆抗体代表性药物是奥妥珠单抗。奥妥珠单抗是首个糖基化的Ⅱ型抗 CD20 单克隆抗体,靶向 B 淋巴细胞表面的 CD20 分子。奥妥珠单抗与 FcγRⅢ受体蛋白亲和力强、可直接诱导 B 细胞凋亡,弥补了利妥昔单抗的不足,在 CLL

的治疗中更具临床优势,与其他各类药物的联合方案中均展现了出色的疗效,为 CLL 患者提供了新的治疗选择,该药于 2013 年 7 月经 FDA 批准上市,用于初治慢性淋巴细胞白血病,初治或复发难治的 FL 及后续维持治疗。2021 年 9 月在中国获批上市[18-19]。

22.3 非临床药代动力学和安全性

基于 FDA 官网公布的研究资料[20-24],对三款代表性靶向 CD20 的单克隆抗体药物利妥昔单抗,奥法妥木单抗和奥妥珠单抗的非临床研究进行了总结。三款单克隆抗体均采用食蟹猴作为毒理相关种属[25]。

22.3.1 利妥昔单抗

利妥昔单抗是 FDA 批准上市的第一个靶向 CD20 单克隆抗体药物,参考 FDA 公布的相关资料[20-22],其非临床毒理学研究结果总结见表 22-3。

表 22-3 利妥昔单抗一般毒理学研究结果总结

试 验 设 计	主 要 毒 性 结 果
食蟹猴单次静脉注射给药及 13 周恢复期毒性试验 剂量:0、2、10、20 mg/kg (GLP)	**血液学**:所有组别在第 4 天出现绝对淋巴细胞计数的下降,与免疫表型中外周 B 淋巴细胞减少相对应,没有明显的剂量依赖性 **免疫表型**:所有给药组,给药后 B 淋巴细胞耗竭,并在恢复期末有一定的恢复 **免疫原性**:所有动物在第 29～85 天,呈 ADA 阳性,可能影响第 29 天之后的抗体浓度测定 **结论**:外周血绝对淋巴细胞计数的下降与 B 细胞的下降相关,且与预期的药理学作用一致
食蟹猴 4 周重复静脉注射给药及 13 周恢复期毒性试验 剂量:0、20 mg/kg,每周 1 次 (GLP)	**临床观察**:第 22 天:出现非有害、短暂的、高发的呕吐现象。所有组别给药后出现注射部位红肿 **血液学**:各给药组平均绝对淋巴细胞计数减少 **免疫表型**:外周血 B 淋巴细胞下降 **脏器重量和组织病理**:脾脏重量降低。给药期末,镜检发现脾脏、肠系膜和腋窝淋巴结出现供试品相关的细胞数量减少和 CD20 细胞数量减少。恢复期末仍未完全恢复 **免疫原性**:ADA 发生率高,第 22～30 天显著下降,恢复期仍可见 **结论**:药物相关的变化与抗 CD20 单克隆抗体预期的药理学作用一致
食蟹猴 8 周重复静脉注射给药及 2 周恢复期毒性试验 剂量:0、20 mg/kg,每周 1 次 (GLP)	**死亡率**:2 只非计划死亡 **临床观察**:竖毛,颤抖 **血液学**: 第 3 天:WBC↓、LYMP↓、EOS↓、BASO↓、LUC↓、MONO↓ 第 4 周:雄性动物 WBC、LYMP、EOS 恢复,雌性未恢复。NEUT↓ 第 7/8 周:同对照组相比,以上指标全部恢复 **血凝**:在第 3 天和第 7 周,雌性动物 PT↑ **脏器重量**:胸腺和肾脏绝对重量增加 **组织病理**:与供试品相关的变化:肠系膜淋巴结和脾脏的生发中心减少,舌下腺炎症细胞浸润 **免疫表型**:给药结束时,外周血、脾脏、淋巴结和骨髓中的 B 细胞总数都减少 **结论**:2 只非计划死亡动物中利妥昔单抗浓度低,并且出现 ADA,归因为免疫反应。外周血、脾脏、淋巴结和骨髓中 B 细胞的减少与利妥昔单抗的药理作用一致

续　表

试 验 设 计	主 要 毒 性 结 果
食蟹猴 4 周或 8 周重复静脉注射给药及 2 周恢复期毒性试验 剂量：0、20 mg/kg，每周 1 次 （GLP）	**临床观察**：呕吐 **组织病理**：脾脏白髓近乎缺失，淋巴萎缩。轻度肾纤维化、支气管炎、胃纤维化、肝空泡化和结肠淋巴样萎缩、睾丸精子生成机能低下、轻微的肌肉退化、轻微的甲状腺炎、轻微的局灶性肝坏死和轻微的双侧精子发育不良 **免疫表型**：B 细胞耗竭，下颌淋巴结和脾脏中 CD20＋B 淋巴细胞减少 **结论**：药物相关的变化与抗 CD20 单克隆抗体预期的药理学作用一致
食蟹猴 8 周重复皮下注射给药及 13 周恢复期毒性试验 剂量：0、20 mg/kg，每周 1 次 （GLP）	**临床观察**：注射部位红斑 **ECG**：R 波↑ **血液学**：WBC↓、NEUT↓ **血清生化**：GLDH↑、ALT↑、TG↑、A∶G 比↑ **免疫表型**：外周血 B 淋巴细胞耗竭 **脏器重量**：肝/体重比增加 **组织病理**：肝肿大、肝细胞坏死，注射部位轻微急性炎症 **结论**：利妥昔单抗 SC 注射和 IV 注射毒性相似

除了一般毒性研究外，还进行了局部刺激性试验、组织交叉反应试验，以及食蟹猴单核苷酸多态性研究，其结果总结如下。

局部刺激性试验：家兔皮下注射给药未发现注射部位的有害变化，但注射部位的水肿和混合细胞浸润的发生率/严重程度较高。

组织交叉反应试验：利妥昔单抗在人扁桃体、淋巴结、胸腺和脾脏中有特异性染色，该结果与 B 细胞中 CD20 的表达一致。

食蟹猴单核苷酸多态性研究：结合在食蟹猴单次给药毒性试验和 4 周重复给药毒性试验中开展，目的是明确在毒理试验恢复期时观察到的不同动物间 B 细胞计数、ADA 结果差异是否与食蟹猴单核苷酸多态性（single nucleotide polymorphisms，SNPs）相关。结果表明，在给予利妥昔单抗的食蟹猴中，CD95、IFNγR2 和 FcγR3A 基因的 SNPs 与 CD3 - CD20＋B 细胞计数、CD3 - CD19＋ B 细胞计数和 ADA 滴度之间存在遗传关联。这些 SNPs 对食蟹猴的功能影响以及与 B 细胞计数和 ADA 滴度的机制关系尚不清楚。

22.3.2　奥法妥木单抗

奥法妥木单抗[23]是第二代 CD20 抑制剂，临床前研究显示其可与恒河猴、食蟹猴和人的 CD20 结合，且亲和力相当，不与其他种属的 CD20 结合，所以临床前主要在食蟹猴上进行安全性评价。其非临床药代动力学及一般毒理学研究结果见表 22 - 4 和表 22 - 5。

表 22 - 4 奥法妥木单抗亲和力和药代动力学试验总结

试验类型	试验设计	试验结果
亲和力试验	奥法妥木单抗与人和猴 CD20 结合试验 人扁桃体，PBMC； 恒河猴淋巴结，PBMC 食蟹猴扁桃体，PBMC (non - GLP)	1. 受试物可以与人扁桃体、恒河猴淋巴结和食蟹猴扁桃体特异性结合 2. 与 PBMC 的结合（推测 ng/mL）：人 $EC_{50}=287$，恒河猴 $EC_{50}=97.35$，食蟹猴 $EC_{50}=139.1$ 3. 食蟹猴 CD20 胞外结合区（推测的结合位点）蛋白序列分析：与人相当，但不完全一致（第 158 位氨基酸不同，$ALA_{人}$，$VAL_{食蟹猴}$） 4. 结论：食蟹猴可作为药理学相关种属
吸收	食蟹猴，静脉输注，每天 1 次，连续 4 天，观察期：130 天 剂量：1.25、6.25、12.5 mg/kg (non - GLP)	第一次给药后，系统暴露量的增加低于剂量的增加，清除率大约同剂量成比例递增，$T_{1/2}$、V_d 和 V_{ss} 没有显著的剂量依赖性，$T_{1/2}$：15.7~28.5 d 第 1~4 天，$T_{1/2}$ 延长了 3.4~11 倍，V_d 增加了 1~11 倍，这些变化与 B 细胞的耗竭相关（目标受体在循环系统的清除）
	食蟹猴，静脉输注，每周 1 次，给药 4 周，恢复期 6 个月 剂量：0、20、100 mg/kg (GLP)	第 1 天： T_{max}：1.3~2.8 h，平均 $T_{1/2}$：68~320 h，平均 V_d：30~58 mL/kg，平均 V_{ss}：33~57 mL/kg 第 22 天： T_{max}：0.75~2.8 h，平均 $T_{1/2}$：17~295 h，平均 V_d：18~90 mL/kg，平均 V_{ss}：19~57 mL/kg 比较：第 22 天相比于第 1 天，所有组别 AUC 和 C_{max} 均增加，表明每周 1 次给药存在蓄积 基于 V_d 和 V_{ss}，奥法妥木单抗主要分布于血浆，只有很少一部分出现在循环系统之外 ADA 阳性动物（3/12 低剂量动物）中药物清除更快
	食蟹猴，静脉输注，前 2 个月，每周给药 1 次，共计给药 8 次，后 5 个月每月 1 次，共计给药 5 次，恢复期 7 个月 剂量：0、20、100 mg/kg (GLP)	首次给药后： 清除率：0.24~0.3 mL/h/kg，肝肾血流量不是清除的限制因素 $T_{1/2}$：3.8~5.6 d V_d：34~52 mL/kg，Vss：31~48 mL/kg，以猴子中细胞外液体积为 208 mL/kg 为参考，没有显著分布到中心循环系统之外的部位 第 50 天（第 8 次给药后）： 相比于第 1 天，有明显的蓄积，清除率和 V_d 显著增加。研究者认为这是一个分析的伪象（需要更多更可靠的采集时间点和数据）而不是真正的生物学差异 $T_{1/2}$：11~15 d，相较第 1 天显著增加，与预期的药理学作用一致（循环系统中 CD20 阳性细胞的清除） 第 190 天（末次给药后）： 蓄积不明显，清除率和 V_d 与第 50 天相当，$T_{1/2}$：11~16 d，无性别差异
	食蟹猴，生殖毒性（GD20~GD50），静脉输注，每周 1 次，共 5 次 剂量：0、20、100 mg/kg/week (GLP)	每周 1 次给药会产生蓄积，高剂量组蓄积更快，$T_{1/2}$：98~365 h
分布	食蟹猴，生殖毒性（GD20~GD50），静脉输注，每周 1 次，共 5 次 剂量：0、20、100 mg/kg (GLP)	在胎儿脐带血中均检出奥法妥木单抗和 ADA，证实抗体可以通过胎盘

续　表

试验类型	试验设计	试验结果
分布	组织交叉反应(TCR)提供的组织分布信息	人组织 IHC 研究：人淋巴细胞中观察到强的特异性膜染色,另外,在上皮组织的分散的淋巴细胞中也观察到特异性膜染色 人、恒河猴、食蟹猴 IHC 研究：奥法妥木单抗特异性结合到人扁桃体、恒河猴淋巴结以及食蟹猴扁桃体。PBMC 流式分析显示,抗体与 CD20 阳性细胞特异性结合

表 22 - 5　奥法妥木单抗一般毒理学研究结果总结

试验设计	主要毒性结果
食蟹猴 4 天重复静脉输注给药及 130 天观察期毒性试验 剂量：1.25、6.25、12.5 mg/kg,每天 1 次 (Non - GLP)	**血清生化**：第 2 天,CRP↑,第 8 天恢复 **组织病理**：第 2 天,B 细胞消除至基线水平的 4%,第 29 天初步恢复,在第 60～120 天逐步完全恢复。第 134 天剖检：骨髓、淋巴结、派尔集合淋巴结、脾、胸腺的 IHC 研究中未发现 CD20 的减少,表明 130 天足以让动物完全恢复 **结论**：显著的 B 细胞耗竭
食蟹猴多次重复静脉注射给药及 17 天恢复期毒性试验 目的：评估循环系统中炎症和凝血参数 剂量：25～150 mg/kg,D1 和 D5 给药 (Non - GLP)	给药后 15 min～4 h,C4b/c、C3b/c、TAT、PAP、HNE/ATc、IL - 6 增加,C4b/c、C3b/c 在 4 h 后部分恢复,TNFα 未增加,虽然研究者认为这就是所谓的细胞因子释放综合征,但终点指标对输注反应和细胞因子释放综合征的评估仍有限
食蟹猴多次重复静脉输注给药及 17 天恢复期毒性试验 剂量：25～150 mg/kg,D1 和 D5 给药 (Non - GLP)	**血液学**：第 12 天,所有给药组动物 RET↑ **血清生化**：第 5～22 天,所有给药组 TBIL↓ **脏器重量**：第 4 组雌性动物(100 和 150 mg/kg)脾脏和甲状腺重量升高 **结论**：没有显著的有害反应
食蟹猴 4 周重复静脉输注给药及 6 个月恢复期毒性试验 剂量：0、20、100 mg/kg,每周 1 次 (GLP)	**组织病理**：给药组出现脾脏、下颌淋巴结、肠系膜淋巴结和派尔集合淋巴结的生发中心或滤泡萎缩,但可恢复。在高剂量主试验组中发现大脑局灶性动脉炎和血管周围炎性细胞浸润,这些病变本身不是毒性的明确证据,但在临床观察中被发现,仍被认为是供试品相关的有害反应。主试验给药组和恢复期动物中均发现肺部反应(肺泡巨噬细胞积聚、炎症细胞浸润、充血),提示感染易感性增加 **免疫原性**：对照组(0/10)、20 mg/kg 组(3/12)、100 mg/kg 组(2/12)ADA 阳性 **免疫表型**：血液和淋巴结中 B 细胞耗竭,T 细胞和 NK 细胞无显著变化 **IHC**：脾、扁桃体和淋巴滤泡中存在特异性染色 **体液免疫功能**：高剂量组动物中出现特异性 KLH 抗体的抑制 **结论**：NOAEL：20 mg/kg LOAEL：100 mg/kg
食蟹猴重复静脉输注给药毒性试验 重复 2 周期给药(第 1 周期,D1 和 D15 给药,第 2 周期 D148 和 D162 给药,中间间隔大约 4 个月用于 B 细胞恢复),恢复期 4 个月 剂量：0、20、100 mg/kg (GLP)	**临床观察**：在第二周期(第 148 和 162 天),观察到输液反应 **血液学**：淋巴细胞计数减少,与预期的药理学作用一致。出现贫血迹象(RET↑、HGB↓、RBC↓、HCT↓) **血清生化**：高剂量组雌性动物在第 30、45 天,Fe↑,在第 45、60 天,TBIL↑ **免疫表型**：第一周期给药后(第 1、15 天),观察到 B 细胞耗竭,第 45～113 天初步恢复,在第 94～148 天完全恢复。第二周期给药后(第 148、162 天),亦观察到 B 细胞耗竭,恢复期不等,并且受到 PAHA 的影响 **PAHA**：15/24 给药组动物中检出 PAHA

试 验 设 计	主 要 毒 性 结 果
	直接 Coombs 试验：仅检测到 IgG、IgM 和 C3d 阳性。IgM 阳性仅出现在第 45～86 天,且仅限于高剂量组雌性动物(3/6)。但由于缺乏统计学差异,不能认为存在性别差异 **体液免疫功能评估**：对抗 KLH IgM 抗体,无药物相关的反应。对高剂量组,治疗后抗 KLH IgG 抗体滴度在两周期后下降了 4～6 倍。T 细胞依赖性抗原反应受药物的影响,但初级体液免疫功能反应(通过 IgM 介导)不受给药影响 **结论**：与食蟹猴 7 个月静脉输注重复给药毒性一致
食蟹猴重复给药毒性试验 前 2 个月,每周给药 1 次,共计给药 8 次,后 5 个月每月 1 次,共计5 次,恢复期 7 个月 剂量：0、20、100 mg/kg(GLP)	**死亡率**：5 只(3 只低剂量组、2 只高剂量组) **临床观察**：心率增加、颤抖与治疗相关 **ECG**：未检测到药物相关变化。但临床观察显示可能存在心脏毒性 **血液学**：HGB↓、RBC↓、HCT↓、RET↑,第 2、25 天发现短暂的 LYMP↓,随后恢复 **血清生化**：LDH↑、TBIL↑、Fe↓、CRP↑ **解剖大体观察**：药物相关变化包括海绵状肺、气管充满泡沫、脑部针叶状暗灶 **组织病理**：下颌淋巴结、肠系膜淋巴结、派尔集合淋巴结和脾脏的淋巴样萎缩、淋巴样缺失或滤泡萎缩。炎症细胞浸润被认为是与感染易感性增加有关的继发现象 **免疫表型**：血液和淋巴结中 B 细胞耗竭,T 细胞和 NK 细胞无显著变化 **IHC**：在被检组织的淋巴滤泡中显示有特异性阳性染色,且在恢复期动物中奥法妥木仍能持续结合 **直接 Coombs 试验**：大部分动物呈现阳性反应,但由于食蟹猴和人免疫应答的差异,该测试可能无法预测潜在的人体应答 **其他试验结果**：对 KLH 有给药相关反应,表明奥法妥木单抗阻断了 IgG 依赖性体液免疫 **结论**： 1. 药理学相关的毒性反应如下：给药过程中 B 细胞耗竭,临床化学各指标的变化。病理结果的变化,炎症细胞浸润等 2. 输注反应,非药理学机制相关 3. 5 只动物非计划死亡：3 只动物死亡归因于感染,2 只归因于溶血性贫血(可能是猴特有的反应) 4. 贫血：直接 Coombs 试验阳性,提示 Ig 或补体产物与红细胞结合。后续的ELISA 试验表明奥法妥木单抗可直接与红细胞结合

　　除了一般毒性研究外,还进行了生殖毒性试验和组织交叉反应试验,其结果总结如下。

　　生殖毒性试验：食蟹猴胚胎-胎仔发育毒性试验未见母体毒性和致畸性。与药物药理作用相关的变化包括母体动物外周血 B 细胞耗竭,以及胎仔平均脾脏重量下降(因缺乏脾脏组织病理结果,该变化不一定是有害的)。直接 Coombs 试验中,高剂量组 2 只孕猴结果呈阳性,但无贫血症状,其中 1 只动物检出 ADA。这些结果提示患者发生自身免疫性溶血的风险增加。

　　组织交叉反应试验：在人淋巴细胞(淋巴结、脾脏、胸腺、扁桃体、小肠和大肠黏膜相关淋巴组织)中观察到强的特异性膜染色,在人上皮组织(宫颈、子宫内膜、肾脏、前列腺、腮腺、皮肤、胃、输尿管、膀胱)散在的淋巴细胞中也观察到特异性膜染色。奥法妥木单抗与猪、犬、家兔、大鼠、小鼠的脾组织不存在交叉反应。

22.3.3　奥妥珠单抗

奥妥珠单抗[24]是基于利妥昔单抗开发的第三代抗 CD20 单克隆抗体。临床前安全性评价在食蟹猴中进行,非临床药代动力及一般毒理学研究结果见表 22‑6 和表 22‑7。

表 22‑6　奥妥珠单抗亲和力和药代动力学试验总结

试验类型	试　验　设　计	试　验　结　果
亲和力试验	1. 种属间 CD20 序列比对:人与猴的 CD20 序列仅有 1 个氨基酸不同(共 297 个),与大鼠、小鼠的同源性为 63%;人和食蟹猴的核心抗原表位是保守的 2. 种属间 CD20 亲和力比较:对非霍奇金淋巴瘤细胞株上表达的人和猴 CD20 的结合亲和力相当 3. FcRn 和 FcγⅢa 亲和力比较:与人和食蟹猴 FcRn 和 FcγⅢa(与 ADCC 作用相关)的亲和力相当 结论:食蟹猴可作为药理学相关种属
食蟹猴 PK	单次静脉给药,剂量:1、10 mg/kg	由于 ADA 效应,3/4 动物在给药后 216 h 表现出加速清除的特征 1、10 mg/kg 剂量组的 $T_{1/2}$ 分别为:172 h 和 194 h

表 22‑7　奥妥珠单抗一般毒理学研究结果总结

试　验　设　计	主　要　毒　性　结　果
食蟹猴 13 周重复静脉输注给药及 37 周恢复期毒性试验 剂量:0、10、30、100 mg/kg,每周 1 次 (GLP)	**死亡率:** 2 只高剂量组动物非计划死亡 **临床观察:** 1 只中剂量雄性动物手部出现化脓性炎症 **免疫表型:** CD40＋B 细胞快速丢失,并持续整个给药期和恢复期。在恢复期末,B 细胞部分恢复。第 3 天:所有组别的 NK 细胞也下降,其中雄性组持续至给药期末 **血清生化:** 手部化脓性炎症的雄性中剂量动物 CRE↑、AST↑、ALT↑(第 28～92 天)。不同组细胞因子差异很大,无明显的剂量相关性 **解剖大体观察:** 可见脾肿大、肾上腺肿大、变色、肝脏斑驳、睾丸变色、变软、卵巢囊肿。高剂量雌性濒死动物可见消瘦、水样血、苍白的内脏和黏膜、子宫肿大、鼻黏液。高剂量组死亡雄性动物可见牙龈化脓性病变、贫血伴水样血、脾脏/肾上腺和腰椎淋巴结肿大、肝脏斑驳、骨骼肌苍白、心包积水、肺少量红灶 **脏器重量:** 高剂量组肝/脑重量比升高,手部化脓的中剂量雄性动物肝和脾重量明显升高 **组织病理:** 雄性濒死动物可见消化系统亚急性炎症、胃寄生虫肉芽肿;肝库普弗细胞增生和明显的坏死。中高剂量组的脑、脊髓、坐骨神经均可见炎性细胞灶(毒理学意义尚不清楚)。在给药期和恢复期,均发现淋巴结和脾脏生发中心缺乏,B 细胞和 CD20 阳性细胞耗竭,与预期的药理作用一致。≥30 mg/kg 剂量组可见肝脏炎症、窦性白细胞增多和肝细胞空泡化 **免疫原性:** 低剂量组,1M/2F 分别在第 22～57 天,第 78 天检出 ADA。因高浓度药物会干扰 ELISA 分析,中、高剂量组未分析 ADA 或检测结果为阴性 **TK:** 所有剂量下,C_{max}、$AUC_{0-168 h}$ 随剂量递增 ADA 对低剂量组血清中药物浓度有影响,尤其是雌性动物 **结论:** 1. 2 只动物非计划死亡,1 只由于严重的牙龈感染和其他不良症状而被安乐死,另 1 只月经出血异常,导致严重贫血而被安乐死 2. B 细胞消耗,可恢复,在恢复期末可恢复至给药前的 50% 3. 脑、心脏、肺、肝脏、脾、胃和肾系统性炎症,这些毒性部分可逆

试 验 设 计	主 要 毒 性 结 果
食蟹猴 4 周重复皮下注射给药及 28 周恢复期毒性试验 剂量：0、30、120 mg/kg，每周 1 次 （GLP）	**死亡率**：1 只高剂量组雄性动物在第 89 天被安乐死（濒死状态） **临床观察**：除了濒死动物，无其他药物相关的临床反应 **体重**：1 只高剂量组雄性动物在给药的最后一周降低 9%，但无任何临床症状。高剂量组雌性动物平均体重在给药期末显著低于对照组 **血液学**：第 13 天，两个给药组 WBC↓，低剂量组雌性 RET↑、NEUT↑，表明有炎症或感染存在。第 13 天，两个给药组雌性动物的 APTT↓，第 26 天，雄性动物的 FIB↑ **血清生化**：与给药前相比，高剂量组 CRE↑（第 26 天），高剂量组雌性动物的 BUN↓（第 13 天）。另外，两个给药组在给药期也显示出较高的个体胆红素值，偶见 P、K 和 Cl 的值高于给药前 **免疫表型**：第 3 天，CD40＋B 细胞几乎完全耗尽，并持续至整个给药阶段。低剂量组自第 28 天开始恢复，第 98 天与对照组相当。淋巴结和脾脏中 CD40＋B 细胞耗竭，恢复期有所恢复。另外，观察到 CD16＋NK 细胞的减少以及一些其他淋巴细胞的增加 **解剖大体观察**：高剂量组可见脾、盲肠、肾、肝、心、结肠、直肠、胆囊等组织病变 **脏器重量**：脾、胸腺、附睾、睾丸、精囊有不同程度的变化 **组织病理**：靶器官包括淋巴结（腋窝、下颌和肠系膜）、脾脏和胸腺。其他的镜检发现包括心脏纤维化和肝脏纤维化 **免疫器官染色（脾、胸腺、淋巴结）**：对照组观察到 CD20 阳性染色，给药组 CD20 呈弱阳性染色 **免疫原性**：37/491 份血清样本中检测到 ADA **TK**：第 1 天，C_{max} 和 AUC 随剂量递增，无性别差异。第 22 天，由于免疫原性，暴露量组内变异很大 **结论**： 1. 1 只动物非计划死亡，可能是由于 B 细胞耗竭和免疫抑制导致难以从感染状态恢复 2. 主要毒性靶器官为腋窝、下颌和肠系膜淋巴结、脾脏和胸腺
食蟹猴 6 个月重复静脉输注给药及 37 周恢复期毒性试验 剂量：0、5、25、50 mg/kg，每周 1 次 （GLP）	**死亡率**：7 只动物死亡，6 只被认为与药物相关 **临床观察**：消瘦、发冷、呼吸不规律、共济失调、牙龈炎 **体重**：给药期显著下降，恢复期恢复 **摄食量**：有动物摄食量少或不进食 **血液学**：在给药期剖检时，1 只高剂量组雄性动物表现的变化与药物相关的浆膜/外膜炎症一致（WBC↑、NEUT↑、RBC↓、HGB↓） **免疫表型**：CD16＋NK 计数于第 3 天出现短暂的下降，第 8 天恢复到给药前。从第 3 天开始，CD20＋细胞显著减少，并持续整个给药阶段。恢复期结束时，除个别动物外，其余个体的 B 细胞水平平均恢复至基线的 64%～140%。淋巴组织的免疫表型分析同外周血的免疫表型分析结果一致 **尿液分析**：2 只雄性肾小球肾炎动物出现尿量增加 **脏器重量**：肾脏重量增加，附睾、睾丸、甲状腺、甲状旁腺重量减少 **组织病理**：1 只中剂量雌性动物和 6 只非计划处死动物观察到肾小球肾炎，但没有明显的剂量反应关系，且在恢复期结束时未恢复。在 3 只非计划处死的恢复期动物的肺和肾脏中观察到纤维蛋白血栓，可能是继发于系统性炎症。所有给药组均观察到脾脏、肠系膜淋巴结和下颌淋巴结的淋巴样减少、生发中心缺失，以及单核细胞浸润和全身性的炎症反应，部分与免疫复合物沉积有关。这些变化在恢复期解剖的动物中仍存在 **其他病理评估**：免疫组化染色显示肾小球颗粒沉积物与肾小球组织病理相关。但未能证实免疫复合物中存在药物 **TK 和免疫原性**：高剂量组药物的暴露持续到研究结束，低剂量组 5/12 动物、中剂量组 1/12 动物表现出加速的药物清除和 B 细胞恢复，与检测到的 ADA 形成相关。C_{max} 和 $AUC_{0-168 h}$ 与剂量成比例增加，在给药期结束，血药浓度蓄积 2～3 倍。没有显著的性别差异。被分析的 16 只动物中，有 7 只动物血清中检测到免疫复合物，其中 2 只发生过敏或类过敏反应，2 只发生肾小球肾炎，1 只发现组织的炎症改

续 表

试 验 设 计	主 要 毒 性 结 果
	变。血清中免疫复合物与组织沉积和损伤之间的弱相关性可能与复合物的大小、免疫复合物的中间体或原位形成有关 **结论:** 1. 血液和组织中 B 细胞耗竭,恢复期末恢复 2. 组织病理发现:给药组单核细胞浸润的发生率和严重程度增加,引发动脉炎/动脉周围炎,以及多种组织和器官的炎症,包括免疫复合物型肾小球肾炎,可部分恢复 3. 动物非计划死亡原因:过敏反应、肝细胞空泡化以及多种组织炎症(肾小球肾炎为主)

除了一般毒性研究外,还进行了生殖毒性试验、组织交叉反应试验,以及体外细胞因子释放试验和溶血试验,其结果总结如下。

生殖毒性试验:食蟹猴增强的围产期毒性试验中可见母体毒性,包括母体动物死亡,组织病理异常(骨髓损耗,淋巴组织生发中心缺失,伴随肝、肾等多器官炎症),着床后丢失率增加。同时可见子代毒性,给药后引起子代动物死亡。药物可通过胎盘屏障,产后 28 天在母体动物和子代均观察到 CD20+B 细胞的完全耗竭。B 细胞耗竭增加了机体感染风险。

组织交叉反应试验:奥妥珠单抗与人的乳房(乳腺)、小肠和胃黏膜相关淋巴组织、淋巴结、脾脏、胸腺、扁桃体、骨髓、甲状腺的淋巴细胞,以及食蟹猴淋巴组织和甲状腺的淋巴细胞呈现预期的特异性交叉反应;与人的肝上皮(胆管)、唾液腺(腺体和导管/导管基底储备细胞)、肺内皮的细胞膜和细胞质,以及食蟹猴的小肠、肾脏、肺、卵巢、胰腺、垂体、前列腺、唾液腺、睾丸和子宫内膜的细胞膜和细胞质呈现非预期的交叉反应。

体外细胞因子释放试验:奥妥珠单抗孵育 24 h,可诱导人全血细胞因子 TNF 的释放。

体外溶血试验未见溶血发生。

综上,3 款抗 CD20 单克隆抗体的主要毒性发现均与药理机制相关。利妥昔单抗的主要非临床发现为外周血、脾脏、淋巴结和骨髓中的 B 细胞的减少。奥法妥木单抗的非临床毒性主要为 B 淋巴细胞耗竭及其所产生的继发效应,包括脾脏、淋巴结、派尔集合淋巴结的组织病理学变化,感染的增加。奥妥珠单抗相关的毒性主要是 B 淋巴细胞减少、免疫原性,以及超敏反应。感染可能继发于 B 淋巴细胞减少,多器官炎症则继发于免疫原性。

22.4 临床安全性

本节对已上市的三款抗 CD20 单克隆抗体的临床安全性进行分析和总结。代表药物的临床安全性的数据主要来源于 FDA 公布的药物研究资料和相关药物的使用说明书。

22.4.1 利妥昔单抗

利妥昔单抗在 FDA 获批的最新说明书[26]中披露的信息表明,其警告和注意事项主要包括输液反应、严重的皮肤黏膜反应、乙型肝炎病毒(HBV)再激活、进行性多灶性白质脑病(PML)、肿瘤溶解综合征(TLS)、感染、心脏毒性、肾毒性、胚胎-胎儿毒性等。

根据汇总的 3 092 例 B 细胞恶性肿瘤临床治疗数据,包括 1 180 例低级别或滤泡性淋巴瘤患者、927 例 DLBCL 患者、676 例 CLL 患者和 309 例儿童 B-NHL/B-AL,大多数 NHL 患者给予利妥昔单抗每次输注 375 mg/m^2,每周 1 次,最多给药 8 次的单药或联合化疗治疗,儿童患者 6 次的联合治疗,以及化疗后患者最多给药 16 次的维持治疗。CLL 患者初始输注 375 mg/m^2,随后输注 500 mg/m^2,最多给药 5 次,并联合氟达拉滨和环磷酰胺,其中 71% 的 CLL 患者进行了 6 个周期的治疗,90% 接受了至少 3 个周期的治疗。结果显示:在对 NHL 患者进行的临床试验中,观察到最常见的不良反应(发生率≥25%)为输液相关反应、发热、淋巴细胞减少、寒战、感染和乏力。在 CLL 患者的临床试验中,观察到的最常见不良反应(发生率≥25%)为输液反应和中性粒细胞减少。

22.4.2 奥法妥木单抗

奥法妥木单抗在 FDA 获批的最原始说明书[27]中披露的信息表明,其警告和注意事项主要包括输液反应、血细胞减少、PML、乙型肝炎病毒(HBV)再激活。在 2011 年更新的说明书[28]中增加了 HBV 感染的警告。2013 年更新的说明书[29]中增加了 HBV 再激活和 PML 的黑框警告。警告和注意事项中再次强调了 HBV 感染和再激活,同时增加了 TLS。

在一项 181 例复发或难治性 CLL 患者的单药疗法临床试验中,最常见不良反应(≥10%)包括嗜中性白细胞减少症、肺炎、发热、咳嗽、腹泻、贫血、疲劳、呼吸困难、皮疹、恶心、支气管炎和上呼吸道感染。最常见严重不良反应为感染、中性粒细胞减少症和发热,其中感染也是停药后最常见的不良反应。在第二项纳入了 474 例曾经对治疗有应答的 CLL 扩展临床试验中,最常见的不良反应(≥10%)是输注反应、中性粒细胞减少和上呼吸道感染。在第三项 444 名未接受既往治疗的 CLL 患者中,应用奥法妥木单抗联合苯丁酸氮芥治疗后的最常见不良反应(≥10%)是输注反应和中性粒细胞减少。在第四项 359 例复发性 CLL 患者中,应用奥法妥木单抗联合氟达拉滨和环磷酰胺治疗后的最常见不良反应(≥10%)是输注反应、中性粒细胞减少和白细胞减少。

22.4.3 奥妥珠单抗

奥妥珠单抗在 FDA 获批的最原始说明书[30]中披露的信息表明,其警告和注意事项主要包括 HBV 再激活、PML、输液反应、TLS、感染、中性粒细胞减少等。2017 年[31]、

2020 年[32]和 2022 年[33]更新的说明书中分别增加了超敏反应(包括血清病)、胚胎-胎儿发育毒性和弥散性血管内凝血的警告和注意事项。奥妥珠单抗联合苯丁酸氮芥治疗CLL 的临床试验数据显示,常见不良反应(≥10%)为输液反应、中性粒细胞减少、血小板减少和腹泻。最常见的 3～4 级不良反应(≥10%)为中性粒细胞减少、输液反应和血小板减少。

针对 NHL 的 2 项临床研究,1 项研究中的患者先接受奥妥珠单抗联合苯达莫司汀或苯达莫司汀,随后在疾病未进展的患者中采用奥妥珠单抗或苯达莫司汀单药治疗。最常见的不良反应(≥20%)包括输液反应、疲劳、中性粒细胞减少、咳嗽、上呼吸道感染和肌肉骨骼疼痛。严重不良反应发生率为 45%,前 90 天的致死性不良反应发生率为 3.4%,后升至 10%,主要由感染和第二种原发性恶性肿瘤所致。奥妥珠单抗单药治疗期间,不良反应(≥10%)为上下呼吸道感染、咳嗽、中性粒细胞减少、肌肉骨骼疼痛、疲劳、腹泻、皮疹和尿路感染。另一个研究设计思路类似,各项不良反应发生率无显著变化。

根据上述临床安全性数据,表 22 - 8 对三个药物在临床上出现的不良症状进行对比总结,以找到同靶点药物临床不良症状的相似性和不同性。表中黑框指药物使用说明书中的黑框警告。

表 22 - 8　利妥昔单抗、奥法妥木单抗和奥妥珠单抗的临床安全性总结表

临床安全性		第一代	第二代	第三代
		利妥昔单抗	奥法妥木单抗	奥妥珠单抗
警告和注意事项	输液反应/超敏反应	荨麻疹、低血压、血管性水肿、缺氧、支气管痉挛、肺浸润、急性呼吸窘迫综合征、心肌梗死、心室颤动、心源性休克、过敏事件或死亡	支气管痉挛、呼吸困难、喉水肿、肺水肿、潮红、高血压、低血压、晕厥、心脏缺血/梗死、背痛、腹痛、发热、皮疹、荨麻疹、血管性水肿	恶心、疲劳、胸部不适、呼吸困难、头晕、呕吐、腹泻、皮疹、高血压、低血压、潮红、头痛、发热、寒战、支气管痉挛、荨麻疹、心动过速
	血液系统	不适用	中性粒细胞减少、血小板减少和贫血	中性粒细胞减少、血小板减少、弥散性血管内凝血
	皮肤黏膜	副肿瘤性天疱疮、史蒂文斯-约翰逊综合征、苔藓样皮炎、水泡大疱性皮炎和中毒性表皮坏死松解症	不适用	不适用
	肝脏	HBV 再激活、爆发性肝炎、肝衰竭、死亡	HBV 再激活、爆发性肝炎、死亡	爆发性肝炎、肝损伤、死亡
	脑	致命性 PML	致命性 PML	致命性 PML
	肿瘤溶解综合征	急性肾衰竭、高钾血症、低钙血症、高尿酸血症、高磷血症	急性肾衰竭、高钾血症、低钙血症、高尿酸血症、高磷血症	急性肾衰竭、高钾血症、低钙血症、高尿酸血症、高磷血症

续　表

临床安全性		第一代	第二代	第三代
		利妥昔单抗	奥法妥木单抗	奥妥珠单抗
警告和注意事项	感染	细菌、真菌、病毒（巨细胞病毒、单纯疱疹病毒等）	HBV 感染	细菌、真菌、病毒
	心血管系统	心室颤动、心肌梗死、心源性休克	不适用	不适用
	肾脏	肾毒性	不适用	不适用
	胃肠道	肠梗阻、穿孔、腹痛、呕吐	不适用	不适用
	免疫接种	用药前及用药期，不建议接种活病毒疫苗	不适用	不建议接种活病毒疫苗
	生殖系统	胚胎-胎儿毒性	不适用	胚胎-胎儿毒性
常见不良反应	不良反应	输液相关反应、淋巴细胞减少、中性粒细胞减少	输液反应、中性粒细胞减少和上呼吸道感染	输液反应、中性粒细胞减少、血小板减少、呼吸道感染
	临床检查	IgG 水平降低	不适用	WBC↓、NEUT↓、PLT↓、LYMP↓、Ca↓、K↑或↓、Na↓、CRE↑、AST↑、ALT↑、ALB↓、ALP↑

22.5　靶点安全性综合分析

22.5.1　非临床和临床安全性关联分析

　　虽然上市的三代抗 CD20 单克隆抗体不良事件发生率不同，但汇总几种已上市的抗 CD20 单克隆抗体的临床研究结果后发现，总体耐受性良好，但也有一些严重和潜在的不良反应已得到广泛关注，主要包括输液反应、肿瘤溶解综合征、血液学毒性、免疫力下降和感染。这些毒性最主要的机制为药理作用放大的毒性。

　　三款抗 CD20 单克隆抗体药物的非临床研究相关种属均为食蟹猴，食蟹猴 B 细胞增殖和 B 细胞抗体分泌等功能与人相似。总的来说，靶向 CD20 单克隆抗体的主要非临床毒性包括 B 细胞耗竭、过敏反应/输液反应、感染等，与临床安全性高度关联性。由于利妥昔单抗是鼠源性或人鼠嵌合抗体，免疫原性较强，过敏反应/输液反应比较强。非临床主要毒性发现与抗 CD20 单克隆抗体预期的药理学作用一致，与临床安全性表现一致。三款抗 CD20 单克隆抗体的非临床和临床安全性关联分析见表 22-9。

表 22‑9　抗 CD20 单克隆抗体非临床和临床安全性关联分析

主要系统		利妥昔单抗	奥法妥木单抗	奥妥珠单抗
免疫及造血系统疾病	非临床	B 细胞减少(外周血、脾脏、淋巴结和骨髓中)、淋巴结萎缩	B 细胞耗竭、生发中心或滤泡萎缩(脾脏、下颌淋巴结、肠系膜淋巴结和派尔集合淋巴结)、贫血、CRP 升高、感染(动物死亡)	B 细胞耗竭、贫血、超敏反应、单核细胞浸润、动脉炎/动脉周围炎、多组织/器官炎症,包括免疫复合物型肾小球肾炎
	临床	中性粒细胞减少症、白细胞减少症、贫血	贫血、中性粒细胞减少症、肺炎、上呼吸道等感染、输注反应/细胞因子反应高发	中性粒细胞减少症、血小板减少症、B 细胞耗竭
	关联性	存在很强的关联性		
心脏毒性	非临床	ECG:R 波↑	心率加快	心脏纤维化
	临床	心室颤动、心肌梗死、心源性休克	心肌梗死、心肌缺血(输注反应)	基础心脏疾病的患者中,会发生心律失常、心绞痛、急性冠脉综合征、心肌梗死、心力衰竭(输注反应)
	关联性	关联性尚不清楚,临床出现的心脏毒性更多地被考虑与输注反应相关		
肾脏毒性	非临床	轻度肾纤维化	/	肾上腺肿大、变色,肾组织病变,肾小球肾炎
	临床	可发生严重的肾毒性,临床上需密切监测肾功能,包括血清肌酐、尿量等	/	/
	关联性	利妥昔单抗存在关联性		
肝毒性	非临床	肝脏空泡化、GLDH↑、ALT↑、TCHO↑、ALB↑、肝重增加、肝酶升高、肝细胞坏死	/	AST↑、ALT↑、肝脏斑驳、肝/脑重量比升高、肝脏组织病理变化(炎症、窦性白细胞增多和肝细胞空泡化、库普弗细胞增生和坏死)
	临床	爆发性肝炎、肝衰竭、死亡	爆发性肝炎,死亡	爆发性肝炎、肝损伤、死亡
	关联性	利妥昔单抗和奥妥珠单抗可能存在关联性,但临床肝毒性主要发生于乙肝患者,HBV 再激活		
胃肠道毒性	非临床	胃纤维化	/	胃内出现寄生肉芽肿,结肠、直肠病理变化
	临床	恶心、呕吐、腹泻、腹痛、吞咽困难、口腔黏膜炎、便秘、消化不良、食欲不振、咽喉刺激、腹部膨隆	腹泻、恶心、肠炎、胃炎、肠梗阻、食欲下降	恶心、呕吐、腹泻
	关联性	利妥昔单抗和奥妥珠单抗可能存在关联性		
注射部位毒性	非临床	注射部位炎症	/	/
	临床	注射部位炎症(仅在引流的腋窝淋巴结)、疼痛	/	/
	关联性	利妥昔单抗有相关性		

续　表

主要系统		利妥昔单抗	奥法妥木单抗	奥妥珠单抗
生殖毒性	非临床	利妥昔单抗可透过胎盘无致畸性子代猴 B 细胞减少	子代猴：体内检出奥法妥木单抗，与 B 细胞减少、脾脏和胸腺重量降低相关母猴：胎盘重量降低	母代出现死亡，子代 CD20＋B 细胞完全耗竭
	临床	尚无怀孕妇女有关的充分、良好对照研究数据，但有报道孕妇使用后，新生儿 B 细胞耗竭和淋巴细胞减少。鉴于此，孕妇应禁用利妥昔单抗，除非可能的获益高于风险	尚未在妊娠及哺乳女性中进行过研究。参见非临床生殖毒性，及其他抗 CD20 单克隆抗体的临床研究。应避免在妊娠期及哺乳期间使用	尚未在妊娠及哺乳女性中进行过研究。参见非临床生殖毒性，避免在妊娠期及哺乳期间使用
	关联性	参考利妥昔单抗在哺乳女性的临床结果，同时参见非临床生殖毒性，这三个单克隆抗体均为 IgG 抗体，均可通过胎盘，可能产生潜在的药理学作用和生殖毒性，应避免在妊娠期及哺乳期间使用		

22.5.2　靶点毒性解析

抗 CD20 单克隆抗体在治疗 B 细胞淋巴瘤中显示出很好的杀伤效果。由于体内正常的前 B 细胞和成熟初始 B 细胞也表达 CD20 分子，大剂量使用抗 CD20 单克隆抗体，在杀死肿瘤细胞的同时，也将大量杀伤这些正常细胞，导致大范围内 B 细胞亚群的缺失，包括骨髓、外周血和淋巴结内，且缺失的程度与个体差异有关。体内 B 细胞亚群缺失将直接导致机体免疫功能低下和感染性疾病的发生率升高。研究发现这种 B 细胞亚群的大量缺失，会造成机体 T 细胞在淋巴系统的重定位及表面趋化因子受体（如 CCR7）的表达改变，限制了 T 细胞参与淋巴细胞再循环的过程。此外，Misumi 等[34]人发现 CD4＋T 细胞和 B 细胞之间的相互作用是机体体液免疫和记忆性 CD4＋T 细胞产生的必要条件，当使用抗 CD20 单克隆抗体消耗掉小鼠体内的成熟 B 细胞时，与对照小鼠相比，缺乏成熟 B 细胞的小鼠产生的抗病毒记忆性 CD4＋T 细胞的数量大大减少，且在病毒播散期，CD4＋T 细胞和 CD8＋T 细胞被大量消耗，机体抗病毒感染的能力大大降低。临床上感染以轻度和中度为主，并以上呼吸道感染、带状疱疹和尿路感染居多。严重感染的发生率约为 25％。利妥昔单抗治疗组中，最常报道的严重感染是肺炎，发生率为 4％。其他的感染还有如带状疱疹病毒、细菌、真菌等各种微生物的感染，可发生于呼吸道、肺部、肠道、尿路，甚至中枢神经系统。同时，发现感染多发生于慢性乙肝患者，原因为 B 细胞溶解使乙肝病毒激活。已报告发生乙型肝炎再激活的病例，包括暴发性肝炎。所以对于乙型肝炎高危患者而言，在开始该类药物的治疗前应考虑进行 HBV 筛查。在非临床研究中，有多个长期毒性试验的动物出现由于 B 细胞耗竭继发性的感染引起的肺炎，以及严重的全身性的炎症反应。综上，抗 CD20 单克隆抗体药物的靶点相关毒性主要表现为 B 淋巴细胞减少及由此产生的继发性感染。

输注反应/过敏反应是该类药物临床应用时最严重的不良反应之一,在非临床安全性研究中,也观察到食蟹猴给予奥法妥木单抗后出现输注反应,给予奥妥珠单抗后引起过敏反应。

此类药物的脱靶毒性主要表现为心脏毒性和肝脏毒性。利妥昔单抗治疗中,心脏毒性是患者不能耐受导致治疗中断的重要原因之一,临床上常见心肌梗死、高血压等心血管相关毒性。非临床安全性试验中未见严重的心脏毒性,仅发现食蟹猴心电图 R 波升高,其发病机制推测与细胞因子释放及 CD20 参与的钙离子信号传导相关。奥法妥木单抗和奥比妥珠单抗临床应用时出现的心脏毒性被认为更有可能由输注反应介导,临床使用中强调有基础心脏疾病的患者慎用。这两个药物的非临床安全性研究仅发现食蟹猴心率加快和心肌纤维化,未见其他严重的心脏毒性。因此,有关心脏毒性的非临床和临床的关联性尚不明确。肝脏毒性在临床主要集中于 HBV 感染的患者,主要原因是乙型肝炎的再激活。在利妥昔单抗和奥妥珠单抗的一般毒理试验中均发现转氨酶升高及肝脏组织的相关病变。TCR 试验并未显示抗体在肝脏组织有相关的脱靶结合。根据目前的经验,TCR 试验很少能够发现非预期结合反应,这主要是因为 TCR 试验敏感性较差,并不能代表生理条件下的结合反应[25]。

在免疫原性评估方面,尽管动物免疫原性结果对人免疫原性的预测意义不大,但因免疫原性而产生的超敏反应在临床表现上存在相似之处[35]。WHO 和 FDA 指导原则都认为有必要进行免疫原性的比对,因为免疫反应对一般检查难以发现的抗体质量属性,如结构、杂质等方面的差异很敏感[36-37]。因此,在非临床研究阶段进行相关的研究有助于在早期临床试验中对输液反应相关的风险进行监测。

抗体类药物引起的输液反应[38]包括速发型反应或迟发型反应。速发型输液反应常表现为轻度至重度潮红、寒战、发热、心动过速、高血压、呼吸困难、恶心、呕吐及晕厥症状[39-42]。不同单克隆抗体引起该类型输液反应的发生率差异较大,在临床试验中,利妥昔单抗的速发型输液反应发生率为 77%,奥法珠单抗为 61%,奥妥珠单抗则为 20%[43-44]。在非临床研究中,仅奥法妥木单抗重复给药后食蟹猴出现轻微的输注反应症状,可见人对于输注反应比食蟹猴更为敏感。在利妥昔单抗的一般毒理及生殖毒试验中,所有动物均检测到 ADA,奥法妥木单抗的一般毒理试验中有 60% 的动物中检出 PAHA,奥妥珠单抗的长期毒性试验有 19% 的动物 ADA 呈阳性。随着三代 CD20 抗体人源化程度逐步提高,其免疫原性及临床不良反应的发生率明显降低。非临床 ADA 阳性率与临床输注反应发生率的变化趋势是一致的。当然,动物体内免疫原性结果对于人体免疫原性的预测性较差。在抗体的早期研发中可结合生物信息学方法或者人源细胞对单克隆抗体的免疫原性进行预测。同时,非临床研究中仅奥妥珠单抗的长期毒性试验中有 2 只非计划死亡的动物发现较为严重的超敏反应。非计划死亡与慢性超敏反应相关(单核细胞浸润的发生率和严重程度增加,动脉炎/动脉周围炎,以及多种组织和器官的炎症,包括免疫复合物肾小球肾炎,形态学符合超敏反应)。另外,此类抗体药物可能会通过激活 C3a 和 C5a 而导致补体激活相关的假性过敏反应（complement activation-related pseudo allergy，CARPA）的发生[42，45]。对于具有免疫调节作用的抗体类药物，需尤其关注药理作用和免疫相关的超敏反应因素，综合在药理学相关种属、人源化模型以及采用人全血或免疫细胞进行的体外和/或体内试验的研究结果提高对人体不良反应的预测价值和选择更为安全的剂量[46]。

22.6　总结与展望

CD20 是多种 B 细胞淋巴瘤的表面标志，是治疗 B 细胞淋巴瘤的重要靶点，针对该靶点已开发出多款抗肿瘤药物，在临床 B 细胞淋巴瘤的治疗中发挥了关键作用，并且其适应证还在不断被拓展。

肿瘤的发展可能受多因素、多基因作用影响，通过多个靶点联合用药，或多功能药物治疗可能对进展期肿瘤更有效。现阶段，基于多个已知靶标的联合靶向治疗方法已被越来越多地应用于临床试验和研究中。

结合 2 个不同靶标的双特异性抗体药物已引起研究者浓厚的兴趣，多种与 CD20 靶点结合的双特异性抗体药物都在研究中，进展迅速。罗氏靶向 CD20/CD3 的双特异性抗体 Mosunetuzumab 在欧盟和 FDA 获批上市。该双抗一端连接 B 细胞肿瘤细胞表面的 CD20 抗原，另一端连接 T 细胞表面的 CD3 抗原，能够将 T 细胞募集至肿瘤细胞周围，通过双重靶向激活并将患者的 T 细胞重定向，从而将细胞毒性蛋白释放到 B 细胞以结合并消除 B 细胞。虽然目前获批的适应证是 FL，但其他多项适应证都在积极探索中，为血液肿瘤患者提供了又一创新的治疗手段。

尽管已经有了第二代、第三代的 CD20 抑制剂，且市面上有了众多的生物类似药，但利妥昔单抗仍然是应用最普遍的 CD20 抑制剂。该靶点的药物再次迎来一个新的"小高潮"，则得益于细胞疗法的快速进展。CAR-T 疗法多以 CD19 为靶标，而 CD20 则是另一个有望为 B 细胞淋巴瘤患者带来全新治疗方案的热门靶点，且针对这一靶点的药物及疗法有望克服 CD19 抑制剂及细胞疗法耐药、复发的困境。目前已有多款 CD20 的 CAR-T 疗法药物处于临床中后期，并获得初步的成果。

综上，针对 CD20 的多种治疗策略被越来越多地应用于临床试验和研究中，相信不久的将来，不同的癌症患者能获得更多的生存获益。

（王智慧，刘小欢）

参考文献

[1]　Shanehbandi D, Majidi J, Kazemi T, et al. CD20-based immunotherapy of B-cell derived hematologic malignancies. Current Cancer Drug Targets, 2017, 17(5)：423-444.

［2］ Pavlasova G，Mraz M. The regulation and function of CD20：an"enigma" of B-cell biology and targeted therapy. Ferrata Storti Foundation，2020，105(6)：1494 - 1506.

［3］ Klein C，Lammens A，Schäfer W，et al. Epitope interactions of monoclonal antibodies targeting CD20 and their relationship to functional properties. MAbs，2013，5(1)：22 - 33.

［4］ Oflazoglu E，Audoly L P. Evolution of anti- CD20 monoclonal antibody therapeutics in oncology. mAbs，2010，2(1)：14 - 19.

［5］ Boross P，Leusen J H W. Mechanisms of action of CD20 antibodies. Am J Cancer Res，2012，2(6)：676 - 690.

［6］ Mössner E，Brünker P，Moser S，et al. Increasing the efficacy of CD20 antibody therapy through the engineering of a new type Ⅱ anti-CD20 antibody with enhanced direct and immune effector cell-mediated B-cell cytotoxicity. Blood，2010，115(22)：4393 - 4402.

［7］ Herter S，Herting F，Mundigl O，et al. Preclinical activity of the type Ⅱ CD20 antibody GA101 (obinutuzumab) compared with rituximab and ofatumumab in vitro and in xenograft models. Mol Cancer Ther，2013，12(10)：2031 - 2042.

［8］ Golay J，Roit F D，Bologna L，et al. Glycoengineered CD20 antibody obinutuzumab activates neutrophils and mediates phagocytosis through CD16B more efficiently than rituximab. Blood，2013，122(20)：3482 - 3491.

［9］ 吴琳，王椿. 利妥昔单抗治疗淋巴瘤的耐药机制及治疗对策. 世界临床药物，2016，37（9）：577 - 582.

［10］郑淑贞，周逢云，代虎，等. 抗 CD20 单克隆抗体药物的研发进展. 中国医药工业杂志，2021，52(11)：1452 - 1459.

［11］邓承连，邹佳，宋海峰. 抗 CD20 治疗性单克隆抗体的研究进展. 药学学报，2013，48(10)：1515 - 1520.

［12］Pon J R，Marra M A. Clinical impact of molecular features in diffuse large B-cell lymphoma and follicular lymphoma. Blood，2015，127(2)：181 - 186.

［13］Pasqualucci L，Dalla-Favera R. Genetics of diffuse large B-cell lymphoma. Blood，2018，131(21)：2307 - 2319.

［14］Jia J J，Li W S，Zheng Y. Primary cutaneous diffuse large B cell lymphoma-other successfully treated by the combination of R - CHOP chemotherapy and surgery：A case report and review of literature. Medicine，2017，96(8)：e6161.

［15］中华人民共和国国家卫生健康委员会. 弥漫性大 B 细胞淋巴瘤诊疗指（2022 年版）[EB/OL]. (2022 - 4 - 11)[2022 - 12 - 1]. http://www. nhc. gov. cn/yzygj/s2911/202204/a0e67177df1f439 898683e1333957c74/files/697cd66a248e4186bec17040d53a1f3f. pdf.

［16］Payandeh Z，Bahrami A A，Hoseinpoor R，et al. The applications of anti - CD20 antibodies to treat various B cells disorders. Biomed Pharmacother，2019，109：2415 - 2426.

［17］郑淑贞，周逢云，代虎，等. 抗 CD20 单克隆抗体药物的研发进展. 中国医药工业杂志，2021，52(11)：1452 - 1459.

［18］中国临床肿瘤学会(CSCO)淋巴瘤专家委员会，马军，李志铭，宋玉琴等. 奥妥珠单抗临床用药指导原则中国专家共识(2021 年版). 白血病·淋巴瘤，2021，30(10)：581 - 587.

［19］冷婉铜，陶洁. 奥妥珠单抗治疗滤泡性淋巴瘤的研究进展. 国际输血及血液学杂志，2022，45(03)：273 - 277.

［20］FDA. Non-Clinical Review(s) for RUXIENCE[EB/OL]. (2019 - 8 - 9)[2022 - 12 - 3]. https://www. accessdata. fda. gov/drugsatfda_docs/nda/2019/761103Orig1s000PharmR. pdf.

［21］ FDA. Non-Clinical Review(s) for Truxima［EB/OL］. (2019 - 2 - 25)［2022 - 12 - 3］. https://www. accessdata. fda. gov/drugsatfda_docs/nda/2018/761088Orig1s000PharmR. pdf.

［22］ FDA. Multi-Discipline Review for Riabni［EB/OL］. (2021 - 1 - 26)［2022 - 12 - 3］. https://www. accessdata. fda. gov/drugsatfda_docs/nda/2020/761140Orig1s000MultidisciplineR. pdf.

［23］ FDA. Pharmacology Review(s) for Arzerra［EB/OL］. (2010 - 1 - 21)［2022 - 12 - 4］. https://www. accessdata. fda. gov/drugsatfda_docs/nda/2009/125326s000_PharmR. pdf.

［24］ FDA. Pharmacology Review(s) for GAZYVA［EB/OL］. (2013 - 11 - 27)［2022 - 12 - 4］. https://www. accessdata. fda. gov/drugsatfda_docs/nda/2013/125486Orig1s000PharmR. pdf.

［25］ 戴学栋,王寅,周恒,等. 单克隆抗体药物风险因素分析及非临床研究与评价的一般考虑. 中国新药杂志,2022,31(18)：1784 - 1792.

［26］ FDA. Label for RITUXAN［EB/OL］. (2021 - 12 - 17)［2022 - 12 - 7］. https://www. accessdata. fda. gov/drugsatfda_docs/label/2021/103705s5467lbl. pdf.

［27］ FDA. Label for ARZERRA［EB/OL］. (2009 - 10 - 26)［2022 - 12 - 7］. https://www. accessdata. fda. gov/drugsatfda_docs/label/2009/125326lbl. pdf.

［28］ FDA. Label for ARZERRA［EB/OL］. (2011 - 09 - 20)［2022 - 12 - 7］. https://www. accessdata. fda. gov/drugsatfda_docs/label/2011/125326s0032lbl. pdf.

［29］ FDA. Label for ARZERRA［EB/OL］. (2013 - 09 - 24)［2022 - 12 - 7］. https://www. accessdata. fda. gov/drugsatfda_docs/label/2013/125326s059lbl. pdf.

［30］ FDA. Label for GAZYVA［EB/OL］. (2013 - 11 - 01)［2022 - 12 - 7］. https://www. accessdata. fda. gov/drugsatfda_docs/label/2013/125486s000lbl. pdf.

［31］ FDA. Label for GAZYVA［EB/OL］. (2017 - 11 - 16)［2022 - 12 - 7］. https://www. accessdata. fda. gov/drugsatfda_docs/label/2017/125486s017s018lbl. pdf.

［32］ FDA. Label for GAZYVA［EB/OL］. (2020 - 03 - 27)［2022 - 12 - 7］. https://www. accessdata. fda. gov/drugsatfda_docs/label/2020/125486s025lbl. pdf.

［33］ FDA. Label for GAZYVA［EB/OL］. (2022 - 07 - 27)［2022 - 12 - 7］. https://www. accessdata. fda. gov/drugsatfda_docs/label/2022/125486s034lbl. pdf.

［34］ Misumi I, Whitmire J K. B cell depletion curtails CD4＋ T cell memory and reduces protection against disseminating virus infection. J Im_munol, 2014, 192(4)：1597 - 1608.

［35］ Brinks V, Jiskoot W, Schellekens H. Immunogenicity of therapeutic proteins：the use of animal models. Pharm Res, 2011, 28(10)：2379 - 2385.

［36］ FDA. Draft Guidance for Industry Immunogenicity Assessment for Therapeutic Protein Products ［EB/OL］. (2014 - 8)［2022 - 12 - 8］. https://www. fda. gov/media/85017/download.

［37］ FDA. Non-clinical Models for Safety Assessment of Immuno-oncology Products［EB/OL］(2018 - 9 - 06)［2022 - 12 - 8］. https://www. fda. gov/drugs/news-events-human-drugs/fda-aacr-workshop-non-clinical-models-safety-assessment-immuno-oncology-products.

［38］ 宫新江,邵雪,张旻,等. 抗体类药物超敏反应研究进展. 中国新药杂志,2019. 28(21)：2651 - 2657.

［39］ Isabwe G A C, Lynch D M, Marquis K, et al. Hypersensitivityreactions to therapeutic monoclonal antibodies：phenotypes and endotypes. J Allergy Clin Immunol,2018, 142(1)：159 - 170.

［40］ Santos R B, Galvao V R. Monoclonal antibodies hypersensitivity：prevalence and management. Immunol Allergy Clin North Am, 2017, 37(4)：695 - 711.

［41］ Corominas M, Gastaminza G, Lobera T. Hypersensitivity reactions to biological drugs. J Investig Allergol Clin Immunol,2014, 24(4)：212 - 225.

[42] Maggi E, Vultaggio A, Matucci A. Acute infusion reactions induced by monoclonal antibody therapy. Expert Rev lin Immunol, 2011, 7(1): 55 - 63.

[43] Vultaggio A, Maggi E, Matucci A. Immediate adverse eactions to biologicals: from pathogenic mechanisms to prophylactic anagement. Curr Opin Allergy Clin Immunol, 2011, 11 (3): 262 - 268.

[44] Goede V, Fischer K, Busch R, et al. Obinutuzumab plus chlorambucil in patients with CLL and coexisting conditions. N Engl J Med, 2014, 370(12): 1101 - 1110.

[45] Fülöp T, Mészáros T, Kozma G T, et al. Infusion reactions associated with the medical application of monoclonal antibodies: The role of complement activation and possibility of inhibition by factor H. Antibodies, 2018, 7(1): 14 - 22.

[46] Frank R B, Kiessling A. Translational immunotoxicology of immunomodulatory monoclonal antibodies. Drug Discov Today Technol, 2016, 21 - 22, 85 - 93.

第23章

CD38 抗体药物的药理学机制和安全性

    CD38 是一种兼具受体及多项酶功能的 II 型跨膜糖蛋白,参与细胞黏附与跨膜信号转导。CD38 在促进肿瘤细胞生长及免疫逃逸方面具有重要的功能,CD38 在非实体瘤,尤其是多发性骨髓瘤细胞中表达量很高,这使得 CD38 成为多发性骨髓瘤、慢性淋巴细胞白血病等非实体瘤靶向治疗的良好靶点之一。本章综述了 CD38 的蛋白结构、药理作用机制以及 CD38 抑制剂的研究进展,重点介绍和讨论已上市的 CD38 抑制剂药物特点,非临床和临床安全性,并对靶点相关毒性进行分析,以期为此类药物的开发提供参考信息。

23.1 CD38 靶点作用机制

    CD38 是一个 45 kDa 的单链跨膜糖蛋白(图 23-1),含有 300 个氨基酸。整体结构分为 N 末端短的细胞质尾(21 个氨基酸)、单次跨膜域(23 个氨基酸)和 C 端较长的胞外区(256 个氨基酸),其中 C 端有 4 个潜在的 N-链糖基化位点,CD38 的蛋白结构由 3 个二硫键维持稳定[1]。CD38 是一种具有受体和酶介导功能的多功能蛋白质。作为胞外酶,CD38 催化合成钙离子第二信使环腺苷二磷酸核糖(cyclic ADP-ribose, cADPR)和烟酸

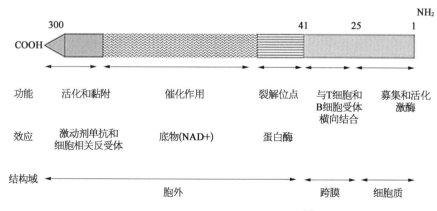

图 23-1　CD38 蛋白的结构示意图[3]

酰胺腺嘌呤二核苷酸磷酸(nicotinamide adenine dinucleotide phosphate，NAADP)，通过调控细胞内钙离子浓度调控众多生物学功能；作为免疫细胞受体，其配体为 CD31，CD38 和 CD31 的结合参与调控细胞黏附、分化和增殖[2]。临床上，CD38 是恶性血液病和多发性骨髓瘤(Multiple myeloma，MM)的诊断和预后生物标志物。

CD38 在正常的淋巴细胞、骨髓细胞，以及一些非造血组织中低表达，如脑部的浦肯野细胞和神经元纤维缠结、前列腺上皮细胞、胰腺 β 细胞、破骨细胞、视网膜细胞以及平滑肌和横纹肌肌膜。CD38 在造血细胞中的表达取决于细胞的分化和激活状态。沿谱系发育过程的造血细胞均表达该蛋白，在细胞成熟后丢失，但在活化的淋巴细胞上再次表达。例如，大多数髓样胸腺细胞均表达 CD38，循环 T 细胞则不表达，但在活化的 T 细胞中诱导表达。CD38 也在 B 细胞上表达，且浆细胞表达的 CD38 水平特别高。CD38 在约 80% 的静息自然杀伤(NK)细胞和单核细胞上表达水平较低，在其他类型造血细胞上的表达也是如此，包括淋巴结生发中心淋巴细胞、滤泡细胞、树突状细胞、红细胞和血小板[1]。

CD38 的表达与多种疾病有关，包括艾滋病毒感染、自身免疫性疾病(例如系统性红斑狼疮)、2 型糖尿病、骨质疏松症和癌症。值得注意的是，CD38 在大量恶性血液癌症中高度表达，特别是在多发性骨髓瘤(multiple myeloma，MM)和慢性淋巴细胞白血病(chronic lymphocytic leukemia，CLL)的肿瘤细胞上。也有报道称 CD38 在巨球蛋白血症、原发性全身性淀粉样变性、套细胞淋巴瘤、急性淋巴细胞白血病、急性髓系白血病、NK 细胞白血病、NK/T 细胞淋巴瘤、浆细胞白血病等肿瘤细胞中均有较高表达[1]。

CD38 在肿瘤免疫逃逸方面发挥着重要的作用。已有研究表明，CD38 催化烟酰胺腺嘌呤二核苷酸(nicotinamide adenine dinucleotide，NAD+)生成的 cADPR 可以继续在 CD203、CD73 等酶的催化下生成腺苷，腺苷随后与免疫细胞(包括 T 细胞、自然杀伤细胞、嗜中性粒细胞、巨噬细胞和树突状细胞)上表达的腺苷 A2A 受体结合，阻止免疫细胞激活，从而抑制先天性和适应性免疫反应，形成免疫抑制性肿瘤微环境[4]。CD38 在血液系统恶性肿瘤(如多发性骨髓瘤、浆细胞白血病和髓外浆细胞瘤等)患者浆细胞上大量表达，使得该靶点成为血液系统恶性肿瘤治疗的重要研究靶点之一。

以 CD38 为靶点开发的单克隆抗体药物主要通过以下作用机制发挥抗肿瘤作用(图 23 - 2)：① 抗 CD38 单克隆抗体与免疫效应细胞上的 Fc 受体结合，产生抗体依赖的细胞毒作用(antibody-dependent cell-mediated cytotoxicity，ADCC)、抗体依赖性细胞吞噬作用(antibody-dependent cellular phagocytosis，ADCP)及补体依赖性细胞毒性作用(complement dependent cytotoxicity，CDC)等效应；② 抑制 CD38 活性，抗 CD38 单克隆抗体阻断 CD38 环化酶和水解酶的催化活性，从而防止细胞外钙离子内流和腺苷的生成，抑制细胞信号转导；③ 抑制线粒体转移，抗 CD38 单克隆抗体可以抑制间充质干细胞，将线粒体转移到非典型淋巴细胞内，从而降低肿瘤细胞的代谢能力，最终抑制肿瘤增殖；④ 阻断免疫抑制细胞，抗 CD38 单克隆抗体可以消除 CD38+免疫调节细胞[调节性 T 细胞(regulatory cells，Treg)、调节性 B 细胞(regulatory B cells，Breg)和髓源性抑制细胞(myeloid-derived suppressor cells，MDSC)]，促进效应 T 细胞的扩增，增强免疫杀伤效果[5]。

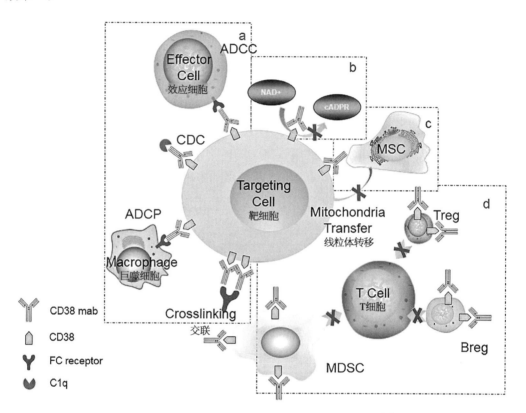

图 23-2　抗 CD38 单克隆抗体的作用机制示意图[5]

23.2　CD38 抗体药物

23.2.1　CD38 靶点的发现

1980 年，科学家 Reinherz 和 Schlossman 等使用单克隆抗体寻找 T 细胞受体的人类淋巴细胞表面的开创性分析中发现了 CD38，当时被称为 T10，最初 CD38 被用作胸腺细胞和活化 T 细胞研究的标记物[6]，在后来的研究过程中，CD38 被用作 T 细胞和 B 细胞恶性肿瘤分类的表型标记物，并被认为是抗体治疗的潜在靶点，同时人们还发现 CD38 具有多种受体和酶催化功能[1]。

23.2.2　CD38 药物研发

靶向 CD38 的单克隆抗体药物研发从 1990 年开始。1991 年，史蒂文森等发表了首款

CD38 单克隆抗体在临床前对多发性骨髓瘤细胞的抗肿瘤活性相关文章,随后在 2008 年,首款 CD38 单克隆抗体达雷妥尤单抗(Daratumumab,商品名:Darzalex)进入临床试验,用于多发性骨髓瘤患者的治疗[7]。截至目前,全球范围内已有 2 款靶向 CD38 单克隆抗体药物分别于 2015 年和 2020 年首次获批上市,分别为达雷妥尤单抗(Daratumumab,商品名:Darzalex)和 Isatuximab(商品名:Sarclisa)(表 23-1)。这 2 款抗体药物的成功让 CD38 靶点成为治疗多发性骨髓瘤的热门开发靶点,同时也促进了靶向 CD38 的抗体偶联药物、双特异性抗体和 CAR-T 药物的研发。2 款靶向 CD38 的单克隆抗体药物的相关信息见表 23-1。

表 23-1　全球获批的 CD38 抑制剂药物

药 品 名 称	靶点	适应证	类型	分子量 (kDa)	剂型	给药剂量及方式	企业 名称	首次获 批情况
达雷妥尤单抗	CD38	pAL、MM	IgG1κ	148	注射剂	pAL:1 800 mg,皮下注射;MM:16 mg/kg,静脉输注	杨森	FDA,2015 年 11 月
Isatuximab	CD38	MM	IgG1κ	144	注射剂	10 mg/kg 或 20 mg/kg,静脉输注	赛诺菲	FDA,2020 年 3 月

注:pAL:原发性轻链型淀粉样变患者

23.3　非临床药代动力学和安全性

本节将对 FDA 批准的 2 种 CD38 抑制剂达雷妥尤单抗[8]和 Isatuximab[9]的非临床数据,包括抗体的亲和力及安全性进行总结。药代动力学试验未单独开展,相关的毒代动力学数据将结合在一般毒理试验中讨论。

23.3.1　达雷妥尤单抗

达雷妥尤单抗是 FDA 批准上市的第一个抗 CD38 单克隆抗体,临床前的亲和力结果表明达雷妥尤单抗与人 CD38 结合,与黑猩猩外周血单个核细胞上的 CD38 有交叉反应(相关数据 FDA 未披露)。达雷妥尤单抗的序列对比分析提示人与黑猩猩和恒河猴、食蟹猴 CD38 序列同源性均较高,但达雷妥尤单抗仅与黑猩猩淋巴细胞结合,不与恒河猴、食蟹猴、大鼠、小鼠的淋巴细胞结合。达雷妥尤单抗的亲和力研究结果总结见表 23-2[8]。

非临床安全性试验除了在黑猩猩中开展了未包含组织病理考察的重复给药毒性研究外,研发者还构建了抗人和食蟹猴 CD38 的替代分子,并开展了一系列对比研究证明替代分子具有相似的性质。一般毒理学研究结果总结见表 23-3[8]。

表 23 - 2　达雷妥尤单抗亲和力研究结果总结

试 验 设 计	试 验 结 果
使用 ELI3A 法测定达雷妥尤单抗与人 CD38 靶点结合力（HA - CD38 以及 HIS - CD38）	浓度依赖性地与人 CD38（HA - CD38 以及 HIS - CD38）结合，其 K_D 及 EC_{50} 分别为 4.36 nM 和 55.2 ng/mL
达雷妥尤单抗与人和黑猩猩血小板的结合能力（4℃条件下及室温条件下）	达雷妥尤单抗与黑猩猩血小板的结合能力不受孵育温度的影响。在 4℃的孵育条件下，达雷妥尤单抗在 3.7～100 μg/mL 浓度下，与黑猩猩的血小板呈 60%阳性结合；在 100 μg/mL 浓度下，与黑猩猩的血小板呈 45%阳性结合；在 1.23 μg/mL 浓度下，与血小板结合率下降至 14%；在 0.05 μg/mL 浓度下，与血小板结合率下降至 3%。在室温的孵育条件下，在 1.23 μg/mL～100 μg/mL 浓度下，与黑猩猩的血小板呈 70%阳性结合；在 100 μg/mL 浓度下，与黑猩猩的血小板呈 43%阳性结合；在 3.7 μg/mL 浓度下，与血小板结合率下降至 28%；在 0.05 μg/mL 浓度下，与血小板结合率下降至 8%
达雷妥尤单抗与食蟹猴及人血细胞的结合力测定	与人 B 细胞、T 细胞结合力不强（平均荧光强度为 30～250），不与食蟹猴 B 细胞、T 细胞特异性结合 不与人及食蟹猴的粒细胞结合 不与人及食蟹猴红细胞结合

表 23 - 3　达雷妥尤单抗一般毒理学研究结果总结

试 验 设 计	主 要 毒 性 结 果
黑猩猩 6 周重复给药及 2 个月恢复期毒性试验 静脉输注，每周给药 1 次，共 6 次，剂量：0、5、25 mg/kg（GLP）	**死亡率**：5 mg/kg 剂量组 1 只雌性动物在首次给药后 1.5 h 因细胞因子释放过敏反应致使肺部过度充气与水肿而导致死亡 **未发现供试品相关的体重、摄食量、眼科检查、安全药理（心电图及详观中未见中枢神经系统异常）及尿液分析异常** **临床观察**：喷嚏、黏液增多、排便、黏膜苍白、腹泻、软便、食欲减退。死亡动物还可见呼吸困难、呼吸骤停随后心脏骤停 **血液学**：PLT、HGB、HCT、RBC 以及 WBC 下降，大多数在恢复期内恢复 **血清生化**：ALT、AST、LDH 以及 CRP 升高，IgM 与 IgG 降低；除 IgM 与 IgG 外，其余指标均可在恢复期内恢复 **组织病理**：该试验未进行脏器称重和组织病理学检查 **TK**：由于剂量增长后 $t_{1/2}$ 的延长，5～25 mg/kg 剂量时，系统暴露量呈非线性增长，$t_{1/2}$ 为 15.5～18.8 天
食蟹猴 2 周重复给药及 2 个月恢复期毒性试验 替代分子给药，静脉注射，每周 1 次，共 2 次，剂量：0、20、100 mg/kg（Non - GLP）	**未见供试品相关的死亡、临床观察、体重、摄食量、眼科检查、安全药理（心电图及临床观察中未见中枢神经系统和呼吸系统的异常）以及尿液分析异常** **血液学**：轻度至严重的贫血症（HGB、HCT、RBC 以及 RET 降低） **外周血流式细胞检测**：淋巴结中 CD38＋ CD8 T、CD38- CD8 T 的轻度减少 **血清生化**：IgM 与 IgG 降低，总胆红素升高；胆红素在恢复期间可恢复 **脏器重量**：高剂量组 1 只雄性以及 1 只雌性动物胸腺重量减少 **组织病理学**：研究期间，胸腺、下颌淋巴结、肠系膜淋巴结、脾脏、派尔集合淋巴结出现淋巴样萎缩或减少，脊髓多灶性炎症，恢复动物脊髓和坐骨神经出现炎症细胞浸润、肠系膜淋巴结耗损、胸腺萎缩以及脾脏粘连 **TK**：第 1 天，雄性动物系统暴露量与剂量呈比例增长，雌性动物系统暴露量轻微高于剂量比。未见性别差异与药物蓄积。T_{max} 为 0.5～3.5 h。$t_{1/2}$ 为 9～63 h **ADA**：20 mg/kg 剂量组有 2 只动物呈 ADA 阳性（该剂量组 ADA 阳性率为 50%）

23.3.2　Isatuximab

非临床亲和力试验结果显示,Isatuximab 特异性地与人和黑猩猩的 CD38 靶点结合,与小鼠、大鼠、兔、猪、食蟹猴及恒河猴的 CD38 靶点不结合。Isatuximab 的亲和力研究结果总结见表 23-4[9]。

表 23-4　Isatuximab 亲和力研究结果总结

试 验 设 计	试 验 结 果
Isatuximab 与人、黑猩猩、小鼠、大鼠、兔、猪、食蟹猴、恒河猴 CD38 靶点结合力测定	与人、黑猩猩 CD38 结合,但不与小鼠、大鼠、兔、猪、食蟹猴及恒河猴 CD38 结合。其中,与人 CD38 靶点结合的 K_D 为 0.12 nM

根据亲和力结果可知,黑猩猩为非临床的唯一相关动物种属,Isatuximab 不与毒理学研究中常用的其他动物靶蛋白结合。其非临床安全性研究在食蟹猴中开展,考察药物的脱靶毒性。一般毒理学研究结果总结见表 23-5[9]。

表 23-5　Isatuximab 一般毒理学研究结果总结

试 验 设 计	试 验 结 果
食蟹猴 3 周重复给药毒性试验 静脉输注 30 分钟,每周 1 次,共 3 次,剂量: 0、20、50、100 mg/kg (GLP)	**未见供试品相关的死亡、临床观察、体重、摄食量、眼科检查、体温、安全药理(心电图及临床观察中未见中枢神经系统和呼吸系统的异常、呼吸频率检测)、临床病理学(血液学、血凝、血清生化、尿液分析)以及病理学(脏器重量、剖检、组织病理学)异常** **TK:** 剂量为 20~100 mg/kg 时,系统暴露量呈接近剂量依赖性地增长。未见性别差异,重复给药后蓄积指数为 1.84~2.27 **ADA:** 100 mg/kg 剂量组动物 ADA 阳性率为 66.7%(4/6),其余剂量组给药动物均为 ADA 阴性 结论: 在本试验条件下,NOAEL 为 100 mg/kg

除了一般毒性研究外,还进行了组织交叉反应试验和局部刺激性试验,其结果总结如下。

组织交叉反应试验:与人体淋巴组织(脾、胸腺、淋巴结和扁桃体)、骨髓、脑下垂体(内皮细胞)特异性结合。

局部刺激性试验:家兔多种方式给药(静脉内、静脉旁、动脉内、肌内及皮下)未发现供试品相关注射部位、临床观察及体重变化,所有动物均耐受良好。

根据 2 款药物的亲和力数据,可知黑猩猩为唯一的相关动物种属。达雷妥尤单抗在毒理学试验中使用了黑猩猩以及食蟹猴(替代分子给药),从而考察药物的安全性。达雷妥尤单抗相关的临床观察如喷嚏、呼吸困难、腹泻、软便、食欲减退等仅在黑猩猩中观察到,在食蟹猴和黑猩猩中均可见供试品相关的贫血。由于 CD38 分布广泛,在 T 淋巴细胞、B淋巴细胞、NK细胞及单核细胞中均有表达,在食蟹猴临床前的组织病理学中可见多处器官的淋巴样萎缩或减少。Isatuximab研究中则使用食蟹猴来考察药物的脱靶毒性,结果未见任何供试品相关毒性。临床前意义有限。

23.4 临床安全性

根据CD38靶点代表性药物达雷妥尤单抗和Isatuximab在FDA获批的说明书信息,对这2款药物的临床安全性进行分析。

23.4.1 达雷妥尤单抗

根据FDA已公布的药物研究资料[10],达雷妥尤单抗说明书中的警告和注意事项包括中性粒细胞减少症、血小板减少症、输液相关反应、血清学检测干扰以及胚胎-胎儿毒性。

共计2 459例多发性骨髓瘤患者接受了达雷妥尤单抗单药治疗或联合治疗,最常见的不良反应(≥20%)包括上呼吸道感染、中性粒细胞减少、输液相关反应、血小板减少、腹泻、便秘、贫血、外周感觉神经病变、疲劳、外周水肿、恶心、咳嗽、发热、呼吸困难和乏力。常见严重不良反应(≥1%)为感染性肺炎、发热和血小板减少症和中性粒细胞减少症。

其中,156例复发和难治性多发性骨髓瘤成人患者接受了达雷妥尤单抗单药治疗:51例(33%)患者发生严重不良反应,最常见的严重不良反应为肺炎(6%)、一般身体健康恶化(3%)和发热(3%);24例(15%)患者由于不良反应导致治疗延迟,最常见导致治疗延迟的不良反应是感染;6例(4%)患者由于不良反应导致停药。

23.4.2 Isatuximab

根据FDA已公布的药物研究资料[11],Isatuximab说明书中的警告和注意事项包括中性粒细胞减少症、输液相关反应、第二原发性恶性肿瘤、血清学检测干扰以及胚胎-胎儿毒性。

152例多发性骨髓瘤患者接受了Isatuximab与泊马度胺、地塞米松联合治疗,62%的患者发生了严重不良反应,最常见的严重不良反应(>5%)包括肺炎(26%)、上呼吸道感染(7%)和发热性中性粒细胞减少(7%)。7%的患者由于不良反应导致永久停药。最常见的不良反应(≥20%)为上呼吸道感染、输液相关反应、肺炎和腹泻。

177例多发性骨髓瘤患者接受了Isatuximab与卡菲佐米、地塞米松联合治疗,59%的患者发生了严重不良反应,最常见的严重不良反应(>5%)包括肺炎(25%)和上呼吸道感染(9%)。8%的患者由于不良反应导致永久停药。最常见的不良反应(≥20%)为上呼吸道感染、输液相关反应、疲劳、高血压、腹泻、肺炎、呼吸困难、失眠、支气管炎、咳嗽、背痛。

　　根据上述临床症状所属的器官系统,总结了目前上市的两款 CD38 靶点抑制剂的临床安全性,见表 23-6。

表 23-6　抗 CD38 单克隆抗体临床不良反应总结

临床安全性		达雷妥尤单抗	Isatuximab
警告和注意事项	血液及淋巴系统疾病	中性粒细胞减少症、血小板减少症	中性粒细胞减少症
	其他	输液相关反应、血清学检测干扰、胚胎-胎儿毒性	输液相关反应、第二原发性恶性肿瘤、血清学检测干扰、胚胎-胎儿毒性
常见临床不良反应	不良反应	上呼吸道感染、中性粒细胞减少、血小板减少、腹泻、便秘、贫血、周围感觉神经病变、疲劳、周围水肿、恶心、咳嗽、发热、呼吸困难、乏力	中性粒细胞减少、输液相关反应、肺炎、上呼吸道感染、腹泻

　　综上所述,2 款 CD38 靶点抑制剂治疗或联合治疗多发性骨髓瘤,最常见的不良反应($\geqslant 20\%$)包括中性粒细胞减少症、上呼吸道感染、输液相关反应、血小板减少症、贫血、腹泻、便秘、外周感觉神经病变、咳嗽、外周水肿、恶心、发热、疲乏和呼吸困难、乏力、高血压、肺炎、失眠、支气管炎和背痛。常见严重不良反应($\geqslant 1\%$)为感染性肺炎、发热和血小板减少症和中性粒细胞减少症。

23.5　靶点安全性综合分析

23.5.1　非临床和临床安全性关联分析

　　2 款 CD38 抑制剂的相关动物种属均为黑猩猩。Isatuximab 非临床研究仅从非相关种属食蟹猴中考察了其脱靶毒性,试验结果未见任何供试品相关的毒性反应。Isatuximab 在临床的单药治疗中观察到输液相关反应、中性粒细胞减少症、第二原发性恶性肿瘤、肺炎、上呼吸道感染、腹泻等症状,因此其非临床和临床安全性缺乏关联性。

　　达雷妥尤单抗非临床研究使用黑猩猩和食蟹猴(替代抗体)评估了药物的安全性。试验中观察到动物的呼吸困难、腹泻等变化在临床上都可观察到,但疲劳、乏力、咳嗽等症状在动物试验中无相应的反应;临床上腹泻频率较高,且在非临床中观察到相同的变化;临床上可观察到中性粒细胞减少症、血小板减少、贫血等血液变化,且在非临床中观察到相似的贫血症状,如 HGB、HCT、RBC 以及 RET 降低。此外,临床中还可见外周感觉神经病变、外周水肿等变化,这些变化在非临床研究中不是很显著,非临床的病理学结果可见胸腺、下颌淋巴结和肠系膜淋巴结、脾脏和派尔集合淋巴结出现淋巴样萎缩或减少,脊髓多灶性炎症、坐骨神经炎症细胞浸润。非临床和临床安全性关联分析总结见表 23-7。

表 23－7　CD38 抑制剂非临床和临床安全性的相关性分析

主 要 系 统		达雷妥尤单抗	Isatuximab
感染及侵染类疾病	非临床	呼吸困难、喷嚏、黏液产生增多、黏膜苍白	NA
	临床	上呼吸道感染	上呼吸道感染 肺炎
	关联性	达雷妥尤单抗非临床研究中观察到上呼吸道的症状，与临床上的呼吸道感染具有一定的关联性	
血液及淋巴系统疾病	非临床	血红蛋白、红细胞比容、红细胞以及网织红细胞降低、IgM 和 IgG 降低	NA
	临床	中性粒细胞减少/中性粒细胞减少症 血小板减少/血小板减少症 贫血	中性粒细胞减少/中性粒细胞减少症
	关联性	达雷妥尤单抗非临床中 HGB、HCT、RBC 以及 RET 降低与临床中的贫血具有关联性	
各类神经系统疾病	非临床	NA	NA
	临床	周围感觉神经病变	NA
	关联性	无，头痛、感觉异常等症状在非临床的动物中无相关的指标	
呼吸系统、胸及纵隔疾病	非临床	呼吸困难、喷嚏	NA
	临床	咳嗽 呼吸困难	NA
	关联性	达雷妥尤单抗在非临床中可见黑猩猩喷嚏及呼吸困难，与临床上具有较好的一致性	
胃肠系统疾病	非临床	腹泻、软便	NA
	临床	腹泻 便秘 恶心	腹泻
	关联性	达雷妥尤单抗在非临床中可见黑猩猩腹泻、软便，与临床具有一定的一致性，但非临床中未见动物恶心、呕吐等反应	
全身性疾病及给药部位各种反应	非临床	NA	NA
	临床	周围水肿、发热、疲劳、乏力	NA
	关联性	疲乏、乏力等症状在非临床动物中不能很好地体现，此外，非临床中未见动物外周水肿及发热，因此未见与临床的关联性	
各类损伤、中毒及手术并发症	非临床	输注相关反应	NA
	临床	输注相关反应	输注相关反应
	关联性	达雷妥尤单抗在非临床黑猩猩的研究中，1 只低剂量组动物在给药后出现输注反应并死亡，与临床具有一定的关联性	

续　表

主　要　系　统		达雷妥尤单抗	Isatuximab
其他	非临床	NA	NA
	临床	血清学检测干扰、胚胎-胎儿毒性	第二原发性恶性肿瘤、血清学检测干扰、胚胎-胎儿毒性
	关联性	未见关联,2 款 CD38 抗体均未开展生殖毒性试验,且在非临床病理学中未见生殖器官相关的毒性反应	

23.5.2　CD38 抗体毒性解析

CD38 抑制剂可阻断内源性 CD38 对免疫细胞的抑制作用,一方面抑制肿瘤微环境中腺苷的产生,从而抑制腺苷对 Treg 细胞、MDSC 细胞、CAF 细胞等免疫抑制细胞的召集,增强免疫系统的活性;另一方面通过抑制负向免疫调控细胞,从而介导 CD4+、CD8+T 细胞活化,提高效应 T 细胞功能,显著增强机体抗肿瘤免疫应答反应。

Isatuximab 在临床前未开展相关种属的毒理试验,在非相关种属食蟹猴的毒理试验中,剂量高达 100 mg/kg 时未观察到其脱靶毒性。在临床的单药治疗中均观察到输液相关反应、中性粒细胞减少症、第二原发性恶性肿瘤、肺炎、上呼吸道感染、腹泻等症状。因此,Isatuximab 食蟹猴毒理试验为临床安全性提供的可参考价值有限。

在达雷妥尤单抗临床前的黑猩猩毒理试验中,1 只雌性动物(5 mg/kg 剂量组)在首次给药后 1.5 h 因细胞因子释放过敏反应致使肺部过度充气与水肿导致死亡,与临床中常见的肺气肿有一定的关联性。此外,达雷妥尤单抗在非临床试验中可引起呼吸困难、喷嚏、黏液产生增多、黏膜苍白、腹泻、软便、食欲减退以及呼吸骤停随后心脏骤停。其中,呼吸困难、腹泻的症状与临床有较高的关联性。在临床前的食蟹猴替代分子毒理试验中,达雷妥尤单抗可引起多器官的淋巴样萎缩或减少,如胸腺、下颌淋巴结、肠系膜淋巴结、脾脏以及派尔集合淋巴结,这与临床上所观察到的周围神经病变及周围水肿不一致。可能是由于替代分子与产品之间的不同所致。2 款药物均会干扰血清学的检测,使得间接抗球蛋白试验中产生泛凝集现象而干扰交叉配血等相关试验。

Isatuximab 及达雷妥尤单抗在临床中均可见输液相关反应、上呼吸道感染、肺炎、腹泻、呕吐的现象,其中,腹泻、呕吐可能是由于 CD38 在消化道固有膜的淋巴细胞中的表达[12];肺炎及呼吸道感染可能与 CD38 从烟酰胺腺嘌呤二核苷酸磷酸(NADP)产生烟酸腺嘌呤二核苷酸磷酸(NAADP),并对 Ca^{2+} 平滑肌细胞的信号传导和收缩有关[13],研究者认为 CD38 靶点抑制剂的不良反应与其作用机制、靶点分布相关。

23.6 总结与展望

随着肿瘤免疫疗法的不断发展,越来越多的以免疫细胞为靶向的药物进入研发阶段。通过对 CD38 靶向药的总结,可更好地了解和处理治疗中所遇到的不良反应。非临床安全性试验具有预测受试物可能引起的临床不良反应、毒性靶器官或靶组织的作用。2 款以 CD38 为靶点的代表药物分别为达雷妥尤单抗和 Isatuximab,其中,Isatuximab 在临床前未开展相关种属的毒理试验,在非相关种属的毒理试验中未观察到其脱靶毒性,对临床的借鉴意义有限。而达雷妥尤单抗非临床与临床的共同毒性反应为临床病理中出现的贫血症状。可能是由于黑猩猩为供试品唯一相关种属,而食蟹猴被给予的是替代分子,临床前的食蟹猴组织病理结果与临床结果一致性不强。临床上发生率较高的腹泻、呼吸困难与非临床不良反应具有一致性,然而临床上发生率较高的周围感觉神经病变、咳嗽、周围水肿等不良反应,临床前的毒理学试验中发生率较低,并不能很好地预测,这说明非临床和临床安全性既存在关联性也存在差别。此外,达雷妥尤单抗及 Isatuximab 临床中均观察到的腹泻、呕吐、呼吸道感染和肺炎的症状可能与其作用机制、靶点分布相关。

如今,CD38 已成为肿瘤免疫疗法的热门靶点之一,CD38 为 PD - 1/PD - L1 耐药的标志物,能够将局部肿瘤代谢微环境从促炎状态转变为抗炎状态,是免疫治疗药物潜在的耐药机制关键点[14]。近年来,以 CD38 为靶点的多种新型免疫治疗方法(包括单克隆抗体、双特异性抗体以及 CAR - T 疗法等)已在临床前模型和临床试验中得到了验证。中国也有多家药企在该赛道上开展了研发竞速,在 CD38 抗体类药物领域,目前已有多款药物步入临床阶段,其中,天境生物引进 MorphoSys 的 MOR - 202(TJ202,人源化单克隆抗体)目前已处于 3 期临床试验阶段,此外,还有 4 款药物已通过 NMPA 临床试验申请,包括尚健生物及复宏汉霖的 CD38 单克隆抗体、友芝友生物的 2 个 CD38 - CD3 双特异性抗体。

除了肿瘤治疗,CD38 对纤维化及哮喘也具有治疗潜力。因此,CD38 靶向药的研发将会吸引广大医药企业的关注。通过总结 2 款 CD38 抑制剂非临床和临床安全性数据,希望能为 CD38 靶向药物的开发提供一定的参考和借鉴。

(顾文怡,冯琴,操玉平,荣加国,陈成,张培培,郭雯)

参考文献

[1] van de Donk N W, Janmaat M L, Mutis T, et al. Monoclonal antibodies targeting CD38 in hematological malignancies and beyond. Immunol Rev, 2016, 270(1): 95 - 112.

[2] Liu Q, Kriksunov I A, Graeff R, et al. Crystal structure of human CD38 extracellular domain. Structure, 2005, 13(9): 1331 - 1339.

[3] Mehta K, Shahid U and Malavasi F. Human CD38, a cell-surface protein with multiple functions.

FASEB journal：official publication of the Federation of American Societies for Experimental Biology，1996，10(12)：1408 - 1417.

[4] Wo Y J，Gan A S P，Lim X，et al. The Roles of CD38 and CD157 in the Solid Tumor Microenvironment and Cancer Immunotherapy. Cells，2019，9(1).

[5] Zhong X and Ma H. Targeting CD38 for acute leukemia. Front Oncol，2022，12：1007783.

[6] van de Donk N，Richardson P G and Malavasi F. CD38 antibodies in multiple myeloma：back to the future. Blood，2018，131(1)：13 - 29.

[7] Atanackovic D，Steinbach M，Radhakrishnan S V，et al. Immunotherapies targeting CD38 in Multiple Myeloma. Oncoimmunology，2016，5(11)：e1217374.

[8] FDA. Daratumumab Review[EB/OL]. (2015 - 11 - 06)[2023 - 03 - 09]. https：//www. accessdata. fda. gov/drugsatfda_docs/nda/2015/761036Orig1s000PharmR. pdf.

[9] Isatuximab Review[EB/OL]. (2019 - 04 - 30)[2023 - 03 - 09]. https：//www. accessdata. fda. gov/drugsatfda_docs/nda/2020/761113Orig1s000MultidisciplineR. pdf.

[10] Daratumumab Label[EB/OL]. (2023 - 01 - 19)[2023 - 03 - 09]. https：//www. accessdata. fda. gov/drugsatfda_docs/label/2023/761036s044lbl. pdf.

[11] Isatuximab Label[EB/OL]. (2022 - 07 - 15)[2023 - 03 - 09]. https：//www. accessdata. fda. gov/ drugsatfda_docs/label/2022/761113s006lbl. pdf.

[12] Mehta K S U，Malavasi F. Human CD38，a cell-surface protein with multiple functions. The FASEB Journal，1996，10(12)：1408 - 1417.

[13] Guedes A G，Dileepan M，Jude J A，et al. Role of CD38/cADPR signaling in obstructive pulmonary diseases. Curr Opin Pharmacol，2020，51：29 - 33.

[14] He Z，Liu X and Zhou Y. Research progress in the role of CD38 in clinical tumor treatment. Zhong Nan Da Xue Xue Bao Yi Xue Ban，2022，47(7)：952 - 959.

第24章

GD2 抗体药物的药理学机制和安全性

双唾液酸神经节苷脂(disialoganglioside，GD2)是一种表达于神经细胞膜表面的神经节苷脂，属糖鞘脂家族。GD2 在正常组织细胞中很少表达，但在骨肉瘤、黑色素瘤、星形细胞瘤、软组织肉瘤、小细胞肺癌和神经母细胞瘤中高度表达，尤其在神经母细胞瘤的发生过程中呈现 100% 表达。因此，GD2 被当作多种肿瘤的标志物，也成为治疗神经母细胞瘤最理想的靶点。已获批上市的 GD2 抗体药物均是通过与肿瘤细胞表面的 GD2 特异性结合，通过抗体依赖性细胞介导的细胞毒性(antibody-dependent cell-mediated cytotoxicity，ADCC)和补体介导的细胞毒性(complement-mediated cytotoxicity，CMC)机制杀伤肿瘤细胞。本章将对 GD2 靶点的发现、作用机制以及三款已上市 GD2 抗体药物的非临床和临床安全性进行概述，并对 GD2 靶点药物的研发趋势进行总结。

24.1 GD2 靶点作用机制

24.1.1 GD2 的发现和结构

1942 年，德国一位名叫 Ernst Klenk 的生化学家从神经节细胞中分离出了一种富含糖链的糖脂化合物，后被命名为神经节苷脂，属于糖鞘脂家族。神经节苷脂主要在细胞的内质网和高尔基体中合成。在内质网中，丝氨酸和脂肪酸辅酶 A 先合成母核神经酰胺，之后神经酰胺在高尔基体内经过一系列糖基转移酶的逐级加工，形成多种形式的神经节苷脂。神经节苷脂是真核细胞膜的普遍成分，其中神经酰胺是其疏水部分，由长链鞘氨醇或鞘氨酰组成，通过胺键与脂肪酸相连。神经节苷脂利用神经酰胺锚定在细胞质膜的外小叶上，并向细胞外空间展示其亲水部分，其亲水寡糖链中含有一种或多种唾液酸(神经氨酸的 N-乙酰衍生物，NeuAc)。其中，脑中神经节苷脂 GT1b 的结构式如图 24-1 所示[1]。神经节苷脂的结构决定了其基本生物学功能。神经节苷脂在细胞识别中起着重要作用[1]，既可参与细胞通信、黏附、生长和分化[2~3]，也可通过糖突触调节信号通路[4]。神经节苷脂还可参与抑制 T 细胞和 NK 细胞的增殖过程[5~7]。在细胞增殖和分化、细胞跨越不同周期，以及大脑的胚胎发育和恶性转化过程中，神经节苷脂的成分和代谢会随着细

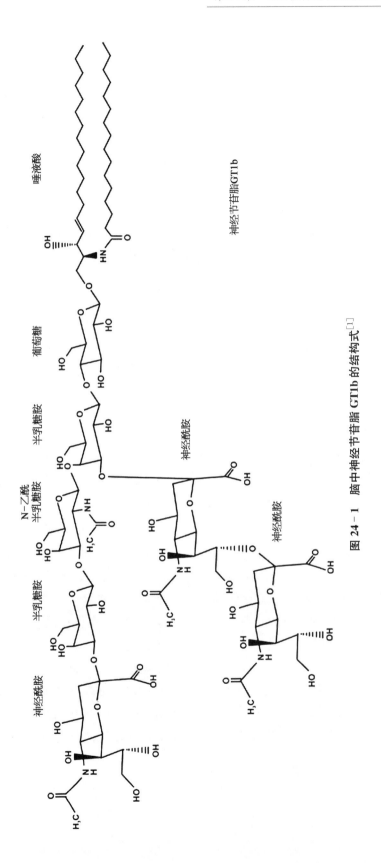

图 24 - 1 脑中神经节苷脂 GT1b 的结构式[1]

唾液酸

神经节苷脂GT1b

葡萄糖

半乳糖胺

N-乙酰
半乳糖胺

半乳糖胺

神经酰胺

神经酰胺

神经酰胺

神经酰胺

胞内发生的一系列变化而变化[8-11]。在细胞发生恶性转化时,常常伴随着细胞表面成分的异常,特别是神经节苷脂的糖基化途径的异常[12]。此外,神经节苷脂也是细胞表面多糖-蛋白质复合物的主要成分,参与细胞间,以及细胞与间质之间的相互作用,并参与肿瘤细胞的侵袭和转移[13]。

根据 2 位半乳糖上唾液酸的连接数量,神经节苷脂分为 4 种类型,分别是 asialo-series、a-series、b-series 和 c-series。其中,双唾液酸神经节苷脂(GD2)属 b-series 神经节苷脂,含有两个唾液酸单位,在神经系统中神经节苷脂总量的比例小于 10%。通常,GD2 在正常组织细胞中的表达量很少,且仅限于在中枢神经细胞[14]、外周神经细胞[15]、黑色素细胞和骨髓间充质干细胞[16]中表达。与几乎不表达神经节苷脂的正常细胞相比,GD2 在一些肿瘤组织中高度表达,包括骨肉瘤、黑色素瘤、星形细胞瘤[17]、软组织肉瘤[18]、小细胞肺癌和神经母细胞瘤[14]。基于这一事实,神经节苷脂被当作多种肿瘤的标志物,尤其是神经母细胞瘤。GD2 在神经母细胞瘤中无处不在,在各个发病阶段的神经母细胞瘤中均为 100% 表达,且其表达量很大,每个肿瘤细胞上可以达到 500 万～1 000 万个分子[19]。根据 GD2 的表达可以将神经母细胞瘤与良性神经节细胞瘤,以及不表达或低水平表达 GD2 的中级神经节母细胞瘤区分开来,这使得 GD2 成为神经母细胞瘤最理想的免疫治疗靶点[20]。

24.1.2 靶向 GD2 抗体药物的作用机制

对于靶向肿瘤细胞表面抗原的抗体药物来说,当抗体药物进入机体后,抗体的抗原结合区域(antigen-binding fragment,Fab)会与靶点抗原特异性结合,而抗体恒定区域(fragment crystallizable,Fc)则与粒细胞、巨噬细胞和自然杀伤(natural kill,NK)细胞等免疫细胞表面的 Fc 受体结合,诱导 NK 细胞释放细胞毒素(比如穿孔素或颗粒酶),即抗体依赖性细胞介导的细胞毒性(ADCC)作用。这些毒素会破坏肿瘤细胞膜,使水和电解质迅速进入胞内,导致细胞崩解,并最终杀死肿瘤细胞。此外,抗体药物也会依赖免疫系统中的补体来杀伤肿瘤细胞,即补体介导的细胞毒性(CMC)作用。当补体蛋白 C1q 与抗体药物的 Fc 区域结合后,会与细胞膜表面的靶点抗原结合形成复合物,激活补体系统的级联反应。随后 C1q 也会招募其他补体蛋白,形成攻膜复合体(membrane attack complex,MAC),并传递到肿瘤细胞膜,使肿瘤细胞裂解[21]。对于以 GD2 为靶点的抗体药物来说,当抗体进入机体并与神经母细胞瘤细胞表面的 GD2 抗原结合后,会诱导粒细胞和 NK 细胞介导的 ADCC 作用、CMC 作用,以及单核-巨噬细胞介导的吞噬作用,最终杀死肿瘤细胞[22]。神经母细胞瘤各种免疫疗法的作用原理如图 24-2 所示。

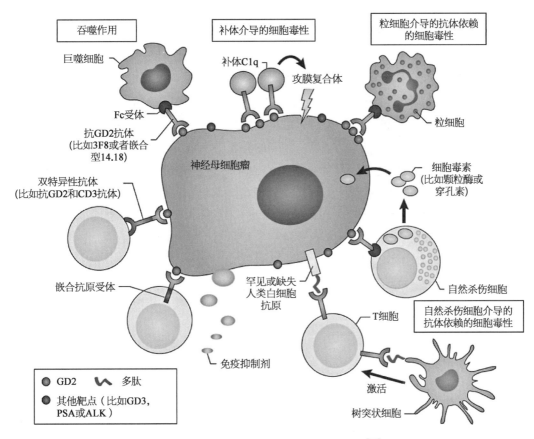

图 24-2　神经母细胞瘤的免疫治疗效应[22]

24.2　GD2 抗体药物

24.2.1　以 GD2 为靶点的抗体药物的研发进展

目前已上市的 GD2 靶点抗体药物的适应证均为高危、复发或难治性神经母细胞瘤。神经母细胞瘤(neuroblastoma，NB)是自主神经系统的一种胚胎性肿瘤,起源于神经嵴组织中处于发育状态且未完全定型的细胞。若未成熟的神经前体细胞异常增生,未能分化成正常的成熟神经细胞,则会导致神经母细胞瘤的发生。神经母细胞瘤通常发病于幼儿及青少年,是儿童期最常见的颅外实体瘤,它可以发生在身体的任何部位,椎旁交感神经系统和肾上腺髓质是其最常见的原发部位。临床上通常发病于腹部,其他常见的还有胸部、颈部、臀部、骨骼、骨髓和骨盆。神经母细胞瘤的发病率约占儿童恶性肿瘤的 8%～10%[23],死亡病例占儿童肿瘤相关死亡的 15%[24]。据美国癌症研究所报道,在 15 岁以下的儿童中,每 100 万儿童就有 10.54 人患病。其中约 37% 的患者在婴幼儿时期确诊,90% 的患者在 5 岁左右确诊[25],中位确诊时间为 19 个月[26]。

2021 年,国际神经母细胞瘤风险小组制定了最新的肿瘤风险分类系统,根据患者的发病年龄、国际神经母细胞瘤风险小组的分级系统(International Neuroblastoma Risk Group Staging System,INRGSS)中的肿瘤分期、DNA 染色体倍性、MYCN 癌基因(N-myc 基因)扩增状态、临床症状、原发肿瘤切除范围等多个影响预后的因素,将神经母细胞瘤分为极低危、低危、中危和高危 4 种类型[27]。极低危患者的 5 年总体生存率可达到 85% 以上,低危患者达到 75%～85%,中危患者达到 50%～75%,高危患者低于 50%[28]。其中,约有 60% 的高危患者会出现复发,20% 的患者进展为难治性神经母细胞瘤[29]。

在确认 GD2 可以作为神经母细胞瘤免疫治疗的理想靶点后,以 GD2 为靶点的抗体药物的研发经历了坎坷的历程。从最初的鼠源抗体,到人鼠嵌合型抗体,再到人源化抗体,历经三代变迁,直到 2015 年才有第一款靶向 GD2 的单克隆抗体药物上市。目前,已用于神经母细胞瘤临床试验的抗体类型包括鼠源抗体 3F8、鼠源抗体 14.G2a、人鼠嵌合型抗体 14.18(ch14.18)、人源化抗体 3F8(hu3F8)、人源化抗体 14.18(hu14.18K322A)以及融合了白介素-2(Interferon 2,IL-2)的人源化抗体 14.18(hu14.18-IL2)等[30]。其代表性的抗体结构示意图见图 24-3。

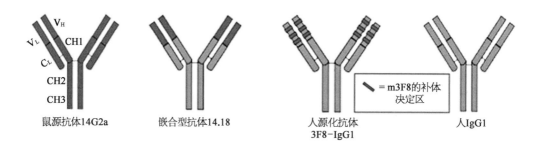

图 24-3 不同单抗的组成架构描述[31]

其中,最早被研发并开展了临床试验的是鼠源抗体 3F8 和 14.G2a,鼠源抗体对化疗耐药的肿瘤表现出有效性,但在已有大块肿瘤的患者体内的活性有限。同时,鼠源抗体容易引起剧烈疼痛、高血压、荨麻疹等不良反应,且会产生特异性的人抗鼠抗体[32-34]。因此,目前没有抗 GD2 的鼠源抗体药物上市。如图 24-3 所示,第二代抗体药物是将鼠源抗体 14.18 的可变区与人 IgG1 免疫球蛋白的恒定区相结合得到的人鼠嵌合型抗体,以期望降低药物的免疫原性。两款人鼠嵌合型抗体 ch14.18 分别于 2015 年和 2017 年上市,分别由小鼠骨髓瘤细胞株 SP2/0(由小鼠脾脏细胞和骨髓瘤细胞融合得到)和中国仓鼠卵巢(Chinese hamster ovary,CHO)细胞表达产生。与 SP2/0 细胞表达产生的抗体相比,由 CHO 细胞产生的抗体无糖基化修饰表达。在此之后,第三代人源化抗体药物进入临床。2020 年,首款人源化 3F8 单克隆抗体上市,它是通过基因技术将鼠源 IgG3 单克隆抗体的互补决定区 3F8 嫁接到人 IgG1 抗体中,最终得到由人源 IgG 框架和鼠源的互补决定区组成的人源化抗体。目前,人源化抗体 14.18(hu14.18K322A)以及融合了 IL-2 的人源化抗体 14.18(hu14.18-IL2)均处于研发阶段,暂无药物上市。

24.2.2　上市药物

目前已有 3 款靶向 GD2 的抗体药物上市,分别是人鼠嵌合型 ch14.18 抗体 Dinutuximab 和达妥昔单抗 β,以及人源化抗体那西妥单抗。

2015 年 3 月 10 日,FDA 批准了 United Therapeutics 公司开发的 Dinutuximab(商品名 Unituxin)的上市申请。Dinutuximab 在临床上与粒细胞-巨噬细胞集落刺激因子(granulocyte-macrophage colony-stimulating factor,GM－CSF)、白介素－2(IL－2)和 13-顺式维甲酸(13-cis-retinoic acid,RA)联用,用于治疗高危神经母细胞瘤儿童患者(这些患者对先前的一线多药和多模式治疗至少有部分反应)。之后,EMA 也批准了该药物的上市申请,但因产能问题于 2017 从欧洲退市。

2017 年 5 月 8 日,EMA 批准了达妥昔单抗 β(dinutuximab β,商品名 Qarziba)的上市申请。达妥昔单抗 β 由 EUSA Pharma 公司开发,适用于 12 个月及以上的高危神经母细胞瘤患者(这些患者之前接受过诱导化疗,且至少取得了部分缓解,并随后进行了清髓治疗和干细胞移植),以及有复发或难治性神经母细胞瘤病史的患者。对于有复发或难治性疾病病史的患者和一线治疗后病情未完全缓解的患者,达妥昔单抗 β 需要与 IL－2 联用。达妥昔单抗 β 与 Dinutuximab 的氨基酸序列一致,均是由鼠源 IgG3b 抗 GD2 单克隆抗体 14.18 的可变区与人 IgG1 抗体的恒定区重组得到的一种嵌合型单克隆抗体。不同的是,Dinutuximab 由传统的 SP2/0 细胞表达,含有非人来源的糖基化结构(如半乳糖-α-1,3-半乳糖,即 α－gal 抗原),而达妥昔单抗 β 是将 ch14.18 构建体重新克隆到 CHO 细胞中表达产生,其糖基化表位被修饰,可以提供更好的效应细胞反应,且同时保留与 GD2 的结合特性[36]。2020 年 1 月,百济神州与 EUSA Pharma 达成协议,获得了达妥昔单抗 β 的大中华区独家开发和商业化权利。2021 年 8 月,NMPA 批准了达妥昔单抗 β 在中国的上市申请,用于 12 个月及以上的高危神经母细胞瘤患者的维持治疗。

2020 年 11 月 25 日,FDA 批准了 Y－mAbs Therapeutics 开发的那西妥单抗(naxitamab-gqgk,商品名 Danyelza)的上市申请。那西妥单抗是人源化单克隆抗体 3F8,是通过基因技术将鼠源 IgG3 单克隆抗体的互补决定区 3F8 嫁接到人 IgG1 抗体中,在 CHO 细胞中表达产生,无糖基化修饰表位。那西妥单抗与 GM－CSF 联合给药,用于治疗伴有骨或骨髓病变,对既往治疗表现为部分缓解、轻微缓解或疾病稳定的 1 岁及以上儿童或成年复发或难治性高危神经母细胞瘤患者。2020 年 12 月,赛生药业与 Y－mAbs 达成独家授权许可协议,获得了那西妥单抗在大中华地区的独家合作开发和商业化权利。2022 年 12 月 8 日,NMPA 批准了赛生药业的那西妥单抗的上市申请。

目前,全球已获批的靶向 GD2 的单克隆抗体药物的基本信息见表 24－1。

表 24 - 1 全球获批靶向 GD2 抗体药物

药品名称	靶点	适应证	抗体类型	分子量(kDa)	剂型	给药剂量及方式	联合用药	企业名称	首次获批情况
Dinutuximab	GD2	儿童高危神经母细胞瘤	人鼠嵌合ch14.18 IgG1 单克隆抗体	150	注射剂	17.5 mg/m², 每天静脉输注 10~20 h, 持续 4 天	联合 GM - CSF、IL - 2和 13 - cis - RA	United Therapeutics	FDA, 2015 年 3 月
达妥昔单抗 β	GD2	12 个月及以上高危神经母细胞瘤	人鼠嵌合ch14.18 IgG1 单克隆抗体	150	注射剂	10 mg/m², 静脉输注持续 10 天(240 h)/35 天; 或 20 mg/m², 静脉输注 5 天或 35 天, 每天 8 h	IL - 2 (有复发/难治性病史和一线治疗后未完全缓解的患者)	EUSA Pharma	EMA, 2017 年 5 月
那西妥单抗	GD2	复发/难治性高危神经母细胞瘤儿童(1 岁及以上)和成人患者	人源化3F8 IgG1单克隆抗体	144	注射剂	3 mg/kg, 每周期的第 1、3、5 天给药, 每 4 周为一个周期, 持续时间视病情而定	GM - CSF	Y - Mabs Therapeutics	FDA, 2020 年 11 月

24.3 非临床药代动力学和安全性

以下对已上市的三个 GD2 单克隆抗体药物 Dinutuximab、达妥昔单抗 β 和那西妥单抗的非临床药代动力学和安全性研究结果进行总结。

24.3.1 Dinutuximab

参考 FDA 官网公布的资料[37-40], Dinutuximab 在非临床研究阶段开展的主要研究及其结果总结如下。

Dinutuximab 未在动物体内开展常规的吸收、分布、代谢和排泄研究。食蟹猴和大鼠是毒理试验的相关种属。Dinutuximab 在 SD 大鼠体内的重复给药毒理研究、在食蟹猴体内的单次给药毒性研究和在幼年食蟹猴体内的神经毒性研究结果见表 24 - 2。

除了一般毒性试验之外, 还开展了安全药理试验和组织交叉反应试验, 其结果总结如下。

安全药理试验: 心血管系统和呼吸系统的安全药理试验在食蟹猴中开展。试验结果显示动物给药后血压和心率升高, 并观察到与心率升高相关的 PR 和 QT 间期缩短, 但未观察到呼吸变化和心电图 QTc 延长。

表 24‐2　Dinutuximab 一般毒理学研究结果总结

试 验 设 计	主 要 毒 性 结 果
食蟹猴单次给药毒性试验 静脉输注给药 30 min,剂量: 10.5、21 mg/kg (GLP)	临床观察:低剂量组动物在给药期间和给药结束约 2 h 后出现包皮肿胀,在给药过程中,一只动物阴部皮肤发红;高剂量组一只动物在给药期间和给药结束 1 h 后出现包皮肿胀,给药时和给药后 30 分钟,两只动物均出现呕吐
SD 大鼠 4 周重复给药及 6 周恢复期毒性试验 静脉输注 1 h,给药 4 周(每周给药 4 天,停药 3 天),剂量: 0、5、15、45 mg/kg (GLP)	体重和摄食量:与对照组相比,高剂量组雄性动物的体重增量有轻微下降,恢复期结束后未完全恢复。雄性动物体重增量下降与给药期间动物的摄食量下降相关 血液学:低中剂量组雄性动物 RET↑;中剂量组雄性动物和高剂量组雌雄动物 LEU↑、LYMP↑;高剂量组雌性动物 NEUT↑、MONO↑、BASO↑;所有动物 EOS↓ 血清生化:AST↑、ALT↑、TCHO↑ 血凝:低剂量组雄性动物 PT↑,中剂量组雄性动物 APTT↑ 尿液分析:高剂量组动物隐血阳性,恢复期可恢复 免疫分型:中剂量组 NK 细胞↑,恢复期可恢复 脏器重量:肝脏和脾脏重量增加,低高剂量组雌性动物的肺脏和肾上腺重量增加 组织病理:高剂量组动物的肝脏出现微小肉芽肿、中央静脉周围/小叶间纤维化、小叶中央充血。在 6 周恢复期后,大多数变化出现可逆性恢复。高剂量组动物的肺脏、回肠和淋巴结出现肉芽肿,高剂量组雄性动物的回肠固有层/肌肉层出血 TK:第一周期首次给药后(第 1 天),药物的暴露量随给药剂量呈线性增加,无性别差异;连续给药 4 次后,出现药物蓄积。第四周期给药后(第 22 天),与第一周期首次给药后相比,低剂量组动物的暴露量显著增加,中剂量组雌性动物的暴露量轻微下降,高剂量组雄性动物的暴露量轻微增加 免疫原性:很强 结论:肝脏是毒性靶器官
幼年食蟹猴(13~18 月龄)重复给药毒性试验 静脉输注,5 个给药周期(每个周期连续给药 4 天,恢复期 24 天)。剂量:1、3、10 mg/kg (GLP)	组织病理:在高剂量组,脑纤维(延髓)神经轻度变性,脊髓(颈、胸、腰椎)神经纤维中度变性,背根神经节(颈、胸、腰椎)的神经元和神经纤维轻度变性。给药结束 6 个月后,脊髓和背根神经节的神经纤维变性持续存在,但严重程度较低。 从给药后第 27 天开始,与溶媒对照组相比,高剂量组的运动和感觉神经的传导速度下降(10%以内),一直持续到第 83 天。感觉神经的传导速度在给药期结束时仍有下降,但给药结束 6 个月后有恢复趋势

组织交叉反应试验:分别开展了人(成年和儿童)、大鼠和新西兰大白兔的组织交叉反应试验。结果显示 Dinutuximab 与各个种属的周围神经均有结合。人肾脏、胃肠道、脾脏、肠相关淋巴组织、卵巢、神经元、大脑和大脑的膜/膜颗粒被确定为 Dinutuximab 的靶组织。SD 大鼠的内皮细胞或周细胞、心肌、软骨细胞或卵巢、胎盘或睾丸的组成部分均有着色。新西兰大白兔子宫颈内的骨骼肌细胞,肾上腺、膀胱、骨髓、乳房、输卵管、胃肠道(食道和小肠)、心脏、淋巴结、胰腺、唾液腺、皮肤、脾脏、胸腺、甲状腺和输尿管的脂肪细胞,以及胎盘中的蜕膜细胞的细胞膜上均有着色。

24.3.2　达妥昔单抗 β

参考欧洲药品管理局官网公布的资料[41,42],达妥昔单抗 β 未在动物体内开展吸收、分布、代谢和排泄研究。仅采用雄性豚鼠开展单次静脉持续输注给药 24 h 后的药代动力学研究,并采用非房室模型对 PK 参数进行计算。此外,在使用食蟹猴开展的连续 10 天(每天一次,持续 4 h 输注)的重复给药毒性研究中,对达妥昔单抗 β 在食蟹猴体内的 PK 特征进行了研究,结果如表 24-3 所示。

表 24-3　达妥昔单抗 β 非临床药代动力学研究结果总结

试验类型	试 验 设 计	主 要 毒 性 结 果
雄性豚鼠 PK 试验	单次静脉输注 24 h,剂量:1.25、6.25、12.5 mg/kg	1. C_{max} 和暴露量呈剂量相关性增长 2. 3 个给药剂量的 C_{max} 分别为 18.1、82.4、173.4 $\mu g/mL$,$AUC_{0-\infty}$ 分别为 1 001.7、4 933.0、11 142.2 $\mu g \cdot h/mL$,各给药剂量的消除半衰期随给药剂量的增长有微小增长,均约为 40 h
食蟹猴 PK 试验	每天持续 4 h 静脉输注给药,连续 10 天,剂量:2.5、8.33 mg/kg	1. C_{max} 和暴露量呈剂量相关性增长,无性别差异 2. 两个剂量的 C_{max} 分别为 126 和 357 $\mu g/mL$,$AUC_{0-\infty}$ 分别为 17 603 和 55 213 $\mu g \cdot h/mL$,消除半衰期分别为 20.1 h 和 28.1 h

亲和力试验和药效试验支持豚鼠和食蟹猴是非临床毒理研究的相关种属。达妥昔单抗 β 的一般毒理试验包括幼年豚鼠和食蟹猴重复给药毒性试验总结见表 24-4。

表 24-4　达妥昔单抗 β 一般毒理学研究结果总结

试 验 设 计	主 要 毒 性 结 果
幼年豚鼠重复给药毒性试验 Dunkin - Hartley(Crl: HA),首次给药时 7 周龄。静脉注射,两个给药周期(每个周期连续给药10 天,恢复期 25 天)。剂量:0、1.25、6.25、12.5 mg/kg(GLP)	死亡率:第二周期给药结束后,对照组和给药组均有大量动物死亡或提前安乐死 临床观察:可观察到由疼痛引起的临床症状,呈剂量相关性 体重和摄食量:体重下降(高达 30%)、摄食量下降 血液学:RBC↓、RET↓、PLT↓ 血清生化:TCHO↑、UREA↑、α-AMS↑、GLDH↑、CRE↓、GLU↓ 血凝:APTT 从第 12 天开始增加 尿液分析:尿液量增加(高达 82%) 组织病理:肝脏重量下降(恢复期无变化)、骨髓增生,高剂量组雄性动物的髓系与红系比值增大(恢复期无变化) TK:连续 10 天给药后,各剂量间的暴露量呈线性,无性别差异 免疫原性:第一周期给药后产生 ADA 结论:NOAEL 为 1.25 mg/kg,MTD 为 12.5 mg/kg
食蟹猴重复给药毒性试验 每天持续静脉输注 4 h,连续给药 10 天(主试验组动物于第15 天剖检),恢复期 4 周。剂量:0、2.5、8.33 mg/kg(GLP)	死亡率:高剂量组两只动物在第 14 天死亡,死亡原因不明 临床观察:高剂量组所有动物均出现活动减少 体重和摄食量:高剂量组所有动物体重下降、摄食量下降 组织病理:高剂量组非计划死亡的两只动物出现胸腺萎缩,盲肠黏膜呈红色。高剂量组所有动物均出现胸腺萎缩(除高剂量组一只雌性外,其他动物均在恢复期末恢复)。骨髓变化包括骨髓和红系前体细胞系萎缩 TK:C_{max} 和暴露量呈剂量相关性增长,无性别差异 结论:NOAEL/MTD 均为 2.5 mg/kg

除了一般毒性试验外,还开展了食蟹猴的心血管安全药理试验和组织交叉反应试验。心血管系统的安全药理试验的结果显示,达妥昔单抗 β 对食蟹猴的心血管功能(包括 ECG 和血压)无影响。组织交叉反应试验在人、食蟹猴和豚鼠中开展,结果显示,达妥昔单抗 β 与组织的结合仅限于一些神经组织,包括小脑、大脑和外周神经,以及非神经组织的内外神经支配结构。

24.3.3　那西妥单抗

参考 FDA 官网公布的那西妥单抗的研究资料[43-44]，有关那西妥单抗的非临床研究及结果总结如下。

那西妥单抗未在动物体内开展吸收、代谢和排泄研究，仅采用 131 碘(^{131}I)标记的那西妥单抗在荷瘤(人神经母细胞瘤异种移植)的无胸腺裸小鼠体内开展了组织分布研究。结果发现，除血液外，含放射性物质较高的组织包括肿瘤组织(29.6%)、脾脏(3.9%)、肺(3.5%)、肾上腺(3.1%)、膀胱(3.1%)、肝脏(3.0%)和皮肤(4.0%)。该结果表明，那西妥单抗作为一种抗肿瘤免疫治疗药物具有理想的体内靶向效率。

在进行毒理学研究之前，研发人员已确认裸大鼠(一种无胸腺免疫缺陷型大鼠)体内存在 NK 细胞和中性粒细胞，并开展体外研究，分别评估那西妥单抗对表达 GD2 的裸大鼠细胞和人细胞产生免疫应答的能力。结果显示，那西妥单抗在人和裸大鼠细胞体系中均可以诱导产生 ADCC。此外，使用裸大鼠开展毒理研究，理论上可以避免 ADA 的形成(ADA 产生后会阻碍使用人源抗体在啮齿动物模型中进行长期安全性评估)，以便进行更长期的毒理研究。因此研发人员认为，与非人灵长类动物相比，裸大鼠将是一个更加合适的毒理学研究动物种属。

采用裸大鼠开展的 6 周和 13 周重复给药毒性研究的结果见表 24-5。

表 24-5　那西妥单抗一般毒理学研究结果总结

试 验 设 计	主 要 毒 性 结 果
裸大鼠重复给药毒性试验 静脉注射 6 周，共给药 2 个周期(第 1 周第 1、3、5 天给药，第 5 周第 29、31、33 天给药)。剂量：0、10、50 mg/kg (GLP)	**结论**：所有发现均为偶发或非有害变化，NOAEL 判定为每天 50 mg/kg(每周期 150 mg/kg)
裸大鼠重复给药毒性试验 静脉输注 13 周，共给药 4 个周期(每 4 周为 1 个周期，每周期第 1、3、5 天给药)，恢复期 4 周。剂量：0、10、50 mg/kg (GLP)	**死亡率**：7 只大鼠出现死亡，包括对照组 2 只(13%)、中剂量组 3 只(20%)和高剂量组 2 只(13%)，其中 5 只在给药期死亡、2 只在恢复期死亡。动物死亡与供试品不相关 **体重**：体重增量在给药期均有明显下降。其中，雄性大鼠体重为对照组的 88%～94%，雌性大鼠体重为对照组的 89%～91%，且在恢复期无明显变化 **血凝**：APTT 轻微下降，高剂量组 PT 下降 **解剖大体观察**：胃部增厚，在 4 周恢复期结束后仍可观察到 **组织病理**：高剂量组雄性动物出现腺胃黏膜的炎症和/或增生性改变，高剂量组双性别动物和低剂量组雌性动物均出现胃腺黏膜糜烂。胃内腺体黏膜糜烂主要与肉眼可见的腺胃凹陷相关，腺体黏膜增生主要与肉眼可见的黏膜增厚相关。雄性动物的腺黏膜糜烂部分伴有炎症和/或水肿。4 周的恢复期结束后，雄性动物的病变完全恢复，雌性动物的腺体黏膜增生、炎症、水肿完全恢复，腺体黏膜糜烂部分恢复。此外，高剂量组雄性动物的足底神经和胫骨神经出现轻到中度的炎性细胞浸润/炎症 **TK**：暴露量的增加倍数低于给药剂量的增加倍数，无明显的雌雄差异。经多周期给药后，药物在动物体内出现中等程度的蓄积，第 13 周给药后，雄性大鼠体内的暴露量是第 1 周给药后的 1.3 倍，雌鼠为 1.1～1.2 倍 **结论**：雄性大鼠 NOAEL 为每天 10 mg/kg(每周期 30 mg/kg)，雌性大鼠未找到 NOAEL

此外,采用人、裸大鼠、SD 大鼠的周围神经、皮肤、脊髓和大脑组织切片开展的组织交叉反应试验结果表明,那西妥单抗在人和裸大鼠、SD 大鼠的大脑皮层、小脑、脊髓和周围神经组织以及皮肤中均有着色,且与两种大鼠相比,人类组织的阳性染色明显更强。该研究结果也为选择裸大鼠进行毒性研究提供了支持。

Dinutuximab 和达妥昔单抗 β 的安全药理研究均是伴随重复给药毒性研究开展,那西妥单抗的上市资料中则未提及安全药理研究。关于生殖毒性研究,因为在高危神经母细胞瘤患者中 90% 以上都是小于 10 岁的儿童,所以 FDA 未要求开展胚胎-胎仔毒性研究。但考虑到该类抗体药物可穿过胎盘屏障,与神经外胚层中正常表达的 GD2 结合后引起胎儿损伤,所以该类药物的说明书中包含胚胎-胎儿毒性的警告。

24.4 临床安全性

目前,GD2 靶点是高危神经母细胞瘤的理想治疗靶点之一。抗 GD2 单克隆抗体可以提高高危或复发/难治性神经母细胞瘤患者的生存率,但抗 GD2 单克隆抗体的临床不良反应较多且严重,比如需要特别关注输液反应和神经毒性。对已上市的三款抗 GD2 单克隆抗体代表药物:Dinutuximab、达妥昔单抗 β 和那昔妥单抗的临床安全性进行分析和总结。代表药物的临床安全性数据主要是来源于 FDA 公布的药物研究资料和相关药物的使用说明书。

24.4.1 Dinutuximab

根据 FDA 已公布的药物研究资料[40],Dinutuximab 说明书中的黑框警告包括严重的输液反应和神经毒性(神经性疼痛、周围神经病变、眼部神经紊乱、长期尿潴留、横贯性脊髓炎、可逆性后部白质脑病综合征)。此外,使用该药物后的警告和注意事项还包括毛细血管渗漏综合征、低血压、感染、骨髓抑制、电解质异常、非典型溶血性尿毒综合征和胚胎毒性等。说明书中的信息显示,共有 1 021 例高危神经母细胞瘤患者参加了 3 项临床试验。

第一项临床试验为随机、开放标签、多中心研究,所有患者均在自体干细胞移植后 95 天内开始接受治疗。其中 134 名患者接受 Dinutuximab 联合 GM-CSF、IL-2 和 13-顺式维甲酸(13-*cis*-retinoic acid,RA)给药(Unituxin/RA 组),106 名患者接受单独的 RA 给药(RA 组)。Unituxin/RA 组最常见的药物不良反应(≥25%)为疼痛、发热、血小板减少、淋巴细胞减少、输注反应、低血压、低钠血症、丙氨酸转氨酶升高、贫血、呕吐、腹泻、低钾血症、毛细血管渗漏综合征、中性粒细胞减少、荨麻疹、低白蛋白血症、天门冬氨酸转氨酶升高、低钙血症,最常见的严重不良反应(≥5%)为感染、输注反应、低钾血症、低血压、疼痛、发热和毛细血管渗漏综合征。

第二项临床试验是一项单臂、多中心、纳入高危神经母细胞瘤患者(患者数量 N=

783)的扩大准入研究。该试验中报告的不良反应事件与第一项临床试验相似。

第三项临床试验是一项多中心、单臂安全性研究,Dinutuximab 与 GM‑CSF、IL‑2 和 RA 联合给药。该试验系统全面地收集了不良事件通用术语评价标准(Common Terminology Criteria for Adverse Events,CTCAE)中所有级别的不良事件和实验室数据。在 104 名参与试验的患者中,77%的患者完成了研究。总的来说,该研究中发现的不良反应与第一项研究相似,但至少 10%的患者出现了研究一中未报告的不良反应,包括鼻塞(20%)和喘息(15%)。

除以上临床不良反应外,在参与研究二和研究三的 418 名患者中,联合给予 Dinutuximab、GM‑CSF、IL‑2 和 RA 后,在 86 名患者(20.6%)中检测到 ADA 阳性。其中,45 名患者为中和抗体阳性。ADA 阳性患者的 Dinutuximab 的清除率比 ADA 阴性患者高 60%,但 ADA 的存在对不良反应的发生率或严重程度无临床显著影响。此外,产生 ADA 的患者数量不足,无法确定 ADA 是否会影响 Dinutuximab 的疗效。

24.4.2　达妥昔单抗 β

根据 EMA 官网公布的研究资料[42],达妥昔单抗 β 的特别警告和注意事项包括神经性疼痛、超敏反应、细胞因子释放综合征、毛细血管渗漏综合征、眼部神经紊乱、周围神经病变、全身感染、血液毒性等。

产品信息显示,共有 628 例高危复发或难治性神经母细胞瘤患者参加了临床试验。大多数患者接受了达妥昔单抗 β 与 RA 联合给药治疗,307 例患者则接受了达妥昔单抗 β 与 IL‑2 的联合给药治疗。在临床试验中,最常见的不良反应是发热(88%)和疼痛(77%)。其他常见不良反应为过敏(74.1%)、呕吐(57%)、腹泻(51%)、毛细血管渗漏综合征(40%)、贫血(72.3%)、中性粒细胞减少(52%)、血小板减少(49.6%)和低血压(42.2%)。

在以上临床不良反应中,有几项需要特别关注,包括超敏反应、疼痛、毛细血管渗漏综合征、眼部问题和周围神经病变。其中,超敏反应中最常见的症状包括低血压(42.2%)、荨麻疹(15%)和支气管痉挛(5.3%),此外,32%的患者出现细胞因子释放综合征,3.5%的患者出现严重过敏反应。而疼痛通常发生在第一次输注给药期间,并在治疗过程中有所减轻,最常见的症状是腹痛、四肢疼痛、背痛、胸痛或关节痛。眼部问题包括视力调节功能受损(戴眼镜可矫正)、散光(10.7%)、眶周水肿和眼睑水肿(7.1%)、视力模糊(3%)或畏光(3%),这些通常在停止治疗后可恢复。严重的眼部疾病也有报道,包括眼肌麻痹(2%)和视神经萎缩等。此外,运动和感觉周围神经病变(9%)均有报道。

值得注意的是,与不联用 IL‑2 相比,达妥昔单抗 β 与 IL‑2 联用后增加了药物不良反应的风险,特别是发热(92% vs. 79%)、毛细血管渗漏综合征(50% vs. 25%)、与达妥昔单抗 β 相关的疼痛(75% vs. 63%)、低血压(43% vs. 26%)和周围神经病变(14% vs. 7%)。

24.4.3 那西妥单抗

FDA 已公布的研究资料[44]显示,那西妥单抗说明书中的黑框警告包括严重的输液反应(心脏骤停、过敏反应、低血压、支气管痉挛和喘鸣)和神经毒性(严重的神经性疼痛、横贯性脊髓炎、可逆性后部白质脑病综合征),可逆性后部白质脑病综合征的临床症状包括头痛、高血压、视觉障碍等。此外,使用该药物后的警告和注意事项还包括周围神经病变(外周感觉神经病变、外周运动神经病变、感觉异常、神经痛)、眼部神经紊乱、尿潴留、高血压、胚胎毒性等。

说明书中的信息显示,共有 97 例难治性或复发性骨或骨髓高危神经母细胞瘤患者(在初始或后续治疗后表现出部分缓解、轻微缓解或病情稳定,以及第二次治疗后完全缓解)参与了两项开放标签的单臂临床试验,以评估其安全性。在两项试验中,那西妥单抗均与 GM-CSF 联合给药。

总的来看,在那西妥单抗与 GM-CSF 联合给药的两项临床试验中,最常见的不良反应(两项研究均为≥25%)为输注相关反应、疼痛、心动过速、呕吐、咳嗽、恶心、腹泻、食欲下降、高血压、疲劳、多形性红斑、周围神经病变、荨麻疹、发热、头痛、注射部位反应、水肿、焦虑、局部水肿和易怒。最常见的 3 或 4 级实验室异常(两项研究均为≥5%)为淋巴细胞下降、中性粒细胞下降、血红蛋白下降、血小板计数下降、钾下降、丙氨酸转氨酶增加、血糖下降、钙下降、白蛋白下降、钠下降和磷酸盐下降。

与所有治疗性蛋白一样,那西妥单抗也具有免疫原性。在第一项临床试验中,2 例(8%)患者 ADA 阳性;但在第二项临床试验中,23% 患者 ADA 阳性。需要注意到,ADA 的检测高度依赖于检测方法的敏感性和特异性。此外,在检测中观察到的 ADA 阳性的发生率可能受到包括检测方法、样品处理、样品收集时间、伴随药物和潜在疾病等几个因素的影响。由于这些原因,将上述研究中 ADA 的发生率与其他研究或其他那西妥单抗产品 ADA 的发生率进行比较可能会产生误导。

综上所述,在临床研究中,Dinutuximab、达妥昔单抗 β、那西妥单抗最常见的不良反应均是输液反应和神经毒性。其中,输液反应在首次给药后的发生率较高且严重,主要症状包括过敏反应、血压过低、支气管痉挛、缺氧、荨麻疹等。神经毒性的主要表现是疼痛(主要是腹部和四肢疼痛)和周围神经病变(眼部神经紊乱、运动和感觉神经病变),其次有部分患者出现骨髓抑制、感染、长期尿潴留、横贯性脊髓炎和可逆性后部白质脑病综合征。除以上常见不良反应外,部分患者给予 Dinutuximab 和达妥昔单抗 β 后,出现了毛细血管渗漏综合征、电解质异常、低血压等不良反应(均可能是由联用药物 IL-2 引起)。

根据上述临床症状所属的器官系统,表 24-6 总结了 GD2 代表单抗药物的临床安全性。

表 24-6　抗 GD2 单克隆抗体药物的临床研究毒性总结

临床安全性		Dinutuximab	达妥昔单抗 β	那西妥单抗
警告和注意事项	感染和传染	败血症、器械相关的感染	肺炎、皮肤感染、疱疹病毒感染、脊髓炎、脑脊髓炎、器械相关的感染、败血症	流行性感冒、鼻病毒感染、上呼吸道感染、肠病毒感染
	血液和淋巴系统疾病	骨髓抑制（血小板减少、贫血、中性粒细胞减少）、淋巴细胞减少	骨髓抑制（贫血、白细胞减少、中性粒细胞减少、血小板减少）、淋巴细胞减少、弥散性血管内凝血、嗜酸性粒细胞增多	淋巴细胞减少、中性粒细胞减少、血小板减少、贫血
	免疫系统疾病	输液反应	输液反应	输液反应
	代谢和营养疾病	低蛋白血症、低磷酸盐血症、高血糖、食欲下降、低镁血症、电解质异常（低钠血症、低钾血症、低钙血症）	体液潴留、食欲下降、低白蛋白血症、低磷酸盐血症、低镁血症、脱水、电解质异常（低钠血症、低钾血症、低钙血症）	食欲下降
	精神疾病	不适用	躁动、焦虑	焦虑、易怒
	神经系统疾病	严重的神经痛和周围神经病变、可逆性脑病综合征（严重头痛、高血压、视力改变、嗜睡或癫痫发作）	周围神经病变、可逆性脑病综合征（头痛、癫痫、感觉异常、头晕、震颤、颅内压升高）	周围神经病变、头痛、意识水平低下、嗜睡
	眼部疾病	视力模糊、畏光、瞳孔缩小、瞳孔固定或不等长、视神经紊乱、眼睑下垂、乳头水肿	散瞳症、瞳孔紧张症、眼部水肿（眼睑、眶周）、眼肌麻痹、乳头状水肿、调节障碍、视力模糊、畏光	眼部神经紊乱（瞳孔不等、视力模糊、视力受损、瞳孔肿大）
	心脏疾病	心动过速	心动过速、心力衰竭、左心室功能障碍、心包积液	心动过速
	血管疾病	低血压、毛细血管渗漏综合征、出血、高血压	低血压、毛细血管渗漏综合征、高血压、低血容量性休克、静脉阻塞性疾病	高血压
	呼吸、胸部和纵隔疾病	缺氧	缺氧、咳嗽、支气管痉挛、呼吸困难、呼吸衰竭、肺浸润、肺部水肿、胸腔积液、呼吸急促、喉痉挛	咳嗽、流鼻涕、口咽痛
	胃肠道疾病	呕吐、腹泻、恶心	呕吐、腹泻、便秘、口炎、恶心、嘴唇水肿、腹水、腹胀、肠梗阻、嘴唇干燥、小肠结肠炎	恶心、呕吐、腹泻、便秘
	肝胆疾病	不适用	肝细胞性损伤	不适用
	皮肤和皮下组织疾病	荨麻疹	瘙痒、皮疹、荨麻疹、皮炎（包括表皮剥脱）、红斑、皮肤干燥、多汗、出血点、光敏反应	荨麻疹、多形性红斑、多汗、红斑
	肌肉骨骼和结缔组织疾病	不适用	肌肉痉挛	不适用
	肾脏和泌尿系统疾病	尿潴留、蛋白尿	少尿、尿潴留、高磷酸盐尿症、血尿、蛋白尿、肾衰竭	不适用

临床安全性		Dinutuximab	达妥昔单抗β	那西妥单抗
常见临床不良反应	临床检查	ALT↑、AST↑、CRE↑、体重↑ LYMP↓、NEUT↓、PLT↓、ALB↓、Na↓、K↓、Ca↓	体重↑、ALT↑、AST↑、GGT↑、TBIL↑、CRE↑(非常常见,发生频率≥1/10) 体重↓、GFR↓、TG↑、APTT↑、PT↑(常见,发生频率≥1/100至<1/10)	ALT↑、AST↑、GLU↑体重↓、LYMP↓、NEUT↓、HGB↓、PLT↓、ALB↓、Na↓、K↓、Ca↓、P↓、Mg↓、GLU↓
	不良反应	疼痛、发热、输液反应、低血压、贫血、呕吐、腹泻、毛细血管渗漏综合征、荨麻疹	发热、疼痛、超敏反应、呕吐、腹泻、毛细血管渗漏综合征、贫血、嗜中性白细胞减少症、血小板减少症、低血压、注射部位反应	输液反应、疼痛、心动过速、呕吐、咳嗽、恶心、腹泻、食欲减退、高血压、疲劳、多形性红斑、周围神经病变、荨麻疹、发热、头痛、注射部位反应、水肿、焦虑、局部水肿和易怒

24.5 靶点安全性综合分析

24.5.1 非临床和临床安全性关联分析

对 Dinutuximab、达妥昔单抗β、那西妥单抗的非临床和临床研究之间的安全性进行关联分析,见表 24-7。总的来说,三款药物的造血和淋巴系统的非临床和临床不良反应的关联性较强;消化系统、神经系统、免疫系统的非临床和临床不良反应可能具有一定的关联性;而循环系统、呼吸系统、皮肤系统、生殖系统的非临床和临床不良反应的关联性则无法判断。

表 24-7 抗 GD2 单克隆抗体非临床和临床安全性关联分析

主要系统		Dinutuximab	达妥昔单抗β	那西妥单抗
循环系统	非临床	食蟹猴的心率和血压升高,未观察到 QTc 延长	对食蟹猴的心血管功能(包括 ECG 和血压)无影响	未提及
	临床	心动过速、低血压、毛细血管渗漏综合征、出血、高血压	心动过速、心力衰竭、左心室功能障碍、心包积液、低血压、毛细血管渗漏综合征、高血压、低血容量性休克、静脉阻塞性疾病	心动过速、高血压
	关联性	在 Dinutuximab 的食蟹猴安全药理研究中观察到心率和血压升高,临床研究中观察到心动过速和高血压,有一定的关联性。但达妥昔单抗β对食蟹猴的心电图和血压无影响,那西妥单抗的非临床研究部分未提及对心率和血压的影响,两款药物的临床研究中则均观察到心动过速和高血压,无法判断其关联性		

续　表

主要系统		Dinutuximab	达妥昔单抗 β	那西妥单抗
消化系统	非临床	未提及	未提及	胃部增厚、胃部增生、炎症和溃疡
	临床	呕吐、腹泻、恶心	呕吐、腹泻、便秘、口炎、恶心、嘴唇水肿、腹水、腹胀、肠梗阻、嘴唇干燥、小肠结肠炎	腹泻、呕吐、恶心、便秘
	关联性	在那西妥单抗的非临床研究中观察到了胃部病变,临床研究中出现腹泻、呕吐、恶心等消化道不良反应,可能具有一定的关联性。达妥昔单抗 β 和那西妥单抗的非临床研究中未提及消化系统病变,而临床研究中均出现呕吐、腹泻、恶心等不良反应,无法判断其关联性			
呼吸系统	非临床	未观察到食蟹猴的呼吸变化	未提及	未提及
	临床	缺氧	缺氧、咳嗽、支气管痉挛、呼吸困难、呼吸衰竭、肺浸润、肺部水肿、胸腔积液、呼吸急促、喉痉挛	咳嗽、流鼻涕、口咽痛
	关联性	在 Dinutuximab 的食蟹猴安全药理研究中未观察到呼吸变化,达妥昔单抗 β 和那西妥单抗的非临床研究中均未提及呼吸系统的变化,而三个药物的临床试验中均出现缺氧或咳嗽等不良反应,关联性不确定			
皮肤系统	非临床	未提及	未提及	未提及
	临床	荨麻疹	瘙痒、皮疹、荨麻疹、皮炎(包括表皮剥脱)、红斑、皮肤干燥、多汗、出血点、光敏反应	荨麻疹、多形性红斑、多汗
	关联性	三款药物的非临床试验中均未提及皮肤相关病变,临床试验中均观察到荨麻疹等不良反应,无法判断其关联性			
造血和淋巴系统	非临床	淋巴细胞升高、中性粒细胞升高	豚鼠:RBC、RET、PLT 显著下降;骨髓增生,高剂量组雄性动物的髓系:红系比值升高(恢复期无变化) 食蟹猴:高剂量组所有动物均出现胸腺萎缩,骨髓和红系前体细胞系萎缩	RET, NEU, LYMP, EOS, BASO, PLT 轻微升高
	临床	贫血、中性粒细胞下降、血小板下降、淋巴细胞下降	贫血、白细胞下降、中性粒细胞下降、血小板下降、淋巴细胞下降、弥散性血管内凝血、嗜酸性粒细胞升高	淋巴细胞下降、血小板下降、中性粒细胞下降、血红蛋白下降
	关联性	Dinutuximab 的非临床研究中发现大鼠的淋巴细胞升高、中性粒细胞升高,那西妥单抗的非临床研究中发现 RET、NEUT、LYMP、EOS、BASO、PLT 轻微升高,两款药物的临床研究中则均出现中性粒细胞下降、淋巴细胞下降等,没有关联性。达妥昔单抗 β 的非临床和临床研究中均发现骨髓毒性,关联性较强			
生殖系统	非临床	未提及	豚鼠和食蟹猴重复给药毒性研究结果显示,在高于临床的暴露水平下,没有观察到对生殖器官的不良影响	未提及
	临床	未开展	未开展	未开展
	关联性	非临床和临床均未开展生殖毒性研究,但考虑到该类抗体药物可穿过胎盘屏障,与神经外胚层中正常表达的 GD2 结合后引起胎儿损伤,所以该类药物的标签中包含胚胎-胎儿毒性的警告			

续　表

主要系统		Dinutuximab	达妥昔单抗β	那西妥单抗
神经系统	非临床	幼年食蟹猴：脑纤维（延髓）神经轻度变性，脊髓（颈、胸、腰椎）神经纤维中度变性，背根神经节（颈、胸、腰椎）的神经元和神经纤维轻度变性。给药结束6个月后，脊髓和背根神经节的神经纤维变性持续存在，但严重程度较低	未提及	裸大鼠：50 mg/kg剂量组雄性动物的足底神经和胫骨神经出现小到中度的炎性细胞浸润/炎症
	临床	周围神经病变	头痛、周围神经病变、癫痫、感觉异常、头晕、震颤、颅内压增高、可逆性后部脑病综合征	周围神经病变（周围感觉神经病变、周围运动神经病变、感觉异常、神经痛）、头痛、意识水平低下、嗜睡
	关联性	达妥昔单抗β的非临床研究中未提及神经系统的病变，临床研究中则出现周围神经病变等不良反应，无法判断其关联性。Dinutuximab和那西妥单抗的非临床和临床研究中均观察到神经病变，具有一定的关联性		
免疫系统	非临床	大鼠：ADA较强	豚鼠：第一周期给药后产生ADA	未提及
	临床	输液反应	超敏反应、细胞因子释放综合征、过敏反应、血清病	输液相关反应
	关联性	Dinutuximab和达妥昔单抗β的非临床研究中均检测到ADA，临床研究中均观察到输注反应或超敏反应，可能有一定的关联性。那西妥单抗的非临床研究中未提及对免疫系统的影响，临床研究中则观察到输液相关反应，无法判断其关联性		
其他	非临床	大鼠摄食量下降	豚鼠和食蟹猴均出现摄食量下降	动物摄食量无明显变化、体重增速下降
	临床	疼痛	疼痛	疼痛
	关联性	三款药物的临床研究中均报告了疼痛反应，虽然在非临床研究中无法直接检测动物的疼痛反应，但动物出现的摄食量或体重的下降可能是由疼痛引起，可能有一定的关联性		

24.5.2　靶点毒性解析

关于输液相关反应，可能是由 Dinutuximab、达妥昔单抗β、那西妥单抗本身的药理作用引起的，临床表现为发热、呼吸困难、心动过速、高血压、恶心、呕吐、荨麻疹等。推测可能是由于抗体药物与肿瘤细胞表面的 GD2 结合后，通过 NK 细胞激活、ADCC 效应、补体激活、CMC 效应等引发了 Ⅱ 型过敏反应；但也可能是由于抗体进入机体后，与 ADA 结合产生的循环免疫复合物，引发了 Ⅲ 型过敏反应[45]。此外，有文献报道，若某些患者在接受治疗前体内已有针对非人来源的糖基化结构（即 α - gal 抗原）的 IgE 抗体，这些患者在接受含 α - gal 抗原的抗体药物治疗后，会发生较高比例的急性输液反应[35]。Dinutuximab由小鼠骨髓瘤细胞株 SP2/0 表达，其 Fab 结构域的糖型中含有 α - gal 抗原。因此，给予 Dinutuximab 后出现的输液反应，也有可能是由 IgE 介导引发的 Ⅰ 型过敏反应。可能的发生机制是,Dinutuximab 与特异性 IgE 结合后,通过与肥大细胞和嗜碱性粒细胞上的 FcεR I 交联并激活后者,释放组胺、前列腺素、白三烯、类胰蛋白酶和血小板活化因子等[46]。

神经毒性包括神经性疼痛和神经病变,多与药物的药理作用机制相关。抗体药物进入体内后,除与肿瘤细胞表面表达的 GD2 结合外,还可与中枢和外周神经细胞表面少量表达的 GD2 结合,从而引起神经性疼痛和周围神经病变。临床不良反应除腹痛和四肢疼痛等疼痛反应外,神经病变包括周围神经病变和眼部神经紊乱,导致出现可逆性脑病综合征,其不良反应包括严重头痛、高血压、视力改变、嗜睡、意识水平低下或癫痫发作,以及瞳孔不等、视力模糊、视力受损、瞳孔肿大等。

此外,Dinutuximab 和达妥昔单抗 β 被用于治疗复发或难治性高危神经母细胞瘤患者时,均需要与 IL-2 联用,以促进 NK 细胞的激活和分化,从而增强 ADCC 作用[31]。IL-2 本身的治疗窗非常狭窄,疗效和副作用都不容易控制。给予 IL-2 后常见的不良反应包括流感样症状(发烧、头痛、肌肉和关节疼痛、疲劳)、恶心、呕吐、皮肤干燥、发痒或皮疹、虚弱或呼吸局促、腹泻、低血压、困倦、食欲不振,甚至会导致毛细血管渗漏综合征、严重感染、癫痫、严重过敏、心脏病、呼吸问题及其他可能的并发症等[47]。在 Dinutuximab 和达妥昔单抗 β 与 IL-2 联用后,均出现了毛细血管渗漏综合征,临床表现为水肿、体液潴留、尿潴留、低白蛋白血症、低血压、少尿、蛋白尿、电解质异常(低钙血症、低钠血症、低钾血症、低磷酸盐血症)。同时,那西妥单抗未与 IL-2 联用,其临床不良反应中也未出现毛细血管渗漏综合征。因此,可以推测,在 Dinutuximab 和达妥昔单抗 β 与 IL-2 联用后出现的以上不良反应,可能是由联用药物 IL-2 引起的,与抗体药物的靶点毒性没有直接关系。

在 Dinutuximab、达妥昔单抗 β 和那西妥单抗三款药物的实验室异常中,均出现了中性粒细胞下降、淋巴细胞下降、血小板下降、血红蛋白下降(贫血)等,均是骨髓抑制的表现。出现骨髓抑制的原因比较复杂,推测可能与 GD2 在骨髓间充质干细胞上的表达有关。骨髓间充质干细胞对骨髓中的造血干细胞不仅有机械支持作用,还能分泌多种生长因子来支持造血,所以当抗体药物与骨髓间充质干细胞表面的 GD2 结合后,可能会对骨髓的造血作用有一定的抑制,导致中性粒细胞下降、淋巴细胞下降、血小板下降、血红蛋白下降等不良反应。当中性粒细胞下降,机体的免疫力随之下降,之后会出现继发感染,比如那西妥单抗给药后出现的流行性感冒、鼻病毒感染、上呼吸道感染(咳嗽、流鼻涕、口咽痛);Dinutuximab 给药后出现的器械相关的感染、败血症,达妥昔单抗 β 给药后出现的肺炎、皮肤感染、疱疹病毒感染、脊髓炎、脑脊髓炎以及器械相关的感染、败血症等不良反应。

总的来说,Dinutuximab、达妥昔单抗 β 和那西妥单抗的临床不良反应中,输液相关反应可能与药物的药理活性相关;神经毒性与 GD2 在中枢神经、外周神经细胞中的表达有关;骨髓抑制可能与 GD2 在骨髓间充质干细胞中的表达相关,而感染属于骨髓抑制后的继发反应。水肿、电解质异常则可能是由联用药物 IL-2 引起的毛细血管渗漏综合征导致。

24.6　总结与展望

以 GD2 为药物靶点的免疫疗法是一种很有希望治疗高危或复发/难治性神经母细胞瘤的方法。目前,已有三款抗 GD2 单克隆抗体被批准与其他药物联用,用于治疗高危或复发/难治性神经母细胞瘤。抗 GD2 单克隆抗体的使用显著提高了患者的生存期[48],并正在成为治疗高危或复发/难治性神经母细胞瘤的标准方法[49]。但是,目前这种免疫疗法也存在其局限性,因为其显著的临床不良反应限制了药物的剂量和治疗效果。目前,各种新型的免疫治疗方法正在陆续开发中,旨在提高疗效的同时减少药物的不良反应。主要的发展趋势包括以下几种:① 提高 GD2 抗体的抗肿瘤作用;② 开发针对 GD2 阳性肿瘤的免疫偶联物和靶向性纳米颗粒;③ 使用双特异性抗体,比如同时靶向 GD2 和 CD3,或 GD2 和 CD47;④ 使用获得性免疫疗法(其中最重要的是 CAR - T 细胞)[20]。参考在科睿唯安(Cortellis)数据库查询到的结果,除目前已上市的 3 款单克隆抗体药物外,还有 9 款药物处于临床Ⅱ期,8 款药物处于临床Ⅰ期,约 20 款药物处于临床前阶段。其中,在处于开发阶段的药物中,药物类型主要以 CAR - T 为主,其次为单克隆抗体和双特异性抗体。在几款双特异性抗体药物中,多数药物同时靶向 CD3 和 GD2,只有一款药物同时靶向 CD16 和 GD2。此外,针对肿瘤细胞表面 GD2 抗原的单克隆抗体药物也已被证明在黑色素瘤、骨肉瘤、乳腺癌和淋巴瘤患者中有效。因此,相信在不久的将来,以 GD2 为靶点的免疫疗法有希望为更多的患者带来福音。

(谷孟晓)

参考文献

[1] Lopez P H, Schnaar R L. Gangliosides in cell recognition and membrane protein regulation. Curr Opin Struct Biol, 2009, 19: 549 - 557.

[2] Hakomori S. Traveling for the glycosphingolipid path. Glycoconjugate J, 2000, 17 (7/9): 627 - 647.

[3] Ledeen R W, Wu G. Ganglioside function in calcium homeostasis and signaling. Neurochemical Research, 2002, 27(7/8): 637 - 647.

[4] Hakomori S. Glycosynapses: microdomains controlling carbohydrate-dependent cell adhesion and signaling. Anaisda Academia Brasileira de Ciências, 2004, 76(3): 553 - 572.

[5] Molotkovskaya I M, Kholodenko R V, Zelenova N A, et al. Gangliosides induce cell apoptosis in the cytotoxic line CTLL - 2, but not in the promyelocyte leukemia cell line HL - 60. Membr Cell Biol, 2000, 13(6): 811 - 822.

[6] Shurin G V, Gerein V, Lotze M T, et al. Apoptosis induced in T cells by human neuroblastoma cells: role of Fas ligand. Nat Immun, 1998, 16(5 - 6): 263 - 274.

[7] Molotkovskaya I M, Kholodenko R V, Molotkovsky J G. Influence of gangliosides on the IL - 2 -

and IL‑4‑dependent cell proliferation. Neurochem Res，2002，27(7/8)：761‑770.

［8］ Robbins P W，Macpherson I. Control of glycolipid synthesis in a cultured hamster cell line. Nature，1971，229(5286)：569‑570.

［9］ Chatterjee S，Sweeley C C，Velicer L F. Glycosphingolipids of human KB cells grown in monolayer，suspension，and synchronized cultures. J Biol Chem，1975，250(1)：61‑66.

［10］ Liour S S，Kapitonov D，Yu R K. Expression of gangliosides in neuronal development of P19 embryonal carcinoma stem cells. J Neurosci Res，2000，62(3)：363‑373.

［11］ Cheresh D A，Varki A P，Varki N M，et al. A monoclonal antibody recognizes an O‑acylated sialic acid in a human melanoma‑associated ganglioside. J Biol Chem，1984，259(12)：7453‑7459.

［12］ Ledeen R W，Yu R K. Gangliosides：structure，isolation，and analysis. Methods Enzymol，1982，83：139‑191.

［13］ El‑Abbadi M，Seyfried T N，Yates A J，et al. Ganglioside composition and histology of a spontaneous metastatic brain tumour in the VM mouse. Br J Cancer，2001，85(2)：285‑292.

［14］ Lammie G A，Cheung N‑K V，Gerald W，et al. Ganglioside GD2 expression in the human nervous‑system and in neuroblastomas‑an immunohistochemical study. Int J Oncol，1993，3(5)：909‑915.

［15］ Svennerholm L，Boström K，Fredman P，et al. Gangliosides and allied glycosphingolipids in human peripheral nerve and spinal cord. Biochimica et Biophysica Acta (BBA)，1994，1214(2)：115‑123.

［16］ Martinez C，Hofmann T J，Marino R，et al. Human bone marrow mesenchymal stromal cells express the neural ganglioside GD2：a novel surface marker for the identification of MSCs. Blood，2007，109(10)：4245‑4248.

［17］ Traylor T D，Hogan E L. Gangliosides of human cerebral astrocytomas. J Neurochem，1980，34(1)：126‑131.

［18］ Chang H R，Cordon‑Cardo C，Houghton A N，et al. Expression of disialogangliosides GD2 and GD3 on human soft tissue sarcomas. Cancer，1992，70(3)：633‑638.

［19］ Wu Z，Schwartz E，Seeger R C，et al. Expression of GD2 ganglioside by untreated primary human neuroblastomas. Cancer Res. 1986，46，440‑443.

［20］ Kholodenko I V，Kalinovsky D V，Doronin I I，et al. Neuroblastoma origin and therapeutic targets for immunotherapy. J Immunol Res，2018，2018：1‑25.

［21］ Murphy K，Weaver C. Janeway's immunobiology. Garland Science，2017.

［22］ Cheung N K，Dyer M A. Neuroblastoma：developmental biology，cancer genomics and immunotherapy. Nat Rev Cancer，2013，13：397‑411.

［23］ Maris J M，Hogarty M D，Bagatell R，et al. Neuroblastoma. Lancet，2007，369：2106‑2120.

［24］ Uemura S，Ishida T，Thwin K K M，et al. Dynamics of minimal residual disease in neuroblastoma patients. Frontiers in Oncology，2019，9：455‑468.

［25］ National Cancer Institute. Neuroblastoma Treatment (PDQ®)‑Health Professional Version. (2016‑08‑25) https：//www. cancer. gov/types/neuroblastoma/hp/neuroblastoma‑treatment‑pdq.

［26］ London W B，Castleberry R P，Matthay K K，et al. Evidence for an age cutoff greater than 365 days for neuroblastoma risk group stratification in the Children's Oncology Group. J Clin Oncol，2005，23(27)：6459‑6465.

［27］ Liang W H，Federico S M，London W B，et al. Tailoring therapy for children with neuroblastoma on the basis of risk group classification：past，present，and future. JCO Clin Cancer Inform，2020，4：895‑905.

[28] Pastor E R, Mousa S A. Current management of neuroblastoma and future direction. Crit Rev Oncol Hematol, 2019, 138: 38-43.

[29] Shohet J, Foster J. Neuroblastoma. BMJ, 2017, 357: 1863-1870.

[30] Voeller J, Sondel P M. Advances in Anti-GD2 Immunotherapy for Treatment of High-Risk Neuroblastoma. J Pediatr Hematol Oncol. 2019, 41(3): 163-169.

[31] Mora J. Dinutuximab for the treatment of pediatric patients with high-risk neuroblastoma. Expert Rev Clin Pharmacol. 2016, 9(5): 647-653.

[32] Cheung N K, Kushner B H, Yeh S D, et al. 3F8 monoclonal antibody treatment of patients with stage 4 neuroblastoma: a phase II study. Int J Oncol. 1998, 12(6): 1299-1306.

[33] Kushner B H, Kramer K, Cheung N K. Phase II trial of the anti-GD2 monoclonal antibody 3F8 and granulocyte-macrophage colony-stimulating factor for neuroblastoma. J Clin Oncol. 2001, 19(22): 4189-4194.

[34] Cheung N-K V, Cheung I Y, Kushner B H, et al. Murine Anti-GD2 Monoclonal Antibody 3F8 Combined with Granulocyte-Macrophage Colony-Stimulating Factor and 13-Cis-Retinoic Acid in High-Risk Patients with Stage 4 Neuroblastoma in First Remission. J Clin Oncol. 2012, 30(26): 3264-3270.

[35] Daguet A, Watier H. 2nd charles richet et jules héricourt workshop, therapeutic antibodies and anaphylaxis. mAbs, 2011, 3(5): 417-421.

[36] Zeng Y, Fest S, Kunert R, et al. Anti-neuroblastoma effect of ch14.18 antibody produced in CHO cells is mediated by NK-cells in mice. Mol Immunol. 2005, 42(11): 1311-1319.

[37] FDA. Pharmacology Review(s) for Unituxin[EB/OL]. (2015-04-08)[2022-05-10]. https://www.accessdata.fda.gov/drugsatfda_docs/nda/2015/125516Orig1s000PharmR.pdf.

[38] FDA. Summary review for Unituxin[EB/OL]. (2015-04-08)[2022-05-10]. https://www.accessdata.fda.gov/drugsatfda_docs/nda/2015/125516Orig1s000SumR.pdf.

[39] FDA. Cross Discipline Team Leader Review for Unituxin[EB/OL]. (2015-04-08)[2022-05-10]. https://www.accessdata.fda.gov/drugsatfda_docs/nda/2015/125516Orig1s000CrossR.pdf.

[40] FDA. Label for Unituxin[EB/OL]. (2015-04-08)[2022-05-10]. https://www.accessdata.fda.gov/drugsatfda_docs/appletter/2020/125516Orig1s025ltr.pdf.

[41] EMA. Dinutuximab beta Apeiron: EPAR-Public Assessment Report[EB/OL]. (2017-05-15)[2022-05-10]. https://www.ema.europa.eu/en/documents/assessment-report/dinutuximab-beta-apeiron-epar-public-assessment-report_en.pdf.

[42] EMA. Qarziba: Epar-Product Information (Annex I: Summary of Product Characteristics)[EB/OL]. (2017-05-15)[2022-05-10]. https://www.ema.europa.eu/en/documents/product-information/qarziba-epar-product-information_en.pdf.

[43] FDA. Multi-Disciplinary Review for Danyelza[EB/OL]. (2020-12-22)[2022-05-10]. https://www.accessdata.fda.gov/drugsatfda_docs/nda/2020/761171Orig1s000MultidisciplineR.pdf.

[44] FDA. Label for Danyelza[EB/OL]. (2020-12-22)[2022-05-10]. https://www.accessdata.fda.gov/drugsatfda_docs/label/2020/761171lbl.pdf.

[45] Leach M W, Rottman J B, Benjamin Hock M, et al. Immunogenicity/Hypersensitivity of Biologics. Toxicol Pathol, 2014, 42: 293-300.

[46] Maggi E, Vultaggio A, Matucci A. Acute infusion reactions induced by monoclonal antibody therapy. Expert Rev Clin Immunol, 2011, 7(1): 55-63.

[47] Rosenberg S A. IL - 2: The First Effective Immunotherapy for Human Cancer. J Immunol. 2014, 192(12): 5451 - 5458.

[48] Yu A L, Gilman A L, Ozkaynak M F, et al. Anti-GD2 antibody with GM-CSF, interleukin - 2, and isotretinoin for neuroblastoma. The New England Journal of Medicine, 2010, 363(14): 1324 - 1334.

[49] McGinty L, Kolesar J. Dinutuximab for maintenance therapy in pediatric neuroblastoma. Am J Health Syst Ph, 2017, 74(8): 563 - 567.

第 25 章

靶向 CD3 药物的药理学机制和安全性

　　CD3(Cluster of Differentiation 3)是位于 T 细胞表面由四条蛋白链(CD3γ、CD3δ、CD3ε、CD3ζ)组成的蛋白复合物,是 T 细胞的重要标志。T 细胞经抗原刺激后,CD3 胞质区尾部的结构发生构象变化,形成 T 细胞受体(T-cell receptor,TCR)-CD3 复合物,激活 T 细胞及其下游信号通路,如钙调蛋白、丝裂原活化蛋白激酶(mitogen-activated protein kinase,MAPK)、NF-κB 等。这些因子协同作用可引起 T 细胞的增殖和迁移、细胞因子的产生以及相关的效应功能。CD3 分子具有稳定 TCR 结构和传递活化信号的作用,是治疗器官移植排斥、自身免疫性疾病和肿瘤药物的靶点之一。至今已有两款 CD3 单克隆抗体、四款 CD3 双特异性抗体(bispecific antibody,BsAb)以及一款 T 细胞受体工程化 T 细胞(T cell receptor-gene engineered T cells,TCR-T)疗法获批上市。本章将描述 CD3 的结构特征,阐述 CD3 激活 T 细胞及其信号通路的过程,重点介绍靶向 CD3 药物的非临床安全性研究结果及临床研究中发现的主要不良反应,对二者的关联性和靶点相关的毒性进行分析和探索。

25.1　CD3 靶点作用机制

25.1.1　CD3 靶点作用机制简介

　　T 细胞活化是机体免疫应答的基础,CD3 是 T 细胞表面的重要标志。CD3 蛋白含有 3 对二聚体(εγ、εδ、ζζ),每个二聚体均含有免疫受体酪氨酸活化基序(immuno-receptor tyrosine-based activation motif,ITAM),TCR 识别并结合由 MHC 分子提呈的抗原肽,与 CD3 分子以非共价键结合,形成 TCR-CD3 复合物,表达于 T 细胞表面[1]。

　　图 25-1 展示了 TCR-CD3 复合物的结构及作用机制。在抗原刺激后,CD3 胞质区尾部的结构发生构象变化,淋巴细胞特异性蛋白酪氨酸激酶(lymphocyte-specific protein tyrosine kinase,LCK)和 T 细胞活化衔接因子(the linker of active T cells,LAT)将 CD3 的 ITAM 中的酪氨酸残基磷酸化,与含 SH2 结构域(src homology domain,Src 同源结构域)的 70 kDa 的酪氨酸蛋白激酶(70-kDa zeta-associated protein,ZAP-70)结合,激活 T

细胞信号传导通路。T 细胞被激活后,募集多个衔接因子和效应分子,形成 LAT 信号转导体来调节下游信号,引起下游通路如 MAPK、NF - κB 等信号通路的激活,进而引起 T 细胞的增殖和迁移、细胞因子的产生以及相关的效应功能[2]。

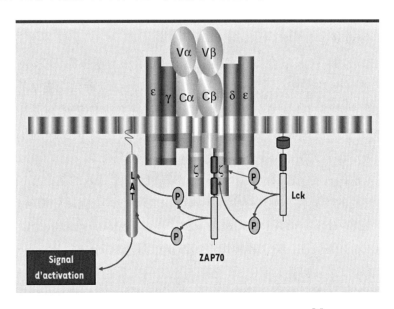

图 25 - 1　TCR - CD3 复合物的结构及作用机制[3]

(signal d'activation,激活 LAT 下游信号通路)

25.1.2　CD3 靶点相关药物的类型及适应证

1. 抗体

CD3 分子具有稳定 TCR 结构和传递活化信号的作用。针对 CD3 分子的单克隆抗体能够激发或阻断 T 细胞活化信号转导,清除效应 T 细胞或诱导调节 T 细胞的产生,有效降低器官移植患者的排斥反应,为治疗器官移植排斥提供了新的方法[4]。CD3 单抗也可用于自身免疫性疾病。1 型糖尿病是一类以细胞免疫紊乱为主的自身免疫性疾病,由于免疫系统紊乱导致胰岛 β 细胞被大量破坏,进而造成胰岛素分泌显著减少,而 T 细胞中的 CD4＋和 CD8＋T 细胞正是破坏胰岛 β 细胞的元凶,因此 CD3 单抗也为 1 型糖尿病的治疗提供了新的手段[5]。

2. 双特异性抗体

双特异性抗体是含有 2 种特异性抗原结合位点的人工抗体[6-7],其中,细胞桥接类机制的双抗可以在靶细胞和功能分子之间架起桥梁,激发具有导向性的免疫反应。CD3 在 T 细胞的活化、增殖等过程中具有重要作用,而 T 细胞可直接杀伤靶细胞,产生细胞因子,是机体抵御感染、杀伤肿瘤的重要免疫细胞,因此 CD3 也成为双特异性抗体的热门靶点之一。CD3 双抗的双臂能分别与 T 细胞表面的 CD3 抗原和肿瘤细胞表面的相关抗原

(tumor-associated antigen，TAA)结合，引导 T 细胞接近肿瘤细胞，并激活 T 细胞分泌细胞因子，实现杀灭肿瘤的功能。由于能够将 CD3＋T 细胞重定向至肿瘤部位，被称为 T 细胞导向的双特异性抗体(T cell-engaging bsAb，bsTCE)，是治疗血液瘤和实体瘤的极具潜力的免疫疗法。

3. TCR－T 疗法

TCR－T 疗法，即 TCR 嵌合型 T 细胞技术，又称亲和力增强的 TCR 技术[8-10]。为了提高 T 细胞对肿瘤相关抗原的识别能力，在体外将肿瘤相关/特异性抗原的 TCR 基序或编码基因导入患者自身的外周血分离而来的 T 细胞，并在体外扩增与激活后，回输到患者体内，使其特异性识别和杀伤表达抗原的肿瘤细胞，从而达到治疗肿瘤的目的。T 细胞的修饰包括与肿瘤抗原共孵育，基因片段转染或基因编辑等手段。

作为细胞疗法的一种，TCR－T 疗法是近年来肿瘤治疗领域的新焦点，它能显著提高 T 细胞对肿瘤抗原的特异性识别能力，精准识别和杀伤肿瘤细胞。肿瘤治疗效果优于嵌合抗原受体 T 细胞(chimeric Antigen receptor T－Cell immunotherapy，CAR－T)、自然杀伤细胞(Natural killer cell，NK)和肿瘤浸润性淋巴细胞(tumor infiltrating lymphocytes，TILs)等其他细胞疗法。另外，TCR－T 必须与患者的人类白细胞抗原(human leukocyte antigen，HLA)等位基因相匹配才能识别抗原肽－MHC 分子复合物(peptide－MHC，pMHC)并杀伤癌细胞，所以筛选合适的 HLA 配型也非常重要，但这也增加了 TCR－T 疗法开发的难度。

CAR－T 疗法对抗原暴露程度高的血液肿瘤疗效明显，在实体瘤治疗上却一直未有突破。与 CAR－T 相比，TCR－T 疗法可以与更多肿瘤细胞相结合，使得药物分布更加均匀。细胞内外肿瘤特异性抗原都可被识别，效率更高。另外，TCR－T 由于本身就在人体内自然表达，完全人源化，所以不会引起机体的免疫排斥。同时，TCR－T 细胞具有免疫记忆功能，可以在体内存活较长时间。因此，TCR－T 疗法作为 CAR－T 细胞治疗后的新型抗肿瘤疗法，有望突破细胞治疗在实体瘤领域的应用局限。

25.2　靶向 CD3 的药物

25.2.1　发展历程

1986 年，全球第一款 CD3 抗体 Muromonab 上市，用于器官移植后的急性排斥反应，这也是全球上市的首款抗体，成为抗体药物研发历史上的重要里程碑。2009 年，第一款含 CD3 的双抗药物 Catumaxomab 获得 EMA 批准上市，虽然因销量不佳于 2017 年退市，但引发了双抗药物研发的热潮。2014 年，安进公司的双特异性单链抗体(single chain Fv，scFv)贝林妥欧单抗上市后，更多的医药企业开始布局双抗管线，其中，bsTCE 成为抗肿瘤治疗领域研究最热门、覆盖靶点种类最多的药物类型。2022 年，双抗迎来爆发期，获批的 5 款药物中,有 2 款属于 bsTCE,分别是杨森制药的 Teclistamab 和罗氏制药的 Mosunetuzumab。2022 年也是靶向 CD3 药物集中上市的一年,首款 TCR－T 疗法 Tebentafusp-tebn 获得 FDA 批准上市,而 CD3 单抗 Teplizumab 在经历了 30 多年的研发之路后,成为全球首款用于延缓 1 型糖尿病的新药。已获批上市的靶向 CD3 药物的信息汇总见表 25－1。

25.2.2　已上市药物

1. CD3 单抗药物

1986 年,首个被 FDA 批准上市的单抗药物为 CD3 单抗 Muromonab,用于治疗器官移植后的急性排斥反应。Muromonab 是一种针对人外周成熟 T 细胞上 CD3 抗原的鼠单克隆抗体,作用机制包括 TCR－CD3 复合物信号通路的调节以及去除循环系统中的 T 细胞。由于 Muromonab 可以阻断所有 T 细胞的功能,故被归类为泛 T 细胞抑制性单克隆抗体[4]。

Muromonab 的非人源化问题会引起严重的毒性,特别是给药后炎症因子的大量释放(即细胞因子释放综合征),限制了其临床使用。Teplizumab 在 Muromonab 的基础上进行了结构改造,通过人源抗体替换一些原始蛋白成分,降低其免疫原性。Teplizumab 从 1990 年开始 I 期临床研究,因 3 期临床研究失败被撤回。2011 年进行的一项关键临床研究在 76 例受试者中探索了延缓 1 型糖尿病的能力,该研究获得了阳性结果,Teplizumab 获得重生,并于 2022 年 11 月 17 日获得 FDA 批准上市[17]。

2. CD3 双特异性抗体

(1) Catumaxomab

Catumaxomab 是全球首个含有 CD3 靶点的双抗药物[18],由德国 Fresenius Biotech GmbH 公司开发[18],于 2009 年被 EMA 批准于欧洲上市,用于治疗恶性腹水。Catumaxomab 由一个靶向肿瘤上皮细胞黏附分子(Epithelial cell adhesion molecule, EpCAM)的 IgG2a 抗体和一个靶向 CD3 的 IgG2b 抗体组成,可同时结合 EpCAM 和 CD3,通过 T 细胞介导的细胞毒作用杀死肿瘤细胞。由于该药品的适应证为恶性腹水,恶性腹水常见的治疗方法为简单的插管引流,双抗昂贵的价格在该症状面前缺乏竞争力,因此该药物在 2017 年因销量不佳而退市。

(2) 贝林妥欧单抗(Blinatumomab)

贝林妥欧单抗由安进生物开发[19-20],同时靶向 CD19 和 CD3,分别于 2014 年 12 月、2015 年 11 月和 2020 年 12 月被 FDA、EMA 和 NMPA 批准上市,用于治疗复发性或难治性急性淋巴细胞白血病。CD19(cluster of differentiation 19)是 B 细胞表达的一种白细胞分化抗原,是参与 B 细胞增殖、分化、活化及抗体产生的重要膜抗原,广泛表达于 B 细胞、恶性 B 细胞和滤泡树突状细胞(follicle dendritic cell, FDC)表面,对于诊断 B 细胞系肿瘤(白血病和淋巴瘤)有着重要意义。

表 25－1 已获批上市的靶向 CD3 的药物汇总

药品名称	靶点	适应证	类型	分子量	剂型	给药剂量及方式	企业名称	首次获批情况
Muromomab[4]	CD3	器官移植后的急性排斥反应	IgG2 型单抗	144 kDa	注射液	静脉注射每日 1 次，5 mg，连用 10~14 天	Ortho Pharmaceutical	FDA，1986 年 6 月
Teplizumab[11]	CD3	延缓或预防成人及 8 岁以上人群的 1 型糖尿病	IgG1 型单抗	150 kDa	注射液	静脉输注每日一次，连续 14 天	Provention Bio	FDA，2022 年 11 月
Catumaxomab[12]	CD3×EpCAM	恶性腹水	IgG2 型双抗	150 kDa	注射液	腹膜内输注，第 1 剂 10 mg；第 2 剂 20 mg；第 3 剂 50 mg；第 4 剂 100 mg；不超过 20 天	Fresenius Biotech GmbH	EMA，2009 年 4 月 (2017 年退市)
贝林妥欧单抗[13]	CD3×CD19	复发性或难治性急性淋巴细胞白血病	BiTE 双抗[b]	55 kDa	注射液	详见备注[a]	安进生物	FDA，2014 年 12 月
Teclistamab[14]	CD3×BCMA	复发性或难治性多发性骨髓瘤	IgG4 型双抗	106 kDa	注射液	皮下注射，1.5 mg，每周一次。从 0.06 mg 逐步递增到 1.5 mg	杨森制药	FDA，2022 年 8 月
Mosunetuzumab[15]	CD3×CD20	复发性/难治性 (R/R) 滤泡性淋巴瘤	IgG1 型双抗	146 kDa	注射液	静脉注射周期为 21 天，第 1 周期第 1 天为 1 mg，第 1 周期第 8 天为 2 mg，第 1 周期第 15 天和第 2 周期第 1 天为 60 mg，第 3 周期第 1 天及以后为 30 mg	罗氏制药	EMA，2022 年 8 月
Tebentafusp-tebn[16]	CD3×GP100	HLA－A*02:01 基因型阳性的无法切除或转移性葡萄膜黑色素瘤成人患者	TCR-T[c]	77 kDa	注射液	第 1 天 20 μg，第 8 天 30 μg，第 15 天 68 μg，之后每周一次	Immuncore 公司	FDA，2022 年 1 月

注：
[a]：使用静脉泵系以保证恒定流速予以持续静脉输注治疗。治疗过程包括 2 周期的诱导治疗。随后 3 周期的巩固治疗。诱导或巩固治疗的单个周期包括连续静脉输注 28 天。随后 14 天间隔时间 (共 42 天)。≥45 kg 患者：在第一个疗程第 1~7 天应予以 5 mcg/m²/d，第 8~28 天予以 9 μg/d，第 2~28 天予以 28 μg/d；后续的疗程予以 28 μg/d；后续疗程中第 8~28 天均为 28 μg/d；<45 kg 患者：在第一个疗程第 1~7 天应予以 5 mcg/m²/d，第 8~28 天予以 15 mcg/m²/d，后续疗程第 8~28 天均为 15 mcg/m²/d，维持治疗的单个周期包括连续静脉输注 28 天。随后 56 天间隔时间 (共 84 天)。≥45 kg 患者：第 1~28 天均为 28 μg/d；<45 kg 患者：第 1~28 天均为 15 mcg/m²/d。

[b]：双特异性 T 细胞衔接蛋白 (Bi-specific T cell Engager, BiTE)，属于不含 Fc 段的双特异性抗体 (非 IgG 型双抗)。它将两个 scFv 段用短肽链连接，保留两个抗原结合位点，两个抗原结合位点分别识别 CD19 和 CD3[18]。贝林妥欧单抗是通过基因工程将抗 CD19 和抗 CD3 单抗的两个 scFv 段的编码基因进行改造，通过载体 T 细胞外扩增与成熟，并在体外予以增与激活，T 细胞，回输到患者体内实现抗肿瘤治疗。

[c]：TCR-T 疗法需要获得患者的 T 细胞，在体外将 GP100 肽与双特异性 TCR 基因或序或定向 CD3 T 细胞激活，TCR 结构域结合 GP100 肽 (来自黑色素瘤相关抗原糖蛋白 100 的肽片段) 和现黑色素瘤的 T 细胞。Tebentafusp-tebn 是双特异性 TCR 融合接合物，GP100 则是一种在黑色素瘤中富集的黑素小体中富集的 1 型跨膜蛋白[16]。HLA－A*02:01 是人类中最常见的 HLA 等位基因。HLA－A*02:01 复合物。

与常规抗体结构不同,贝林妥欧单抗不含 Fc 段,通过基因工程将抗 CD19 和抗 CD3 单克隆抗体的两个 scFv 用短肽链连接而成,两个抗原结合位点分别识别 CD19 和 CD3。这一抗体技术又被称为 BiTE®。图 25 - 2 显示了贝林妥欧单抗的结构和作用机制。贝林妥欧单抗通过特异性结合 B 细胞表面的 CD19 和 T 细胞表面的 CD3,激活细胞毒性 T 细胞上的 CD69 和 CD25 抗原,促进 T 细胞大量增殖,使 CD19 为阳性的前体 B 细胞急性淋巴细胞白血病细胞(B-precursor acute lymphoblastic leukemia cell,BPALLC)定向裂解,使癌细胞凋亡。由于其分子量小(55 kDa)、组织穿透性强、给药剂量低,可清除微小残留病灶,有效延长患者的生命。但同时,由于不含有 Fc 段的结构,贝林妥欧的半衰期远低于 Fc 样抗体,临床上需每天注射。

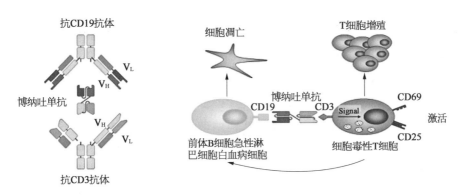

图 25 - 2 贝林妥欧单抗的结构以及抗肿瘤作用机制[20]

(3) Teclistamab

B 细胞成熟抗原(B cell maturation antigen,BCMA)是一种肿瘤坏死因子(tumor necrosis factor,TNF)受体超家族成员的膜蛋白,在多发性骨髓瘤(MV ultiple myeloma,MM)细胞上广泛表达,而在正常细胞中几乎没有表达。Teclistamab 由杨森制药开发[21],是一款能同时靶向 T 细胞 CD3 和 MM 细胞 BCMA 的 IgG4 双抗,能够有效地将 T 细胞募集至表达 BCMA 的骨髓瘤细胞上。Teclistamab 于 2022 年 8 月和 10 月获得 EMA 和 FDA 批准上市,用于治疗复发或难治性多发性骨髓瘤。接受 Teclistamab 治疗的患者接受过至少三种前期疗法,包括免疫调节剂、蛋白酶体抑制剂和抗 CD38 抗体,并且疾病仍然出现进展。

(4) Mosunetuzumab

CD20(cluster of differentiation 20)是位于 B 细胞上的一种非糖基化磷蛋白,主要在前 B 细胞到成熟 B 细胞阶段表达。大量研究已证实 CD20 是人类 B 淋巴细胞表面特异性分子标记物,对 B 淋巴细胞的增殖和分化具有调节作用。绝大部分的 B 淋巴细胞瘤都有 CD20 的表达。Mosunetuzumab 由罗氏制药开发[22],旨在靶向 B 细胞表面的 CD20 和 T 细胞表面的 CD3,通过双重靶向激活并将患者的 T 细胞进行重定向,从而将细胞毒性蛋白释放到 B 细胞以结合并消除 B 细胞。

Mosunetuzumab 于 2022 年 6 月和 12 月获得 EMA 和 FDA 批准上市,用于治疗此前

接受过至少两次全身治疗的滤泡性淋巴瘤（follicular lymphoma，FL）。在目前已开展的临床试验中，Mosunetuzumab在多种类型的非霍奇金淋巴瘤（non-hodgkin's lymphoma，NHL）中显示出了良好的效果，包括复发或难治性FL、NHL和弥漫性大B细胞淋巴瘤（diffuse large-cell lymphoma，DLBCL）。

3. 首款TCR-T疗法Tebentafusp-tebn

葡萄膜黑色素瘤（uveal melanoma，UM）是一种侵袭性黑色素瘤，起源于眼睛葡萄膜区的黑色素细胞，具有高度的侵袭性，患者生存率很低，其中转移性UM的疾病负担最重。GP100是一种在UM的黑素小体中富集的Ⅰ型跨膜糖蛋白，在UM肿瘤细胞上广泛表达。HLA-A*02:01是人类中最常见的HLA等位基因。Tebentafusp-tebn是由美国Immunocore公司研发的一款TCR-T疗法[23]，由HLA-A*02:01呈递UM肿瘤细胞表面的GP100肽（来自GP100的肽片段），使之与可溶性的TCR-CD3结构域结合，因此Tebentafusp-tebn又被称为双特异性GP100肽-HLA-定向CD3 T细胞接合物。与葡萄膜黑色素瘤细胞结合后，Tebentafusp-tebn可以激活T细胞释放炎症细胞因子和细胞溶解蛋白，诱导肿瘤细胞发生凋亡。

Tebentafusp-tebn于2022年1月获得FDA批准上市，用于治疗HLA-A*02:01阳性，且不可切除或转移性的成人葡萄膜黑色素瘤。作为全球首款TCR-T疗法，Tebentafusp-tebn既是首个用于治疗实体瘤的T细胞免疫疗法，也是目前唯一获得FDA批准治疗不可切除性或转移性UM的疗法，克服了其他肿瘤免疫疗法的局限性。

25.3 非临床药代动力学和安全性

根据FDA公布的数据，靶向CD3的单抗Teplizumab、4款双抗及首款TCR-T疗法的非临床药代动力学及安全性总结如下。

25.3.1 Teplizumab

Teplizumab是CD3单抗[24]，适应证为延缓或预防成人及8岁以上人群的1型糖尿病。由于Teplizumab仅与人类、大猩猩、黑猩猩和长臂猿的CD3＋T细胞发生交叉反应，因此仅使用黑猩猩开展了一项针对Teplizumab的毒理研究。使用鼠源替代抗体不仅在小鼠上开展了大部分的一般毒理试验和生殖毒性试验，也开展了体外细胞因子释放研究和人体组织的TCR试验。Teplizumab的一般毒理学研究结果总结见表25-2。

除了一般毒性研究外，还进行了生殖毒性和TCR试验，其结果总结如下。

生殖毒性试验：利用小鼠的替代抗体分别在小鼠上进行了常规的生殖毒性试验。小鼠生育力与早期胚胎发育（FEED）试验结果显示替代抗体对生育力和早期胚胎发育无影响。小鼠胚胎-胎仔发育（EFD）毒性试验结果显示替代抗体会引起胚胎早期吸收和流产。小鼠围产期（PPND）毒性试验显示无异常结果。

表 25‐2　**Teplizumab 的一般毒理学研究总结**

试 验 设 计	主 要 毒 性 结 果
黑猩猩单次给药毒性试验 使用原型药物，皮下注射，单剂量递增给药，两个剂量间隔 21 天，剂量：0.1、1、10 mg/kg（non‐GLP）	**死亡率**：高剂量组一只动物在第 31 天死亡，另有两只动物在第 31 天和第 33 天被安乐死，死亡原因为坏死性细菌性肺炎伴败血症和淋巴增生性疾病，继发于 T 细胞抑制导致的感染 **临床观察**：高剂量组在第 27 天出现咳嗽和食欲不振 **血液学**：高剂量组 WBC↑和 NEUT↑ **血清生化**：高剂量组 ALT↑、AST↑、ALP↑、CGT↑、LDH↑、TCHO↓；Na²⁺↓、K↓和 Cl⁻↓ **凝血**：高剂量组 PT↑、FIB↓ **免疫毒性**：T 细胞（CD4＋和 CD8＋）↓、细胞因子（TNF‐α，IL‐6 和 IL‐10）↑、IgG 和 IgM↑ **解剖大体观察**：淋巴结、脾脏、扁桃体，肝脏和胸腺肿大，扁桃体坏死，肺脏变色，气管和鼻道有液体渗出 **组织病理**：肝脏、肺脏、气管、脾脏和淋巴结均可见淋巴细胞增生 **结论**：NOAEL 为 1 mg/kg
小鼠单次给药毒性试验 使用替代抗体，皮下或静脉注射，单次给药 皮下给药剂量：0.03、0.1、0.3、1、3、10、20、60 mg/kg 静脉给药剂量：10、30 mg/kg（non‐GLP）	**免疫毒性**：T 细胞群（CD4＋和 CD8＋T 细胞亚群）↓ **结论**：皮下注射和静脉注射的 NOAEL 分别为 60 和 30 mg/kg
小鼠 6 天重复给药及 6 周恢复期毒性试验 使用替代抗体，静脉或皮下注射，每天一次 皮下给药剂量：0.03、0.3、20 mg/kg 静脉给药剂量：0.3 mg/kg（GLP）	**免疫毒性**：所有剂量组的淋巴细胞计数↓，但没有统计学差异。免疫分型显示外周血、脾脏和/或胸腺的绝对和相对淋巴细胞计数（CD3＋、CD4＋、总淋巴细胞和各种 T 细胞亚群）↓。绝对 B 细胞和自然杀伤细胞数量↓，恢复期可恢复 **组织病理**：所有剂量组的胸腺髓质细胞减少，脾脏造血减少，下颌淋巴结中性粒细胞浸润以及骨髓中成熟中性粒细胞增生，恢复期可部分恢复 **毒代动力学**：皮下和静脉给药后的毒代动力学特征相似。第 1 天和第 6 天给药后 4～24 h 达到 T_{max}。暴露量随剂量比例增加。雄性的暴露量高于雌性。第 6 天的 C_{max} 值高于第 1 天，表明多次皮下给药后有药物蓄积。$T_{1/2}$ 在 353～465 h。雄性和雌性动物皮下给药相对于静脉的绝对生物利用度分别为 132%和 87.5% **结论**：免疫毒性和组织病理学结果与预期药物作用一致，没有明显的脱靶毒性。NOAEL 是 20 mg/kg，每天一次（SC）
小鼠 1 个月重复给药及 3 周恢复期毒性试验 使用替代抗体，静脉注射，每 3 天一次，剂量：0.3、3、20 mg/kg（GLP）	**死亡率**：低剂量组 4 只动物和中剂量组 15 只动物被发现死亡。死亡发生在低剂量组第 4 次给药，以及中剂量组的第 5 次给药后，几乎所有的死亡都是在给药后几小时内产生的。死亡原因为超敏反应 **临床观察**：鼻子肿胀，呼吸不规律，活动乏力，共济失调

　　TCR 试验：Teplizumab 能与多个人组织中的 T 细胞结合，但不与 B 细胞结合。

25.3.2　Catumaxomab

　　Catumaxomab 是全球首个双特异性抗体，公开资料仅有 EMA 的药物评估报告，对非临床研究的描述非常有限[18]。由于缺乏相关种属，非临床研究主要采用替代抗体在小鼠上开展，使用原型药物开展了 TCR 和体外实验。Catumaxomab 的非临床研究总结见表 25‐3 和表 25‐4。

表 25‑3　Catumaxomab 的亲和力试验以及非临床药代动力学研究总结

试 验 类 型	试 验 设 计	试 验 结 果
亲和力试验	使用原型药物开展	抗体对除了人以外的其他种属均不存在结合活性
非临床药动学研究（吸收）	小鼠单次静脉给药,使用替代抗体开展	消除最初很快,血浆浓度在最初的几个小时内下降,随后是终末缓慢消除阶段
非临床药动学研究（分布）	使用[^{123}I]标记的抗体在 SCID 小鼠上开展组织分布研究	抗体主要分布于肿瘤组织。在非靶器官中,抗体和无活性的对照抗体的分布情况相似

表 25‑4　Catumaxomab 的非临床安全性研究总结

试 验 类 型	试 验 设 计	主 要 毒 性 结 果
单次给药毒性研究	使用替代抗体开展（小鼠,GLP 试验）	**血清生化**：AST 和 LDH 轻微增加 **结论**：观察到轻微的肝脏毒性,但由于使用的是替代抗体,被认为价值有限
其他试验	TCR（人）	抗体与人体 T 淋巴细胞的结合主要依赖 CD3,抗体与人体组织(腺样体组织、泌尿生殖系统和消化道)上皮细胞的结合主要依赖 EpCAM
	细胞因子和组胺释放体外试验	抗体对 TNF‑α 和 IL‑6 有较大的刺激作用,对 IL‑2 的刺激较小。对 IL‑12 和 IL‑1 无显著影响。孵育 24 h 后的刺激作用比孵育 2 h 更大 抗体对组胺和补体(C3 和 C4)的释放无显著影响

25.3.3　贝林妥欧单抗

　　贝林妥欧单抗为 CD19×CD3 形式的双特异性抗体[19‑20],对除了人和黑猩猩以外的其他种属均不存在结合活性,其一般毒理试验和生殖Ⅱ段试验主要采用鼠源的替代抗体在小鼠上开展,也用原型药物在黑猩猩上开展了一项 4 周重复给药伴随 4 周恢复期的毒性研究。另外在小鼠、大鼠、食蟹猴上开展了药代动力学研究,采用双侧肾切除小鼠开展了肾消除作用的研究。贝林妥欧单抗的非临床研究结果总结见表 25‑5 和表 25‑6。

　　除了一般毒性研究外,还进行了安全药理、生殖毒性和局部耐受试验,以及 TCR 试验,其结果总结如下。

　　安全药理试验：心血管系统的安全药理试验伴随在黑猩猩的 4 周重复给药的一般毒理试验中进行,试验中观察到与贝林妥欧单抗相关的轻微体温和心跳升高、血压降低等趋势,但都可恢复。神经系统和呼吸系统的安全药理试验分别在小鼠中利用替代抗体进行。试验结果未显示与药物相关的毒性。

表 25-5　贝林妥欧单抗的亲和力研究和非临床药代动力学研究总结

试验类型	试 验 设 计	试 验 结 果
亲和力试验	采用流式细胞术考察贝林妥欧单抗对小鼠、大鼠、比格犬、食蟹猴、恒河猴、黑猩猩和狒狒的 T/B 淋巴细胞的结合力	对除了黑猩猩以外的其他种属的 T/B 淋巴细胞均不存在结合活性
小鼠 PK	皮下注射单次给药,同时考察原型药物和替代抗体静脉注射单次给药,考察原型药物	**原型药物:** 静脉注射单次给药的暴露量呈剂量比例增加,清除率为 91 mL/h/kg,表观分布容积为 268 mL/kg。皮下注射单次给药的绝对生物利用度达到 35%,半衰期不超过 2.5 h **替代抗体:** 皮下注射给药的绝对生物利用度为 15%,半衰期不超过 1.4 h
大鼠 PK	皮下注射和静脉注射单次给药考察原型药物的药代动力学给药剂量:25~2 500 μg/kg	静脉注射单次给药的暴露量高于剂量比例增加,平均全身清除率为 152 mL/h/kg 皮下注射单次给药的绝对生物利用度为 8%~16%,暴露呈剂量比例增加,平均半衰期为 5~7 h
食蟹猴 PK	皮下注射和静脉注射单次给药考察原型药物的药代动力学给药剂量:10~500 μg/kg	静脉注射单次给药的暴露量呈剂量比例增加。剂量为 100 μg/kg 时,半衰期为 1~2.7 h;剂量为 500 μg/kg 时,半衰期为 6.3 h。平均全身清除率为 40 mL/h/kg 皮下注射单次给药的绝对生物利用度为 21%
小鼠肾消除作用研究	通过双侧切除肾的小鼠研究原型药物的肾脏消除作用给药剂量:250 μg/kg	与正常小鼠相比,切除肾的小鼠的消除半衰期增加了 3 倍,AUC 显著增加了约 27 倍,全身清除率降低约 27 倍

表 25-6　贝林妥欧单抗的一般毒理学研究总结

试 验 设 计	主 要 毒 性 结 果
小鼠 4 周重复给药及 4 周恢复期毒性试验 静脉注射,每天一次,剂量:0.2、1、5 mg/kg (non-GLP)	**血液学:** 白细胞和淋巴细胞群计数↓,0.2 mg/kg 剂量组可恢复 **免疫毒性:** T/B 细胞群(CD4+和 CD8+T 细胞亚群)以及血液和淋巴器官(脾脏和淋巴结)中的 NK 细胞群↓,0.2 mg/kg 剂量组可恢复 **脏器重量:** 雄性动物所有剂量,雌性动物在≥1 mg/kg 组脾脏重量↓,可恢复 **组织病理:** 脾脏白髓的细胞结构↓,下颌、肠系膜、腋窝和腹股沟淋巴结的细胞结构或生发中心↓,可恢复 **毒代动力学:** 第 1 天的暴露量呈剂量比例增加,在第 1 天和 28 天之间没有明显的性别差异和药物蓄积。然而,与第 1 天相比,在第 28 天观察到的 C_{max} 显著降低,在 5 mg/kg 时,雌雄动物均明显降低。0.2 mg/kg 剂量下,第 1 天和第 28 天的 AUC_{0-8h} 具有可比性,1 mg/kg 和 5 mg/kg 剂量下,AUC_{0-8h} 分别降低 35% 和 63% **免疫原性:** 在第 28 天分析了 ADA,所有动物在低剂量下均检测到 ADA,中高剂量下未检测到 ADA
小鼠 4 周重复给药及 4 周恢复期毒性试验 使用替代抗体,皮下注射,一天两次,剂量:0.4、2、10 mg/kg (non-GLP)	**血液学:** 外周血淋巴细胞群计数↓,可恢复 **组织病理:** 脾脏、肠道相关淋巴组织和多个淋巴结淋巴组织细胞↓。脾脏、肠道相关淋巴组织和多个淋巴结的细胞数↓,可恢复 **毒代动力学:** 在第 1 天和第 28 天之间,暴露量呈剂量比例增加,没有明显的性别差异和药物蓄积 **免疫原性:** 在第 28 天检测了 ADA,低剂量下,所有动物均检测到 ADA,高剂量下有 1 只动物检测到 ADA

试 验 设 计	主 要 毒 性 结 果
小鼠 13 周重复给药及 4 周恢复期毒性试验 使用替代抗体,皮下注射,一天两次,剂量：2、10 mg/kg (GLP)	**死亡率**：共有 5 只动物死亡,其中 3 只与药物无关,高剂量组有 2 只雄性动物因状态不佳被实施安乐死,不能排除与药物有关 **血液学**：白细胞和淋巴细胞群计数↓,可恢复 **免疫毒性**：T/B 细胞群(CD4＋和 CD8＋T 细胞亚群)以及血液和淋巴器官(脾脏和淋巴结)中的 NK 细胞群↓,有一定剂量相关性,可恢复 **解剖大体观察**：左侧腋下,左侧和右侧腹股沟淋巴结变小,恢复期可恢复 **脏器重量**：脾脏重量↓,恢复期可部分恢复 **组织病理**：左侧腋下、左侧和右侧腹股沟、下颌和肠系膜淋巴结以及肠道相关淋巴组织(gut-associated lymphoid tissue, GALT)均可见皮质/旁皮质细胞↓,以及生发中心下降；皮肤可见皮下组织和脂膜炎症；脾脏白髓的细胞结构↓；注射部位可见皮肤炎症,皮下组织和脂膜炎症,恢复期可部分恢复 **毒代动力学**：第 1 天的暴露量呈剂量比例增加,没有性别差异。与第 1 天相比,第 92 天观察到药物蓄积 **免疫原性**：4 周恢复期结束检测 ADA,仅在高剂量下观察到 1 只动物有 ADA 产生,低剂量下的所有动物中均未检测到 ADA
黑猩猩 4 周重复给药及 4 周恢复期毒性试验 使用原型药物,静脉输注,一周一次,剂量：0.1 μg/kg (non‑GLP)	**血液学**：所有动物均可见淋巴细胞数↓和 CRP↑。各有 1 只雄性和 1 只雌性动物出现总胆红素↑,可恢复 **免疫毒性**：B 细胞(CD19 和 CD20)和 T 细胞(CD3＋/CD4＋和 CD3＋/CD8＋)↓。T 细胞相关的标记物 CD25 和 CD69,以及细胞因子 IL‑2、IL‑6 和 IFN‑γ 的表达均↑,恢复期可恢复 **毒代动力学**：原型药物对于雌性动物的暴露量高于雄性。雄性和雌性黑猩猩的 AUC_{0-inf} 分别为 2.9 和 5.6 ng·h/mL,C_{max} 分别为 0.9 和 1.36 ng/mL,高于治疗临床剂量 9 μg/day(211 pg/mL)和 28 μg/day(621 pg/mL)时的平均稳态血药浓度。在为期 4 周的研究中,C_{max} 在整个给药期间保持不变。半衰期为 1.5～2.6 h。平均全身清除率为 35 mL/h/kg,表观分布容积为 68～110 mL/kg

局部耐受试验：在小鼠中分别通过静脉内、肌肉内、动脉内、静脉旁和皮下 5 种途径单次给药,注射后在注射部位观察到微小到轻度的局灶性淋巴组织细胞浸润。

TCR 试验：贝林妥欧单抗能与人体的 T 细胞和 B 细胞结合,在扁桃体、脾脏、胸腺和淋巴结等组织中着色明显。

25.3.4　Teclistamab

Teclistamab 是靶向 BCMA 和 CD3 的双特异性抗体[21]。Teclistamab 的相关种属是食蟹猴,非临床研究结果总结见表 25‑7 和表 25‑8。

Teclistamab 的安全药理试验,包括心血管系统、神经系统和呼吸系统的安全药理试验,是伴随在食蟹猴的 5 周重复给药的毒性试验中进行的。试验结果均未见 Teclistamab 对心血管、呼吸和中枢神经系统产生影响。

因 BCMA 靶点在雌性或雄性生殖器官中不表达,故未展开生殖毒性试验。在食蟹猴的 5 周重复给药毒性研究中,组织病理学检查中未发现与药物相关的变化,包括雄性(附睾、前列腺和睾丸)和雌性(宫颈、子宫和阴道)生殖器官。基于证据权重风险评估,推测 Teclistamab 不会对生育力产生毒性或致畸作用。

表 25－7　Teclistamab 的亲和力试验和非临床药代动力学研究总结[7]

试验类型	试验设计	试验结果
亲和力试验	检测 Teclistamab 与人、食蟹猴和啮齿动物的 BCMA/CD3 的亲和力	对食蟹猴 BCMA 具有亲和力,平均 Kd 为 6.5 nM(比 hBCMA 弱 36 倍),对 CD3 具有亲和力,Kd 为 38.48 nM。与啮齿动物的 BCMA 显示弱结合,与啮齿动物或兔的 CD3 无交叉反应 因此,食蟹猴是 Teclistamab 的相关动物种属
食蟹猴 PK	食蟹猴单次静脉给药的 PK 研究	剂量从 1 mg/kg 上升到 10 mg/kg,C_{max} 和 AUC_{0-last} 呈剂量成比例增加,1 mg/kg 组和 10 mg/kg 组均有部分动物的暴露量在第 15 天后迅速下降,这可能是由于 ADA 的影响。因此,未计算 AUC_{0-inf}、CL 和 $T_{1/2}$

表 25－8　Teclistamab 的一般毒理学研究总结

试验设计	主要毒性结果
食蟹猴 5 周重复给药及 8 周恢复期毒性试验 静脉注射,每周一次,剂量:1、10、30 mg/kg(GLP)	食蟹猴对于 Teclistamab 耐受性良好,在组织病理、生存率或临床观察中未发现药物相关影响。 **毒代动力学:**剂量从 1 mg/kg 增加到 30 mg/kg,暴露量在第 1 天和第 22 天随剂量增加而增加,从首次给药到第 5 次给药,Teclistamab 的暴露量增加了约 2 倍,体现了中度的药物蓄积效应。由于 ADA 的影响,在第 22 天第 4 次剂量后,各剂量组均有动物的暴露量低于第 1 天。雌雄动物的毒性动力学参数无明显差异。在最高剂量 30 mg/kg 下,其 AUC 和 C_{max} 的均值分别为 3 549 $\mu g/mL$ 和 1 084 $\mu g/mL$ **免疫原性:**70% 的动物检测到 ADA。低剂量和中剂量组的发生率高于高剂量组 **结论:**NOEL 为 30 mg/kg,每周一次

局部耐受性试验:在家兔上进行皮下注射单次给药后,未观察到注射部位或淋巴结部位相关的肉眼或显微变化。

25.3.5　Mosunetuzumab

Mosunetuzumab 是靶向 CD20 和 CD3 的双特异性抗体[22],相关种属是食蟹猴,非临床研究总结见表 25－9 和表 25－10。

Mosunetuzumab 的安全药理和局部耐受性试验都是伴随在食蟹猴单次给药的一般毒理试验中进行。单次静脉给药后观察到心血管参数和体温的短暂和可逆的变化,可能与 Mosunetuzumab 诱导的急性细胞因子释放有关,注射部位未观察到相关的变化和刺激反应。

生殖毒性试验未开展。相关的 CD20 靶向抗体药物的生殖毒性已在其他同靶点上市药物(利妥昔单抗、奥妥珠单抗和奥法木单抗)中研究。另外,26 周的食蟹猴 GLP 试验也未观察到生殖毒性。

表 25-9 Mosunetuzumab 的亲和力试验和非临床药代动力学总结

试验类型	试 验 设 计	试 验 结 果
亲和力试验	评估抗体与人和食蟹猴的 CD3 抗原的亲和力以及对外周血单个核细胞 (Peripheral Blood Mononuclear Cells, PBMCs)的杀伤能力	抗体与人和食蟹猴 CD3 抗原的结合亲和力相当,在人和食蟹猴 PBMCs 中对 B 细胞的杀伤能力相当
食蟹猴 PK	单次静脉注射的 PK/PD 研究,剂量: 0.01、0.1、1 mg/kg	**体内吸收:**总体表现出剂量依赖性的药代动力学特征,然而,暴露量与剂量比例的增加并不一致,特别是在 0.01 mg/kg 剂量下。这可能归因于靶点介导的药物清除或 ADA 的影响(即在 B 细胞消耗不完全时,低剂量下观察到更高的 ADA 和非饱和的靶点介导的药物清除)。清除率与剂量成反比,在 1 mg/kg 剂量下,清除率为 6.24~18.9 mL/kg/day,平均稳态表观分布容积(Vss)为 76.5~94.5 mL/kg。在 0.01 mg/kg 和 0.1 mg/kg 剂量下,清除率为 31.0~51.9 mL/kg/day,Vss 为 120~225 mL/kg,$T_{1/2}$ 为 4.21~5.95 天 **免疫原性:**在 0.01 mg/kg 和 0.1 mg/kg 剂量下,由于 ADA 的产生,导致药物暴露量急剧下降,在给药第二周初观察到 B 细胞水平的恢复。所有剂量组均有 ADA 产生

表 25-10 Mosunetuzumab 的一般毒理学研究总结

试 验 设 计	主 要 毒 性 结 果
食蟹猴单次给药毒性试验 静脉和皮下注射,单次给药,观察 7 周 静脉给药剂量:0.01、0.1、1 mg/kg 皮下给药剂量:1 mg/kg (GLP)	**临床观察:**静脉注射 1 mg/kg 剂量下,动物出现呕吐、食欲减退、活动不振、水样/黏液样粪便和偶发性的体温过低。皮下注射没有观察到这些现象,可能与细胞因子释放相对减少以及 T_{max} 延迟有关 **免疫毒性:**给药 2~6 h 后细胞因子剂量依赖性释放,并在给药 24 h 后恢复到基线值 **血清生化:**静脉和皮下给药 1 mg/kg 剂量下发现 ALT/AST 的轻度↑ **组织病理:**静脉和皮下注射 1 mg/kg 剂量组动物大脑血管周围均发现有轻微至轻度嗜酸性粒细胞浸润,并伴有微胶质细胞增生,属于非有害的变化。该剂量下也观察到最低程度的肝细胞变性和单个肝细胞坏死,这与 ALT/AST 的轻度增加有关,肝毒性结果可能是由于细胞因子介导的肝细胞损伤,属于有害变化
食蟹猴 26 周重复给药及 4 周恢复期毒性试验 静脉或皮下注射给药,每周一次 静脉给药剂量:0.01、0.1、1 mg/kg 皮下注射给药剂量:1 mg/kg (GLP) 对于静脉给药 1 mg/kg 剂量组,第 1 天和第 2 天分别将 1 mg/kg 剂量分为 0.2 和 0.8 mg/kg 后,从第 8~22 天开始每周给药一次,剂量分别为 0.3、1 或 3 mg/kg	**死亡率:**2 只动物因濒死状态而被安乐死,死亡原因被认为是因 B 细胞耗竭所致,属药理学作用的继发反应 **免疫毒性:**细胞因子表达升高,与 T 细胞活化和 B 细胞耗竭相关,属于药理作用 **血清生化:**≥0.2 mg/kg/dose 静脉给药剂量下观察到 APTT 和 PT 的增加,提示凝血系统被轻微激活。此外,也观察到 ALT/AST 的短暂增加 **组织病理:**血管/血管周围炎症细胞浸润,主要出现在大脑内,在 ≥0.1 mg/kg/dose 的所有剂量中都观察到这种浸润。发病率和严重程度呈剂量相关性,并在大脑中发现伴有局部小胶质反应,未观察到神经退行性病变,恢复期可恢复 **毒代动力学和免疫原性:**静脉给药时,分开给药减轻了细胞因子升高以及 ADA 的产生,在整个研究中暴露量得到了维持。C_{max} 和 AUC 随着时间的推移保持或略有增加,证实了 ADA 的影响较低。在临床研究中未见 ADA 产生;**皮下给药时,**C_{max} 降低了 72%~80%,细胞因子升高和 T 细胞活化程度与静脉给药相比有所降低,而 B 细胞消耗仍旧明显。中枢神经系统血管/血管周围病变的发生率降低 **结论:**最小可见有害作用剂量(lowest observed adverse effect level, LOAEL)为 0.01 mg/kg,静脉给药,每周一次

25.3.6　Tebentafusp-tebn

Tebentafusp-tebn 是全球首款 TCR-T 疗法[23]，又被称为双特异性 GP100 肽-HLA-定向 CD3 T 细胞接合物。由于 Tebentafusp-tebn 只能识别人类 HLA，没有药理学相关种属，因此所有的非临床安全性评估均在体外进行，开展了多项次要药效学研究以表征 Tebentafusp-tebn 的 on-target/off-tumor 和 off-target/off-tumor 毒性，也开展了人体组织的 TCR 试验来阐明其与人体组织的结合能力。用正常小鼠开展了单次给药的 PK 试验，用 ^{125}I 标记的 Tebentafusp 在严重联合免疫缺陷(severe combined immune deficiency, SCID)小鼠上开展了生物分布研究。Tebentafusp-tebn 的非临床研究总结见表 25-11 和表 25-12。

表 25-11　Tebentafusp-tebn 非临床药代动力学总结

试验类型	试验设计	试验结果
小鼠 PK	小鼠单次静脉注射的 PK 研究，剂量为 0.000 1、0.01、0.1 mg/kg	C_{max} 和 AUC 呈剂量比例增加，T_{max} 为 15 min，$T_{1/2}$ 为 1.7～2.4 h
SCID 小鼠组织分布	用 ^{125}I 标记的 Tebentafusp 以及阴性对照静脉注射给药，剂量为 0.01 mg/kg	**分布**：血液中的半衰期为 1.5 h，在黑色素瘤中的半衰期为 24 h。其他器官的半衰期为 6～10 h **排泄**：主要通过尿液途径排泄

CD3 抗体的主要毒性是 T 细胞及其细胞亚群的数量下降和细胞因子的升高。在 4 款双特异性抗体中，Catumaxomab 和贝林妥欧单抗因上市较早，缺乏相关种属和非临床药代动力学参数结果，近年上市的 Teclistamab 和 Mosunetuzumab 的相关种属均为食蟹猴，二者在动物体内的暴露量随剂量比例增加，雌雄动物无明显差异，ADA 效应显著影响暴露水平。在安全性方面，4 款抗体均可显著诱导细胞因子的释放，其中，Teclistamab 的非临床安全性发现最少，除了细胞因子释放的风险外，未见其对于淋巴系统、骨髓以及生殖系统的影响，这与 BCMA 靶点不在正常细胞上表达有关。贝林妥欧单抗的非临床安全性发现主要体现在淋巴结和淋巴细胞的减少，脾脏白髓的细胞结构减少以及器官重量的降低，另外也观察到体温升高和血压降低。除了细胞因子过量释放，Mosunetuzumab 的毒性主要体现在对于中枢神经系统的影响，脑中发现显著的血管/血管周围炎症细胞浸润。心血管效应被认为是 Mosunetuzumab 诱导的细胞因子释放的急性反应的继发效应。Tebentafusp-tebn 属于全新的 TCR-T 疗法，只能识别人类 HLA，没有相关种属，体外安全性评价显示 Tebentafusp-tebn 具有精准的靶向作用，对于正常细胞和其他基因型均没有结合活性，细胞因子释放也没有明显增加。然而，无论是抗体还是 TCR-T 疗法，均需要结合临床试验结果来充分评估药物和靶点的安全性。

表 25‐12　Tebentafusp-tebn 非临床安全性总结

试 验 类 型		试 验 设 计	试 验 结 果
次要药效学	正常细胞中的评估	Tebentafusp-tebn 对不同细胞的结合活性	Tebentafusp-tebn 在 $10\sim100$ pM 浓度下与黑色素细胞结合，与其他正常细胞没有结合
	异体反应性[1]	用酶联免疫斑点（enzyme-linked immunospot，ELISPOT）技术在代表了绝大部分 HLA 基因型的 B 细胞系中评估了异体反应性	除了 HLA‐A*02:01 基因型外，对其他 HLA 类型（包括罕见等位基因）的细胞进行测试时，没有显示出异体反应性的证据
	体外细胞因子释放综合征评估	在 6 名健康 HLA‐A*02:01 阳性受试者的血液中评估细胞因子释放综合征的可能性	在健康受试者血液中未显示细胞因子释放增加
	血小板活性[2]	采用 6 例健康 HLA‐A*02:01 阳性受试者的全血进行血小板活化检测，并采用流式细胞术检测血小板活化标志物 CD62P（一种位于血小板上的糖蛋白）的存在	未见对血小板活化或功能有任何不良影响
其他试验	TCR	人组织交叉反应试验（GLP）	在人体组织的淋巴细胞膜和细胞质上观察到染色。抗 CD3 部分也观察到类似的染色，TCR 成分没有观察到染色，表明这是 Tebentafusp-tebn 与 CD3 结合所致。其他被测组织均未观察到染色，未出现意外的组织交叉反应

注：1. 大多数 TCR 只识别并结合自身的 HLA 分子肽复合物。小于 10% 的 TCR 具有识别非自身 HLA 分子的能力，并可诱导异体排斥反应，这种现象被称为异体反应性。Tebentafusp-tebn 专门与 HLA‐A*02:01‐gp100 肽复合物的亲和结合。因此，与非 HLA‐A*02 分子的结合是不太可能发生的，如果发生则会出现脱靶毒性
2. 血小板表面 HLA 的表达非常高，是 Tebentafusp-tebn 的 TCR 部分交叉反应的潜在靶点。由于血小板在止血中起关键作用，血小板活化试验可用于评价 Tebentafusp-tebn 的 on-target/off-tumor 毒性

25.4　临床安全性

CD3 是 T 细胞表面的重要标志，具有稳定 TCR 结构和传递活化信号的作用。CD3 单抗可用于治疗器官移植排斥和自身免疫性疾病。CD3 在双特异性抗体中应用广泛，可用于治疗实体瘤和血液瘤。然而，CD3 过度激活 T 细胞，易发生细胞因子释放综合征（cytokine release syndrome，CRS）、感染和神经毒性等。以下分别对 CD3 单抗、双抗及 TCR‐T 疗法，共 7 款已上市药物的临床安全性进行分析和总结。已上市药物的临床安全性数据主要来源于 FDA 公布的药物研究资料和相关药物的使用说明书。

25.4.1　CD3 抗体

Muromonab 和 Teplizumab 同属于 CD3 抗体，Teplizumab 在 Muromonab 的基础上进行了结构改造。Muromonab 于 1986 年上市，未能检索到 FDA 公布的说明书，文献中

仅概述不良反应,未阐述具体的临床研究数据。

FDA 公布的 Teplizumab 说明书中提到,在 773 位患者中评价了 Teplizumab 的安全性。CRS 是发生率最高的不良反应(5%),表现为发热、恶心、疲劳、头痛、肌痛,关节痛、谷丙转氨酶升高、天冬氨酸升高、氨基转移酶和总胆红素升高。其次为严重感染,发生率为 3.5%,包括胃肠炎、蜂窝组织炎、肺炎、脓肿和败血症。78% 患者出现淋巴细胞减少,然而大多数患者可在治疗第 5 天后开始恢复,并在治疗结束后两周内恢复到治疗前的水平,仅有 0.5% 的患者因淋巴细胞减少而永久停用。少量患者出现急性超敏反应,包括血清病、血管性水肿、荨麻疹、皮疹、呕吐和支气管痉挛。此外,Teplizumab 可能会干扰免疫反应的疫苗接种和降低疫苗的效力。Muromonab 和 Teplizumab 的临床安全性信息总结见表 25 - 13。

表 25 - 13　Muromonab 和 Teplizumab 的临床安全性总结

临床安全性		Muromonab[25]	Teplizumab[11]
警告和注意事项	CRS	可能发生包括发热、寒战、胃肠障碍、肌痛、震颤和呼吸困难的急性症状,可能是由于细胞因子释放所产生的。使用糖皮质激素预防可减轻起始用药的不良反应	用药后监测肝酶的变化,出现 ALT 或 AST 升高,且超过正常上限 5 倍的患者应停用,如果出现严重的 CRS,应停止使用
	严重感染	会增加严重感染的风险性	不建议正在经历严重感染或慢性感染的患者使用。在治疗期和停药后应监测感染的体征和症状。如果出现严重感染,应停止使用
	治疗期监测白细胞计数	连续给药过程中患者的 CD3+、CD4+、CD8+ 和 CD11+ 细胞耗竭。停药后可恢复到正常水平	如果出现持续严重的淋巴细胞减少(每 μL 血液<500 个细胞,持续 1 周或更长时间)时,应停止使用
	过敏反应	可能出现全身过敏反应,属于严重不良反应,很难与细胞因子释放综合征相区别	如果出现严重的过敏反应,应停止用药并及时治疗
	免疫接种	不适用	接种减毒活疫苗应在治疗前至少 8 周进行,接种灭活疫苗或 mRNA 疫苗应在治疗前至少 2 周进行
常见临床不良反应	不良反应	脑病、脑水肿、伴有头痛、发热、颈硬、畏光、癫痫和可逆性肾功能受损	淋巴细胞减少、皮疹、白细胞减少、头痛

25.4.2　CD3 双特异性抗体

截至 2022 年底,已有 4 款 CD3 双抗获批上市,其中贝林妥欧单抗、Teclistamab 和 Mosunetuzumab 已获得 FDA 批准,Catumaxomab 仅获得 EMA 批准。因此,参考 FDA 的说明书列出了贝林妥欧单抗、Teclistamab 和 Mosunetuzumab 的临床安全性信息,而参考 EMA 公布的产品信息,对 Catumaxomab 的临床不良反应进行了总结。4 款双特异性抗体最常见的不良反应为 CRS,均以黑框警告表示。其次为神经毒性,在贝林妥欧单抗和

Teclistamab 的说明书中也以黑框警告表示。

EMA 公布的 Catumaxomab 的产品信息中提到,在 1 456 名患者中评价了 Catumaxomab 的安全性。最常见的不良反应是 CRS、感染和胃肠道反应。5.1% 的患者出现严重的 CRS 症状,其中 0.1% 的患者因病情危重需要停药。分别有 3.8% 和 8.2% 的患者出现全身感染和严重腹痛,在对症治疗下可得到缓解。患者普遍出现肝酶短暂性升高,治疗结束后大部分患者的肝酶均可恢复正常。只有在持续增加的情况下,才会考虑进一步诊断或治疗。

FDA 公布的贝林妥欧单抗说明书中提到,在 212 名患者中评价了贝林妥欧单抗的安全性。CRS 和神经毒性是发生率最高的不良反应。其中 CRS 的发生率为 11%,但危及生命或致命的 CRS 病例很少,因此大部分患者都没有停药。50% 的患者发生了神经毒性,15% 的患者发生了严重的、危及生命的或致命的神经毒性反应,包括脑病、抽搐、语言障碍、意识障碍、混乱和定向障碍以及协调和平衡障碍,导致部分患者治疗中断。由于潜在的神经毒性,患者有丧失意识的风险。建议患者在用药期间避免驾驶或从事危险职业或活动,如操作重型或潜在危险的机械。约 25% 的患者发生严重感染,其中一些是危及生命或致命的,适当时可使用预防性抗生素进行监测治疗。少数患者中出现中性粒细胞减少症和发热性中性粒细胞减少症,包括危及生命的病例。在输注过程中应监测细胞计数。如果出现长时间的中性粒细胞减少,应停药。约 6% 的患者出现严重的肝酶升高,不到 1% 的患者因此停止治疗。

FDA 公布的 Teclistamab 说明书中提到,在 165 名患者中评价了 Teclistamab 的安全性。主要不良反应为 CRS 和神经毒性。其中 CRS 的发生率为 72%,但危及生命的仅占 0.6%。可给予预处理药物以降低 CRS 风险,并在给药后监测患者。神经毒性的发生率为 57%,其中严重或危及生命的占 2.4%。最常见的神经毒性为头痛、运动功能障碍、感觉神经病变和脑病。一旦出现 CRS 或神经毒性症状,应立即评估患者是否需要住院治疗,根据严重程度实施支持性护理或建议停用药物。Teclistamab 可引起肝毒性,在临床试验中有一例肝功能衰竭死亡病例。分别有 34% 和 28% 的患者发生 AST 和 ALT 升高,6% 的患者发生总胆红素升高,而肝酶指标的上升可伴随 CRS,也可不伴随。因此,用药期间应监测肝酶和胆红素。严重感染的发生率为 30%,其中危及生命的占 4.2%。在用药期间应监测免疫球蛋白水平,并根据指南进行治疗,包括感染预防和抗生素或抗病毒预防。84% 的患者出现中性粒细胞减少,3% 的患者出现发热性中性粒细胞减少症,应定期监测全血细胞计数。根据作用机制,Teclistamab 可能导致胚胎毒性,应告知孕妇对胎儿的潜在风险。

FDA 公布的 Mosunetuzumab 说明书中提到,在 218 名患者中评价了 Mosunetuzumab 的安全性。最常见的不良反应为 CRS,发生率为 39%,而严重及危及生命的发生率分别为 2% 和 0.4%。可通过逐步增加给药剂量降低 CRS 的风险。神经毒性的发生率为 39%,其中严重的占 3%,最常见的神经毒性是头痛、周围神经病变、头晕和精神状态改变。出现震颤、头晕、失眠、严重神经毒性或任何其他损害意识的不良反应的患者应进行评估,包括潜在的神经学评估,并建议患者在不良反应消除之前避免驾驶和操作重型或潜在危险的机械。分别有 17% 和 0.9% 的患者发生了严重感染和致命感染。最常见的是肺炎、败血症和上呼吸道感染。当患者存在进行性感染时不应使用药物。对于有复发或慢性感染史、潜在疾病可能易感染或既往接受过明显免疫抑制治疗的患者,应谨慎用药。

　　4 款双特异性抗体的临床安全性总结见表 25 - 14。

表 25 - 14　Catumaxomab、贝林妥欧单抗、Teclistamab 和 Mosunetuzumab 的临床安全性总结[12-15]

临床安全性		Catumaxomab	贝林妥欧单抗	Teclistamab	Mosunetuzumab
靶点		CD3×EpCAM	CD3×CD19	CD3×BCMA	CD3×CD20
警告和注意事项	CRS	可能危及患者的生命,建议立即停用	可能危及患者的生命,建议立即停用	可通过逐步增加给药剂量降低 CRS 的风险。如出现 CRS,应暂停用药,直到 CRS 解决或根据严重程度永久停药	可通过逐步增加给药剂量降低 CRS 的风险。如出现 CRS,应暂停用药,直到 CRS 解决或根据严重程度永久停药
	神经毒性	不适用	当患者发生严重、危及生命的神经毒性,建议立即停用	可能引起严重的神经毒性,包括免疫效应细胞相关神经毒性综合征(ICANS)。如出现神经毒性,应停药直到神经毒性消退或根据严重程度永久停药	可能引起神经毒性,包括免疫效应细胞相关神经毒性综合征(ICANS)。如出现神经毒性,应停药直到神经毒性消退或根据严重程度永久停药
	感染	监测患者的感染体征或症状并进行适当治疗	监测患者的感染体征或症状并进行适当治疗	监测患者的感染体征和症状,正经历感染患者的不要使用	监测患者感染的体征和症状,并根据需要进行治疗
	对驾驶和使用机器能力的影响	不适用	建议患者用药避免驾驶和从事危险职业或活动,如操作重型或潜在危险的机械	不适用	不适用
	肝毒性	可引起肝毒性。应在用药前和治疗期间监测肝酶和胆红素	不适用	可引起肝毒性。应在用药前和治疗期间监测肝酶和胆红素	不适用
	细胞减少症	治疗期间定期监测全血细胞计数	治疗期间定期监测全血细胞计数	治疗期间定期监测全血细胞计数	治疗期间定期监测全血细胞计数
	肿瘤爆发	不适用	不适用	不适用	可能引起严重的肿瘤爆发反应。监测有肿瘤爆发并发症危险的患者

临床安全性		Catumaxomab	贝林妥欧单抗	Teclistamab	Mosunetuzumab
警告和注意事项	胚胎毒性	不适用	不适用	可能导致胚胎毒性。应告知患者对生殖及胎儿的潜在风险,并采取有效的避孕措施	可能导致胚胎毒性。应告知患者对生殖及胎儿的潜在风险,并采取有效的避孕措施
常见不良反应	常见不良反应	腹泻、恶心、呕吐、消化不良等	发热、头痛、外周水肿、中性粒细胞减少、恶心、低钾、震颤、皮疹和便秘	发热、细胞因子释放综合征、肌肉骨骼疼痛、注射部位反应、疲劳、上呼吸道感染、恶心、头痛、肺炎、腹泻	细胞因子释放综合征、疲劳、皮疹、发热、头痛
	各类检查	肝酶的短暂升高,治疗结束后大多恢复到基线	肝酶升高、免疫球蛋白降低、体重增加、血碱性磷酸酶升高	白细胞、淋巴细胞和中性粒细胞计数下降、血红蛋白和血小板减少	白细胞、淋巴细胞和中性粒细胞计数下降、磷酸盐减少、葡萄糖和尿酸升高、血红蛋白降低和血小板减少

25.4.3 Tebentafusp-tebn

Tebentafusp-tebn 是全球首款 TCR-T 疗法。FDA 公布的说明书中提到[16],在 245 名患者中评价了 Tebentafusp-tebn 的安全性。最常见的不良反应为 CRS,以黑框警告表示。临床警告和注意事项及不良反应见表 25-19。CRS 的发生率为 77%,其中 1.2% 的患者因 CRS 而停药。在用药期间,应确保患者能够立即获得治疗 CRS 的药物和复苏设备。在开始输注前确保患者血容量正常,密切监测患者的 CRS 的体征或症状,监测体液状态和血氧水平,并提供适当的治疗。根据 CRS 的严重程度考虑停药。皮肤反应的发生率为 91%,包括皮疹、瘙痒、红斑和皮肤水肿。应监测患者的皮肤反应。如果发生,可用抗组胺药或根据症状的严重程度使用全身类固醇。65% 的患者出现肝酶升高,其中 8% 的患者的肝酶升高与 CRS 无关,0.4% 的患者因肝酶升高而停药。根据作用机制,Teclistamab 可能导致胚胎毒性,应告知孕妇对胎儿的潜在风险。建议有生育潜力的女性在使用 KIMMTRAK 治疗期间和最后一次给药后 1 周内采取有效的避孕措施。Tebentafusp-tebn 的临床安全性总结见表 25-15。

无论是 CD3 单抗、双抗或 TCR-T 疗法,其主要不良反应都是 CRS,可能危及患者的生命,可通过逐步增加给药剂量降低风险。用药过程中应密切监测患者的体征,如出现 CRS,应暂停用药直到消失,或根据严重程度永久停药。由于淋巴细胞减少,患者发生感染的风险增加,应监测细胞计数以及感染症状并给予适当治疗,不建议已发生感染的患者使用 CD3 药物。神经毒性是 CD3 双抗药物的主要毒性,贝林妥欧单抗、Teclistamab 和 Mosunetuzumab 均将其列入警告和注意事项,其中,贝林妥欧单抗和 Teclistamab 加上了

表 25‑15　Tebentafusp-tebn 的临床安全性总结

临床安全性		Tebentafusp-tebn
靶点		GP100‑HLA‑CD3
警告和注意事项	CRS	可能危及患者的生命。应在前三次输注后监测至少 16 h,然后根据临床指征进行监测
	皮肤反应	患者可能出现皮疹、瘙痒和皮肤水肿。如果发生皮肤反应,根据症状的持续时间和严重程度进行治疗
	肝酶升高	患者可能出现肝酶升高,应监测 ALT、AST 和总胆红素
	胚胎毒性	可能导致胚胎毒性。应告知患者对生殖及胎儿的潜在风险,并采取有效的避孕措施
常见不良反应	常见不良反应	细胞因子释放综合征、皮疹、发热、瘙痒、疲劳、恶心、畏寒、腹痛、水肿、低血压、皮肤干燥、头痛和呕吐
	各类检查	淋巴细胞计数降低、肌酐和葡萄糖升高、AST 和 ALT 升高、血红蛋白降低和磷酸盐降低

黑框警告。使用贝林妥欧单抗还可能对驾驶和使用机器产生影响,可能也属于神经毒性导致的不良反应。而 TCR‑T 疗法 Tebentafusp-tebn 未见神经毒性的提示。Catumaxomab、Teclistamab 和 Tebentafusp-tebn 均可能引起肝酶升高,应在用药前 Teclistamab 治疗期间监测肝酶和胆红素,而 Teclistamab、Mosunetuzumab 和 Tebentafusp-tebn 对胎儿发育有潜在风险,应告知患者并采取有效的避孕措施。

25.5　靶点安全性综合分析

25.5.1　非临床和临床安全性关联分析

CRS 是 CD3 抗体药物在临床上最常见的不良反应,已上市药物在非临床安全性评价中均能观察到细胞因子的表达增高。CD3 抗体在非临床阶段通常都会观察到血液学和免疫细胞数量和表型的变化,提示免疫力降低,而临床用药也会增加患者发生感染的风险。这两种不良反应与靶点机制相关,非临床和临床毒性高度关联。接受 CD3 双抗治疗的患者常出现肝酶升高、腹泻、恶心、呕吐等代谢和消化系统的毒性,非临床研究中常见肝酶升高,有时可见肝脏病变,非临床和临床毒性存在关联。神经毒性也是 CD3 双抗的常见毒性,但仅有贝林妥欧单抗和 Mosunetuzumab 的非临床研究中发现了动物的相关症状,对临床的预测不充分。CD3 抗体临床上常见的皮肤毒性在非临床研究中很少出现,而生殖毒性在临床上通常不会验证,非临床结果仅可警示临床试验,很难判断关联性。Tebentafusp-tebn 属于 TCR‑T疗法,需要结合人类的 HLA 发挥作用,缺乏相关种属,非临床安全性评估均在体外进行,目的是阐明作用机制,但很难预测临床结果,其安全性信息主要从临床研究中获取。

相关种属的选择是大分子药物非临床安全性评价的关键条件。已上市 CD3 药物中，Catumaxomab 和 Tebentafusp-tebn 缺乏相关种属，非临床对临床的预测有限；Teclistamab 和 Mosunetuzumab 使用相关种属食蟹猴进行了全套评价。然而，Teclistamab 中的 BCMA 靶点在正常细胞中几乎没有表达，因此使用正常动物开展的非临床研究毒性发现很少，对临床的预测不充分。Mosunetuzumab 的非临床和临床毒性关联性较好，除免疫和淋巴造血系统的毒性外，非临床研究中也观察到神经毒性的特征，以及代谢和消化系统的指标变化。贝林妥欧单抗的相关种属是黑猩猩，仅开展了一项研究，用替代抗体在小鼠上开展了全套评价，非临床与临床毒性存在一定关联，但仅在黑猩猩的研究中观察到体温升高和总胆红素升高，对临床上神经毒性和代谢消化系统毒性的预测效果不如 Mosunetuzumab。已上市 CD3 药物非临床和临床安全性关联分析见表 25-16。

表 25-16 已上市 CD3 药物的非临床和临床安全性关联分析

系统\药物		Teplizumab	Catumaxomab	贝林妥欧单抗	Teclistamab	Mosunetuzumab	Tebentafusp-tebn
靶点		CD3	CD3×EpCAM	CD3×CD19	CD3×BCMA	CD3×CD20	GP100-HLA-CD3
免疫系统	非临床	细胞因子(TNF-α、IL-6 和 IL-10) ↑，IgG 和 IgM↑	细胞因子 TNF-α、IL-6 和 IL-2 升高	细胞因子 IL-2、IL-6 和 IFN-γ 的表达明显升高	细胞因子 IL-8、IFN-γ 和 TNF-α 的分泌	细胞因子表达升高	体外研究未显示细胞因子释放增加
	临床	细胞因子释放综合征、超敏反应	细胞因子释放综合征、超敏反应	细胞因子释放综合征、超敏反应	细胞因子释放综合征	细胞因子释放综合征	细胞因子释放综合征
	关联性	除 Tebentafusp-tebn 外，非临床和临床结果均存在很强的关联性					
淋巴造血系统	非临床	T 细胞（CD4+ 和 CD8+）↓	无	T/B 细胞群减少、脾脏重量降低、白髓的细胞结构减少	无	T 细胞活化和 B 细胞耗竭	无
	临床	感染，白细胞和淋巴细胞减少	感染	发热、外周水肿、中性粒细胞减少、免疫球蛋白降低	发热、上呼吸道感染、肺炎，白细胞、淋巴细胞和中性粒细胞计数下降、血红蛋白和血小板减少	发热，白细胞、淋巴细胞和粒细胞下降、血红蛋白降低和血小板减少	淋巴细胞计数和血红蛋白降低
	关联性	Teplizumab、贝林妥欧单抗和 Mosunetuzumab 的非临床和临床结果均存在很强的关联性。Catumaxomab、Teclistamab 和 Tebentafusp-tebn 无关联性					
中枢神经系统	非临床	无	无	体温升高	无	大脑血管周围炎症细胞浸润，伴有局部胶质细胞损伤	无
	临床	头痛	无	头痛、震颤	头痛	头痛	头痛
	关联性	贝林妥欧单抗和 Mosunetuzumab 的非临床和临床结果均存在关联性。Teplizumab、Catumaxomab 和 Teclistamab 无关联性					

系统\药物		Teplizumab	Catumaxomab	贝林妥欧单抗	Teclistamab	Mosunetuzumab	Tebentafusp-tebn
代谢和消化系统	非临床	无	AST 和 LDH 轻微增加	总胆红素升高	无	ALT/AST 的轻度增加,肝细胞变性和坏死	无
	临床	无	腹痛	肝酶升高、恶心、便秘,体重增加	恶心、腹泻、肝毒性	磷酸盐减少、葡萄糖和尿酸升高	肌酐和葡萄糖、AST 和 ALT 升高、磷酸盐降低,恶心、呕吐
	关联性	贝林妥欧单抗和 Mosunetuzumab 存在关联性,Teclistamab 和 Tebentafusp-tebn 无关联性					
生殖系统	非临床	鼠源替代抗体在小鼠 20 mg/kg/d 剂量下出现胚胎早期吸收和活胎流产	无	无	无	CD20 单抗有生殖毒性	无
	临床	无	无	无	可能导致胚胎毒性	可能导致胚胎毒性	可能导致胚胎毒性
	关联性	临床上未验证生殖毒性(伦理要求),非临床研究的发现可警示临床试验					
皮肤系统	非临床	无	无	无	无	无	无
	临床	皮疹	无	皮疹	无	皮疹	皮疹、瘙痒、皮肤干燥
	关联性	已上市药物的非临床和临床结果均无关联性					

25.5.2　靶点毒性解析

1. CRS

CRS 主要由 CD3 药物与靶点的高亲和力以及抗体 Fc 段介导的免疫效应造成,是双抗和 TCR-T 疗法的主要毒副作用。在高亲和力作用下,双抗在尚未结合肿瘤细胞时就活化 T 细胞,诱发细胞因子快速剧烈地释放,引发 CRS。并且带有 Fc 结构的双抗与其他效应细胞(如 NK 细胞)表面的 Fc 受体结合时,同样也会诱发细胞因子大量释放。因此,CRS 是 CD3 药物的靶点相关毒性。当前,CD3 双抗的设计重点在于选择合理的抗体亲和力范围,在选择具有更强特异性的肿瘤靶点的同时,尽可能抑制 Fc 介导的效应功能[26]。已上市药物中,贝林妥欧单抗去除了 Fc 结构,采用单链抗体片段降低了与 CD3 靶点的亲和力,从而降低了 T 细胞过度活化的风险,CRS 发生率明显降低。已上市 CD3 药物的 CRS 发生率与靶点亲和力的比较见表 25-17。

CRS 的症状是由广泛的免疫反应引起的,中枢神经、肝脏、皮肤、心脏、肺、肾和大脑等器官都可能被累及,严重时可能危及患者的生命。然而,许多 CRS 的继发症状可能有其他原因,不一定伴随 CRS 的产生,在用药时应对患者进行定期检查并监测症状,以规划最佳治疗方案[26]。

表 25-17 已上市 CD3 药物的 CRS 发生率与靶点亲和力(Kd)的比较[19-24]

	Teplizumab	贝林妥欧单抗	Teclistamab	Mosunetuzumab	Tebentafusp-tebn
靶点亲和力 Kd(nM)	2 300	260	28.03	40	38
CRS 发生率(%)	5	11	72	39	77

2. 感染

淋巴细胞属于免疫应答细胞,脾脏是重要的免疫器官。淋巴细胞数量的下降和脾脏功能受损会导致机体免疫力低下,容易诱发感染[27]。CD3 药物的非临床研究中常见淋巴细胞计数的下降,双抗药物的研究中亦可观察到 CD3＋/CD4＋/CD8＋T 细胞的下降甚至耗竭[28],其中贝林妥欧单抗还伴有脾脏的重量降低和组织病理变化。多个 CD3 抗体药物的 TCR 结果显示,CD3 药物在体内多个器官的 T 细胞和淋巴组织上均有明显染色,提示靶点分布与毒性发现的关联性。因此,淋巴细胞的减少和免疫表型的变化,以及感染风险的增加均属于靶点相关毒性。已上市的 CD3 药物中,单抗 Teplizumab 的感染发生率为 3.5%[11],双抗药物贝林妥欧单抗、Teclistamab 和 Mosunetuzumab 的感染发生率分别为 25%,30%和 17%[13-15],提示双抗药物在临床患者中的感染发生率高于单抗,这可能是双靶点的协同作用所导致的。这三款双抗的肿瘤对应靶点(CD19、BCMA 和 CD20)均在 B 细胞上广泛表达,药物也可降低 B 细胞的数量,产生双重免疫抑制作用。因此,双抗的免疫毒性和诱发感染的概率通常高于单抗药物。

3. 神经毒性

神经毒性是 CD3 双抗药物的常见临床不良反应,贝林妥欧单抗、Teclistamab 和 Mosunetuzumab 的神经毒性发生率分别为 50%,57%和 39%[13-15]。CD3 双抗药物引起的神经毒性可能与 CRS 相关,即免疫效应细胞相关神经毒性综合征(Immune effector cell-associated neurotoxicity syndrome,ICANS)。按照美国血液和骨髓移植协会(American Society for Blood and Marrow Transplantation,ASBMT)在 2018 年发布的共识,ICANS 可表现为谵妄、脑病变、失语、嗜睡、注意力难以集中、躁动、震颤、癫痫发作,偶尔表现为脑水肿。该共识将 ICANS 归结为 CRS 的继发反应,其发病机理可能为内皮细胞的激活和血脑屏障的破坏。细胞因子大量释放可导致多个组织和器官的内皮损伤和血管渗漏,也可入侵中枢神经系统,进入脑脊液,破坏血脑屏障,损伤大脑胶质细胞[29-30]。双抗药物 Mosunetuzumab 的非临床研究中就发现了大脑血管周围炎症细胞浸润和局部胶质细胞损伤,一项临床研究也显示,患者的神经毒性的严重程度与脑脊液中高水平的促炎细胞因子(IL-6 和 IL-8)有关[31]。已上市药物开展 TCR 试验未显示药物与脑组织有明显的结合,而另一项关于 ICANS 的临床试验表明,抗原阳性肿瘤细胞在中枢神经系统中的存在不是 ICANS 发生所必需的,这也提示 ICANS 的产生可能不需要抗体与靶点的直接结合[32]。因此,CD3 双抗药物的神经毒性考虑为 CRS 的继发反应,属于脱靶毒性。

4. 其他毒性

已上市的双抗以及 TCR - T 疗法均报道了代谢和消化系统毒性,其中贝林妥欧单抗、Teclistamab 和 Tebentafusp-tebn 表现为肝酶的升高,发生率分别为 6%、34% 和 65%。肝酶升高是 CRS 患者常见的实验室异常,主要是由于细胞因子大量释放引起肝组织的炎症和受损。然而,三款药物中发生肝酶升高的患者均有一部分并未伴随 CRS 的产生[13, 14, 16]。因此,肝酶升高并非都由 CRS 诱导,具体发病机制尚不明确。

CD3 单抗、双抗和 TCR - T 疗法均报道了皮肤毒性,其中单抗 Teplizumab 和双抗(贝林妥欧单抗和 Mosunetuzumab)表现为皮疹,发生率分别为 >10% 和 >20%,TCR - T 疗法的皮肤毒性发生率高达 91%[11, 13, 15]。细胞因子大量释放可能导致 I 型超敏反应,进而诱发皮疹,而淋巴细胞减少导致免疫力下降,皮肤作为机体的免疫屏障也更容易受到感染。因此,皮肤毒性可能是细胞因子释放综合征和细胞减少症的继发效应[33-34]。与感染风险相似,双抗的皮肤毒性发生率也高于单抗药物,这同样与免疫系统受到双重抑制作用相关。

已上市的 CD3 药物中,CD3 单抗的 Teplizumab 的鼠源替代抗体在 20 mg/kg/d 剂量下出现胚胎早期吸收和活胎流产,提示有生殖毒性风险。CD3 双抗及 TCR - T 疗法均针对肿瘤适应证,临床研究中不会验证生殖毒性,因此非临床的结果对临床仅有警示和参考作用。双抗的生殖毒性同样应考虑另一靶点的协同作用,如 Mosunetuzumab 的另一靶点为 CD20,非临床仅引用 CD20 单抗的资料,而 CD20 单抗发现了生殖毒性,因此临床上也需关注 Mosunetuzumab 的生殖毒性风险。

25.6 总结与展望

CD3 在 T 细胞的活化、增殖等过程具有重要作用。CD3 单抗能够激发或阻断 T 细胞活化信号转导,清除效应 T 细胞或诱导调节 T 细胞的产生,常用于治疗器官移植排斥和自身免疫性疾病。全球第一款治疗性单抗就是 CD3 抗体,然而近年来的研发之路屡遭挫折,直到 2022 年 11 月,Teplizumab 的获批上市让 CD3 单抗浴火重生。研究显示,CD3 单抗在免疫识别及应答等免疫活动中,尤其在揭示 T 细胞受体本质方面具有不可替代的作用,已有多款在研药物应用于克罗恩病、溃疡性结肠炎和类风湿性关节炎等自身免疫性疾病。

通过 CD3 可以介导 T 细胞特异性攻击癌细胞,是 bsTCE 的主要作用机制。目前获批的 9 款双特异性抗体中,4 款与 CD3 靶点相关。进入临床阶段的双抗,有 51% 为 bsTCE,占据了双抗研发的半壁江山。然而,T 细胞激活是一把双刃剑,因 T 细胞过度活化和重定向作用造成的细胞因子释放综合征和感染风险的加剧是 CD3 双抗的主要不良反应,其中严重的 CRS 可能危及患者的生命。疾病负担高、免疫力低下的患者更容易发生严重的 CRS。这一发现有助于解释"第一剂量效应",即 CRS 通常发生在第一剂

bsTCE 时,很少发生在随后的给药中。CRS 的其他危险因素包括治疗剂量、循环疾病和存在预先存在的炎症状态(如感染)[26]。缓解 CRS 的策略主要包括三个方面,一是选择合理的 CD3 靶点亲和力范围,二是选择具有更强特异性的肿瘤靶点,三是尽可能抑制 Fc 段介导的效应功能。对此,各大制药公司分别研发了各自的双抗研发平台,其中安进公司的 BiTE® 技术,去除了 Fc 结构,将 scFv 片段用短肽链进行连接,降低了与 CD3 靶点的亲和力,从而降低了 T 细胞过度活化的风险,CRS 发生率明显降低。另外,由于其分子量小、组织穿透性强、给药剂量低,可清除微小残留病灶,有效延长患者的生命。有效性和安全性的双重突破让贝林妥欧单抗在血液瘤领域获得了可观的回报,也引领了非 IgG 型双抗平台的快速发展。

BsTCEs 靶点组合方面,目前在血液瘤方面进展较快,如联合 BCMA、CD20、CD123、CD33、CD19 等靶点,这些靶点在正常细胞表面表达量较少,毒性可以被接受。实体瘤方面进展较慢,比如联合 EGFR、HER2、PSMA 等,由于大部分实体瘤靶点在肿瘤表面和正常细胞表面都有表达,同源基因过于相似,很难拿到特异性强的抗体,造成靶点选择困难。在治疗过程中,抗体会将 T 细胞导向正常组织中,从而使得这些组织被 T 细胞攻击并造成不可逆的损伤。同时,实体瘤的肿瘤微环境对于 bsTCE 定位肿瘤病灶产生了一定干扰,影响了药物的疗效。而如果抗体分子与 CD3 亲和力过强,也会导致免疫 T 细胞过度激活,诱发严重的 CRS[6]。可喜的是,2022 年初,TCR-T 疗法横空出世,打破了这一局限,通过引入人源 HLA 基因识别并呈递 MHC,能显著提高 T 细胞对肿瘤抗原的特异性识别能力,精准识别和杀伤肿瘤细胞。TCR-T 可识别细胞内外肿瘤特异性抗原,对实体瘤的疗效优于 bsTCE 和 CAR-T 疗法。全球首款 TCR-T 疗法 Tebentafusp-tebn 也不负众望,在 2022 年成为首个获批用于治疗实体瘤的 T 细胞免疫疗法。

CD3 是经典的免疫相关靶点,近半个世纪以来,对于 CD3 靶点药物的研究伴随着分子类型的创新和适应证的拓展。纵观 CD3 药物的研发历程,既有贝林妥欧单抗能工巧匠般的奇思妙想,也有 TCR-T 疗法画龙点睛般的惊艳突破,更有 Teplizumab 愚公移山般的坚持不懈。老骥伏枥,志在千里,对于 CD3 靶点的研究和创新依然在不断前行,以更为适中的靶点亲和力来降低毒性,以更为巧妙的结构设计来提高疗效,以更有效的识别和呈递技术来靶向更多的肿瘤抗原,减少细胞因子的释放,拓宽实体肿瘤的应用,为更多的患者带来福音,迎来分子类型和适应证的百花齐放。

(彭程)

参考文献

[1] Jatuporn N, Wolfgang W. Schamel and Sutatip Pongcharoen. Selected signalling proteins recruited to the T-cell receptor-CD3 complex. Immunology, 2017, 153, 42-50.

[2] Matthew E. Call, Kai W. Wucherpfennig. Molecular mechanisms for the assembly of the T cell

receptor-CD3 complex. Mol Immunol. 2004，40(18)：1295 - 1305.

［3］ Clifford S Guy, Dario A A, Vignali. Organization of proximal signal initiation at the TCR：CD3 complex. Immunol Rev. 2009，232(1)：7 - 21.

［4］ Michelle I. Wilde, Karen I. Goa. Muromonab - CD3. A Reappraisal of its Pharmacology and Use as Prophylaxis of Solid Organ Transplant Rejection. Drugs, 1996，51(5)：865 - 894.

［5］ Lucienne C, Herman W. CD3 monoclonal antibodies：A first step towards operational immune tolerance in the clinic. The Review of Diabetic studies. 2012，9(4)：372 - 381.

［6］ Jim M, Kristel, Kemper, et al. Overcoming challenges for CD3 - bispecific antibody therapy in solid tumors. Cancers, 2021，13：287.

［7］ Ajit S, Sundee D, Iqbal S. Grewal. Overcoming the challenges associated with CD3 + T-cell redirection in cancer. British Journal of Cancer, 2021，124：1037 - 1048.

［8］ Qijie Z, Yu J. Engineered TCR-T cell immunotherapy in anticancer precision medicine：Pros and cons. Frontiers in Immunology, 2021，12(3)：1 - 12.

［9］ Yating L, Xin Y. TCR - T immunotherapy：The challenges and solutions. Frontiers in Immunology, 2022，11(1)：1 - 12.

［10］ Synat K, Yisheng L. Antigen-specific TCR - T cells for acute myeloid leukemia：State of the art and challenges. Frontiers in Immunology, 2022，12(3)：1 - 12.

［11］ FDA. Label of TZIELD™ (teplizumab) ［EB/OL］. （2022 - 11 - 17）（2022 - 12 - 30）. 761183Orig1s000lbl. pdf (fda. gov).

［12］ EMA. Removab-epar-product-information. Annex I. Summary of product characteristics. （2009 - 06 - 05）（2022 - 12 - 30）. Removab, INN-catumaxomab (europa. eu).

［13］ FDA. Label of Blincyto™(Blinatumomab). （2014 - 12 - 03）（2022 - 12 - 30）. label (fda. gov).

［14］ FDA. Label of Tecvayli™(Teclistamab). （2022 - 10 - 25）（2022 - 12 - 30）. label (fda. gov).

［15］ FDA. Label of Lunsumio™ (Mosunetuzumab). （2022 - 12 - 22）（2023 - 01 - 12）. 761263Orig1s000lbl. pdf (fda. gov).

［16］ FDA. Label of KIMMTRAK® (tebentafusp-tebn). （2022 - 01 - 25）（2022 - 12 - 30）. label (fda. gov).

［17］ Umesh B. Masharani, and Joseph Becker. Teplizumab therapy for type 1 diabetes. Expert Opin Biol Ther. 2010，10(3)：459 - 465.

［18］ EMA. Removab-epar-public-assessment-report. （2009 - 12 - 05）（2022 - 12 - 30）. London, 19 February 2009 (europa. eu).

［19］ FDA. Pharmacology review of Blinatumomab (Blincyto™). （2014 - 12 - 03）（2022 - 12 - 30）. 125557Orig1s000PharmR. pdf (fda. gov).

［20］ EMA. Blincyto - epar - public - assessment - report. （2015 - 07 - 12）（2022 - 12 - 30）. BLINCYTO, INN-blinatumomab (europa. eu).

［21］ FDA. Non-clinical review of Teclistamab (Tecvayli™). （2022 - 10 - 25）（2022 - 12 - 30）. Review (fda. gov).

［22］ EMA. Lunsumio-epar-public-assessment-report. （2022 - 06 - 23）（2022 - 12 - 30）. Lunsumio；INN - mosunetuzumab (europa. eu).

［23］ FDA. Non-clinical review of Tebentafusp-tebn (KIMMTRAK®). （2022 - 01 - 25）（2022 - 12 - 30）. Review (fda. gov).

［24］ FDA. Non-clinical review of Teplizumab (TZIELD™). （2022 - 11 - 17）（2022 - 12 - 30）. 761183Orig1s000PharmR. pdf (fda. gov).

[25] C. Sgro. Side-effects of a monoclonal antibody, muromonab CD3/orthoclone OKT3: bibliographic review. Toxicology, 1995, 105: 23 - 29.

[26] Ross S, Jeremy O, Gareth P. Bispecific antibodies: A review of development, clinical efficacy and toxicity in B-cell lymphomas. J, Pers. Med. 2021, 355: 1 - 15.

[27] Lucienne C, Herman W. CD3 monoclonal antibodies: A first step towards operational immune tolerance in the clinic. The review of Diabetic studies. 2013, 9(2): 372 - 381.

[28] Zhiheng W, Yu Z. CD3 + CD4 — CD8 — (double-negative) T cells in inflammation, immune disorders and cancer. Frontiers in Immunology, 2022, 13(2): 1 - 14.

[29] Anthony S, Janet L, Franklin. Benefit-risk assessment of blinatumomab in the treatment of relapsed/refractory B-cell precursor acute lymphoblastic leukemia. Drug Safety, 2019, 42: 587 - 601.

[30] Manon Q. Immunotargeting relapsed or refractory precursor B-cell acute lymphoblastic leukemia — role of blinatumomab. OncoTargets and Therapy, 2017, 10: 3567 - 3578.

[31] Pier L Z, Giorgio M. Anti - CD19 monoclonal antibodies for the treatment of relapsed or refractory B-cell malignancies: A narrative review with focus on diffuse large B-cell lymphoma. Journal of Cancer Research and Clinical Oncology, 2022, 148: 177 - 190.

[32] Pauline M M, Yasmine M M. The pharmacology of blinatumomab: State of the art on pharmacodynamics, pharmacokinetics, adverse drug reactions and evaluation in clinical trials. J Clin Pharm Ther, 2022, 47: 1337 - 1351.

[33] Ghada E F, Sevim B. Rituximab hypersensitivity: From clinical presentation to management. frontiers in immunology,2020, 11(9): 1 - 8.

[34] Amanda J, Brosnahan, Patrick M. Gram-positive bacterial superantigen outside-in signaling causes toxic shock syndrome. FEBS Journal, 2011, 278: 4649 - 4667.

第 *26* 章

免疫检查点抑制剂抗体药物的
药理学机制和安全性

　　继肿瘤靶向治疗之后，免疫治疗成为当今备受瞩目的新兴肿瘤治疗方式。在各种免疫治疗方式之中，免疫检查点抑制剂(immune check point inhibitors, ICIs)是近几年具有突出疗效的药物。目前对程序性死亡受体 1(programmed death‐1, PD‐1)、细胞程序性死亡‐配体 1(Programmed cell death ligand 1, PD‐L1)和细胞毒性 T 淋巴细胞相关蛋白 4(cytotoxic T lymphocyte associate protein‐4, CTLA‐4)免疫检查点通路的研究较为深入，并且已有多款药物成功获批。FDA 已经批准了 4 款 PD‐1 抑制剂(帕博利珠单抗、纳武利尤单抗、Cemiplimab 和 Dostarlimab)、3 款 PD‐L1 抑制剂(阿替利珠单抗、Avelumab 和度伐利尤单抗)，以及 2 款 CTLA‐4 抑制剂(伊匹木单抗和 Tremelimumab)。这些 ICIs 在治疗黑色素瘤、非小细胞肺癌、肾癌等肿瘤中表现出了显著的疗效，与此同时，也不断被证实在其他肿瘤中的治疗作用，但同时也产生了一系列新的涉及多器官系统的毒性。本章通过介绍免疫检查点 PD‐1、PD‐L1 和 CTLA‐4 的药理作用机制，总结已上市 ICIs 药物非临床和临床的毒性数据，并对其做关联性比较，从而对该类靶点的毒性发生机制进行解析，为 ICIs 的后续研发提供一些毒性相关的参考。

26.1　免疫检查点靶点作用机制

26.1.1　PD‐1/PD‐L1 靶点的发现

　　1992 年，本庶佑教授团队首次从小鼠淋巴细胞中分离和鉴定出 PD‐1 基因，获得了小鼠 PD‐1 蛋白，并公布了其蛋白序列。他认为 PD‐1 的活化会导致 T 细胞凋亡，这也是 PD‐1 被命名为细胞程序性死亡蛋白的由来。

　　作为 PD‐1 的天然配体，PD‐L1(又名 B7H1)作为 B7 蛋白家族的一员，其基因及蛋白序列最初由陈列平教授于 1999 年公开发表，但在当时仅认为是 T 细胞的一种新的共刺激分子。随后，在 2000 年，本庶佑教授与达纳‐法伯癌症研究所的 Gordon Freeman 教授共同发现并证实，B7H1 可以通过与 PD‐1 结合，发挥抑制 T 细胞的增殖和分泌细胞因子等功能,即又被命名为 PD-L1 蛋白。除此之外,PD-1 还有另外一个天然配体——PD-L2。PD-L1 与 PD-L2 的区别主要是,PD-L2 与 PD-1 之间的亲和力是 PD-L1 的 2~6 倍,并且 PD-L1 与 PD-L2 表达相关性因不同瘤种而异,且伴随明显个体差异。这可能归因于不同的免疫微环境特征及遗传多态性,这些差异在一定程度上揭示 PD-L2 有望弥补 PD-L1 在疗效预测上的短板[1, 2]。

26.1.2 PD-1/PD-L1 蛋白结构和药理作用机制

PD-1 是包含 288 个氨基酸、分子量约 55 kDa 的 I 型跨膜糖蛋白,其结构包括一个细胞外 IgV 样的 N 端结构域、一个跨膜结构域和包含两个磷酸化位点的胞内结构域(图 26-1)[3, 4]。PD-1 在胸腺细胞和活化的 CD4+、CD8+T 细胞、B 细胞、自然杀伤 T (natural killer T, NKT)细胞、单核细胞、树突状细胞等均有表达[4]。PD-L1 是包含 290 个氨基酸、分子量约 33 kDa 的 I 型跨膜蛋白,是 PD-1 的配体之一,其蛋白结构包含两个胞外 IgV 样和 IgC 样结构域,以及一个跨膜域和一个胞内结构域(图 26-1)[3, 4]。PD-L1 除表达于 T 细胞、B 细胞、树突状细胞等免疫细胞外,主要高表达于肿瘤细胞表面,如黑色素瘤、肺癌、卵巢癌、淋巴瘤等[4]。

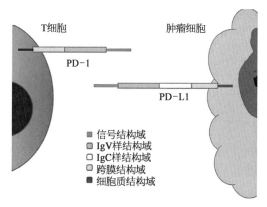

图 26-1　PD-1 和 PD-L1 结构示意图[4]

在免疫系统中,T 细胞的完全活化依靠两个信号的调控:① 来自 T 细胞受体(T cell receptor,TCR)与主要组织相容性复合体(major histocompatibility complex,MHC)的特异性结合,即 T 细胞对抗原识别;② 来自协同刺激分子,即抗原递呈细胞表达的协同刺激分子与 T 细胞表面的相应受体或配体相互作用介导的信号。此外,为保证 T 细胞不被过度刺激,还有调节 T 细胞的负性共刺激分子,主要为 CTLA4-B7 通路和 PD-1/L1 通路[5]。

PD-1/PD-L1 信号通路在维持机体免疫耐受性中发挥着重要作用,可避免因过度的免疫应答所导致的自身免疫性疾病。当 PD-1 和 PD-L1 结合时会抑制 T 细胞的活化、增殖、细胞因子的产生,从而抑制人体免疫系统反应,保护人体健康组织免受损害[6]。但在肿瘤微环境中,肿瘤细胞则利用这一"保护"措施,逃脱人体免疫系统的监视与杀伤,而使肿瘤细胞的生长免受限制。一方面,表达 PD-L1 的肿瘤细胞与肿瘤浸润淋巴细胞结合可抑制其激活并促进其凋亡,同时抑制已激活的淋巴细胞释放白介素 2、干扰素 γ、白介素 10 等细胞因子,显著抑制淋巴细胞的免疫杀伤活性,促进肿瘤的免疫逃逸。这种免疫逃逸机制主要是由于 PD-1 活化后可增强蛋白磷酸酶和张力蛋白同系物(protein phosphatase and tensin homology,PTEN),随后进一步抑制磷脂酰肌醇 3-激酶

(phosphatidylinositide 3 - kinases，PI3K)的活性，同时协同激活叉头蛋白 3(forkhead box protein P3，Foxp3)，促进 T 细胞分化为调节性 T 细胞；阻断丝氨酸/苏氨酸激酶 (activated phosphoinositide 3 - kinase，AKT)信号通路，降低 T 细胞对 T 细胞受体刺激信号的反应，导致 T 细胞增殖抑制、细胞受损、蛋白质合成受阻和细胞因子分泌减少[7]。

　　PD - 1/PD - L1 抑制剂通过抑制免疫检查点活性，释放肿瘤微环境中的免疫刹车，重新激活 T 细胞对肿瘤的免疫应答效应，从而达到抗肿瘤的作用(图 26 - 2)。靶向 PD - 1 的抑制剂可同时阻断 PD - 1/PD - L1 和 PD - 1/PD - L2 信号通路。这种策略特别适用于 PD - L1 和 PD - L2 均高表达的肿瘤。靶向 PD - L1，可以使 PD - L2 不受抑制，从而保持了 PD - 1/PD - L2 作用的完整性，可以更好地维持免疫稳态。因此，临床使用 PD - 1 还是 PD - L1 抑制剂，需要根据肿瘤表型和临床具体情况而定。

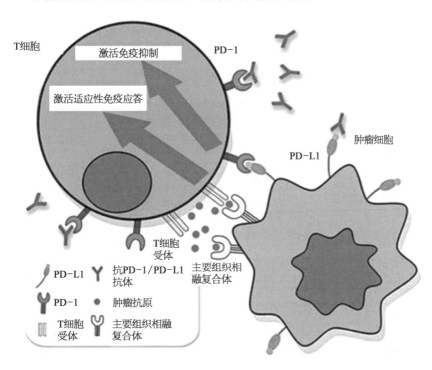

图 26 - 2　PD - 1/L1 抑制剂的作用机制

26.1.3　CTLA - 4 靶点的发现

　　1987 年，法国 Pierre Golstein 实验室在筛选小鼠杀伤性 T 淋巴细胞的 cDNA 文库时发现了 CTLA - 4 及其编码基因。1991 年，Peter Linsley 等发现，CTLA - 4 与免疫共刺激蛋白 CD28 一样，可以结合 B7 家族分子，是 B7 分子的第二个受体；1994 年，Bluestone 等首次发现 CTLA - 4 有免疫抑制的功能；1995 年，加拿大 Tak Mak 和美国 Arlene Sharpe 的实验室在敲除小鼠的 CTLA - 4 基因的研究中进一步证明了 CTLA - 4 的免疫抑制功能。2000 年，百时美施贵宝首次尝试在临床试验中将伊匹木单抗用于治疗黑色素瘤,随后在 2011 年,FDA 批准伊匹木单抗用于治疗转移性黑色素瘤[8]。

26.1.4 CTLA-4 蛋白结构和药理作用机制

CTLA-4 又名 CD152,是由 CTLA-4 基因编码的一种跨膜蛋白,是免疫球蛋白超家族的成员,其蛋白序列在不同种属间高度保守。人类 CTLA-4 基因位于 2 号染色体长臂 3 区 3 带(2q33),包含 4 个外显子[9]。CTLA-4 蛋白由 3 个结构域(配体结合区、跨膜区和胞质尾区)和一个前导肽组成,分别对应 CTLA-4 基因中的外显子 2、外显子 3、外显子 4 和外显子 1。CTLA-4 的细胞质尾部包含两个基于酪氨酸的基序。YVKM 基序构成磷脂酰肌醇 3-激酶(phosphatidylinositide 3- kinases, PI3K)、蛋白磷酸酶 2A(proteinphosphatase 2A, PP2A)、含 Src 同源 2 结构域蛋白酪氨酸磷酸酶(Src homology 2 domain-containing protein tyrosine phosphatase,SHP2)以及衔接蛋白(adapter protein,AP)1(2)的结合位点[10](图 26-3)。

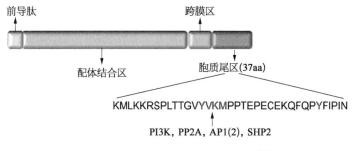

图 26-3 CTLA-4 的结构示意图[9]

CTLA-4 和 CD28 是由 CD4 阳性和 CD8 阳性 T 细胞表达的同源受体,二者均与抗原呈递细胞表面的配体 CD86(B7-2)和 CD80(B7-1)结合,但 CTLA-4 较 CD28 与配体的亲和力更强,它们在 T 细胞活化中介导相反的功能。CTLA-4 在调节性 T 细胞上组成性表达,或在 T 细胞活化后表达。在 T 细胞中表达的 CTLA-4 具有高度内吞性。在缺乏配体的情况下,CTLA-4 与 AP2 分子相互作用,再通过网格蛋白介导的内吞作用使 CTLA-4 主要位于胞内,AP2(μ2 亚基)与 CTLA-4 细胞质结构域中的 YVKM 基序结合并介导 CTLA-4 快速内化。脂多糖反应性米色锚蛋白(lipopolysaccharide-responsive and Bbeige-like anchor,LRBA)和 AP1 蛋白也被发现可以与 CTLA-4 细胞质结构域中的 YVKM 基序结合,介导不同的生物学功能。LRBA 可能介导 CTLA-4 循环到细胞膜表面,而 AP1 可能介导 CTLA-4 转运到溶酶体区室,使其降解(图 26-4)[11]。

CTLA-4 介导 T 细胞抑制(图 26-5)。当 TCR 与抗原提呈细胞上的 MHC 中显示的抗原结合,然后与 CD28/B7 介导的共刺激信号协同时,T 细胞被激活。在弱 TCR 刺激的情况下,CD28/B7 结合占主导地位,产生正向激活信号,可促进白细胞介素 2 (interleukin 2, IL2)的产生,并介导 T 细胞增殖和活化。在强 TCR 刺激的情况下,CTLA-4

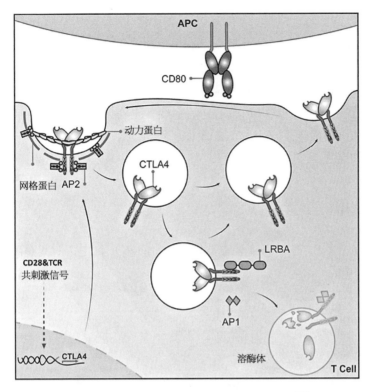

图 26‑4　CTLA‑4 的细胞生物学相关示意图[11]

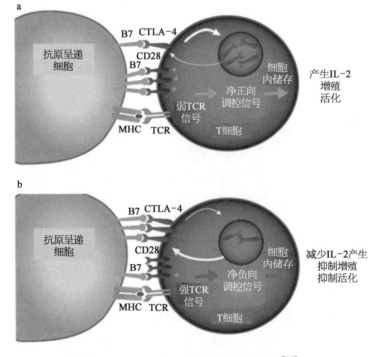

图 26‑5　CTLA‑4 通路的机制示意图[12]

的表达上调,CTLA‑4 与 CD28 竞争结合 B7 分子,CTLA‑4/B7 结合增加,产生负向抑制信号,可减少 IL‑2 的产生,并抑制 T 细胞增殖和活化[12]。

CTLA‑4 异常高表达于肿瘤浸润的调节性 T 细胞表面,其表达水平显著高于外周的调节性 T 细胞以及外周和肿瘤中的效应 T 细胞。CTLA‑4 也可能在耗尽的常规 T 细胞以及在肿瘤细胞本身上表达。尽管 CTLA‑4 具有免疫抑制作用,但其与疾病预后的关系尚不清楚。截至目前,CTLA‑4 在肿瘤上的表达与鼻咽癌的生存率降低和非小细胞肺癌的生存率增加有关[13]。

26.2　ICIs 药物

PD‑1、PD‑L1 和 CTLA‑4 检查点发现的时间和 ICIs 上市时间总结见图 26‑6。

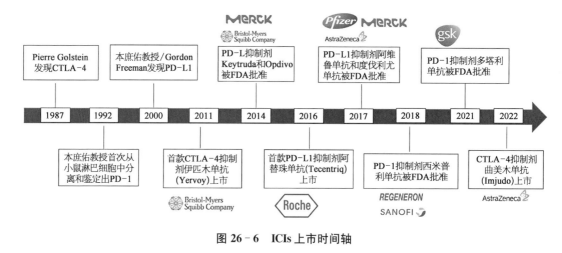

图 26‑6　ICIs 上市时间轴

26.2.1　PD‑1/PD‑L1 药物发展现状

虽然早在 1992 年本庶佑教授就发现了 PD‑1,然而,这一发现在当时并没有引起足够的重视。直到 1999 年,首个 PD‑1 缺陷小鼠研究模型出现之后,人们才意识到 PD‑1 在免疫调节过程中的作用。直到 2014 年,帕博利珠单抗(Pembrolizumab,商品名 Keytruda)和纳武利尤单抗(Nivolumab,商品名 Opdivo)才被 FDA 正式批准为治疗黑色素瘤的药物。已上市的纳武利尤单抗和帕博利珠单抗属于 PD‑1 抑制剂,主要用于黑色素瘤(malignant melanoma,MM)和非小细胞肺癌(non-samll cell lung carcinoma,NSCLC)的治疗,对肾细胞癌、膀胱癌、霍奇金淋巴瘤等的疗效还在大规模临床试验中。2018 年 9 月,FDA 批准了第三款抗 PD‑1 抗体 Cemiplimab(商品名 Libtayo),用于治疗转移性皮肤鳞状细胞癌(cutaneous squamous cell carcinoma,CSCC)或不能接受治愈性手术或放疗的局部晚期 CSCC 患者。2021 年 8 月,FDA 批准了第 4 款抗 PD‑1 抗体

Dostarlimab(商品名 Jemperli)，用于治疗错配修复缺陷（mismatch repair defects, dMMR）的复发或晚期实体瘤成年患者。

PD-L1 抑制剂阿替利珠单抗（Atezolizumab，商品名 Tecentriq）、度伐利尤单抗（Durvalumab，商品名 Imfinzi）和 Avelumab（商品名 Bavencio）分别于 2016 年和 2017 年被批准用于治疗尿道上皮癌。自 2014 年上市以后，PD-1/PD-L1 抑制剂又陆续获批了多种肿瘤适应证。截至目前，FDA 共获批 7 款 PD-1 和 PD-L1 抑制剂药物，应用于近 80 个肿瘤适应证。表 26-1 详细列出了目前已上市的 PD-1 和 PD-L1 抑制剂药物。已上市的 PD-1 和 PD-L1 药物的适应证中的 45% 是通过加速审批途径获批的。截至 2022 年 12 月底，ClinicalTrials. gov 官网显示有 3 491 项 PD-1 和 2 680 项 PD-L1 临床试验仍在进行之中。已上市的 PD-1 和 PD-L1 抑制剂药物汇总见表 26-1 和表 26-2。

表 26-1　已上市 PD-1 抑制剂药物列表

药品名称	靶点	适　应　证	类　　型	分子量	剂型	给药剂量及方式	企业名称	首次获批
纳武利尤单抗	PD-1	局部晚期/转移性非小细胞肺癌、复发/转移性头颈部鳞癌、胃或胃食管连接部腺癌、非上皮样恶性胸膜间皮瘤和胃癌	IgG4 全人抗体	146 kDa	注射剂	3 mg/kg 静脉输注，大于 60 分钟，每两周一次	百时美施贵宝/小野制药	FDA，2014 年 12 月
帕博利珠单抗	PD-1	黑色素瘤、非小细胞肺癌、霍奇金淋巴瘤、头颈部鳞癌、膀胱癌、微卫星高度不稳定/错配修复缺陷实体瘤以及胃癌等	IgG4 人源化抗体	149 kDa	注射剂	2 mg/kg 静脉输注，大于 30 分钟，每三周一次	默沙东	FDA，2014 年 9 月
Cemip-limab	PD-1	转移性/局部晚期皮肤鳞状细胞癌	IgG4 全人抗体	146 kDa	注射剂	350 mg 静脉输注，大于 30 分钟，每三周给药一次	赛诺菲/再生元	FDA，2018 年 9 月
Dostar-limab	PD-1	错配修复缺陷的子宫内膜癌	IgG4 人源化抗体	144 kDa	注射剂	第 1～4 剂 500 mg，每 3 周一次。从第 4 剂后 3 周开始的后续给药（从第 5 剂开始）：1 000 mg、每 6 周一次。静脉输注，大于 30 分钟	葛兰素史克	FDA，2021 年 8 月

续　表

药品名称	靶点	适 应 证	类　型	分子量	剂型	给药剂量及方式	企业名称	首次获批
特瑞普利单抗	PD-1	黑色素瘤、鼻咽癌、尿路上皮癌等	IgG4 人源化抗体	未披露	注射剂	3 mg/kg，静脉输注，每两周一次	君实生物	NMPA，2019 年 10 月
信迪利单抗	PD-1	非霍奇金淋巴瘤、非鳞状非小细胞肺癌、鳞状非小细胞肺癌	IgG4 全人抗体	未披露	注射剂	200 mg，静脉输注，每三周一次	信达生物	NMPA，2018 年 10 月
替雷利珠单抗	PD-1	治疗至少经过二线系统化疗的复发或难治性经典型霍奇金淋巴瘤；联合化疗用于驱动基因阴性、不可手术切除的局部晚期或转移性非鳞状非小细胞肺癌的一线治疗；肝癌	IgG4 人源化抗体	未披露	注射剂	200 mg，静脉输注，每三周一次	百济神州	NMPA，2019 年 12 月
卡瑞利珠单抗	PD-1	晚期肺癌、肝癌、食管癌和霍奇金淋巴瘤、鼻咽癌	IgG4 人源化抗体	未披露	注射剂	200 mg，静脉注射，每两周一次	恒瑞医药	NMPA，2019 年 5 月
赛帕利单抗	PD-1	二线以上复发或难治性经典型霍奇金淋巴瘤；为接受过一线或以上含铂标准化疗后进展的复发或转移、PD-L1 表达阳性（联合阳性分数≥1）宫颈癌	IgG4 全人抗体	未披露	注射剂	240 mg，静脉输注，每两周一次	誉衡生物	NMPA，2021 年 8 月
派安普利单抗	PD-1	适用于至少经过二线系统化疗的复发或难治性经典型霍奇金淋巴瘤成人患者	IgG1 全人抗体	未披露	注射剂	剂量为 200 mg，每两周一次	康方生物/正大天晴	NMPA，2021 年 8 月
斯鲁利单抗	PD-1	适用于不可切除或转移性微卫星高度不稳定（MSI-H）的成人晚期实体瘤患者	IgG4 全人抗体	未披露	注射剂	3 mg/kg 静脉输注，每两周一次	复宏汉霖	NMPA，2022 年 3 月

表 26 - 2　已上市 PD - L1 抑制剂药物列表

药品名称	靶点	适 应 证	类型	分子量	剂型	给药剂量及方式	企业名称	首次获批
阿替利珠单抗	PD - L1	膀胱癌、接受含铂化疗治疗期间或治疗后病情进展的非小细胞肺癌、接受靶向疗法（若肿瘤中存在表皮生长因子受体或间变性淋巴瘤激酶异常）治疗失败的转移性非小细胞肺癌，以及无法进行常规顺铂化疗的局部晚期或转移性尿路上皮癌	IgG1 人源化抗体	145 kDa	注射剂	1 200 mg，静脉输注，大于 60 分钟，每三周一次	罗氏	FDA，2016 年 5 月
Avelumab	PD - L1	12 岁以上的转移性梅克尔细胞癌，以及铂类化疗期间或化疗后病情进展的局部晚期或转移性尿路上皮癌	IgG1 全人抗体	147 kDa	注射剂	10 mg/kg，静脉输注，大于 60 分钟，每两周一次	辉瑞/默沙东	FDA，2017 年 3 月
度伐利尤单抗	PD - L1	局部晚期或转移性尿路上皮癌、晚期膀胱癌，以及接受铂类放化疗后，疾病尚未进展的不可手术切除的局部晚期非小细胞肺癌	IgG1 全人抗体	150 kDa	注射剂	10 mg/kg，静脉输注，大于 60 分钟，每两周一次	阿斯利康	FDA，2017 年 5 月
恩沃利单抗	PD - L1	不可切除或转移性微卫星高度不稳定（MSI - H）或错配修复基因缺陷型（dMMR）的成人晚期实体瘤患者	IgG1 Fc 融合蛋白	未披露	注射剂	皮下注射150 mg，每周一次	康宁杰瑞 & 思路迪医药/先声药业	NMPA，2021 年 11 月
舒格利单抗	PD - L1	小细胞肺癌	IgG4 全人源抗体	未披露	注射剂	1 200 mg/次，每三周一次，静脉输注≥60 分钟	基石药业	NMPA，2021 年 12 月

　　目前的研究发现 PD - 1/PD - L1 单抗药物与其他肿瘤治疗制剂联合使用，能极大地改善疗效。PD - 1 和 PD - L1 单抗与 CTLA - 4 单抗（例如伊匹木单抗）、肿瘤疫苗、血管内皮生长因子及其受体药物、化疗药物、放疗（经常联合使用的化疗类药物为铂类、培美曲塞和紫杉醇等）等联合使用效果较好[14]。

26.2.2 CTLA-4药物发展现状

CTLA-4靶点研发比PD-1要早，但截至目前，全球仅有两款CTLA-4抑制剂获批上市：伊匹木单抗（Ipilimumab，商品名Yervoy）和Tremelimumab（商品名Imjudo）（表26-3）。其中，2011年上市的伊匹木单抗是全球首个ICI，开启了肿瘤免疫治疗的新篇章。2022年10月上市的Tremelimumab是全球第二款CTLA-4抑制剂，历时18年研发。根据药融云数据，截至2022年12月底，全球在研的CTLA-4靶点相关药物共有116个。CTLA-4的癌种数量和联合疗法数量都在不断拓展，越来越多的新适应证即将进入申报注册上市申请阶段，同时也有大量的新一代CTLA-4进入临床阶段。

表26-3 已上市CTLA-4抑制剂药物列表

药品名称	靶点	适应证	类型	分子量	剂型	给药剂量及方式	企业名称	首次获批
伊匹木单抗	CTLA-4	胸膜间皮瘤、非小细胞肺癌、肝癌、肾细胞癌、黑色素瘤	IgG1全人源抗体	148 kDa	注射剂	3 mg/kg，静脉输注，大于90分钟，每三周一次	罗氏	FDA，2011年3月
Tremelimumab	CTLA-4	联合度伐利尤单抗一线治疗不可切除肝细胞癌、联合度伐利尤单抗和含铂化疗一线治疗EGFR、ALK阴性的转移性非小细胞肺癌	IgG2全人源抗体	149 kDa	注射剂	体重大于30 kg：首次给药300 mg Tremelimumab联合1 500 mg度伐利尤单抗，之后度伐利尤单抗单药每四周一次 体重小于30 kg：首次给药4 mg/kg Tremelimumab联合20 mg/kg度伐利尤单抗，之后度伐利尤单抗单药每四周一次	阿斯利康	FDA，2022年10月

26.3 非临床药代动力学和安全性

以已获批上市的4款PD-1、3款PD-L1和2款CTLA-4抑制剂药物为例，对ICIs的非临床药代动力学特征和安全性结果进行梳理和总结。

26.3.1 帕博利珠单抗

帕博利珠单抗，简称K药。食蟹猴是毒理学相关种属。非临床药代动力学及毒理学代表性实验研究结果见表26-4和表26-5。

表26-4　帕博利珠单抗药代动力学研究结果[15]

试验类型	试验设计	试验结果
亲和力	流式细胞术和基于细胞的ELISA方法稳定转染人或猴PD-1的CHO细胞	1. 与人和食蟹猴的PD-1亚型有相似的亲和力 2. 与犬或大鼠的外周血淋巴细胞结合不充分,毒理学评价意义有限
猴PK	仅雌猴,共3组 单次静脉注射,剂量:0.3、3、10 mg/kg PK样本采集:第-21、-14、-7、1、2、3、4、7、14、21、28、35、42、40、56、63、70、77、84天	0.3、3、10 mg/kg剂量下 1. C_{max} 分别为15.3±4.3,117.7±5.2,1 265±73 mg/mL 2. AUC分别为41.0±2.9,700.0±76.5,6 374±767 day/mg/L 3. $T_{1/2}$ 分别为3.9±0.7、5.9±1.6、10.6±0.4 day 4. CL分别为5.7±0.2、4.2±0.4、3.7±0.1 mL/kg/d 5. V_{dss} 分别为30.9±6.0、36.8±4.6、54.8±5.7 mL/kg 6. ADA:检测到较高的ADA发生率,如第21天低剂量组所有猴检测到ADA阳性

表26-5　帕博利珠单抗一般毒理学研究结果总结[15]

试验设计	主要毒性结果
食蟹猴24周重复给药及4周恢复期试验 静脉注射,两周一次,剂量:0、6、40、200 mg/kg(GLP)	**眼科**:潜在的虹膜色素增加 **ADA**:6 mg/kg:5/6,200 mg/kg:1/10 **组织病理**:单核/淋巴细胞浸润,涉及18个组织/器官(心肝脾肾等),无剂量相关性,但未观察到有害变化 **结论**:本实验未观察到有害变化

帕博利珠单抗未进行生殖毒性试验。PD-1/PD-L1通路的一个主要功能是维持妊娠母体对胎儿的免疫耐受。在妊娠小鼠模型中阻断PD-L1信号通路会破坏母体对胎鼠的耐受性,增加胎鼠流产。

组织交叉反应试验在人和食蟹猴组织中展开。除胎盘外,人的所有组织均观察到间质染色(颗粒状至纤维状)。食蟹猴试验观察到与骨髓间质、眼睛、胃肠道(结肠、食道、小肠、胃)肾、肺、卵巢、胰腺、外周神经、前列腺、脊髓、脾脏、睾丸、扁桃体、膀胱、子宫和子宫颈强烈结合,此外还观察到晶状体、精子尾巴、神经垂体着色。

26.3.2　纳武利尤单抗

纳武利尤单抗,简称O药,食蟹猴是毒理学相关种属。非临床药代动力学及毒理学代表性实验研究结果见表26-6和表26-7。

除了一般毒性试验外,还展开了食蟹猴的加强围产生殖毒性试验(ePPND)。试验从妊娠初期胎仔的器官形成期起至分娩观察到非剂量依赖性的流产和胎仔死亡率增加,但未见胎仔的发育异常。

组织交叉反应试验在人和食蟹猴组织中展开。结果显示纳武利尤单抗分布于许多组织的淋巴细胞群中,特别是循环血液、乳房、小肠的肠相关淋巴组织、肾、肝、肺、淋巴结、

表 26-6 纳武利尤单抗药代动力学研究结果[16]

试验类型	试 验 设 计	试 验 结 果
亲和力	流式细胞术分析 PD-1 转染的 CHO 细胞	与人和食蟹猴的 PD-1 结合,与大鼠、兔子不结合
猴 PK	共 2 组,组 1:3/性别、组;2:3 只雄性单次静脉注射,剂量:1、10 mg/kg PK 样本采集:0.25、0.5、1、2、4、8、24 h,第 3、7、10、14、21、24、28 天 ADA 样本采集:第 28 天	10 mg/kg 剂量下: 1. C_{max} 分别为 34.3±2.2、346±21.6 $\mu g/mL$ 2. AUC 分别为 4 010±423、47 100±12 400 $\mu g^* h/mL$ 3. $T_{1/2}$ 分别为 124±20.3、261±226 h(以雄猴数据统计) 4. ADA:第 28 天 78% 猴子检测到 ADA 阳性,影响消除半衰期

表 26-7 纳武利尤单抗一般毒理学研究结果总结[16]

试 验 设 计	主 要 毒 性 结 果
食蟹猴 12 周重复给药及 4 周恢复期毒性试验 静脉注射,两周一次,剂量:0、10、50 mg/kg (GLP)	**无动物死亡,无眼科、临检变化** **临观**:零星的腹泻、软便、呕吐 **体重**:与平行对照相比,给药期给药组雄性体重增长缓慢 **ECG**:高剂量组 2 只雌猴出现室性早搏 **ADA**:10 mg/kg:1/12 **IPT**:CD4＋、CD8＋、记忆 T 细胞↑ **组织病理**:弥散性单核细胞浸润,涉及 30 种以上组织/器官(心肝脾肺肾脑),但无毒性靶器官 **结论**:该试验未发现毒性靶器官

脾、卵巢、胰腺、周围神经、前列腺、胸腺、扁桃体,膀胱和子宫。此外,也在腺垂体内分泌细胞观察到。猴的染色分布与人相似。

26.3.3 Cemiplimab

Cemiplimab 是在美国获批上市的第 3 款 PD-1 单抗。食蟹猴是毒理学的相关种属。非临床药代动力学及毒理学代表性实验研究结果见表 26-8 和表 26-9。

表 26-8 Cemiplimab 单抗药代动力学研究结果[17]

试验类型	试 验 设 计	试 验 结 果
亲和力	表面等离子体共振法(surface plasmon resonance, SPR)测定结合力	与人和食蟹猴的 PD-1 具有相似的亲和力,但不结合小鼠或大鼠 PD-1
猴 PK	仅雌猴,共 3 组 单次静脉注射,剂量:1、5、15 mg/kg	5、15 mg/kg 剂量下: 1. C_{max} 分别为 33.3、121、355 $\mu g/mL$ 2. AUC 分别为 168、1 100、3 950 $h^* \mu g/mL$ 3. $T_{1/2}$ 分别为 1.19、2.02、9.85 day 4. CL 分别为 5.99、4.56、3.68 mL/day/kg,Vdss 分别为 37.3、63.4、65.6 mL/kg 5. ADA:在所有猴子上检测到

表 26 - 9　Cemiplimab 一般毒理学研究结果总结[17]

试 验 设 计	主 要 毒 性 结 果
食蟹猴 26 周重复给药及 12 周恢复期毒性试验 静脉输注,每周一次,剂量:0、2、10、50 mg/kg (GLP)	**死亡率:**2 只猴子死亡(10、50 mg/kg 剂量时分别在第 36、92 天死亡),呼吸困难、活动下降,死因均是免疫原性继发性肺出血和水肿 **临床观察:**皮肤变红、脸部变红、干呕、活动下降、呕吐等 **ADA:**低中高剂量组发生率分别为:11/12、4/12、4/12 **组织病理:**单核细胞浸润,涉及 18 组织/器官(肝脾肾脑等),严重程度均为轻度到中度 **结论:**除了中高剂量组 10 mg/kg 和 50 mg/kg 各有 1 只猴子因免疫原性继发性肺出血和水肿死亡外,无其他重大毒性发现

未展开生殖毒性试验。在食蟹猴 13 周的重复给药一般毒性试验中评估了 Cemiplimab 对生育力的影响,结果显示 Cemiplimab 对生育参数或生殖系统无影响。

组织交叉反应试验在人和猴的组织中展开。人组织中的淋巴结、脾脏、扁桃体的人单核白细胞膜都有染色,其他染色的组织有肾、淋巴结、脾脏、胸腺和扁桃体中单核细胞的细胞质成分,脑(小脑和大脑)、眼睛(视网膜)、脑垂体和脊髓中的人类神经胶质细胞的细胞质成分。猴组织:染色的组织包括甲状腺中单核白细胞的质膜,以及以下组织的细胞质成分:膀胱、结肠、小肠、胃、肺、唾液腺、甲状腺、眼睛(视盘)中的胶质细胞、垂体,其他与人组织类似。

26.3.4　Dostarlimab

食蟹猴是 Dostarlimab 的毒理学相关种属。非临床药代动力学及毒理学代表性实验研究结果见表 26 - 10 和表 26 - 11。

表 26 - 10　Dostarlimab 单抗药代动力学研究结果[18]

试验类型	试 验 设 计	试 验 结 果
亲和力	SPR 测定结合力	与人和食蟹猴的 PD - 1 具有相似的亲和力(分别为 1.8 nM 和 1.5 nM),但不结合到小鼠 PD - 1
猴 PK	PK 数据来自食蟹猴 13 周伴随 8 周恢复期毒理试验 每周一次,静脉输注,剂量 0、10、30、100 mg/kg PK 样本采集:0、5 min、1 h、4 h、8 h、24 h、48 h、96 h、168 h 采集 ADA	10、30、100 mg/kg 剂量下: 1. C_{max} 分别为 437、1 080、2 450 μg/mL 2. AUC 分别为 34 500、80 100、212 000 μg^* h/mL(以雄猴第一天数据统计,$T_{1/2}$、CL、V_{dss} 因为相关系数<0.8 或外推超过 20% 而没有列出) 3. ADA:不显著,未见 ADA 相关的毒性

未开展生殖毒性试验。组织交叉反应试验在人和食蟹猴的组织中展开。人组织中淋巴细胞(包括血管内、血管周围、间质和迁移淋巴细胞)的细胞膜和外周血单核细胞均观察到染色。猴组织的染色分布与人相似。

表 26‑11　Dostarlimab 一般毒理学研究结果总结[18]

试 验 设 计	主 要 毒 性 结 果
食蟹猴 13 周重复给药及 8 周恢复期毒性试验 静脉输注，每周一次，剂量：0、10、30、100 mg/kg (GLP)	死亡率：10 mpk 时，1 只猴第 89 天安乐死，由于只在 1 只猴中发现慢性皮肤变化和继发的腹股沟淋巴结肿大，是否与供试品相关不确定，推测作用机制可能是药理作用 临观：≥30 mpk 时，水样便 组织病理：少量单核/混合细胞浸润，涉及 17 个器官/组织（心肝肾等），发生率和严重程度无剂量相关性，推测是药理作用结果。恢复期基本可逆或趋于恢复（仅高剂量组） 结论：除了低剂量组 10 mg/kg 有 1 只猴子死亡外（无剂量相关且死因不确定），无其他明显毒性发现

26.3.5　阿替利珠单抗

食蟹猴和小鼠是阿替利珠单抗（简称 T 药）的毒理学相关种属。但因小鼠在毒理预试验中观察到严重的输液反应，不合适用于一般毒理试验。非临床药代动力学及毒理学代表性试验研究结果见表 26‑12 和表 26‑13。

表 26‑12　阿替利珠单抗药代动力学研究结果[21]

试 验 类 型	试 验 设 计	试 验 结 果
亲和力	平衡结合试验	与人、食蟹猴和小鼠 PD‑L1 结合的亲和力相似，表明所有三种种属均具有药理学相关性
猴 PK	共 3 组，2/性别/组 单次静脉注射，剂量 0.5、5 和 20 mg/kg PK 样本采集：第 1 天（给药后 0.5 和 8 h）、第 2、4、6、8、15、22、29、36、43、50 和 57 天 ADA 样本采集	0.5、5 和 20 mg/kg 剂量下： 1. AUC 分别为 62、830 和 4 680 day* μg/mL 2. C_{max} 分别为 8.6、123 和 610 μg/mL 3. $T_{1/2}$ 为 8～10 天 4. ADA：第 15 天所有动物 ADA 阳性 5. 暴露量：Cmax 和 AUC 随剂量增加而增加，且在整个测试剂量范围内略大于剂量比例

表 26‑13　阿替利珠单抗一般毒理学研究结果总结[21]

试 验 设 计	主 要 毒 性 结 果
食蟹猴 24 周重复给药及 4 周恢复期毒性试验 静脉注射，每周一次，剂量：0、5、15、50 mg/kg (GLP)	临床症状：严重活动减退、运动交错、心律增加，雄性体重增加略有减少 血液学：雌性 50 mg/kg WBC↑ C 反应蛋白：50 mg/kg 的雌性增加约 2.5～3 倍，与多器官动脉炎/动脉周围炎相关 ADA：发生率 21/30 IPT：50 mg/kg 雌性 T 细胞↑ 重要发现：≥15 mg/kg 时，多个器官（涉及心肺肾甲状腺肾上腺肠子宫等 20 多种组织）出现了轻到中度的多灶性动脉炎/动脉外膜炎；雌性月经不调，解剖未形成新的黄体 结论：主要发现为少数猴子出现严重活动减退、体重增加减少等症状，在中高剂量组组织病理学中发现多个组织有多灶性动脉炎/动脉外膜炎

除了一般毒性研究之外,还进行了组织交叉反应和体外溶血试验。组织交叉反应试验显示膜染色仅在人类胎盘的合胞滋养细胞,而质染色见于人淋巴结、胸腺和扁桃体。猴组织仅在淋巴结中发现染色。体外溶血试验结果显示阿替利珠单抗注射液对人血或食蟹猴全血或血浆无溶血作用。

26.3.6　Avelumab

食蟹猴是 Avelumab 的毒理学相关种属。非临床药代动力学及毒理学代表性实验研究结果见表 26-14 和表 26-15。

表 26-14　Avelumab 单抗药代动力学研究结果[19]

试验类型	试验设计	试验结果
亲和力	SPR 法测定结合力	1. 与人、小鼠和食蟹猴 PD-L1 具有相当的亲和力 2. 与犬、大鼠和兔 PD-L1 的亲和力比人的分别低 6、95 或 150 倍
猴 PK	共 3 组猴 单次静脉注射,剂量: 0.8、4、20 mg/kg	0.8 mg/kg、4 mg/kg、20 mg/kg 剂量下: 1. C_{max} 分别为 19、98、474 μg/mL 2. AUC 分别为 807、3 270、31 100 μg*h/mL 3. $T_{1/2}$ 分别为 32、33、64 h 4. CL 分别为 1、1.2、0.8 mL/hr/kg

表 26-15　Avelumab 一般毒理学研究结果总结[19]

试　验　设　计	主　要　毒　性　结　果
食蟹猴 13 周重复给药及 8 周恢复期毒性试验 静脉注射,每周一次,剂量:0、20、60、140 mg/kg (GLP)	**组织病理:** 仅注射部位有局部毒性。高剂量组动物注射部位的炎症发生率也增加(可恢复) **结论:** 本实验未观察到有害变化

除了一般毒性研究外,还在人和猴的组织中进行了组织交叉反应试验和体外细胞因子释放试验。组织交叉分应试验结果显示脂肪细胞、巨核细胞、卵巢颗粒细胞和睾丸间质细胞着色仅见于人的组织,而卵巢基质细胞和卵母细胞染色仅见于食蟹猴。体外细胞因子释放试验结果显示 Avelumab 导致 TNF-α 增加 5~7 倍。

26.3.7　度伐利尤单抗

度伐利尤单抗是在中国上市的第一款 PD-L1 抑制剂。食蟹猴是毒理学相关种属。非临床药代动力学及毒理学代表性实验研究结果见表 26-16 和表 26-17。

表 26‑16 度伐利尤单抗药代动力学研究结果[20]

试验类型	试验设计	试验结果
亲和力	/	与人和食蟹猴的 PD‑L1 结合的亲和力值分别为 22 和 78 pM
序列同源性	/	1. hB7‑H1(人)的氨基酸序列与 cynoB7‑H1(食蟹猴)、rB7‑H1(恒河猴)和 mB7‑H1(小鼠)的同源性分别为 96%、74% 和 74% 2. 人和食蟹猴 B7‑H1 之间高度相似的氨基酸序列,表明将与食蟹猴 B7‑H1 结合
猴 PK	未开展单独的 PK 试验,PK 数据均为一般毒理学试验中伴随开展的 TK 数据的汇总	15、30 和 100 mg/kg 剂量下: 1. AUC 分别为 6 040、10 900 和 34 900 μg‑d/mL 2. C_{max} 分别为 1 380、2 190 和 7 470 μg/mL 3. $T_{1/2}$ 为 4～13 天 4. 重复给药后存在蓄积,无性别差异 5. ADA:第 15 天大部分猴子检测到 ADA 阳性,影响消除半衰期 6. 暴露量:30/15～200/100 mg/kg 时,AUC 以近似与剂量成比例的方式增加

表 26‑17 度伐利尤单抗一般毒理学研究结果总结[20]

试验设计	主要毒性结果
食蟹猴 13 周重复给药及 8 周恢复期毒性试验 静脉注射,每周一次,剂量:0、15、30、100 mg/kg(GLP)	**ADA**:到第 15 天,在所有剂量组,大多数动物体内都检测到抗药物抗体,然而,在剂量<60/30 mg/kg 时,只有 25% 的动物受到影响 **组织病理**:淋巴结(腰椎、肠系膜和下颌)、胸腺和右隐静脉(注射部位)。仅在附睾、子宫、肺和支气管观察到炎症浸润。在恢复期结束时,病变消退或严重程度和/或发病率降低。胸腺被认为是毒性靶器官 **备注**:度伐利尤单抗与重组人 PD‑L1 的结合亲和力约为猴同源物的 3 倍,因此,动物数据可能低估了对人的潜在毒性 **结论**:NOAEL 为 100 mg/kg

除了一般毒性的研究之外,还进行了食蟹猴的生殖毒性试验组织交叉反应试验,其结果总结如下。

生殖毒性试验:度伐利尤单抗展开了加强围产期生殖毒性试验(ePPND)。试验观察到药物相关的妊娠损失增加,活产指数出现非剂量相关性下降,另外还观察剂量相关的新生儿死亡率增加。

组织交叉反应试验:人和猴的组织染色基本相似,猴的输卵管上皮有膜和细胞质染色,而人的垂体上皮有细胞质染色。

26.3.8 伊匹木单抗

伊匹木单抗(简称 Y 药)是全球首个上市的 CTLA‑4 抑制剂。食蟹猴是毒理学的相关种属。非临床药代动力学及毒理学代表性实验研究结果见表 26‑18 和表 26‑19。

表 26-18　伊匹木单抗药代动力学研究结果[22]

试验类型	试　验　设　计	试　验　结　果
亲和力	流式细胞荧光分选（fluorescence activated cell sorting, FACS）技术检测多种属间的交叉反应性	伊匹单抗可与恒河猴的 CTLA-4 靶点结合，但不结合小鼠或大鼠 CTLA-4
	FACS 检测结合能力	伊匹单抗与人淋巴细胞结合能力较强（15%～35%），可与猴淋巴细胞结合，不与小鼠或兔淋巴细胞结合，与大鼠淋巴细胞极少结合（≤1.8%）
猴 PK	未开展单独的 PK 试验，PK 数据均为一般毒理学试验中伴随开展的 TK 数据的汇总。	1. 单次静脉注射 10 mg/kg 后第 28 天：$T_{1/2}=203\pm63$ h 2. 单次静脉注射 10 mg/kg 后第 9 周：$T_{1/2}=339\pm112$ h 3. $V_{dss}=40\sim70$ mL/kg 4. 暴露量和剂量呈比例增长或高于剂量比；重复给药后可见蓄积（给药频率为每周给药 1 次或高于每周给药 1 次）

表 26-19　伊匹木单抗一般毒理学研究结果总结[22]

试　验　设　计	主　要　毒　性　结　果
食蟹猴 4 周重复给药及 9 周恢复期毒性试验 静脉注射，每周 1 次，共 4 次，剂量：0、10 mg/kg（GLP）	**脏器称重**：雄性动物脾脏重量↓ **T 细胞依赖性抗体效应**：升高的抗体滴度与血蓝蛋白相关 **组织病理学**：伊匹木单抗与多器官浸润发生率和/或严重程度增加相关（"淋巴细胞浸润"以及"淋巴组织细胞浸润"） **结论**：10 mg/kg 下无异常体内指标变化，组织病理发现多器官淋巴相关性细胞浸润增加

除了一般毒性研究外，还进行了生殖毒性试验和组织交叉反应试验，其结果总结如下。

生殖毒性试验：伊匹木单抗展开了加强围产期毒性试验（ePPND）。试验观察到药物相关的胎儿早产、流产、死产及新生儿死亡增加。

组织交叉反应试验在人、猴、小鼠、大鼠和兔组织中展开。试验结果显示人的胃肠道、淋巴系统和皮肤的淋巴细胞上、胎盘结缔组织有染色；猴组织的染色与人组织结果一致，但猴多了卵巢结缔组织的着色；小鼠、大鼠、兔组织无染色。

26.3.9　Tremelimumab

Tremelimumab 是 2022 年上市的 CTLA-4 抑制剂。食蟹猴是毒理学的相关种属。非临床药代动力学及毒理学代表性实验研究结果见表 26-20 和表 26-21。

除了一般毒性研究外，还进行了生殖毒性试验和组织交叉反应试验，其结果总结如下。

生殖毒性试验：猴的胚胎胎仔毒性试验未发现药物相关的任何生殖毒性，包括着床前流产、流产、胎儿或胚胎死亡、胎盘重量、胎儿生长、器官重量、内外脏器以及骨骼发育等。

表 26 - 20　Tremelimumab 单抗药代动力学研究结果[23]

试验类型	试验设计	试验结果
亲和力	ELISA 检测 Tremelimumab 单抗对 CTLA - 4、CD28、CD86 以及 lgG1 的选择性	Tremelimumab 对 CTLA - 4 显示出＞500 倍的高选择性
	SPR 检测替西木单抗对人和食蟹猴 CTLA - 4 的结合能力	Tremelimumab 与人和食蟹猴 CTLA - 4 的 KD 值分别为 0.28 nM 和 0.98 nM
猴 PK	共 3 组,3/性别/组 单次静脉注射,剂量:10、30、100 mg/kg	1. 未见性别差异 2. 单次静脉注射 10 mg/kg 后,C_{max}=190.84 μg/mL(雄)、311.48 μg/mL(雌);AUC=27 600 μg*hr/mL(雄)、30 500 μg*hr/mL(雌);T_{max}=2 h(雄)、0.8 h(雌) 3. 单次静脉注射 30 mg/kg 后,C_{max}=755.74 μg/mL(雄)、620.99 μg/mL(雌);AUC=75 100 μg*hr/mL(雄)、58 600 μg*hr/mL(雌);T_{max}=0.08 h(雄)、8.05 h(雌) 4. 单次静脉注射 100 mg/kg 后,C_{max}=2 265.41 μg/mL(雄)、3 669.19 μg/mL(雌);AUC=213 000 μg*hr/mL(雄)、206 000 μg*hr/mL(雌);T_{max}=0.08 h(雄)、0.08 h(雌)

表 26 - 21　Tremelimumab 一般毒理学研究结果总结[23]

试验设计	主要毒性结果
食蟹猴 6 个月重复给药及 99 天恢复期毒性试验 静脉滴注,每周一次,剂量:0、5、15、50 mg/kg (GLP)	**因 50 mg/kg 剂量组中出现严重的毒性反应,该剂量组动物仅给药 5~7 周** **死亡率**:50 mg/kg 剂量组所有雄性和雌性动物非计划死亡,该剂量组动物临床观察中发现腹泻、皮肤及眼科的异常 **临床观察**:所有给药剂量组中均发现腹泻、皮肤及眼科异常,且异常发生率和严重程度呈剂量依赖性 **血液学**:第 15 天:淋巴细胞及白细胞升高,血清白/球蛋白、白蛋白和球蛋白变化;第 170 天:促甲状腺激素及甲状腺素的降低(15 mg/kg)及升高(50 mg/kg),总三碘甲状腺氨酸的降低(15 mg/kg 雌)及升高 **IPT**:第 15 天:CD3＋、CD3＋CD4＋、CD3＋CD8＋↑ **脏器重量**:脑重量降低及肝重量升高 **组织病理学**:多组织炎症(盲肠、结肠、十二指肠、肾脏、肝脏、胰腺、甲状旁腺、唾液腺、皮肤、胃、甲状腺),以及多组织淋巴样增生(腋下、肠系膜、脾脏)、胰腺腺泡、皮肤滤泡和甲状腺萎缩 **结论**:50 mg/kg 出现严重毒性,为不耐受剂量

组织交叉反应试验:在人和食蟹猴的组织中开展了组织交叉反应试验。试验结果显示 Tremelimumab 在人的扁桃体、淋巴结、脾脏、胸腺、小肠和结肠中黏液相关的淋巴组织及甲状腺中淋巴细胞中都有染色,在食蟹猴的组织中的染色与人基本相似。

对已上市的 PD-1、PD-L1 和 CTLA-4 共 9 款 ICIs 的非临床研究内容总结如下。

相关种属:9 款 ICIs 的相关种属均为食蟹猴。相关种属的判断依据主要是靶点序列的同源性、结合活性和亲和力、体外细胞活性或体内功能指标等。以纳武利尤单抗和伊匹木单抗种属选择为例,纳武利尤单抗通过采用 SPR 检测到与人和猴的亲和力接近;采用流式细胞术检测到该产品可与激活的食蟹猴淋巴细胞 PD-1 结合,与激活的大鼠和兔淋巴细胞 PD-1 未见结合。基于上述结果认为食蟹猴为相关种属。对于伊匹木单抗,非人灵长类动物是唯一的药理学相关种属,且食蟹猴和人的 TCR 试验结果相似。采用流式细胞术检测了该产品与恒河猴的 CTLA-4 结合,与小鼠和大鼠不结合;体外激活和细胞表面结合试验结果显示,该产品与小鼠和兔的淋巴细胞均不结合,与大鼠 CD3+ T 淋巴细胞结合阳性率仅为 0.3%~1.8%,而猴为 15%~35%。因此选择猴作为相关动物种属开展安全性评价研究。

TCR:9 款 ICIs 均在猴和人上开展了 TCR 实验。

安全药理:安全药理学试验均伴随在长毒中开展。

生殖毒理:9 款 ICIs 中的 4 款药物开展了部分生殖毒实验。PD-1/PD-L1 通路的一个主要功能是维持妊娠母体对胎儿的免疫耐受。在 Petroff M. 等的研究中提到在妊娠小鼠模型中,阻断 PD-L1 信号通路会破坏母体对胎鼠的耐受性,增加胎鼠流产[24]。帕博利珠单抗没有开展生殖毒实验,而是提供文献支持,获得了 FDA 的认可。在纳武利尤单抗实验中,食蟹猴产前、产后发育和 6 个月的产后评估生殖毒性试验中,从妊娠初期的器官形成期起至分娩,可见非剂量依赖性地增加流产和胎仔死亡率,实验结果与文献报道一致。

其他未开展的试验有遗传毒理和致癌性试验。

26.4　临床安全性

对已上市的 4 款 PD-1、3 款 PD-L1 和 2 款 CTLA-4 抑制剂药物的临床安全性进行总结。

根据 FDA 审评资料公布的说明书信息[25-28],对 4 款 PD-1 单抗药物(帕博利珠单抗、纳武利尤单抗、Cemiplimab 和 Dostarlimab)的临床安全性进行了汇总分析。

26.4.1　帕博利珠单抗

555 例不可切除或转移性的黑色素瘤患者接受了帕博利珠单抗治疗,9% 的患者由于不良反应导致永久停药。21% 的患者由于不良反应中断治疗,最常见(≥1%)的导致中断治疗的不良反应是腹泻。≥10% 的不良反应主要包括疲劳、皮疹、白癜风、关节痛、背痛、咳嗽、呼吸困难、食欲降低、头痛等。大部分不良反应为轻至中度(1 级或 2 级)。

636 例未经治疗的非小细胞肺癌患者接受了帕博利珠单抗治疗,19% 的患者由于不良反应导致永久停药。33% 的患者由于不良反应中断治疗,最常见(≥2%)的导致中断治疗的不良反应是肺炎、肺部感染、甲状腺功能减退和 ALT 升高。最常见(≥2%)的严重不良反应为肺炎、肺部感染、肺栓塞和胸腔积液。

26.4.2　纳武利尤单抗

268 例不可切除或转移性的黑色素瘤患者接受了纳武利尤单抗治疗,9% 的患者由于不良反应导致永久停药。严重不良反应发生率为41%。26%的患者由于不良反应中断治疗,最常见的3级和4级不良反应(2%~5%)包括腹痛、低钠血症、AST升高和脂肪酶升高。最常见的不良反应(≥20%)是皮疹。

418例转移性非小细胞肺癌患者接受了纳武利尤单抗治疗,11%的患者由于不良反应导致永久停药。严重不良反应发生率为46%。28%的患者由于不良反应延迟治疗。最常见的严重不良反应为(≥2%)包括肺炎、肺栓塞、呼吸困难、发热、胸膜渗出和呼吸障碍。最常见的不良反应(≥20%)包括疲劳、肌肉骨骼痛、咳嗽、呼吸困难和食欲下降。

26.4.3　Cemiplimab

219例晚期皮肤鳞状细胞癌患者接受了Cemiplimab治疗,8%的患者由于不良反应导致永久停药。严重不良反应发生率为35%。最常见的(≥20%)的不良反应为疲劳、皮疹、腹泻、肌肉骨骼疼痛和恶心。最常见的3级或4级不良反应(≥2%)为蜂窝组织炎、贫血、高血压、肺炎、肌肉骨骼疼痛、疲劳、肺炎、败血症、皮肤感染和高钙血症。最常见的(≥4%)从基线恶化的3级或4级实验室异常为淋巴细胞减少、贫血、低钠血症和低磷血症。

355例局部晚期或转移性的非小细胞肺癌患者接受了Cemiplimab治疗,6%的患者由于不良反应导致永久停药。严重不良反应发生率为28%。最常见的严重不良反应(≥2%)为肺炎和肺部感染。≥10%的不良反应主要包括肌肉骨骼痛、皮疹、贫血、疲劳、食欲下降、肺炎和咳嗽。

26.4.4　Dostarlimab

150例晚期或复发的子宫内膜癌患者接受了Dostarlimab治疗,10%的患者由于不良反应导致永久停药。严重不良反应发生率为38%。严重不良反应(>2%)为尿路感染、败血症、急性肾损伤和腹痛。28%的患者由于不良反应中断治疗。最常见的不良反应(≥20%)为疲劳/乏力、贫血、皮疹、恶心、腹泻、便秘和呕吐。最常见的3级或4级不良反应(≥2%)是贫血、转氨酶升高、尿路感染、疲劳/虚弱和腹泻。

267例复方或晚期实体瘤患者接受了Dostarlimab治疗,9%的患者由于不良反应导致永久停药。严重不良反应发生率为34%。>2%的严重不良反应为腹痛、败血症和急性肾损伤。23%的患者由于不良反应中断治疗。最常见的不良反应(≥20%)为疲劳/乏力、贫血、腹泻和恶心。最常见的3级或4级不良反应(≥2%)是贫血、疲劳/虚弱、转氨酶升高、败血症和急性肾损伤。

综上所述,4款PD-1抑制剂单抗药物(帕博利珠单抗、纳武利尤单抗、Cemiplimab和Dostarlimab)在临床上的最常见的不良反应主要包括疲劳、恶心、腹泻、便秘、呕吐、皮疹、瘙痒、肌痛、食欲减退、尿路感染和发热等。大多数不良反应和实验室检查异常为轻至中度(1级或2级)。根据上述临床症状所属的器官系统,临床不良反应总结见表26-22。

表 26-22　PD-1 单抗临床不良反应总结[25][26][27][28]

临床安全性		帕博利珠单抗	纳武利尤单抗	Cemiplimab	Dostarlimab
警告和注意事项	感染及侵染	免疫相关性肺炎	免疫相关性肺炎	免疫相关性肺炎	免疫相关性肺炎
	胃肠系统疾病	免疫相关性肠炎	免疫相关性结肠炎	免疫相关性结肠炎	免疫相关性结肠炎
	肝胆系统疾病	免疫相关性肝炎	免疫相关性肝炎	免疫相关性肝炎	免疫相关性肝炎
	内分泌疾病	免疫相关性内分泌疾病	免疫相关性内分泌疾病	免疫相关性内分泌疾病	免疫相关性内分泌疾病
	肾脏及泌尿系统疾病	免疫相关性肾炎伴肾功能不全	免疫相关性肾炎伴肾功能不全	免疫相关性肾炎伴肾功能不全	免疫相关性肾炎伴肾功能不全
	皮肤及皮下组织类疾病	免疫相关性皮肤不良反应	免疫相关性皮肤不良反应	免疫相关性皮肤不良反应	免疫相关性皮肤不良反应
	其他	临床提示以下风险：免疫相关性实体器官移植排斥反应、异基因造血干细胞移植并发症、输液相关反应、胚胎-胎儿毒性	临床提示以下风险：输液相关反应、异基因造血干细胞移植并发症、胚胎-胎儿毒性	临床提示以下风险：免疫相关性实体器官移植排斥反应、异基因造血干细胞移植并发症、输液相关反应、胚胎-胎儿毒性	临床提示以下风险：免疫相关性实体器官移植排斥反应、异基因造血干细胞移植并发症、输液相关反应、胚胎-胎儿毒性
最常见临床不良反应	不良反应	疲劳、肌肉骨骼疼痛、皮疹、腹泻、发热、咳嗽、食欲下降、瘙痒、呼吸困难、便秘、疼痛、腹痛、恶心、甲状腺功能减退	疲劳、皮疹、肌肉骨骼疼痛、瘙痒、腹泻、恶心、乏力、咳嗽、呼吸困难、便秘、食欲减退、背痛、关节痛、上呼吸道感染、发热、头痛、腹痛、呕吐、尿路感染	肌肉骨骼疼痛、疲劳、皮疹、腹泻	疲劳/乏力、贫血、腹泻和恶心

　　根据 FDA 审评资料公布的说明书信息[29-31]，对 3 款 PD-L1 单抗药物（阿替利珠单抗、Avelumab 和度伐利尤单抗）的临床安全性进行了汇总分析。

26.4.5　阿替利珠单抗

　　495 例早期非小细胞肺癌患者接受了阿替利珠单抗治疗，18% 的患者由于不良反应导致永久停药。严重不良反应发生率为 18%。>1% 的严重不良反应为肺炎、肺部感染和发热。29% 的患者由于不良反应中断治疗。≥10% 的不良反应主要包括皮疹、瘙痒、甲状腺功能减退、咳嗽、发热、疲劳、周围神经病变、肌肉骨骼痛和关节痛。

　　49 例不可切除或转移性的腺泡状软组织肉瘤患者接受了阿替利珠单抗治疗，严重不良反应发生率为 41%。严重不良反应（>2%）为疲劳、四肢疼痛、肺出血和肺炎。35% 的患者由于不良反应中断治疗。≥15% 的不良反应主要包括疲劳、发热、感冒、恶心、呕吐、便秘、腹泻、腹痛、食欲下降、咳嗽、呼吸困难、肌肉骨骼痛、皮疹、头痛等。

26.4.6　Avelumab

　　88 例转移性默克尔细胞癌患者接受了 Avelumab 治疗，7% 的患者由于不良反应导致永久停药。21%的患者由于不良反应暂时中断治疗。最常见的导致中断治疗的不良反应是贫血。超过1例患者中发生的严重不良反应包括急性肾损伤、贫血、腹痛、肠梗阻、虚弱、蜂窝组织炎。最常见的不良反应（≥20%）包括疲劳、肌肉骨骼痛、腹泻、恶心、输注相关反应、皮疹、食欲下降和外周水肿。

26.4.7　度伐利尤单抗

475例Ⅲ期非小细胞肺癌患者接受了度伐利尤单抗治疗，15%的患者由于不良反应导致永久停药。严重不良反应发生率为29%。最常见的严重不良反应（≥2%）为肺炎和肺部感染。最常见的不良反应（≥20%）包括咳嗽、乏力、肺炎或放射性肺炎、上呼吸道感染、呼吸困难、皮疹。

综上所述，3款PD-L1单抗在临床上最常见的不良反应主要包括疲乏、皮疹、咳嗽、呼吸困难和发热等。大多数不良反应和实验室检查异常为轻至中度（1级或2级）。根据上述临床症状所属的器官系统，临床不良反应见表26-23。

表26-23　PD-L1单抗临床不良反应总结[29-31]

临床安全性		阿替利珠单抗	Avelumab	度伐利尤单抗
警告和注意事项	感染及侵染	免疫相关性肺炎	免疫相关性肺炎	免疫相关性肺炎
	胃肠系统疾病	免疫相关性结肠炎	免疫相关性结肠炎	免疫相关性结肠炎
	肝胆系统疾病	免疫相关性肝炎	免疫相关性肝炎	免疫相关性肝炎
	内分泌疾病	免疫相关性内分泌疾病	免疫相关性内分泌疾病	免疫相关性内分泌疾病
	肾脏及泌尿系统疾病	免疫相关性肾炎伴肾功能不全	免疫相关性肾炎伴肾功能不全	免疫相关性肾炎伴肾功能不全
	消化系统疾病	—	—	免疫相关性胰腺炎
	皮肤及皮下组织类疾病	免疫相关性皮肤不良反应	免疫相关性皮肤不良反应	免疫相关性皮肤不良反应
	其他	临床提示以下风险：免疫相关性实体器官移植排斥反应、异基因造血干细胞移植的并发症、输液相关反应、胚胎-胎儿毒性	临床提示以下风险：免疫相关性实体器官移植排斥反应、异基因造血干细胞移植的并发症、输液相关反应、胚胎-胎儿毒性、主要心血管不良事件	临床提示以下风险：免疫相关性实体器官移植排斥反应、异基因造血干细胞移植的并发症、输液相关反应、胚胎-胎儿毒
最常见临床不良反应	不良反应	疲劳、虚弱、食欲下降、恶心、咳嗽和呼吸困难等	疲劳、肌肉骨骼疼痛、腹泻、恶心、输液相关反应、皮疹、食欲下降等	咳嗽、疲劳、肺炎、放射性肺炎、上呼吸道感染、呼吸困难和皮疹

根据 FDA 审评资料公布的说明书信息[32, 33]，对 2 款 CTLA-4 抑制剂（伊匹木单抗和 Tremelimumab）的临床安全性进行了汇总分析。

26.4.8　伊匹木单抗

131 例不可切除或转移性的黑色素瘤患者接受了伊匹木单抗治疗，10％的患者由于不良反应导致永久停药。3～5 级（≥2％）的不良反应为疲劳、腹泻、结肠炎和皮疹。最常见的不良反应（≥20％）包括疲劳、腹泻、皮疹和瘙痒。

26.4.9　Tremelimumab

388 例不可切除的肝细胞癌患者接受了 Tremelimumab 和度伐利尤单抗联合治疗，14％的患者由于不良反应导致永久停药。35％的患者由于不良反应中断治疗或延迟治疗。严重不良反应发生率为 41％。＞1％的严重不良反应包括出血、腹泻、败血症、肺炎、皮疹、呕吐、急性肾损伤和贫血。最常见的不良反应（≥20％）包括疲劳、腹泻、皮疹、瘙痒、肌肉骨骼痛和腹痛。

综上所述，2 款 CTLA-4 抑制剂（伊匹木单抗和 Tremelimumab）在临床上的最常见不良反应主要包括疲劳、腹泻、瘙痒、皮疹、结肠炎等。大多数不良反应和实验室检查异常为轻至中度（1 级或 2 级）。根据上述临床症状所属的器官系统，临床不良反应见表 26-24。

表 26-24　CTLA-4 单抗不良反应表格总结[32][33]

临床安全性		伊匹木单抗	Tremelimumab
警告和注意事项	感染及侵染	免疫相关性肺炎	免疫相关性肺炎
	胃肠系统疾病	免疫相关性肠炎	免疫相关性结肠炎
	肝胆系统疾病	免疫相关性肝炎	免疫相关性肝炎
	内分泌疾病	免疫相关性内分泌疾病	免疫相关性内分泌疾病
	肾脏及泌尿系统疾病	免疫相关性肾炎伴肾功能不全	免疫相关性肾炎伴肾功能不全
	其他	异基因造血干细胞移植的并发症；输液相关反应；胚胎-胎儿毒性	免疫相关的胰腺炎、皮肤不良反应、输液相关反应；胚胎-胎儿毒性
最常见临床不良反应	不良反应	疲劳、腹泻、瘙痒、皮疹、结肠炎、恶心、呕吐、头痛、体重下降、发热、食欲下降、失眠	皮疹、腹泻、乏力、瘙痒、肌肉骨骼疼痛、腹痛、疲劳、恶心、食欲减退

根据《免疫治疗的毒性管理：ESMO 诊断、治疗及随访临床实践指南》以及以上靶点临床安全性结果总结[34]，ICIs 的毒性主要包括免疫相关的皮肤毒性、内分泌疾病、肝脏毒性、胃肠道毒性、肺炎及罕见的免疫相关毒性（神经系统毒性、心脏毒性、风湿免疫毒性、肾毒性、眼毒性）等。这些毒性的具体内容、发生率及严重程度总结如下。

（1）免疫相关皮肤毒性

多表现为早发型不良反应（发生于治疗开始后的前几周），是 CTLA-4 和 PD-1 单抗抑制剂最常见的不良事件，发生率为 34%～45%。皮肤相关不良反应多数较轻，严重的皮肤不良反应较为罕见，一般不需要停止治疗和药物减量。

最常见的皮肤不良反应是皮疹、瘙痒及白癜风，白癜风常见于黑色素瘤患者，其他更少见的有斑秃、口腔炎、皮肤干燥症和光敏感。白癜风可能与疗效有关。

（2）免疫相关的内分泌疾病

免疫相关内分泌疾病主要包括甲状腺疾病、垂体炎、1 型糖尿病、肾上腺功能不全等。

CTLA-4 单抗药物引起甲状腺功能障碍的发生率为 1%～5%。PD-1 或抗 PD-L1 单抗治疗时，甲状腺功能紊乱发生率为 5%～10%；免疫联合治疗时，甲状腺疾病的发生率增加至 20%，但这些不良反应分级很少超过 2 级。垂体炎多发生于接受 CTLA-4 单抗药物治疗的患者中，发生率随着治疗剂量的增加而增加（1%～16%）。

（3）免疫相关肝脏毒性

免疫相关肝炎通常发生于治疗后 8～12 周，最常见于 CTLA-4 单抗，接受常规剂量伊匹木单抗、纳武利尤单抗和帕博利珠单抗单药治疗的患者肝炎发生率为 5%～10%（其中 3 级反应发生率为 1%～2%）。伊匹木单抗 3 mg/kg 和纳武利尤单抗 1 mg/kg 联合治疗的患者肝炎发生率为 25%～30%（其中 3 级反应发生率为 15%）。

（4）免疫相关的胃肠道毒性

免疫相关的胃肠道毒性是最常见的不良反应之一，主要表现为腹泻、结肠炎/小肠炎，发生率高达 30%～50%，该类 3、4 级不良反应是导致 ICIs 治疗中断的最常见原因。根据现有研究，CTLA-4 单抗的胃肠道不良反应发生风险远高于 PD-1/PD-L1 单抗，并且可发生于治疗过程中的任意时间，甚至治疗结束后数月。而 PD-1、PD-L1 单抗的胃肠道不良反应发生的中位时间为用药后 3 个月。以上两类药物的联合使用会增加胃肠道不良反应的发生风险，并导致发生时间提前。

（5）免疫相关肺炎

发生率较低，仅为 2%～5%。

（6）罕见的免疫相关毒性

罕见的免疫相关毒性包括神经系统毒性、心脏毒性、风湿免疫毒性、肾毒性等方面。有 1%～12% 的报道率，且更倾向发生于联合治疗的患者。

ICIs 多作用于免疫细胞较多、免疫反应活跃的器官，尤其是与外界环境密切接触的一些开放性器官，如皮肤、黏膜丰富的消化道、呼吸道，因为皮肤和黏膜是抵抗外来微生物感染的重要屏障，免疫反应非常活跃。

ICIs 可以导致自身免疫抗体增多，增多的抗体会在全身血液中游走，沉积到人体的各个器官，较常见的器官有肝脏（含丰富的免疫细胞而且产生各种免疫球蛋白）、肾脏（抗原抗体复合物易沉积的器官),以及内分泌系统(甲状腺、肾上腺、垂体等)。

ICIs 还可能在心脏、血液系统、神经系统、眼部等聚集,从而产生了一些比较少见的不良反应。但少见并不代表不严重,如安硕研等报道虽然临床试验报告中引起心脏损伤的概率不大,但是致死率高达 40%[35]。图 26-7 总结了 ICIs 可能引起的人体常见的炎症及发生器官。

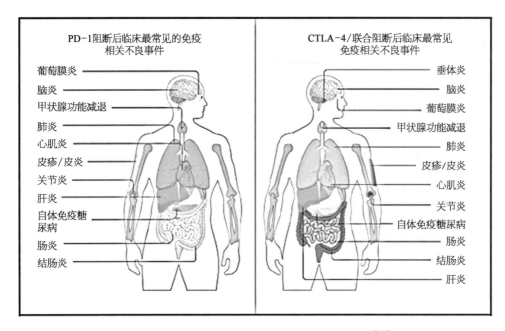

图 26-7　PD-1/L1 或 CTLA-4 抗体的炎症毒性[16]

26.5　靶点安全性综合分析

26.5.1　非临床和临床安全性关联分析

1. PD-1 非临床和临床安全性关联分析

4 款 PD-1 抑制剂在非临床上观察到的皮肤变红、呕吐、腹泻等变化,在临床上都可观察到,但临床上的发生频率更高。疲劳、肌痛、咳嗽等临床症状在动物上未见反馈。临床上食欲减退和发热的发生频率较高,但在临床前没有明显的变化。动物上均发现炎症细胞浸润增加,最多的涉及 30 多种组织/器官,人体免疫相关的不良反应炎症,几乎出现在所有的组织中,具有高度的关联性和一致性。非临床和临床安全性关联分析详见表 26-25。

2. PD-L1 非临床和临床安全性关联分析

PD-L1 抑制剂的非临床研究能对一部分临床毒性起到预测作用。非临床和临床安全性关联分析见表 26-26。

表 26 - 25　PD - 1 抑制剂非临床和临床安全性关联分析

主要系统		帕博利珠单抗	纳武利尤单抗	Cemiplimab	Dostarlimab
胃肠系统	非临床	大肠绒毛血管周细胞浸润	胃、十二指肠、直肠单核细胞浸润,回肠出血	胃充血/出血、盲肠混合细胞炎症、结肠充血	胃上皮黏膜变性/再生
	临床	免疫相关性肠炎	免疫相关性结肠炎	免疫相关性结肠炎	免疫相关性结肠炎
	关联性	关联性较强,4 种药物均出现腹泻、恶心,均存在胃肠道毒性			
肝胆系统	非临床	肝脏细胞浸润增多	肝细胞空泡化、单核细胞浸润	肝脏轻度混合细胞炎症,肝细胞变性、坏死	肝脏混合细胞浸润
	临床	免疫相关性肝炎	免疫相关性肝炎	免疫相关性肝炎	免疫相关性肝炎
	关联性	关联性较强,4 种药物均出现肝脏炎症			
肾脏系统	非临床	肾脏细胞浸润增多	肾脏单核细胞浸润	肾小管出血、再生	肾脏单核细胞浸润
	临床	免疫相关性肾炎伴肾功能不全	免疫相关性肾炎伴肾功能不全	免疫相关性肾炎伴肾功能不全	免疫相关性肾炎伴肾功能不全
	关联性	关联性较强,4 种药物均出现肾脏炎症			
内分泌系统	非临床	甲状腺、甲状旁腺、垂体细胞浸润	甲状腺肥大、单核细胞浸润	肾上腺矿化	肾上腺皮质肥大/增生
	临床	免疫相关性内分泌疾病	免疫相关性甲状腺功能减退和甲状腺功能亢进	免疫相关性内分泌疾病	免疫相关性内分泌疾病
	关联性	关联性较强,4 种药物均出现内分泌相关症状			
呼吸系统	非临床	肺混合炎症细胞浸润	肺部单核细胞浸润、肉芽炎症	/	肺部单核细胞浸润
	临床	免疫相关性肺炎	免疫相关性肺炎	免疫相关性肺炎	免疫相关性肺炎
	关联性	关联性较强,有 3 种药物出现肺炎			

表 26 - 26　PD - L1 抑制剂非临床和临床安全性关联分析

主要系统		阿替利珠单抗	Avelumab	度伐利尤单抗
感染及侵染	非临床	肺组织单核细胞浸润	/	肺、支气管组织炎症细胞浸润
	临床	免疫相关性肺炎	免疫相关性肺炎	免疫相关性肺炎
	关联性	存在关联,除了 Avelumab,其余药物临床前都出现了肺部病理变化,与临床表现较为一致		
胃肠系统	非临床	胃、肠等组织动脉炎/动脉外膜炎	/	/
	临床	免疫相关性结肠炎	免疫相关性结肠炎	免疫相关性结肠炎
	关联性	有一定关联,如阿替利珠单抗临床前毒性反应与临床表现较为一致		

续　表

主要系统		阿替利珠单抗	Avelumab	度伐利尤单抗
肝胆系统	非临床	胆囊等组织动脉炎/动脉外膜炎	/	/
	临床	免疫相关性肝炎	免疫相关性肝炎	免疫相关性肝炎
	关联性	有一定关联,如阿替利珠单抗临床前毒性反应与临床表现较为一致。其余药物并未很好地提示临床反应		
内分泌	非临床	肾上腺、淋巴结、甲状旁腺、甲状腺等组织动脉炎/动脉外膜炎和/或淋巴细胞浸润,垂体空泡化	/	淋巴结、胸腺组织病变
	临床	免疫相关性内分泌病	免疫相关性内分泌病	免疫相关性内分泌疾病
	关联性	存在关联,除了 Avelumab,其余药物临床前都出现了内分泌系统病理变化,与临床表现较为一致		
肾脏及泌尿系统	非临床	肾脏、膀胱等组织动脉炎/动脉外膜炎	/	/
	临床	免疫相关性肾炎伴肾功能不全	免疫相关性肾炎伴肾功能不全	免疫相关性肾炎伴肾功能不全
	关联性	有一定关联,如阿替利珠单抗临床前毒性反应与临床表现较为一致。其余药物并未很好地提示临床反应		
消化系统	非临床	胰腺组织动脉炎/动脉外膜炎	/	/
	临床	/	/	免疫相关性胰腺炎
	关联性	无关联,临床前的研究数据不能很好地提示临床反应		
皮肤及皮下组织	非临床	皮肤/皮下组织动脉炎/动脉外膜炎	/	/
	临床	免疫相关性皮肤不良反应	免疫相关性皮肤不良反应	免疫相关性皮肤不良反应
	关联性	有一定关联,如阿替利珠单抗临床前毒性反应与临床表现较为一致。其余药物并未很好地提示临床反应		
其他	非临床	白细胞增加、C反应蛋白上升、雌性出现不形成黄体等现象	注射部位的炎症发生率增加	右隐静脉(注射部位)病变;附睾、子宫观察到炎症浸润
	临床	免疫相关性实体器官移植排斥反应、异基因造血干细胞移植的并发症、输液相关反应	免疫相关性实体器官移植排斥反应、异基因造血干细胞移植的并发症、输液相关反应	免疫相关性实体器官移植排斥反应、异基因造血干细胞移植的并发症、输液相关反应
	关联性	从临床前的毒性提示可能存在注射部位毒性,这与在临床上的表现也较为一致		

　　值得注意的是动物的组织病理变化和人的系统器官变化。食蟹猴上多组织发现较为明显的多灶性动脉炎/动脉外膜炎,临床上免疫相关的不良反应具有一定的关联性和一致性,但肝脏毒性在动物上表现不明显。从 PD-L1 的作用机制来看,该类型的产品均存在生殖毒性,在药品使用说明书中做出了胚胎-胎儿毒性提示。此外,临床前的毒性提示其

可能存在注射部位毒性,这与在临床上的表现也较为一致。

3. CTLA-4 非临床和临床安全性关联分析

伊匹木单抗和 Tremelimumab 临床前动物的组织病理变化和临床上主要的不良反应结果显示,动物上均发现多组织细胞浸润增加,这与临床上免疫相关的不良反应炎症具有一定的关联性与一致性。此外,临床使用说明书中提示的胚胎-胎儿毒性在非临床中也有很好的体现,见表 26-27。

表 26-27 CTLA-4 抑制剂非临床和临床安全性关联分析

主要系统		伊匹木单抗	Tremelimumab
感染及侵染	非临床	肺部及气管淋巴细胞浸润	/
	临床	免疫相关性肺炎	
	关联性	具有一定关联,伊匹木单抗非临床可见肺部及气管淋巴细胞浸润,与临床具有一定关联性,Tremelimumab 并未很好地体现临床反应	
胃肠系统	非临床	胃部淋巴细胞浸润、大肠(结肠、盲肠、直肠)炎症性变化	腹泻以及组织病理学中盲肠、结肠、十二指肠炎症
	临床	免疫相关性肠炎	
	关联性	具有一定关联,两款药物的非临床组织病理学中均可见胃肠系统器官炎症以及 Tremelimumab 非临床详观中可见腹泻	
肝胆系统	非临床	肝脏淋巴细胞浸润	肝脏炎症
	临床	免疫相关性肝炎	
	关联性	具有一定关联,非临床可见肝脏淋巴细胞浸润/炎症	
内分泌	非临床	胰腺、甲状腺、甲状旁腺淋巴细胞浸润	胰腺、甲状腺、甲状旁腺炎症
	临床	免疫相关性内分泌疾病	
	关联性	具有一定关联,非临床可见胰腺、甲状腺、甲状旁腺淋巴细胞浸润/炎症	
肾脏及泌尿系统	非临床	肾脏白细胞浸润、膀胱淋巴细胞浸润	肾脏炎症
	临床	免疫相关性肾炎伴肾功能不全	
	关联性	具有一定关联,两款药物非临床可见肾脏炎症/白细胞浸润,伊匹木单抗可见膀胱淋巴细胞浸润	
生殖毒性	非临床	在食蟹猴 ePPND 试验中,可见较高的流产、死产、早产(相应的出生体重较轻)以及婴儿死亡的发生率	猴的 EFD 毒性试验未发现药物相关的任何生殖毒性
	临床	在说明书中提示该类药具有胚胎-胎儿毒性	在说明书中提示根据药物机制推测可能会有胚胎-胎儿毒性
	关联性	临床上不开展生殖毒性试验,不适用,基于非临床研究结果和该类药物作用机制,在药品使用说明书中提示胚胎-胎儿毒性	

26.5.2　靶点毒性解析

Singh 等[36]将 ICIs 定义为一种靶向免疫检查点的单克隆抗体分子,通过阻断免疫检查点分子恢复 T 细胞活性,增强机体抗肿瘤免疫应答。免疫检测点抑制剂在增强 T 细胞免疫功能的同时,由于缺乏对肿瘤组织与正常组织之间的选择性,同时也下调了其对自身抗原的耐受性,发生免疫系统非特异性激活,从而介导炎症反应。

免疫相关性毒性是免疫系统发生的非特异性免疫反应,与免疫检查点受抑制,激活机体免疫应答有关。免疫相关毒性主要分为免疫相关皮肤毒性、内分泌疾病、肝脏毒性、胃肠道毒性、肺炎以及罕见的免疫相关毒性(神经系统毒性、心脏毒性、风湿免疫毒性、肾毒性、眼毒性)等。PD-1、PD-L1 或 CTLA-4 检查点抑制剂抗体的临床应用已 15 年有余,伴随其较好的抗肿瘤作用,其炎症毒性也是临床用药的关注重点。Vajaitu[37]、Nallasamy 等[38]众多研究者报道炎症是 ICIs 最主要的不良反应。炎症大多在治疗后的几个月内就能产生,可以发生在单个器官,也可以在发生多个器官和组织中。炎症的发生机制主要有以下几种。

1. 免疫系统过度激活

免疫系统在发挥作用的时候,会受到两种力量制约,分别是免疫抑制系统、免疫激活系统,只有当两种力量均衡的情况下,人体的免疫系统才能正常。如果免疫抑制,那么就可能会出现肿瘤等疾病;如果免疫过度激活,免疫细胞会攻击人体自身器官,如常见的疾病系统性红斑狼疮。Angelopoulon 等[39]认为 ICIs 原本是想增强机体免疫,但是在治疗过程中可能出现矫枉过正的情况,导致免疫系统过度激活,造成自己的免疫细胞攻击自身的组织器官,从而造成不良反应。当阻断 PD-1/PD-L1/CTLA-4 通路之后,T 细胞在杀伤癌细胞的同时,难免也会伤及人体的其他正常细胞和组织。此外,一些非 T 细胞的免疫细胞也会表达 PD-1/PD-L1/CTLA-4,ICIs 治疗势必也会干扰它们的活性和功能。因此,免疫相关不良事件可以发生在任何器官。

2. 炎症因子风暴

炎症因子风暴是患者在接受免疫治疗过程中,体内免疫系统被过度激活,释放出大量炎症细胞因子所引发的不良反应。以 PD-1、PD-L1 以及 CTLA-4 为代表的 ICIs,可通过减少免疫检查点通路对机体免疫反应的阻断作用而达到抗肿瘤治疗的目的,但这也会降低人体的免疫耐受力。Michael Dougan 等[40]认为以 T 细胞为主的活化或免疫细胞溶解,可诱导 IFN-γ、TNF-α 的释放,使巨噬细胞、树突细胞等免疫细胞活化并释放炎性细胞因子,巨噬细胞和内皮细胞还可通过产生大量 IL-6 激活免疫细胞并形成炎症因子风暴的正反馈通路,从而使大量炎症因子被不断释放,导致相关不良症状的出现。

3. ICIs 导致的自身免疫抗体的增多

Charles 等[41]报道自身免疫抗体会在全身血液中游走,沉积到人体的各个器官,常见的有肝脏、肾脏、内分泌系统(甲状腺、肾上腺、垂体等),从而产生炎症。此外,还可能在心脏、血液系统、神经系统、眼部等聚集,产生一些比较少见的不良反应。

4. 补体介导的炎症

补体活化过程可产生多种具有炎症介质作用的活性片段,如 C3a、C4a 和 C5a 等。它们作为配体与细胞表面相应的受体结合,激发细胞脱颗粒,释放组胺之类的血管活性介质,从而增强血管通透性,并刺激内脏平滑肌收缩。当免疫复合物在某部位沉积时,可通过经典途径激活补体,使大量中性粒细胞聚集在复合物沉积部位。中性粒细胞在吞噬复合物的过程中释放出溶酶体酶,造成周围组织损伤,还可直接或间接引起弥漫性微血栓、内皮细胞增生及巨噬细胞和淋巴细胞浸润。如 CTLA-4 抗体与表达 CTLA-4 的正常组织结合,可使这些吞噬细胞向炎症部位聚集,加强对病原体的吞噬和消除,增强了补体介导的炎症反应。

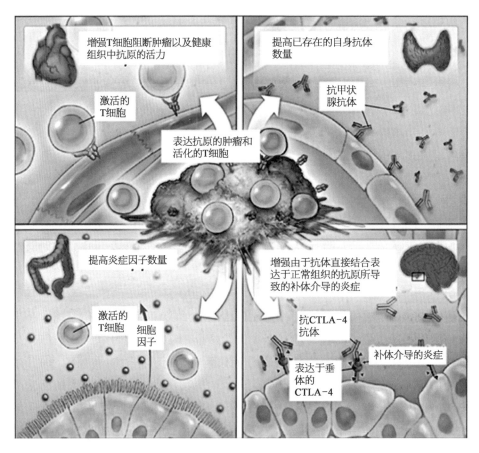

图 26-8　免疫相关不良反应的可能原因[16]

除了上述共同或相似的炎症发生机制外,这三类 ICI 还可能因为各免疫检查点靶点的分布和不同的抗体结构而引起毒性表现的差异。

PD-1 主要表达于 T 细胞表面,PD-1 抑制剂与 T 细胞表面的 PD-1 结合后可以阻断肿瘤免疫逃逸通路,直接引起效应 T 细胞的肿瘤杀伤活性,无须其他免疫细胞效应细胞的辅助作用,因此一般首选不具有抗体依赖的细胞介导的细胞毒性作用(antibody-dependent cell-mediated cytotoxicity,ADCC)和补体依赖的细胞毒性 CDC(complement dependent cytotoxicity)作用的 IgG4 亚型。PD-L1 作为在肿瘤细胞上表达的靶点,其抗体亚型多为 IgG1,这是因为 IgG1 的 Fc 段与多种免疫细胞上的 Fc 样受体具有很好的亲和力,除了通过 PD-L1 沉默激活效应 T 细胞,还可以介导 ADCC,促进多种免疫细胞对肿瘤细胞的杀伤,进一步增强抗肿瘤效应。

4 款 PD-1 抑制剂均引起多器官/组织的炎症细胞浸润增加,其中,炎症细胞以单核细胞为主。临床上免疫相关的不良反应也,几乎出现在所有的组织器官中,非临床和临床的不良反应具有高度的关联性。4 款 PD-1 免疫检查点抑制剂的组织病理学变化与抗体的药理活性一致,即都是通过免疫抑制 PD-1 通路阻断信号。

对于 3 款 PD-L1 抑制剂,临床上免疫相关的不良反应也几乎出现在所有的组织器官中,但非临床表现,以及非临床和临床的不良反应关联性,与 PD-1 抑制剂有所不同。在非临床试验中,仅在阿替珠单抗上观察到多个器官轻到中度的多灶性动脉炎/动脉外膜炎。阿维单抗和度伐单抗非临床安全性不能很好地反馈到临床,度伐单抗的审评资料中提到与重组人 PD-L1 的结合亲和力约为猴同源物的 3 倍。这可能与 PD-L1 的分布和 IgG1 抗体的结构相关:① PD-L1 除了在多种肿瘤细胞表面表达外,还表达于 T 细胞、B 细胞、树突状细胞等,所以在抑制 PD-L1 信号通路时,也会引起非特异性免疫应答或免疫增强反应,从而引起炎症或血管炎等;② IgG1 引起的多免疫细胞的 ADCC 可能会增加免疫毒性。

在 CTLA-4 的 2 个抗体中,伊匹木单抗为 IgG1 类型抗体,可以通过 ADCC/CDC 作用清除肿瘤免疫微环境中的免疫抑制性细胞,让更多激活的免疫效应细胞进入肿瘤微环境发挥抗肿瘤作用。与伊匹木单抗不同的是,Tremelimumab 为 IgG2 亚型,弱 ADCC 效应,与 CTLA-4 结合,并阻断其配体 CD80 和 CD86 在抗原提呈细胞上的结合,从而阻断抑制信号,增强 T 细胞介导的免疫应答。Tremelimumab 不具有清除调节性 T 细胞的作用,能取得肝细胞癌的阳性结果实属不易。在临床前食蟹猴毒理实验中,两款药物可引起多器官/组织淋巴细胞浸润。临床上的不良反应炎症也出现在很多组织/器官中,非临床和临床的不良反应具有高度的关联性。CTLA-4 主要表达于活化的调节性 T 细胞表面,所以抑制 CTLA-4 信号通路时,会引起 T 淋巴细胞免疫调节功能失调。伊匹木单抗的不良反应与药理作用放大、T 淋巴细胞免疫调节功能失调有关。

9 款 ICIs 的非临床安全性实验,尤其是猴一般毒理实验,共同的毒性发现是涉及多个组织或器官的炎症细胞浸润。临床上的不良反应主要是免疫相关炎症毒性,也几乎涉及所有组织器官。说明 ICIs 抗体非临床和临床的毒性具有一定的关联性,但略有不同,ICIs 不良反应主要与各自的作用机制相关联。

26.6　总结与展望

随着肿瘤免疫治疗时代的到来,ICIs 研发依旧火热。除了 PD-1、PD-L1、CTLA 4 抑制剂药物外,2022 年 3 月,FDA 批准百时美施贵宝研发的 Opduala 成为全球首款淋巴细胞活化基因 3(lymphocyte activation gene-3, LAG-3)抗体,也是过去的 10 年里,继 CTLA-4 和 PD-1/PD-L1 之后获批的第三种 ICIs。其他在研的 ICIs,包括具有免疫球蛋白和 ITIM 结构域的 T 细胞免疫受体(T cell immune receptor with Ig and ITIM domains, TIGIT)、T 淋巴细胞免疫球蛋白黏蛋白 3(T cell immunoglobulin domain and mucin domain-3, TIM-3)、T-淋巴细胞衰减因子(B- and T-lymphocyte attenuator, BTLA)、调节性 T 细胞介体蛋白(V-domain immunoglobulin suppressor of T cell activation, VISTA)等。目前,TIGIT 被认为是最有前景和潜力的靶点之一。通过药融云数据查询,截至 2022 年 12 月底,全球共有 59 项研究围绕 TIGIT 展开,速度最快的当属罗氏、默沙东,均处于临床Ⅲ期。

抗体联合治疗已经成为抗肿瘤治疗的热点。对于许多肿瘤类型,ICIs 单药效果欠佳。即便对于免疫应答型肿瘤,大部分患者也没有持久的临床疗效。因此,与单药治疗相比,合理的联合治疗策略是现在的研发热点之一。Opduala 这款新药就是由抗 LAG-3 抗体药物 relatlimab-rmbw 与抗 PD-1 抗体纳武利尤单抗联合组成,且临床上已证实 LAG-3 和 PD-1 具有明确的协同作用,可提高免疫治疗疗效、降低复发率及延长缓解期和患者的生存期。其他联合用药,还有如 CTLA-4 抑制剂与 PD-1 阻断剂联用,TIGIT 抑制剂与 PD-1 阻断剂联用等。除了与抗体药物组合形成双抗外,ICIs 还可以与小分子靶向药物、溶瘤病毒、肿瘤疫苗等新的药物形式联用,在肿瘤细胞生长或免疫响应的不同阶段,采用不同的策略共同干涉其生存和发展,从而提高治疗效果,降低单一药物产生的耐药性。

以 PD-1/PD-L1 为靶点的双抗药物研发非常火热。研究者希望通过一款药物,达到同时抑制两个免疫检查点效果的治疗方案,因此双抗被誉为“第二代”免疫治疗药。越来越多的研究已经证实,这些“第二代”免疫治疗药物,不仅能使免疫治疗的疗效达到“1+1”的效果,还能够尽可能地减少不良反应的发生,例如与 PD-1/L1 搭档靶点 CTLA-4、LAG-3、转化生长因子-β(transforming growth factor-β, TGF-β)、血管内皮生长因子(vascular endothelial growth factor, VEGF)等,或与激动性搭档靶点 4-1BB 等结合,提高肿瘤免疫应答的能力。

随着 ICIs 的应用越来越广泛以及联合治疗模式的出现,ICIs 治疗带来的毒性不容小觑。通过认识免疫治疗的毒性特点,从而更好地控制和处理免疫治疗带来的不良反应。非临床安全性试验具有预测受试物可能引起的临床不良反应、毒性靶器官或靶组织的作用。通过梳理 9 款 ICIs 临床前的安全性实验,尤其是用于支持上市的猴长毒实验,共同的毒性发现是涉及多个组织或器官的炎症细胞浸润增加,而其临床上免疫相关毒性也几乎出现在所有的组织器官中，说明了非临床和临床毒性具有一定的关联性。然而，像临床上发生率较高的皮肤毒性、腹泻、便秘、呕吐、发热等不良反应，临床前 ICIs 毒理实验中发生率较低并不能很好地预测，这说明非临床和临床安全性既存在关联性也存在着一定的差别。

（荣加国，操玉平，陈成，郭雯，顾文怡，冯琴，张培培）

参考文献

[1] Jennifer H Y，Christopher G，Ni Y，et al．PD－L2 expressionin human tumors：relevance to anti-PD－1therapy in cancer．Clin Cancer Res，2017，23(12)：3158－3167.

[2] Shinkichi T，Kazuki T，Gouji T，et al．PD－L2 expression as a potential predictive biomarker for the responseto anti－PD－1 drugs in patients with non-small cell lung cancer．Anticancer Res，2018，38(10)：5897－5901.

[3] Jennifer H Y，Christopher G，Ni Y，et al．PD－L2 expressionin human tumors：relevance to anti-PD－1 therapy in cancer．Clin Cancer Res，2017，23(12)：3158－3167.

[4] Akhtar，Rashid，Al-Bozom．PD－L1 immunostaining：what pathologists need to know．Diagnostic Pathology，2021，16(1)：94－105.

[5] Taku O，Tasuku H．PD－1 and PD－1 ligands：from discovery to clinical application．International immunology，2007，19(7)：813－824.

[6] 王文超，汪宇，施乐华，等．PD－1/PD－L1 信号通路及其在肿瘤免疫治疗中的作用．第二军医大学学报，2017，38(9)：1190－1195.

[7] Patsoukis N，Brown J，Petkova V，et al．Selective effects of PD－1 on Akt and Ras pathways regulate molecular components of the cell cycle and inhibit T cell proliferation．Sci Signa，2012，5(230)：46－75.

[8] Hoos A．Development of immuno-oncology drugs — from CTLA4 to PD1 to the next generations．Nature Reviews Drug Discovery，2016，15(4)：235－247.

[9] Arezoo H，Tohid G，Faroogh M，et al．CTLA－4：From mechanism to autoimmune therapy．Int Immunopharmacol，2020，80(16)：94－108.

[10] Arezoo H，Tohid G，Faroogh M，et al．Evolving roles for targeting CTLA－4 in Cancer Immunotherapy．Cell Physiol Biochem，2018，47(2)：721－734.

[11] Behzad R，Neil H，David M S．CTLA－4：a moving target in immunotherapy．Blood，2018，131(1)：58－67.

[12] Elizabeth I B，Anupam D．CTLA－4 and PD－1 pathways：similarities，differences，and implications of their inhibition．Am J Clin Oncol，2016，39(1)：98－106.

[13] Judith A S，Atsushi O，Kenji K．Anti－PD－1 and anti-CTLA－4 therapies in cancer：Mechanisms of action，efficacy，and limitations．Front Oncol，2018，8：86－131.

[14] Zugazagoitia J，Guedes C，Ponce S，et al．Current challenges in cancer treatment．Clin Ther，2016，38(7)：1551－1566.

[15] FDA．Pharmacology review of Keytruda/pembrolizumab[EB/OL]．(2014－10－02)[2023－03－15]．https://www.accessdata.fda.gov/drugsatfda_docs/nda/2014/125514Orig1s000PharmR.pdf.

［16］ FDA. Pharmacology review of Nivolumab/Opdivo［EB/OL］.（2015 - 01 - 12）［2023 - 03 - 15］. https：//www. accessdata. fda. gov/drugsatfda_docs/nda/2014/125554Orig1s000PharmR. pdf.

［17］ FDA. Multi-Discipline Review/Summary，Clinical，Non-Clinical of LIBTAYO/Cemiplimab-rwlc［EB/OL］.（2018 - 10 - 30）［2023 - 03 - 15］. https：//www. accessdata. fda. gov/drugsatfda_docs/nda/2018/761097Orig1s000MultidisciplineR. pdf.

［18］ FDA. Multi-Discipline Review of JEMPERLI［EB/OL］.（2021 - 08 - 26）［2023 - 03 - 15］. https：//www. accessdata. fda. gov/drugsatfda_docs/nda/2021/761174Orig1s000MultidisciplineR. pdf.

［19］ FDA. Pharmacology review of Bavencio/avelumab［EB/OL］.（2018 - 06 - 08）［2023 - 03 - 15］. https：//www. accessdata. fda. gov/drugsatfda_docs/nda/2017/761078Orig1s000MultidisciplineR. pdf.

［20］ FDA. Pharmacology review of Imfinzi/durvalumab［EB/OL］.（2017 - 06 - 13）［2023 - 03 - 15］. https：//www. accessdata. fda. gov/drugsatfda_docs/nda/2017/761069Orig1s000PharmR. pdf.

［21］ FDA. Pharmacology review of Tecentriq/atezolizumab［EB/OL］.（2016 - 12 - 27）［2023 - 03 - 15］. https：//www. accessdata. fda. gov/drugsatfda_docs/nda/2016/761034Orig1s000PharmR. pdf.

［22］ FDA. Pharmacology review of Ipilimumab/Yervoy［EB/OL］.（2011 - 05 - 16）［2023 - 03 - 15］. https：//www. accessdata. fda. gov/drugsatfda_docs/nda/2011/125377Orig1s000PharmR. pdf.

［23］ FDA. Multi-Discipline Review of tremelimumab/Imjudo［EB/OL］.（2022 - 11 - 04）［2023 - 03 - 15］. https：//www. accessdata. fda. gov/drugsatfda_docs/nda/2022/761289Orig1s000MultidisciplineR. pdf.

［24］ Petroff M. Fetal antigens — identity，origins，and influences on the maternal immune system. Placenta，32（Suppl 2）：176 - 181.

［25］ FDA. Label for Keytruda/Pembrolizumab［EB/OL］.（2014 - 09 - 04）［2023 - 03 - 15］. https：//www. accessdata. fda. gov/drugsatfda_docs/label/2014/125514lbl. pdf.

［26］ FDA. Label for Opdivo/Nivolumab［EB/OL］.（2014 - 12 - 22）［2023 - 03 - 15］. https：//www. accessdata. fda. gov/drugsatfda_docs/label/2014/125554lbl. pdf.

［27］ FDA. Label for Libtayo/Cemiplimab-rwlc［EB/OL］.（2018 - 09 - 28）［2023 - 03 - 15］. https：//www. accessdata. fda. gov/drugsatfda_docs/label/2018/761097s000lbl. pdf.

［28］ FDA. Label for Jemperli/Dostarlimab-gxly［EB/OL］.（2018 - 09 - 28）［2023 - 03 - 15］. https：//www. accessdata. fda. gov/drugsatfda_docs/label/2021/761174s000lbl. pdf.

［29］ FDA. Label for Tecentriq/Atezolizumab［EB/OL］.（2016 - 10 - 18）［2023 - 03 - 15］. https：//www. accessdata. fda. gov/drugsatfda_docs/label/2016/761041s000lbl. pdf.

［30］ FDA. Label for Bavencio/Avelumab［EB/OL］.（2021 - 04 - 22）［2023 - 03 - 15］. https：//www. accessdata. fda. gov/drugsatfda_docs/label/2017/761078s000lbl. pdf.

［31］ FDA. Label for Imfinzi/Durvalumab［EB/OL］.（2017 - 05 - 01）［2023 - 03 - 15］. https：//www. accessdata. fda. gov/drugsatfda_docs/label/2017/761069s000lbl. pdf.

［32］ FDA. Label for Yervoy/Ipilimumab［EB/OL］.（2011 - 03 - 25）［2023 - 03 - 15］. https：//www. accessdata. fda. gov/drugsatfda_docs/label/2011/125377s0000lbl. pdf.

［33］ FDA. Label for Imjudo/Tremelimumab-actl［EB/OL］.（2022 - 10 - 21）［2023 - 03 - 15］. https：//www. accessdata. fda. gov/drugsatfda_docs/label/2022/761270s000lbl. pdf.

［34］ 彭智，王正航，袁家佳，等. ESMO 免疫治疗的毒性管理指南解读. 肿瘤综合治疗电子杂志，2018，4(1)：1 - 9.

［35］ 安硕研，郑金刚. 免疫检查点抑制剂相关心脏毒性的研究进展. 中华老年多器官疾病杂志，2022，21(3)：232 - 235.

[36] Singh S, Hassan D, Aldawsari H M, et al. Immune checkpoint inhibitors: a promising anticancer therapy. Drug Discov Today, 2020, 25(1): 223 - 229.

[37] Cristina V, Carmen C D, Iulia S, et al. The central role of inflammation associated with checkpoint inhibitor treatments. Journal of Immunology Research, 2018.

[38] Palanisamy N, Srinivas C, Sumit S V, et al. PD - L1, inflammation, non-coding RNAs, and neuroblastoma: Immuno-oncology perspective. Seminars in cancer biology, 2018, 52 (Pt 2): 53 - 65.

[39] Angelopoulou F, Bogdanos D, Dimitroulas T, et al. Immune checkpoint inhibitor-induced musculoskeletal manifestations. Rheumatol Int, 2021, 41(1): 33 - 42.

[40] Michael D, Adrienne M L, Stephanie K D, et al. Understanding and treating the inflammatory adverse events of cancer immunotherapy. Cell, 2021, 6(184): 1575 - 1588.

[41] Charles D, Stéphane E, Marion S, et al. Immune checkpoint inhibitor rechallenge after immune-related adverse wvents in patients with cancer. JAMA oncology, 2020, 6(6): 865 - 871.

第27章

靶向 CD19 的 CAR – T 细胞产品的
药理学机制和安全性

嵌合抗原受体 T 细胞(chimeric antigen receptor – T, CAR – T)近年来被应用于治疗白血病和淋巴瘤,在临床上取得了备受关注的成功,但在从非临床研究预测临床安全性方面仍面临着诸多挑战。本章介绍了 CAR – T 细胞疗法的基本原理,梳理了目前已获批上市的 4 款靶向白细胞分化抗原19(cluster of differentiation 19, CD19)的 CAR – T 细胞产品的非临床和临床安全性数据及不良反应,探讨了利用非临床研究预测临床安全性的风险和挑战。

27.1 CAR – T 细胞疗法的作用机制

CAR – T 细胞靶向特定蛋白的核心是嵌合抗原受体(chimeric antigen receptor, CAR)。T 细胞通过表面的 CAR 直接与肿瘤细胞表面的特异性抗原相结合而被激活,从而靶向消灭癌细胞。不同于其他依赖于 T 细胞受体(T – cell receptor, TCR)的 T 细胞疗法,CAR 的抗原结合域来自抗体,理论上适用于所有患者。此外,TCRs 只能识别由 MHC 分子呈递的抗原短肽序列,而 CARs 不受这一限制,可以被设计成识别更多的目标,如蛋白质、脂质和/或碳水化合物等。同时,基于 CAR 的模块化组成,使得 CAR – T 细胞正在不断地被改进或创新。

27.1.1 CAR 的结构

CAR 的结构可分为胞外结构域、跨膜结构域和胞内结构域(图 27 – 1)。胞外结构域的主要成分是单克隆抗体的单链可变片段,负责识别并结合抗原;跨膜结构域连接胞外铰链区和胞内结构域,将 CAR 分子锚定在 T 细胞膜上并能稳定表达;胞内结构域由共刺激结构域和信号转导结构域构成,负责 T 细胞的活化。

CAR – T 技术历经了 30 多年的发展,目前已经更新到了第五代(图 27 – 1)。最初的 CAR – T 是在 1989 年由以色列科学家提出的[1],但临床上疗效不佳,主要原因是细胞缺乏共刺激信号片段无法长期在体内存活。第二代 CAR 在胞内同时引入了信号转导结构域和一个共刺激结构域,使得 T 细胞具备了长期抗肿瘤的活性。目前已上市产品均使用的是第二代 CAR 结构[2]。第三代的 CAR-T 细胞试图通过增加共刺激信号来增强细胞活性,但这也易引发 T 细胞的过度活化,刺激诱导细胞因子分泌急剧增加,增大毒性反应。第四代 CAR 的设计主要聚焦在精准治疗,如通过添加细胞因子或趋化因子受体结构,以增强对实体瘤细胞的杀伤作用;或者是引入自杀基因的可调控元件或插入一个开关蛋白,对 CAR-T 细胞在体内的存活或起效时限进行控制,从而增加疗法的安全性。第五代 CAR 又称为通用型 CAR-T,研发聚焦在突破个体限制、规模化生产及成本方面做出改进。

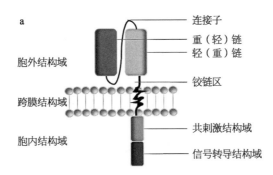

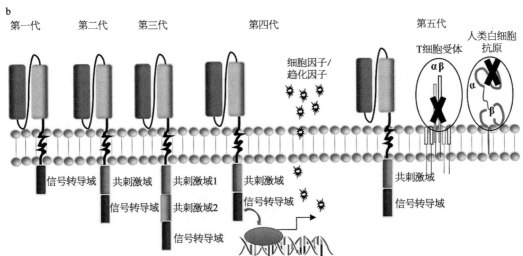

图 27-1　CAR 的组成和各代 CAR 结构示意图

a. CAR 的结构;b. CAR 结构的发展

CAR 的共刺激结构域,如 CD28 和 4-1BB,与细胞状态、毒性反应关系最为密切。有研究表明,CD28 对 T 细胞亚型的激活、分化、代谢和衰竭的影响不同于 4-1BB[3]。通过 CD28 信号激活的 CAR-T 细胞在荷瘤小鼠模型中表现出较快的肿瘤杀伤作用,而 4-1BB 细胞的肿瘤杀伤作用缓慢,但持续时间长[4]。研究数据表明,CD28 引发的细胞内蛋白快速磷酸化与效应 T 细胞的表达和功能相关,而 4-1BB 更多的是通过促进记忆 T 细胞的分化以及线粒体的产生,使细胞具有平缓持久的疗效[5, 6]。

27.1.2 CAR - T 的治疗流程

　　CAR - T 疗法的治疗流程如图 27 - 2 所示。T 细胞可以来源于患者或健康志愿者(通用型 CAR - T)的外周血细胞,利用病毒或其他基因转导技术,将表达 CAR 结构的 DNA 编码片段转移到在体外被激活的 T 细胞中,这些转基因细胞复制会产生表达 CAR 的新细胞,直到体外扩增出足够量的 CAR - T 细胞,经过质检即可用于人体输注。在输注 CAR - T 细胞之前,患者通常要进行桥接治疗控制疾病进展和通过清淋治疗来减少循环中的免疫细胞数量,为 CAR - T 细胞的体内扩增、存续时间和活化创造有利的免疫环境。这样,一定量的 CAR - T 细胞通过静脉回输到患者体内,发挥杀伤肿瘤的效应。其治疗效果和不良反应将通过长期监测进行评估。

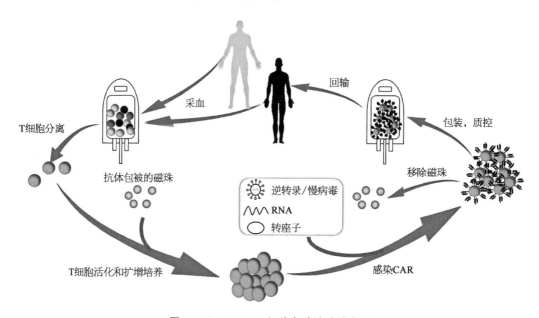

图 27 - 2　CAR - T 细胞免疫治疗流程图

27.1.3 CAR - T 的肿瘤杀伤机制

　　当 CAR - T 细胞输注入患者体内后,它们就是对抗肿瘤细胞的"活性药物"。当识别到肿瘤细胞上的目标抗原,CAR - T 细胞会与之结合并被激活,然后开始增殖并产生细胞毒性。CAR - T 细胞通过多种机制杀伤肿瘤细胞。辅助性 T 细胞活化后会分泌干扰素(interferon, IFN)- γ、肿瘤坏死因子(tumor necrosis factor, TNF)- α 和 IL - 2 等细胞因子,招募内源性免疫细胞。细胞毒性 T 细胞的激活触发了穿孔素和颗粒酶 B 的分泌。穿孔素在恶性细胞的细胞膜上打孔,颗粒酶 B 可以通过这些孔来传播并激活细胞内凋亡信号,最终诱导恶性细胞的凋亡[7](图 27 - 3)。

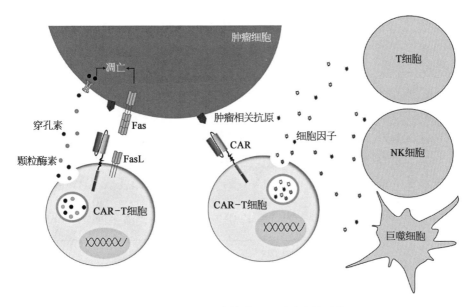

图 27－3　CAR－T 细胞的激活和对肿瘤的杀伤原理

27.1.4　靶向 CD19 的 CAR－T 细胞

目前,在 CAR－T 产品研发中[8],CD19、B 细胞成熟抗原(B cell maturation antigen,BCMA)、CD20 和 CD22 等被认为是治疗血液肿瘤的有效靶点,已批准上市的细胞治疗产品也以靶向 CD19 和 BCMA 为主。CD19 之所以成为免疫治疗的一个有吸引力的靶点,是因为它在绝大多数 B 细胞恶性肿瘤中有表达,而在骨髓造血干细胞上不表达。这使得即使 CD19 CAR－T 细胞消灭了所有表达有 CD19 的正常细胞(如成熟的 B 细胞、B 细胞前体、许多浆细胞和少数滤泡树突状细胞[9-11]),一段时间后,骨髓造血干细胞仍可以继续分化出这些正常的细胞。而 CD19 CAR－T 细胞的肿瘤杀伤作用也在早期实验中得到了证实[12, 13],这些研究中使用的抗 CD19 CARs 包含来自抗 CD19 单克隆抗体的抗原结合区域和来自 CD3ζ 蛋白的 T 细胞激活域,能够以 CD19 特异性的方式激活 T 细胞。转基因表达 CARs 的 T 细胞可以在体外杀死 CD19 阳性的原发性白血病细胞,并在小鼠异种移植模型中消灭 CD19 阳性的靶细胞[12]。已有多个靶向 CD19 的 CAR－T 细胞产品上市用于治疗 B 细胞恶性肿瘤,包括急性淋巴细胞白血病(acute lymphoblast leukemia,ALL)、B 细胞淋巴瘤(large B cell lymphoma,LBCL)、滤泡性淋巴瘤(follicular lymphoma,FL)和套细胞淋巴瘤(mantle cell lymphoma,MCL)。

27.2　已获批上市的 CAR－T 细胞产品

截至目前,全球共有 9 款获批上市的 CAR－T 细胞治疗产品(表 27－1),其中 FDA 批准了 6 款产品:Tisagenlecleucel(CTL019,商品名:Kymriah),Axicabtagene ciloleucel

(KTE - C19,商品名：Yescarta），Brexucabtagene autoleucel（KTE - X19,商品名：Tecartus），Lisocabtagene maraleucel（JCAR017,商品名：Breyanzi），Idecabtagene vicleucel(bb2121,商品名：Abecma)和 Citacabtagene autoleucel(LCAR - B38M,商品名：Carvykti)；中国批准了 3 款产品：阿基仑赛注射液(商品名：奕凯达)、瑞基奥仑赛注射液（商品名：倍诺达)和伊基奥仑赛注射液(商品名：福可苏)。其中的 CTL09、KTE - C19、KTE - X19、JCAR017、bb2121 和 LCAR - B38M 被引进到欧盟上市，KTE - C19 以阿基仑赛注射液被引进到中国上市。这 9 款产品的适应证均为血液瘤,除了 bb2121、LCAR - B38M 和伊基奥伦赛注射液是靶向 BCMA 外,其他 6 款均为 CD19 CAR - T 细胞产品。

表 27 - 1 全球批准的 CAR - T 细胞治疗产品

以 CD19 为靶点的 CAR - T						
药品名称	剂型	给药剂量	企业名称	批准机构	适应证	批准时间
CTL019	一定数量的 CAR - T 细胞悬浮在一个或多个特定患者的输液袋中	B- ALL：体重小于 50 kg：0.2～5.0×10⁶ CAR - T 细胞/kg 体重 体重大于 50 kg：0.1～2.5×10⁸ CAR - T 细胞 DLBCL：0.6～6.0×10⁸ CAR - T 细胞	诺华	FDA	儿童和青年 R/R B- ALL(≤25 岁)	2017 年 8 月
					成人 R/R DLBCL	2018 年 5 月
					成人 R/R FL	2022 年 5 月
				EMA	R/R B- ALL, R/R DLBCL	2018 年 8 月
KTE - C19	每个输液袋中含有大约 68 mL CAR - T 细胞悬液。	目标剂量为 2.0×10⁶ 个抗 CD19 CAR - T 细胞/kg 体重(可接受范围：1.5×10⁶～2.0×10⁶ 个抗 CD19 CAR - T 细胞/kg 体重),最高为 2.0×10⁸ 个抗 CD19 CAR - T 细胞/剂量	吉利德/凯特	FDA	R/R LBCL	2017 年 10 月 18 日
				EMA	R/R DLBCL、PMBCL	2018 年 8 月
				FDA	R/R FL 或 MZL 经 2 线或以上全身治疗后	2021 年 3 月
				FDA	经 1 L 复发 LBCL	2022 年 4 月
阿基仑赛注射液			复星凯特	NMPA	R/R LBCL	2021 年 6 月
KTE - X19	每个输液袋中含有大约 68 mL CAR - T 细胞悬液	MCL：2×10⁶ 个 CAR - T 细胞/kg 体重,最多 2×10⁸ 个 CAR - T 细胞 ALL：1×10⁶ 个 CAR - T 细胞/kg 体重,最多 1×10⁸ 个 CAR - T 细胞	吉利德	FDA	R/R MCL	2020 年 7 月
				FDA	R/R B - ALL (≥26 岁)	2020 年 10 月
				EMA	R/R MCL	2020 年 12 月
JCAR017	每一种成分分别装在 1～4 个单剂量小瓶中	50～110×10⁶ 个 CAR - T 细胞(由 1：1 CAR - CD8 和 CAR - CD4 细胞组成)	百时施贵宝	FDA	R/R LBCL	2021 年 2 月
				FDA	经 1 L 复发 LBCL	2022 年 6 月
				EMA	R/R LBCL	2022 年 4 月

续　表

以 CD19 为靶点的 CAR－T						
药品名称	剂　型	给药剂量	企业名称	批准机构	适 应 证	批准时间
瑞基奥仑赛注射液	每支体积约 5 mL,含不低于 25×10^6 CAR－T 细胞	$100 \sim 150 \times 10^6$ CAR－T 细胞	药明巨诺	NMPA	R/R LBCL	2021 年 9 月

以 BCMA 为靶点的 CAR－T						
药品名称	剂　型	给药剂量	企业名称	批准机构	适 应 证	批准时间
bb2121	一定数量的 CAR－T 细胞悬浮在一个或多个特定患者的输液袋中	$300 \sim 460 \times 10^6$ CAR－T 细胞	百时美施贵宝/蓝鸟	FDA	R/R MM	2021 年 3 月
				EMA	成人 R/R MM 经 3 线或以上全身治疗后	2021 年 8 月
LCAR－B38M	一定数量的 CAR－T 细胞悬浮在一个特定患者的输液袋中	每千克体重 $0.5 \sim 1.0 \times 10^6$ 个 CAR－T 细胞,单次输注不超过 1×10^8 个 CAR－T 细胞	传奇/强生	FDA	R/R MM	2022 年 2 月
				EMA		2022 年 5 月
伊基奥仑赛注射液	一定数量的 CAR－T 细胞悬浮在一个特定患者的输液袋中	每千克体重 1.0×10^6 个 CAR－T 细胞	驯鹿/信达	NMPA	R/R MM 经 3 线或以上治疗(至少使用过一种蛋白酶体抑制剂及免疫调节剂)	2022 年 6 月

注：R/R：复发/难治性

KTE－C19 与 KTE－X19 具有相同的 CAR 结构,后者相较前者在生产工艺上进行了改良。表 27－2 总结了这 6 款靶向 CD19 的 CAR－T 产品在分子构建、生产工艺及制备所需时间方面的差异。

表 27－2　靶向 CD19 的 CAR－T 产品比较[14]

项目	CTL019	KTE－C19/阿基仑赛注射液	KTE－X19	JCAR017	瑞基奥仑赛注射液
共刺激域	4－1BB	CD28	CD28	4－1BB	4－1BB
胞外链接区和跨膜区	CD8α	CD28	CD28	CD28 阳性 IgG4	CD28 阳性 IgG4
生产工艺	不富集 T 细胞	不富集 T 细胞	富集 T 细胞	富集 T 细胞,CD4：CD8 分开培养扩增,1：1 固定比例	富集 T 细胞,挑选 CD4 和 CD8,混合培养扩增
制备时间	3～4 周	17 天	15 天	3～4 周	16～21 天

27.2.1　Tisagenlecleucel（CTL019，Kymriah）

2017 年 8 月 30 日，诺华公司的 CTL019 获得 FDA 批准用于治疗 R/R ALL，宣告全球首款 CAR-T 细胞产品的诞生。2018 年，FDA 批准了其第 2 适应证（R/R DLBCL）。目前，CTL019 正在开展原发性中枢神经系统淋巴瘤 I 期（2019 年，NCT04134117）和复发或难治性侵袭性 B 细胞非霍奇金淋巴瘤（non-hodgkin lymphoma，NHL）Ⅲ 期（2019 年，NCT03570892）的临床研究。

27.2.2　Axicabtagene ciloleucel（KTE-C19，Yescarta）/阿基仑赛注射液（奕凯达）

作为全球第 2 款 CAR-T 细胞产品，KTE-C19 适用于 R/R LBCL、R/R FL 或边缘区淋巴瘤（marginal zone lymphoma，MZL）以及二线 LBCL 的治疗。KTE-C19 及其改良产品 KTE-X19 的共刺激域是 CD28，而其他 4 款 CD19 CAR-T 产品使用的都是 4-1BB。之前提到，CD28 会导致快速的激活动力学和细胞因子释放，而 4-1BB 的细胞因子释放较为平缓，因此 KTE-C19 在临床上的不良反应率是目前同类产品中最高的。同时，由于 KTE-C19 在生产中没有富集 T 细胞，而是直接使用患者的外周血来激活，有潜在的 CAR 转导到 B 细胞上的风险[15]，因此对于像白血病和套细胞淋巴瘤等有淋巴细胞增多的血液肿瘤是不适用的。目前，KTE-C19 正在开展急性髓性白血病（acute myelocytic leukemia，AML）Ⅱ 期（2018 年，NCT03642626）和中枢神经系统淋巴瘤 I 期（2020 年，NCT04608487）的临床研究，同时，白介素 IL-1 抑制剂阿那白滞素预防 KTE-C19 毒性的临床 Ⅱ 期研究（2020 年，NCT04359784）正处于中期分析暂停入组阶段，KTE-C19 与淋巴瘤抑制剂阿卡替尼联合给药 I/Ⅱ 期（2020 年，NCT04257578）正在进行，而与 CD137 抑制剂乌托鲁单抗联合用药的 I/Ⅱ 期研究（2018 年，NCT03704298，ZUMA-11）在 2022 年 12 月宣布终止。

复星凯特公司引进 KTE-C19 技术在中国进行本地化生产的阿基仑赛注射液，于 2021 年 6 月成功在中国获批，用于治疗二线或以上系统性治疗后 R/R LBCL 成人患者。阿基仑赛注射液在中国的上市是基于一项在中国开展的临床研究数据（FKC876-2018-001），从披露的数据显示其细胞因子释放综合征（cytokine release syndrome，CRS）的发生率高达 100%，完全缓解率为 33%[16]。

27.2.3　Brexucabtagene autoleucel（KTE-X19，Tecartus）

KTE-X19 是美国吉利德公司的第二款 CAR-T 产品，它在 KTE-C19 生产工艺的基础上使用了凯特公司特有的 XLP 制造工艺，在细胞转导前进行 T 细胞筛选和淋巴细胞富集。基于一项 Ⅱ 期、多中心临床研究 ZUMA-2 的关键数据，KTE-X19 于 2020 年成功获得 FDA 批准上市，是当前唯一一款用于治疗 R/R MCL 的 CAR-T 产品，针对 ALL 和 LBCL 的 Ⅱ 期临床研究（2018 年，NCT03642626）正在进行中。

27.2.4　Lisocabtagene maraleucel（JCAR017，Breyanzi）

FDA 于 2021 年批准 JCAR017 用于治疗 R/R LBCL，这也是当前唯一一款由纯化的 CD8 阳性和 CD4 阳性 T 细胞特定比例回输的 CAR - T 细胞产品。CAR 结构选用的是 4 - 1BB 作为共刺激结构域，增强了 JCAR017 在人体内的扩增和持续性[17]；同时对 CAR 其他组件进行了优化，显示出对 CD19 低表达的肿瘤细胞也具有一定的杀伤作用[18]。使得相较于同类产品具有低回输剂量和低清淋要求，从而降低了患者的骨髓毒性风险，能更好地控制总体毒副作用[19]。正在开展 R/R 的慢性淋巴细胞白血病（chronic lymphocytic leukemia，CLL）、小淋巴细胞淋巴瘤（Small Lymphocytic Lymphoma，SLL）的Ⅰ/Ⅱ期临床研究（2017 年，NCTO3331198）。

27.2.5　瑞基奥仑赛注射液（倍诺达）

作为中国首款以Ⅰ类新药获批上市的 CAR - T 产品，瑞基奥仑赛注射液[20]是药明巨诺公司自主研发的靶向 CD19 的 CAR - T 产品，用于治疗 R/R LBCL。它在设计上拥有与 JCAR017 类似的分子构建和生产工艺（表 27 - 2），但与 JCAR017 对 CD4 阳性和 CD8 阳性 CAR - T 细胞分别制备和培养不同，药明巨诺开发了分选后 T 细胞亚群的混合培养工艺，缩短了产品周期，提高了生产效率和成功率。目前，正在开展二线方案治疗 R/R 侵袭性 B 细胞 NHL Ⅲ期（2022 年，CTR20221579）和 R/R LBCL Ⅳ期（2022 年，CTR20220683）临床研究。

27.3　非临床药代动力学和安全性

传统上用于化学小分子药物或生物大分子药物的非临床研究策略和方法不适用于 CAR - T 细胞产品的研究。CAR - T 细胞治疗产品的临床前研究还是要根据 CAR - T 产品的特征来具体考虑。通过对已上市 CAR - T 细胞产品临床观察的分析和相关指导文件的解读，临床前研究方案可以从以下几个方面来考虑：① 概念验证阶段需要对细胞基因组修饰的特异性（基因表达及功能）和引入的外源序列对内源基因表达（基因修饰后细胞正常行为和功能）的影响进行充分研究；② 药代动力学方面，可利用相关动物模型获得 CAR - T 细胞的生物分布、归巢、定植、增殖、分化和持续性等方面的信息来评估 CAR - T 细胞在体内的分布和行为；③ 毒理学方面需要关注基因修饰可能带来的安全风险，如外源基因表达的风险、基因编辑脱靶风险、载体插入突变风险、载体重组风险等。除此之外，靶抗原的表达分布和 CAR 的胞外抗原识别区与人体膜蛋白的脱靶结合风险都需要予以特殊考虑。

非临床动物模型可以为评估药物的药代动力学、药效学和毒理学提供宝贵的信息[21]。目前已上市的 CAR - T 细胞治疗产品临床前试验选用的动物模型主要为同源小鼠模型和异种移植小鼠模型，暂未用到灵长类模型，见表 27 - 3 至表 27 - 6。FDA 目前未要求对这类产品进行临床前的长期毒性研究,但 NMPA 近年来颁发的《基因修饰细胞治疗产品非临床研究与评价技术指导原则(试行)》要求选择至少一种适当的动物模型开展有效性和安全性研究。

27.3.1 Tisagenlecleucel (CTL019, Kymriah)

表 27-3 CTL019(人源化)的非临床研究总结[22, 23]

试验类型	试验设计	试验结果
体外研究	体外脱靶活性:分别与表达 CD19 的肿瘤细胞和不表达 CD19 的细胞共培养,检测 CTL019 的杀伤能力	CTL019 具有较强的靶向细胞杀伤活性
	基因组整合位点分析:分别对健康志愿者来源和患者来源的 CTL019 细胞进行基因组插入位点研究	没有证据证明基因插入有偏好性,或者插入具体位点会导致细胞优先增殖
	体外永生化:使用健康志愿者和肿瘤患者 T 细胞制备的 CTL019,测试其体外扩增能力	经体外扩增研究没有显示 T 细胞突变和/或永生化的证据
体内研究(移植小鼠模型)	药效+组织分布+毒理:设置荷瘤对照组(仅接种肿瘤细胞)、CAR-T 对照组(仅注射 CTL019 细胞)、Mock-T 给药荷瘤组(接种肿瘤细胞,注射未转染的 T 细胞)和 CAR-T 给药荷瘤组(接种肿瘤细胞,注射 CD19 CAR-T 细胞)(non-GLP)	**临床症状**:荷瘤小鼠均出现体重减少、昏睡/活动减少和竖毛,被认为与肿瘤的恶性增殖相关;所有注射 T 细胞组动物均出现脱毛、弓背、活动减少和体重减轻,被认为与移植物抗宿主病(Graft versus-host disease, GVHD)相关 **血液学**:注射 T 细胞的荷瘤小鼠出现白细胞的升高,推测与 B 细胞移植肿瘤和 T 细胞输注有关 **组织病理学**:CAR-T 给药组(CAR-T 对照组和 CAR-T 给药荷瘤组)动物出现多器官性单核细胞浸润和肝脏淋巴细胞增多,且呈剂量相关性 **CD19 CAR-T 分布**:PCR 检测结果显示 CAR-T 荷瘤组小鼠脾、肺、肝、肾、脑、心、血液和骨髓均有 CAR-T 细胞,且呈剂量相关性 **人 CD3 阳性细胞分布**:免疫组化结果显示,小鼠皮肤、肾、肝、肺、脾和骨髓是 CD19 CAR-T 细胞的靶器官
	致癌性/致瘤性研究:CTL019 给予免疫缺陷小鼠,监测小鼠体内细胞扩增情况(non-GLP)	在长达 7 个月的监测研究中,接受 CTL019 的免疫缺陷小鼠未表现出异常的细胞生长或克隆细胞扩增的迹象

27.3.2 Axicabtagene ciloleucel (KTE-C19, Yescarta)

表 27-4 KTE-C19(鼠源)的非临床研究总结[24]

	试验设计	试验结果
体外研究	体外脱靶活性:构建靶向小鼠 CD19 的 CAR 结构,将表达 CAR 结构的细胞与肿瘤细胞共孵育,检测肿瘤细胞增殖抑制率或被杀伤能力	抗 CD19 CARs 是由 T 细胞特异性表达,特异性识别小鼠 CD19,并分泌 IL-2,具有较强的靶向 CD19 肿瘤细胞的杀伤能力
	体外永生化	经体外扩增研究没有显示 T 细胞突变和/或永生化的证据

续　表

体内研究（同源小鼠模型）	药效＋组织分布＋毒理：在小鼠皮下和腹腔接种 38c13 淋巴瘤细胞造模，尾静脉注射 KTE－C19 和非 T 细胞，检测细胞因子水平、肿瘤大小和小鼠生存率（non－GLP）	注射 CD19 CAR－T 细胞的荷瘤小鼠在 140 天内未出现非计划死亡，肿瘤大小在一周内开始逐步减小，但小鼠出现 B 细胞再生障碍，无其他明显毒性发现。仅在注射细胞 8 天后对小鼠的脾细胞进行检测，发现有 CD4 阳性和 CD8 阳性 CD19 CAR－T 细胞存在
	致癌性/致瘤性研究：给小鼠分别注射编码癌基因的造血干细胞和 T 细胞，监测细胞在小鼠体内癌变的发生率（non－GLP）	只有编码癌基因的造血干细胞引发了小鼠血癌，侧面证实带有癌基因的 T 细胞作为分化末端的体细胞发生恶性转化的风险较低[25]

27.3.3　Brexucabtagene autoleucel（KTE－X19，Tecartus）

表 27－5　KTE－X19（鼠源）的非临床研究总结

体外研究	体外脱靶活性、细胞活化和细胞因子释放试验	具有较强的靶向细胞杀伤活性
	体外永生化	经体外扩增研究没有显示 T 细胞突变和/或永生化的证据
体内研究（同源小鼠模型）	药效：与 KTE－C19 试验设计相似（non－GLP）	KTE－X19 对腹腔/皮下注射 38cl3 的小鼠淋巴瘤都有杀伤作用，同时对正常小鼠 B 细胞（非肿瘤）也有杀伤作用

27.3.4　Lisocabtagene maraleucel（JCAR017，Breyanzi）

表 27－6　JCAR017（人源）的非临床研究总结

体外研究	体外脱靶活性、细胞活化和细胞因子释放试验	具有较强的靶向细胞杀伤活性
	组织交叉反应试验	在多个正常人体组织中呈现阳性
	基因组整合位点分析：检测了来自 34 名患者的 54 个 CAR－T 产品	没有证据证明基因插入有偏好性，或者插入具体位点会导致细胞优先增殖
	体外永生化：细胞体外增殖研究	经体外 60 天的扩增研究，没有显示 T 细胞突变和/或永生化的证据
体内研究（移植小鼠模型）	药效：JCAR017 对小鼠 Raji Burkitt 淋巴瘤细胞的杀伤作用（non－GLP）	等比例注射 CD4 阳性和 CD8 阳性 CD19 CAR－T 细胞对小鼠体内的 Raji 细胞有良好的杀伤作用，JCAR017 不能在正常的小鼠中存活，也不能诱发免疫缺陷小鼠产生 GvHD

　　根据 FDA 披露的已上市 CAR－T 产品药理毒理学资料，KTE－C19 在同源小鼠中使用表达 CD19 的 38c13 小鼠淋巴瘤细胞系造模[24]，而 CTL019 使用的是在重度免疫缺陷小鼠上移植人白血病细胞的异种移植模型[22, 23]。注射抗鼠 CD19 CAR－T 到淋巴耗尽的荷瘤小鼠

中,可以消除肿瘤,延长小鼠生存时间,同时观察到小鼠 B 细胞再生障碍,但无明显毒性。注射抗鼠 CD19 CAR - T 细胞 8 天后,在荷瘤小鼠脾脏中检测到 CD8 阳性、CD4 阳性抗鼠 CD19 CAR - T 细胞(KTE - C19)。评估人用 CAR - T 产品在体内循环的特点和归巢组织器官的能力需要与人体组织器官上的分子相互作用,无法在动物模型上复制。所有已上市的 CAR - T 产品,都没有进行传统的遗传毒性研究,但考虑到使用病毒载体将抗 CD19 CAR 稳定整合到 T 细胞基因组这一操作,存在插入突变的风险,申请人会根据已发表的文献进行讨论评估,如有必要会提供相似产品的临床整合分析数据。研究者证实[23],用编码癌基因的逆转录病毒载体转导造血干细胞和 T 细胞,给小鼠注射后,只有干细胞会引发血癌,证明 T 细胞恶性转化风险低。通过评估来自 34 名患者的 54 个 CAR - T 细胞产品的病毒整合事件,对冻存 JCAR017 产品的慢病毒整合位点的基因组定位进行分析,并结合 60 天体外 CAR - T 细胞的增殖研究,结果均表明由病毒转导引发的致癌性和致瘤性风险较低。

27.4　临床安全性

细胞治疗的总反应率通常远高于相同靶点的其他类型产品,但 CAR - T 细胞未来的临床应用可能会受到其独特安全性的限制。同时,作为一种全新的疗法,其临床应用的时间比较短,长期安全性资料还有待积累。已经报道的靶向 CD19 CAR - T 的长期毒副作用涉及 CD19 杀伤所致的 B 细胞发育不全和免疫抑制[25],以及有待于进一步研究的精神性疾病如癫痫和幻觉等[26],其他报道的长期毒性有血细胞减少症、骨髓衰竭以及次生恶变。但由于临床试验是在不相同的条件下进行的,一种药物的临床试验不良反应率不能直接与另一种药物的临床试验不良反应率进行比较,也不能反映真实世界的不良反应率。本节汇总分析了 FDA 披露的 4 款靶向 CD19 CAR - T 细胞治疗产品以及瑞基奥仑赛注射液的临床安全性信息,以期对该疗法在真实世界中的安全性有更直观的了解,在今后的优化推广中更好地评估该疗法的优势与风险。

27.4.1　Tisagenlecleucel (CTL019, Kymriah)

FDA 获批的说明书中披露了部分 CTL019 的安全性数据[27],这些数据主要来自三项非随机单臂研究,79 名 R/R B 细胞 ALL 儿童和青年患者(ELIANA 研究)、115 名 R/R DLBCL 成人患者(JULIET 研究)和 97 名 R/R FL 成人患者(ELARA 研究)接受了基于体重的推荐单剂量活 CD19 阳性 CAR - T 细胞。

ELIANA 研究(研究 1)中最常见的不良反应(> 20%)为 CRS(77%)、不明病原感染(57%)、低 γ 球蛋白血症(53%)、发热(42%)、食欲下降(38%)、病毒性感染性疾病(38%)、头痛(35%)、发热性中性粒细胞减少(34%)、出血(32%)、肌肉骨骼疼痛(32%)、呕吐(32%)、脑病(30%)、细菌感染性疾病(29%)、腹泻(29%)、低血压(29%)、咳嗽(27%)、恶心(27%)、疼痛(25%)、缺氧(25%)、心动过速(24%)、水肿(23%)、疲劳

(23％)、急性肾损伤(22％)。所有患者均出现中性粒细胞减少、贫血和血小板减少。在 JULIET 研究(研究 2)中的 115 名患者中位年龄 56 岁(22～76 岁),80％的患者在接受 CAR－T 治疗之前接受过 1～6 种既往治疗线,49％既往有自体造血干细胞移植,32％既往接受过放射治疗。107 例患者(93％)在 CTL019 之前接受了淋巴衰竭性化疗。CTL019 在 R/R DLBCL 成人患者中出现的最常见不良反应(发生率＞20％)为 CRS、病原不明感染、发热、腹泻、恶心、乏力、低血压、水肿、出血发作、呼吸困难和头痛。在 ELARA 研究(研究 3)没有纳入有中枢神经系统疾病史或自身免疫性疾病需要全身免疫抑制的 FL 患者。97 名入组研究患者中位年龄为 57 岁(29～73 岁),34％为女性,75％为白人,13％为亚洲人,1％为黑人或非洲裔美国人。最常见的不良反应(发生率＞20％)为 CRS、病原不明感染、疲劳、肌肉骨骼疼痛、头痛和腹泻。血液学的变化包括嗜中性白细胞减少症、白细胞减少症、血小板减少症、贫血和淋巴细胞减少,血生化显示有低磷酸盐血。

通常在临床研究中抗产品抗体的产生会对于药物的安全性或有效性产生风险。通过检测给药前后入组患者血清中的抗小鼠 CAR19 抗体(anti－mCAR19)来测定 CTL019 的免疫原性。91％的 ELIANA 患者、94％的 JULIET 患者和 66％的 ELARA 患者在 CTL019 输注前检测出抗 mCAR19 抗体阳性。在 JULIET 和 ELARA 中,分别有 9％和 33％的患者检测到治疗诱导的抗 mCAR19 抗体。然而,输注后抗 mCAR19 抗体阳性和阴性的患者 CTL019 的持续性相似。因此,没有证据表明先前存在的和治疗诱导的抗 mCAR19 抗体会影响 CTL019 的安全性或有效性。三项临床试验患者中未观察到 T 细胞免疫原性反应。

27.4.2 Axicabtagene ciloleucel (KTE－C19, Yescarta)

KTE－C19 在 FDA 初始获批时的警告和注意事项信息来自两项开放标签的单臂研究[28],包括 108 例 R/R LBCL 患者(ZUMA－1 研究)和 146 例 R/R iNHL 患者(包括 124 例 FL 患者,ZUMA－5 研究)。在 ZUMA－1 研究中,108 名 R/R LBCL 患者接受了基于体重的推荐剂量 CD19 阳性 CAR－T 细胞治疗。最常见的不良反应(发生率≥20％)包括 CRS、发热、低血压、脑病、心动过速、疲劳、头痛、食欲下降、寒战、腹泻、发热性中性粒细胞减少、病原不明感染、恶心、缺氧、震颤、咳嗽、呕吐、头晕、便秘、心律失常。52％的患者发生严重不良反应。最常见的严重不良反应(＞2％)包括脑病、发热、肺部感染、发热性中性粒细胞减少症、心律失常、心力衰竭、尿路感染、肾功能不全、失语、心脏骤停、艰难梭菌感染、谵妄、低血压和缺氧。最常见的(≥10％)3 级或更高级别的反应包括发热性中性粒细胞减少症、发热、CRS、脑病、病原不明感染、低血压、缺氧和肺部感染。45％(49/108)的患者在输注 KTE－C19 后因严重不良反应接受了托珠单抗治疗。常见的(≥10％)严重的实验室异常包括淋巴细胞减少、白细胞减少、中性粒细胞减少、血红蛋白降低、血小板减少、磷酸减少、钠减少、白蛋白减少、直接胆红素升高、尿酸升高和钾减少。

ZUMA－5 评估了 KTE－C19 在治疗 R/R 惰性非霍奇金淋巴瘤(inertial non-hodgkin's lymphoma, iNHL)时的安全性,该研究包括 146 例接受 CD19 阳性 CAR－T 细胞治疗的 R/

R iNHL 患者(124 例 FL 患者和 22 例边缘区淋巴瘤患者)。最常见的非实验室不良反应(发生率≥20%)包括发热、CRS、低血压、脑病、疲劳、头痛、病原体不明感染、心动过速、发热性中性粒细胞减少、肌肉骨骼疼痛、恶心、震颤、寒战、腹泻、便秘、食欲下降、咳嗽、呕吐、缺氧、心律失常和头晕。48%的患者发生严重不良反应。2%的患者出现严重不良反应,包括发热性中性粒细胞减少症、脑病、发热、CRS、不明病原体感染、肺炎、缺氧和低血压。最常见的(≥10%)3 级或更高级别反应包括发热性中性粒细胞减少症、脑病和不明病原体感染。1%的患者发生致命不良反应,包括 CRS 和真菌感染。51%(75/146)的患者在输注 KTE - C19后接受托珠单抗治疗。常见的(≥10%)严重的实验室异常包括淋巴细胞减少、白细胞减少、中性粒细胞减少、血小板减少、血红蛋白降低、磷酸减少、钠减少和葡萄糖升高。

在近期更新的说明书中[28],公布了一项针对 R/R LBCL 的随机、开放标签、多中心的研究(ZUMA - 7 研究),其中原发性难治 LBCL 或首次复发的 LBCL 患者接受了 KTE - C19 (N =168)或标准治疗(N=168)。最常见的不良反应(发生率≥20%)包括发热、CRS、疲劳、低血压、脑病、心动过速、腹泻、头痛、肌肉骨骼疼痛、恶心、发热性中性粒细胞减少、寒战、咳嗽、不明病原体感染、头晕、震颤、食欲下降、水肿、缺氧、腹痛、失语症、便秘和呕吐。50%的患者发生严重不良反应。最常见的严重不良反应(>5%)包括 CRS、发热、脑病、低血压、不明病原体感染和肺炎。2%的患者发生致命不良反应。最常见的(≥10%)3 级或更高级别的不良反应包括发热性中性粒细胞减少症、脑病和低血压。67%(112/168)的患者在输注 KIT - C19 后接受托珠单抗治疗。常见的(≥10%)严重的实验室异常包括白细胞减少、中性粒细胞减少、淋巴细胞减少、血红蛋白降低、血小板减少、钠减少和葡萄糖升高。

KTE - C19 具有诱导抗产品抗体的潜力。利用酶联免疫吸附试验(enzyme linked immunosorbent assay,ELISA)检测抗 CD19 CAR 的起始抗体 FMC63 的结合抗体,对该产品的免疫原性进行了评估。未发现免疫原性影响 KTE - C19 的初始扩增和持久性动力学,或安全性和有效性的证据。同时,也提示选择合适的抗产品抗体检测方法的重要性。在筛选阶段,ZUMA - 1 和 ZUMA - 7 中的 11 名患者和 19 例 ZUMA - 5 患者在给药前抗 FMC63 抗体检测呈阳性。1 名 ZUMA - 7 患者和 3 名 ZUMA - 5 患者在给药后抗体由阴性变为阳性。但之后的验证性试验结果显示,所有在 ELISA 筛查中呈阳性的患者在所有测试时间点均为抗体阴性。

27. 4. 3 Brexucabtagene autoleucel (KTE - X19, Tecartus)

KTE - X19 的安全性在一项 2 期单臂临床研究(ZUMA - 2)和一项 1/2 期开放标签、多中心研究(ZUMA - 3)中进行评估[29]。在 ZUMA - 2 研究中,共有 82 例 R/R MCL 患者接受单剂量 CAR - T 细胞(2×10^6 或 0.5×10^6 抗 CD19 CAR - T 细胞/kg)。最常见的不良反应(发生率≥20%)为发热、CRS、低血压、脑病、疲劳、心动过速、心律失常、病原体不明感染、寒战、缺氧、咳嗽、震颤、肌肉骨骼疼痛、头痛、恶心、水肿、运动功能障碍、便秘、腹泻、食欲下降、呼吸困难、皮疹、失眠、胸腔积液和失语。66％的患者发生严重不良反应。最常见的严重不良反应为脑病、发热、病原体不明感染、CRS、缺氧、失语、肾功能不全、胸腔积液、呼吸衰竭、细菌感染、呼吸困难、疲劳、心律失常、心动过速、病毒感染。最常见的（≥10％）3 级或更高级别反应为贫血、中性粒细胞减少、血小板减少、低血压、低磷血症、脑病、白细胞减少、缺氧、发热、低钠血症、高血压、病原体不明感染、肺炎、低钙血症和淋巴细胞减少。ZUMA－3 的 78 名 R/R ALL 患者接受了 1×10^6 个抗 CD19 CAR－T 细胞/kg 剂量的细胞。最常见的不良反应（≥20％）为发热、CRS、低血压、脑病、心动过速、恶心、寒战、头痛、疲劳、发热性中性粒细胞减少、腹泻、肌肉骨骼疼痛、缺氧、皮疹、水肿、震颤、不明病原体感染、便秘、食欲下降和呕吐。最常见的严重不良反应（≥2％）为 CRS、发热性中性粒细胞减少症、低血压、脑病、发热、病原体不明感染、缺氧、心动过速、细菌感染、呼吸衰竭、癫痫、腹泻、呼吸困难、真菌感染、病毒感染、凝血功能障碍、谵妄、疲劳、噬血细胞淋巴组织细胞增多症、肌肉骨骼疼痛、水肿和全身麻痹。

KTE－X19 具有诱导抗产品抗体的潜力，使用 ELISA 法检测抗 CD19 CAR 的起始抗体 FMC63 的结合抗体，评估免疫原性。未检测到抗 CAR－T 细胞抗体。根据初步筛选试验，17 名患者抗体检测呈阳性；然而，验证性细胞试验表明，所有 17 例患者在所有测试时间点均为抗体阴性。没有证据表明 KTE－X19 的初始扩增和动力学，有效性和安全性受到其免疫原性的影响。

27.4.4　Lisocabtagene maraleucel（JCAR017，Breyanzi）

JCAR017 说明书中对安全性数据的描述来源于 418 例 R/R LBCL 患者的临床研究[30]，包括 89 例患者参与的一项随机的、开放标签的多中心研究（TRANSFORM 研究）和两项开放标签的单臂研究（61 人的 PILOT 研究和 268 人的 TRANSCEND 研究）。

TRANSFORM 针对的是原发性难治性 LBCL 或 1 年内复发，但尚未接受自体造血干细胞移植和其他 R/R 治疗的患者。38％的患者发生严重不良反应。最常见的非实验室严重不良反应（＞2％）为 CRS、败血症、发热、发热性中性粒细胞减少、头痛、失语、COVID－19 感染和肺栓塞。最常见的非实验室不良反应（≥20％）为发热、CRS、肌肉骨骼、疼痛、头痛、疲劳、恶心、便秘和头晕。常见的严重实验室异常有低淋巴细胞数、低中性粒细胞数、低血小板数和低血红蛋白。

PILOT 研究针对的是在化疗免疫治疗一线后的 R/R LBCL、不适合体造血干细胞移植的患者。33％的患者发生严重不良反应。最常见的严重不良反应（＞2％）为 CRS、神志不清、胃肠道出血、肌肉乏力，肌肉骨骼疼痛，肺栓塞，败血症。最常见的不良反应（≥20％）为疲劳、CRS、发热、恶心、脑病，低血压，肌肉骨骼疼痛和水肿。常见严重实验室不良反应为淋巴细胞计数下降、中性粒细胞计数下降、血红蛋白降低和血小板计数下降。

TRANSCEND 研究中共 268 名 R/R LBCL 成年患者接受了 CAR 阳性活 T 细胞治疗。46％的患者发生严重不良反应。最常见的非实验室严重不良反应（＞2％）为 CRS、脑病、败血症、发热性中性粒细胞减少症、失语、肺炎、发热、低血压、头晕和谵妄。4%的患者发生致命不良反应。最常见的非实验室不良反应（≥20%）为疲劳、CRS、肌肉骨骼疼痛、恶心、头痛、脑病、病原体不明感染、食欲下降、腹泻、低血压、心动过速、头晕、咳嗽、便秘、腹痛、呕吐和水肿。常见的实验室异常包括淋巴细胞计数降低、中性粒细胞计数降低、血小板计数降低、血红蛋白下降、纤维蛋白原减少和磷酸下降。

JCAR017 具有诱导抗产品抗体的潜力。使用电化学发光（enhanced chemiluminescence, ECL）免疫分析法检测针对 JCAR017 细胞外 CD19 结合结构域的结合抗体，来评估其免疫原性。TRANSCEND 研究中 11%（28/261）的患者检测到预存的抗产品抗体，TRANSFORM 组为 1%（1/89），PILOT 组为 0%（0/51）。在 TRANSCEND 中 11%（27/257）的患者检测到治疗诱导或治疗增强的抗产品抗体，TRANSFORM 组为 1%（1/89），PILOT 组为 2%（1/49）。由于具有抗产品抗体的患者数量较少，抗产品抗体与疗效、安全性或药代动力学之间的关系尚不能确定。

由于随访时间有限，JCAR017 治疗后的长期安全性，特别是关于插入突变相关继发性恶性肿瘤的风险，仍然是值得关注的问题。因此，有必要进行上市后的安全性研究。申请人同意进行一项观察性注册研究，将收集至少 1 000 例使用该上市产品治疗的患者的安全性信息，包括关键的早期不良反应和随访 15 年，以检测和评估继发性恶性肿瘤风险。

27.4.5　瑞基奥仑赛注射液（倍诺达）

瑞基奥仑赛注射液被 NMPA 批准上市是基于一项在中国进行的关键临床 Ⅱ 期研究（RELIANCE），该研究为开放标签、单臂、多中心设计，共纳入 59 例 R/R DLBCL 的成年患者。2022 年 4 月应志涛教授团队在美国临床肿瘤学会年会（American Society of Clinical Oncology，ASCO）上汇报的 RELIANCE 研究 2 年随访安全性结果显示[31]，3～4 级 CRS 和神经毒性的发生率分别为 5.1% 和 3.4%，而 100×10^6 剂量组未发生 3～4 级 CRS 和神经毒性，显示出可控的安全性。

综上所述，基于 FDA 披露的 4 款 CD19 CAR-T 细胞产品上市的临床研究安全性数据[27-30]，和中国首个获批 1 类生物制品 CAR-T 产品的临床研究（RELIANCE）随访安全性结果[31, 32]，业界对于靶向 CD19 CAR-T 细胞治疗产品的临床安全性有了一定的认识。几乎所有已上市 CAR-T 细胞治疗产品的说明书中，均将 CRS、免疫效应细胞相关神经毒性综合征（immune effector cell-associated neurotoxicity syndrome，ICANS）、嗜血细胞性淋巴组织增生症/巨噬细胞活化综合征（hemophagocytic lymphohistiocytosis/macrophage activation syndrome，HLH/MAS）以及长期或复发性细胞减少症等列为黑框警告。在治疗期间的警告和注意事项包括过敏性反应、严重感染、长期细胞减少症、丙种球蛋白减少症、继发性恶性肿瘤，并建议患者治疗后至少 8 周内避免驾驶或从事危险的职业或活动。临床上最常见的不良反应（≥20%）为发热、CRS、低丙种球蛋白血症、低血压、肌肉骨骼疼痛、疲劳、不明病原体感染、咳嗽、寒战、腹泻、恶心、脑病、食欲下降、上呼吸道感染、头痛、心动过速、头晕、呼吸困难、水肿、病毒感染、凝血功能障碍、便秘和呕吐。

27.5　安全性综合分析

靶向 CD19 的 CAR-T 细胞疗法被认为是治疗 R/R B 细胞恶性肿瘤的有效方法,此类产品最早发现时就引起了医学界极大的兴趣。但在其早期临床试验中曾出现过严重的安全性问题使得该疗法的推进一度停滞,其中最具有代表性的是 JCAR015 的临床试验,因 5 名患者接受治疗后出现治疗相关的脑水肿死亡而被 FDA 叫停。正因为此次事件,导致当年并列为 CAR-T 研发第一梯队的三款靶向 CD19 的产品[诺华的 CTL019、凯特(现已被吉利德收购)的 KTE-C19 和巨诺的 JCAR015]产生了不同的走向。

从目前已上市 CAR-T 产品的临床表现来看,与 CAR-T 细胞治疗相关的大多数毒性在 CAR-T 细胞输注的 2 周内消退(仅支持治疗),但这些短暂的不良反应可能是严重的,甚至在极少数情况下是致命的。不良反应仍是 CAR-T 细胞治疗的最大障碍之一。

27.5.1　非临床和临床安全性关联分析

目前 CAR-T 药物研发普遍接受在小鼠模型上进行概念验证,但在 CAR-T 细胞产品非临床研究中,小鼠模型有其固有的局限性。NOD-SCID-IL-2 受体 γ null (NSG)小鼠通常被用作 CAR-T 细胞治疗的临床前模型,其优势是能够更有效地在小鼠体内移植人类肿瘤细胞和人类 T 细胞。但也是由于携带的突变破坏了原有的免疫系统,细胞产品的毒副作用无法被全面评估。为了更好地预测临床不良反应,研究人员已经转向其他小鼠品系,甚至非人灵长类动物模型。Giavridis 等[33] 使用 SCID-beige 小鼠建立了 CRS 小鼠模型,与人类 CRS 相似,在 CAR-T 细胞注射后 2～3 天发作。在这个模型中,75% 的小鼠在 48 小时内死于 CRS,而小鼠体内细胞因子的急剧增加并不是由 CAR-T 细胞直接分泌产生的,而是由小鼠细胞自身分泌的 IL-6、IL-1 和由人 CAR-T 细胞激活的巨噬细胞产生的一氧化氮驱动的一种免疫级联效应[34]。在非人灵长类动物模型的例子中,Taraseviciute 等[35] 利用恒河猴模型发现 CAR-T 疗法可能的神经毒性机理,CD20 CAR-T 细胞进入猴体内会引起一连串的免疫激活,从而导致高水平的促炎细胞因子和趋化因子的分泌,使得 CAR-T 细胞渗透进入大脑实质导致脑炎,同时动物也表现出 CRS 的特征症状,包括发热和 C 反应蛋白水平升高。另一种潜在的动物模型利用三重转基因 NSG (SGM3)小鼠,该小鼠表达人类干细胞因子、粒细胞巨噬细胞集落刺激因子和 IL-3,以模拟先天性免疫成分参与 CRS。然而,该模型仍然依赖一些小鼠细胞因子,其中最重要的是 IL-6[36]。利用动物模型的有效性,托珠单抗被证实可以预防人类以高烧和 IL-6 水平升高为特征的 CRS,但不能预防引起致命神经毒性的脑膜炎症[37]。

针对 CAR-T 细胞产品,目前还没有统一的动物模型用于评估其非临床安全性,已上市 CAR-T 细胞产品的非临床安全性数据有限。在确保药理药效的前提下,研究者发起的临床研究(investigator initiated trial，IIT)被更多的研究者或机构认可。根据对多个 CAR－T 细胞产品的临床试验结果分析,研究人员已经确认了提示 CRS 和/或神经毒性发生的信号,包括一些预测性生物标志物,这些生物标志物能够事先确定哪些患者在 CAR－T 细胞治疗期间可能会经历严重的 CRS 和/或神经毒性,从而促进对这些毒性的早期干预管理,这也是保障安全性的一种手段。同时,这些临床不良事件数据也有助于更科学的非临床试验设计和更全面的安全性评估(表 27－7)。

表 27－7　CAR－T 疗法非临床和临床安全性关联分析

主要系统		CTL019	KTE－C19	KTE－X19	JCAR017
免疫系统	非临床	具有较强的 CD19 靶向杀伤活性,注射 T 细胞的荷瘤小鼠出现白细胞升高,多器官单核细胞浸润和肝脏淋巴细胞增多。CAR－T 细胞在小鼠皮肤、肾、肝、肺、脾和骨髓有分布。移植小鼠 B 细胞再生障碍	同源小鼠注射 CD19－38c13 小鼠淋巴瘤细胞,KTE－C19 在体内有较强的靶向 CD19 肿瘤细胞的杀伤能力,分泌 IL－2。小鼠出现 B 细胞再生障碍	对腹腔/皮下注射 38c13 的小鼠淋巴瘤有较强杀伤作用,同时对正常小鼠 B 细胞(非肿瘤)也有杀伤作用	对小鼠体内的 Raji 细胞有良好的杀伤作用,JCAR017 不能在正常的小鼠中存活,也不能诱发免疫缺陷小鼠产生 GvHD
	临床	CRS、B 细胞缺陷、丙种球蛋白减少、不明原因的感染	CRS、B 细胞缺陷、丙种球蛋白减少、不明原因的感染	CRS、B 细胞缺陷、丙种球蛋白减少、不明原因的感染	CRS、B 细胞缺陷、丙种球蛋白减少、不明原因的感染
	关联性	关联性强。CAR－T 的活性,包括 CAR－T 细胞增殖、特异性杀伤活性、靶抗原的亲和力、特异性结合能力和在组织中的表达分布都可以通过体外研究预测。较强的 CD19 靶向杀伤作用引发的 T 细胞活化、细胞因子分泌、B 细胞再生障碍与临床上 CRS 和丙种球蛋白蛋白减少相关联。动物模型会模拟清淋治疗,给药后临检指标的变化可以推测发生感染的风险			
造血和淋巴系统	非临床	使用重度免疫缺陷鼠注射人白血病细胞造模。小鼠的 T\B\NK 细胞完全失活	将 CD19－38c13 小鼠淋巴瘤细胞接种至免疫健全的小鼠	采用鼠源替代产品在同源小鼠上开展体内研究,拥有完整的鼠源免疫系统	使用移植小鼠模型,缺乏鼠源免疫系统
	临床	中性粒细胞减少症、HLH/MAS	中性粒细胞减少症、HLH/MAS	中性粒细胞减少症、HLH/MAS	中性粒细胞减少症、HLH/MAS
	关联性	通常,临床上的清淋治疗(输注 CAR－T 细胞前)会导致患者中性粒细胞的减少,这与非临床研究中使用不同程度的免疫缺陷小鼠模型或模拟清淋治疗后的发现相关联。但由于非临床模型的局限性可能无法完全模拟人类肿瘤的复杂性,临床上 HLH/MAS 与非临床研究结果的关联性未知,在动物中未见 HLH/MAS 报道,这可能与 CRS 鉴别困难有关,临床上通常通过高铁血症、凝血病、全血细胞减少和骨髓活检中的噬血细胞现象来确诊			
心血管系统	非临床	/	/	/	/
	临床	心动过速、低血压	心动过速、低血压、心律失常	心动过速、低血压	心动过速、低血压
	关联性	关联性未知。由于未见 CAR－T 产品非临床研究中关于对于动物心血管系统毒性的报道,暂时未能判断其关联性。但接受 CAR－T 治疗的患者确实存在心脏毒性的风险,且 CRS 的严重程度被认为与心血管毒性的转归相关			

续　表

主要系统		CTL019	KTE－C19	KTE－X19	JCAR017
呼吸系统	非临床	/	/	/	/
	临床	咳嗽、缺氧	咳嗽、缺氧	咳嗽、缺氧	
	关联性	关联性未知。由于未见 CAR－T 产品非临床研究中关于对于动物呼吸系统毒性的报道，暂时未能判断其关联性。血氧不足和呼吸道感染是 CAR－T 治疗临床上常见的呼吸系统不良反应，在之后的非临床设计中可重点关注该类指标的变化			
神经系统	非临床	/	/	/	/
	临床	脑病、头痛	脑病、头痛、震颤、头晕	脑病、头痛、震颤、头晕	脑病、头痛、震颤、头晕
	关联性	关联性未知。作为靶向 CD19 的 CAR－T 疗法常见的严重不良反应，通过动物模型来预测其神经毒性风险是有限的。虽然学术界有研究表明这与 CD19 CAR－T 在人脑壁细胞的在靶活性相关，但在动物上并未见相关报道			
胃肠道系统	非临床	/	/	/	/
	临床	恶心、腹泻、呕吐、便秘	恶心、腹泻、呕吐、便秘	恶心、腹泻、呕吐、便秘	恶心、腹泻、呕吐、便秘
	关联性	关联性未知。没有非临床数据报道且患者临床症状轻，暂无法判断其关联性			
致癌性	非临床	没有证据表明基因插入有偏好性，或者插入具体位点会导致细胞优先增殖。体外扩增研究没有显示 T 细胞突变和/或永生化的证据。接受 CTL019 的免疫缺陷小鼠未表现出异常的细胞生长或克隆细胞扩增的迹象	经体外扩增研究没有显示 T 细胞突变和/或永生化的证据。带有癌基因的 T 细胞作为分化末端的体细胞发生恶性转化的风险较低	体外扩增研究没有显示 T 细胞突变和/或永生化的证据	没有证据证明基因插入有偏好性，或者插入具体位点会导致细胞优先增殖。60 天体外增殖培养 T 细胞没有显示突变和/或永生化的证据
	临床	继发性恶性肿瘤风险	继发性恶性肿瘤风险	继发性恶性肿瘤风险	5 名患者发生继发性恶性肿瘤，但尚未发现是 CAR－T 直接导致的次生恶变的证据
	关联性	关联性较强，对于生产过程中引入的致癌风险（如污染和 CAR－肿瘤等）和基因修饰产品病毒整合风险有一定的预测性。但患者个体及前期治疗差异，继发肿瘤的概率是不能被有效预测的，需要通过长期定期复查确诊			
其他	非临床	/	/	/	/
	临床	食欲减退、发热、乏力、水肿、寒战	发热、乏力、水肿、寒颤	食欲减退、发热、乏力、水肿、寒战	食欲减退、发热、乏力、水肿、寒战
	关联性	关联性未知。未见非临床相关研究报道，暂无法判断其关联性			

注：／：暂未披露

27.5.2 毒性解析

CAR-T细胞治疗过程中出现的患者严重感染和长期细胞减少症通常被认为是由清淋引起,而B细胞耗竭和丙种球蛋白减少则更多地与CD19靶点相关,CRS、神经毒性以及继发性恶性肿瘤风险被认为是与CAR-T细胞治疗有关。因此,将从疗法相关和靶点相关两个方面对这些毒性反应展开讨论。

1. CAR-T细胞疗法相关的毒性及临床应对措施

从第一款CD19 CAR-T细胞产品的上市到现在多个在研CAR-T产品的临床表现,确实从数据上看到了在不良反应发生率和严重程度方面的改善,但这些不良事件发生的机制、预防手段和临床最佳管理策略仍然是值得进一步探索。

(1)炎症综合征

CARs的诱导机制和其独特的临床不良反应都与炎症相关。在输注CAR-T细胞后不久,患者出现高热,伴随低血压和呼吸窘迫。细胞因子的大量释放与这些毒性反应几乎同时发生,因此这种疾病被归类为CRS[12, 19, 33, 38-40]。考虑到Blinatumomab(商品名:BLINCYTO,CD19和CD3双特异性抗体)和anti-CD28抗体有类似的毒性报道,CRS可能与大量肿瘤特异性T细胞的广泛激活有关[41, 42]。尽管一些细胞因子,如干扰素-γ、IL-6和IL-10,通常在CAR-T细胞输注后升高,但在患者之间并没有一致的细胞因子上调模式,这最有可能是由于CAR-T细胞治疗的个体化性质。CRS在所有细胞疗法试验中都发生过,需要加强医疗管理。行业内已经制定了分级计划,以确定需要积极监测和干预的CRS。对于大多数患者而言,仅会发生轻度到中度的CRS(即1~2级),机体是可以自我调节恢复的,只需要支持治疗。但严重的CRS需要进行医疗干预,当前的主要手段为细胞因子定向治疗和给予糖皮质激素治疗。在CRS强化期间IL-6通常会增加,托珠单抗常作为免疫抑制剂用于抑制IL-6受体信号,且它的使用被证实并不会影响CAR-T细胞在患者体内的扩增、激活以及疗效的持续时间[40]。

临床研究人员期望获得预测患者发生严重的CRS的方法,认为血清细胞因子水平是合适的检测指标,因为CRS通常表现为急剧升高的炎性细胞因子和显著的全身炎症反应,且研究发现CRS的严重程度与细胞输注后的血清细胞因子水平呈正相关[12, 19, 33, 38-40]。对于B-ALL患者,临床上监测C反应蛋白对于识别即将出现严重CRS毒性也具有重要意义[33]。同时,肿瘤负荷强烈程度将有效预测患者CRS的严重等级[33],形态学残留白血病(骨髓母细胞≥5%)患者最易发生严重CRS,而仅有微小残留病灶或能完全缓解的患者均无严重CRS。所有CD19 CAR-T细胞的研究都证实了某些细胞因子的升高,如IL-6和干扰素-γ,与CRS的严重程度密切相关[12, 19, 33, 38-40],CAR-T细胞扩增也被证实与CRS严重程度相关[12]。

也有证据表明,一些患者还出现了另一种炎症性疾病,即HLH/MAS,这是一种由大量T细胞和巨噬细胞活化和增殖介导的毒性。在接受CAR-T细胞治疗的患者中检测到的一些实验室异常,包括高铁血症、凝血病、全血细胞减少和骨髓活检中的噬血细胞现象,通常可以提示 HLH/MAS[12, 19, 33, 38-40]。根据有限的患者毒性数据,很难区分这是 CRS 的一种单独的炎症性疾病,还是潜在的重叠综合征。幸运的是,由于抗炎治疗(如皮质类固醇)是 HLH/MAS 的主要治疗手段,这种区别并不影响临床不良反应的处理。

ICANS 作为 CAR-T 疗法的第二常见毒副作用,其发生机制推测与大量的炎症因子如 IL-6 和 IL-1 释放,伴随血脑屏障的损伤有关[43]。临床措施主要依靠类固醇皮质激素支持治疗,但是早期研究证实皮质类固醇可抑制 T 细胞功能,诱导 T 细胞凋亡[44, 45]。临床实践证实,回输的 CAR-T 细胞可被大剂量泼尼松(每天>100 mg)杀死[33]。KTE-C19 ZUMA1 试验和 JCAR017 PLAT-02 试验均显示,低剂量的地塞米松(10 mg/d)作为预防或早期治疗,暂没有影响疗效[46-49]。阿基仑赛注射液在中国申请上市的临床试验,79%的患者接受了托珠单抗或激素用药[16],被认为是导致其疗效大幅度下降的原因。

(2) 神经毒性

所有 CD19 CAR-T 细胞治疗 B-ALL 的临床试验都报道了治疗后发生的神经毒性事件,这些毒性包括找词困难、失语症、脑病、听力障碍和全身性癫痫发作[12, 19, 33, 38-40]。神经毒性的确切机制目前尚不清楚,但治疗后患者的脑脊液中可以检测到 CAR-T 细胞[12, 19, 33, 38-40],同时血清细胞因子的峰值水平与神经毒性的严重程度相关[19]。神经毒性和 CRS 被认为是独立的毒性,因为它们可以发生在临床过程中不同的时间。有研究指出,13 位给予 CD19 CAR-T 治疗的 ALL 患者在 CRS 完全治愈后,有 6 例发生了神经系统并发症[39]。然而,神经毒性仍然被认为与 T 细胞激活有关,因为类似的并发症在使用 Blinatumomab 治疗的患者中也有发生[11]。然而,中枢神经系统中肿瘤细胞,如 B-ALL 的存在也可能引起神经毒性。

临床上对产生神经毒性的患者管理包括预防和医疗干预,可以参考 2022 年版《嵌合抗原受体 T 细胞治疗相关神经系统毒副反应管理中国专家共识》[49]。许多患者接受了预防癫痫的药物治疗,但目前没有证据表明这类预防治疗对神经系统并发症的发生率和严重程度有明显改善作用。临床上对于神经毒性的医疗干预与 CRS 一样,给予托珠单抗和皮质类固醇进行支持治疗[12, 19, 33, 38-40]。尽管几乎所有患者都对托珠单抗有反应,但考虑到这种抗体不能穿过血脑屏障,托珠单抗是否能改善神经毒性尚不清楚。然而,托珠单抗仍然可以通过减少炎症,从而增加 CAR-T 细胞穿过血脑屏障的难度来降低严重神经毒性风险。

(3) 继发性恶性肿瘤

插入突变导致继发性恶性肿瘤的风险是一个与 CAR-T 治疗有关的问题。继发性恶性肿瘤的定义是新诊断的肿瘤,不是该受试者接受研究治疗的基础肿瘤的复发。在 JCAR017 的 FDA 上市申请资料中披露[30],5 名接受 JCAR017 治疗的 DLBCL 患者在治疗时有继发性恶性肿瘤报道,其中 1 名受试者有外周 T 细胞淋巴瘤,评估认为这不是 CAR-T 治疗的结果。其余 3 名患者为皮肤癌,1 例为子宫内膜腺癌。247 例患者中有

10例(4%)在治疗后发生继发性恶性肿瘤,5例为恶性血液病,4例为骨髓增生异常综合征(myelodysplastic syndromes,MDS),1例为急性髓系白血病。6例(包括1例MDS患者)发生了实体瘤(4例基底细胞癌、2例皮肤鳞状细胞癌、1例阑尾癌)。1例患者患有5种恶性肿瘤(MDS,2种皮肤基底细胞癌和2种皮肤鳞状细胞癌)。目前为止,尚未在这些患者体内检测到可复制的病毒或CAR-T直接导致的次生恶变的证据。FDA针对人类基因治疗产品给药后的长期随访指导原则建议检测病毒复制、质粒续存、插入位点等指标[50]。福瑞德·哈金森癌症研究中心和美国癌症中心分别对86名和43名接受CD19 CAR-T治疗的NHL患者进行了长期随访,15%(13/86)和16%(7/43)的患者发生了次生恶变[51, 52],若考虑有清淋、复发或骨髓增生异常综合征等事件,这些次生恶性病变的发生率与传统化疗后的发生率相近,因此研究者认为这些次生恶变是由之前的多线治疗导致的。

但是,在临床研究中确实发生过由于细胞体外制备流程引入的修饰癌细胞导致的死亡事件。2018年发生了1例白血病患者在接受CTL019治疗完全缓解8个月后复发死亡的临床案例,原因是CTL019在生产中意外地将CD19 CARs加到患者癌变的B细胞上,形成了"CAR-癌细胞",并且这些加到癌细胞上的CAR会与癌细胞表面的CD19结合,让CAR-T细胞失去了识别癌细胞的唯一靶标,导致骨髓和循环系统中出现了CD19 CAR转导的B细胞大量生长而死亡[15]。这个病例揭示了用CAR-T治疗白血病和其他有淋巴细胞增多症的血液肿瘤时,富集T细胞的重要性。

2. 与CD19靶点相关的CAR-T毒性及临床应对措施

通常CAR使用的scFv多为高亲和力抗体,暂无CD19 CAR和正常组织中的非靶点分子发生交叉反应引起脱靶毒性的报道。但非肿瘤靶向毒性在CD19 CAR-T较为常见,这主要是由于CD19为共享靶点,在正常组织中也会表达,会被CAR-T细胞识别并攻击,从而产生非肿瘤靶向的毒副作用。

(1) B细胞发育不全

大多数用于B细胞恶性肿瘤的CAR-T细胞疗法被设计为靶向CD19,而CD19除了在大多数B细胞恶性肿瘤上表达外,也在正常B细胞上表达。因此,预期强劲的CAR-T细胞反应也会消耗正常的B细胞。有报道称这类B细胞发育不全将持续一年或更长时间[12, 31, 40-42, 53],对这些患者使用抗生素和/或输注丙种球蛋白治疗,可部分恢复B细胞数量及功能。

(2) 神经毒性

2020年,*Cell*上发表了一篇关于CD19非肿瘤表达的文章[54],推测CD19 CAR-T细胞治疗产生的神经毒性可能是一种CD19的在靶毒性反应。研究者通过对人脑单细胞测序,发现在多个脑区的人脑壁细胞上有CD19的表达,人脑区免疫组化也显示CD19在脑血管附近细胞上有表达,同时人脑壁细胞表达的CD19包含CD19 CAR-T细胞scFv所识别的抗原表位。因此,壁细胞作为血脑屏障重要组成细胞,很有可能是CD19 CAR-

T 神经毒性的靶细胞。CRS 会破坏血脑屏障的完整性,而壁细胞被 CD19 CAR－T 攻击后血脑屏障被进一步破坏,大量 CAR－T 细胞和细胞因子进入中枢神经系统,引起更严重的神经毒性。

27.6　总结与展望

　　CAR－T 细胞疗法作为近年来癌症治疗领域的新兴方法,给肿瘤治疗带来了新希望的同时,也给临床前评价带来了前所未有的挑战。动物模型是生命科学研究中建立的能够模拟人体内反应的疾病研究模型,在 CAR－T 细胞产品的有效性和安全性评价中具有重要意义。由于生物体的复杂性和特异性,仅采用单一一种动物模型来模拟人类免疫系统和肿瘤微环境是有限的[55]。

　　在对 CAR－T 细胞产品进行非临床研究时,结合不同动物模型的优缺点,采用多种模型开展不同目的的研究是有必要的。随着各种新技术在生物行业的应用和对 CAR－T 细胞产品特性的深入研究,更为完善的动物模型将为 CAR－T 细胞疗法提供更多非临床安全性信息,进一步在理解毒性机理的基础上优化治疗方案,在保持疗效的同时将毒副作用最小化。我们期待着更多优质的 CAR－T 产品能惠及更多患者,期待 CAR－T 细胞疗法在实体瘤等未被满足的医学需求领域获得突破。

（熊瑛）

参考文献

［1］Eshhar Z, Waks T, Gross G, et al. Specific activation and targeting of cytotoxic lymphocytes through chimeric single chains consisting of antibody-binding domains and the gamma or zeta subunits of the immunoglobulin and T-cell receptors. Proc Natl Acad Sci USA, 1993, 90(2): 720 - 724.

［2］Batlevi C L, Matsuki E, Brentjens R J, et al. Novel immunotherapies in lymphoid malignancies. Nat Rev Clin Oncol, 2016, 13: 25 - 40.

［3］Martinez M, Moon E K. CAR T cells for solid tumors: new strategies for finding, infiltrating, and surviving in the tumor microenvironment. Front Immunol, 2019, 10: 128.

［4］Zhao Z, Condomines M, Van der stegen S J C, el al. Structural design of engineered costimulation determines tumor rejection kinetics and persistence of CAR－T cells. Cancer Cell, 2015, 28(4): 415 - 428.

［5］Kawalekar O U, Connor R S, Fraietta J A, et al. Distinct signaling of coreceptors regulates specific metabolism pathways and impacts memory development in CAR-T cells. Immunity, 2016, 44(2): 380 - 390.

［6］Salter A I, Ivey R G, Kennedy J J, et al. Phosphoproteomic analysis of chimeric antigen receptor signaling reveals kinetic and quantitative differences that affect cell function. Sci Signal, 2018, 11(544): 6753.

[7] Disis M L. Immune regulation of cancer. J Clin Oncol, 2010, 28: 4531 - 4538.

[8] Upadhaya S, Yu J X, Shah M, et al. The clinical pipeline for cancer cell therapies. Nat Rev Drug Discov, 2021, 20(7): 503 - 504.

[9] Klinger M, Benjamin J, Kishel R, et al. Harnessing T cells to fight cancer with BiTE antibody constructs — past developments and future directions. Immunol Rev, 2016, 270: 193 - 208.

[10] Gore L, Locatelli F, Zugmaier G, et al. Initial results from a phase 2 study of blinatumomab in pediatric patients with relapsed/refractory B-cell precursor acute lymphoblastic leukemia. Blood, 2014, 124: 3703.

[11] Topp M S, Gokbuget N, Zugmaier G, et al. Phase Ⅱ trial of the anti-CD19 bispecific T cell-engager blinatumomab shows hematologic and molecular remissions in patients with relapsed or refractory B-precursor acute lymphoblastic leukemia. J Clin Oncol. 2014, 32(36): 4134 - 4140.

[12] Lee D W, Kocehnderfer J N, Stetler S M, et al. T cells expressing CD19 chimeric antigen receptors for acute lymphoblastic leukemia in children and young adults: a phase 1 dose-escalation trial. Lancet, 2015, 385: 517 - 528.

[13] Fielding A K, Richards S M, Chopra R, et al. Outcome of 609 adults after relapse of acute lymphoblastic leukemia (ALL): an MRC UKALL12/ECOG 2993 study. Blood, 2007, 109: 944 - 950.

[14] 刘千勇, Gilbert M, 李怡平. 嵌合抗原受体 T 细胞产品最新研发进展. 中国新药杂志, 2021, 30(19): 1759 - 1767.

[15] Ruella M, Xu J, Barrett D M, et al. Induction of resistance to chimeric antigen receptor T cell therapy by transduction of a single leukemic B cell. Nat Med, 2018, 24(10): 1499 - 1503.

[16] NMPA. 复星凯特生物科技有限公司, 阿基仑赛注射液[EB/OL]. (2021 - 6 - 23)[2022 - 8 - 26]. https://www. nmpa. gov. cn/datasearch/search-info. html? nmpa = aWQ9NmU5MjRjMGEyYTIxNDNlY2E5YTUzNDgzMjZmZGVjNjcmaXRlbUlkPWZmODA4MDgxODNjYWQ3NTAwMTg0MDg4MWY4NDgxNzlm.

[17] Majzner R G, Rietberg S P, Sotillo E, et al. Tuning the antigen density requirement for CAR T-cell activity. Cancer Disccw, 2020, 10(5): 702 - 723.

[18] Majzner R G, Mackall C L. Tumor antigen escape from CAR T-cell therapy. Cancer Discov, 2018, 8(10): 1219 - 1226.

[19] Turtle C J, Hanafi L A, Berger C, el al. CD19 CAR-T cells of defined CD4+: CD8+ composition in adult B cell ALL patients. J Clin Invest, 2016, 126(6): 2123 - 2138.

[20] NMPA. 上海药明巨诺生物科技有限公司, 瑞基奥仑赛注射液[EB/OL]. (2021 - 09 - 01)[2022 - 08 - 26]. https://www. nmpa. gov. cn/datasearch/search-info. html?nmpa=aWQ9MzFjMTYxYjhlZTg1NzEyYmVmYzk1NmMzNDA0N2Y3ZDUmaXRlbUlkPWZmODA4MDgxODNjYWQ3NTAwMTg0MDg4MWY4NDgxNzlm.

[21] Elsallab M, Levine B L, Wayne A S, et al. CAR-T-cell product performance in haematological malignancies beforeand after marketing authorization, Lancet Oncol, 2020, 21(2): 104 - 116.

[22] Milone M C, Fish J D, Carpenito C, et al. Chimeric receptors containing CD137 signal transduction domains mediate enhanced survival of T Cells and increased antileukemic efficacy in vivo. Mol Ther, 2009, 17(8): 1453 - 1464.

[23] 王全军, 王庆利. 细胞和基因治疗产品的非临床评价研究. 北京: 清华大学出版社, 2021.

[24] Kochenderfer J N, Yu Z, Frasheri D, et al. Adoptive transfer of syngeneic T cells transduced with a chimeric antigenreceptor that recognizes murine CD19 can eradicate lymphoma and normal B

cells. Blood，2010，116(19)：3875 - 3886.

[25] Hackethal V. In remission for 10 years：long-term toxicity data on CAR T cells [EB/OL]．(2020 - 07 - 21)[2022 - 8 - 26]．https：//www. medscape. com/viewarticle/934286.

[26] Ruark J，Mullane E，Cleary N，et al. Patient-reported neuropsychiatric outcomes of long-term survivors after chimeric antigen receptor T cell therapy. Biol Blood Marrow Transplant，2020，26(1)：34 - 43.

[27] FDA. Package Insert-KYMRIAH[EB/OL]．(2022 - 05)[2022 - 8 - 26]．https：//www. fda. gov/media/107296/download.

[28] FDA. Package Insert-YESCARTA[EB/OL]．(2022 - 11)[2022 - 12 - 20]．https：//www. fda. gov/media/108377/download.

[29] FDA. Package Insert-TECARTUS[EB/OL]．(2021 - 10)[2022 - 08 - 26]．https：//www. fda. gov/media/140409/download.

[30] FDA. Package Insert-BREYANZI[EB/OL]．(2022 - 06)[2022 - 08 - 26]．https：//www. fda. gov/media/145711/download.

[31] ASCO. RELIANCE — Two-year follow-up result of RELIANCE study，a multicenter phase 2 trial of relmacabtagene autoleucel in Chinese patients with relapsed/refractory large B-cell lymphoma [EB/OL]．(2022 - 04 - 28)[2023 - 04 - 15]．https：//clin. larvol. com/abstract-detail/ASCO% 202022/56542174/233456.

[32] Ying Z，Yang H，Guo Y，et al. Relmacabtagene autoleucel (relma-cel) CD19 CAR-T therapy for adults with heavily pretreated relapsed/refractory large B-cell lymphoma in China. Cancer Medicine，2021，10：999 - 1011.

[33] Dacila M L，Riviere I，Wang X，et al. Efficacy and toxicity management of 19 - 28z CAR T cell therapy in B cell acute lymphoblastic leukemia. Sci Transl Med，2014，6(224)：224 - 225.

[34] Giavridis T，van der Stegen S J C，Eyquem J，et al. CAR T cell-induced cytokine release syndrome is mediated by macrophages and abated by IL - 1 blockade. Nat Med，2018，24：731 - 738.

[35] Taraseviciute A，Tkachev V，Ponce R，et al. Chimeric Antigen Receptor T Cell-Mediated Neurotoxicity in Nonhuman Primates. Cancer Discov，2018，8：750 - 763.

[36] Staedtke V，Bai R Y，Kim K，et al. Disruption of a self-amplifying catecholamine loop reduces cytokine release syndrome. Nature，2018，564：273 - 277.

[37] Norelli M，Camisa B，Barbiera G，et al. Monocyte-derived IL - 1 and IL - 6 are differentially required for cytokine-release syndrome and neurotoxicity due to CAR T cells. Nat Med，2018，24：739 - 748.

[38] Brentjens R J，Davila M L，Riviere I，et al. CD19-targeted T cells rapidly induce molecular remissions in adults with chemotherapy-refractory acute lymphoblastic leukemia. Sci Trans Med. 2013，5(177)：38.

[39] Maude S L，Frey N，Shaw P A，et al. Chimeric antigen receptor T cells for sustained remissions in leukemia. N Engl J Med，2014，371(16)：1507 - 1517.

[40] Grupp S A，Kalos M，Barrett D，et al. Chimeric antigen receptor-modified T cells for acute lymphoid leukemia. N Engl J Med. 2013，368(16)：1509 - 1518.

[41] Teachey D T，Rheingold S R，Maude S L，et al. Cytokine release syndrome after blinatumomab treatment related to abnormal macrophage activation and ameliorated with cytokine-directed therapy. Blood，2013，121(26)：5154 - 5157.

[42] Suntharalingam G，Perry M R，Ward S，et al. Cytokine storm in a phase 1 trial of the anti-CD28

monoclonal antibody TGN1412. N Engl J Med，2006，355(10)：1018－1028.

[43] Gust J，Hay K A，Hanafi G，et al. Endothelial activation and blood-brain barrier disruption in neurotoxicity after adoptive immunotherapy with CD19 CAR-T cells. Cancer Discov，2017，7(12)：1404－1419.

[44] Paliogianni F，Ahuja S S，Balow J P，et al. Novel mechanism for inhibition of human T cells by glucocorticoids. Glucocorticoids inhibit signal transduction through IL－2 receptor. J Immuno，1993，151(8)：4081－4089.

[45] Lanza L，Scudeletti M，Puppo V，et al. Prednisone increases apoptosis in in vitro activated human peripheral blood T lymphocytes. Clin Exp Immunol，2007，103(3)：482－490.

[46] Topp M S，van Meerten T，Houot R. et al. Earlier steroid use with axicabtagene ciloleucel (axi-cel) in patients with relapsed/refractory large B cell lymphoma. Blood，2019，243：1304.

[47] Oluwole O，Bouabdallah K，Munoz S，et al. Prophylactic steroid use with axicabtagene ciloleucel (axi-cel) in patients(pts) with relapsed/refractory large B cell lymphoma (R/R LBCL). Transplant Cell Ther，2021，27(3)：68.

[48] Gardner R A，Ceppi F，Rivers J，et al. Preemptive mitigation of CD19 CAR T-cell cytokine release syndrome without attenuation of antileukemic efficacy. Blood，2019，134(24)：2149－2158.

[49] 中华医学会血液学分会白血病淋巴瘤学组,中国抗癌协会血液肿瘤专业委员会造血干细胞移植与细胞免疫治疗学组. 嵌合抗原受体T细胞治疗相关神经系统毒副反应管理中国专家共识(2022年版). 中华血液学杂志,2022,43(2)：96－101.

[50] FDA. Guidance on long term follow-up after administration of human gene therapy products[EB/OL].（2020－01－30）[2022－8－26]. https://www. fda. gov/regulatory information/search fda guidance documents/long term follow after administration human gene therapy products.

[51] Cordeiro A，Bezerra E D，Hirayama A V，et al. Late events after treatment with CD19-targeted chimeric antigen receptor modified T cells. Biol Blood Marrow Transplant，2020，26：26－33.

[52] Cappell K M，Sherry R M，Yang J C，et al. Long-term follow-up of anti-CD19 chimeric antigen receptor T-cell therapy. J Clin Oncol，2020，38(32)：3805-3815.

[53] Si S，Teachey D T. Spotlight on tocilizumab in the treatment of CAR-T-cell-induced cytokine release syndrome：clinical evidence to date. Ther Clin Risk Manag，2020，16：705－714.

[54] Parker K，Migliorini D，Perkey E，et al. Single-Cell Analyses Identify Brain Mural Cells Expressing CD19 as Potential Off-Tumor Targets for CAR-T Immunotherapies. Cell. 2020，183(1)：126－142.

[55] Kalaitsidou M，Kueberuwa G，Schutt A，et al. CAR T-cell therapy：toxicity and the relevance of preclinical models. Immunotherapy，2015，7(5)：487－497.

附录

附录一　已上市药物列表

序号	靶点名称	获批英文通用名称	获批中文通用名称	监管机构及首次获批时间
1	BCR – ABL	**Imatinib**	伊马替尼	**FDA,2001 年 5 月 10 日** **NMPA,2002 年 4 月 17 日**
		Nilotinib	尼洛替尼	**FDA, 2007 年 10 月 29 日** **NMPA,2009 年 7 月 14 日**
		Dasatinib	达沙替尼	**FDA, 2006 年 6 月 28 日** **NMPA,2011 年 9 月 7 日**
		Bosutinib	NA	**FDA, 2012 年 9 月 4 日**
		Ponatinib	NA	**FDA, 2012 年 12 月 14 日**
		Asciminib	NA	**FDA,2021 年 10 月 29 日**
2	BTK	**Imbruvica**	伊布替尼	**FDA,2013 年 11 月** **NMPA,2017 年 8 月**
		Olmutinib	NA	**MFDS,2016 年 5 月**
		Acalabrutinib	阿可替尼	**FDA,2017 年 11 月** **NMPA,2023 年 3 月**
		Zanubrutinib	泽布替尼	**FDA,2019 年 11 月** **NMPA,2020 年 6 月**
		Tirabrutinib	NA	**PMDA,2020 年 3 月**
		NA	奥布替尼	**NMPA,2020 年 12 月**
		Pirtobrutinib	NA	**FDA,2023 年 1 月**
3	EGFR SM	**Gefitinib**	吉非替尼	**FDA,2003 年 5 月 5 日** **NMPA,2004 年 12 月 6 日**
		Erlotinib	厄洛替尼	**FDA,2004 年 11 月 18 日** **NMPA,2006 年 4 月 6 日**
		NA	埃克替尼	**NMPA,2011 年 6 月 7 日**

续 表

序号	靶点名称	获批英文通用名称	获批中文通用名称	监管机构及首次获批时间
3	EGFR SM	Afatinib	阿法替尼	FDA,2013 年 7 月 12 日 NMPA,2017 年 2 月 21 日
		Osimertinib	奥希替尼	FDA,2015 年 11 月 13 日 NMPA,2017 年 3 月 22 日
		NA	阿美替尼	NMPA,2020 年 5 月 26 日
		NA	伏美替尼	NMPA,2022 年 6 月 30 日
		Brigatinib	布格替尼	FDA,2017 年 4 月 28 日 NMPA,2022 年 3 月 22 日
		Olmutinib	NA	MFDS, 2016 年 5 月 13 日
		Lazertinib	NA	MFDS, 2021 年 1 月 18 日
		Mobocertinib	莫博赛替尼	FDA,2021 年 9 月 15 日 NMPA,2023 年 1 月 10 日
		Dacomitinib	达可替尼	FDA,2018 年 9 月 27 日 NMPA,2019 年 12 月 10 日
	EGFR LM	**Cetuximab**	**西妥昔单抗**	FDA,2004 年 2 月 12 日 NMPA,2005 年 12 月 30 日
		Panitumumab	NA	FDA,2006 年 9 月 27 日
		NA	尼妥珠单抗	NMPA,2008 年 1 月 7 日
		Necitumumab	NA	FDA,2015 年 11 月 24 日
		Amivantamab	NA	FDA,2021 年 5 月 21 日
4	HER2	**Lapatinib**	**拉帕替尼**	FDA,2007 年 3 月 13 日 NMPA,2013 年 3 月 5 日
		Neratinib	奈拉替尼	FDA,2017 年 7 月 17 日 NMPA,2020 年 4 月 27 日
		/	吡咯替尼	NMPA,2018 年 8 月 12 日
		Trastuzumab	**曲妥珠单抗**	FDA,1998 年 9 月 25 日
		Disitamab Vedotin	维迪西妥单抗	NMPA,2021 年 6 月 8 日
		Inetetamab	伊尼妥单抗	NMPA, 2020 年 06 月 17 日
		Tucatinib	NA	FDA,2020 年 4 月 17 日
		Pertuzumab	帕妥珠单抗	FDA,2012 年 6 月 8 日
		Trastuzumab Emtansine	恩美曲妥珠单抗	FDA,2013 年 2 月 22 日
		Trastuzumab Deruxtecan	德曲妥珠单抗	FDA,2019 年 12 月 20 日

序号	靶点名称	获批英文通用名称	获批中文通用名称	监管机构及首次获批时间
5	FGFR	**Pazopanib**	培唑帕尼	FDA,2009 年 10 月 19 日 NMPA,2017 年 2 月 21 日
		Regorafenib	瑞戈非尼	FDA,2012 年 9 月 27 日 NMPA,2017 年 3 月 22 日
		Ponatinib	NA	FDA,2012 年 12 月 14 日
		Nintedanib	尼达尼布	FDA,2014 年 10 月 15 日 NMPA,2017 年 9 月 20 日
		Lenvatinib	仑伐替尼	FDA,2015 年 2 月 13 日 NMPA,2018 年 9 月 4 日
		Erdafitinib	NA	FDA,2019 年 4 月 12 日
		Pemigatinib	佩米替尼	FDA,2020 年 4 月 17 日 NMPA,2022 年 3 月 29 日
		Infigratinib	NA	FDA,2021 年 5 月 28 日
		Futibatinib	NA	FDA,2022 年 9 月 30 日
6	VEGF/ VEGFR	**Bevacizumab**	贝伐珠单抗	FDA,2004 年 2 月 26 日 NMPA,2017 年 5 月 8 日
		Ranibizumab	雷珠单抗	FDA,2006 年 6 月 30 日 NMPA,2017 年 1 月 16 日
		Aflibercept	阿柏西普	FDA,2011 年 11 月 18 日 NMPA,2018 年 2 月 13 日
		Pegaptanib	NA	FDA,2004 年 9 月 17 日
		Ramucirumab	雷莫西尤单抗	FDA,2014 年 4 月 21 日 NMPA,2020 年 11 月 20 日
		Sorafenib	索拉非尼	FDA,2005 年 12 月 1 日 NMPA,2006 年 9 月 12 日
		Sunitinib	舒尼替尼	FDA,2006 年 1 月 26 日 NMPA,2007 年 10 月 30 日
		Cabozantinib	NA	FDA,2012 年 11 月 29 日
		Pazopanib	培唑帕尼	FDA,2009 年 10 月 19 日 NMPA,2017 年 2 月 21 日
		Ponatinib	NA	FDA,2012 年 12 月 14 日
		Regorafenib	瑞戈非尼	FDA,2012 年 9 月 27 日 NMPA,2017 年 3 月 22 日
		Axitinib	阿昔替尼	FDA,2012 年 1 月 27 日 NMPA,2015 年 4 月 29 日

序号	靶点名称	获批英文通用名称	获批中文通用名称	监管机构及首次获批时间
6	VEGF/VEGFR	Lenvatinib	仑伐替尼	FDA,2015 年 2 月 13 日 NMPA,2018 年 9 月 4 日
		Vandetanib	NA	FDA,2011 年 4 月 6 日
		Nintedanib	尼达尼布	FDA,2014 年 10 月 15 日 NMPA,2017 年 9 月 20 日
		Tivozanib	NA	FDA,2021 年 3 月 10 日
7	MET	**Crizotinib**	**克唑替尼**	FDA,2011 年 8 月 26 日 NMPA,2013 年 1 月 22 日
		Tepotinib	NA	PMDA,2020 年 3 月 25 日 FDA,2021 年 2 月 3 日
		Capmatinib	NA	FDA,2020 年 5 月 6 日
		Savolitinib	赛沃替尼	NMPA,2021 年 6 月 22 日
8	ALK	Crizotinib	克唑替尼	FDA,2011 年 8 月 26 日 NMPA,2013 年 1 月 22 日
		Ceritinib	塞瑞替尼	FDA,2014 年 4 月 29 日 NMPA,2018 年 5 月 31 日
		Alectinib	阿来替尼	FDA,2015 年 12 月 11 日 NMPA,2018 年 8 月 12 日
		Brigatinib	布格替尼	FDA,2017 年 4 月 28 日 NMPA,2022 年 3 月 22 日
		/	盐酸恩沙替尼	NMPA,2020 年 11 月 17 日
		Lorlatinib	洛拉替尼	FDA,2018 年 11 月 2 日 NMPA,2022 年 4 月 27 日
		Entrectinib	恩曲替尼	FDA,2019 年 8 月 15 日 NMPA,2022 年 7 月 25 日
		Crizotinib	**克唑替尼**	FDA,2011 年 8 月 26 日 NMPA,2013 年 1 月 22 日
		Ceritinib	塞瑞替尼	FDA,2014 年 4 月 29 日 NMPA,2018 年 5 月 31 日
		Alectinib	阿来替尼	FDA,2015 年 12 月 11 日
		Brigatinib	布加替尼	FDA,2017 年 4 月 28 日 NMPA,2022 年 3 月 22 日
		NA	恩沙替尼	NMPA,2020 年 11 月 17 日

序号	靶点名称	获批英文通用名称	获批中文通用名称	监管机构及首次获批时间
8	ALK	Lorlatinib	洛拉替尼	FDA,2018 年 11 月 2 日 NMPA,2022 年 4 月 27 日
		Entrectinib	恩曲替尼	FDA,2019 年 8 月 15 日 NMPA,2022 年 7 月 25 日
9	FLT3	**Midostaurin**	米哚妥林	FDA,2017 年 4 月 28 日 NMPA,2022 年 6 月 16 日
		Gilteritinib	吉瑞替尼	FDA,2018 年 11 月 28 日 NMPA,2021 年 1 月 30 日
		Quizartinib	**NA**	PMDA,2019 年 10 月
10	KRAS	Sotorasib	NA	FDA,2021 年 5 月 28 日
		Adagrasib	NA	FDA,2022 年 12 月 12 日
11	BRAF	**Vemurafenib**	维莫非尼	FDA,2011 年 8 月 17 日 NMPA,2017 年 3 月 22 日
		Dabrafenib	达拉非尼	FDA,2013 年 5 月 29 日 NMPA,2019 年 12 月 19 日
		Encorafenib	Encorafenib	FDA,2018 年 6 月 27 日 NMPA,2023 年 4 月 8 日
12	MEK	**Trametinib**	曲美替尼	FDA,2013 年 5 月 29 日 NMPA,2019 年 12 月 19 日
		Cobimetinib	NA	FDA,2015 年 11 月 10 日
		Binimetinib	NA	FDA,2018 年 6 月 27 日 NMPA,2023 年 4 月 8 日
		Selumetinib	NA	FDA,2020 年 4 月 10 日
13	PI3K	**Idelalisib**	**NA**	FDA,2014 年 7 月 23 日 EMA,2014 年 9 月 18 日
		Copanlisib	NA	FDA,2017 年 9 月 14 日
		Duvelisib	度维利塞	FDA,2018 年 9 月 24 日 NMPA,2022 年 3 月 16 日
		Alpelisib	NA	FDA,2019 年 5 月 24 日
		Umbralisib	NA	EMA,2021 年 2 月 5 日
		NA	林普利塞	NMPA,2022 年 11 月
14	mTOR	**Sirolimus**	西罗莫司	FDA,1999 年 9 月 15 日 NMPA,2007 年 4 月 3 日

续　表

序号	靶点名称	获批英文通用名称	获批中文通用名称	监管机构及首次获批时间
14	mTOR	Temsirolimus	NA	FDA,2007 年 5 月 30 日 EMA,2007 年 11 月 19 日
		Everolimus	依维莫司	FDA,2009 年 3 月 30 日 NMPA,2013 年 1 月 22 日
		Fyarro	NA	FDA,2021 年 11 月 22 日
15	PARP1/2	**Olaparib**	**奥拉帕利**	FDA,2014 年 12 月 19 日 NMPA,2018 年 8 月 22 日
		Rucaparib	NA	FDA,2016 年 12 月 19 日
		Niraparib	尼拉帕利	FDA,2017 年 3 月 27 日 NMPA,2019 年 12 月 26 日
		Talazoparib	他拉唑帕利	FDA,2018 年 10 月 16 日 NMPA,2022 年 12 月 19 日
		NA	氟唑帕利	NMPA,2020 年 12 月 11 日
		NA	帕米帕利	NMPA,2021 年 4 月 30 日
16	CDK4/6	**Palbociclib**	**哌柏西利**	FDA,2015 年 2 月 3 日 NMPA,2019 年 12 月 2 日
		Ribociclib	瑞波西利	FDA,2017 年 3 月 13 日 NMPA,2023 年 1 月 19 日
		Abemaciclib	阿贝西利	FDA,2017 年 9 月 28 日 NMPA,2020 年 12 月 29 日
		Trilaciclib	曲拉西利	FDA,2021 年 2 月 12 日 NMPA,2022 年 7 月 12 日
		Dalpiciclib	达尔西利	NMPA,2021 年 12 月 31 日
17	XPO1	**Selinexor**	**塞利尼索**	FDA, 2019 年 7 月 NMPA, 2021 年 12 月
18	HIF‑2α	**Belzutifan**	**NA**	FDA, 2021 年 8 月
19	IDH1	**Enasidenib**	**NA**	FDA, 2017 年 8 月 1 日
		Ivosidenib	艾伏尼布	FDA, 2018 年 7 月 20 日 NMPA,2021 年 1 月 29 日
		Olutasidenib	NA	FDA,2022 年 12 月
20	CD19	**blinatumomab**	**贝林妥欧单抗**	FDA,2014 年 12 月 MMPA,2021 年 3 月
		Inebilizumab	伊奈利珠单抗	FDA,2020 年 6 月 11 日 NMPA,2022 年 6 月 9 日

序号	靶点名称	获批英文通用名称	获批中文通用名称	监管机构及首次获批时间
20	CD19	Tafasitamab	NA	FDA,2020 年 7 月 31 日
		Loncastuximab	NA	FDA,2021 年 4 月 23 日
21	CD20	**Rituximab**	利妥昔单抗	FDA,1997 年 11 月 26 日 NMPA,2000 年 4 月
		Ibritumomab	NA	FDA,2002 年 2 月 19 日
		Tositumomab	NA	FDA,2003 年 6 月 27 日, 2013 年 10 月 23 日撤回
		Ofatumumab	奥法妥木单抗	FDA,2009 年 10 月 26 日 NMPA,2021 年 12 月 20 日
		Ocrelizumab	NA	FDA,2017 年 3 月 28 日
		Obinutuzumab	奥妥珠单抗	FDA,2013 年 11 月 1 日 NMPA,2021 年 6 月 1 日
		Ublituximab	NA	FDA,2022 年 12 月 28 日
22	CD38	**Daratumumab**	达雷妥尤单抗	FDA,2015 年 11 月 16 日 NMPA,2022 年 11 月 11 日
		Isatuximab	NA	FDA,2020 年 3 月 2 日
23	GD2	**Dinutuximab**	**NA**	FDA,2015 年 3 月 10 日
		Dinutuximabbeta	达妥昔单抗 β	EMA,2017 年 5 月 8 日 NMPA,2021 年 8 月 12 日
		Naxitamab	那西妥单抗	FDA,2020 年 11 月 25 日 NMPA,2022 年 11 月 30 日
24	CD3	**Muromonab**	**NA**	FDA,1986 年 6 月 19 日
		Teplizumab	NA	FDA,2022 年 11 月 17 日
		Catumaxomab	NA	EMA,2009 年 4 月 20 日, 2017 年 7 月 12 日撤回
		Blinatumomab	贝林妥欧单抗	FDA,2014 年 12 月 3 日 NMPA,2022 年 4 月 27 日
		Teclistamab	NA	FDA,2022 年 10 月 25 日
		Mosunetuzumab	NA	EMA,2022 年 6 月 23 日 FDA,2022 年 12 月 22 日
		Tebentafusp-tebn	NA	FDA,2022 年 1 月 25 日
25	PD－1	**Pembrolizumab**	帕博利珠单抗	FDA,2014 年 9 月 4 日 NMPA,2018 年 7 月 20 日

续　表

序号	靶点名称	获批英文通用名称	获批中文通用名称	监管机构及首次获批时间
25	PD-1	Nivolumab	纳武利尤单抗	FDA,2014 年 12 月 22 日 NMPA,2019 年 8 月 23 日
		Cemiplimab	NA	FDA,2021 年 4 月 22 日
		Dostarlimab	NA	FDA,2021 年 8 月 17 日
		NA	特瑞普利单抗	NMPA,2019 年 10 月 9 日
		NA	信迪利单抗	NMPA,2018 年 10 月 24 日
		NA	替雷利珠单抗	NMPA,2019 年 12 月 26 日
		NA	卡瑞利珠单抗	NMPA,2019 年 5 月 29 日
		NA	派安普利单抗	NMPA,2021 年 8 月 3 日
		NA	赛帕利单抗	NMPA,2021 年 8 月 25 日
	PD-L1	**Atezolizumab**	**阿替利珠单抗**	**FDA,2016 年 5 月 18 日 NMPA,2020 年 2 月 11 日**
		Avelumab	NA	**FDA,2017 年 3 月 23 日**
		Durvalumab	度伐利尤单抗	**FDA,2017 年 5 月 1 日 NMPA,2029 年 12 月 6 日**
	CTLA-4	**Ipilimumab**	**伊匹木单抗**	**FDA,2011 年 3 月 25 日 NMPA,2021 年 6 月 8 日**
		Tremelimumab	NA	**FDA,2022 年 10 月 21 日**
26	CD19-CAR-T	**Tisagenlecleucel**	**NA**	**FDA,2017 年 8 月 30 日**
		Axicabtagene ciloleucel	阿基仑赛	**FDA,2017 年 10 月 18 日 NMPA,2021 年 6 月 22 日**
		Brexucabtagene autoleucel	NA	**FDA,2020 年 7 月 24 日**
		Lisocabtagene maraleucel	NA	**FDA,2021 年 2 月 5 日**
		Relmacabtagene autoleucel	瑞基奥仑赛	NMPA,2021 年 9 月 3 日
	BCMA-CAR-T	idecabtagene vicleucel	NA	**FDA,2021 年 3 月 26 日**
		ciltacabtagene autoleucel	NA	**FDA,2022 年 2 月 28 日**

注：NA：Not Applicable

附录二 缩略词表

缩略词	英文全称	中文全称
3T3 NRU - PT	3T3 neutral red uptake phototoxicity test	体外 3T3 中性红摄取光毒性试验
4EBP1	eukaryotic translation initiation factor 4E-binding protein 1	真核翻译起始因子 4E 结合蛋白 1
A/G	albumin globulin ratio	白蛋白/球蛋白比值
ABC	ATP-binding cassette	ATP 结合盒家族
ADA	anti-drug antibody	抗药抗体
ADA	adenosine deaminase	腺苷脱氨酶
ADC	antibody drug conjugates	抗体药物偶联物
ADCC	antibody-dependent cell-mediated cytotoxicity	抗体依赖性细胞介导的细胞毒性
ADCP	antibody-dependent cellular phagocytosis	抗体依赖性细胞吞噬
ADME	absorption	吸收分布代谢排泄
ADR	adverse drug reaction	药物不良反应
AGP	acid glycoprotein	酸性糖蛋白
AKT	protein kinase B	蛋白激酶 B
ALB	albumin	白蛋白
ALD	approximate lethal dose	近似致死剂量
ALD	aldolase	醛缩酶
ALK	anaplastic lymphoma kinase	间变性淋巴瘤激酶
ALL	acute lymphoblastic leukemia	急性淋巴细胞白血病
ALP	alkaline phosphatase	碱性磷酸酶
ALT	alanine aminotransferase	丙氨酸氨基转移酶
AMD	agerelated macular degeneration	年龄相关性黄斑变性

缩　略　词	英　文　全　称	中　文　全　称
Ames	Ames	细菌回复突变试验
AML	acute myeloid leukemia	急性髓系白血病
AP	adapter protein	衔接蛋白
AP	accelerated phase	加速期
APC	antigen presenting cell	抗原递呈细胞
APT	abnormal prothrombin	异常凝血酶原
APTT	activated partial thromboplastin time	活化部分凝血活酶时间
AQP	aquaporin	液体运输通道蛋白
ASK1	apoptosis signal-regulating kinase 1	凋亡信号调节激酶1
AST	aspartate aminotransferase	天门冬氨酸氨基转移酶
ATA	anti-therapeutic antibodies	抗治疗抗体
ATC	anaplastic thyroid cancer	甲状腺未分化癌
ATII	type Ⅱ alveolar epithelial cells	肺泡Ⅱ型细胞
ATP	adenosine triphosphate	三磷酸腺苷
AUC	area under curve	血药浓度-时间曲线积
AUC_{0-inf}	area under curve from dosing time to infinite	从0时间到外推至无穷大时的血药浓度-时间曲线积
AUC_{0-last}	area under the curve from the time of dosing time to the last measurable concentration	从0时间到最后一个可定量时间点的血药浓度-时间曲线积
AURKA	aurora kinase A	介质极光激酶A
BACH2	basic leucine zipper transcription factor 2	碱性亮氨酸拉链转录因子2
BASO	basophilic granulocyte	嗜碱性粒细胞
BBB	blood-brain barrier	血脑屏障
BCL2	B-cell lymphoma-2	B淋巴细胞瘤-2基因
BCMA	B cell maturation antigen	B细胞成熟抗原
BCR	B-cell receptor	B细胞受体
BCR-ABL	The Philadelphia Chromosome	费城染色体
BCRP	breast cancer resistance protein	乳腺癌耐药蛋白
bFGF	basic fibroblast growth factor	碱性成纤维细胞生长因子

缩略词	英文全称	中文全称
BID	bis in die	每天两次
BIL	urine bilirubin	尿胆红素
BiTE	bi-specific T cell engager	双特异性 T 细胞衔接蛋白
BLD	urine latent blood	尿隐血
BP	blast phase	急变期
BPALLC	B-precursor acute lymphoblastic leukemia cell	前体 B 细胞急性淋巴细胞白血病细胞
BPM	beat per minute	每分钟心跳次数
BQL	below the quantization limit	低于定量下限
BRAF	rapidly accelerated fibrosarcoma B-type	B 型加速纤维肉瘤
BRCA	Breast Cancer gene	乳腺癌易感基因
Breg	regulatory B cells	调节性 B 细胞
BsAb	bispecific antibody	双特异性抗体
BSEP	bile salt export pump	胆汁酸盐输出泵
bsTCE	T cell-engaging bsAb	T 细胞导向的双特异性抗体
BTD	breakthrough therapy designation	突破性疗法认定
BTK	Bruton's tyrosine kinase	布鲁顿氏酪氨酸激酶
BUN	blood urea nitrogen	尿素氮
C_0	initial concentration	初始浓度
C3/4	complement 3 or 4	补体 3/4
Ca	calcium	钙
cADPR	cyclic ADP-ribose	环腺苷二磷酸核糖
CAFs	cancer-associated fibroblasts	肿瘤相关成纤维细胞
CAIA	collagen-antibody induced arthritis	胶原抗体诱导关节炎
cAMP	adenosine cyclophosphate	环磷酸腺苷
CARPA	complement activation-related pseudo allergy	补体激活相关的假性过敏反应
CAR－T	chimeric antigen receptor T-cell	嵌合抗原受体 T 细胞
Casts	urine casts	管型
ccRCC	clear cell renal cell carcinoma	肾透明细胞癌

缩略词	英文全称	中文全称
CD	cluster of differentiation	分化簇
CDC	complement dependent cytotoxicity	补体依赖的细胞毒性
CDE	center for drug evaluation	中国国家药品监督管理局药品审评中心
CDK	cyclin-dependent kinase	细胞周期蛋白依赖性激酶
CHF	chronic heart failure	慢性心力衰竭
CHO	Chinese hamster ovary cell	中国仓鼠卵巢细胞
CIA	collagen induced arthritis	胶原诱导关节炎
c-JNK	c-Jun N-terminal kinase	应激活化蛋白激酶
CK	creatine kinase	肌酸激酶
CK	cytokine	细胞因子
c-KIT	stem cell factor receptor	干细胞因子受体
Cl	clearance	总清除率
Cl	chlorine	氯
$CL_{(liver)}$	hepatic clearance	肝清除率
$CL_{int(liver)}$	hepatic intrinsic clearance	肝固有清除率
$CL_{int(mic)}$	microsome intrinsic clearance	肝微粒体固有清除率
CLL	chronic lymphocytic leukemia	慢性淋巴细胞白血病
CLL	chronic lymphocytic leukemia	慢性淋巴细胞白血病
C_{max}	maximum observed concentration	达峰浓度
CMC	complement-mediated cytotoxicity	补体介导的细胞毒性
c-MET	c-mesenchymal-epithelial transition	c-间质-上皮细胞转化因子
CML	chronic myeloid leukemia	慢性骨髓性白血病
CNS	central nervous ystem	中枢神经系统
Coombs	Coombs	抗球蛋白试验
COSMIC	catalogue of somatic mutations in cancer	癌症体细胞突变目录
COVID-19	coronavirus disease	新型冠状病毒感染
COX2	cyclooxygenase	环氧化酶2
CP	cargo protein	货物蛋白

缩　略　词	英　文　全　称	中　文　全　称
CP	chronic phase	慢性期
CPK	creatine phospho kinase	血清磷酸肌酸激酶
CR	complete remission	完全缓解
CRC	colorectal cancer	结直肠癌
CRC	colorectal cancer	结直肠癌
CRE	creatinine	肌酐
CRi	CR with incomplete count recovery	未完全恢复的完全缓解
c - ROS1	c-Ros oncogene 1	c - Ros 癌基因 1
CRP	C-reactive protein	C 反应蛋白
CRS	CRS	细胞因子释放综合征
CRS	cytokine release syndrome	细胞因子释放综合征
CSCC	cutaneous squamous cell carcinoma	转移性皮肤鳞状细胞癌
CSF	cerebro-spinal fluid	脑脊液
CTCAE	Common Terminology Criteria for Adverse Events	不良事件通用术语评价标准
CTD	carboxy terminal tail domain	羧基末端尾结构域
CTLA - 4	cytotoxic T lymphocyte-associated antigen - 4	细胞毒 T 淋巴细胞相关抗原 4
CTNNB1	catenin beta 1	NF1 和 β 连环蛋白 1
cuSCC	cutaneous squamous cell carcinoma	皮肤鳞状细胞癌
CXCL	chemokine cc-motif ligand	趋化因子配体
CXCL12	C - X - C chemokine ligand 12	趋化因子配体 12
CXCR4	C - X - C chemokine receptor 4	趋化因子受体 4
CYP	cytochrome P450	细胞色素酶
DAG	diacylglycerol	甘油二酯
DAR	drug antibody ratio	药物/抗体比
DCD	direct cell death	直接生长抑制和诱导细胞凋亡的作用
DCR	disease control rate	总体疾病控制率
DDI	drug-drug interaction	药物-药物相互作用
DLBCL	diffuse large B-cell lymphoma	弥漫性大 B 细胞淋巴瘤

缩略词	英 文 全 称	中 文 全 称
DLK	dual leucinezipper kinase	双亮氨酸拉链激酶
DME	diabetic macular edema	糖尿病性黄斑水肿
dMMR	mismatch repair defects	错配修复缺陷
dP/dTmax	maximal left ventricular pressure rising rate	左室压力最大上升速率
DRF	dose range findings	剂量范围探索试验
ECD	extra-cellular domain	细胞外结构域
ECG	electrocardiogram	心电图
EFD	embryo fetal development	胚胎-胎仔发育
EGF	epidermal growth factor	表皮生长因子
EGFR	epithelial growth factor receptor	表皮生长因子受体
ELISA	enzyme-linked immunosorbent assay	酶联免疫吸附试验
ELISPOT	enzyme-linked immunospot	酶联免疫斑点
EMA	European Medicines Agency	欧盟药品审评机构
EML4	echinoderm microtubule associated protein like 4	棘皮动物微管相关类蛋白4基因
EMT	epithelial-to-mesenchymal transition	上皮细胞向间充质细胞转化
EOS	eosinophil	嗜酸性粒细胞
EPAS1	endothelial PAS domain protein 1	内皮 PAS 区域1
EpCAM	epithelial cell adhesion molecule	肿瘤上皮细胞黏附分子
Epith	epithelial cell	上皮细胞
EPO	erythropoietin	促红细胞生成素
ePPND	enhanced PPND	增强的围产期发育
ERK	extracellular signal-regulated kinase	细胞外信号调节激酶
ES - SCLC	extensive small cell lung cancer	广泛期小细胞肺癌
Fab	antigen-binding fragment	抗原结合区域
FASN	fatty acid synthase	脂肪酸合酶
Fc	fragment crystallizable	抗体恒定区域
FDA	Food and Drug Administration	美国食品药品监督管理局
FDC	follicle dendritic cell	滤泡树突状细胞

缩略词	英　文　全　称	中　文　全　称
FEC	5 - fluorouracil + epirubicin + cyclophosphamide	5 -氟尿嘧啶＋表柔比星＋环磷酰胺
FEED	fertility and early embryonic development	生育力与早期胚胎发育
FGF	ibroblast growth factor	成纤维细胞生长因子
FGFR	fibroblast growth factor receptor	成纤维细胞生长因子受体
FIB	fibrinogen	纤维蛋白原
FL	follicular lymphoma	滤泡性淋巴瘤
FLK - 2	Fetal liver kinase - 2	肝胎激酶- 2
FLT3	Fms-like tyrosine kinase	Fms 样的酪氨酸激酶 3
FMO	flavin monooxygenase	黄素单加氧酶
FOB/MA	functional observation battery and locomotor activity	功能观察组合试验和自发活动评分
FOXO1	human forkhead box protein O1	人叉头蛋白 O1
FOXP3	human forkhead box protein 3	人叉头蛋白 3
FRS	fibroblast growth factor receptor substrate	成纤维细胞生长因子受体底物
FTIs	farnesyltransferase inhibitors	法尼基转移酶抑制剂
GABAA	γ - Aminobutyric acid type A	γ -氨基丁酸受体基因簇
GALT	gut-associated lymphoid tissue	肠道相关淋巴组织
GAP	GTPase - activating proteins	GTP 酶激活蛋白
GD	gestation day	妊娠天数
GD2	disialoganglioside	双唾液酸神经节苷脂
GDP	guanosine - $5'$ - diphosphate	二磷酸鸟苷
GDP	guanosine diphosphate	鸟嘌呤二核苷酸磷酸
GEF	guanine nucleotide exchange factors	鸟苷核苷酸交换因子
GFR	glomerular filtration rate	肾小球滤过率
GGT	glutamyl transpeptidase	谷氨酰转肽酶
GLB	globulin	球蛋白
GLDH	glutamate dehydrogenase	谷氨酸脱氢酶
GLP	good laboratory practice for nonclinical laboratory studies	非临床研究质量管理规范

缩 略 词	英 文 全 称	中 文 全 称
GLTSCR	glioma tumor suppressor candidate region gene	神经胶质瘤肿瘤抑制因子候选区基因
GLU	blood glucose	血糖
GLU	urine glucose	尿糖
GM－CSF	granulocyte-macrophage colony-stimulating factor	粒细胞-巨噬细胞集落刺激因子
GRB2	growth factor receptorbound protein 2	生长因子受体结合蛋白 2
GSH	glutathione	谷胱甘肽
GSK3	glycogen synthase kinase 3	糖原合成激酶 3
GTP	guanine triphosphate	三磷酸鸟嘌呤
GTP	guanosine triphosphate	鸟嘌呤三核苷酸磷酸
GvHD	graft versus-host disease	移植物抗宿主病
HAS	human serum albumin	人血清白蛋白
HAT	hepatic artery thrombosis	肝动脉血栓形成
HbA1c	glycosylated hemoglobin A1c	糖化血红蛋白
HCL	hairy cell leukemia	毛细胞白血病
HCT	hematocrit	红细胞比容
HD	high dose	高剂量
HDW	hemoglobin distribution width	血红蛋白分布宽度
HEK－293	human embryonic kidney 293	人胚胎肾细胞
HER2	human epidermal growth factor receptor	人类表皮生长因子受体
hERG	the human ether-à-go-go-related gene	体外钾离子通道抑制试验
HGB	hemoglobin	血红蛋白
HGF	hepatocyte growth factor	肝细胞生长因子
HIF	hypoxia-inducible factors	低氧诱导因子
HL	Hodgkin's Lymphoma	霍奇金淋巴瘤
HLA	human leukocyte antigen	人类白细胞抗原
HLH	basic-helix-loop-helix	螺旋-环-螺旋
HLH/MAS	hemophagocytic lymphohistiocytosis/macrophage activation syndrome	嗜血细胞性淋巴组织增生症/巨噬细胞活化综合征

缩略词	英文全称	中文全称
HNSTD	the highest non-severely toxic dose	最高非严重毒性剂量
HPA	the human protein atlas	人类蛋白表达数据库
HR	hormone receptor	激素受体
HRAS	harvey rat sarcoma virus	Harvey 大鼠肉瘤病毒
HRD	homologous recombination defect	同源重组缺陷
HRE	hypoxia response element	低氧应答元件
HSPG	heparan sulfate proteoglycan	硫酸肝素蛋白多糖
IC_{50}	concentration for 50% of maximal effect	半数有效浓度
ICANS	immune effector cell-associated neurotoxicity syndrome	免疫效应细胞相关神经毒性综合征
ICH	The International Council for Harmonisation of Technical Requirements for Pharmaceuticals for Human Use	人用药品技术要求国际协调理事会
ICIs	immune check point inhibitors	免疫检查点抑制剂
IDFS	invasive disease free survival	无侵袭性疾病生存期
IDH	isocitrate dehydrogenase	异柠檬酸脱氢酶
IDH1	isocitrate dehydrogenase NADP（＋）1	异柠檬酸脱氢酶 NADP（＋）1
IDH2	isocitrate dehydrogenase NADP（＋）2	异柠檬酸脱氢酶 NADP（＋）2
IFN	interferon	干扰素
Ig	immunoglobulins	免疫球蛋白
IGF－1	insulin-like growth factor－1	胰岛素样生长因子1
IGF－1R	insulinlike growth factor 1 receptor	胰岛素样生长因子1受体
IgG	immunoglobulin G	免疫球蛋白 G
IGHV	immunoglobulin heavy chain variable region gene	免疫球蛋白重链可变区基因
IHC	immunohistochemistry	免疫组化法
IIT	investigator initiated trial	研究者发起的临床研究
IL	interleukin	白介素
ILD	interstitial lung disease	间质性肺病
IMT	inflammatory myofibroblastic tumor	炎性肌纤维母细胞瘤

缩 略 词	英 文 全 称	中 文 全 称
INRGSS	International Neuroblastoma Risk Group Staging System	国际神经母细胞瘤风险小组分级系统
INS	insulin	胰岛素
INSR	insulin receptor	胰岛素受体
IP3	inositol triphosphate	肌醇三磷酸
IPF	idiopathic pulmonary fibrosis	特发性肺纤维化
IPT	immunophenotyping	免疫表型
IRR	infusion related reaction	输液相关反应
ITAM	immuno-receptor tyrosine-based activation motif	免疫受体酪氨酸活化基序
ITD	internal tandem duplication	内部串联重复
ITIM	immunoreceptor tyrosine-based inhibitory motif	免疫受体酪氨酸抑制基序
IV	intravenous injection	静脉注射
JAK	Janus kinase	Janus 激酶
JMD	juxtamembrane domain	近膜结构域
JNK	c-Jun N-terminal kinase	c-Jun 氨基末端激酶
K	kalium	钾
KD	kinase domain	激酶结构域
KEAP1	Kelch like ECH associated protein 1	Kelch 样环氧氯丙烷相关蛋白 1
KET	urine ketone	尿酮体
Ki	inhibition constant	抑制剂常数
KLC1	kinesin light chain 1	驱动蛋白轻链 1 基因
KLH	keyhole limpet hemocyanine	钥孔戚血蓝素
KRAS	kirsten rat sarcoma viral oncogene homolog	Kirsten 大鼠肉瘤病毒癌基因同源物
LAG-3	lymphocyte activation gene-3	淋巴细胞活化基因 3
LAT	the linker of active T cells	T 细胞活化衔接因子
LBCL	large B cell lymphoma	大 B 细胞淋巴瘤
LCK	lymphocyte-specific protein tyrosine kinase	淋巴细胞特异性蛋白酪氨酸激酶
LD	low dose	低剂量

缩　略　词	英　文　全　称	中　文　全　称
LD	lactation day	哺乳天数
LEU	leukocyte-urine	尿液白细胞
LEU/LEUu	leukocyte/urine leukocyte	白细胞
LLOQ	lower limit of quantitation	定量检测限下限
LOAEL	lowest observed adverse effect level	最小可见有害作用剂量
LOEC	lowest observal effect concentration	最低可观察效应浓度
LOEL	lowest observed effect level	最小可见作用剂量
LPS	lipopolysaccharide	细菌脂多糖
LRBA	lipopolysaccharide-responsive and beige-like Anchor	脂多糖反应性米色锚蛋白
LTP	long-term potentiation	长时间增强作用
LUC	large unstained cell	大未染色细胞
LVEF	left ventricular ejection fraction	左心室射血分数
LYMP	lymphocyte	淋巴细胞
mAb	monoclonal antibody	单克隆抗体
MABEL	minimally anticipated biologic effect level	最低预期生物效应水平
MAC	membrane attack complex	攻膜复合体
MAP2K1	mitogen-activated protein kinase kinase 1	双特异性丝裂原活化蛋白激酶激酶 1
MAPK	mitogen-activated protein kinase	丝裂原活化蛋白激酶
MAPKKK/MAP3K/ MKK/MEK	MAPK kinase kinase	丝裂原活化蛋白激酶激酶
MATE	multidrug and toxin extrusion proteins	多药毒物外排蛋白
MBC	metastatic breast cancer	转移性乳腺癌
MCH	mean corpuscular hemoglobin	平均红细胞血红蛋白含量
MCHC	mean corpuscular hemoglobin contentration	平均红细胞血红蛋白浓度
MCL	mantle cell lymphoma	套细胞淋巴瘤
MCL1	apoptosis regulator（BCL2 family member）	凋亡调节因子
mCRC	metastatic colorectal cancer	转移性结直肠癌
MCV	mean corpuscular volume	平均红细胞体积

缩　略　词	英　文　全　称	中　文　全　称
MD	middle dose	中剂量
MDS	myelodysplastic syndromes	骨髓增生异常综合征
MDSC	myeloid-derived suppressor cells	髓源性抑制细胞
MFDS	Ministry of Food and Drug Safety	韩国食品药品安全部
MHC	major histo-compatibility complex	主要组织相容性复合物
MLK	mixed lineage kinase	合谱系酶
MM	multiple myeloma	多发性骨髓瘤
MM	malignant melanoma	黑色素瘤
MONO	monocyte	单核细胞
mPFS	median progression-free survival	中位无进展生存期
MPV	mean platelet volume	平均血小板体积
MRAS	muscle RAS Oncogene Homolog	肌肉 RAS 癌基因同源物
mRNA	message RNA	信使 RNA
MRP	multidrug resistance proteins	多药耐药相关蛋白
MRT	mean residence time	平均滞留时间
MRT_{0-inf}	mean residence time from the time of dosing time to infinite	从 0 时间到外推至无穷大时的平均滞留时间
MRT_{0-last}	mean residence time from the time of dosing time to the time of the last measurable concentration	从 0 时间到最后一个可定量时间点的平均滞留时间
MS	multiplesclerosis	多发性硬化
MTD	maximum tolerated dose	最大耐受剂量
mTOR	mammalian target of rapamycin	哺乳动物雷帕霉素靶蛋白
mTOR	mechanistic target of rapamycin	雷帕霉素靶蛋白
MYC	avian myelocytomatosis viral oncogene homolog	禽骨髓细胞瘤病病毒癌基因同源物
MZL	marginal zone lymphoma	边缘区淋巴瘤
MZL	marginal zone lymphoma	边缘区淋巴瘤
N. D.	Not Detected	未检出
NA	not applicable	不适用
Na	natrium	钠

缩 略 词	英 文 全 称	中 文 全 称
NAADP	nicotinamide adenine dinucleotide phosphate	烟酸酰胺腺嘌呤二核苷酸磷酸
NAD+	nicotinamide adenine dinucleotide	烟酰胺腺嘌呤二核苷酸
NADPH	nicotinamide adenine dinucleotide phosphate	还原型烟酰胺腺嘌呤二核苷酸磷酸
NB	neuroblastoma	神经母细胞瘤
ND	not determined	未确定
NES	nuclear export signal	核输出信号
NEUT	neutrophil	中性粒细胞
NF1	neurofibromin 1	神经纤维蛋白 1
NF – Kb	nuclear transcription factor – κB	核转录因子
NHL	non-Hodgkin's lymphoma	非霍奇金淋巴瘤
NHP	non-human primates	非人灵长类
NK	natural killer	自然杀伤细胞
NKT	natural killer T	自然杀伤 T 细胞
NLS	nuclear localization signal	核输入信号
NMPA	National Medical Products Administration	中国国家药品监督管理局
NOAEL	no observed adverse effect level	未见不良反应计量
NOEL	no effect level	最大无作用剂量
non – GLP	non-good laboratory practice for nonclinical laboratory studies	非 GLP
NOS	nitric oxide synthase	一氧化氮合酶
NPC	nuclear pore complex；NPC	核孔复合体
NR	not reported	未报告
NRAS	neuroblastoma rat sarcoma virus	成神经细胞瘤大鼠肉瘤病毒
NSCLC	non-small cell lung cancer	非小细胞肺癌
NTRK	neurotrophin receptor kinase	神经营养受体酪氨酸激酶
OAT	organic anion transporters	有机阴离子转运体
OATP	organic anion transporting polypeptides	有机阴离子转运多肽
OCT	organic cation transporters	有机阳离子转运体

缩 略 词	英 文 全 称	中 文 全 称
ODD	oxygen-dependent degradation domain	氧依赖降解区
ODD	orphan drug designation	孤儿药资格
ORR	objective response rate	客观缓解率
OS	overall survival	总生存期
P	phosphorus	磷
PARP	poly ADP-ribose polymerase	聚腺苷二磷酸核糖聚合酶
PBD	pyrrolobenzodiazepine	吡咯并苯并二氮杂䓬
PC	positive compound	阳性对照
PCD	programmed cell death	程序性细胞死亡
PCNSL	primary central nervous system lymphoma	原发性中枢神经系统淋巴瘤
PCT	procaicltonin	降钙素原
PD－1	programmed death－1	程序性细胞死亡蛋白-1
PDEδ	phosphodiesterase 6 delta subunit	磷酸二酯酶 6δ 亚基
PDGF	Platelet derived growth factor	血小板衍生生长因子
PDGFR	Platelet derived growth factor receptor	血小板衍生生长因子
PDK	3－phosphoinositide-dependent protein kinase	3-磷酸肌醇依赖性蛋白激酶
PDK1	pyruvate dehydrogenase kinase isozyme 1	丙酮酸脱氢激酶 1
PD－L1	programmed cell death 1 ligand 1	程序性细胞死亡蛋白配体-1
PDW	platelet distribution width	血小板分布宽度
PFS	progression-free survival	无进展生存期
P－gp	P-glycoprotein	P-糖蛋白
pH	potential of hydrogen	酸碱度
PHD	prolyl hydroxylase domain-containing enzymes	脯氨酸羟化域酶
PI	phosphatidyl inositol	磷脂酰肌醇
PI3K	phosphatidylinositol－3－hydroxykinase	磷脂酰肌醇-3-激酶
PI3K	phosphoinositide 3－kinase	磷脂酰肌醇-3-激酶
PIGF	placental growth factor	胎盘生长因子
PIKK	phosphatidylinositol－3 kinase-related kinases	磷脂酰肌醇 3 激酶相关激酶

续 表

缩 略 词	英 文 全 称	中 文 全 称
PIP2	phosphatidylinositol 4	5-二磷酸磷脂酰肌醇
PIP3	phosphatidylinositol 3	5-三磷酸磷脂酰肌醇
PK	pharmacokinetics	药物代谢动力学
PKA	protein kinase A	蛋白激酶 A
PKB	protein kinase	蛋白激酶 B
PLC	protein kinase C	蛋白激酶 C
PLC-γ	phosphoinositide-specific phospholipase Cγ	磷酸肌醇特异性磷脂酶 Cγ
PLG	plasminogen	组织纤溶酶
P-loop	phosphate binding loop	磷酸结合环
PLT	platelet count	血小板计数
PMDA	Pharmaceuticals and Medical Devices Agency	日本独立行政法人医药品医疗器械综合机构
pMHC	peptide-MHC	抗原肽-MHC 分子复合物
PND	postnatal day	出生后天数
PO	peros	口服给药
PPAR	peroxisome proliferator-activated receptor	过氧化物增殖激活受体
PPES	palmar-plantar erythody sesthesia	掌跖红肿综合征
PPND	pre-and postnatal development	围产期发育
PR	partial response	部分缓解
PR	PR interval	心电图上自 P 波起点至 QRS 综合波起点的时间
PRO	urine protein	尿蛋白
PROTAC	Proteolysis targeting chimera	蛋白降解靶向嵌合体
PT	prothrombin time	凝血酶原时间
PTC	papillary thyroid cancer	乳头状癌
PTEN	protein phosphatase and tensin homology	蛋白磷酸酶和张力蛋白同系物
PTK	protein tyrosine kinase	蛋白酪氨酸激酶
pVHL	protein Von Hippel-Lindau	冯-希佩尔-林道蛋白
QD	quaque die	每天一次

缩　略　词	英　文　全　称	中　文　全　称
QT	QT interval prolongation	自 QRS 波群的起点至 T 波的终点的时间
QTc	corrected QT interval	按心率校正的 QT 间期
QTcb	QT interval prolongation correction（Bazetts formula）	QTc 间期的 Bazetts 公式
QTcf	QT interval prolongation correction（Fridericia formula）	QTc 间期的 Fridericia 公式
R/R FL	relapsed or refractory ollicular lymphoma	复发或难治性滤泡性淋巴瘤
RA	rheumatoidarthritis	类风湿性关节炎
RA	retinoic acid	维甲酸
RAF	rapidly accelerated fibrosarcoma	快速加速纤维肉瘤
RAS	rat sarcoma	大鼠肉瘤
RAS	rat sarcoma viral oncogene homolog	大鼠肉瘤病毒癌基因同源物
RAS‐GRF1	RAS protein-specific guanine nucleotide releasing factor	RAS 蛋白特异性鸟嘌呤核苷酸释放因子
Rb	retinoblastoma protein	成/视网膜母细胞瘤蛋白
RBC	red blood cell	红细胞计数
RBC/RBCu	red blood cell/urine red blood cell	红细胞
R‐CHOP	rituximab, cyclophosphamide, doxorubicin, vincristine, prednisone	R：利妥昔单抗，C：环磷酰胺，H：阿霉素，O：长春新碱，P：强的松
RDW	red blood cell distribution width	红细胞体积分布宽度
RET	reticulocyte count	网织红细胞计数
RET(%)	reticulocyte count percentage	网织红细胞百分比
ROS	reactive oxygen species	活性氧
ROS1	c‐ros oncogene 1	C‐Ros 癌基因 1
RPE	retinal pigment epithelium	视网膜色素上皮
RR	RR interval	心电图上两个 R 波之间的时间
rrMM	recurrently/refractory multiple myeloma	复发难治性多发性骨髓瘤
RSK	ribosomal S6 kinase	核糖体 S6 蛋白激酶
RTKs	receptor tyrosine kinases	受体酪氨酸激酶

缩 略 词	英 文 全 称	中 文 全 称
S6K1	ribosomal protein S6 kinase beta - 1	核糖体蛋白 S6 激酶 beta - 1
SARS - CoV	severe acute respiratory syndrome coronavirus	严重急性呼吸综合征冠状病毒
SBDD	structural-based drug design	基于结构的药物设计
SC	subcutaneous injection	皮下注射
scFv	single chain Fv	单链抗体
SCID	severe combined immune deficiency	荷瘤严重联合免疫缺陷
SD	stable disease	疾病稳定
SDF1α	stromal cell-derived factor 1α	基质细胞衍生因子 α
SDH	serum sorbitol dehydrogenase	血清山梨醇脱氢酶
SEF	similar expression to FGF genes	FGF 表达相似基因
SF	scatter factor	散射因子
SG	urine specific gravity	尿比重
SH	Src homology domain	Src 同源结构域
SHP2	Src homology phosphatase 2	Src 同源 2 结构域蛋白酪氨酸磷酸酶
SINE	selective nuclear export inhibitors	择性核输出抑制剂
siRNA	small interfering RNA	小干扰 RNA
SLE	systemic lupus erythematosus	系统性红斑狼疮
SLL	small lymphocytic leukemia	小淋巴细胞淋巴瘤
snRNP	small nuclear ribonucleoprotein	小核糖蛋白
SOCE	store-operated calcium entry	钙库操纵性钙内流
SOP	standard operating procedure	标准操作规程
SOS	son of sevenless	鸟嘌呤核苷酸交换因子 SOS
SOX - 11	〔sex determining regions-Y〕-box transcription factor 11	转录因子 SOX - 11
SphK2	sphingosine kinase 2	鞘氨醇激酶 2
SPR	surface plasmon resonance	表面等离子体共振法
STAT	signal transducer and activator of transcription	信号传导及转录激活蛋白
STD_{10}	the severely toxic dose in 10% of the animals	10%的动物出现严重毒性反应剂量

缩 略 词	英 文 全 称	中 文 全 称
Stevens – Johnson	Stevens-Johnson syndrome	史蒂文斯-约翰逊综合征
STK – 1	human stem cell kinase – 1	人类肝细胞激酶
STK19	serine/threonine kinase 19	丝氨酸/苏氨酸激酶 19
$T_{1/2}$	half life time	消除半衰期
T3	thyroxine 3	甲状腺素 3
T4	thyroxine 4	甲状腺素 4
TAA	tumor-associated antigen	肿瘤细胞表面相关抗原
TAK1	transforming growth factor beta-activated kinase 1	转化生长因子-β激活激酶 1
TBA	total bile acid	总胆汁酸
TBIL	total bilirubin	总胆红素
TCEP	tris(2 – carboxyethyl)phosphine	三(2-羧乙基)膦
TCH	docetaxel＋carboplatin＋trastuzumab	多西他赛＋卡铂＋曲妥珠单抗
TCHO	total cholesterol	总胆固醇
TCR	T-cell receptor	T 细胞受体
TCR	tissue cross-reactivity	组织交叉反应
TCR – T	T Cell Receptor-Gene Engineered T Cells	T 细胞受体工程化 T 细胞
TDAR	T-cell dependant antibody response	T 细胞依赖性抗体反应
TDK	tyrosine kinase domain	酪氨酸激酶结构域
TFG	Trkfused gene	TFG 融合基因
TG	triglyceride	甘油三酯
TGA	Therapeutic Goods Administration	澳大利亚治疗商品管理局
TGF	transforming growth factor	转化生长因子
TIGIT	T cell immune receptor with Ig and ITIM domains	有免疫球蛋白和 ITIM 结构域的 T 细胞免疫受体
TIL	tumor infiltrating lymphocyte	肿瘤浸润性淋巴细胞
TIM – 3	T cell immunoglobulin domain and mucin domain – 3	T 淋巴细胞免疫球蛋白黏蛋白 3
TK	tyrosine kinase	酪氨酸激酶
TK	toxicokinetics	毒代动力学

缩 略 词	英 文 全 称	中 文 全 称
TKI	tyrosine kinase inhibitors	酪氨酸激酶抑制剂
TLR	toll like receptor	Toll 样受体
TLS	tumor lysis syndrome	肿瘤溶解综合征
T_{max}	time of maximum observed concentration	达峰时间
TMD	trans membrane domain	跨膜结构域
TNF	tumor necrosis factor	肿瘤坏死因子
TP	total protein	总蛋白
TP53	tumor protein p53	肿瘤蛋白 p53
TP－e	an interval from the peak to the end of the T wave	T 波波峰到 T 波终点的间期
TPR	translocated promoter region	易位启动子区
Treg	regulatory cells	调节性 T 细胞
TSH	thyroid stimulating hormone	促甲状腺激素
TSPs	tumor suppressor proteins	肿瘤抑制蛋白
TT	tetanus toxoid vaccine	破伤风类毒素疫苗
UGT	uridine diphosphate glycosyltransferase	尿苷二磷酸葡萄糖醛酸转移酶
UGT	UDP-glucuronosyl transferase	尿苷二磷酸葡萄糖醛酸转移酶
ULN	upper limit of normal	正常值上限
UM	uveal melanoma	葡萄膜黑色素瘤
UREA	urea	尿素
URO	urobilinogen	尿胆原
Vd_{ss}	apparent volume of distribution at steady state	稳态表观分布容积
VEGF	vascular endothelial growth factor	血管内皮生长因子
VEGFR	vascular endothelial growth factor receptor	血管内皮生长因子受体
VEGFR	vascular endothelial growth factor receptor	血管内皮生长因子受体
VHL	von Hippel-Lindau Syndrom	冯·希帕尔-林道综合征
VISTA	V-domain immunoglobulin suppressor of T cell activation	调节性 T 细胞介体蛋白
VKH	Vogt-Koyanagi-Harada syndrome	VKH 综合征
VLA4	very late antigen－4	迟现抗原-4

续　表

缩 略 词	英 文 全 称	中 文 全 称
wAMD	wet age-related macular degeneration	湿性年龄相关性黄斑变性
WBC	white blood cell count	白细胞计数
WM	Waldenstrom's macroglobulinemia	华氏巨球蛋白血症
WM	Waldenström's macroglobulinemia	华氏巨球蛋白血症
WOCBP	women of child-bearing potential	有生育可能的妇女
XIAP	X-linked inhibitor of apoptosis protein	X 连锁凋亡抑制蛋白
XLA	X-linked agammaglobulinemia	X-相关无丙种球蛋白血症
ZAP	zeta-associated protein	Zeta 相关蛋白
α1 – AGP	α1 – acid glycoprotein	α1-酸性糖蛋白